内分泌外科学

Textbook of Endocrine Surgery

主　编

赵玉沛

副主编

滕卫平　宁　光　孙颖浩　周良辅

人民卫生出版社

内分泌外科学

Textbook of Endocrine Surgery

主　　编	赵玉沛						
副 主 编	滕卫平	宁　光	孙颖浩	周良辅			
主编助理	吴文铭	廖　泉	朱惠娟				
编　　委	(按姓氏笔画排列)						
	王　平	王　鸥	王卫庆	王任直	王镛斐	孔垂泽	邓成艳	田　文
	田秦杰	史晓光	冯　逢	宁　光	邢小平	吕　威	朱惠娟	刘子文
	刘金钢	刘建民	刘绍严	孙颖浩	孙福康	严福华	李　方	李小毅
	李玉秀	李汉忠	李单青	李思进	杨尹默	连小兰	吴文铭	吴国洋
	张　彬	张太平	张玉石	张福泉	武志芳	幸　兵	林岩松	金征宇
	周　勇	周良辅	郑传铭	赵玉沛	赵家军	侯　旭	姜玉新	贺青卿
	夏　宇	夏维波	高　力	龚凤英	葛明华	童安莉	楼文晖	廖　泉
	樊友本	滕卫平	薛华丹	戴梦华				
参编人员	(按姓氏笔画排列)						
	王志伟	王林杰	王维斌	邓　侃	邓　姗	邓建华	卢　琳	田孝东
	包新杰	冯　铭	朱　见	朱一鸣	刘　赫	刘小海	孙立昊	阳洪波
	花苏榕	李乃适	李若坤	连　欣	连鹏鹄	何高飞	张　鑫	张一休
	张化冰	张竹花	张学斌	陈　革	陈　钰	陈　曦	陈野野	周　炼
	赵　琳	赵旭东	胡　亚	段　炼	禹松林	姚　勇	秦　乐	袁　涛
	徐　强	郭伯敏	曹　喆	章德广	景红丽	谢秋萍	满晓军	
审　　校	白　耀	金自孟	任祖渊	苏长保	陈　杰	吴焕文	常晓燕	金征宇
	冯　逢	薛华丹	张竹花	有　慧	孙　昊	王志伟	刘　炜	陈　钰
	袁　灵	李　方	景红丽	程　欣	崔瑞雪	程午樱	牛　娜	刘轶敏
	罗亚平	潘青青	姜玉新	夏　宇	张一休			
医学绘图	孙蒙清	宁文娟	高学敏					
编写秘书	张学斌	包新杰	洪夏飞	段　炼	徐　强	王梦一	曹　喆	陈少博
	李雅彤	王先泽						

人民卫生出版社

图书在版编目（CIP）数据

内分泌外科学 / 赵玉沛主编 . —北京：人民卫生出版社，2019

ISBN 978-7-117-29197-2

Ⅰ．①内… Ⅱ．①赵… Ⅲ．①内分泌腺—外科学 Ⅳ．①R659

中国版本图书馆 CIP 数据核字（2019）第 248312 号

| 人卫智网 | www.ipmph.com | 医学教育、学术、考试、健康，购书智慧智能综合服务平台 |
| 人卫官网 | www.pmph.com | 人卫官方资讯发布平台 |

版权所有，侵权必究！

内分泌外科学

主　　编：赵玉沛
出版发行：人民卫生出版社（中继线 010-59780011）
地　　址：北京市朝阳区潘家园南里 19 号
邮　　编：100021
E - mail：pmph @ pmph.com
购书热线：010-59787592　010-59787584　010-65264830
印　　刷：三河市宏达印刷有限公司（胜利）
经　　销：新华书店
开　　本：889×1194　1/16　印张：37
字　　数：1094 千字
版　　次：2019 年 12 月第 1 版　2019 年 12 月第 1 版第 1 次印刷
标准书号：ISBN 978-7-117-29197-2
定　　价：578.00 元

打击盗版举报电话：010-59787491　E-mail：WQ @ pmph.com
质量问题联系电话：010-59787234　E-mail：zhiliang @ pmph.com

主编

赵玉沛 教授
中国医学科学院北京协和医院基本外科

副主编

滕卫平 教授
中国医科大学内分泌研究所

宁　光 教授
上海交通大学医学院附属瑞金医院内分泌科

孙颖浩 教授
中国人民解放军海军军医大学第一附属医院泌尿外科

周良辅 教授
复旦大学附属华山医院神经外科

主编助理

吴文铭 教授
中国医学科学院北京协和医院基本外科

廖　泉 教授
中国医学科学院北京协和医院基本外科

朱惠娟 教授
中国医学科学院北京协和医院内分泌科

编者名单

编委（按姓氏笔画排列）

王 平	教授	浙江大学医学院附属第二医院普外科
王 鸥	教授	中国医学科学院北京协和医院内分泌科
王卫庆	教授	上海交通大学医学院附属瑞金医院内分泌科
王任直	教授	中国医学科学院北京协和医院神经外科
王镛斐	教授	复旦大学附属华山医院神经外科
孔垂泽	教授	中国医科大学附属第一医院泌尿外科
邓成艳	教授	中国医学科学院北京协和医院妇产科
田 文	教授	中国人民解放军总医院普外科
田秦杰	教授	中国医学科学院北京协和医院妇产科
史晓光	教授	中国医科大学附属第一医院内分泌科
冯 逢	教授	中国医学科学院北京协和医院放射科
宁 光	教授	上海交通大学医学院附属瑞金医院内分泌科
邢小平	教授	中国医学科学院北京协和医院内分泌科
吕 威	教授	中国医学科学院北京协和医院耳鼻喉科
朱惠娟	教授	中国医学科学院北京协和医院内分泌科
刘子文	教授	中国医学科学院北京协和医院基本外科
刘金钢	教授	中国医科大学附属第四医院普外科
刘建民	教授	上海交通大学医学院附属瑞金医院内分泌科
刘绍严	教授	中国医学科学院肿瘤医院头颈外科
孙颖浩	教授	中国人民解放军海军军医大学第一附属医院泌尿外科
孙福康	教授	上海交通大学医学院附属瑞金医院泌尿外科
严福华	教授	上海交通大学医学院附属瑞金医院放射科
李 方	教授	中国医学科学院北京协和医院核医学科
李小毅	教授	中国医学科学院北京协和医院基本外科
李玉秀	教授	中国医学科学院北京协和医院内分泌科
李汉忠	教授	中国医学科学院北京协和医院泌尿外科
李单青	教授	中国医学科学院北京协和医院胸外科
李思进	教授	山西医科大学第一医院核医学科
杨尹默	教授	北京大学第一医院普外科
连小兰	教授	中国医学科学院北京协和医院内分泌科
吴文铭	教授	中国医学科学院北京协和医院基本外科
吴国洋	教授	厦门大学附属中山医院普外科
张 彬	教授	北京大学肿瘤医院头颈外科
张太平	教授	中国医学科学院北京协和医院基本外科
张玉石	教授	中国医学科学院北京协和医院泌尿外科
张福泉	教授	中国医学科学院北京协和医院放疗科
武志芳	教授	山西医科大学第一医院核医学科
幸 兵	教授	中国医学科学院北京协和医院神经外科
林岩松	教授	中国医学科学院北京协和医院核医学科
金征宇	教授	中国医学科学院北京协和医院放射科
周 勇	教授	中国医科大学附属第四医院普外科
周良辅	教授	复旦大学附属华山医院神经外科
郑传铭	教授	浙江省人民医院头颈外科
赵玉沛	教授	中国医学科学院北京协和医院基本外科
赵家军	教授	山东省立医院内分泌科
侯 旭	教授	山东省立医院内分泌科
姜玉新	教授	中国医学科学院北京协和医院超声科
贺青卿	教授	中国人民解放军联勤保障部队第九六〇医院甲状腺乳腺外科
夏 宇	教授	中国医学科学院北京协和医院超声科
夏维波	教授	中国医学科学院北京协和医院内分泌科
高 力	教授	浙江大学附属邵逸夫医院头颈外科
龚凤英	研究员	中国医学科学院北京协和医院内分泌科
葛明华	教授	浙江省人民医院头颈外科
童安莉	教授	中国医学科学院北京协和医院内分泌科
楼文晖	教授	复旦大学附属中山医院普外科
廖 泉	教授	中国医学科学院北京协和医院基本外科
樊友本	教授	上海市第六人民医院普外科
滕卫平	教授	中国医科大学内分泌研究所
薛华丹	教授	中国医学科学院北京协和医院放射科
戴梦华	教授	中国医学科学院北京协和医院基本外科

参编人员（按姓氏笔画排列）

王志伟	副教授	中国医学科学院北京协和医院放射科
王林杰	医师	中国医学科学院北京协和医院内分泌科
王维斌	副教授	中国医学科学院北京协和医院基本外科
邓 侃	医师	中国医学科学院北京协和医院神经外科
邓 姗	副教授	中国医学科学院北京协和医院妇产科
邓建华	医师	中国医学科学院北京协和医院泌尿外科
卢 琳	副教授	中国医学科学院北京协和医院内分泌科
田孝东	副教授	北京大学第一医院普外科
包新杰	副教授	中国医学科学院北京协和医院神经外科
冯 铭	副教授	中国医学科学院北京协和医院神经外科
朱 见	医师	中国人民解放军联勤保障部队第九六〇医院甲状腺乳腺外科
朱一鸣	副教授	中国医学科学院肿瘤医院头颈外科
刘 赫	医师	中国医学科学院北京协和医院内分泌科
刘小海	医师	中国医学科学院北京协和医院神经外科
孙立昊	副教授	上海交通大学医学院附属瑞金医院内分泌科
阳洪波	医师	中国医学科学院北京协和医院内分泌科

花苏榕	医师	中国医学科学院北京协和医院基本外科
李乃适	副教授	中国医学科学院北京协和医院内分泌科
李若坤	副教授	上海交通大学医学院附属瑞金医院放射科
连 欣	医师	中国医学科学院北京协和医院放疗科
连鹏鹄	医师	中国医学科学院北京协和医院泌尿外科
何高飞	医师	浙江大学附属邵逸夫医院头颈外科
张 鑫	医师	中国医学科学院北京协和医院核医学科
张一休	医师	中国医学科学院北京协和医院超声科
张化冰	副教授	中国医学科学院北京协和医院内分泌科
张竹花	副教授	中国医学科学院北京协和医院放射科
张学斌	副教授	中国医学科学院北京协和医院泌尿外科
陈 革	副教授	中国医学科学院北京协和医院基本外科
陈 钰	医师	中国医学科学院北京协和医院放射科
陈 曦	副教授	上海交通大学医学院附属瑞金医院普外科
陈野野	医师	中国医学科学院北京协和医院胸外科
周 炼	副教授	中国医学科学院北京协和医院口腔科
赵 琳	医师	复旦大学附属中山医院内分泌科
赵旭东	医师	北京大学第一医院普外科
胡 亚	副教授	中国医学科学院北京协和医院基本外科
段 炼	医师	中国医学科学院北京协和医院内分泌科
禹松林	助理研究员	中国医学科学院北京协和医院检验科
姚 勇	副教授	中国医学科学院北京协和医院神经外科
秦 乐	医师	上海交通大学医学院附属瑞金医院放射科
袁 涛	副教授	中国医学科学院北京协和医院内分泌科
徐 强	医师	中国医学科学院北京协和医院基本外科
郭伯敏	医师	上海市第六人民医院普外科
曹 喆	医师	中国医学科学院北京协和医院外科
章德广	副教授	浙江大学附属邵逸夫医院头颈外科
景红丽	副教授	中国医学科学院北京协和医院核医学科
谢秋萍	副教授	浙江大学附属第二医院普外科
满晓军	副教授	中国医科大学附属第一医院泌尿外科

审校

内分泌学内容审校

白 耀	教授	中国医学科学院北京协和医院内分泌科
金自孟	教授	中国医学科学院北京协和医院内分泌科

神经外科学内容审校

任祖渊	教授	中国医学科学院北京协和医院内神经外科
苏长保	教授	中国医学科学院北京协和医院内神经外科

病理学内容审校

陈 杰	教授	中国医学科学院北京协和医院病理科
吴焕文	副教授	中国医学科学院北京协和医院病理科
常晓燕	副教授	中国医学科学院北京协和医院病理科

放射学内容审校

金征宇	教授	中国医学科学院北京协和医院放射科
冯 逢	教授	中国医学科学院北京协和医院放射科
薛华丹	教授	中国医学科学院北京协和医院放射科
张竹花	副教授	中国医学科学院北京协和医院放射科
有 慧	副教授	中国医学科学院北京协和医院放射科
孙 昊	副教授	中国医学科学院北京协和医院放射科
王志伟	副教授	中国医学科学院北京协和医院放射科
刘 炜	医师	中国医学科学院北京协和医院放射科
陈 钰	医师	中国医学科学院北京协和医院放射科
袁 灵	医师	中国医学科学院北京协和医院放射科

核医学内容审校

李 方	教授	中国医学科学院北京协和医院核医学科
景红丽	副教授	中国医学科学院北京协和医院核医学科
程 欣	副教授	中国医学科学院北京协和医院核医学科
崔瑞雪	副教授	中国医学科学院北京协和医院核医学科
程午樱	副教授	中国医学科学院北京协和医院核医学科
牛 娜	医师	中国医学科学院北京协和医院核医学科
刘轶敏	医师	中国医学科学院北京协和医院核医学科
罗亚平	医师	中国医学科学院北京协和医院核医学科
潘青青	医师	中国医学科学院北京协和医院核医学科

超声学内容审校

姜玉新	教授	中国医学科学院北京协和医院超声医学科
夏 宇	教授	中国医学科学院北京协和医院超声医学科
张一休	医师	中国医学科学院北京协和医院超声医学科

医学绘图

孙蒙清	医师	中国医学科学院北京协和医院基本外科
宁文娟	医师	中国医学科学院肿瘤医院头颈外科
高学敏	医师	中国医学科学院北京协和医学院

编写秘书

张学斌	副教授	中国医学科学院北京协和医院泌尿外科
包新杰	副教授	中国医学科学院北京协和医院神经外科
洪夏飞	医师	中国医学科学院北京协和医院外科
段 炼	医师	中国医学科学院北京协和医院内分泌科
徐 强	医师	中国医学科学院北京协和医院基本外科
王梦一	医师	中国医学科学院北京协和医院基本外科
曹 喆	医师	中国医学科学院北京协和医院外科
陈少博	医师	中国医学科学院北京协和医院外科
李雅彤	医师	中国医学科学院北京协和医院基本外科
王先泽	医师	中国医学科学院北京协和医院外科

序（一）

过去一个多世纪，通过临床医生和科学家们的不懈努力，内分泌外科疾病的认知及诊疗水平取得了瞩目的进展，内分泌外科学也逐渐成为一个亚专业，并具有较强的专业性。内分泌外科疾病可来源于各个内分泌器官，例如：甲状旁腺、肾上腺来源的肿瘤及增生性疾病，这类疾病的共同特点在于均能过量分泌内分泌激素从而引起特征性的临床症状。内分泌外科疾病亦可源自于非内分泌器官，例如：胃肠道神经内分泌肿瘤，以往称之为"类癌"，亦可分泌激素引起相应的临床症状。

内分泌外科疾病的发病率、患病率持续上升，外科治疗作为一种疗效相对确切的方式，其医学、社会、经济意义逐渐凸显。我国内分泌外科疾病的诊治有较深的历史积淀，全国范围内形成了一批具有综合诊治水平的医疗中心。内分泌外科疾病由于其种类多样、疾病异质性强，在诊疗过程中尤其需要结合具体的疾病特点。内分泌外科疾病的诊断、治疗往往涉及外科学、内分泌学、放射学、病理学等多学科专业知识，多学科协作往往能更全面、更合理地制订诊疗方案。多学科团队需熟知各类内分泌外科疾病的解剖及临床特点，以便选择合适的定位、定性诊断方法；需知晓内分泌外科疾病的生物学行为特点，以便合理规划手术计划及切除范围；需熟悉内分泌外科疾病围手术期，特别是术中对机体代谢、生命体征的影响，以便有效控制围手术期并发症率、病死率。对同一个体合并患有多种器官内分泌外科疾病的患者，如何设计合理的诊疗方案，从而有序地治疗这些疾患，更具有挑战性。

本书旨在分享内分泌外科疾病的诊疗经验、探讨遇到的挑战和问题；本书的编写邀请了来自北京协和医院、上海瑞金医院、中国医科大学内分泌研究所等国内知名医院及医学研究中心的专家，内容不仅参考了国内外最新指南、专家共识等，更结合参编专家实践经验，同时体现本领域近些年重要的新成果、新进展，以期提高我国内分泌外科疾病外科治疗的规范性、专业性及学术性。

最后，感谢内分泌外科疾病治疗领域诸位同道不吝贡献宝贵的经验，感谢编写团队的辛勤付出，感谢中国医学科学院医学与健康科技创新工程"内分泌肿瘤基础与临床研究"课题给予的支持。同时，望广大读者不吝赐教，以期共同提高内分泌外科疾病的研究和诊疗水平。

北京协和医院院长
中国科学院院士
中国科协副主席
中华医学会常务副会长、外科学分会主任委员

二〇一九年十二月

序（二）

内分泌外科学是现代外科学的重要组成部分，随着现代科学技术的发展，内分泌学和外科学犹如射向知识宇宙的两道光束，不断向其纵深发展。随着亚专科的出现，越来越多的医生只关注自己研究的领域，而不去想其他专业的事情。外科医师更是只关心他所研究的系统，甚至是一个器官，把手术做的很漂亮，堪称艺术，没有注意到其他一些疾病偏偏不是只靠手术就能治愈的。一段时间以来，临床上出现各科医生自说自话的现象，而内分泌疾病恰恰是需要多科协作共同诊治的一类疾病。因此，我很高兴见到该版《内分泌外科学》编撰出版。

本书是一部全面、系统阐述内分泌疾病发病机制、临床表现、诊断、手术技术、术前准备和术后处理的学术专著。内分泌疾病是一些少见疾病，临床上容易被误诊和漏诊，由于发病率低，即使明确诊断，由于缺乏手术经验，而出现事与愿违的结果。近年来，以腔镜技术和机器人手术为代表的微创外科迅猛发展给神经内分泌肿瘤的治疗带来了新的机会，患者可以承受更小的创伤而获得更快的恢复。以多学科讨论（MDT）新模式引入内分泌疾病的诊断治疗，大大方便患者，避免诊治过程中的错误。因此本书对于广大基层医务工作者将是一本重要的工具书，而不仅限于从事内分泌外科研究的医务人员。

本书主编赵玉沛院士是我国著名的普通外科学家。在他的精心组织下，我国内分泌科、神经外科、普通外科、泌尿外科、影像科、病理科等多名院士和知名专家汇聚组成强大的写作团队，在充分查阅国内外文献的基础上，结合相关领域的最新进展和作者自己的实践完成了这部专著。

纵观全书，可谓内容全面、形式创新、特点鲜明、突出实用。本书融合了精准医学、多学科诊治、个体化诊疗和快速康复的理念。同时，利用文字、图片、视频相结合为全书增色不少！

我有幸参与本书的编写，深感编撰一本专著的艰辛，相信本书的出版，能使广大读者受益匪浅！

中国医科大学内分泌研究所所长
亚大地区甲状腺学会副主席
国务院特殊津贴专家　滕卫平
中华医学会内分泌学分会名誉主任委员

二〇一九年十二月

目 录

第一篇 内分泌外科学概述 ... 1
- 第一章 内分泌外科发展概述 ... 2
- 第二章 内分泌激素检测技术 ... 6
- 第三章 内分泌系统影像技术发展 ... 26
- 第四章 内分泌疾病的基因诊断和检测技术 ... 49

第二篇 下丘脑-垂体疾病 ... 59
- 第一章 下丘脑-垂体的解剖 ... 60
- 第二章 下丘脑垂体激素的生理生化 ... 62
- 第三章 垂体腺瘤 ... 68
- 第四章 下丘脑-垂体区域其他疾病 ... 103
- 第五章 垂体外科手术 ... 118
- 第六章 垂体疾病的放射治疗和放射外科治疗 ... 136
- 第七章 鞍区疾病致垂体功能低减的替代治疗 ... 141
- 第八章 垂体腺瘤术后随诊及管理 ... 145

第三篇 甲状腺疾病 ... 149
- 第一章 甲状腺疾病的流行病学 ... 150
- 第二章 甲状腺的生理学和内分泌检查 ... 157
- 第三章 甲状腺疾病的影像学诊断 ... 162
- 第四章 甲状腺疾病的诊断和治疗 ... 176
- 第五章 甲状腺疾病的手术治疗 ... 202
- 第六章 甲状腺手术的并发症 ... 208
- 第七章 腔镜甲状腺手术 ... 216
- 第八章 疑难复杂甲状腺癌的治疗 ... 238

第四篇 甲状旁腺及其他钙磷代谢相关疾病 ... 253
- 第一章 甲状旁腺概述 ... 254
- 第二章 原发性甲状旁腺功能亢进症 ... 260
- 第三章 继发性甲状旁腺功能亢进症与三发性甲状旁腺功能亢进症 ... 282
- 第四章 特殊类型的原发性甲状旁腺功能亢进症 ... 292
- 第五章 肿瘤相关性骨软化症 ... 300
- 第六章 手术治疗 ... 307

第五篇　胰腺神经内分泌肿瘤 ... 315

- 第一章　胰腺神经内分泌肿瘤概述 ... 316
- 第二章　胰岛素瘤 ... 324
- 第三章　胃泌素瘤 ... 332
- 第四章　胰高血糖素瘤 ... 339
- 第五章　生长抑素瘤 ... 342
- 第六章　血管活性肠肽瘤 ... 345
- 第七章　无功能性胰腺神经内分泌肿瘤 ... 348
- 第八章　胰腺神经内分泌肿瘤的外科治疗 ... 355

第六篇　肾上腺疾病 ... 371

- 第一章　肾上腺解剖生理 ... 372
- 第二章　肾上腺性皮质醇增多症 ... 380
- 第三章　原发性醛固酮增多症 ... 402
- 第四章　嗜铬细胞瘤和副神经节瘤 ... 413
- 第五章　其他肾上腺疾病 ... 429
- 第六章　肾上腺疾病的手术治疗 ... 454

第七篇　多发性内分泌腺瘤病 ... 469

- 第一章　总论 ... 470
- 第二章　多发性内分泌腺瘤病 1 型 ... 474
- 第三章　多发性内分泌腺瘤病 2 型 ... 486
- 第四章　多发性内分泌腺瘤病 4 型 ... 498

第八篇　代谢外科 ... 501

- 第一章　肥胖症 ... 502
- 第二章　糖尿病 ... 510
- 第三章　肥胖、糖尿病的外科治疗 ... 514

第九篇　胃肠及其他类型内分泌肿瘤 ... 527

- 第一章　胃肠内分泌肿瘤 ... 528
- 第二章　胸部神经内分泌肿瘤 ... 538
- 第三章　性发育异常及有内分泌功能的卵巢肿瘤 ... 553

中英文对照索引 ... 571

第一篇
内分泌外科学概述

第一章 内分泌外科发展概述

内分泌外科学是医学史上一个古老而又年轻的学科分支。早在远古时代，人们就有吃动物或敌人的心脏、脑和性腺来增进健康的说法，也许这就是替代疗法最早的萌芽。在我国，公元前11世纪就有对动物和人进行阉割的记述，那时虽然还没有内分泌外科的概念，人们仅是通过外科的方法来切除器官而剥夺生殖的功能，但是随着阉割后动物和人第二性征发生变化，提示睾丸有某种物质与生殖和第二性征有密切关系，现在我们知道是性激素。随着内分泌学的发展和现代外科技术进步，内分泌外科应运而生，并且经历了漫长而曲折的发展过程，形成了关乎下丘脑、垂体、甲状腺、甲状旁腺、胰腺、肾上腺、睾丸和卵巢等多个器官系统的学科，20世纪70年代以后，生物化学、分子生物学和基因学的突破性进展也使得内分泌学的完善成为必然，奠定了内分泌外科的理论基础，内镜技术和微创外科技术的发展也为内分泌外科提供了新的方法，带动了内分泌外科的蓬勃发展。

内分泌外科的发展史纷繁复杂，对于各个系统和每个内分泌腺体都有众多的人物和事件值得记述，本章着重对常见的几种内分泌疾病的发展概况和在该方面的工作做简明介绍，以补充内分泌外科发展中的一部分史料。

甲状腺外科治疗是内分泌腺体中开展最早的，早期的甲状腺手术均以患者死亡而宣告手术失败。1791年法国Pierre Joseph Desault成功完成1例甲状腺部分切除术[1]，1825年Caleb Hillier Parry报道了国际上第1例甲状腺功能亢进症[2]。在当时尚无有效抗甲状腺药物的情况下，临床对于甲状腺功能亢进症的治疗是近于束手无策的。19世纪50年代，甲状腺手术主要用于非常大的甲状腺肿块，死亡率约为40%，法国医学院甚至禁止了甲状腺手术[3]。

到1861年，文献报告的甲状腺切除手术超过100例，在当时的欧洲成为外科的辉煌成果，随后在甲状腺手术上有两位大师举世闻名，一位是被誉为19世纪最伟大的外科医师的Christian Albert Theodor Billroth，他认为甲状腺手术并不十分困难，也可以减少手术中出血，但不能确定患者术后能否存活。到19世纪后叶，他的手术死亡率明显下降，其特点是切开甲状腺被膜，用血管钳阻断和结扎被膜及周围的全部血管[3]。另一位是Emil Theodor Kocher，他主张沿甲状腺被膜游离腺体，结扎切断甲状腺血管，尽可能显露喉返神经，减少大出血和术后声音嘶哑的发生，并以此成绩获得1909年诺贝尔生理学和医学奖，Kocher被称为"现代甲状腺外科之父"[3]。

进入20世纪，甲状腺的研究不断取得进展，突出的成绩是对甲状腺激素的认识，并成功研制出商品；促甲状腺激素、促甲状腺激素释放激素、降钙素等新激素被不断认识；开展了放射性核素治疗格雷夫斯病（Graves disease）；病理学上发现了甲状腺癌淋巴结转移、慢性甲状腺炎，并于1948年首次使用细针穿刺进行甲状腺活检；在外科手术技术上，在继承甲状腺被膜解剖的同时，更加关注甲状旁腺和喉返神经的保护，随着微创理念和腔镜技术的广泛使用，1997年，Hüscher C.S完成了世界上第1例内镜甲状腺手术（右侧腺叶切除术）[4]。

北京协和医院首例Graves甲状腺功能亢进症手术治疗可追溯至建院之初的1922年，术者为时任外科主任的邰乐尔（Adrian S.Taylor）[5]。20世纪50年代，抗甲状腺药物丙硫氧嘧啶和甲巯咪唑开始进入中国市场，而用抗甲状腺药物将甲状腺功能控制到正常水平后再施行手术已经成为了国际上手术治疗Graves甲状腺功能亢进症的主流，手术死亡率也大幅下降；因而北京协和医院外科也很快实践了这一方案并取得了良好效果。

早在150年前瑞典的解剖学和组织学家Ivar

Sandström 首先发现了甲状旁腺[6]，法国的生理学家 Eugene Gley 发现动物在切除甲状腺后有时会发生致命的抽搐[7]，并首次提出甲状旁腺具有重要的生理功能。约翰·霍普金斯大学的病理学家 William MacCallum 首次将钙离子和甲状旁腺联系起来[7]。北京协和医院是国内较早开展甲状旁腺疾病研究的单位之一。

1938 年，荷兰著名内科教授斯乃博（Isidore Snapper）就任北京协和医院大内科主任，他对老协和医院的医学生有着极为深远的影响，特别是在内分泌疾病方面。他在刘士豪和王叔咸的协助下，对钙磷代谢疾病进行了精确的描述，奠定了北京协和医院内分泌科甲状旁腺研究的基础。1938 年 9 月，1 例多次发作肾结石的年轻患者又一次来到北京协和医院住院，主要诊断已考虑到甲状旁腺功能亢进，但因临床表现不够典型，并未进行手术探查。此后斯乃博对他进行了长期随访，甚至他本人与该患者均定居美国后仍在进行，最终经手术证实确为原发性甲状旁腺功能亢进。此事在斯乃博的著作 Chinese lessons to Western medicine 附录里有记载[8]。

在神经外科方面，英国维克托·霍思利爵士于 1889 年开始开展开颅垂体腺瘤切除术，但当时手术病死率很高[9]。1907 年，奥地利神经外科医生赫尔曼·施洛夫开始尝试了经蝶垂体腺瘤切除术[10]。其后，著名神经外科医生哈维·库欣于 1909 年开始尝试经蝶手术并于次年改进，10 余年间完成 200 多例[11]；但库欣在比较两种术式后放弃了经蝶手术入路，专注于开颅手术。因库欣医生的巨大影响力和对经蝶手术后感染发生率的担忧使开颅手术成为 20 世纪早中期垂体腺瘤手术治疗的首选。尽管开颅手术存在诸多优势并已成为主流，但经蝶手术在经过一定改良后重新返回了神经外科学术界的视野之中。由于手术显微镜、抗生素的使用等一系列技术进步，经蝶手术在 July Hardy 引入显微镜后重新大放异彩。Hardy 在 1967 年首次尝试显微镜下经蝶手术获得成功以后又积累了数年，于 1974 年发表论文，指出了经蝶手术的优势。此后，显微镜下经蝶手术重新成为垂体腺瘤手术的主流[12]。

我国首例开颅手术治疗垂体腺瘤的记载出现于 1938 年，术者为关颂韬医生。到 1978 年，时任北京协和医院耳鼻喉科主任王直中教授成功施行了经鼻蝶手术切除垂体腺瘤；同年稍晚，北京协和医院神经外科尹昭炎教授也成功经口鼻蝶入路对垂体腺瘤进行了手术治疗。此后，垂体腺瘤的显微镜下经鼻蝶手术治疗逐渐在我国得到广泛运用。

嗜铬细胞瘤手术治疗曾是风险极大的手术，国际上关于嗜铬细胞瘤的最早记载是在 1886 年[13]。到 20 世纪 30 年代，手术切除嗜铬细胞瘤已经成为可能，1937 年 Annals of Surgery 已经详细记述了第 7 例手术治疗成功病例[14]。北京协和医院内科于 1939 年诊断第 1 例嗜铬细胞瘤，临床表现极为符合嗜铬细胞瘤，时任内科主任的斯乃博教授在查房时根据临床表现认定，该病正是嗜铬细胞瘤，动员患者行剖腹探查手术，但患者不同意，并多次随访均表示希望暂缓手术治疗，至 1941 年底失访。

据北京协和医院病历记载，首次对嗜铬细胞瘤患者进行手术尝试是在 1955 年。但麻醉后患者的血压飙升，导致手术未能顺利进行，只好关腹。1968 年北京协和医院泌尿外科再一次进行尝试，患者度过了麻醉时高血压和术后低血压的阶段，最终得以顺利出院。至 1973 年，北京协和医院内分泌科试用了酚妥拉明进行嗜铬细胞瘤的术前准备[15, 16]，自此，手术的安全性大为增加。

国际首例原发性醛固酮增多症在 1955 年由 Conn 发现，手术探查发现肾上腺腺瘤，切除后症状缓解，因此又称为 Conn 综合征[17]。1956 年，北京医学院薛启蓂报告 1 例高血压伴反复低钾性麻痹患者[18]，其死亡后尸检发现双侧肾上腺腺瘤，符合原发性醛固酮增多症的状况，但未获证实。1957 年 9 月，上海瑞金医院内分泌科收治 1 例高血压伴低血钾的患者，当时疑诊原发性醛固酮增多症，在尚不能测定醛固酮时，创造性地用患者的血样对实验用鼠进行注射，发现鼠的尿量及排尿次数均明显增加，由此，间接说明了患者自主分泌醛固酮[19]；遂由上海瑞金医院泌尿外科程一雄医师行探查术，术后患者血钾逐渐恢复。该例为我国第 1 例经手术证实的原发性醛固酮增多症[20, 21]。

胰腺是复杂的内分泌腺体，分泌多种激素，胰腺的神经内分泌肿瘤在全身神经内分泌肿瘤中占比最大，在中国发现最早、病例数最多的功能性胰腺神经内分泌肿瘤当属胰岛素瘤。历史上对于胰岛素瘤的认识要归功于胰岛素的发现。1921 年，Banting 和 Best 成功提取了胰岛素并证实其降糖作用[22]；胰岛素注射过量可以导致糖尿病患者出现心慌、大汗、手抖伴强烈饥饿感，发作时外周血血糖低于正常值，进餐后相应症状可迅速缓解。作为胰岛素注射的首要副作用，低血糖自此被逐渐认识。1924年，Harris报告的病例显示，一例从未进行胰岛素注射的患者出现了与胰岛素注射过量相似的症状，分析该患者自身可能存在分泌胰岛素的肿瘤，但未能手术治疗[23]。1927年，Wilder等对1例低血糖患者进行了手术探查，术中发现了肿瘤，但遗憾的是肿瘤是恶性，已多处转移，因此未能切除，剖腹探查后即关腹；尽管如此，该例仍然是国际首例经手术证实的胰岛素瘤[24]。直到1929年，加拿大的Campbell团队才真正成功完成国际首例胰岛素瘤切除术[25]。之后，Whipple于1935年提出了著名的Whipple三联征并沿用至今[26]。

就在Whipple三联征提出前一年，1934年10月，北京协和医院门诊来了一位奇怪的患者，首诊于朱宪彝大夫，门诊病历上写着考虑"低血糖综合征"，很快收入代谢病房诊治。入院病历详细描述了该患者从间断发作到频繁发作、从自主神经症状到中枢抑制的病情进展过程，而病程记录则记载了刘士豪教授团队对患者进行各种对症治疗的尝试。11月4日，由时任外科主任的Loucks主刀，对患者进行了剖腹探查术，幸运地在胰体部发现一个直径达2.5cm的肿瘤并完整切除，术后血糖很快恢复。值得一提的是，在该例患者住院期间，刘士豪教授将当时国际上提出的种种对症治疗方案，如注射肾上腺素、直肠给糖等，均做了验证，并以翔实的数据为此方法的有效性、安全性以及实用性提供了采用或废弃的证据。更令人瞩目的是，刘士豪教授还对该手术标本作了进一步研究，将肿瘤切取1/4，匀浆后提取，然后用提取液对实验用兔注射，同时用胰岛素制剂注射另一只实验用兔作为对照；两天后，再次重复这一步骤。这样，他就根据血糖下降的幅度推算出肿瘤提取液的胰岛素含量，从而完成了对胰岛素的生物学测定；因其远超过从牛胰腺中提取出的胰岛素浓度，故该患者胰岛素瘤的诊断得到确诊[27]。该患者一直被长期随访到50年代，未复发。北京协和医院对该病例的研究发表于1936年Journal of Clinical Investigation[28]，在国际上为第17例报道。

新中国成立后，北京协和医院对胰岛素瘤患者的诊治研究一直不断。一方面，胰岛素的放射免疫测定法问世以后，刘士豪教授于1962年就尝试建立该种测定法来定量测定血液中胰岛素浓度，到20世纪70年代末，放射免疫法测定胰岛素已经成为胰岛素瘤定性诊断的必备项目，这样，低血糖并血清胰岛素水平明显升高，即提示胰岛素瘤的定性诊断成立；另一方面，外科主任曾宪九教授对胰岛素瘤的诊治进行了长期探索，曾尝试用门静脉系统分段取血测胰岛素水平来协助定位诊断，在当时条件下具有重要的临床意义。B超、CT、MRI先后在临床的使用，尤其是血管造影的出现，对胰岛素瘤的定位已经相当精确。在2000年前后，超声内镜引入胰岛素瘤的定位诊断，使胰岛素瘤的无创定位得到了高度重视。2003年放射科创造性地将灌注CT技术用于胰岛素瘤的定位，取得了可喜成果。从此，临床上常规使用该技术进行胰岛素瘤的定位诊断，彻底代替了以前的血管造影。另外，北京协和医院核医学科于1996年在国内率先开展的生长抑素受体显像技术，对于定位恶性胰岛素瘤以及其他类型的神经内分泌肿瘤有重要意义；2014年，他们开展了用^{68}Ga-NOTA-exendin4示踪剂进行的PET/CT显像技术，将影像学诊断胰岛素瘤的敏感性由80%左右提高至98%，对胰岛素瘤术前准确定位有重要意义。

胰腺手术的术式也在不断改进。2000年以后，以北京协和医院为代表的医学中心，先后开展了腹腔镜和机器人胰岛素瘤手术，使胰腺神经内分泌肿瘤手术治疗进入了微创时代，更多的患者得到快速康复。

多发内分泌腺瘤病（multiple endocrine neoplasia，MEN）作为一组多内分泌腺体受累的疾病充分体现了激素测定、影像定位诊断和内分泌外科学等技术在对疾病的认识、诊疗中的作用。1903年Erdheim报告了一例肢端肥大症患者在尸检时发现垂体腺瘤和增大的甲状旁腺[29]。此后涉及多个内分泌腺体病的报告逐渐增多。1950~1980年，伴随激素测定和影像学诊断的发展，结合组织病理学，逐渐对MEN进行详细分型。特别是基因检测技术的发展提示*MEN1*和*RET*等基因在MEN患者发病中的作用。1980年以后，北京协和医院、上海瑞金医院、华西医科大学附院等开展了对MEN的多学科协作的规范临床诊疗和基础研究。

内分泌外科的发展与各种激素检测方法的出

现、影像定位技术的提高和外科手术的进步密不可分，更得益于多学科团队协作诊疗模式的建立。多数内分泌相关肿瘤是罕见病，因此，加强广大医务工作者对内分泌相关疾病的警惕以及开展相关知识普及，重视此类疾病的规范化诊治和随访工作，将使更多患者获益。

（刘子文　李乃适）

参 考 文 献

1. Chapuis Y. 1791: a decisive moment in endocrine surgery[J]. Hist Sci Med, 2008 Oct-Dec, 42（4）: 359-364
2. Hull G. Caleb Hillier Parry 1755-1822: a notable provincial physician[J]. J R Soc Med, 1998 Jun, 91（6）: 335-338
3. Dorairajan N, Pradeep PV. Vignette thyroid surgery: a glimpse into its history[J]. Int Surg, 2013 Jan-Mar, 98（1）: 70-75
4. Hüscher CS, Chiodini S, Napolitano C, Recher A. Endoscopic right thyroid lobectomy[J]. Surg Endosc, 1997, 11（8）: 877
5. [美]约翰·鲍尔斯. 中国宫殿里的西方医学. 吴东, 译. 北京: 中国协和医科大学出版社, 2014
6. Johansson H. The Uppsala anatomist Ivar Sandström and the parathyroid gland[J]. Ups J Med Sci, 2015 May, 120（2）: 72-77
7. Eknoyan G. A history of the parathyroid glands. Am J Kidney Dis, 1995 Nov, 26（5）: 801-807
8. Isidore Snapper. Chinese Lessons to Western Medicine: A Contribution to Geographical Medicine from the Clinics of Peiping Union Medical College. 2nd Ed. New York: Interscience Publishers, Inc, 1965
9. Powell M. Sir Victor Horsley—an inspiration[J]. BMJ, 2006 Dec, 333（7582）: 1317-1319
10. Schloffer H. Erfolgreiche operation eines hypophysentumors auf nasalem wege[J]. Wien Klin Wochenschr, 1907, 20: 621-624
11. Liu JK, Cohen-Gadol AA, Laws ER Jr, et al. Harvey Cushing and Oskar Hirsch: early forefathers of modern transsphenoidal surgery[J]. J Neurosurg, 2005 Dec, 103（6）: 1096-1104
12. July H. Transsphenoidal surgery of hypersecreting pituitary tumors. In Diagnosis and Treatment of Pituitary Tumors. Toronto, Canada: Wolters Kluwer: 1973, 179-198
13. Frankel F. Ein fall von doppelseitigen völlig latent verlaufen nebennierentumor und gleichseitiger nephritis mit Veränderungen am circulation sappart und retinitis[J]. Virchows Arch A, 1886, 103: 244
14. Beer E, King F, Prinzmetal M. Pheochromocytoma with demonstration of pressor (adrenalin) substance in the blood preoperatively during hypertensive crises[J]. Ann Surg, 1937 Jul, 106（1）: 85-91
15. 史轶蘩. 25例嗜铬细胞瘤的临床分析[J]. 心血管疾病, 1973, 1（2）: 21
16. 史轶蘩, 孟迅吾. α和β肾上腺素阻断剂用于嗜铬细胞瘤的手术前准备[J]. 科技杂志选编, 1979, 114-118
17. Conn JW. Presidential address. I. Painting background. II. Primary aldosteronism, a new clinical syndrome[J]. J Lab Clin Med, 1955 Jan, 45（1）: 3-17
18. 薛启蓂. 周期性麻痹与肾上腺皮质瘤肿: 论肾上腺皮质在周期性麻痹发病机制中之作用[J]. 中华神经精神科杂志, 1956, 2（1）: 54-57
19. 朱凡, 徐焰. 中国内分泌代谢学科的重要发源地[J]. 新民周刊, 2017（40）, 36-39
20. 邝安堃, 许曼音, 程一雄, 等. 原发性醛固酮症——附一肾上腺皮质癌所致病例报告[J]. 中华内科杂志, 1963, 11: 183-189
21. 陈家伦. 原发性醛固酮症的发现及对此综合征的筛查[J]. 中华内分泌代谢杂志, 2006, 22（5）: 407-410
22. Banting FG, and Best CH. The internal secretion of the pancreas[J]. J Lab and Clin Med, 1922, 7: 251-66
23. Harris S. Hyperinsulinism and dysinsulinism[J]. JAMA, 1924, 83（10）: 729-733
24. Wilder RM, Allan FN, Power M, et al. Carcinoma of the islands of the pancreas: hyperinsulinism and hypoglycemia[J]. JAMA, 1927 Jul, 89（5）: 348-355
25. Howland G, Campbell WR, Maltby EJ, et al. Dysinsulinism: convulsions and coma due to islet cell tumor of the pancreas, with operation and cure[J]. JAMA, 1929, 93（9）: 674-679
26. Whipple AO, Frantz VK. Adenoma of islet cells with hyperinsulinism: a review[J]. Ann Surg, 1935 Jun, 101（6）: 1299-1335
27. 张大明, 李乃适. 刘士豪教授与我国第1例胰岛素瘤研究报告[J]. 协和医学杂志, 2010, 1: 218-221
28. Liu SH, Loucks HH, Chou SK, et al. Adenoma of pancreatic islet cells with hypoglycemia and hyperinsulinism: Report of a case with studies on blood sugar and metabolism before and after operative removal of tumor[J]. J Clin Invest, 1936, 15（3）: 249-260
29. Carney JA. Familial multiple endocrine neoplasia: the first 100 years[J]. Am J Surg Pathol, 2005 Feb, 29（2）: 254-274

第二章 内分泌激素检测技术

自从1960年美国学者Yalow正式发表了采用放射免疫分析法（radioimmunoassay，RIA）测定血浆胰岛素以来，激素等超微量物质的分析获得了一次革命性的突破，极大地推动了内分泌学等生命科学的发展。因为血和尿中大多数激素的浓度较低，通常在$10^{-12}\sim10^{-6}$ mol/L，而激素水平的微小改变，通常比典型的体征和症状能更早、更敏感和更特异性地反映疾病的发生和发展。因此，半个多世纪以来，基于免疫分析方法的内分泌激素测定，在内分泌疾病的早期发现、早期诊断、疗效判断和预后评估中发挥着重要的作用。但是随着免疫分析技术在临床上的广泛应用，这种基于抗原抗体特异性结合原理技术的一些缺陷也逐渐显露出来，比如测定结果容易受到机体自身抗体、异嗜性抗体等的影响；只能测定激素的免疫活性，不能反映激素的生物活性；测定结果不能反映激素序列的改变。近年来，随着分子生物学技术的发展，各种检验新理论和新技术的不断涌现，色谱和质谱技术被逐渐应用到内分泌激素的检测中，尤其是将色谱的高效分辨能力和质谱的特异、灵敏、多组分检测能力有机结合的液相色谱-串联质谱技术（liquid chromatography-tandem mass spectrometry，LC-MS/MS）逐渐成为内分泌激素检测领域最有生命力的新技术之一。随着质谱仪灵敏度的不断提高、样品处理技术的持续改进、标准化方法和试剂的逐渐开发，LC-MS/MS方法将逐渐成为内分泌激素检测，尤其是小分子类固醇激素检测的重要手段。

内分泌学是一个高度依赖于准确的实验室测量的医学。本章主要介绍目前在临床上广泛应用的基于抗原抗体相结合原理的免疫分析技术，其次介绍目前逐渐开展，未来将会有广泛应用的LC-MS/MS技术。最后，对这些技术方法在方法学判断上的一些注意事项也将做简要的介绍。

第一节 免疫分析法

免疫分析法是利用抗原和抗体特异性结合产生免疫反应的原理，对待测抗原或者抗体进行定性、定位、半定量和定量的技术（图1-2-1）。该技术对于内分泌疾病的基础研究和内分泌疾病的预测、早期诊断、鉴别诊断以及疗效评估等发挥越来越重要的作用[1~3]。

根据标记物性质的不同，可将免疫分析法分为放射性核素和非放射性核素标记两大类。前者包括RIA和免疫放射分析（immunoradiometric assay，IRMA），后者主要有酶免疫分析（enzyme immnunoassay，EIA）、荧光免疫分析（fluoroimmunoassay，FIA）和化学发光免疫分析（chemiluminescence immune assay，CIA）。根据检测原理的不同，可以将免疫分析分为竞争性结合分析法（比如RIA）和非竞争结合分析法（比如IRMA）。EIA、FIA、CIA既有竞争性结合分析法，也有非竞争结合分析法[1~3]。

RIA、IRMA、EIA、FIA、CIA均属于将标记物的灵敏度和抗原与抗体的特异性相结合的超微量分析技术。RIA和IRMA最常用的标记物为^{125}I或^{3}H放射性核素，EIA、FIA和CIA则分别用酶、荧光素和化学发光剂作为标记物。抗原（antigen，Ag）或抗体（antibody，Ab）被标记物标记为标记抗原（Ag*）或标记抗体（Ab*）后，既不影响抗原或抗体免疫反应的特性，也不改变标记物本身的活性，但却可明显提高测定的灵敏度。例如：RIA和IRMA免疫反应终点的判断是γ计数器（测^{125}I）或液体闪烁谱仪（测^{3}H，简称β计数器）探测游离（free，F）或结合（bond，B）的标记抗原或抗体的放射性，单位是每分钟计数次数（count times per minute，cpm）。最常用的放射性核素标记物为^{125}I或^{3}H，其比活度即每毫原子的衰变数分别为

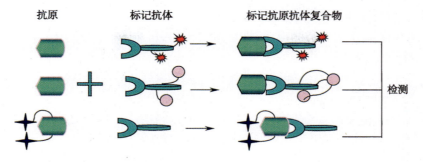

标记靶点：抗原，抗体
标记物：放射性核素，酶，荧光物质或化学发光物质

图 1-2-1　激素免疫测定技术原理示意图

2 000Ci/m 和 2.9Ci/m 原子。通过用计数器计数放射性核素标记物质的放射性比活度，则能准确定量标记物的含量[1~3]。

用酶标记的抗原或抗体进行 EIA，则在免疫反应完成后，加入相应的无色底物，待酶催化呈色后，再用分光光度计测定光密度进行准确定量的一种分析方法。由于酶是能催化化学反应的特殊蛋白质，能使反应加速，并具有高度专一性。因此，呈色反应不但显示酶的存在，而且高度放大了酶量的变化，可以极为灵敏地反映 B 或者 F 酶标记抗原或抗体的变化，使 EIA 的灵敏度达到或者超过 RIA。

化学发光免疫分析（CIA 或者 CLIA）是继酶免疫分析法之后发展起来的一种重要的非放射性免疫检测方法。既有化学发光分析的高灵敏性，又有免疫反应的高度特异性，方法简单、快速，是目前在内分泌激素检测领域中占有主导地位的检测方法[1~3]。

本节将从竞争性结合和非竞争结合分析法的角度，扼要介绍 RIA、IRMA 及其他放射结合分析的基本原理，其次，以 EIA 为重点介绍酶免疫分析方法，最后介绍目前在临床上广泛应用的 CIA。

一、放射免疫及其他放射结合分析

1960 年美国学者 Yalow 和英国学者 Ekins 分别正式发表了血浆胰岛素 RIA 和甲状腺素竞争性蛋白结合分析法（competitive protein binding assay，CPBA）。1970 年，Lefkowite 报道了 ACTH 放射受体分析法（radio receptor assay，RRA）。这些方法都是利用过量被测物及其放射性核素标记物相互竞争有限量的特异性抗体（RIA）或者结合蛋白（CPBA 和 RRA）的原理测定被测物的含量，操作步骤大同小异；因此，有人将之统称为饱和免疫分析法[4~6]。

（一）放射免疫分析

Yalow 等人在 1960 年正式发表 RIA 是激素等物质超微量分析史上的一次革命性突破，曾经极大地推动了内分泌学等生命科学的发展，因而同神经内分泌的创始人 Guillemin 和 Schally 于 1977 年共同获得了诺贝尔生理学或医学奖。现将该方法的理论前提、基本原理和主要操作步骤简要介绍如下[7~9]。

1. 理论前提　RIA 的理论前提有三点：①放射性核素标记抗原（Ag*）和标准或被测 Ag（统称非标记 Ag）与相应的特异性 Ab 有相同的亲和力和结合位点；②Ag* 和 Ab 的量是固定的，而且 Ab 的总有效结合位点多于 Ag* 的数目。当无 Ag 存在时，Ab 只能结合 15%～50% 的 Ag*（简称 B_0%）；③Ag*、Ag 和 Ab 有足够的时间共处于一个反应系统中，使 Ag 同 Ag* 相互竞争与 Ab 结合的反应最终达到动态平衡[7~9]。

2. 基本原理　RIA 的基本原理是过量的 Ag* 和 Ag 相互竞争同有限量 Ab 结合。在未加入 Ag 时，Ag* 和有限量 Ab 形成的 Ag*-Ab 复合物的反应遵循质量作用定律，因而反应物 Ag* 和 Ab 与产物 Ag*-Ab 产物保持着动态平衡关系（图 1-2-2）。加入非标记 Ag 后，Ag 即与 Ag* 相互竞争同 Ab 结合，形成的 Ag-Ab 和 Ag*-Ab 产物与反应物 Ag*、Ag 及 Ab 的反应仍然遵循质量作用定律，保持着动态平衡关系。Ag 的加入使 Ag*-Ab（即 B）的形成减少，未结合的 Ag*（即游离的 Ag*，简称 F）增加。B、F、B/F 或 B/B_0 的量与非标记的 Ag 的量存在函数关系，随着 Ag 的增加，B、B/F 或 B/B_0 相应减少，而 F 则相应增加。因此，当反应达到平衡时，将 B 和 F 分离，测定 B 或 F 的放射性（cpm），除以加入的总放射性得到 B% 和 F%。以 B% 或 B/B_0% 作为纵坐标（Y 轴），以不同剂量的 Ag 标准作为横坐标（X轴），绘制标准曲线（又称剂量反应曲线，图1-2-3），未知样本B或F值测得后，即可从此曲线查到被测物的含量[7~9]。

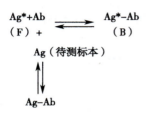

图1-2-2 竞争性放射免疫分析的基本原理
Ag* 标记抗原；Ag 待测抗原；Ab 特异抗体
Ag*-Ab 标记抗原抗体复合物
Ag-Ab 非标记抗原抗体复合物

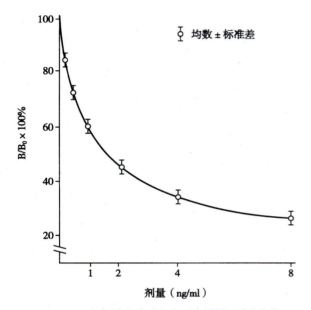

图1-2-3 竞争性免疫分析标准（剂量反应）曲线

3. 主要步骤 RIA有四个主要步骤：①竞争性结合反应；②B和F的分离；③测放射性；④绘制标准曲线和计算被测物的含量。先设置总计数（T）管、本底计数（包括自然本底和仪器噪音，C）管、非特异性结合（nonspecific binding，NSB）管、零标准即最大结合（B_0）管、系列梯度的标准（ST）管以及被测样品（B或Sm）管，再按表1-2-1中的"+"加样。在4℃或37℃保温足够长时间，令过量Ag和Ag*互相竞争同有限量Ab结合，当反应达到平衡时即可进行B/F的分离[7~9]。

RIA多数情况下是采取平衡竞争结合系统，即将Ag*与Ag同时加入到反应管中，二者在平衡状态下与抗体竞争结合位点。当灵敏度达不到要求时，可考虑应用非平衡竞争结合系统，即先加

表1-2-1 RIA各管的加样

	T管	C管	NSB管	B_0管	ST管	B管
缓冲液	-	-	+	+	-	-
抗体	-	-	-	+	+	+
标准品	-	-	-	-	+	-
标记抗原	+	-	+	+	+	+
被测样品	-	-	-	-	-	+

入Ag与Ab保温，且务必使反应达到平衡，然后再加入Ag*，且勿使反应达到平衡（即时间较短的保温）就终止反应，进行B/F分离[7~10]。

用第二抗体法（羊抗兔或兔抗鼠）、聚乙二醇（PEG）沉淀法或葡萄糖碳末吸附法分离B和F，均需离心，较繁琐和费时；而固相化抗体或抗原（即所谓的固相RIA）分离技术则不需离心，具有简单、方便和快速等优点，已广泛应用于RIA、IRMA及其他非放射性核素标记的免疫分析。将抗体或抗原固定在固相支持物上是免疫固相分析的关键[7~9]。

用选定的方法分离B和F，并用计数器测T、NSB、B_0和标准被测样品管的cpm后，即可以标准品的剂量为X轴，B%、B/F%或B/B_0%为Y轴绘制"乙字形"标准曲线（图1-2-3），亦可将B/B_0%值转换为logit值，使曲线变为直线。根据被测样品管的B，即可从标准曲线读出被测物的含量（图1-2-3）。近代的计数器均配有电脑软件，按规定的先后顺序放置T、NSB、B_0浓度由低到高的系列梯度标准管及编码的被测样品管，输入操作指令后，即可自动计数并打印出标准曲线及其有关参数和被测样品的含量[7~9]。

（二）竞争性蛋白质结合分析法

竞争性蛋白质结合分析法（CPBA）是利用血浆中天然存在的结合球蛋白作为特异性结合试剂，替代抗体进行激素检测的分析方法。血浆中天然存在的结合球蛋白有甲状腺素结合球蛋白（thyroid binding globulin，TBG）、皮质类固醇结合球蛋白（corticosteroid binding globulin，CBG）和性激素结合球蛋白（sex hormone binding globulin，SHBG），它们分别对甲状腺激素、皮质类固醇激素和性激素有较高的亲和力和结合特异性，均可以替代抗体作为特异性结合试剂，用于甲状腺激素、氢化可的松和睾酮的超微量分析。1973年，北京协和医院内分泌科利用孕马血清中CBG建立皮质类固醇激素的CPBA测定方法。因为马的CBG与皮质醇的结合最为特异，与皮质酮、可的

松和去氢皮质酮的交叉反应仅分别为 16%、10% 和 2%，而与泼尼松、泼尼松龙、地塞米松、黄体酮和 17α- 羟孕酮等均无明显交叉反应，因此，该方法的特异性明显高于 RIA[10]。

（三）放射受体分析

由于上述 RIA 是基于抗原和抗体特异性相结合的原理建立的免疫测定方法，也就是说，凡是能与抗体相结合的分子，不论其有无生物活性或者生物活性高还是低，都能被检测出来。所以，其测定结果反映的是被测定分子的免疫活性而不是生物活性。生物活性物质（统称为配体，L）要发挥其生物学效应首先必须与特异性受体（R）结合，R 具有高度特异性，只能同有生物活性的 L 结合。因此，利用被测物与特异性受体相结合的原理建立起来的放射受体分析法（RRA），可以特异性地反应被测物质的生物活性。所以，RRA 的测定结果能准确地反映生物机体的功能状态[11, 12]。

放射受体分析（RRA）测定的基本原理是基于过量的被测物（L）和被测物的放射性标记物（*L）相互竞争与有限量的特异性受体（R）结合，同 RIA 相似，属于饱和竞争性结合分析法。

有四个主要步骤：①竞争性结合反应；②B 和 F 的分离；③测放射性；④绘制标准曲线和计算被测物的含量。

与 RIA 测定类似，RRA 测定也需要设置总计数（T）管、总结合管（B_0）、非特异性结合管（NSB）、标准曲线系列（ST）和被测样品管（Sm）。加样的方法类似表 1-2-1。在适合的温度下温育使受体和配体的结合反应达到平衡后，选择适当的方法进行 B/F 的分离，通过测定 B 的放射活性（cpm）计算特异性结合百分率（B%）。从已经制定的标准曲线上，读出被测样品中配体的含量[11~12]。

与 RIA 测定不同，进行 RRA 测定所需要的试剂有受体和标记配体。受体主要有全细胞受体、膜受体、可溶性受体和胞内受体。不同的受体制备的方法不同。全细胞受体就是含有特异性受体的单细胞悬液，从被测物作用的靶器官或组织获得单细胞悬液的方法有机械分离和化学分离两种方法。使用全细胞受体制品的优点是配体和受体的结合最接近整体的情况，非特异结合较低。主要缺点包括单细胞血液不易保存，冰浴保存不超过 30 分钟；在生理温度下，全细胞中配体和受体的结合会因内化而被降解，使结果解释复杂化；单细胞易凝集成团，从而影响配体与细胞团中间细胞受体的反应。膜受体是指配体的受体在细胞膜上，比如肽类、蛋白质类和儿茶酚胺等配体。将细胞打碎即可分离出含受体的膜碎片。膜受体制品的优点是受体活性较稳定，在 $-20℃$ 可以保存半年以上，在生理温度下进行配体与受体的结合反应而不存在配体 - 受体复合物内化降解的问题。其缺点是膜受体和全细胞受体与配体的结合条件可能不同，因此亲和力也可能不一样。可溶性受体通常是将非离子性清洁剂如 Triton-X 使细胞或者组织溶解，去除不溶物，收集含可溶性受体的上清液。其优点是同样是不存在用全细胞受体研究时出现的配体 - 受体复合物内化降解的问题；同时可将受体进行浓缩，适用于从受体水平低的细胞中获得足够数量的受体；便于各种温育调节的控制。主要缺点是用这种受体制品进行 RRA 时，非特异性结合可高达 25%，原因是受体制品中存在蛋白酶，使配体和受体降解从而影响二者的结合特性。可以加入蛋白酶抑制剂防止此种降解作用。胞内受体指的是甲状腺激素和甾体激素的受体，存在于细胞质和细胞核中，必须将细胞膜和核膜打碎才能分离获得受体。常用的方法是高速超声组织或者打碎机匀浆组织[11~12]。

二、免疫放射分析

RIA 的基本原理是根据放射性核素标记抗原和被测抗原相互竞争与有限量抗体的抗原决定簇（以下简称单位点）结合，当结合反应达到平衡时，将游离（F）及与抗体结合（B）的抗原分开，然后测量 B 或 F 的放射性，并从标准曲线上读出被测抗原的含量。根据上述原理，未达到一定的灵敏度，须限制抗体和标记抗原用量，使测定范围变窄并降低其精密度。根据抗原和抗体之间的反应动力学，过量抗原与有限量的抗体反应需较长时间才能达到平衡（有时要长达 72 小时），因而无法及时得出结果。此外，在测定中必须进行 B/F 的分离，操作较为烦琐，因此，早在 1986 年就有人建议用双位点、非竞争性结合和过量抗体的 IRMA 代替 RIA。但因 IRMA 需用大量经过纯化的抗体，而经典免疫动物法所能得到的抗血清数量有限，以致本法一直未能推广。淋巴细胞杂交瘤技术可由微量不纯抗原或某片段制备大量针对单一抗原决定簇的抗体—单克隆抗体（以下简称单抗），不但解决了 IRMA 的抗体供应问题，还可充分发挥 IRMA 的优点。从 20 世纪 80 年代起，IRMA 广泛

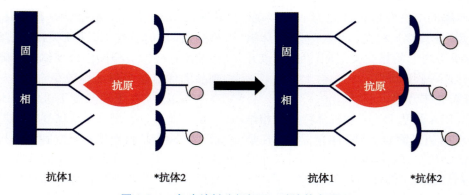

图 1-2-4　免疫放射分析（IRMA）的基本原理

应用于激素、受体、免疫球蛋白、铁蛋白、乙肝表面抗原和肿瘤细胞表面相关抗原等测定。选择一对各自与被测抗原分子上的不同位点（以下简称双位点）结合、彼此完全互不干扰的单抗，其中一种作为固相抗体，非特异性地吸附在聚苯乙烯等塑料载体表面，以便特异性捕捉被测样品中的抗原（Ag）；另一种用放射性核素标记，作为对被测 Ag 进行特异性定量的指示剂。将固相抗体（抗体1）、被测样品及标记抗体（*抗体2）同时混合，经5分钟至2小时的保温后，洗去未与 Ag 结合的多余*抗体2，用 γ 计数器测固相载体上抗体1-Ag-*抗体2 的放射活性，即可从标准曲线上得知被测 Ag 的含量（图1-2-4、图1-2-5）。相对于被测抗原，固相抗体和被测抗体均为过量，而且可同时与被测抗原结合。同单位点 RIA 相比，双位点或夹心 IRMA 具有如下优点：①操作更为简便快捷，可在10 分钟至3 小时出结果；②灵敏度高 10 倍；③可测范围大 6 倍；④更为特异，可通过不同配对的抗体检测不同分子形式的激素等。但是，甾体激素、小于 20 个氨基酸的小肽和其他小分子物质，由于很难获得两个不同结合位点的共同抗体，因此不适用于 IRMA 进行测定[13]。

IRMA 可用于：①两种或两组（每组可有多种）不同单抗；②一种（组）为单抗，另一种（组）为常规抗血清；③两种（组）不同常规抗血清（例如：分别为兔和羊抗人促甲状腺素）。其先决条件是：①两种（组）抗体分别与被测抗原分子上不同位点结合，彼此互不干扰；②其中一种（组）必须是高度特异的；③可用 ^{125}I 等放射性核素标记；④可牢固地吸附在固相载体表面；⑤数量足够，性质稳定，适用于批量纯化等。此外，为降低非特异性结合和空间位阻，有人主张用 Fab' 或 F(ab')$_2$ 代替整分子抗体[13]。

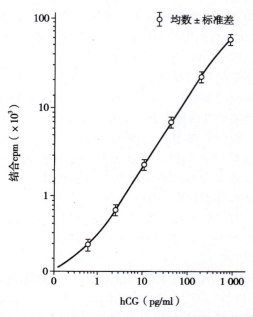

图 1-2-5　hCG 免疫放射分析（IRMA）标准（剂量反应）曲线

三、酶免疫技术

放射免疫（RIA）、免疫反射（IRMA）和放射受体（RRA）等应用放射性核素标记物免疫分析技术的相继问世和推广普及，极大地推动了医学生物学的发展。然而，RIA、IRMA 和 RRA 都有其共同的不足之处：①放射性核素对人体有害，需采取防护措施和防止污染环境；②标记抗原或抗体不论是自己制备或购自厂商，其批间差异较大；③常用的 ^{125}I 标记物的半衰期短，一般只能使用 2 个月；④测量仪器昂贵等。为避免上述弊端，人们一直在研究开发非放射性核素的免疫分析技术。1971 年 Engvall 和 Penlmann 及 Vanweemen 和 Schuurs 两组学者分别用酶代替放射性同位素制备了酶标记试剂，创立了酶免疫分析技术（EIA）。1975 年问世的杂交瘤技术可大量生产抗不同抗原决定簇的单克隆抗体，大大促进 EIA 的发展，明显提高了 EIA 的灵敏度和特异性，推动了新一代 EIA 的设计。现在 EIA 已发展成形式各异、各有其优点和用途的定位、定量、半定量和超微量分析技术。同 RIA、IRMA 相比较，EIA 除可避免放射性同位素伤害以外，最重要的优点是酶标记物的有效期长，在无菌或防腐的条件下，4℃或冻干室温下保存期可超过一年。后来在 EIA 中引进放大系统，使测定的灵敏度超过 RIA，达到 10^{-19} mol/L。在医学和生物学中，EIA 的应用越来越广泛，数以千计的 EIA 诊断药盒已投放市场，取得了极为显著的社会效益。酶是能催化化学反应的特殊蛋白质，其催化效力超过所有人造催化剂。酶一般可使反应加速 $10^8 \sim 10^{10}$ 倍。酶还具有高度专一的特性，每一种酶只能催化一种或一组密切相关的反应。EIA 是将酶催化放大作用和抗原与抗体免疫反应的特异性相结合的一种微量分析技术。酶标记抗体或抗原后，既不影响抗体或抗原的免疫反应的特异性，也不改变酶本身的活性。在 EIA 系统中，免疫反应进行以后，使酶催化相应的底物水解呈色，再用肉眼观察有无颜色及颜色的深浅进行定性和半定量分析、用光镜或电子显微镜进行组织和细胞及亚细胞定位或用分光光度计测其光密度进行定量分析。呈色反应显示酶的存在，放大了酶量的变化，反应出某种状态（结合或游离）的酶标抗体或抗原量的变化[14]。

酶免疫分析（EIA）一般根据测定过程中是否需要将结合的酶标记物和游离的酶标记物分离而分为均相和非均相两大类。均相测定中由于免疫反应后有酶活性的改变，所以不需将游离和结合的酶标记物分开。非均相则要求分离游离和结合的酶标记物[14]。

（一）均相 EIA

在均相 EIA 中有两种主要的生物物理现象：①与一般免疫检测方法相同，抗体（Ab）可识别并同其相应的抗原（Ag）特异性结合；②酶标抗原（Ag*）同 Ab 结合后形成 Ab-Ag* 可使酶的活性增强或减弱；③Ag 可同 Ag* 互相竞争与有限量的抗体结合。因此，不需对反应系统中的 Ab-Ag* 与 Ag* 进行分离，直接测定酶活性的变化即可推算出被测样品中 Ag 的含量。具有上述特点的均相 EIA 又派生出多种各具特点的分析模式，包括酶增强免疫分析技术、辅基标记免疫分析法（prothetic group labeling immunoassay, PGLIA）、克隆酶供体免疫分析（cloned enzyme donor immunoassay, CEDIA）、底物标记荧光物质免疫分析法（substrate labeling fluorescent immunoassay, SLFIA）等[15]。

酶增强免疫分析技术（enzyme multiplied immunoassay technique, EMIT）是最广泛应用的均相 EIA 系统，属竞争性结合分析法。在 EMIT 中，酶标记抗原与抗体结合后，酶活性被抑制，游离的酶标记抗原（具有酶活性）增加。所以，反应液中酶活性随着抗原浓度增加而增加，被称之为酶增强免疫分析技术（EMIT）。最常用的酶是葡萄糖-6-磷酸脱氢酶和溶菌酶。另一种 EMIT 是酶活性随着抗原浓度的升高而降低，比如：苹果酸脱氢酶（malic dehydrogenase, MDH）标记甲状腺素（thyroxine, T_4）后，MDH 的立体结构发生了改变，导致酶活性被抑制。但是，T_4 和 T_4 抗体结合后，可恢复 MDH 的酶活性。所以，非标记的待测 T_4 和 MDH 标记的 T_4 互相竞争，同有限量的 T_4 抗体结合，非标记的待测 T_4 浓度越高，意味着标记 T_4 与抗体的结合越少，酶活性越低。

均相 EIA 由于不需要分离结合和游离的标记抗原，故可以减少因物理分离而引起的误差，其灵敏度为 10^{-9} mol/L，主要用于小分子半抗原如药物和小分子激素的测定。它主要缺点是由于没有物理分离结合和游离的标记抗原的步骤，样品中非特异的干扰物质如内源性酶、酶抑制剂及有交叉反应的抗原等容易影响结果。此外，由于均相 EIA 采用的是竞争性结合的原理，其测定的灵敏度不如非均相的非竞争性的 EIA 高。

（二）非均相 EIA

非均相 EIA 在免疫反应结束后，需要分离游离和结合的酶标记物，然后才能进行测定，可以分为竞争性和非竞争性两大类。

竞争性非均相 EIA 包括酶标抗原的 EIA 和酶标抗体的 EIA。酶标抗原的 EIA 的检测原理和操作步骤与经典的 RIA 相似，不同的是用酶替代了放射性核素标记抗原，以及将抗体吸附在固相载体上。酶标抗体的 EIA 是用酶标记抗体作为示踪剂，使标记和未标记的抗体互相竞争同有限量的固相抗原结合，固相抗原结合酶标抗体的量同被测抗体的浓度成反比。测定固相抗原结合的酶标记抗体酶的活性，可以对被测抗体进行定量。可用于测定多种不同的抗体，也可以检测半抗原和药物。其灵敏度与 RIA 相当。

非竞争性非均相 EIA，又称为酶联免疫吸附分析法（enzyme linked immunosorbent assay, ELISA），其特点是：①使用过量的试剂，被测抗原（或抗体）同酶标记抗体（或抗原）及固相抗体（或抗原）的结合反应属非竞争性，酶标记物的结合量与被测物的浓度成正比；②均使用固相分离技术（固相抗体或抗原），不但易于分离结合和游离的酶标记物，而且在测定的每一阶段均易于洗涤，减少了各种物质的干扰；③多数 ELISA 使用两种抗体，一种固相抗体，一种酶标抗体，被测抗原可同时与两种抗体结合，夹在两种抗体之间，故 ELISA 又称为夹心 EIA[16]。

1. 定位酶免疫技术 定位酶免疫技术是应用酶标记的抗体或抗原作为示踪剂，在组织或者细胞上进行抗原-抗体反应及酶底物的呈色反应，通过显微镜观察，在组织、细胞、亚细胞及分子水平对抗原或抗体进行定位或半定量分析。

2. 酶免疫分析中的放大系统 在 EIA 中由于引进了放大系统，使测定的灵敏度有了较大的提高。最常见的是引进生物素-亲和素放大系统的 ELISA 方法。亲和素对生物素有很高的亲和力。一旦结合，则很难解离。生物素-亲和素系统有高度的稳定性。在 ELISA 中，使抗体和酶等蛋白质生物素化，即一个蛋白质分子可以结合多个生物素分子。这些生物素化的蛋白质分子一方面保留原来的免疫反应性或酶活性；同时，由于生物素的导入而成为多价，可与多个亲和素分子结合，产生多级放大效应。ELISA 和免疫组织化学中应用生物素-亲和素系统，可明显提高分析的灵敏度。从链霉菌培养滤液提纯的链菌亲和素（streptavidin）与亲和素有相似的生物学特征，也可与生物素结合，显著降低非特异吸附，进一步提高检测的灵敏度。

四、荧光免疫分析

荧光免疫测定分析技术（FIA）是将荧光素标记在抗体或者蛋白质抗原上作为示踪物，然后按照免疫学原理，与相应的抗原或抗体结合，检测抗原或者抗体的量。荧光免疫分析技术大多使用荧光素标记抗体，也称为荧光抗体技术。常用的荧光素有异硫氰基荧光素（FITC）。该技术的缺点是存在试剂、血清成分、试管等的本底荧光的干扰和激发光源散发光的问题。于是，人们又研发了采用镧系元素螯合物作为示踪物的荧光免疫测定方法，称为时间分辨荧光免疫分析法（TR-FIA）。标记物是镧系元素，如铕、铽等。镧系元素螯合物的荧光有两个特点：激发光谱和发射光谱相差大，发射光谱窄，具有长的荧光寿命。这些特点有效地消除了非特异本底荧光的干扰，提高了荧光信号检测的特异性[1~3]。

五、化学发光免疫分析

化学发光是通过化学反应产生的发光现象，通常是由于氧化反应产生的结果。氧化反应使发光物质分子处于激发状态，当这些分子恢复到基态时，以光的形式释放能量，因此测量发射光的强度可以对某种状态的发光物质进行定量。20 世纪 60 年代即有人以发光物质为示踪剂，利用化学发光测定水样品中细胞的数量，方法灵敏、方便，但特异性较差。1977 年开始将化学发光分析与免疫反应结合起来建立了化学发光免疫分析法（chemical labeling immunoassay, CLIA）。CLIA 既有化学发光分析的高灵敏性，又有免疫反应的高度特异性，方法简单、快速，对某些物质的检出极限可达 10^{-19} mol/L。这是继酶免疫分析法以后发展起来的一种重要的非放射性免疫检测方法[1~3]。

发光剂在化学反应（一般为氧化反应）过程中吸收能量，使本身或某些产物分子处于激发状态，当激发分子恢复到基态时以放射光子形式释放能量，这个过程称为化学发光。化学发光不同于荧光，不需要外来光源激发便能发光。CLIA 利用发光剂作为示踪物，在免疫反应以后，标志出某种状态（结合或游离）的免疫反应物的量。发光剂在 CLIA 的作用如同 RIA 中的放射性核素、FIA 和 EIA 中的荧光素和酶的作用一样。由于在 CLIA 中产生化学发光需要发光剂和催化氧化反应的酶，所以 CLIA 有两类标记的结合物。一类是把化学发光剂标记在抗原或抗体上，免疫反应完成后，加入氧化剂和催化剂（包括氧化酶、H_2O_2 等），产生化学发光，进行终点测量。另一类是将催化氧化反应的酶标记在抗原或抗体上，免疫反应后，加入发光剂和 H_2O_2，产生化学发光，进行终点测量。这类 CLIA 的实质是酶免疫分析法与化学发光的结合，用化学发光剂代替常规的酶底物，所以又称酶免疫化学发光分析法。常用的氧化酶有辣根过氧化物酶（HRP）和葡萄糖氧化酶及碱性磷酸酶等[1~3]。

常用的化学发光剂有鲁米诺及其衍生物、吖

啶酯和草酸酯等，可标记在抗原或抗体上。CLIA 的基础是免疫反应，其测定程序与 EIA 相似，不同的只是标记物和最后的定量方法。CLIA 的测定体系像 EIA 一样可分为均相和非均相两大类。非均相 CLA 又可分为液相和固相两大亚类，固相的 CLIA 又有竞争和非竞争、夹心和不夹心等多种形式。

六、抗原、抗体、标准品和标记化合物

（一）抗原

抗原根据有无免疫原性，可分为完全抗原和半抗原两大类。具有免疫原性（抗原性）、可诱发机体特异性免疫应答产生抗体和免疫反应性（反应原性），即能同抗体特异性结合的物质，成为完全抗原。分子量大于 2000 道尔顿（D）的物质，如：促甲状腺激素（thyroid stimulating hormone，TSH）、HGH、激素受体、甲状腺过氧化物酶以及激素或者受体的自身抗体等均属完全抗原。分子量小于 2 000D 的物质，如：睾酮、甲状腺激素和 cAMP 等具有免疫反应性，可以同相应的抗体特异性结合，但不具备免疫原性。必须与大分物质如牛血清白蛋白等载体结合后，才能诱发机体产生抗体，称为半抗原。有些分子量大于 2 000D、免疫原性较弱的多肽或激素，比如胰岛素（分子量 5180D）等生物活性物质，也必须与大分子载体连接或者吸附在碳末、乳胶、赖氨酸、羧甲基纤维素或聚甲基丙烯酸甲酯等吸附或者聚合剂上，才能通过提高其免疫原性而得到高质量的抗体。

抗原的特异性是由抗原分子表面的抗原决定簇（结合位点、表位）决定的。这些决定簇实质上是特殊的化学基团，能够通过其空间构型与相应的抗体或淋巴细胞表面的抗原受体特异性结合，这种结合类似于钥匙和锁的匹配。完全抗原的表面有许多抗原决定簇，可分别与不同的抗体或抗原受体结合腔（锁）结合[1~6]。

（二）抗体

在抗原诱导下于 B 淋巴细胞内合成后分泌到体液中，能与相应的抗原特异性结合并具有激活补体等生物功能的免疫球蛋白（Ig）称为抗体，但并不是所有的 Ig 都是抗体。

抗体根据重链（H）恒定区（C）分子结构的不同可以分为 IgG、IgA、IgM、IgD 和 IgE。按照与抗原结合后能否出现可见反应，分为完全抗体和不完全抗体。前者包括血清学诊断中常用的凝集素抗体和沉淀素抗体等，后者包括阻抑抗体。阻抑抗体能与抗原结合而不出现可见反应，但能阻止抗原再与完全抗体结合。IgM 为完全抗体，IgG 为不完全抗体。按获得方式不同，抗体可分为：①天然抗体（自然获得）；②获得性抗体（经感染、预防接种或者用胰岛素等蛋白质激素治疗产生的抗体）；③自身抗体（在病理情况下，针对自身组织、血液成分等产生的抗体，比如甲状腺过氧化物酶抗体等）；④制备抗体（包括单克隆抗体和多克隆）和基因工程抗体。在进行免疫分析时，不论是用单克隆抗体、多克隆抗体还是基因工程产生的抗体都需要对其特异性、亲和性、滴度和稳定性进行鉴定[1~6]。

（三）标记化合物

为了检测及放大抗原和抗体、配体与结合球蛋白或者受体之间的反应结果，绝大多数免疫分析、CPBA 或 RRA 均需用放射性同位素、酶、荧光素或者化学发光剂作为标记物标记抗原、配体或抗体。标记的抗原、配体或者抗体统称为标记化合物，酶标记的抗原或者抗体又称为酶结合物。标记化合物的质量即比活性、免疫反应性（或生物活性）和稳定性同免疫分析、CPBA 和 RRA 的灵敏度和重复性等有很大关系。因此，每一批新的或者保存一段时间以后的标记化合物均需进行质量鉴定，合格后方可继续使用。抗原、配体或者抗体的纯度越高，标记的效果就越好。制备的抗体均需经过亲和层析提纯后才能用于制备标记化合物。^3H 和 ^{125}I 是最常用的放射性核素标记物，用于 RIA、CPBA、RRA 和 IRMA 等免疫测定。由于氢是多种化合物的组成成分，所以 ^3H 不明显改变被标记物的分子结构和生物活性。^3H 半衰期 13 年，放射活性保留时间长。但是，一般实验室不能制备 ^3H 标记的化合物，而且其比放射性低。所以 ^3H 一般只用于小分子和甾体类化合物的标记。^{125}I 半衰期 60 天。标记方法简单，大多数实验室可以自己标记，而且比放射性高，因此是常用的放射性核素。酶结合物是 EIA 的关键试剂，最常用的酶有辣根过氧化物酶（HRP）、葡萄糖氧化酶、碱性磷酸酶、β-D-半乳糖苷酶、葡萄糖-6-磷酸脱氢酶和苹果酸脱氢酶等[1~6]。

（四）标准品

化学结构及结合特性与被测物相同、用于配制标准试剂制作剂量反应（标准）曲线，以用于待测样品中被测物质的定性、半定量和定量的物质

称为标准品,其纯度应在95%以上。作为本实验的标准品必须用国家标准或者国际标准核查和比较,证明为同质性并确定其含量,方可应用于临床检测。理论上,标准品和被测物要在完全相同的条件下进行反应。比如测定人血清中某激素的水平,标准品最好用不含该激素的人血清将标准品按倍比梯度稀释5~8个不同的标准浓度。但是由于人血清难以获得,而且价格昂贵,不易去除被测物质。含蛋白质的缓冲体系如牛血清白蛋白(BSA),在证实其稀释效果和去激素的人血清无明显差异后,也可以作为标准品的稀释液。此外,如果激素存在明显的种属差异,也可以用其他种属的血清替代人血清去做标准品稀释。一般标准品中需要加防腐剂。类固醇或者甲状腺素标准品可在4℃保存,而多肽类或蛋白质激素的标准则适宜在-20℃或-40℃冻存,并切忌反复冻融。标准品的计量单位应采用国家剂量单位表示,例如:摩尔每升(mol/L)、毫摩尔每升(mmol/L)。对有国际标准品的品种,一般采用国际单位IU/L或者mIU/L等表示[1~6]。

(龚凤英)

第二节 免疫分析方法学判断和注意事项

内分泌激素的测定,无论是采用抗原抗体相结合原理的免疫分析技术还是色谱和质谱技术,都有其优点和缺点。检测人员、研究人员或临床医生充分了解有关的测定原理和注意事项,才能更确切地解释某项测定结果的临床意义,有时还可从"反常"结果得到启迪,发现新的规律或现象[1~6]。

一、方法学判断

基于抗原抗体相结合原理的免疫分析技术,包括RIA、CPBA、IRMA、EIA、FIA和CIA的方法学判断指标大同小异,兹综述介绍如下。

(一)本底

制作标准曲线和测定样品所用的试管、96孔塑料板条等样品容器,在不加任何试剂时(即空白管或孔)的cpm或OD值,称为本底、自然本底或噪音(noise,N),是测量仪器(计数器、酶标仪或化学发光仪等)性能和测定管、孔等制品质量优劣的客观指标之一,应选用本底低的测量仪器和样品容器[1~6]。

(二)非特异性结合

不是由抗原与抗体或配体(即被测物)与其相应的结合蛋白(如受体或CBG)特异性反应而形成的本底结合率,统称为非特异性结合率(non-specific binding percent,NSB%)。原理不同,例如:竞争和非竞争;以及原理相同但测定方法有异,例如:液相RIA和固相RIA,NSB管或孔的加样内容差别甚大。液相RIA标记和非标记抗原及抗体均在溶液中,NSB管或孔只需加缓冲液和标记抗原即可;而固相RIA因抗体已包被在管或孔表面,NSB管除加缓冲液和标记抗原外,尚需加入非标记抗原。IRMA和ELISA等过量抗体夹心免疫分析法则加缓冲液和标记抗体。不论何种分析法,其NSB均不得大于10%[1~6]。

(三)零标准的特异性结合

即含特异性结合蛋白(抗体、抗原、结合球蛋白或受体)、标记化合物和缓冲液反应管或孔在不加标准品时的最大特异性结合率即$B_0/T\%$(简称B_0),可根据所要求的灵敏度和测定范围,在25%~65%之间选定。B_0一旦确定,批间的波动不得大于5%[1~6]。

(四)灵敏度

即能与零剂量区别的被测物(标准品)的最小可测值。一般是通过测定10批以上的B_0,求出其均值($\bar{x}$)和标准差(SD)后,用$\bar{x} \pm 2SD$从剂量反应(标准)曲线上读出的相应值剂量即为某种测定的灵敏度。灵敏度应根据被测物在生理和病理等情况下的含量及所需测定范围而定。例如:正常人、艾迪生病和皮质醇增多症血浆总皮质醇的含量均为纳克(ng)水平。不必要求皮克(pg)灵敏度。再如正常人、Graves病、住院和甲状腺功能减退患者,血清TSH的水平为<0.001mIU/L到>1 000mIU/L,相差百万倍。但从临床诊断的角度考虑,正常人TSH血清的含量为0.25~4.2mIU/L,4.3~10mIU/L可诊断为亚临床甲状腺功能减退,>10mIU/L可诊断为临床甲状腺功能减退,<0.05mIU/L有助于Graves病的确诊,因此,高灵敏度比可测范围大更有意义,应设法提高其测定的灵敏度。一般而言,CIA最为灵敏,其次是FIA、IRMA和放大ELISA,而RIA则不能用于Graves病的诊断。非竞争性结合原理的测定方法,其灵敏度高于竞争性结合法。在竞争性结合法中,B_0为30%左右的测定灵敏度高于B_0在50%左右的测定灵敏度[1~6]。

（五）特异性

其评价指标是交叉反应率，一般用被测物和类似物 B_0 降低 50% 所需物质浓度的比值表示。例如：用 RIA 测血浆睾酮，为使 B_0 降低 50% 需用 5ng 的睾酮，而其类似物去氢表雄酮硫酸酯（DHEA-S）则需用 500ng。因此，睾酮 RA 同 DHEA-S 的交叉反应率为 $5/500 \times 100\% = 1\%$。正常成年男性睾酮和 DHEA-S 的含量分别为 310ng/ml 和 200～3 350ng/ml，即 DHEA-S 的浓度比睾酮高 67～335 倍。虽然睾酮 RIA 同 DHEA-S 的交叉反应只有 1%，但却有高达 2～33ng/ml 的 DHEA-S 被误认为是睾酮，特异性差，无实际应用的价值。反之，血清总 T_4 的 RA 同 T_3 的交叉反应虽然高达 5%，但成人正常值前者（50～160nmol/L）比后者（1～3nmol/L）高 50 倍以上，因此，同 T_3 的交叉反应不会明显影响总 T_4 的测定结果[1~6]。

（六）准确性

以不同剂量公认标准品的回收率表示，加入的剂量与实测值不能高于或低于 10%，即回收率在 90%～110% 范围内的测定方法才可认为是准确的。

（七）精确度

反映批内和批间测定的重复性，用变异系数百分率（CV%）表示。其计算公式为：$CV\% = (SD/$重复测定的均值即$\bar{x}) \times 100\%$。批内和批间重复的 CV% 应分别小于 10% 和 15%[1~6]。

（八）健全性

又称平行性，是判断被测物与标准品是否为同一物质的客观指标。可用被测物含量高的患者血清，例如：生长激素（hGH）含量高的肢端肥大症患者血清进行 5～8 个连续稀释，在与制作标准曲线相同的条件下进行测定，如患者血清稀释曲线与 hGH 标准曲线平行，即可认为被测物是 hGH[1~6]。

（九）工作范围

又称可测范围。可选用 10 次以上重复测定的精密度图中 CV% 小于 15 的标准品最小和最大剂量作为工作范围。一般而言，可测范围应在正常人最低值之半和两倍最高值之间才能满足临床的最低要求。例如：正常成人血清 TSH 的含量为 0.25～4.2mIU/L 之间，其工作范围至少应在 0.125～8.400mIU/L 之间。被测物含量太低的样品应萃取和浓缩，太高的则需加以稀释[1~6]。

（十）质量控制样品

用于监测批间测定的重复性。多数被测标本为血清，需用血清配制含有高（ED75）、中（ED50）、低（ED25）三个待测物有效剂量供监测批间测定的重复性，因此质量控制样品又简称为质控血清。有效剂量即 ED25、ED50、ED75 分别为 B_0% 改变 25%、50%、75% 所需的被测物剂量。一般而言，同其标示值相比，三个质控血清有一个超过 3SD，两个超过 2SD 或三个均超过 1SD 的，其测定的重复性差，结果不能用，必须究其原因。对于不同批的测定，如 ED50 的 CV% > 15 的，其测定结果也不可靠[1~6]。

二、注意事项

激素、受体及其自身抗体的定性、半定量和定量分析，不但是预测、早期诊断内分泌病并追查疗效和评价预后的客观依据，也是研究内分泌疾病发病机制、早期预防或延缓其发病的重要指标。但激素的合成、分泌、运输、代谢和作用过程复杂，受体结构异常的位点多样，激素和受体自身抗体的形成受多种因素的影响。因此，不论是研究人员或临床医师，除了理解本章介绍的分析方法所依据的原理和分析模式外，尚须重视如下注意事项，方能对某项测定结果作出科学的判断[1~3]。

（一）激素的不均一性

指某种激素以不同的分子形式存在于组织或血清中，其生物活性因分子形式的不同而异。例如：① hGH 在腺垂体就有单体（human growth hormone，hGH）和二聚体（hGH·hGH）两种分子形式，分泌到血循环后，不但有 hGH 单体、二聚体，还有多聚体以及与其特异性结合蛋白结合的复合物，其中，只有 hGH 单体有生物活性；②血清中存在胰岛素、变构胰岛素（胰岛素 B 链 C 末端 25 位的苯丙氨酸被亮氨酸取代）及胰岛素的前体——胰岛素原、32～33 位和 65～66 位断裂的胰岛素原等，其中，胰岛素的生物活性最强，变构胰岛素大为减弱，而胰岛素原的生物活性只有胰岛素的 7%；③由 84 个氨基酸组成的甲状旁腺素（PTH）在肝及肾中裂解为 1～33 及 34～84 两种片段，整分子 PTH 及 1～33 片段有生物活性，而 34～84 片段则无生物活性；④ TSH 的生物活性位于整分子 TSH 的 β 亚基，但游离 TSH~β 亚基的生物活性只有整分子 TSH 的 1/50[1~3]。

（二）结合与游离的激素

属另一种类型的激素不均一性。皮质类固醇、性激素及甲状腺激素等，由于血清中存在相应的结合蛋白,即皮质醇结合球蛋白(cortisol binding globulin,CBG)、性激素结合球蛋白(sex hormone binding globulin,SHBG)及甲状腺激素结合球蛋白(thyroid hormone binding globulin,TBG)等,因此,在血清中是以游离和结合两种形式共存的,其中,有生物活性的游离型只占1%以下。妊娠、雌激素及甾体口服避孕药可使结合球蛋白增加,肝功能受损则减少其合成,因而无生物活性的结合型激素可相应明显升高或降低,但有生物活性的游离型激素则无明显改变[1~3]。

(三) 免疫反应性和生物活性激素

一般而言,有生物活性的激素都具有免疫反应性,但有免疫反应性的激素不一定都有生物活性。例如:用抗胰岛素的多克隆抗血清进行RIA,虽然胰岛素和胰岛素原的生物活性差别很大,但都能同RIA所用的多克隆抗体结合,因此,称为免疫反应性胰岛素(immunoreactive insulin,IRI)。用胰岛素受体进行RRA,由于胰岛素原很难同胰岛素受体结合,因此,测定结果反映的是生物活性胰岛素的水平。选用位点特异、同胰岛素原无交叉的单克隆抗体进行免疫分析,例如:北京协和医院内分泌科报道的生物素(biotin,B)-亲和素(avidin,A)放大ELISA,同胰岛素原未见有交叉反应,可特异性检测有生物活性胰岛素的水平,称为血清真胰岛素BA-ELISA[1~3]。

(四) 种属差异

甲状腺激素和类固醇激素等非肽类激素的结构本身无种属差异,但各种糖皮质激素的相对比例则可因种属的不同而异。例如:人的糖皮质激素以皮质醇为主,而啮齿类动物则以皮质酮为主。多肽类激素有程度不同的种属差异,例如:胰岛素的种属差异较小,人和狗胰岛素的一级结构一样,只有一个氨基酸不同于猪和兔胰岛素,3个氨基酸不同于牛胰岛素,与鼠胰岛素也只有5个氨基酸的差别。因此,用多克隆抗血清作为抗体的来源,IRI的RIA可用于不同种属胰岛素的测定。但胰岛素原C肽差异较大,因此,人胰岛素原C肽RIA不能确切反映其他种属动物的胰岛素原C肽水平[1~3]。

(五) 人种差异

自身免疫性内分泌疾病的易感性及受体抵抗的发病率有人种差异,但激素和受体的结构无明显种属差别。TSH和甲状腺激素的正常值无明显的人种、地区、性别和年龄的差别,但其他激素特别是促性腺激素和性激素则有明显的性别和年龄等的差别[1~3]。

(六) 自身抗体

抗激素、受体及内分泌组织自身抗体的发生率很高,例如:高达10.3%的女性和2.75%的男性血清中存在抗甲状腺、T_3和T_4的自身抗体,虽然多数属无症状的自身免疫反应,但自身抗体的存在可能使测定的结果偏高或偏低。导致内分泌自身免疫性疾病的自身抗体,因其特性差别较大,有的可干扰激素的测定,有的则不影响激素的测定结果。据文献报道,具有GH生物活性的GH或GH受体的自身抗体可导致肢端肥大症(肢大)。有的自身抗体可同^{125}I~GH互相竞争同RIA抗体结合,所反映的是血浆中存在高浓度的自身抗体而不是真正GH的水平。因此,这类患者治疗后RIA的"免疫反应性(immunoreactive,IR)GH水平高",不能认为治疗无效。例如:患者A,男,18岁,经两次手术和两次放疗后,IR-GH和IGF-1仍然很高(分别为60μg/L和28 000U/L)、肢大的临床表现未减轻,实验室研究结果表明,血清中存在具有GH生物活性、可同^{125}I-GH竞争与RIA用的抗体结合的IgG自身抗体。反之,有的自身抗体并不影响IR-GH测定,用RIA测出GH水平正常,不能除外肢大。例如:患者B,女,53岁,IR-GH基础值正常,但IGF-1高达9 500U/L(正常范围450~2 200U/L),临床上有典型的肢大表现。实验室研究结果表明,患者血中存在具有GH生物活性(促进脂肪生成等)、但不能同^{125}I-GH竞争与RIA用的抗体结合的IgG自身抗体[1~3]。

(七) 异嗜性抗体

不同种属间存在的共同抗原称为异嗜性抗原(heterophilic antigen),其相应的抗体即为异嗜性抗体。据报道,在正常人群约有1%以上的血清中存在抗牛血清白蛋白和抗小鼠的抗体。因此,如果患者接受了包含小鼠免疫球蛋白的免疫治疗或造影试剂,或者暴露于来自家养宠物或食物污染物中的异体抗原,或者经常接触动物或者动物血清等,体内会产生异嗜性抗体。这些抗体有时候作为桥接抗体,将免疫测定分析的捕获抗体和信号抗体桥接起来,并产生假性高值;有时候这些抗体也可能结合到捕获抗体或者信号抗体上,从空间上阻断了与特异抗原的结合,而产生假性低的测量值。这些抗体对干扰的测定,在分析结果时应加以考虑[17]。

此外，饮食成分、药物、季节和昼夜节律、月经周期和妊娠以及标本的采集和保存等，都可能影响测定结果。研究人员和临床医师如能高度重视，不但可避免错误的解释，还可能从中发现新的规律和现象，提高内分泌的研究和诊断水平。

（龚凤英）

第三节　液相色谱串联质谱技术及临床应用

一、液相色谱串联质谱技术简介

液相色谱串联质谱技术（LC-MS/MS）是利用色谱的分离技术和质谱的特异性检测技术，确定物质组成及含量的重要技术。作为临床检验领域的新兴技术，具有测定特异性强、灵敏度高，可同时测定多种化合物，并且可弥补目前常规生化免疫方法无法测定的项目，在国外已有较为成熟的应用，其主要组成包括两大块，一部分是液相色谱系统，另一部分是质谱系统[18~21]。

色谱分离技术是根据待测物中各物质在固定相和流动相间分配系数的差别，对混合物进行分离的物理化学方法。按流动相和固定相的物理状态，色谱系统可分为气相色谱法、液相色谱法和超临界流体色谱法。目前临床检验领域与质谱联合最为常用的是液相色谱系统。液相色谱系统以液体为流动相，根据其对压力承受能力的不同又分为高压液相色谱以及超高压液相色谱。液相色谱仪主要分为高压输液系统、进样系统、分离系统、检测系统和数据处理系统。色谱柱是分离系统的核心部件，也是实现待测物分离的最主要部分，进行色谱分离要考虑色谱柱的填料类型、柱内径、柱长度，这些是影响色谱分离效果的主要成分。此外，液相色谱系统的检测器可以是紫外吸收检测器，也可以是荧光检测器、电化学检测器等。而在 LC-MS/MS 系统中不包含上述检测器，LC-MS/MS 系统的检测器在质谱系统部分[18~21]。

质谱检测技术是一种测量带电粒子质荷比的分析技术。质谱仪主要包括离子源、质量分析器、检测器和真空系统，根据不同的电离形式离子源又分为电子电离源、化学电离源、电喷雾电离源、大气压化学电离源、大气压光致电离、快原子轰击电离源、基质辅助激光解析电离源以及电感耦合等离子体。质量分析器是质谱仪组成的核心部件，其作用是将带电离子根据其质荷比大小加以分离，以区分各种离子的质量数和丰度。目前用到的质量分析器有四极杆质量分析器、飞行时间质量分析器、离子阱质量分析器、离子回旋共振质量分析器、静电场轨道质量分析器、电磁扇形质量分析器等[18~21]。

不同的质谱仪类型均有其应用上的优缺点以及适用的研究领域，在临床实验室常规检测中，最常使用的是基质辅助激光解析电离飞行时间质谱仪（MALDI-TOF）、电喷雾电离源或大气压化学电离源电离的三重四极杆质谱仪或离子阱质谱仪（MS/MS），以及电感耦合等离子体质谱仪（ICP-MS）。MALDI-TOF 主要用于微生物鉴定以及组学分析中，ICP-MS 则主要用于无机元素的测定，MS/MS 常与液相色谱系统联合（LC-MS/MS）用于需进行准确定量的项目如激素、氨基酸等定量检测[18~21]。

LC-MS/MS 是当代最重要的定性和定量技术之一，其结合了液相色谱的高分离能力和质谱的高灵敏度和高特异性特点，相比传统的免疫学技术及单纯的色谱技术，在特异性、灵敏度及多组分同时检测上具有明显的优势。LC-MS/MS 可应用于复杂基质中多种化合物的分析测定，在遗传代谢病、类固醇激素、营养元素、蛋白质多肽、治疗药物检测方面有不可替代的作用[18~21]。

二、LC-MS/MS 技术在临床的应用

（一）遗传代谢病筛查

1990 年美国杜克大学 Millington 教授等首次将串联质谱技术应用于新生儿遗传代谢病筛查，该技术能够在 2~3 分钟内对一个样本同时检测几十种化合物，通过对检测数据的组合分析，实现了一次实验检测多种疾病的目的，提高了检测效率，主要针对氨基酸代谢病、有机酸血症、脂肪酸氧化代谢障碍三大类疾病，包括苯丙酮尿症、半乳糖血症、先天性肾上腺皮质增生症、葡萄糖 -6- 磷酸脱氢酶缺乏症、同型半胱氨酸尿症等。质谱技术在遗传代谢病筛查方面具有检测通量高、检测准确性高、使用干血片作为检材方便运输保存，目前国内外已广泛采用串联质谱技术进行新生儿遗传代谢病的筛查[20~21]。

（二）内分泌激素检测

尽管目前免疫方法已可对甲状腺激素、性激素等进行常规检测，但是激素的检测目前在临床

领域仍然面临巨大的挑战，一方面许多激素具有相似的化学结构，免疫方法所使用的抗原抗体原理可能会导致交叉干扰，在体内存在的一些异嗜性抗体也会对免疫学方法的检测结果造成干扰；另一方面，大多数激素的浓度很低，有结合及游离形式，因此对方法的灵敏度要求较高，比如游离睾酮、雌二醇等在男性和女性中含量差异很大，需要有较高的灵敏度和较宽的线性范围才能满足临床检测需求。此外，对于某些复杂的疾病，由于代谢通路障碍，影响该通路上多种激素，需同时进行多个激素的检测，比如对先天性肾上腺皮质增生症的诊断，可能需要同时测定17羟孕酮、11脱氧皮质醇、雄烯二酮、18羟孕酮等一系列激素，才能够对具体类型准确区分，然而免疫学方法仅能够测定有限的激素。目前的LC-MS/MS技术通过质荷比对各激素进行监测联合色谱的有效分离，特异性很高，可以避免结构相似物以及异嗜性抗体的干扰，多种激素，如T_3、T_4、FT_3、FT_4、雌二醇、睾酮等的参考方法均为LC-MS/MS方法，并且其灵敏度高，可以对女性中的痕量睾酮进行准确检测，以及对男性或者绝经后女性雌二醇的测定。此外，LC-MS/MS可以一次同时测定十几种类固醇激素，高通量实现对先天性肾上腺皮质增生症代谢障碍的鉴别诊断，而目前的嗜铬细胞瘤及副神经节瘤的诊断及鉴别诊断推荐采用测定血或尿中3-甲氧基肾上腺素和3-甲氧基去甲肾上腺素，LC-MS/MS是目前推荐的测定方法。总之，LC-MS/MS技术因其特异性、灵敏性、高通量等因素在内分泌领域正发挥着越来越重要的作用[22~23]。

（三）营养元素检测

包括维生素、氨基酸及脂肪酸在内的营养元素测定对预防及诊断相关疾病具有重要作用，LC-MS/MS技术在上述项目的检测中也具有广泛的应用。LC-MS/MS可用于脂溶性维生素A、D、E以及水溶性维生素B_1、B_2、B_6、B_9、B_{12}等的测定。且其在25羟基维生素D(25-hydroxyvitamin D, 25-OH-D)的测定中比免疫方法优势巨大，免疫方法测定25-OH-D常会受到3-epi差向异构体以及类似物的干扰，且不能够区分测定25-OH-D_2和25-OH-D_3这两种在体内都可能存在的维生素D形式，而LC-MS/MS方法由于其特异性高，可区分测定25-OH-D_2和25-OH-D_3，不受3-epi异构体影响等优点被广泛应用于临床检测。此外，LC-MS/MS可用于含量极低的维生素D活性产物1,25二羟维生素D(1,25-dihydroxyvitamin D, 1,25-$(OH)_2$-D)的检测，也可以用于对维生素D其他代谢物如24,25二羟维生素D(24,25-dihydroxyvitamin D, 24,25-$(OH)_2$-D)的检测。检测24,25-$(OH)_2$-D及其与25-OH-D的比例可用于筛查因CYP24A1突变导致的特发性高钙血症。北京协和医院检验科在2018年建立并发表了LC-MS/MS检测24,25-$(OH)_2$-D的方法。LC-MS/MS技术可以同时准确定量数十种氨基酸和脂肪酸，为此类项目相关的临床研究提供了可靠的方法[24~29]。

（四）蛋白多肽定量

蛋白质定性分析中MALDI-TOF具有巨大优势，但是其定量分析中LC-MS/MS则更胜一筹，目前LC-MS/MS已被用于PSA、甲状腺球蛋白、PTH、胰岛素、HbA1c、α-淀粉样肽、Tau蛋白等多肽或蛋白质的准确定量分析，为传统的免疫学测定方法提供了更为准确特异的选择[20~21]。

（五）治疗药物监测

LC-MS/MS可以在单次运行中同时定量分析多个化合物，对于一些联合给药如免疫抑制剂、抗病毒药物等，LC-MS/MS技术具有很大吸引力。目前LC-MS/MS在治疗药物监测中几乎囊括了所有的药物如免疫抑制剂、抗病毒药物、抗癫痫药物、抗抑郁药物、抗生素、抗肿瘤药物、抗心律失常药物以及非法滥用药物等[20~22]。

三、LC-MS/MS应用的优势及局限性分析

LC-MS/MS在临床应用中具有特异性高、灵敏度好、通量高，可同时测定几十种待测物[20~22]，并且可测定部分目前生化免疫学方法无法测定的项目，因此具有广阔的应用前景。但是目前的LC-MS/MS应用还具有很多局限性：①方法不一致，目前的方法多是自建方法，各个实验室间方法有较大差异；②配套试剂不成熟，多数试剂还停留在实验室自配试剂自建方法的基础上，不利于实验室间结果的一致化；③手工操作较多，尽管已有部分能够进行自动化前处理的系统对样本进行前处理，但是手工操作仍然较多；④仪器较为昂贵，目前多数仪器为进口仪器，价格昂贵；⑤人才缺乏，质谱方法的建立需要的专业技能较高，对操作人员要求高，而目前经过专业系统化培训的人才较少；⑥智能化发展不足，目前

LC-MS/MS 结果尚无法直接与实验室信息系统（laboratory information system，LIS）传输结果，只能通过文本或者办公软件联合代码进行传输，易出现错误。

四、LC-MS/MS 应用及解读的注意事项

尽管 LC-MS/MS 技术在临床检验领域具有很多优势，但是在其临床结果解读中有诸多需要注意的事项。在结果定量中，需要培训相对专业的人员来判读哪些是目标峰，哪些是干扰峰，对错误的峰的积分会造成错误结果的报告；需要有熟悉待测物与临床疾病结果间关系的检验专家对结果进行解读，对可能错误的结果及时判别。另外，对于新生儿筛查中一次提供几十种上百种检测物需要有专业人士提供综合的结果分析。

五、LC-MS/MS 未来的发展及挑战

无法否认的是 LC-MS/MS 技术在临床检测领域已经展现出强大的优势，凭借其特异性好、灵敏度高、通量高，可检测部分目前临床常规方法无法检测的化合物等特点，其必将在临床检验领域占据一席之地，与现有生化免疫技术长短互补。然而，其还存在着自动化程度低、仪器昂贵，配套试剂不成熟等阻碍其广泛应用的不足之处，但是随着国内外医疗器械生产厂商以及医疗应用机构的广泛重视，目前存在的缺点正在慢慢被解决，未来 LC-MS/MS 技术无疑会有更为广阔的应用空间。

（禹松林）

第四节　激素临床判读和注意事项

一、激素的自身特点

人体生理过程的稳态依赖于多种细胞和器官作用的协调作用，这是来自神经及激素两种调节系统作用的紧密配合，神经调节与激素调节的特点是生物在长期适应环境的过程中发生与发展起来的，它们互相补充、协调一致、保持稳态。激素的分泌的特点有：①具有生物节律；②下丘脑、垂体及靶腺之间存在着相互依赖，相互制约的反馈性调节作用；③激素之间还存在着协同和拮抗等相互作用；④激素广泛地控制着机体各组织的代谢，反之激素的分泌也受代谢物质的反馈调节；⑤自然界环境的变化对激素的分泌也有影响。

因此在解读激素结果时，往往不能只根据单一激素的数值得出诊断结论，而需要结合上下游激素的改变和外界因素做出判断激素改变是原发性还是继发性，是生理性还是病理性，是否为应激影响等[1]。

此外，目前临床内分泌激素检验常用的多种较敏感的免疫方法如化学发光法、酶联免疫吸附法和放射免疫法等，都存在局限性。特别是激素的免疫活性可能不一定与生物活性相对应，并且可能存在假阳性和假阴性结果。在某些情况下，如患者的血液如含有异嗜性抗体，这些抗体与化验中使用的动物源性抗体相互作用，会产生不正常的低值或高值。当内分泌激素检测结果与临床表现有差异时，临床医生必须通过其他方法验证结果的准确性，要与相关实验室的专业检测人员保持密切沟通，可能需要使用另一种试剂盒、另一种免疫方法来测量样品，或者用免疫法以外的方法测量激素。精确测定激素的技术包括高压液相色谱和目前以测定类固醇激素为优势的 LC-MS/MS 检测法。

二、激素判读的影响因素

（一）激素结合蛋白

多种激素分泌入血后，会与激素结合蛋白结合，因此测定的激素分为总激素（与激素结合蛋白结合部分）和游离激素。测定游离激素更能反映生物活性的部分，但存在含量低，检测不稳定的缺点。而总激素因为在血循环中含量高且半衰期长，更为稳定故应用也很广泛。如与 CBG 结合的总皮质醇和与 SHBG 结合的总睾酮，测定数值可受结合蛋白水平的变化的影响。在怀孕或服用口服避孕药的妇女中，高雌激素水平可能导致 CBG 升高，会高估皮质醇，造成高皮质醇血症的假象。在患有糖尿病或其他胰岛素抵抗状态，可能降低 SHBG 水平的人群中，较低的总睾酮水平可能会提示雄激素缺乏的假象。相反，甲状腺功能亢进或雌激素过量可导致 SHBG 升高，导致总睾酮水平升高。

（二）激素分泌的不同模式

激素分泌可以是连续的或间歇性的，也存在分泌的节律。

1. 持续性分泌　甲状腺激素为持续分泌，T_4 的半衰期为 7~10 天，T_3 的半衰期为 6~10 小时，而白天、月和年的水平变化不大。

2. 脉冲式分泌 促性腺激素、黄体生成激素（luteinizing hormone，LH）和卵泡刺激激素（follicle-stimulating hormone，FSH）的分泌呈现脉冲式。根据月经周期的不同阶段每隔 1~2 小时释放一次脉冲。生长激素（growth hormone，GH）也以脉冲方式分泌，在脉冲之间检测水平较低。因此，单次测量对诊断 GH 缺乏或过多没有过多帮助。

3. 生物节律 激素分泌的节律有按天评价的昼夜节律，最典型的代表是垂体-肾上腺轴激素的昼夜节律，24 小时内测得的血浆皮质醇水平在清晨最高，在夜间最低。此外，皮质醇释放是脉冲的，受垂体 ACTH 分泌的脉冲调控。GH 和催乳素的分泌在睡眠期间增加，尤其是快速眼动期。也有按月评价的节律，如月经周期是一个更长更复杂（28 天）的生物节律，女性垂体-卵巢轴激素如 LH/FSH、雌激素和黄体酮随月经周期的变化而变化，因此判断育龄期女性激素是否正常需要明确抽血时间在月经周期的第几日。

（三）应激状态

情绪压力、低血糖状态、急性疾病和重症疾病均可使 ACTH 和皮质醇、GH、催乳素、儿茶酚胺迅速增加，升高可以在几秒钟或几分钟内发生。这也是低血糖兴奋试验的原理之一。

（四）进食和禁食

许多激素调节身体对能量摄取和消耗，因此激素分泌也会受进食和禁食的影响。如进食后胰岛素分泌增加，睾酮、生长激素减少；而长期禁食如神经性厌食可引起多种激素的分泌发生变化，如皮质醇、生长激素等水平增加，而性腺功能提示低促性腺激素性性腺功能减退，甲状腺功能提示低 T_3 综合征。

（五）年龄影响

多种激素在婴儿期、青春期、成年期、老年期的正常范围是不相同的，因此如类胰岛素样生长因子 1（insulin like growth factor 1，IGF-1）、脱氢表雄酮、性腺轴激素的正常范围是依据年龄而给予的。

（六）其他

如肾素、醛固酮可能随钠摄入量、体位和年龄而变化。对于这些激素，所有相关的细节必须提前规范，否则可能无法解释结果[4]。

三、激素基线水平的诊断意义

在基线状态如果仅凭一次随机激素测定，往往很难判断出是否异常，用激素的基线状态来评估内分泌功能时，有以下三方面的限制：①有些激素如 ACTH 易波动、ADH 含量极低而在外周血的测定较为困难、PTH 在血中有多种形式存在等均会干扰最终的结果判断；②促激素的分泌调节很复杂，如饥饿、营养不良、神经性厌食及剧烈运动均可抑制促性腺激素分泌，而致不排卵。高皮质醇血症可抑制促性腺激素分泌导致女性月经稀发或闭经，男性性腺功能减退；③轻型或疾病早期的"亚临床状态"，尤其在反馈调节仅有细微的紊乱时，甚至测定上下游激素也不能提供足够支持诊断的信息因此，测定激素需要注意以下事项，才能得到对临床诊断有帮助的结果。

（一）成对测定上下游激素

几乎所有激素都在反馈调控下，但胎盘激素、正常男性的雌激素和正常女性的雄激素是例外。同时测定上下游激素或激素与其调节物质可使临床医生得到更多信息。

同时测定激素对的血上下游激素水平后，根据测定结果可诊断如下：

1. 激素水平均降低 提示原发病因位于产生上游激素的内分泌腺，如 TSH 和 T_4 值均低是垂体性 TSH 分泌功能减退，血 PTH 值和血钙均低是甲状旁腺功能减退的表现。

2. 靶腺激素水平升高，伴低水平的促激素 提示靶腺功能自主高分泌，如肾上腺皮质肿瘤分泌过多的皮质醇激素通过负反馈途径抑制垂体 ACTH 的分泌，或甲亢表现为 T_4 水平高，而 TSH 水平降低，除外外源性补充相应激素以后，提示靶腺功能亢进。

3. 促激素和靶腺激素水平均升高 可能是：①原位或异位内分泌肿瘤促激素过量分泌，如垂体或肺类癌分泌过 ACTH 产生 ACTH 依赖性库欣综合征；②外周异位内分泌肿瘤分泌垂体激素释放激素，使垂体分泌过多的促激素，如异位分泌 GHRH 所致的肢端肥大症，异位分泌 CRH 所致的异位 ACTH 综合征；③对靶激素的作用抵抗：如雄激素受体功能缺陷，对睾酮作用抵抗，导致 LH 和 T 均升高。糖皮质激素受体功能缺陷，导致 ACTH 和皮质醇均高，但患者的临床表现没有靶腺激素过多的表现，反而呈现程度不一的靶腺激素缺乏的表现。

4. 靶腺激素水平低或正常，促激素水平高 如血 T_4 水平降低，伴有血 TSH 值升高，说明甲状腺功能减退,垂体得不到足够的负反馈而代偿性分泌 TSH 过多,原发性肾上腺皮质功能减退症患者也会出现皮质醇水平降低,而 ACTH 水平增高的表现。值得注意的是亚临床靶腺功能减退的患者,靶腺激素可能尚在正常参考范围,但促激素已经开始升高提示靶腺的储备已经不足,临床上最常见到是亚临床甲状腺功能减退,此时 T_4 在正常范围内,而 TSH 水平已经开始升高。

临床上有时比较难鉴别的情况是促激素自主分泌还是对激素作用的抵抗,需要依据患者的临床表现,前者有激素过多的表现,后者临床表现为程度不一的激素缺乏。此外,疾病的相对发病率也对鉴别诊断有帮助,如糖皮质激素抵抗是极少见的,故 ACTH 和皮质醇同时升高多数情况提示有 ACTH 自主分泌;对于同时有 LH 和 T 水平升高,则雄激素不敏感综合征比垂体促性腺激素分泌腺瘤更常见,此外,前者表现为男性化不足或者呈现女性化,后者缺乏上述表现;在不恰当 TSH 分泌过多的情况,会同时出现 TSH 和 T_4 升高的情况,因为垂体 TSH 自主分泌瘤和甲状腺激素受体基因突变导致的甲状腺激素抵抗均较为罕见,此时需要依据更多的临床表现及进一步功能试验来帮助鉴别,针对致病基因的分子生物学诊断对这种少见情况具有重要鉴别意义[30]。

(二)重复并多次测定激素

在严重的内分泌功能亢进或减退时,测定一次血或尿激素水平,即可作出诊断。一些轻型、部分性、暂时性或失代偿的内分泌功能紊乱,可结合病情做以下检查。

1. 多次测定激素 有些疾病须多次测定血、尿激素水平数月甚至数年以上,方能得出诊断。如周期性库欣综合征、早期甲状旁腺功能亢进等。

2. 激素谱 正常人激素释放的节律变化较大,多数激素正常值是大系列正常人测得值的均数±标准差,个体值可与正常值相差较大。有正常的激素分泌节律者表明其内分泌功能正常,连续测定激素谱对其诊断有帮助,如 GH 激素谱中有夜间入睡后的 GH 分泌高峰,可排除 GH 缺乏性身材矮小的诊断;夜间出现 LH 脉冲分泌波是儿童进入青春发育期的最初表现。

3. 激素分泌昼夜节律 对有特征性分泌规律的激素,根据节律来安排采血时间,对提供激素分泌状态很有帮助,如皮质醇分泌节律为午夜最低,清晨醒后出现分泌高峰,故测定清晨8时及午夜血皮质醇水平,若无上述节律存在,尤其是午夜皮质醇水平升高,是库欣综合征的早期表现[3]。

四、功能试验

当基线状态的激素不足以给出诊断时,需要进行功能试验,一般来说,兴奋试验用于确认激素分泌不足,抑制试验用于确认激素过量。

(一)兴奋试验

此类试验用于:①怀疑内分泌功能减退,但血浆激素水平在正常低值,或难以确切定量时;②区分原发性和继发性内分泌功能减退;③帮助诊断一些内分泌功能亢进疾病,如甲状腺功能亢进时 TSH 和 TRH 的反应是减退的,甲状腺髓样癌患者,给予五肽胃泌素或钙后,降钙素分泌增加。常用的方法如下:

1. 给予促激素后检测靶激素产生增加的能力 给予的促激素可以是下丘脑释放激素如 GnRH、CRH 和 TRH,也可以是垂体激素的激动剂,如人工合成的 $ACTH_{1-24}$ 来代替 ACTH,HCG 代替 LH。在每项试验中,靶腺的反应能力由血浆中被兴奋的靶腺激素如 LH、ACTH、TSH、皮质醇或睾酮升高的水平和时间决定。

2. 降低所测激素调节的代谢物质的血浓度,以兴奋内源性激素或刺激因子的分泌 如静脉注射胰岛素以降低血糖,兴奋下丘脑神经元分泌释放激素,而使垂体分泌 GH 和 ACTH 增加。禁水试验通过限制水的摄入使血渗透压升高,兴奋下丘脑分泌 ADH,肾小管回吸收水增加,尿量下降。

3. 观察生理性促进激素分泌的刺激因素对患者激素分泌的作用 如测定睡眠或运动使患者垂体释放 GH 的能力,或口服葡萄糖升高血糖,以观察机体此时应对血糖动态变化分泌胰岛素的能力。

4. 用药物扰乱激素内源性调控机制,测定激素轴的反应能力 如给予甲吡酮通过阻滞 11β 羟化酶,影响皮质醇合成的最后几个步骤,皮质醇的合成减少,对下丘脑垂体的负反馈抑制能力减弱,ACTH 水平增加。

(二)激素抑制试验

用反馈抑制剂去测定待测激素是建立在正常调节控制下。此类试验主要用于临床疑有内分泌功能亢进时。

1. 常用方法

(1)用激素或激素衍生物为抑制剂:如给予地

塞米松，测定其抑制内源性 ACTH 和皮质醇的能力，这是地塞米松抑制试验的机制。此外通过加大地塞米松剂量，大剂量地塞米松抑制试验还可以辅助鉴别高皮质醇血症的病因，如由于垂体腺瘤分泌过量 ACTH 导致，大剂量地塞米松抑制试验可被抑制到基线的 50% 以下，而异位 ACTH 综合征和肾上腺自主分泌皮质醇过多，该试验多不被抑制[31, 32]。

（2）用激素调节的代谢物质作为抑制剂：如口服葡萄糖后测试对 GH 分泌的抑制，如为垂体生长激素瘤则 GH 不能被抑制到 1ng/ml 以下[33]。另一个例子为静脉滴注钙剂测定 PTH 分泌是否减少来鉴别患者是否因为甲状旁腺肿瘤引起的 PTH 分泌增加[2]。

（3）用生理性抑制激素分泌的因素为抑制剂：如饥饿时血糖降低，可抑制胰岛素分泌，但胰岛素瘤患者仍有过量胰岛素分泌，不受生理性因素调节，最终患者在饥饿试验时出现低血糖[34]。

（4）用药物阻断激素的作用：如酚妥拉明可阻断儿茶酚胺作用于受体的效应，因此使嗜铬细胞瘤患者的血压下降[1]。

（三）内分泌功能试验的判断

1. 年龄、生活方式的影响 解释内分泌功能试验时，须与对照人群的"正常反应范围"进行比较，应有正常人及应鉴别的疾病患者的对照值，对照组人数要够多。应考虑年龄对试验结果的影响，如男性激素分泌量少的男孩对 HCG 兴奋试验的结果，血睾酮水平可无、轻度或正常增加。还应注意一些影响试验反应程度，如剧烈强体力训练的运动员，其 ACTH 和皮质醇对促肾上腺皮质激素释放激素的反应比对照组为强。

2. 内分泌疾病本身的影响 长期继发于下丘脑垂体病变的靶腺萎缩所致的功能减退，须连续兴奋数日，靶腺方逐渐恢复反应。全身性甲状腺激素抵抗综合征有甲状腺肿大、血甲状腺激素水平升高、甲状腺吸碘率不低，虽临床上无明显症状，但仍不易与 TSH 依赖性甲状腺功能亢进症鉴别，但若能证实 TSH 对 TRH 兴奋反应正常或升高，则可除外甲状腺功能亢进症的诊断。

如甲状腺功能亢进和减退可分别使皮质醇的转换率增加和延缓，影响甲吡酮测定垂体 ACTH 分泌储备的试验结果；甲状腺功能减退、库欣综合征、肥胖、低血钾均使 GH 对兴奋的反应降低，而严重蛋白质缺乏引起的营养不良、肝硬化及慢性肾衰竭可使 GH 基础值升高，甚至不被抑制；抑郁症患者 GH 对左旋多巴的反应降低、皮质醇不被地塞米松抑制、TSH 对 TRH 无反应；约 1/5 的急性精神病患者血 T_4 及游离 T_4 升高。

3. 药物的影响 药理剂量的糖皮质激素、黄体酮类药物及氯丙嗪可降低 GH 对低血糖兴奋的反应；雌激素可加强 GH 对低血糖的反应；苯妥英钠可加速地塞米松的代谢，致口服地塞米松后血药浓度水平降低，不能充分抑制皮质醇的分泌；苯妥英钠还促进细胞对 T_4 的摄取和代谢，血游离 T_4 水平下降、TSH 对 TRH 反应受影响；口服大剂量阿司匹林后，促使甲状腺激素由甲状腺素结合蛋白解离，游离状态的甲状腺激素水平升高，也影响 TSH 对 TRH 的反应。多种降压药、利尿剂、螺内酯、血钾水平、饮食中的高钠状态均可影响肾素、醛固酮的测定。在患者服用上述药物的同时，需要提前停止相关药物服用才能得到准确的结果。

五、妊娠对激素测定的影响

妊娠是人生的特殊阶段，此时不仅母体内多种激素会出现与孕前明显的不同，胎盘产生的各种激素也影响母亲外周血激素的水平。如胎盘产生的高雌激素状态可以刺激孕期催乳素瘤的生长。来自胎盘的生长激素能使妊娠期肢端肥大症的诊断变得困难。胎盘产生加压素酶增加加压素的降解，从而使亚临床尿崩症在妊娠期间显现，出现妊娠期尿崩症。妊娠剧吐可能由于高水平的人绒毛膜促性腺激素而导致短暂妊娠甲状腺功能亢进。妊娠期间皮质醇产生增加，同时尿游离皮质醇水平增加，而对地塞米松抑制试验不敏感，会使妊娠期库欣综合征的诊断变得困难[35]。

（一）甲状腺激素的改变

T_4 约 75% 与甲状腺素结合球蛋白结合，10%~15% 与白蛋白结合，10%~15% 与转甲状腺素（前白蛋白）结合，只有 0.04% 为游离状态。妊娠期间胎盘中雌激素的增加导致肝细胞产生 TBG 增加，降解减少，故 TBG 水平从 4~6 周开始升高，随之总 T_4 水平也开始升高。妊娠期间，游离 T_4 水平通常保持在正常范围内，但与 HCG 的变化平行，游离 T_4 水平在早孕期轻微升高至正常高值，之后回落至基线状态或者低于基线状态。TSH 水平在早孕期间有轻度降低，与游离 T_4 水平升高相关，孕早期 TSH 正常范围为 0.1~2.5mU/L[36]。

（二）肾上腺激素的改变

1. 皮质醇 皮质醇水平在整个妊娠期间逐渐增加。妊娠期皮质醇增加至孕前的 2～3 倍。皮质醇的大部分升高是由于雌激素引起 CBG 增加，故血中总皮质醇水平增加，但血清中的有生物活性"游离皮质醇"也会增加 3 倍，故妊娠后 24 小时尿游离皮质醇最高可以升高 3 倍。

2. ACTH ACTH 水平在不同的报道中，在早孕期有正常、抑制和升高的三种状态，但随着孕周增加，ACTH 水平逐渐上升，最终在分娩时和皮质醇达到高峰。胎盘除了能产生 CRH 外，也能产生少量 ACTH，很难从常规检验方法来区分胎盘和垂体来源的 ACTH，但妊娠期间 ACTH 和皮质醇的昼夜节律存在提示循环中大部分 ACTH 来源于垂体。

3. 肾素-血管紧张素-醛固酮系统 妊娠期间通常出现血压下降，在 28 周达到最低点，之后逐渐恢复到接近孕前的血压水平。血浆肾素活性在 8 周左右增加 4 倍，在余下的 32 周仅轻微增加。升高的肾素来自于卵巢、蜕膜和高浓度的雌激素刺激肾脏所致。血浆血管紧张素原在妊娠 20 周前增加 4 倍，之后在剩余 20 周仅有轻微增加，血管紧张素Ⅱ在妊娠后逐渐增加，到足月时增加至 3～4 倍。血浆醛固酮水平在妊娠 16 周出现 5 倍的增加，足月时增加至 7～10 倍[37]。

（三）钙与 PTH

妊娠期间，大约 25～30g 钙从母亲转移至胎儿，至孕晚期这种钙的转移为约 300mg/d。此外，妊娠期间尿钙排泄也增多，有研究显示约 20% 左右的孕妇 24 小时尿钙大于 350mg。血清总钙水平总体上略有下降，从平均 2.4mmol/L 降至约 2.2mmol/L，平行于血清白蛋白的下降（从 4.7g/dl 降至 3.2 g/dl），同时离子钙的水平保持稳定。循环中 1,25-$(OH)_2$-D_3 水平升高，而 25-OH-D 水平保持不变。虽然肾脏是主要的 1-羟基化部位，但胎盘中也有 1-羟化酶，相当数量的 25-OH-D 会在胎盘进行 1-羟基化，生成 1,25-$(OH)_2$-D_3，这样的机制保护了母体的钙稳态。PTH 在孕早期降至正常低值，之后上升到中等正常范围。此外，PTH 相关蛋白（PTH related protein，PTHrp）可由胎盘、羊膜、蜕膜、脐带和乳腺组织产生[38,39]。

（四）垂体激素

妊娠期间垂体体积平均增大 36%，主要是因为催乳素细胞的数量和体积增加了 10 倍。生长激素细胞和促性腺激素细胞数量减少，而促肾上腺皮质激素细胞和促甲状腺激素细胞数量没有变化。

胎盘产生大量雌激素会刺激催乳素水平明显增加，黄体酮也已被报道在妊娠期间有刺激催乳素分泌增加的作用。催乳素升高的水平与垂体催乳素细胞大小和数目的增加相关。至分娩前，PRL 水平可能会增加 10 倍，超过 200ng/ml 以上[40]。

尽管妊娠早期会因雌激素升高而促进 GH 的分泌，而且妊娠期间免疫活性的 GH 有部分来源于胎盘的 GH 变异体，但母亲 GH 水平在整个妊娠期间保持稳定。妊娠中后期母亲血清 IGF-1 浓度升高，可能与胎盘 GH 变异体与催乳素共同作用的结果。

胎盘合成并分泌具有生物活性的促性腺激素释放激素（gonadotropin-releasing hormone，GnRH），但垂体促性腺激素的产生在整个妊娠期间都会下降，这表现为从妊娠 10 周开始，外周血 LH 和 FSH 水平下降，可能是通过卵巢和胎盘产生的雌激素和孕激素水平升高和胎盘产生抑制素来抑制的。

总而言之，虽然目前先进的检测技术发展使得内分泌激素的测定变得越来越便捷，但采集标本时需要注意时间和体位，在解读结果时，需要结合上下游激素来判断是否异常。对于一些特殊情况，内分泌的功能试验仍然是重要的判断内分泌腺体是否存在功能异常的检查。

（卢　琳）

参 考 文 献

1. 史轶蘩. 协和内分泌代谢学. 北京：科学出版社，1999
2. 陈宝荣，朱惠娟. 内分泌及代谢性疾病（实用临床检验诊断学丛书）. 北京：北京科学技术出版社，2014
3. 陆召麟等. 内分泌内科学. 北京：人民卫生出版社，2009
4. Shlomo Melmed, Kenneth S. Polonsky, P. Reed Larsen, et al. Kronenberg. Williams Textbook of Endocrinology. 12th ed. Philadelphia：Saunders，2012
5. Zhang L, Elias JE, Charles GD Brook, et al. Handbook of Clinical Pediatric Endocrinology. 2nd ed. Hoboken：John Wiley & Sons，2012
6. Murray R.D., Melmed S. The Pituitary. Hoboken：John Wiley & Sons，2006
7. 邓洁英，史轶蘩，关炳江，等. 人血清生长激素的放射免疫测定及其临床应用 [J]. 医学研究通讯，1983，(1)：20-22
8. 高素敏，邓洁英，史轶蘩. 生长介素的放射免疫测定及

初步临床应用[J]. 中华内分泌代谢杂志, 1988, (4): 419-425
9. 邓洁英, 高素敏, 史轶蘩. 人血清泌乳素的放射免疫分析法[J]. 中华核医学杂志, 1990, 10 (2): 115-116
10. 吴从愿. 血浆17-羟孕酮竞争性蛋白结合分析法[J]. 中华医学检验杂志, 1981, 4 (2): 84-88
11. 邓洁英, 高素敏, 何瑞娟, 等. 血清人生长激素的放射受体测定法[J]. 中国医学科学院学报, 1989, 11 (5): 326
12. 周学瀛, 刘怀成, 孟迅吾, 等. 不需高效液相层析的1, 25-双羟维生素D的放射受体测定法[J]. 中华内分泌代谢杂志, 1989, 5 (2): 103-106
13. 姬金凤, 吴从愿. 人血清生长激素免疫放射分析法的建立及初步临床应用[J]. 中华核医学与分子影像杂志, 1992, 12 (4): 232-233
14. Andersen L, Dinesen B, Jørgensen PN, et al. Enzyme immunoassay for intact human insulin in serum or plasma[J]. Clin Chem, 1993, 39 (4): 578-582
15. L'Hermite-Balériaux M, Copinschi G, Van Cauter E. Growth hormone assays: early to latest test generations compared[J]. Clin Chem, 1996, 42 (11): 1789-1795
16. Khosravi MJ, Diamandi A, Mistry J, et al. Noncompetitive ELISA for human serum insulin-like growth factor-I[J]. Clin Chem, 1996, 42 (8 Pt 1): 1147
17. Bolstad N, Warren D J, Nustad K. Heterophilic antibody interference in immunometric assays[J]. Best Pract Res Clin Endocrinol Metab, 2013, 27 (5): 647-661
18. Zhang L, Elias JE. Relative Protein Quantification Using Tandem Mass Tag Mass Spectrometry[J]. Methods Mol Biol, 2017, 1550: 185-198
19. Patrie SM. Top-Down Mass Spectrometry: Proteomics to Proteoforms[J]. Adv Exp Med Biol, 2016, 919: 171-200
20. 李水军, Sihe Wang. 液相色谱-质谱联用技术临床应用. 上海: 上海科学技术出版社, 2014
21. 王思合. 临床色谱质谱检验技术. 北京: 人民卫生出版社, 2017
22. Vogeser M, Parhofer KG. Liquid chromatography tandem-mass spectrometry (LC-MS/MS)—technique and applications in endocrinology[J]. Exp Clin Endocrinol Diabetes, 2007 Oct, 115 (9): 559-570
23. Hines JM, Bancos I, Bancos C, et.al. High-Resolution, Accurate-Mass (HRAM) Mass Spectrometry Urine Steroid Profiling in the Diagnosis of Adrenal Disorders[J]. Clin Chem, 2017, 63 (12): 1824-1835
24. Yu S, Zhou W, Wang D, et al. Rapid liquid chromatography-tandem mass spectrometry method for determination of 24, 25 (OH) 2D and 25OHD with efficient separation of 3-epi analogs[J]. J Steroid Biochem Mol Biol, 2018, pii: S0960-0760 (18) 30589-305892
25. Yu S, Zhou W, Zhang R, et al. Validation and comparison of a rapid liquid chromatography tandem mass spectrometry method for serum 25OHD with the efficiency of separating 3-epi 25OHD3[J]. Clin Biochem, 2016, 49 (13-14): 1004-1008
26. Yu S, Zhou W, Cheng X, et al. Blood Collection Tubes and Storage Temperature Should Be Evaluated when Using the Siemens ADVIA Centaur XP for Measuring 25-Hydroxyvitamin D[J]. PLoS One, 2016, 11 (11): e0166327
27. Yu S, Cheng X, Fang H, et al. 25OHD analogs and vacuum blood collection tubes dramatically affect the accuracy of automated immunoassays[J]. Sci Rep, 2015, 5: 14636
28. Yu S, Yin YC, Wang DC, et al. Development and validation of a simple isotope dilution-liquid chromatography-tandem mass spectrometry method for detecting vitamins A and E in serum and amniotic fluid[J]. Int J Mass Spectrom, 2019, 435: 118-123
29. Wang D, Yu S, Zhang Y, et al. Rapid liquid chromatography-tandem mass spectrometry to determine very-long-chain fatty acids in human and to establish reference intervals for the Chinese population[J]. Clin Chim Acta, 2019, 495: 185-190
30. Koulouri O, Moran C, Halsall D, et al. Pitfalls in the measurement and interpretation of thyroid function tests[J]. Best Pract Res Clin Endocrinol Metab, 2013, 27 (6): 745-762
31. Nieman LK, Biller BM, Findling JW, et al. The diagnosis of Cushing's syndrome: an Endocrine Society Clinical Practice Guideline[J]. J Clin Endocrinol Metab, 2008, 93 (5): 1526-1540
32. Nieman LK, Biller BM, Findling JW, et al. Treatment of Cushing's Syndrome: An Endocrine Society Clinical Practice Guideline[J]. J Clin Endocrinol Metab, 2015, 100 (8): 2807-2831
33. Katznelson L, Laws ER Jr, Melmed S, et al. Acromegaly: an endocrine society clinical practice guideline[J]. J Clin Endocrinol Metab, 2014, 99 (11): 3933-3951
34. Guettier JM, Lungu A, Goodling A, et al. The role of proinsulin and insulin in the diagnosis of insulinoma: a critical evaluation of the Endocrine Society clinical practice guideline[J]. J Clin Endocrinol Metab, 2013, 98 (12): 4752-4758
35. Costa MA. The endocrine function of human placenta: an overview[J]. Reproductive biomedicine online, 2016, 32 (1): 14-43
36. De Groot L, Abalovich M, Alexander EK, et al. Management of thyroid dysfunction during pregnancy and postpartum: an Endocrine Society clinical practice guideline[J]. J Clin Endocrinol Metab, 2012, 97 (8): 2543-2565

37. Kamoun M, Mnif MF, Charfi N, et al. Adrenal diseases during pregnancy: pathophysiology, diagnosis and management strategies[J]. Am J Med Sci, 2014, 347(1): 64-73
38. Parkes I, Schenker JG, Shufaro Y. Parathyroid and calcium metabolism disorders during pregnancy[J]. Gynecol Endocrinol, 2013, 29(6): 515-519
39. Cooper MS. Disorders of calcium metabolism and parathyroid disease[J]. Best Pract Res Clin Endocrinol Metab, 2011, 25(6): 975-983
40. Chrisoulidou A, Boudina M, Karavitaki N, et al. Pituitary disorders in pregnancy[J]. Hormones(Athens, Greece), 2015, 14(1): 70-80

第三章 内分泌系统影像技术发展

第一节 超 声

医学超声影像学是临床医学、声学和计算机科学相结合的学科。超声成像技术发展迅速，彩色多普勒超声、三维超声、超声造影、弹性成像、介入超声等多种技术的进步，拓展了超声影像学的临床应用范围。

一、常规超声

医学超声起源于 20 世纪 40 年代，1942 年德国精神病医师 Dussik 用 A 型超声探测颅脑。A 型超声的工作原理为振幅调制一维波形图，以超声的传播和反射时间为横坐标，以反射波幅为纵坐标，以波的形式显示回声图，目前仍可应用在脑中线、眼球、积液的探测。1949 年 Howry 首次将 B 型（B-mode）超声用于检诊疾病。B 型超声是灰度（brightness）的首写字母的简称，为灰度调制二维超声图，是以显示器的灰阶来相对的显示声束扫描人体切面各点的回波信号的振幅，可得到组织、器官的二维断层图像，行定位、定性判断。1954 年 Edler 等相继用 M 型超声（motion mode, M-mode）诊断多种疾病。M 型超声为一维超声，能够看到运动状态的反射源随时间的变化，多用于心脏检查。D 型超声即多普勒超声，包括多普勒血流成像及频谱多普勒等，可无创观察人体血流及组织速度、方向等。常规超声以无创、便捷、价廉、高效等优点在临床诊断、治疗中被广泛应用，其无辐射、不需注射造影剂，是甲状腺、甲状旁腺、胰腺疾病检查的首选检查方法。

甲状腺超声检查是临床上应用最广泛、首选的、无创的甲状腺检查手段，具有便捷、实时、无辐射等特点。超声可测量甲状腺大小，显示其形态是否规则、包膜是否完整、回声是否均匀；可以观察到甲状腺内细微结构，甚至可以筛查到小至 2mm 左右的病变，可显示内部有无结节及结节的数量、部位、大小、形态、物理性质等；可清晰显示甲状腺周边的组织结构，包括颈部淋巴结、肌肉、血管等；彩色多普勒还可显示甲状腺整体及各部分的血供情况以推断其功能状态。近年来，国外学者提出了甲状腺超声检查的影像报告及数据系统（thyroid imaging reporting and data system, TI-RADS），目的在于简化超声医师对甲状腺结节超声表现的解读，使得临床医师更容易理解超声报告的临床意义。

甲状旁腺主要位于双侧甲状腺后缘与颈长肌之间、气管外侧与颈总动脉内侧之间、甲状腺背侧被膜周围疏松结缔组织内，大小相当于一颗扁平的豌豆，4mm×2mm×6mm，重约 40~60mg。多数情况下，超声无法显示正常的甲状旁腺；但部分正常人的甲状旁腺表现为甲状腺背侧及下极区域一个或数个中高回声结节，与甲状旁腺组织中的脂肪含量增高有关。超声检查可显示增大的甲状旁腺。对于临床怀疑甲状旁腺功能亢进的患者进行超声检查时，扫查范围应包括甲状旁腺可能存在的所有区域。在超声图像中，典型的甲状旁腺病变多位于甲状腺后方，呈低回声占位，边界清楚，与甲状腺之间有完整菲薄的高回声界面，彩色多普勒显示其内部具有丰富的血流信号。

超声在胰腺疾病的诊断中发挥了重要作用[1]。常规腹部超声检查一般无需特殊准备，可完整显示胰腺结构。部分患者由于肠气干扰或胰腺与胰周脂肪对比度差而显示受限，探头加压、饮水充盈胃腔、侧卧位扫查等方法可提高显示率。胰腺内分泌肿瘤一般体积较小，呈均匀低回声，少数为等回声或高回声、边界清晰、形态规则；较大的无功能性胰腺内分泌肿瘤可发生囊性变或钙化；恶性肿瘤包膜不完整或无包膜、边界不清、可浸润瘤体周围的胰腺组织。胰腺内分泌肿瘤多数血供丰富，彩色多普勒和能量多普勒可以显示其内部丰富的血流信号，是胰腺内分泌肿瘤的特征性超声表现。但由于胰腺内分泌肿瘤常体积较小，与周围组织密度差异较小，常规经腹超声易漏诊，特别是肿瘤小于1cm时难以被发现，检出率不足50%[2]。

新生儿肾上腺超声图像表现为较厚的低回声皮质夹着较薄的高回声髓质。正常成人肾上腺由于位置深、其厚度仅3～6mm和内含脂肪等原因，很难完整显示。超声检查肾上腺的主要目的是确认该区有无占位性病变。纯熟的扫查方法和技巧以及对肾上腺断面解剖及其周围结构的了解，对定位肾上腺区域和发现肾上腺病灶很重要。超声不仅能够对肾上腺肿块进行定位诊断，还能对肾上腺肿物的二维形态特征（大小、部位、数目、形态、边界、内部回声、钙化、病变活动度等）及彩色多普勒特征进行观察，为定性诊断提供依据。近20年来，随着超声仪器性能的提高和诊断经验的积累，肾上腺肿瘤超声检出率有了明显提高。同时超声具有多切面扫查、可反复检查、无辐射等优点，可作为筛查肾上腺病变有效的检查方法以及肾上腺肿瘤患者复查随访的首选检查方法。

二、三维超声

三维超声成像（three-dimensional ultrasound image）是一项近年发展起来的超声成像方法。其技术原理是：通过灰阶和/或彩色多普勒超声诊断仪从人体某一部位（脏器）的几个不同位置获取若干数量的灰阶图像和彩色多普勒血流显像，然后将这些图像信息和它们之间的位置和角度信息一起输入计算机，由计算机进行快速组合和处理，最后在屏幕上显示该部位（脏器）的立体图像。三维超声在二维超声成像的基础上，可以提供非常形象直观的三维立体图像，允许人为地作任意剖面、从任意角度观察，能够更好地显示感兴趣区的立体形态、表面特征、内部解剖结构特征、空间位置关系和血管分布，可精确测量容积和体积，有助于疾病的定位、定性和定量诊断。进入21世纪后，随着二维面阵探头技术的成熟和大容量高速计算机的应用，可实现高分辨力的动态三维成像，有人称其为"四维"超声成像，迅速得到了临床的青睐。

在甲状腺弥漫性病变中，虚拟器官计算机辅助分析（virtual organ computer-aided analysis，VOCAL）成像通过模拟建立组织或器官的立体形状并计算甲状腺体积，有助于甲状腺疾病的随访及治疗后疗效观察。在甲状腺结节性病变中，三维超声成像可直观显示结节的形态、结构及其与周围组织的关系，提高甲状腺癌侵犯被膜的诊断准确率。三维能量多普勒超声可以显示甲状腺结节及周围血管形态、走行、分布等情况，并可多角度、多切面对感兴趣区进行切割，对结节性质的判断有一定意义。

三、超声造影

1968年，Gramiak用生理盐水与靛青绿混合振荡液，经心导管注射，在超声心动图上产生"云雾"状回声，实现了右心腔显影，开创了超声造影（contrast-enhanced ultrasound imaging，CEUS）的先河。超声造影的原理是超声波遇见散射体（小于入射声波的界面）会发生散射，其散射的强弱与散射体的大小、形状及与周围组织的声阻抗差别相关。静脉注入超声造影剂（含微气泡的溶液），由于声阻抗值与血液截然不同，则血液内的散射增强，出现云雾状的回声，造影剂随血流灌注进入器官、组织，使器官、组织显影或显影增强，从而为临床诊断提供重要依据[3]。现代显影技术如二次谐波成像、彩色和能量多普勒谐波成像、间歇发射谐波灰阶成像、闪烁成像技术、低机械指数成像、三脉冲序列反向脉冲成像、反向脉冲谐波成像、实时谐波成像、声波激发成像、次谐波成像、微血管成像等多种技术，能增强造影剂的显影，提高图像质量，延长造影成像时间，避免声影等伪像的产生。超声造影的分析方法包括目测法和定量分析法。前者属定性和半定量分析方法；后者为对强度-时间曲线的量化分析，常用参数包括：峰值回声强度、曲线上升斜率、曲线下面积、稀释率、峰值回声强度时间、减半时间、平均渡过时间等。超声造影在腹部器官首先被用于对肝脏局灶性占位病灶定性诊断，也是目前临床使用最为广泛的领域。

超声造影对甲状腺良恶性结节的评估方面，Bartolatta等[4]将结节增强模式分为无增强、点状增强和弥漫性增强，认为上述增强模式对诊断恶性结节无明确特异性。北京协和医院的报道将结节的增强模式分为均匀、不均匀、环状增强和无增强，并认为CEUS在甲状腺结节良恶性鉴别诊断中一定的应用价值[5]。甲状腺结节的血供常不均匀，在单个结节内选取不同的感兴趣区会影响结果判读。多数研究认为时间强度曲线在良恶性结节中存在一定的重叠，不能明确鉴别。总之，超声造影对于甲状腺结节的诊断尚未获得统一结果，仪器敏感性、样本及评估手段的差异是今后研究需要关注的问题。目前超声造影主要用于甲状腺结节消融治疗前后的评估，可引导甲状腺细针穿刺活检。

超声造影对于胰腺肿瘤可准确区分实性与囊性病变，可实时分析肿瘤内部及周边的微循环状态，主要用于胰腺癌与良性、炎性病灶、纤维化、坏死组织鉴别。由于胰腺腺癌多数为乏血供型，超声造影表现为低增强或周边增强内部无增强；胰腺内分泌肿瘤为富血供型，超声造影表现比较典型，多表现为胰腺实质内圆形或椭圆形的增强区，动脉期呈等或高增强，延迟期较胰腺癌消退缓慢[6,7]。超声造影特别是术中超声造影对血流显示敏感性高，可显示数毫米的微小胰腺内分泌肿瘤，显著提高了检出率，具有较高的敏感性和特异性。同时，术中超声造影还能提高肝脏转移灶的显示率。

超声造影可改善肾上腺肿瘤血流的显示，弥补彩色多普勒超声的不足，增加肾上腺肿瘤的检出信心。利用时间强度曲线观察病灶的灌注强度并与邻近肝实质比较：高灌注病灶要考虑良性嗜铬细胞瘤、肾上腺皮质腺癌；低灌注病灶主要考虑腺瘤、节细胞神经瘤、转移癌、结核等；无回声病灶则首先考虑囊肿、体积小的腺瘤等。但超声造影对于鉴别肾上腺肿瘤良恶性价值不大。

四、超声弹性成像

生物组织的弹性或硬度的变化与异常的病理状态相关，不同的组织以及同一组织的不同病理状态之间的弹性或硬度存在差异。超声弹性成像的基本原理是对组织施加一个外部的或内部（包括自身生理活动）的动态或静态激励，在弹性力学、生物力学等物理规律作用下，使组织产生位移（应变）或速度方面的响应。弹性模量大即硬度大的组织响应幅度小，反之亦然。通过超声成像方法，捕获组织响应的信息，结合数字信号处理或数字图像处理技术，以数字图像对这种响应信息进行直观显示和量化表达，从而直接或间接地估计不同组织的弹性模量等力学属性及其分布差异[8,9]。根据组织激励方式和提取信号的不同，超声弹性成像大致可分为基于组织应变的静态（或准静态）压缩弹性成像和基于声辐射剪切波传导速度的瞬时弹性成像两大类。经过十余年的研究，超声弹性成像已经发展到临床实用阶段，并成为近年来医学超声成像的热点研究领域之一。目前在乳腺肿瘤方面研究较多，技术相对成熟。

超声弹性成像应用于甲状腺，对甲状腺结节的硬度进行4级分类法或6级分类法，可尝试进行甲状腺良恶性结节的鉴别。但甲状腺超声弹性成像需注意分级评估的可靠性及重复性，现有研究多数认为这一技术只能作为常规超声检查的补充，成为独立的诊断工具尚存在诸多问题，如甲状腺峡部结节、深度影响、信号提取困难、重复性差等，需要改进和完善。

经腹部胰腺超声弹性成像易实施，但是会受患者体型及腹腔气体等固有限制的影响。内镜引导下超声弹性成像是一项用于判断人体深在组织病变良恶性的新技术，不受腹腔气体及患者体型的影响，可被用于胰腺疾病的诊断。多项研究采用颜色分步法、色彩矩阵法、比值法等方法，表明其在鉴别诊断胰腺良恶性肿瘤方面具有较高的准确性，敏感性能够达到90%以上，特异性64%～80%。最近有一种新的测量深层组织硬度的弹性成像技术，即声脉冲辐射力成像技术（acoustic radiation force impulse，ARFI），使得胰腺的经腹部弹性成像成为可能。如胰腺导管腺癌由于存在明显的纤维化及上皮增生、质地较硬、定性分析时可表现为深色阴影区，定量分析时组织剪切波速度（shear wave velocity，SWV）测值较高；而胰腺内囊性区可表现为亮影区，SMV测值较低；胰腺浆液性囊腺瘤SMV测值较低，胰腺黏液性囊腺瘤因成分复杂而SMV测值较高。但目前关于ARFI在胰腺中的应用文献仍较少，学者们期待其可以实现组织特征化、并在未来成为细针穿刺活检的替代方案。

肾上腺由于位置深在、离腹部探头较远，因此弹性成像技术对肾上腺区域的病变难以提供有效诊断信息。

五、介入超声

介入超声（interventional ultrasound）是在超声显像基础上为了进一步满足临床诊断和治疗需要而发展起来的一门新技术。1983年，哥本哈根世界介入超声学术大会上正式提出并确定了介入超声的概念。传统的介入超声通常是指在超声引导下进行各种穿刺诊断与引流技术。随着超声医学的飞速发展以及临床上各种微创诊断与治疗技术的不断创新和应用，介入超声的概念和内涵也在不断的充实、完善和发展。就目前的情况而言，超声引导下穿刺与治疗、腔内超声、术中超声、高强度聚焦超声等均属于介入性超声范畴。

（一）超声引导下穿刺与治疗

诊断性介入超声包括：穿刺抽液化验检查、穿刺抽吸细胞学检查、穿刺切割组织病理检查、穿刺和置管后注药行X线检查等。治疗性介入性超声包括抽液（注药或不注药）、引流（单纯、清洗或加注药）、药物注入（乙醇、抗生素、血凝剂、抗肿瘤药及免疫制剂等）、物理能量导入（射频、微波、核素、冷冻、激光、高强聚焦超声等）。

超声引导下甲状腺结节细针穿刺活检（fine needle aspiration，FNA）是传统的微创诊断技术，主要用于鉴别甲状腺结节的性质，是国际公认的术前评估甲状腺结节敏感度、特异度最高的方法。与触诊引导FNA相比，超声引导FNA微创、安全、性价比高，特别是对于最大径5～15mm的结节，可以降低取材不足的发生率，减少甲状腺结节临床外科手术的数量，被临床广泛接受。

超声内镜引导细针穿刺抽吸活检技术（endoscopic ultrasound-fine needle aspiration，EUS-FNA）是取得胰腺标本的重要手段之一。美国国家综合癌症网络（National Comprehensive Cancer Network，NCCN）指南推荐在条件许可的情况下，EUS-FNA可作为胰腺病灶活检的首选。但EUS-FNA对技术要求高、对操作者的经验及能力依赖性强，且费用较高。经皮超声引导下胰腺细针穿刺（US-FNA）细胞学或组织学取样，准确率与EUS-FNA相当，安全性不劣于EUS-FNA，且费用更低、操作更简便[10]。故在适宜的人群中，EUS-FNA和US-FNA均可作为胰腺占位病变获取病理诊断的方式。EUS-FNA在胰腺小病灶的穿刺活检中优势明显，在<3cm病灶的诊断准确率高于US-FNA；经皮US-FNA在≥3cm胰腺肿块中诊断准确度更高。此外，经皮超声引导下还可以行粗针病理学组织或体液标本采集，行生化、细胞学及微生物学检查；还可在超声引导下使用针或导管引流积液。

（二）超声内镜

超声内镜（EUS）是在内镜的顶端安装微型高频超声探头，是一种直视性的腔内超声检查手段。在进行内镜检查时，不仅可直视消化道形态，同时又可进行实时超声扫查，获得消化道及邻近脏器的图像。超声内镜检查与常规经体表超声检查相比具有两方面的优越性：超声内镜直接将探头置于脏器周边进行成像，排除了肥胖、胃肠道气体、骨骼等干扰；超声内镜通常采用高频探头，分辨力高，可显示常规超声难以显示的微小病变。

在胃镜检查时实施超声内镜，探头与十二指肠壁或胃后壁紧密相贴可对整个胰腺进行检查：探头位于十二指肠乳头部时，可显示胰腺及钩突；探头位于十二指肠球部时，可观察门静脉、胆总管及主胰管；探头位于胃窦部至幽门区，可显示胰体及后方的脾静脉；在胃底部探测时，可显示胰腺尾部，侧动探头可清楚显示主胰管及其分支。超声内镜可提高胰腺疾病的诊断水平，对胰腺占位性病变尤其是微小占位（如胰腺内分泌肿瘤）的诊断和鉴别诊断有非常优越的价值，对于多发病灶的检出率优于增强CT或（和）磁共振（magnetic resonace imaging，MRI）。超声内镜可用于经腹常规超声和CT均阴性的胰腺内分泌肿瘤，可提高检出率并辅助诊断，被认为是胰腺内分泌肿瘤术前定位诊断中一种有效的临床手段。同时超声内镜还可以通过弹性成像判断病变硬度，超声内镜引导下还可以进行胰腺组织穿刺活检，获取病理学结果。

（三）术中超声

术中超声（intraoperative ultrasound，IOUS）是指在手术过程中进行超声检查，是近年来快速发展的一项新技术，在过去的5年间IOUS的检查率成倍增加。IOUS的适应证主要是：术中进一步明确疾病的诊断，对术前各种影像学检查手段未能发现或不能明确的病灶进行诊断；确定术中无法通过视诊和触诊发现的病灶；进一步明确病灶的部位、范围以及与周围血管及其他重要结构之间的毗邻关系。IOUS常为患者治疗过程中的最后一种影像学检查方法，弥补常规影像学检查的不足，其最终目的是将术前影像学检查资料、外科视诊及触诊信息、术中超声影像学发现相结合，对疾病进行诊断与鉴别诊断，为外科医生提供实时的重要信息，帮助制定手术方案或指导手术。IOUS还可以在术中进行超声介入治疗，如穿刺活检、抽吸、置管引流、药物注射、微波或射频消融（radiofrequency ablation）等。IOUS在手术结束前帮助判定手术效果，如病灶切除是否彻底等。

IOUS可联合使用扇形探头和专用术中探头。前者可显示检查区域的整体结构，后者更加便于持握，更有助于显示微小隐匿的病灶。IOUS的最新进展是研发了腹腔镜专用的超声探头,直径不超过 10~11mm,可通过标准腹腔镜开孔,常安装在长的薄壳上,长度为 15~20cm。脏器表面的湿润液体可充当耦合剂的作用;显示脏器表面突出的病灶时,可在腹膜后间隙注入温生理盐水。IOUS 需注意探头保证无菌:部分专用术中探头可使用环氧乙烷气体消毒,也可使用戊二醛浸入消毒;多数医生选用无菌乳胶或塑料手套包覆探头,探头与手套之间应使用耦合剂以避免气泡干扰。

在胰腺肿瘤的诊疗中,IOUS 的作用越来越重要[11],特别是对于较难发现的多发性胰腺高功能内分泌肿瘤,可在较短时间内获得准确定位。IOUS 具体操作方法是:在外科离断胃结肠韧带并游离十二指肠和充分显露胰腺后,行 IOUS 横切及纵切扫查整个胰腺实质,主要包含 4 个步骤:①检出病灶;②评估病灶与主胰管的关系;③评估病灶是否可切除,重点注意病灶与胰周血管的关系;④评估肝脏分期。IOUS 可检出术前影像学检查未检出的多发病灶,有文献报道其对于胰岛素瘤检出率在 86%~95%,甚至可达 100%,远高于经腹超声、CT 和 MRI[2]。对于胰岛素瘤患者,如术前影像学检查不能确定,应推荐行 IOUS。IOUS 可以清晰显示胰腺肿物周围的结构,如胰管、胆总管、脾静脉及肠系膜上静脉等,有助于手术方式的选择。在开放手术或腹腔镜手术中,IOUS 还可以对胰腺肿瘤行射频消融术。对于术前未发现的可疑肝脏结节,可行 IOUS 引导下细针穿刺活检。

与其他影像学检查相比,IOUS 具有以下优点:术中超声是直接在脏器表面进行扫查,与常规经体表超声相比,避免了脏器前方骨骼、肠管声影的干扰,图像更加清晰;术中超声所用探头频率较高(5~10MHz 甚至更高),分辨力高,可发现术前超声检查无法显示的一些微小病灶,可辅助定位、定性;可实时了解脏器、病灶的血流动力学信息;小巧的探头可进入术野的各种狭小空间,可在术中引导各种操作,轻便灵活;无放射性、操作方便。其局限性为:成像视野较小,很难在一个视野范围内显示器官、病灶的全貌;探头穿透力有限,对器官深部病灶难以显示。

IOUS 的应用使诊断更加明确、术式的选择更加合理、手术更加精细,可减少手术并发症、缩短手术时间,充分体现了现代外科手术的特征和发展方向,其临床应用价值也越来越受到人们的肯定和重视。

(四)高强度聚焦超声

高强度聚焦超声(high intensity focused ultrasound,HIFU)主要利用超声的热生物效应,即当组织暴露于高能量超声时,黏滞吸收效应使部分声能转化成热能,局部温度上升。高能聚焦超声的治疗频率为 0.8~2.4MHz,焦声域范围为 5 000~25 000W/cm^2,聚焦部位组织或病变温度瞬间上升至 65℃以上,产生凝固性坏死,达到手术切除病变组织的目的,对部分肿瘤患者有一定治疗作用,同时对周围组织损伤较小。对于胰腺内分泌肿瘤合并肝转移者,无法切除者行超声引导下 HIFU 治疗,可缓解症状、延长存活期。

(姜玉新　夏　宇　张一休)

第二节　CT

内分泌肿瘤种类繁多,且往往需要结合临床表现及血生化指标,因此,诊断较为困难。但随着影像学技术的飞速发展,许多新技术的涌现如 PET/CT 或 MRI 等对内分泌肿瘤的定性和定位诊断准确性大大提高。PET/CT 的放射剂量较大,MRI 的检查时间较长而对患者配合度较高,因此 CT 对内分泌肿瘤的正确诊断仍然十分重要。此外,随着 CT 技术的发展,除传统 CT 外,双能量 CT 可以通过单能量图像、虚拟平扫图像、碘基图像、有效原子序数图像以及能谱曲线图像为肿瘤的诊断提供更多定性、定位及定量的精准信息。CT 灌注成像也开始应用于内分泌病变的研究,通过评估肿瘤血管和正常组织微血管灌注参数的差异,达到鉴别诊断的目的,为肾上腺肿瘤的诊断提供了新思路[12]。值得一提的是,近年兴起的影像组学能够高通量地挖掘更多 CT 图像信息,并在一定程度上反映肿瘤基因表达,成为目前的研究热点。本节将主要回顾传统 CT、双能量 CT 和 CT 灌注成像在内分泌肿瘤中的技术应用,并在最后介绍影像组学在内分泌肿瘤中的研究现状。

一、传统 CT

无论是偶然发现的肿瘤,还是需要进行 CT 对病变进一步分析,传统 CT 都能提供肿瘤的基本信息,包括病灶的大小、部位、形态、直方图分析、对比剂注射前肿瘤的密度、增强后不同期成像的肿瘤强化程度、廓清率以及肿瘤与周围组织的关系。因此,传统 CT 是最基本和最重要的检查方法。

以肾上腺肿瘤为例，根据美国放射学会的诊断标准，在没有恶性肿瘤病史的患者中，肾上腺肿瘤直径小于 3cm 可以认为是良性肿瘤，而直径大于 5cm 的肿瘤则具有手术指征。而在肿瘤的密度方面，美国放射学会推荐以平扫时小于 10HU 为标准来诊断肾上腺腺瘤。使用该阈值诊断的敏感性会有所波动，有些平扫密度较高的肿瘤经过增强检查后仍会诊断为肾上腺腺瘤。一些研究表明，使用增强 CT 静脉期的绝对密度无法用以区分肾上腺良性和恶性肿瘤，两者之间重叠较大。但增强后静脉期图像仍对诊断十分重要，因为该期图像能够反映肿瘤的廓清率，此外还能够利用绝对强化水平区分嗜铬细胞瘤和肾上腺腺瘤。嗜铬细胞瘤表现为明显的强化，通常强化程度远高于肾上腺腺瘤。增强 CT 延迟期的图像也对诊断很有帮助，这是由于腺瘤的廓清要比恶性肿瘤更快，一般推荐 10~15 分钟的延迟扫描为最佳。

肾上腺肿瘤的良恶性鉴别中，在延迟期图像上计算廓清率是一种可重复性很高的方法。有两种计算方法分别为：绝对廓清率（absolute percentage washout，APW）= 100 ×（静脉期密度 − 延迟期密度）/（静脉期密度 − 平扫密度）；和相对廓清率（relative percentage washout，RPW）= 100 ×（静脉期密度 − 延迟期密度）/ 静脉期密度。以 15 分钟延迟强化为例，60% 的 APW 和 40% 的 RPW 是最佳的诊断阈值。无论肿瘤的脂肪含量多少，腺瘤的廓清率总是高于 60%（APW）和 40%（RPW），而转移瘤、肾上腺皮质癌和嗜铬细胞瘤的廓清率则较低。

也有不少研究使用直方图分析来诊断肾上腺腺瘤。该方法能计算一个感兴趣区（region of interest，ROI）内负值密度的体素数量，并且能在平扫和增强图像上识别小于 0HU 的体素数量，但该诊断方法的特异性波动较大，尚无统一的诊断标准。

此外，CT 上发现肿瘤侵犯下腔静脉是诊断肾上腺皮质癌的一大特征。双侧病变在良恶性肿瘤中均可发生，其中肾上腺转移瘤、淋巴瘤、肾上腺增生和肉芽肿感染的双侧发生率最高。值得注意的是，发现的双侧肾上腺病变中有一部分可能会导致肾上腺功能下降，不及时激素治疗甚至会引起死亡。

而以胰腺神经内分泌肿瘤（pancreatic neuroendocrine tumors，pNETs）为例，其中 85% 都是无功能的，且不伴有典型的激素分泌过多综合征。

多期增强 CT 显示胰腺实质内的富血供肿块，以动脉期观察最佳，诊断敏感性和特异性分别可达 73% 和 96%。由于肿瘤生物学行为的异质性较大，可以从相对惰性至肿瘤转移，因此，判断其临床预后极具挑战性。近来的研究表明，pNETs 有关的基因分子表达是预测肿瘤行为的良好标志物。DAXX 和 ATRX 基因在 43% 的 pNETs 中突变，而端粒延伸替代机制（alternative lengthening of telomeres，ALT）与 DAXX 和 ATRX 的突变显著相关，是 pNETs 肿瘤形成的关键步骤。具有 ALT 的 pNETs 伴 DAXX 或 ATRX 基因缺失与肿瘤侵袭性生物学行为强相关，如转移和肿瘤分期较晚，最终导致患者的生存率下降。研究表明，使用传统 CT 增强（平扫、胰腺实质期及门静脉期）能够获取 pNETs 患者 ALT 阳性并最终导致预后明显下降的 CT 特征。肿瘤大小、分叶状或不规则形状、坏死、肿瘤内钙化、血管侵犯、胰腺导管扩张和肝脏转移与 ALT 阳性显著相关。而不考虑 ALT 情况时，判断 pNETs 预后较差的 CT 特征为肿瘤内钙化和出现肝脏转移。ALT 阳性的肿瘤较 ALT 阴性肿瘤的体积要大，该差异很可能是由于 ALT 阳性伴 DAXX 或 ATRX 失表达发生在 pNETs 肿瘤生成的晚期以及直径大于 3cm 的肿瘤内。过去有很多研究表明肿瘤的大小、坏死和边缘不规则与肿瘤的病理级别较高有关，而 CT 中显示肿瘤边缘不规则能够预测患者预后较差。此外，尽管过去认为胰腺导管内扩张在 pNETs 患者中相当少见，但目前发现这类患者中有多达一半可能出现该表现。而 CT 上发现肿瘤内钙化、血管侵犯和肝脏转移均与肿瘤病理级别较高以及预后较差有关[13]。

总而言之，传统 CT 尽管是最简便、最常用、使用时间最长的 CT 技术，但其依旧能够为内分泌肿瘤的定性、定位、分期及判断预后提供极具价值的信息，是临床上必不可少和最为基础的诊断工具。因此了解和掌握传统 CT 的规范扫描方法以及肿瘤疾病征象对一名放射科医师而言也是最基本的要求。

二、双能量 CT

CT 双能量成像是 CT 成像领域中一项极具应用前景的技术，自 2009 年底进入临床应用以来，经过大约 10 年的应用与研究，CT 能谱成像已经在全身各系统病变的诊断中获得了广泛的应用。通过双 X 线能谱成像代替单 X 线能谱成像，双能量 CT 相比单能量 CT 具有更多诊断信息和优势，如物质定性和区分，以及计算获得虚拟单能量重建。Hounsfield 最早提出双能量 CT 时，物体需要进行两次扫描才能获得双能量图像。而如今随着技术的飞速发展，已有多种方法可实现双能量 CT 扫描，并在我国许多地区普及，如双 X 线球管、单源 X 线球管 kVp 瞬时切换以及双层探测器法。评估双能量 CT 图像需要将获取的数据重建成低能量图像和高能量图像数据，一般以 80kVp 和 140kVp 最为常用。这两组数据能够融合成一组混合图像数据，类似单能量 CT。以 0.3 的比例（30% 的 80kVp 数据和 70% 的 140kVp 数据）融合能够模拟出单能量 120kVp 的图像。通过两组数据的比例转换，既可以重建出高能量图像以增加图像信噪比和减少金属伪影，也能够重建出低能量图像以获得更好的对比噪声比并使病灶显示更为清晰。与混合能量图像不同，双能量 CT 还能够重建不同虚拟能量级的虚拟单能量图像，以满足不同的诊断要求。双能量 CT 的一大优势在于物质的鉴别和定性。使用特定物质（脂肪、钙、碘和水）的线性衰减系数，能够计算识别和区分出某些特定的物质。如在三物质算法中，能够计算碘和钙的含量。当碘的浓度已知时，能够通过混合能量数据的减影获取虚拟平扫图像，在理论上降低放射剂量。除此以外，通过对这些原始数据的计算，还能够获得有效原子序数图以及电子密度信息。曾经认为双能量 CT 的扫描剂量要高于单能量 CT，但随着技术的发展，双能量 CT 的扫描剂量大幅降低，甚至可低于单能量 CT 扫描。过去双能量 CT 多集中于腹部、胸部和血管成像，但目前这些技术也被用于头颈部的一些内分泌肿瘤的诊断中。

以甲状旁腺腺瘤为例，其通常是邻近甲状腺的单一病灶，但也可为多发病灶或异位病灶。病灶的部位与数量不同，手术方式也有所区别，因此术前准确诊断十分重要。由于甲状腺、淋巴结和甲状旁腺腺瘤不同的灌注特点，多期相 CT 能够对甲状旁腺腺瘤精确定位。但由于较高的放射剂量和扫描方案不统一，该方法使用受限。而双能量 CT 则能在使用虚拟平扫图像提供更为完整的多期像扫描的同时，降低放射剂量。根据扫描期相不同，一些双能 CT 的参数值也存在显著差异。动脉期甲状旁腺腺瘤和淋巴结的对比更为明显，而在 55 秒的延迟期时，腺瘤与甲状腺的对比最为明显。尽管目前的研究仍比较有限，但这些结果提示了多期双能量 CT 扫描评估甲状旁腺腺瘤能够增加诊断准确性。

而以甲状腺肿瘤为例，目前在诊治方面仍具有挑战性。有研究使用双能量 CT 来区别良性和病理性甲状腺结节，结果显示两者之间的碘摄取有所区别。病灶内的出血可与实性结节相区别。另外，双能量 CT 还能区别正常淋巴结以及甲状腺乳头状癌的转移性淋巴结。

在肿瘤放疗的计划制定中，由于 CT 能够相对容易地将 HU 值校准为电子密度，因此其在计算剂量方面发挥了重要作用。而临床上双能量 CT 能够获取不同物质的有效原子序数以及密度，提示了当大量的高密度和高原子序数的物质处于计划野中时，双能量 CT 计算能够进行准确可靠的不均匀性校准[14]。

双能量 CT 的概念提出已有数十年，而在过去十年中，其在临床和研究工作中得到了广泛的应用。但我们双能量 CT 在内分泌肿瘤中的应用仍然十分有限。未来随着双能量 CT 扫描仪的进一步发展，我们将更快、更方便地获取更为接近真实能谱信息的 CT 图像，其在判断肿瘤的病理分级，以及内分泌肿瘤的功能方面会具有更加广阔的应用前景。

三、CT 灌注成像

CT 灌注成像是一种动态对比增强 CT 检查技术，是在对比剂注射后，使用标准 CT 扫描仪获得一系列对比剂通过靶病灶图像的技术。获得的图像然后经过软件后处理以计算定量灌注标志物，包括肿瘤血流（blood flow，BF）、肿瘤血容量（blood volumn，BV）和血管渗透表面积（permeability surface product，PS）等等。治疗区域抑制肿瘤相关的血管生成时，CT 能够测量治疗引起的微血管改变。此外，CT 灌注成像还能很好地和常规 CT 扫描协议相结合用于形态评价。CT 灌注成像比动态增强扫描更准确地反映组织微循环的血流灌注情况，从组织水平和微循环中获得组织功能方面的信息。

以胰岛素瘤为例，其典型临床症状为高胰岛素血症导致的 Whipple 三联征，手术是唯一可能治愈的方式。对于生化诊断明确的胰岛素瘤患者，术前影像学检查的主要目的是肿瘤检出。准确的术前定位对于手术方案的制定，尤其是微创手术的入路选择极为重要。有研究表明，胰岛素瘤的平均血流量 BF 和 BV 明显高于正常胰腺实质，双期增强 CT 对于胰岛素瘤诊断的敏感性和特异性分别为 88.1% 和 85.7%，而双期增强 CT 与灌注 CT 结合，对胰岛素瘤诊断的敏感性和特异性分别上升至 94.6% 和 94.7%，因而在双期增强 CT 的基础上增加灌注 CT 可提高对胰岛素瘤的检出率[15]。

综上所述，CT 灌注成像的研究使我们能够获取肿瘤血供以及微血管的信息，从而为判断肿瘤的分级、疗效及预后提供了更多有价值的信息。未来在内分泌肿瘤方面，针对更多新的药物治疗、更为细致的患者分组进行 CT 灌注成像的研究，将使更多患者从中受益。

四、影像组学

荷兰学者 Lambin 最早于 2012 年提出了影像组学的概念。过去数十年间，影像技术在临床肿瘤学中的应用已经从单纯的诊断工具作用拓展为在个体化治疗中更为关键的作用。除患者的一般信息、病理、血生化检查以及基因检测外，影像技术能够提供更多互补的信息以改善患者个体化治疗的选择和监测。除了影像扫描的硬件、对比剂以及扫描序列标准化的不断发展之外，影像组学主要聚焦于改善图像分析，能够自动高通量地提取大量的医学影像定量特征。影像组学的工作流程包括四步，第一步是获取高质量的标准化图像以用于诊断或制定治疗计划。从这些图像中，机器能够自动识别或者影像医师能够手动定义出肿瘤的大体范围。然后再从定义的肿瘤范围中提取定量影像特征。这些特征包括强度分布描述、不同强度水平间的空间关系、纹理异质性、肿瘤形态以及肿瘤与周围组织关系描述。随后将提取的影像特征导入特征筛选程序，以根据特征是否独立于其他特征、特征的可重复性以及突出性来选择最具有价值的特征。其最终目的是要将影像特征放入治疗结果的预测模型来提供一个准确的肿瘤危险度分级，以评估影像在预测价值中的作用。对于传统医学影像进行影像组学这一高级分析，能够获得常规方法无法获得的信息，甚至基因和蛋白分子也能够使用基于大体影像的特征来表达[16]。

再次以 pNETs 为例，决定肿瘤分级和 TNM 分期预后的最重要的指标是 Ki，这一指标通常是通过术后标本获得的，而临床上通过术前细针穿刺活检来确定肿瘤分级仍然很具有挑战性。因此术前急需一种能够获取患者 pNETs 病理分级的方法来帮助制定个体化治疗方案。尽管使用上述传统 CT 中的征象以及 MRI 的多种序列能够对 pNETs 的病理分级提供帮助，但对肿瘤影像使用 CT 纹理分析的影像组学研究能够提取一系列定量影像特征，并通过机器学习的方法精确获取影像组学信息，为疾病诊断、肿瘤分期和治疗效果评价提供有价值的信息。相比单独的传统 CT 影像，影像组学能够更有助于区分患者的 pNETs 病理分级。此外，将影像组学与患者的临床特征如远处转移及激素状态等相结合能够提供更好的术前分期、病理分级以指导更好地治疗。最新研究表明，使用基于 CT 的影像组学结合患者的临床信息构建的列线图模型，能够提取 8 项基于特征分析的影像组学信息帮助肿瘤分级。该特征能够将患者分为 G1 和 G2/3 组，具有较高的诊断效能，且在多中心研究能够得出同样的结论，提示了该模型的可靠性和可重复性[17]。

尽管影像组学在神经内分泌肿瘤中的研究才刚刚开始，但凭借其强大的图像特征分析能力，能够在一定程度上实现肿瘤的分级、生物学行为以及预后的评估。其应用不仅仅是只针对影像信息，未来结合患者的基本临床信息、实验室检查以及基因检测形成的融合模型，将为诊断、治疗和判断预后提供更大的帮助。未来的影像组学将在肿瘤更加智能化和自动化的分割中进一步优化以满足临床和研究的需求。与其他一些有创性或者繁复的检查相比，对患者而言影像组学具有无创性以及检查时间较短、检查流程便利的优势，在一定程度上减轻了社会经济负担，但同时也对影像科医师提出了更高的要求，更需要与时俱进，紧跟时代发展步伐。

（严福华　薛华丹　李若坤　秦　乐）

第三节　磁共振成像

一、磁共振成像原理简介

磁共振成像（MRI）是 20 世纪 70 年代开始研发，80 年代兴起的影像学检查技术，对其卓有贡献的科学家 Paul Lauterbur 和 Peter Mansfield 获得了 2003 年的诺贝尔生理及医学奖。医用 MRI 设备由主磁体、梯度系统、射频系统、计算机系统及其他辅助设备（生理信号监控系统等）等五部分构成。目前，临床应用的 MRI 系统主要是基于对氢质子（^1H）成像而设计的，其成像原理主要是静磁场（亦称主磁场）使得人体内的 ^1H 产生与主磁场一致的宏观磁化矢量，在其特定共振频率的射频脉冲的激发时，^1H 能够吸收射频脉冲的能量，停止激发的射频脉冲之后，^1H 核会将吸收的电磁能量释放出来，利用适当的接收装置（线圈）可以接收到这些释放的信号（包括大小与相位），即为 MR 信号。虽然 ^1H 的重量仅占人体总重量的约 9.5%，但是其在人体内所占原子数的百分比（63%）最大，大大超过氧原子数（26%）和碳原子数（9%）的比例，且其旋磁比（42.58MHz/T）最大，因此产生的磁共振信号最强。同时，由于不同的组织器官的组织结构不同，^1H 含量（质子密度）不同，且 ^1H 核周围其他带电粒子自由运动造成磁场微环境随机波动程度就存在差别，所以吸收及释放能量的过程不一致，因此在不同形式的射频脉冲激发后，不同组织器官之间、病变与正常组织之间就能够产生明显的信号差别，这就是 MRI 显示解剖结构及病变的基础[18~21]。

前面我们提及在激发的射频脉冲停止后，^1H 核会将吸收的电磁能量释放出来，回到最初的平衡状态，这个过程在物理学上称为"弛豫"。每一个 ^1H 核就是一个小磁矩，在与主磁场方向垂直的空间内，弛豫可以分解为两个相对独立的过程：纵向弛豫（T1 弛豫）和横向弛豫（T2 弛豫）。以激发脉冲为 90° 的射频脉冲为例，此时可以得到最大的横向宏观磁化矢量，此时纵向宏观磁化矢量为 0；关闭这个 90° 的激发射频脉冲，开始弛豫。纵向弛豫时间定义为某种组织的纵向宏观磁化矢量从 0 开始恢复至最大值的 63% 的时间，也称为该组织的 T1 值。横向弛豫时间是指某种组织的横向宏观磁化矢量从最大值衰减到该值的 37% 所用的时间，称为该组织的 T2 值。应该注意的是，在不同场强的主磁场下，同一种组织的弛豫时间是变化的。场强越高，组织的 T1 值越长（纵向弛豫延长），T2 值有所缩短（横向弛豫加快）[18~21]。

MRI 利用人体在主磁场内的这些物理特性，通过设计不同的激发射频脉冲以及接收磁共振信号的时间（脉冲序列）来强调组织之间某些磁共振特性的差别，从而进行成像。但是影响磁共振信号强度的因素很多，如组织的质子密度、T1 值、T2 值、液体流动、水分子扩散运动及血流灌注等都会影响 MR 信号的强度，如果所有的影响因素混杂在一起，通过图像的信号强度分析很难确定到底是何种因素所致的信号改变，这显然对于诊断非常不利。因此通过调整成像参数来确定何种因素对于组织的信号强度以及图像的对比度起决定作用是进行正确诊断的保证。图像重点突出反映组织纵向弛豫（T1 值）的差别的称为 T1 加权像（T1-weighted imaging，T1WI）；重点突出反映组织横向弛豫（T2 值）差别的称为 T2 加权像（T2-weighted imaging，T2WI）；重点突出反映细胞外间隙水分子自由扩散受限的称为扩散加权成像（diffusion-weighted imaging，DWI），以此类推。目前 MRI 是软组织分辨力最好的影像学技术，广泛应用于人体以软组织为主的脏器的影像诊断中[18~21]。

要进行成像，还需要对产生磁共振信号的结构进行空间定位。MRI 是利用梯度系统进行频率编码、相位编码和层面选择来完成空间定位的。如何设计进行 MRI 的脉冲序列对于图像的信噪比、结构之间的对比度、反映什么病理生理机制都是至关重要的。一般脉冲序列是由射频脉冲、层面选择梯度场、相位编码梯度场、频率编码梯度场及 MR 信号采集 5 个部分组成。根据射频脉冲方式和采集信号的类型脉冲序列分为：自旋回波（spin echo，SE）序列、梯度回波（gradient echo，GRE）序列、快速自旋回波（fast spin echo，FSE）、反转恢复（inversion recovery，IR）、平面回波成像（echo planar imaging，EPI）序列等[18~21]。

MRI 设备的场强，是指主磁场的强度。根据磁共振成像的拉莫尔定律（Larmor equation），^1H 的进动频率与主磁场的场强成正比。对于人体成像而言，图像的信噪比与主磁场的场强成正比。临床应用的磁共振成像设备，其主磁场强度从早期的 0.1~0.3T，迅速发展到 0.5T、1.0T 及 1.5T，20 世纪 80~90 年代有较长一段时间 1.5T 的磁共振成像设备是临床应用的最高场强配置。目前临床应用的磁共振设备主磁场为 1.5T 和 3.0T。超高场的 7T 正在进入临床应用阶段。下面我们主要以 1.5T 及 3.0T 的 MRI 设备的技术介绍 MRI 在内分泌腺疾病诊断上的作用。

二、磁共振成像在垂体疾病诊断中的应用

MRI 是检出垂体病变首选的影像学检查方法。MRI 应用于垂体检查最大的优势就是可以分辨

出腺垂体（垂体前叶）和神经垂体（垂体后叶），垂体前叶的信号与脑实质的信号接近，呈等T1等T2信号，而垂体后叶主要是储存抗利尿激素，这种大分子蛋白多肽的T1弛豫时间较短，所以在T1WI表现为较高的信号。此外，MRI可以进行薄层、小成像野（field of view, FOV）的图像采集，且不受颅底骨质的影响，对于垂体这样位于中颅窝底较小的器官的成像较为清晰。

垂体的磁共振成像在从0.3T到3.0T的各种场强上均可以较好地进行，综合考虑选择1.5T的磁共振成像设备进行垂体成像最好，选择多通道的相控阵头线圈可以提高成像的信噪比。常规成像序列包括矢状位和冠状位的T1WI、冠状位的T2WI以及对比增强后的矢状位和冠状位T1WI，FOV选择为15～20cm，层厚≤3mm的薄层成像（图1-3-1）。对于疑诊为有内分泌功能的垂体微腺瘤，还需要加做动态增强的T1WI，薄层快速多期相成像，15～40秒为一个时相，采集6～8个时相，利用微腺瘤强化晚于并弱于正常垂体的特点，有助于在增强早期检出微小瘤灶。近年来，3.0T场强的MRI设备在临床上占主流，对于垂体的成像应该选择3D成像，而不是传统的2D成像。这样可以避免较强的颅底磁敏感伪影，同时可以得到更薄层厚的图像，有助于微小病变的检出及诊断。还可以应用小FOV的DWI，对病灶内部的成分进行定性分析，有助于脓肿、表皮样囊肿等扩散明显受限的病变的明确诊断[18~19]。

下丘脑位于鞍上区，在垂体MRI成像中常规选择的FOV可以完全包括这个区域。虽然目前MRI的分辨力还不足以显示下丘脑的核团（如视上核、室旁核），但是在该区域的占位病变，可以通过MRI的多种对比进行分析诊断及鉴别诊断。

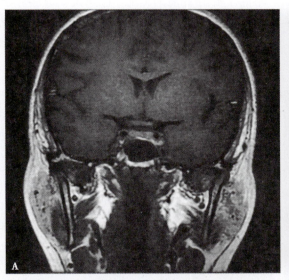
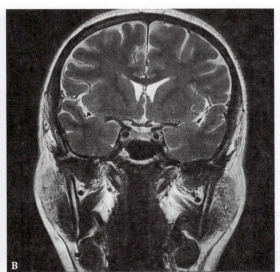
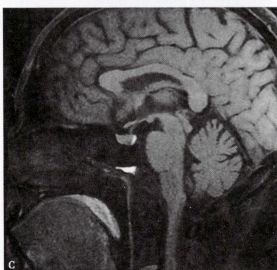

图1-3-1　正常垂体MRI
A. 冠状位T1加权图像；B. 冠状位T2加权图像；
C. 矢状位T1加权图像，垂体后叶T1呈高信号

三、磁共振成像在甲状腺疾病中的应用

甲状腺及甲状旁腺疾病首选的影像学方法是超声成像检查，发现了性质不明确的甲状腺或甲状旁腺病变还可以在超声引导下进行穿刺活检，以获得病理诊断。甲状腺及甲状旁腺的 MRI 检查主要是针对超声诊断尚不明确的病变（如超声检查阴性，或者界限不易判断的），可以提供补充的信息，有助于诊断及鉴别诊断（图1-3-2）。此外，MRI 检查可以显示多种组织成分，如血管、周围脂肪间隙、肌肉等结构，加上病灶有否异常强化的信息，对于明确的甲状腺或甲状旁腺的恶性病变，有助于显示病灶与周围正常结构之间的毗邻关系，判断受累程度[18, 20]。

四、磁共振成像在胰腺疾病诊断中的应用

多年来 CT 一直是胰腺病变首选的影像学手段，近年来随着 MRI 技术的进步，尤其是快速成像序列、DWI、化学位移成像技术的广泛临床应用，MRI 在胰腺疾病诊断上的作用逐渐显示出了优势[22~23]。胰腺的 MRI 检查适合在 1.5T 和 3.0T 的磁共振成像设备上进行，选择多通道的相控阵线圈成像，有利于上述序列的实施（图1-3-3）。与胰腺的 CT 检查类似，MRI 可以进行胰腺的薄层成像及动态增强成像。由于胰腺的前后径和上下径都比较小，所以需要进行薄层成像。常规采集以 2D 成像为主，层厚为 3~5mm，层间距 0~1mm。3D 采集的层厚可以更薄（层厚 1~2mm），有助于微小病变的检出。由于胰腺周围富含脂肪组织，这些脂肪组织在 T1WI、T2WI 上信号均为高信号，会降低图像的对比；因此，胰腺 MR 成像时需施加脂肪抑制技术才能形成良好的图像对比。胰腺的腺体内富含水溶性蛋白及糖原，缩短了胰腺组织的 T1 值，所以胰腺的 T1 信号较高，略高于肝脏实质的信号，且绝大多数胰腺病变在高信号的胰腺背景下呈低信号，T1WI 是发现胰腺病变的重要序列。胰腺病变对于 T2WI 的要求

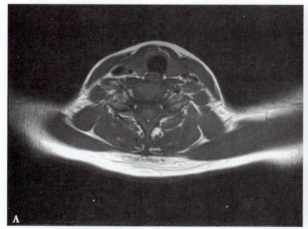
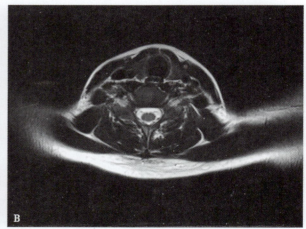
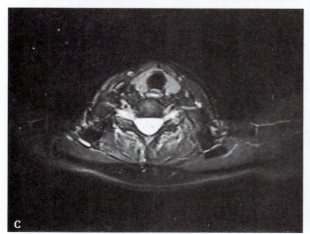

图1-3-2 正常甲状腺 MR

A. 轴位 T1 加权图像；B. 轴位 T2WI 加权图像；C. 轴位 T2 加权脂肪抑制序列，甲状腺结构显示更加清晰

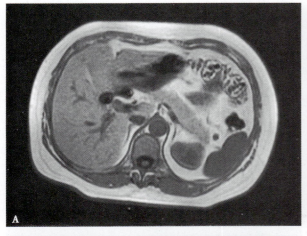
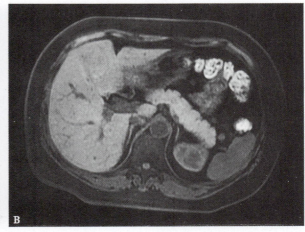
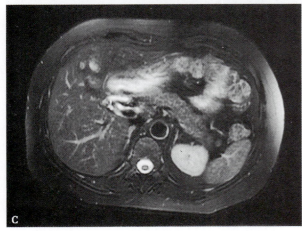

图 1-3-3　正常胰腺 MRI
A. 轴位 T1 加权图像；B. 轴位 T1 加权脂肪抑制图像；C. 轴位 T2 加权脂肪抑制图像，胰腺周围脂肪组织呈低信号背景，胰腺组织显示更加清晰

不高，可以采用屏气的快速自旋回波序列（FSE）进行。胰腺的增强成像最好采用 3D 容积内插扰相的 GRE 序列，可以进行快速多期相（动脉期、门静脉期和平衡期）的成像检查。胰腺病变造成胰管和/或胆管梗阻的还应增加磁共振胰胆管成像（magnetic resonance cholangiopancreatography，MRCP）检查。对于胰腺的恶性肿瘤性病变，应该扩大成像范围，包括全肝胆胰，以除外周围的转移病灶。

五、磁共振成像在肾上腺疾病诊断中的应用

肾上腺位于肾周间隙内，体积小、形态多样，周围有较多脂肪组织且毗邻关系复杂。临床上超声及 CT 均可用于肾上腺疾病的检查，近年来 MRI 在肾上腺疾病诊断中的应用也越来越多。通常在进行肾上腺 MRI 检查时，需要进行薄层、脂肪抑制的轴位及冠状位成像，在需要显示肾上腺占位与肝脏之间的关系时可以进行矢状位成像。在成像序列上选择脂肪抑制的 T1WI 和 T2WI，以及同反相位的成像（图 1-3-4）。对于肾上腺病变的定性，平扫 T2WI 脂肪抑制序列和同反相位成像是最主要的序列，这是因为肾上腺常见的良性病变中肾上腺腺瘤、髓样脂肪瘤都含有脂肪，在反相位图像上信号强度明显下降。而肾上腺恶性病变如转移瘤或原发性肾上腺皮质癌不含或含有极少量脂肪，因此在反相位图像上不产生信号下降。肾上腺腺瘤与非腺瘤具有各自不同的强化与廓清趋势，非腺瘤多呈早/中期、中/重度强化且廓清缓慢。对于平扫不能确定的病变，应进一步行动态增强 MRI 进一步检查[18,20]。

总之，磁共振成像在内分泌器官的影像诊断上具有很重要的作用。需要根据成像靶器官的特点，选择合理的成像序列，全面观察病变内的信号特点，分析潜在的病理生理改变，以做出正确的诊断及鉴别诊断。

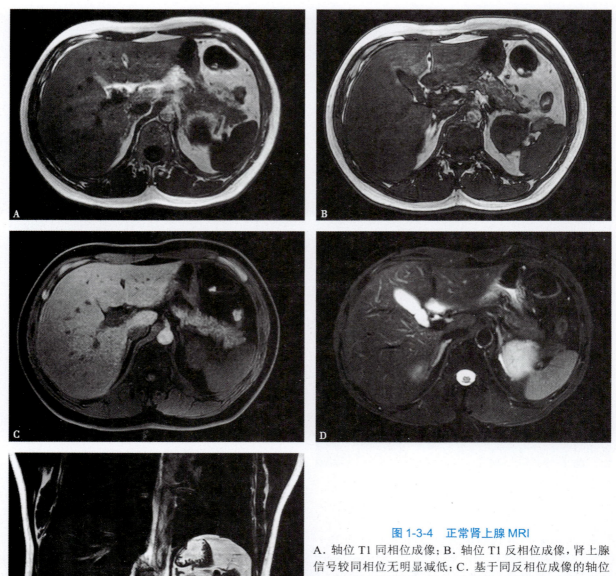

图1-3-4 正常肾上腺MRI
A. 轴位T1同相位成像；B. 轴位T1反相位成像，肾上腺信号较同相位无明显减低；C. 基于同反相位成像的轴位T1脂肪抑制图像；D. 轴位T2脂肪抑制图像；E. 冠状位T2加权成像

（金征宇　冯　逢）

第四节　介　入

介入技术是近年来迅速发展起来的一门融影像诊断和临床治疗于一体的新兴技术。它是在数字减影血管造影机、超声、CT、MRI等影像设备的引导和监视下，利用穿刺针、导管及其他介入器材，通过人体自然孔道或微小的创口将特定的器械导入人体病变部位进行微创诊断与治疗的一系列技术的总称。在内分泌疾病，尤其是对一些诊断困难、治疗棘手的病例，介入技术发挥了越来越重要的作用。

一、静脉取血的诊断价值

静脉取血（venous sampling）是内分泌疾病重要的定位与定性诊断工具。尽管近几十年一些无创的影像学检查，尤其是功能成像发展迅速，一些取血检查被替代；但仍有很多内分泌疾病，如原发性醛固酮增多症、库欣综合征等疾病需要静脉取血才能定位诊断。随着介入器械的改良和技术的普及，导管可以到达各种脏器的引流静脉，直接进行取血，测定其激素水平，精准分析该脏器是否具有功能病变，如肾上腺静脉取血（adrenal vein sampling, AVS）、岩下窦静脉取血（inferior petrosal sinus sampling, IPSS）在国内外临床应用越来越广泛。

（一）肾上腺静脉取血

原发性醛固酮增多症（primary aldosteronism, PA）是继发性高血压最常见的原因之一，在普通高血压中约占10%。PA最常见的亚型是双侧肾上腺增生和醛固酮腺瘤，两者占PA的95%～98%。分型诊断对PA的治疗至关重要，有助于患者选择恰当的治疗策略。醛固酮腺瘤患者行瘤体切除术可纠正低血钾，显著降低血压，而双侧肾上腺增生患者，肾上腺切除术疗效欠佳，常需长期口服盐皮质激素受体拮抗剂治疗。CT和MRI检查在鉴别肾上腺单侧或双侧病变方面起着非常重要的作用，但肾上腺CT和MRI在PA分型诊断存在一定局限性，即这些检查仅能提供肾上腺的形态异常，但不能确定增多的醛固酮是由哪侧肾上腺或双侧肾上腺引起的，这就需进一步行AVS明确病变的侧别和性质。Kemper等[24]的系统性回顾分析显示：若以AVS作为PA分型诊断的金标准，仅依据CT或MRI扫描结果制定治疗方案，将导致37.8%的PA患者误诊误治。因此，目前临床相关指南均推荐，AVS是PA分型诊断的金标准。

AVS除了在PA中应用外，在库欣综合征（Cushing's syndrome, CS）中也有重要作用。在促肾上腺皮质激素（adrenocorticotropic hormone, ACTH）依赖性CS中，双侧肾上腺结节样增生甚至腺瘤样增生并不少见，而在合并非ACTH依赖性CS中双肾上腺占位则实属罕见，目前国内外病例报道约30例。其病因可分为3种：双侧均为分泌皮质醇腺瘤，单侧为无功能、对侧为皮质醇腺瘤，以及ACTH非依赖性大结节性增生（ACTH-independent macronodular adrenal hyperplasia, AIMAH）。诊断的难点在于鉴别单侧功能性或双侧功能性占位，单从CT或MRI上不能明确，可通过肾上腺静脉取血（adrenal vein sampling, AVS）确定，如果不经AVS而盲目切除单侧病灶则有可能造成CS病情不缓解，但切除双侧则又会导致永久性肾上腺皮质功能减退。

AVS技术目前在国内仍只能在一些大型内分泌疾病中心开展，主要技术难点是对肾上腺静脉准确置管、排除干扰因素的技术要求较高。从解剖结构来说，左侧肾上腺静脉斜角汇入左肾静脉，而右侧则接近直角汇入下腔静脉且纤细变异性高，因此，右侧肾上腺静脉置管是AVS的难点。验证插管的准确性往往需要每个取血点同时测定血ALD并计算血F/ALD比值以确定插管位置的准确性[25]。

AVS是有创操作，存在一定的并发症，包括肾上腺静脉破裂、肾上腺静脉血肿、栓塞和梗死以及高血压危象等，这主要与介入医师对解剖结构不够了解、操作动作粗暴、反复插管、肾上腺静脉内对比剂注入过多过快、导管头端滞留肾上腺静脉内时间过长等有关。其中，以肾上腺破裂最为常见[25]。

（二）岩下窦静脉取血

CS是由内源性糖皮质激素分泌过多而导致的疾病。其病因可分为ACTH依赖性或非依赖性。前者绝大多数（90%）是由垂体腺瘤（库欣病）或异位ACTH综合征如小细胞肺癌、胸腺类癌等分泌过量的ACTH，刺激双侧肾上腺增生并分泌过量的皮质醇所致；后者是因肾上腺皮质腺瘤、腺癌或结节性增生自主性地分泌过量皮质醇所致。CS的病因诊断检查方法目前多采用大剂量地塞米松抑制试验及垂体MRI、双侧肾上腺CT、胸部CT等影像学检查，但对于库欣病定位诊断具有重要意义的影像学检查—鞍区MRI仅有50%～70%左右的准确率，而库欣病与隐性异位ACTH综合征的临床表现相似，仅通过上述检查很难鉴别，尤其是鞍区MRI没有异常结果或可疑垂体腺瘤的病例，目前国际上公认的术前鉴别这两种疾病的金标准为IPSS检查，通过测定岩下窦与外周静脉血ACTH的比值来鉴别病因，若其比值≥2则提示病变来源于垂体即库欣病。1-脱氨-8-精氨酸血管加压素（1-deamino-8-D-arginine vasopressin, DDAVP）是一种长效的抗利尿激素类似物。研究显示，它具有促肾上腺皮质激素释放激素（CRH）样作用，可促进垂体ACTH肿瘤细胞分泌ACTH。利用这种特性，在岩下窦静脉取血过程中，通过测定基础和DDAVP刺激后的中枢

（岩下窦静脉）和外周血 ACTH 浓度差异，可有效鉴别库欣病和异位 ACTH 肿瘤，敏感度和特异度均接近 100%。

IPSS 的成功很大程度上依赖插管位置的准确性，经验丰富的放射介入科医生可直接采用 4F 导管插管至岩下窦，如果岩下窦有狭窄，也可以使用同轴微导管插管至岩下窦，技术成功率接近 100%。

作为一种有创性检查，IPSS 术后也存在并发症，包括皮下血肿、恶心、颈痛、头痛和一过性耳不适，也有报道较严重的并发症如脑干血管损伤和一过性或永久性的神经损伤，但发生率仅为 0.2%。且库欣综合征的患者血管脆性明显增加并易于凝血，血管壁的损伤会引起血栓形成，因此在 IPSS 中需要谨慎地操作避免损伤血管以减少并发症。

二、介入治疗

介入技术除了在内分泌疾病诊断中发挥重要的作用外，同时也是内分泌疾病重要的治疗手段。目前常用的介入治疗手段包括经动脉栓塞（transarterial embolization，TAE）和经皮穿刺消融技术。由于介入治疗相比于外科手术治疗，其无需全身麻醉、安全性高、创伤小、恢复快、患者耐受性好，极大地缩短了患者的住院时间，减少了患者的治疗费用，目前已经成为与传统的内科、外科并列的临床三大支柱性治疗手段，广泛应用于临床实践中。

（一）经动脉栓塞

TAE 是将栓塞剂经导管注入肿瘤供血靶动脉，使靶动脉闭塞，从而达到治疗目的的一种方法。在注入栓塞剂的同时可注入化疗药物，即经动脉化疗栓塞（transarterial chemoembolization，TACE）；或栓塞标记放射性的化合物，即经动脉放疗栓塞（transarterial radioembolization，TARE）。经动脉栓塞术可用于较大肿瘤的术前栓塞，减少术中出血，如嗜铬细胞瘤，也可用于晚期内分泌肿瘤姑息性治疗，如胰腺神经内分泌肿瘤肝转移的治疗[26,27]。pNETs 一般生长缓慢、恶性度相对较低、手术切除后预后较好，但易发生肝转移，在明确诊断时大多数已出现肝转移。肝转移的存在不仅使手术切除困难，显著缩短 pNETs 患者的生存期，而且功能性 pNET 的肝转移灶也会分泌过量激素，从而引起一系列临床症状，严重影响患者的生活质量，因此针对肝转移进行治疗十分必要。对于 pNETs 肝转移，应首选外科手术切除，但由于肝转移灶常为弥漫多发，因此适合手术切除者仅 10% 左右。绝大多数 pNETs 肝转移灶的血供比较丰富，且主要来源于肝动脉，而正常肝脏组织的供血主要来源于门静脉，这成为经肝动脉栓塞治疗 pNETs 肝转移的理论基础[27]。北京协和医院回顾性分析 21 例胰腺神经内分泌肿瘤肝转移患者经动脉化疗栓塞治疗，总有效率 76.2%（16/21），无进展生存期 5.0±10.9 个月，总生存期 31.2±17.4 个月，无严重并发症发生。

（二）经皮穿刺消融治疗

肿瘤消融是肿瘤局部微创治疗的一种方式，是指直接将化学物质或能量（一般是加热或冷冻）作用于实体肿瘤，使其发生坏死和（或）凋亡的过程。分为以能量为基础的物理消融和瘤内注射化学药物的化学消融两大类，前者包括射频消融、微波消融、冷冻消融、激光消融、高能聚焦超声和不可逆电穿孔（纳米刀）等，后者注射的化学药物主要包括无水乙醇、醋酸、稀盐酸和细胞毒性化疗药物。肿瘤消融治疗大多数在超声、CT 或 MRI 等影像设备的引导和监控下进行，具有创伤小、恢复快、可重复、适应证广、治疗精准等优点。经过 20 余年的发展，肿瘤消融技术已经比较完善，临床应用范围不断拓展，目前作为肿瘤综合治疗的一种方式已经得到了越来越多临床医生和广大患者的认可。对于甲状腺功能亢进、嗜铬细胞瘤、pNETs，肿瘤消融术能够有效减少肿瘤负荷，缓解临床症状，发挥着重要作用[26]。

（金征宇　王志伟）

第五节　核医学检查

核医学功能影像诊断技术是人类活体分子水平显像，能够反映脏器组织或病变的血流、功能或代谢水平，可以进行定量分析，具有高度的特异性，能够早期诊断疾病。随着放射性药物的研发和应用，核医学技术不断发展，其在内分泌疾病的诊断和治疗方面逐步发挥重要的作用。1959 年，王世真院士合成了肾上腺皮质显像剂 ^{131}I-6-碘代胆固醇，优于国外同类产品。20 世纪 80 年代，北京协和医院成功应用肾上腺髓质显像剂 ^{131}I-MIBG 定性和定位诊断嗜铬细胞瘤，其诊断的特异性几乎达 100%。其后，北京协和医院率先在国内开发应用

^{111}In-DTPA-D-Phe1octreotide、[99m]Tc-HYNIC-Tyr3-OCT、[68]Ga-DOTATATE、[64]Cu-DOTATATE 和 ^{68}Ga-DOTA-exendin4 等，成功应用于各种内分泌肿瘤的诊断、分期、指导治疗及评价疗效等方面。

一、生长抑素受体显像

神经内分泌肿瘤是一组异质性肿瘤，起源于许多不同器官的神经内分泌细胞，主要来自胃肠道和肺。较少见的部位包括胸腺和其他具有内分泌功能的器官，如肾上腺髓质、垂体、甲状旁腺和甲状腺等。由于该类肿瘤发病隐秘、诊断困难，通常比较小，且能发生于全身任何部位，不易早期定性和定位，因此应用传统的影像诊断技术，如 CT、MRI 等，定位比较困难。与其他影像学检查比较，生长抑素受体显像是敏感性和特异性较高的早期诊断神经内分泌肿瘤（neuroendocrine neoplasms，NENs）的分子影像技术，是其他检查方法不可替代的，可有效帮助诊断及定位 NENs，并辅助临床评价手术或其他治疗方法的效果。

（一）显像原理及方法

生长抑素受体（somatostatin receptor，SSTR）是一种糖蛋白，有 5 种亚型：SSTR1、SSTR2（SSTR2A 和 SSTR2B）、SSTR3、SSTR4、SSTR5。大多数 NENs 表达 SSTR，可作为放射性核素显像和治疗的靶点。其中 SSTR2 是最重要的，在 80%～90% 的 NENs 细胞表面高度表达[28]，但胰岛素瘤和甲状腺髓样癌除外。生长抑素及其类似物能够与 SSTR 特异性结合，利用这个原理，我们将放射性示踪剂标记的生长抑素类似物引入体内，与肿瘤表面的 SSTR 特异的结合，从而使肿瘤显像，即生长抑素受体显像（somatostatin recepor imaging，SRI），这是一种敏感而又特异的显像技术。

SRI 的显像剂包括 SPECT 显像剂（[111]In-DTPA-D-Pheloctreotide、[99m]Tc-HYNIC-Tyr3-OCT 等）和 PET 显像剂（[68]Ga-DOTATOC、[68]Ga-DOTATATE、[68]Ga-DOTANOC 和 ^{64}Cu-DOTATATE 等）。北京协和医院核医学科在国内率先开展多肽类肿瘤受体显像研究，于 1996 年研制出 ^{111}In-DTPA-D-Pheloctreotide，并成功获得十几例临床显像资料。在此工作的基础上，于 2001 年研制成功更适合临床应用、临床效果更佳的 ^{99m}Tc-HYNIC-Tyr3-OCT，迄今为止已完成显像上万余例。2011 年又成功地将 ^{68}Ga-DOTATATE 用于 PET 显像，目前已完成显像千余例。SRI 的 SPECT 显像（somatostatin receptor SPECT，SMSR SPECT）显像剂易制备，能够有效的诊断 NENs，检出率约 50%～100%，而 SRI 的 PET 显像（somatostatin receptor PET/CT，SMSR PET）诊断 NENs 的准确性更高，检出的病灶更多、图像质量优、肿瘤与非靶组织比值更高，完成检查需要的时间更短。目前，用 [68]Ga 标记的生长抑素类似物进行的 SMSR PET 已成为标准，其在 NENs 的临床应用被大多数现行指南所推荐，并且在包括美国在内的许多国家得到批准应用。

SRI 检查前无需特殊准备。如果患者体内有高浓度的未被放射性核素标记的奥曲肽，会竞争性阻断肿瘤受体对放射性核素标记的奥曲肽的摄取，出现肿瘤的低摄取，导致假阴性结果。因此，对于长期应用短效奥曲肽治疗的患者，应该至少在显像前 24 小时停用。而对于应用长效奥曲肽的患者，应该在即将接受下一疗程治疗之前显像。为了避免肠道摄取干扰腹部异常影像的判读，检查时可以口服缓泻剂。

（二）图像分析

显像剂注射入体内后，组织的摄取既取决于靶组织的受体状态，又与显像剂的清除率有关。表达生长抑素受体的器官正常显影，包括甲状腺、肝、脾（包括副脾）、双肾及部分患者的垂体、肾上腺等，胰腺头部经常可见不同程度的显像剂摄取。此外因显像剂主要经由双肾清除，少量经肝胆排泄，肾脏集合系统、膀胱、胆囊、肠道会有不同程度的摄取，偶尔可见到乳腺、子宫显影。其中，膀胱和脾脏在图像中是放射性摄取强度最高的器官，其次是双肾。

NENs 的 SRI 典型的图像表现为单发或多发的放射性增高区或浓聚区，接近或者明显高于肝脏的放射性摄取强度。也可因为肿瘤对显像剂不摄取表现为放射性减低区或缺损区。与肿瘤表达的 SSTR 的类型和密度，肿瘤/本底比值，肿瘤的部位，以及肿瘤的组织学特性等因素有关。

此外，某些非神经内分泌肿瘤和良性疾病的细胞、组织也可以表达 SSTR，出现假阳性结果。例如：胆囊显影、甲状腺病变、副脾、近期心血管意外的部位、近期外科手术切口部位及类风湿性关节炎活动时的关节摄取等等。另外，放疗后胸部的放射性摄取增高，而某些女性的乳腺可见弥漫性摄取。长期接受生长抑素治疗的患者，脾脏的摄取会降低，同时伴有肝脏摄取的降低。这样的患者出现肝转移时，容易误认为是转移灶摄取增高。良性疾病如结节病、结核病、韦格纳肉芽肿、桥本甲状腺炎、曲菌病及 Graves 病等，可表现为不同程度的显像剂摄取。SRI 的阳性结果可见于部分以下非神经内分泌肿瘤，如尿磷性间叶性肿瘤、淋巴瘤、肾透明细胞癌、脑肿瘤、甲状旁腺肿瘤、肾上腺皮质肿瘤、乳腺癌以及黑色素瘤等，绝大部分这些肿瘤细胞的 SSTR 表达水平低于 NENs。当 NENs 失分化或病灶体积过小，SSTR 的变异分化和异相表达，表达亚型种类的不同均可能影响显像剂结合肽的亲和力，导致假阴性结果，从而影响诊断性能。

（三）适应证

SRI 主要用于指导 NENs 的诊断和治疗，包括：

1. 寻找和定位 NENs 原发灶；
2. 寻找 NENs 转移灶，指导分期，评价预后；
3. NENs 患者手术后随访；在肿瘤特有的标志物水平升高时，监测肿瘤有无复发；
4. 监测并评价 NENs 患者治疗效果，如化疗、生物治疗或放射性核素肿瘤靶向治疗；
5. 对于活检与手术仍不能确定病理诊断的肿瘤，鉴别诊断 NENs 和非神经内分泌肿瘤；
6. 评价能否接受未标记放射性核素的生长抑素或者生长抑素受体介导的放射性核素肿瘤靶向治疗。

（四）临床应用

SRI 诊断和定位 NENs 的敏感性因显像剂种类、肿瘤类型而异，取决于 SSTR 的密度。北京协和医院的研究数据表明，应用 ^{99m}Tc-HYNIC-Tyr3-OCT 的 SMSR SPECT 比传统的成像方法具有更高的灵敏度，对于不同类型 NENs，其灵敏度约 60%～90%；通过一次全身成像探查远处转移灶，使 25%～50% 的病例的临床决策发生改变；同时能够评估肿瘤的 SSTR 表达水平，用于预测评估生长抑素类似物或放射性标记的生长抑素类似物的治疗效果。北京协和医院的研究数据表明，应用 ^{68}Ga-DOTATATE 的 SMSR PET 对于不同类型 NENs 的灵敏度约 70%～100%，较应用 ^{99m}Tc-HYNIC-Tyr3-OCT 的 SMSR SPECT 更敏感，对于隐匿性或临床怀疑骨转移或淋巴结转移灶的检出率更高，改变了 13%～71% 的患者的治疗决策等。

作为功能影像，SRI 的优势在于反映的是 NENs 的 SSTR 表达水平，对于 NENs 的诊断具有高度的敏感性和特异性。与 CT、MRI 或 US 等比较，有不可比拟的优势，尤其是特异性明显高于 CT、MRI 或 US 等，特别是对于常规影像技术诊断不清楚的 NENs 病灶更敏感和特异[32]。SRI 是全身显像，能够发现隐匿部位或者已存在而被遗漏的转移病灶，能够更有效的全面评价患者的肿瘤分期。因此部分患者进行 SRI 后，临床治疗决策会发生改变。对于分化好的胰腺、胃肠 NENs，SRI 是首选的显像方法和最可靠的分期手段，诊断的敏感性超过了 CT 和 MRI。同时，根据 SRI 的结果，能够评价患者的预后，因为肿瘤的 SSTR 表达水平与预后具有很好的相关性。对于曾经接受手术的患者，局部解剖结构紊乱（尤其是腹部以及纵隔），有时 CT 和 MRI 很难区别手术改变与术后残余病灶以及局部复发病灶，而 SRI 则能鉴别诊断[29~32]。

（五）应用拮抗剂的 SRI

前述的 SRI 的显像剂是放射性核素标记的生长抑素类似物，是 SSTR 激动剂。由于显像剂的摄取与内化速率相关，其对于显像剂在肿瘤细胞中的高浓度摄取和长期滞留必不可少。体外和体内研究表明，尽管没有内化，应用放射性核素标记的 SSTR 拮抗剂可获得更高的肿瘤摄取率和更长的肿瘤滞留时间。研究发现放射性核素标记的 SSTR 拮抗剂在受体上表现出更多的潜在结合位点，这可能是导致肿瘤摄取增加的原因，并通过人类肿瘤切片放射自显影研究证实。初步临床研究显示，放射性核素标记的拮抗剂在显像和靶向放射性核素治疗中具有很高的潜力，包括 SPECT 显像剂（^{111}In-DOTA-BASS、^{111}In-DOTA-JR11）和 PET 显像剂（^{68}Ga-OPS202）。初步的小规模临床预试验发现应用拮抗剂的 SMSR SPECT 较应用激动剂诊断 NENs 敏感性更高，肿瘤的摄取量高 4 倍，肿瘤与肝脏的摄取比值高 2 倍，且能检出更多的病灶。在此基础上，合成出对 SSTR2 具有高亲和力的 PET 示踪剂。^{68}Ga-OPS202 是最先合成的用于 PET/CT 显像的拮抗剂，目前正在进行 Ⅰ/Ⅱ 期临床试验评估[32, 33]。

二、肾上腺髓质显像

（一）显像原理和方法

肾上腺髓质及富含类交感神经的组织，如嗜铬细胞瘤、神经母细胞瘤等，能特异性的摄取生物胺，如儿茶酚胺等。间位碘代苄胍（meta-iodobenzylguanidine，MIBG）的结构与肾上腺素能的神经递质去甲肾上腺素（norepinephrine，NE）相似，是

NE 的功能性类似物，其摄取、储存及释放机制与 NE 相似。MIBG 能够被肾上腺髓质及富含类交感神经的组织摄取，通过细胞膜表面的特异性的、钠及能量依赖的、主动的胺摄取机制（Ⅰ类）进入细胞内，并且通过另一个特异性的主动摄取机制储存于胞浆内的儿茶酚胺储存颗粒内。摄取过程能被可卡因、抗抑郁药物、利舍平等所封闭。未贮存的儿茶酚胺很快被细胞质内单胺氧化酶降解，而进入血循环内的儿茶酚胺被神经原外的组织所摄取，然后被儿茶-O-甲基转移酶所分解。与去甲肾上腺素不同的是 MIBG 不被单胺氧化酶和儿茶-O-甲基转移酶降解，能够长期滞留在儿茶酚胺储存颗粒内。就是这种特异性的摄取机制和长时间的滞留于神经分泌颗粒内的特点，为放射性核素标记的 MIBG 进行特异性的显像和治疗提供了分子基础，应用放射性碘标记的 MIBG 就可使肾上腺髓质显像，诊断和定位嗜铬细胞瘤、神经母细胞瘤等肿瘤。^{131}I-MIBG 和 ^{123}I-MIBG 是目前核医学显像方法中最常用的肾上腺髓质显像剂，此外还包括 ^{123}I-4-胺-3-碘代苄胍（^{123}I-AIBG），以及 PET 显像药物，如 ^{18}F-间位氟代苄胍（^{18}F-MFBG）、^{11}C-羟基麻黄碱（^{11}C-HED）、^{18}F 标记的多巴胺（^{18}F-DOPA）等。

进行肾上腺髓质显像，注射显像剂前 3 天需服用复方碘溶液封闭甲状腺，每日 3 次，每次 5～10 滴，直至显像结束；如果忘记服用，可在注射显像剂前 1 小时，一次性口服计划剂量的复方碘溶液。检查前一周或两周应停止使用影响 MIBG 摄取的药物，具体见表 1-3-1。显像前嘱患者排空膀胱，以免影响膀胱邻近肿瘤病灶的显示；为避免肠道放射性干扰，应于显像前日晚服用缓泻剂，清洁肠道。静脉注射显像剂 ^{131}I-MIBG 后分别于 24 小时和 48 小时（必要时进行 72 小时显像）进行显像。

（二）图像分析

一般正常肾上腺髓质 24 小时不显影，仅约 2% 的病例可见模糊的髓质影像。少数病例（约占 20%）在注射后 48～72 小时后见双侧肾上腺髓质稀疏显影，两侧大致对称。由于有丰富的肾上腺素能神经分布，唾液腺、脾、心肌等器官正常显影。肝脏均匀性摄取，双肾、膀胱等正常显影，约 20% 的病例可看到结肠显影。部分病例可见到鼻咽部、肺等部位不同程度显影。女性患者在月经期时，子宫可正常显影。在儿童，心肌的放射性摄取强度非常高；有时颈部和双肩可见对称性放射性增高区，考虑为受交感神经支配的褐色脂肪组织显影。

嗜铬细胞瘤、神经母细胞瘤等原发灶、转移灶表现为放射性摄取增高区或浓聚区，其放射性摄取强度接近或明显高于肝脏。^{131}I-MIBG 显像的假阳性比较少见，常见原因系将邻近脏器内的放射性摄取误认为肿瘤病灶，如扩张的肾盂及输尿管影、肠道影及膀胱的放射性聚集等；当对侧肾上腺切除，一侧肾上腺增生时，也可出现假阳性结果；偶尔胃肠道间质肿瘤也可出现假阳性结果。通过行 ^{131}I-MIBG 断层融合显像、延迟显像或脏器联合显像，有助于病灶的显示和鉴别。^{131}I-MIBG 显像也有假阴性结果，引起假阴

表 1-3-1 药物干扰肾上腺髓质显像的机制

干扰机制	药物	检查前建议停用时间（d）
抑制Ⅰ类胺转运机制	可卡因，类鸦片药物	7～14
	三环类抗抑郁药物（阿米替林及其衍生物、丙米嗪及其衍生物、阿莫沙平、多虑平、洛沙平等）	7～21
	抗精神病药（酚噻嗪类药物、丁酰苯类药物）	21～28
	拉贝洛尔，美托洛尔	21
抑制颗粒的摄取	利舍平，丁苯那嗪等	14
竞争颗粒的摄取	去甲肾上腺素，胍乙啶，5-羟色胺等	14
排空储存颗粒	利舍平，胍乙啶，拉贝洛尔等	14～21
	拟交感神经药，苯丙醇胺，苯丙胺，多巴胺，异丙肾上腺素，沙丁胺醇等	
增强摄取和滞留	钙通道阻滞剂	14
	血管紧张素转换酶抑制剂	14

性的原因包括使用了某些影响肾上腺髓质摄取 ^{131}I-MIBG 的药物；肿瘤过小，肝脏或膀胱的放射性摄取过高，掩盖了邻近部位的肿瘤的显示；肿瘤细胞的异质性，转运系统失活而不能摄取显像剂；肿瘤体积过大，瘤体中央坏死液化；显像剂在肿瘤细胞内的儿茶酚胺储存颗粒内快速洗脱；技术因素，受显像仪器空间分辨率的限制等。进行 ^{131}I-MIBG 显像复查或应用断层显像，能够提高阳性率，减少漏诊。

（三）适应证

1. 嗜铬细胞瘤的诊断和定位；
2. 确定恶性嗜铬细胞瘤转移灶的部位及范围；
3. 手术后随访，探测嗜铬细胞瘤残留病灶或复发病灶；
4. 肾上腺髓质增生的辅助诊断；
5. CT 或超声显像有可疑的肾上腺病变，需进一步提供病变性质和功能状态者；
6. 评价恶性嗜铬细胞瘤患者能否进行 ^{131}I-MIBG 治疗，以及治疗后随访观察；
7. 神经母细胞瘤及其转移病灶的辅助诊断；
8. 不明原因高血压的鉴别诊断。

（四）临床应用

放射性核素标记的 MIBG 显像对于肾上腺嗜铬细胞瘤、肾上腺外嗜铬细胞瘤（又称副神经节瘤）和恶性嗜铬细胞瘤转移灶的诊断和定位具有重要的临床价值，是一种特异性的检查方法，它既是形态显像又是功能显像。同时它对儿童的神经母细胞瘤及其转移病灶的辅助诊断具有极高的临床价值。

^{131}I-MIBG 显像诊断肾上腺嗜铬细胞瘤的特异性接近 100%，明显高于 CT 或 MRI。肾上腺肿物在人群中约占 3%，因此，术前进行 ^{131}I-MIBG 这种特异性的功能显像非常有必要，与 CT 或 MRI 互补，既能定性诊断肿物是否是嗜铬细胞瘤，又能排除肿瘤是否多发以及有无转移。此外，需要特别指出的是，^{131}I-MIBG 显像对于无功能性嗜铬细胞瘤的诊断非常有价值，此时临床及生化检查都无法诊断，其他影像技术虽然能发现病变，但难以定性，而 ^{131}I-MIBG 显像则能明确为嗜铬细胞瘤。对于临床可疑嗜铬细胞瘤但 CT 或 MRI 未能发现病灶的病例，^{131}I-MIBG 显像非常有价值，具有极高的阴性预测值。随着融合显像技术的应用，可对病灶进行精确定位，进一步提高了 ^{131}I-MIBG 显像的准确率。

对于副神经节瘤，CT 或 MRI 的敏感性较高且优于 ^{131}I-MIBG 显像，但表现不具有特异性，与相应部位的其他肿瘤在表现上有一定程度的重叠，鉴别诊断较困难。^{131}I-MIBG 显像为全身显像，发现肿瘤的敏感性较 CT 或 MRI 低，但具有高度的特异性，有助于确定肿瘤是否为副神经节瘤。

对于嗜铬细胞瘤术后的病例，当临床可疑残留或者复发时，由于手术后局部解剖结构紊乱或有金属夹存在时，CT 或 MRI 很难区别手术改变与术后残余病灶以及局部复发病灶，而 ^{131}I-MIBG 显像则能正确评价肿瘤的残留与复发以及转移，诊断的准确率明显优于其他影像技术。对于恶性嗜铬细胞瘤转移的病例，^{131}I-MIBG 全身显像能够探查转移灶，准确分期，判断能否手术切除或者接受大剂量的 ^{131}I-MIBG 的治疗。但对于副神经节瘤和恶性嗜铬细胞瘤，生长抑素受体显像的敏感性高于 ^{131}I-MIBG 显像。因此，对于临床可疑原发嗜铬细胞瘤，首先考虑进行 ^{131}I-MIBG 显像。

对于神经母细胞瘤，应用 ^{131}I-MIBG 显像能够准确分期，探查复发灶，并能探查到 CT 或 MRI 未能发现的转移灶，指导临床选择合理的治疗方法。此外，对于骨转移的病例，^{131}I-MIBG 显像的敏感性（91%～97%）优于骨显像。通过观察治疗前后病灶对 ^{131}I-MIBG 的摄取程度，可以预测预后。

三、^{18}F-FDG PET/CT 显像

^{18}F-FDG 是一种葡萄糖类似物，通过与葡萄糖相同的机制进入细胞并磷酸化，但不能通过糖酵解代谢。由于恶性肿瘤细胞的葡萄糖转运蛋白活性增加，细胞内的葡萄糖-6-磷酸酶水平较低，致使磷酸化的 FDG 不能扩散出细胞，同时 ^{18}F-FDG 不能参与进一步的代谢，导致 ^{18}F-FDG 能够长期滞留于肿瘤细胞内；所以，恶性肿瘤细胞对 ^{18}F-FDG 的摄取明显增加。应用 ^{18}F-FDG PET/CT 显像能够有效的诊断和鉴别诊断肿瘤的良恶性，指导恶性肿瘤的分期和再分期并预测、评价疗效等。

影响 ^{18}F-FDG 摄取、分布和清除的因素很多。血清葡萄糖主动与 ^{18}F-FDG 竞争摄取。进食后产生的内源性胰岛素和糖尿病患者应用的胰岛素会增加肝脏和肌肉对 ^{18}F-FDG 的摄取，从而降低了肿瘤的摄取。进行 ^{18}F-FDG PET/CT 显像需注意以下事项：显像前几天，患者需避免剧烈运动；糖尿病患者需血糖控制良好，检查前 8～12

小时停止应用长效胰岛素，注射 ^{18}F-FDG 2 小时内勿用短效胰岛素；禁食 4~6 小时；血清葡萄糖（<200mg/dl）；患者保持温暖、安静和放松；头颈部肿瘤，为避免早期棕色脂肪摄取，对于幽闭恐惧、焦虑或肌肉紧张的患者，可考虑镇静。

低级别的肿瘤、含有肿瘤细胞相对数目较低的肿瘤（如支气管肺泡癌和黏液腺癌等）表现为 ^{18}F-FDG 的低摄取。恶性胸腔积液通常表现为 ^{18}F-FDG 的低水平活性，有些甚至为阴性结果，可能是由于肿瘤细胞在液体中分散，未能探查到放射性摄取。肿瘤坏死区域对 ^{18}F-FDG 的摄取减低或无摄取，通常见于非常大的肿块中心。通过确定肿瘤坏死区域和有代谢活性区域，^{18}F-FDG PET/CT 显像可以帮助指导活检，提高活检的准确率。此外，炎症和感染对 ^{18}F-FDG 的摄取程度可能超过恶性肿瘤造成假阳性结果。

由于 NENs 通常不具有高的葡萄糖代谢率，^{18}F-FDG PET/CT 显像的灵敏度较低，特别是对于高分化的 NENs（G1 和 G2），所以，^{18}F-FDG PET/CT 显像常规并不适应于 NENs。但低分化 NENs 的葡萄糖代谢明显增高，^{18}F-FDG PET/CT 显像对于 G3 的 NENs 有极高的检出率。SRI 阴性和 ^{18}F-FDG PET/CT 阳性与早期肿瘤进展相关，^{18}F-FDG PET/CT 阳性与无进展生存期和总生存期缩短相关。^{18}F-FDG PET/CT 显像阴性结果可预测 NENs 低侵袭性和高生存率[31, 34, 35]。

四、^{18}F-DOPA PET/CT 显像

由于 NENs 的神经内分泌功能特点，除了 SSTR，NENs 还可以通过其他分子和代谢靶点显像，^{18}F-二羟基苯丙氨酸（^{18}F-DOPA）是目前研究最广泛的分子探针，其合成昂贵、应用相对困难。^{18}F-DOPA 通过与 NENs 细胞膜非 Na$^+$ 依赖的氨基酸转运载体（LAT2）特异性结合摄取进入细胞后，在芳香酸脱羧酶（AADC）的作用下脱羧成 ^{18}F-多巴胺。^{18}F-DOPA 在肾脏脱羧会导致肿瘤摄取 ^{18}F-DOPA 减低和图像质量降低，通过显像前口服 AADC 抑制剂卡比多巴可以避免。与传统显像技术和 SMSR SPECT 比较，^{18}F-DOPA PET/CT 对于高分化 NENs 诊断的准确性更高。目前其主要应用于 SSTR 表达低或差异大的肿瘤，如神经外胚层肿瘤。^{18}F-DOPA PET/CT 显像和 SRI 评估了 NENs 的不同特性。对于胰腺胰岛细胞肿瘤，^{18}F-DOPA PET/CT 显像较 SRI 的灵敏度更低，定位价值有限，应用卡比多巴可将 ^{18}F-DOPA PET/CT 检测胰岛素瘤的敏感性提高到 70%。其探查 GEP-NETs（胃肠胰腺神经内分泌肿瘤）的敏感性明显低于 SMSR PET，应用卡比多巴可将 ^{18}F-DOPA PET/CT 定位 NF-pNETs（无功能胰腺神经内分泌肿瘤）的敏感性提高到 90%。^{18}F-DOPA PET/CT 对于先天性高胰岛素血症有较高的敏感性，对于良性胰岛素瘤、甲状腺髓样癌有研究价值。此外，^{18}F-DOPA PET/CT 可应用于分泌 5-羟色胺而 SSTR 表达阴性的 NENs 显像。对于嗜铬细胞瘤和副神经节瘤患者，SMSR PET 探查头颈部副神经节瘤比 ^{18}F-DOPA PET/CT 更灵敏，尤其是琥珀酸脱氢酶 b 亚基突变的患者。此外，由于恶性瘤和非恶性病变的 SSTR、^{18}F-DOPA 表达不同，作为反映儿茶酚胺代谢途径的显像剂，^{18}F-DOPA PET/CT 可能有助于鉴别甲状腺髓样癌、中肠 NENs、嗜铬细胞瘤、神经母细胞瘤或副神经节瘤患者怀疑同时合并转移性恶性肿瘤（例如：乳腺癌）。即使 ^{18}F-DOPA PET/CT 在生长抑素类似物治疗前的评估中没有预测疗效作用，它可以识别仅低度表达或不表达 SSTR 的病灶，并预测这些病变反应不良或无反应。^{18}F-DOPA PET/CT 可运用于治疗后随访，可能有助于识别新发病变或评估有无疾病进展[31, 34, 35]。

五、胰高血糖素样肽受体显像

几乎所有的良性胰岛素瘤均以高比率和高密度过度表达胰高血糖素样肽受体 1（GLP-1R），因而 GLP-1R 成为分子成像的理想靶点。这对临床非常重要，因为胰岛素瘤可导致危及生命的低血糖，通常难以用常规成像方法定位，从而妨碍外科干预。SSTR 在低于 70% 的良性胰岛素瘤过度表达，SRI 对良性胰岛素瘤的检测的敏感性较低，约 50%~60%。而恶性胰岛素瘤 SSTR 表达的比率和密度明显高于其 GLP-1R 的表达。为了改善良性胰岛素瘤的显像技术，目前已研究并应用了放射性核素标记的 GLP-1R 类似物作为显像剂，包括 SPECT/CT 显像剂（^{111}In 和 ^{99m}Tc 标记的 exendin4）和 PET/CT 显像剂（^{68}Ga-DOTA-exendin4 等）。文献报道，胰高血糖素样肽受体 SPECT 显像对胰岛素瘤具有较高的检出率，并能够简化外科手术[31, 35]。与 SPECT 显像相比，PET 显像具有更高的空间分辨率、灵敏度和准确的定量。北京协和医院在国内率先开展 ^{68}Ga-DOTA-exendin4

PET/CT 显像，证实其探查良性胰岛素瘤的敏感性较 SMSR SPECT、MRI、CT 和 EUS 更高，是诊断良性胰岛素瘤首选的影像技术。

六、甲状旁腺显像

甲状旁腺显像已成为甲状旁腺功能亢进症患者术前评估的常规影像学检查方法之一。甲状旁腺功能亢进症的临床特点包括血钙升高、血磷降低以及甲状旁腺素水平升高。甲状旁腺显像的目的是在手术前定位功能亢进的甲状旁腺组织，使微创手术成为可能。在甲状旁腺功能亢进症的术前定位方面，放射性核素显像方法与超声、CT 和 MRI 等比较，诊断准确性更高。通常这些其他的影像学检查方法主要是了解剖定位，特别是对于异位和纵隔内甲状旁腺组织诊断的敏感性较低。

（一）显像原理及方法

^{99m}Tc-sestamibi（^{99m}Tc-MIBI）是异腈家族的亲脂阳离子成员，是目前甲状旁腺显像最常用的显像剂。^{99m}Tc-MIBI 摄取机制与甲状旁腺腺瘤富含嗜酸细胞和血管丰富相关，主要定位和滞留在细胞的线粒体内，其在线粒体内的浓度是细胞外的浓度的 1 000 倍。甲状旁腺腺瘤嗜酸细胞中富含大量线粒体，因此能够高度摄取 ^{99m}Tc-MIBI 且滞留，洗脱缓慢，正常的甲状旁腺则无此功能。

甲状旁腺显像包括双时相法和双核素剪影法，目前临床常用的是双时相法。双时相法基于功能异常的甲状旁腺组织对 ^{99m}Tc-MIBI 的摄取明显高于正常甲状腺组织，^{99m}Tc-MIBI 从甲状腺组织与功能异常的甲状旁腺组织的洗脱速度不同，功能异常的甲状旁腺组织（如甲状旁腺腺瘤、增生等）的洗脱速率明显慢于正常甲状腺组织，因而，采用延迟显像并与早期影像进行比较能够诊断功能亢进的甲状旁腺病灶。检查前无需特殊准备，通常在注射 ^{99m}Tc-MIBI 后 10～30 分钟获得早期图像，在 1.5～2.5 小时获得延迟图像。当怀疑棕色瘤时，需做全身显像。甲状旁腺 SPECT、SPECT/CT 图像可以显示平面图像上未能看见的病变，能够提供病变更精确的解剖定位，特别是异位甲状旁腺的定位。

（二）图像分析

功能异常的甲状旁腺组织早期图像通常表现为放射性摄取增高区或浓聚区，延迟图像较早期图像更清晰。然而，有些病灶（约 10%～15%）的洗脱速度与甲状腺一样，在延迟图像上不可见，造成假阴性结果。这类病灶通常嗜酸细胞含量低和缺乏。许多增生的甲状旁腺腺体可以表现出快速洗脱，甲状旁腺腺瘤的显像剂洗脱速率也是可变的。对于这类病变，早期 SPECT（或 SPECT/CT）可以提高甲状旁腺显像的敏感性。除功能异常的甲状旁腺组织外，某些疾病在甲状旁腺显像也可以表现为放射性摄取增高区或浓聚区，造成假阳性结果，包括各种甲状腺疾病如甲状腺腺瘤、甲状腺癌、甲状腺淋巴瘤、甲状腺转移癌、结节性甲状腺肿等，颈部恶性肿瘤及其转移淋巴结或上胸部恶性肿瘤及其转移灶等。此时，需要结合病史、实验室检查和其他影像学方法进行判断。部分棕色瘤可以表现为放射性摄取增高区或浓聚区。

（三）临床应用

对于原发性甲状旁腺功能亢进症患者，甲状旁腺显像用于定位甲状旁腺腺瘤或甲状旁腺增生。特别是对于微创性甲状旁腺切除术，术前甲状旁腺显像在缩短手术探查的时间或范围方面非常有用。

对于持续或复发甲状旁腺功能亢进症患者，甲状旁腺显像能够局部定位功能亢进的甲状旁腺组织。这类患者大多进行一次或多次外科手术，使再次手术探查的难度增加。此外，异位甲状旁腺组织在此类人群中更为普遍，术前甲状旁腺显像定位能够提高手术成功率，可以帮助指导手术入路。

（四）放射性核素引导下微创甲状旁腺切除术

放射性核素引导下微创甲状旁腺切除术主要适用于甲状旁腺腺瘤引起的 PHPT、再次手术或持续或复发甲状旁腺功能亢进症、异位腺瘤、合并结节性甲状腺肿等，降低手术创伤。也可用于术前甲状旁腺显像阴性的双侧颈部探查患者，能够缩短手术时间，并且为病理性甲状旁腺组织切除提供更多的保证。术中伽玛探头能够引导外科医生找到病理性甲状旁腺组织体，其与甲状腺的放射性摄取比值大于 1.5，或者与颈部本底的比值大于 2.5～4.5，提示存在甲状旁腺腺瘤。

（五）^{11}C-choline PET/CT 显像

^{11}C-choline PET/CT 显像的基本原理是由于胆碱参与合成卵磷脂，进而参与合成细胞膜，因此 ^{11}C-choline 的摄取量可与肿瘤细胞磷脂合成量成正相关。甲状旁腺肿瘤多是分化较好的肿瘤细胞，理论上对 ^{11}C-choline 的摄取是增高的。

原发性甲状旁腺功能亢进经典的术前定位诊

断方法是颈部超声和 ^{99m}Tc-MIBI 甲状旁腺双时相显像，二者诊断一致时，可以为外科手术提供有意义的帮助，但在二者不一致时，手术风险增加，北京协和医院率先尝试用 ^{11}C-choline PET/CT 显像为功能亢进甲状旁腺组织术前定位提供更多依据。目前已有 100 余例患者行手术治疗，获得了病理诊断。初步统计结果显示，^{11}C-choline PET/CT 显像阳性率高于 ^{99m}Tc-MIBI 甲状旁腺双时相显像，可以提高原发性甲状旁腺旁腺亢进术前定位诊断的准确性。

七、肽受体介导的放射性核素治疗

肽受体介导的放射性核素治疗（peptide receptor radionuclide therapy，PRRT）是靶向放射性核素治疗的一部分，通过放射性核素标记的肽类近距离辐射杀伤癌细胞，这种放射性核素标记的肽能够特异地与肿瘤细胞膜上表达的肽受体结合，其密度分布明显高于非肿瘤组织。它属于 G 蛋白偶联受体，过度表达与许多人类恶性肿瘤有关。以 G 蛋白偶联受体为靶点的调节肽是载体，可以通过化学过程来运输放射性核素，同时保持其受体亲和力。PRRT 通过全身或偶尔局部给药的方式，治疗转移性或无法手术切除的恶性肿瘤。

PRRT 中目前应用和研究最广泛的是发射 β 粒子的放射性核素，如 ^{177}Lu 和 ^{90}Y 等。β 粒子在组织中的辐射作用范围很长，约 0.05~12mm，因此目标肿瘤细胞周围的相邻细胞也会受到辐射效应。近 20 多年来，欧洲的几个研究中心将放射性核素标记的 SSTR 激动剂（如 DOTA-TOC 或 DOTA-TATE 等）作为 NENs 标准治疗的一部分，包括 ^{90}Y-DOTATATE、^{177}Lu-DOTATATE、^{177}Lu-DOTATOC 等。近期的Ⅲ期临床研究证实，4 个周期的 ^{177}Lu-DOTATATE 加上单剂量长效奥曲肽与双倍剂量长效奥曲肽比较，其客观反应、生活质量、无进展生存率明显改善，且具有明显的总体生存效益[36]。^{177}Lu-DOTATATE 使转移性和进展期中肠来源的 NENs 患者明显获益[36]。目前 PRRT 联合应用其他系统治疗方法，如依维莫司和舒尼替尼等的临床研究正在进行中，尚需验证。

（李思进　李　方　武志芳　景红丽）

参 考 文 献

1. 姜玉新，吕珂. 胰腺超声检查规范. 北京：人民卫生出版社，2018
2. Fendrich V, Bartsch DK, Langer P, et al. Diagnosis and surgical treatment of insulinoma: experiences in 40 cases[J]. Dtsch Med Wochenschr, 2004, 129: 941-946
3. ACR CEUS LI-RADS Guildline（V2016）[OL]. https://www.acr.org/quality- safety/resources/ lirads/
4. Bartolotta TV, Midiri M, Galia M, et al. Qualitative and quantitative evaluation of solitary thyroid nodules with contrast-enhanced ultrasound: initial results[J]. Eur Radiol, 2006, 16: 2234-2241
5. 张波，姜玉新，戴晴，等. 前瞻性观察甲状腺结节的 SonoVue 超声造影增强模式 [J]. 中国医学影像技术，2010，26：844-847
6. D'Onofrio M, Mansueto G, Falconi M, et al. Neuroendocrine pancreatic tumor: value of contrast enhanced ultrasonography[J]. Abdom Imaging, 2004, 29: 246-258
7. 李加伍，凌文武，卢强，等. 胰腺神经内分泌肿瘤超声表现 [J]. 中国医学影像技术，2018，34：73-76
8. Bamber J, Cosgrove D, Dietrich CF, et al. EFSUMB Guidelines and Recommendations on the Clinical Use of Ultrasound Elastography. Part 1: Basic Principles and Technology[J]. Ultraschall Med, 2013, 34: 169-184
9. Cosgrove D, Piscaglia F, Bamber J, et al. EFSUMB guidelines and recommendations on the clinical use of ultrasound elastography. Part 2: Clinical applications[J]. Ultraschall Med, 2013, 34: 238-253
10. 王仕迎，冯兰云，王鹏，等. 超声引导经皮胰腺肿块细针穿刺 250 例临床分析 [J]. 中华消化杂志，2014，34：307-310
11. Tummers WS, Willmann JK, Bonsing BA, et al. Advances in Diagnostic and Intraoperative Molecular Imaging of Pancreatic Cancer[J]. Pancreas, 2018, 47: 675-689
12. 赵莹等. 肾上腺肿瘤的 CT 新技术应用进展 [J]. 中国临床医学影像杂志，2017，28：829-832
13. Johnson PT, Horton KM, Fishman EK. Adrenal Imaging with Multidetector CT: Evidence-based Protocol Optimization and Interpretative Practice1[J]. RadioGraphics, 2009, 29: 1319-1331
14. Roele ED, Timmer VCML, Vaassen LAA, et al. Dual-Energy CT in Head and Neck Imaging[J]. Curr Radiol Rep, 2017, 5: 19
15. Zhu L, Xue H, Sun H, et al. Insulinoma Detection With MDCT: Is There a Role for Whole- Pancreas Perfusion? [J]. AJR Am J Roentgenol, 2017, 208: 306-314
16. Mcgovern J, Singhi AD, Borhani AA, et al. CT Radiogenomic Characterization of the Alternative Lengthening of Telomeres Phenotype in Pancreatic Neuroendocrine Tumors[J]. AJR Am J Roentgenol, 2018, 211: 1020-1025
17. Liang W, Yang P, Huang R, et al. A Combined Nomogram Model to Preoperatively Predict Histologic Grade in

Pancreatic Neuroendocrine Tumors[J]. Clin Cancer Res, 2019, 25: 584-594

18. 杨正汉, 冯逢, 王霄英. 磁共振成像技术指南. 北京: 人民军医出版社, 2010
19. William Herring. 美国经典影像教程（第2版）. 冯逢, 译. 北京: 北京科学技术出版社, 2018
20. 金征宇, 龚启勇. 医学影像学. 北京: 人民卫生出版社, 2015
21. Berstein MA, King KF, Zhou XJ. Handbook of MRI pulse sequences. London: Elsevier Academic Press, 2004
22. Zhu L, Xue H, Sun Z, et al. Prospective comparison of biphasic contrast-enhanced CT, volume perfusion CT, and 3 Tesla MRI with diffusion-weighted imaging for insulinoma detection[J]. J Magn Reson Imaging, 2017, 46: 1648-1655
23. 孙照勇, 朱亮, 薛华丹, 等. 3T 磁共振多参数成像胰岛素瘤检出效能初探[J]. 放射学实践, 2017: 72-76
24. England RW, Geer EB, Deipolyi AR, et al. Role of Venous Sampling in the Diagnosis of Endocrine Disorders[J]. J Clin Med, 2018, 7: 114
25. 董徽, 车武强, 蒋雄京. 分侧肾上腺静脉取血的现状和进展[J]. 中华高血压杂志, 2017: 689-592
26. Ito T, Lee L, Jensen R T. Treatment of symptomatic neuroendocrine tumor syndromes: recent advances and controversies[J]. Expert Opin Pharmacother, 2016, 17: 2191-2205
27. De Baere T, Deschamps F, Tselikas L, et al. GEP-NETS UPDATE: Interventional radiology: role in the treatment of liver metastases from GEP-NETs[J]. Eur J Endocrinol, 2015, 172: R151-166
28. Reubi JC, Waser B. Concomitant expression of several peptide receptors in neuroendocrine tumours: molecular basis for in vivo multireceptor tumour targeting[J]. Eur J Nucl Med Mol Imaging, 2003, 30: 781-793
29. Etchebehere EC, de Oliveira Santos A, Gumz B, et al. 68Ga-DOTATATE PET/CT, 99mTc- HYNIC-octreotide SPECT/CT, and whole-body MR imaging in detection of neuroendocrine tumors: a prospective trial[J]. J Nucl Med, 2014, 55: 1598-604
30. Delle Fave G, Kwekkeboom DJ, Van Cutsem E, et al. Barcelona Consensus Conference participants. ENETS Consensus Guidelines for the management of patients with gastroduodenal neoplasms[J]. Neuroendocrinology, 2012, 95: 74-87
31. Antwi K, Nicolas G, Wild D, et al. Molecular imaging for neuroendocrine tumours[J]. Swiss Med Wkly, 2019, 10: 149: w20017
32. Bodei L, Weber WA. Somatostatin Receptor Imaging of Neuroendocrine Tumors: From Agonists to Antagonists[J]. J Nucl Med, 2018, 59: 907-908
33. Fani M, Nicolas GP, Wild D. Somatostatin Receptor Antagonists for Imaging and Therapy[J]. J Nucl Med, 2017, 58（Suppl 2）: 61S-66S
34. Cuccurullo V, Prisco MR, Di Stasio GD, et al. Nuclear Medicine in Patients with NET: Radiolabeled Somatostatin Analogues and their Brothers[J]. Curr Radiopharm, 2017, 10: 74-84
35. Bergeret S, Charbit J, Ansquer C, et al. Novel PET tracers: added value for endocrine disorders[J]. Endocrine, 2019, 64: 14-30
36. Nicolas GP, Morgenstern A, Schottelius M, et al. New Developments in Peptide Receptor Radionuclide Therapy[J]. J Nucl Med, 2019, 60: 167-171

第四章 内分泌疾病的基因诊断和检测技术

第一节 医学遗传学发展简史

因遗传因素而罹患的疾病称为遗传性疾病或简称为遗传病。遗传因素可以是生殖细胞或受精卵内遗传物质的结构和功能的改变,也可以是体细胞内遗传物质结构和功能的改变。大多数遗传病为先天性疾病。医学遗传学是临床医学与遗传学相互渗透的一门边缘科学,是人类遗传学的一个组成部分。医学遗传学揭示了人类纷繁的变异库,为人类遗传学研究提供了丰富的素材。20 世纪 50 年代以来,由于生物化学、细胞遗传学、免疫学与分子遗传学实验技术的发展,使医学遗传学获得了迅猛的发展。比如生化实验技术和分析方法的发展,提高了对先天性代谢病的研究和临床诊断的水平;再比如运用层析法检出尿液中的异常代谢产物,运用电泳技术检出异常血红蛋白分子,淀粉凝胶电泳可检出包括酶在内的蛋白质的结构异常,这都使医学遗传学在理论研究和实际应用两方面都向前跨进了一大步。1956 年,J. H. Tjio(蒋有兴)和 Levan 观察人胎肺组织培养细胞,首先正确地鉴定人体体细胞的染色体数目为 46 条。在人体染色体数目得到正确鉴定之后,染色体分析技术即被迅速应用于临床[1,2]。

20 世纪 70 年代初,随着限制性内切酶的发现及脱氧核糖核酸(deoxyribo nucleic acid,DNA)分子杂交技术的建立,分子遗传学进入基因工程阶段,并为解决临床问题提供了新的手段。Y. W. Kan(简悦威)等(1976 年)、Wong 等(1978 年)及 Dozy 等(1979 年)应用 DNA 实验技术,用胎儿羊水细胞 DNA 作出 α- 珠蛋白再生障碍性贫血的出生前诊断。纵观 20 世纪 50 年代以来医学遗传学的发展,人们研究与疾病发生有关的各种生物学变异,从表现型变异,蛋白质变异,进而到 DNA 变异。历届国际人类遗传学大会清楚地反映了研究水平的不断深入。20 世纪 70 年代中期兴起分子遗传学,极大地促进了医学遗传学的发展,揭示癌基因(onco gene)和(或)肿瘤抑制基因(tumor suppressor gene)的突变是肿瘤发生的分子基础,从而确定肿瘤是一种体细胞遗传病。体细胞突变也可能是自身免疫性疾病和衰老过程的分子基础。随着分子遗传学的发展,20 世纪 90 年代初,基因治疗进入了临床试验阶段。所谓基因治疗就是将某个正常基因导入患者体内细胞中使之表达,对患者缺乏的或异常的某种蛋白质提供其正常表达产物,从而起到治疗作用[1,2]。

分子遗传学的发展导致了反求遗传学(reverse genetics)的新趋势。这就是在不知道某种遗传病蛋白质异常的情况下,直接寻找致病的 DNA 变异,进而揭示这种 DNA 变异所导致的蛋白质异常。这就使遗传学研究从表现型到基因型这条经典路线转变成为从基因型到表现型的反求路线。近年来,在反求遗传学思路指导下,遗传学家们对一些不明原因的遗传病进行了 DNA 标记连锁分析,使 DNA 标记逐渐逼近,最终找到致病基因。遗传学家们由此找到了 Duchenne 肌营养不良的肌营养不良蛋白(dystrophin)基因和囊性纤维化的跨膜调节蛋白基因等[1,2]。

遗传病的分子遗传学研究,正在使医学遗传学走向 21 世纪的大发展。1986 年,诺贝尔奖获得者 Dulbecco 提出,如果我们希望对肿瘤有更多的了解,这就必须集中于细胞的基因组,最有用的是从细胞的基因组测序开始。经过学术界几年的争论,1990 年美国国会批准 15 年(1991—2005)拨款 30 亿美元的人类基因组计划(human genome project,HGP)。该计划通过以下三步,即连锁图(遗传图)、物理图和基因组测序,揭示人类基因组 DNA 30 亿碱基对的全序列。HGP 是生物医学领域的阿波罗登月计划,它给 21 世纪的生物医学科学带来一场遗传学革命。由于 HGP 意义重大而影响深远,引起了各国政府的高度重视,投入大量资金推进 HGP 的研究,使其进展一再超前。2000 年 6 月 26 日美国总统克林顿和英国首相布莱尔宣布人类基因组序列工作草图诞生。2001 年 2 月 15 日由美国、英国、日本、法国、德国、中国六个国家组成的国际人类基因组测序联合体发表了根据人类基因组 94% 序列草图做出的初步分析。2004 年 10 月 21 日,Nature 杂志公布了人类基因组的完整序列,这是人类分子遗传学的登峰之作。尤其是 2005 年以来,随着高通量二代测序技术的出现和日臻完善,人类进入了后基因组时代,这必将引导 21 世纪的生物医学科学结出丰硕成果,进一步造福于人类[1,2]。

(龚凤英)

第二节 染色体病诊断的检测技术

从遗传学的角度看,遗传性内分泌代谢病包括染色体病、基因病(单基因病和多基因病)、线粒体病和体细胞遗传病(肿瘤等)。染色体病的诊断技术包括核型分析(karyotype analysis)和分子细胞遗传学技术,而诊断单基因病、多基因病、线粒体基因病和体细胞遗传病的最直接方法是基因诊断(gene diagnosis)。随着分子生物学技术的进展,遗传性内分泌代谢病的基因诊断技术也明显提高。这不仅使诊断的准确率明显提高、费用明显下降,而且所花费的时间也大大缩短。

染色体病包括染色体数目异常和结构畸变。目前已发现的人类染色体病约 10 000 多种,已确定的综合征约 100 多种。确诊染色体病的主要方法是染色体检查,包括经典的显带核型分析技术,以及分子细胞遗传学的新技术如荧光原位杂交(fluorescence in situ hybridization, FISH)、微阵列芯片比较基因组杂交技术(array-based comparative genomic hybridization, aCGH);单核苷酸多态性芯片(single nucleotide polymorphism array, SNP array)等[1,2]。

一、显带核型分析技术

在细胞分裂的中期,松散的染色质丝通过多级螺旋化,形成在光镜下可辨认的染色体。因此,特定处理处于旺盛有丝分裂的组织细胞,如外周血淋巴母细胞、骨髓、绒毛、胸水、腹水、肿瘤组织、皮肤、肝脏、肾脏等,可获得染色体标本,从而在光镜下进行核型分析(karyotype),包括 G 显带、Q 显带、C 显带、N 显带和迟复制 X 染色体检测技术。采用染色体显带核型分析技术,可以对内分泌相关染色体数量和结构异常的疾病,比如先天性睾丸发育不良综合征(klinefelter syndrome)和特纳综合征等疾病进行诊断。

二、分子细胞遗传学分析技术

传统的显带技术能够准确地诊断染色体数目异常,但往往不能检出低于 5Mb 的染色体结构畸变。为此,发展出了应用克隆的 DNA 探针来检测染色体结构畸变的分子细胞遗传学分析技术,该技术的应用在很大程度上提高了染色体病检测的分辨率和准确性。

(一)荧光原位杂交

把某条染色体或其某个区带的特异 DNA 采用带有荧光染料的地高辛配基或者生物素等标记为探针,然后与染色体或间期细胞进行杂交,在荧光显微镜下观察杂交后的颜色信号,采用这种技术来检测染色体的方法,称为荧光原位杂交(FISH)。FISH 可鉴别难以确定的染色体重排(属于染色体结构异常)或者在 1~3 天迅速诊断染色体数目的异常。因此,FISH 通常用于辅助染色体显带分析。FISH 技术具有敏感度高、信号强、背景低、快速、多色等优势,已成为临床细胞遗传学检测的常规手段,也是基因定位的有力工具[3]。

(二)微阵列芯片杂交技术

用传统的染色体核型分析方法,如染色体区带染色分析、FISH 技术等,可探讨许多染色体结构变异,但实验操作繁琐、分辨率低,尤其是不能覆盖全基因组,所以很难给出染色体变异位点的精确定位。aCGH 和 SNP array 技术的出现,解决了上述难题。

aCGH 和 SNP array 的原理是将待测 DNA 和正常对照 DNA 分别用红色和绿色荧光染料标记,混合,然后与全基因组 DNA 芯片或 SNP 芯片进行杂交。杂交后的芯片经激光扫描,所得的数据再用计算机进行分析,根据"$\log_2$ 比值"检测出缺失(红色过多)或重复(绿色过多)。

aCGH 和 SNP array 技术综合了染色体显带分析和 FISH 的优势,既覆盖了全基因组,又具有极高的诊断率和准确性,就好比一次高通量进行了成千上万次的 FISH 检测。另外,aCGH 和 SNP array 技术的另外一个优点是,其取材是基因组 DNA，因而不需要细胞培养，可用于任何组织和细胞的检测，而且大大加快了出结果的时间[3]。

第三节　基因突变检测的基本技术

遗传性内分泌基因病，包括单基因病和多基因病，其基因诊断则选择不同基因突变检测技术，直接检测和分析样本中的 DNA 或 RNA 水平上的致病性突变或者变异，常见的 DNA 变异检测技术见表 1-4-1。样本只要包含任何有核细胞即可，包括外周血（最常用）、活检组织标本、手术切除标本等等。

一、直接检测 DNA 突变的技术

（一）聚合酶链反应技术

聚合酶链反应（polymerase chain reaction, PCR）是最基本、最为广泛应用的 DNA 突变检测技术，PCR 可以选择性地将单个 DNA 或核糖核酸（ribonucleic acid，RNA）分子在几小时内迅速扩增至几百万倍以上，直接检测和分析患者特定基因的序列。从发根、漱口液及少量血痕中得来的极少数细胞均可以直接用于 PCR 分析，因而可以不必从组织中抽提大量的 DNA 或 RNA 样本。

PCR 的原理是用一对能分别与靶 DNA 双链序列配对的人工合成的寡聚核苷酸引物，在耐热 DNA 聚合酶（Taq polymerase）的作用下，扩增目的 DNA 片段。重复热变性、引物退火及引物延伸的循环，DNA 片段的拷贝数会成指数成倍增长，经过约 30 多个循环，可达 $10^6 \sim 10^7$。

PCR 技术有快速、经济、灵敏度高以及对患者核酸检测的样本的要求低等很多优点。但由于

表 1-4-1　DNA 变异检测技术一览[3]

检测方法	原理	临床应用
DNA 印迹（Southern blotting）	用限制酶消化基因组 DNA—琼脂糖凝胶电泳分离 DNA 片段—印迹转移至尼龙膜—与标记的 DNA 探针杂交	可检测插入、缺失和重排；也可用于绘制物理图谱
PCR 产物大小的分析	根据 PCR 产物的大小，选择琼脂糖凝胶电泳或聚丙烯酰胺凝胶电泳（polyacrylamide gel electrophoresis，PAGE）	可检测小插入、小缺失、三核苷酸重复突变
DNA 直接测序	确定 DNA 片段的 4 种碱基的线性排列顺序	可检测插入、缺失、点突变、重排。Sanger 测序是基因诊断的"金标准"
DNA 错配裂解	用标记的 DNA 探针与检测的 DNA 进行杂交—在碱基错配位点裂解 DNA	可检测小插入、小缺失、点突变
等位基因特异性寡核苷（allele-specific oligonucleotide，ASO）	合成特异的互补 DNA 单链寡核苷酸探针—标记的探针分别与样本进行杂交	可检测已知的等位基因突变
多重连接依赖式探针扩增（multiplex ligation-dependent probe amplification，MLPA）	探针与 DNA 靶序列特异杂交—连接 DNA 片段	可检测外显子或整个基因的缺失、重复
质谱法	依据被检 DNA 的有义链和无义链单链的物理量	可检测小插入、小缺失、点突变
DNA 微列阵杂交	依据被检 DNA 与 DNA 芯片的杂交信息	可检测 SNP、拷贝数变异（copy number variation，CNV）、基因表达谱
高通量测序（next generation sequencing，NGS）	用一套寡核苷酸探针来捕获基因组上的目标序列—用通用引物对捕获到的序列进行 PCR 扩增—对扩增产物进行高通量测序生物信息分析—确定致病基因突变	可同时检测点突变、小插入、小缺失（<20bp）、大片段缺失、重复；适合外显子的组成数目在十几个以上的致病基因；适合多样本量的同步检测
蛋白截断实验	纯化被检组织或细胞的 RNA—用包含 T7 启动子的 5' 引物 RT-PCR 生成 cDNA—cDNA 翻译为蛋白 - 蛋白产物通过十二烷基磺酸钠聚丙烯酰胺凝胶电泳（sodium dodecyl sulfate polyacrylamide gel electrophoresis，SDS-PAGE）进行分析	可检测由于移码突变、间接位点突变、无义突变导致的蛋白产物截短

PCR 的强大扩增能力与检测的敏感性，极微量的污染便可导致假阳性结果。因此，临床实验室要特别重视避免 PCR 的产物被污染[3,4]。

（二）实时定量聚合酶链反应技术

自从 Mullis 于 1985 年发明 PCR 技术以来，已经衍生出几十种相关的 PCR 方法，如多重 PCR、原位 PCR、实时 -PCR（real time PCR，RT-PCR）和巢式 PCR 等。定量 PCR 的目的是以 PCR 终产物的量推测样本中待测靶分子的绝对起始量和相对起始量，即检测样本中靶基因的拷贝数，该方法对于研究基因的扩增和表达，诊断和判断疾病的预后等都具有非常重要的意义。其中，实时定量 PCR（real time quantitative PCR，qPCR）的应用最为广泛。根据所用荧光技术的不同，qPCR 可分为两类：①根据寡核苷酸探针与 PCR 产物结合后所释放出的荧光进行检测和定量，如 TaqMan 系统；②通过双链 DNA 亲和性荧光素与 PCR 产物结合后所释放出的荧光进行检测和定量，如 SYBR Green 系统。

在 PCR 反应的早期，每经过一轮变性、引物退火和延伸合成的周期，DNA 分子的数量就会增加一倍。如果对这种相关性进行绘图，在半对数坐标纸上可以得到一个直线图形。达到一定的产量阈值所需的 PCR 循环数可以用来计算 PCR 起始模板的数量，通常称为 Ct 值。达到一定产量所需的循环数越少，起始 PCR 的模板量就越多[3,4]。

（三）限制性片段长度多态性技术

限制性核酸内切酶是能识别特定的 DNA 双链序列，并能在识别序列或其邻近处进行 DNA 双链切割的核酸内切酶，比如 EcoRI、BamHI、HaeIII 等，都是限制性核酸内切酶。限制性片段长度多态性（restriction fragment length polymorphism，RFLP）是由于 DNA 序列的变异所引起的限制性内切酶切位点的改变，从而导致酶切片段大小的不同。这种 DNA 序列的变异由人类基因组中存在的大量单个碱基置换的中立变异以及某些重复序列的重复数目在不同个体中的差异所导致的。这些变异在不同的个体中存在差异，并在人群中表现为遗传多态的现象[3,4]。

（四）脱氧核糖核酸印迹技术

脱氧核糖核酸印迹技术，即 DNA 印迹（Southern blotting）技术是一种将基因组 DNA 用限制酶酶切消化后，进行凝胶电泳，将 DNA 片段按大小进行分离后，然后再用探针进行核酸杂交，以确定目标 DNA 分子片段位置的一种技术。具体操作如下，首先提取样本基因组 DNA，然后限制酶消化，产生约 100 万个 DNA 片段，采用琼脂糖凝胶电泳分离 DNA 片段，小的 DNA 片段泳动快，而大的 DNA 片段泳动慢。采用强碱变性的方法，将双链 DNA 变性而分成两条互补的单链，单链 DNA 通过印迹作用（blotting）和毛细管作用从凝胶转移到硝酸纤维膜或尼龙膜上。最后，采用经变性后成单链状态的标记 DNA 探针，与上述通过印迹含有单链 DNA 分子的膜在液相中进行分子杂交。因为 DNA 探针只与它的互补 DNA 链进行复性或退火，所以杂交后的膜洗去那些未结合的探针，然后将膜（膜上已有被杂交上的标有放射性的探针）与 X 线片压在一起进行曝光，这样 X 线片上就出现已被杂交的 DNA 片段的位置，这个位置完全对应于一开始做琼脂糖凝胶电泳时不同样本的 DNA 片段的位置[3,4]。

（五）核糖核酸印迹技术

核糖核酸印迹技术，即 RNA 印迹（Northern blotting）技术，是用于确定 RNA 样本中特定基因转录的 mRNA 分子的大小及含量信息的一种技术。因为不同基因的转录物的长度不同，因此，一种细胞的总 RNA 或纯化的 mRNA 可以用琼脂糖凝胶电泳中因分子大小不同而分开，然后同 DNA 印记技术一样，转移至硝酸纤维素膜或尼龙膜上，将膜与已标有放射性、变性的探针温育杂交，洗膜并与 X 线片压片曝光，将会出现一个或多个目的转录物的条带[3,4]。

（六）蛋白质印迹技术

蛋白质印迹（Western blotting）技术是用来对特定蛋白质进行定性和半定量的一种方法。本法可用于检测从遗传病患者的细胞中提取的突变蛋白的分子大小及含量的多少。具体操作如下，首先把从细胞中抽提的蛋白质并进行聚丙烯酰胺凝胶电泳（polyacrylamide gel electrophoresis，PAGE），按相对分子质量大小使不同蛋白质分离，然后将它们经印迹转移到一张硝酸纤维素膜、尼龙膜或化学活化膜上，将膜与目的蛋白的抗体一起温育。这种抗原抗体之间的结合可以被标有组织化学、荧光或放射性物质的针对第一抗体的第二抗体所识别。最后，洗膜并与 X 线片压片曝光，将在目的蛋白质处出现条带，条带的位置和深浅可以用来确定该蛋白分子量的大小和含量的多少[3,4]。

(七) Sanger 测序法

DNA 序列测定是诊断已知和未知基因突变最直接、可靠的方法。经典的 DNA 测序技术称为 Sanger 测序法（Sanger sequencing），以英国著名科学家、两次诺贝尔奖获得者 Fred Sanger 命名，是基因诊断的"金标准"。Sanger 测序法可用于点突变、小缺失和小插入等的检测。无论是克隆片段还是 PCR 产物，纯化了的 DNA 片段都能够进行 Sanger 测序。Sanger 测序法是利用了 4 个双脱氧核苷酸（ddA、ddC、ddG 和 ddT），它们的脱氧核糖缺少 3'-羟基（通常 DNA 缺少 2'-羟基）。如果加入到正在延伸的 DNA 链中，双脱氧核苷酸将阻止 DNA 聚合酶结合到与被测序的模板链互补的下一个碱基，因而阻断 DNA 的延伸。在 Sanger 测序中，以被测序的 DNA 片段作为模板，4 种双脱氧核苷酸和正常的 4 种脱氧核苷酸一并加入反应体系，一段短寡核苷酸引物按照碱基互补配对的原则，结合到 DNA 模板上，DNA 聚合酶会选择任一正常核苷酸或双脱氧核苷酸加入而继续延伸合成链。因为如果加入双脱氧核苷酸将而终止 DNA 链的合成。因此，PCR 结束后，理论上反应体系中应该存在不同长度片段（只相差一个碱基）的 DNA 产物，用电泳的方法分离 DNA 产物，因为每一种双脱氧核苷酸标记有可发出不同荧光的荧光染料，因此，根据不同的荧光标记，就可读出 DNA 的碱基序列。将该序列与网上数据库中的正常序列进行比对，可以明确是否存在目的 DNA 序列的点突变、小缺失和小插入等[3,4]。

(八) 高通量测序技术

高通量测序又称二代测序（next generation sequencing，NGS）或大规模平行测序技术，对应于以 Sanger 测序法为代表的第一代测序技术而得名。在二代测序中，三种主流测序技术分别为依次出现的 Roche/454 焦磷酸测序（2005 年）、Illumina/Solexa 聚合酶合成测序（2006 年）和 ABI/SOLiD 连接酶测序（2007 年）。高通量测序可检测全基因组存在的点突变、小插入或者缺少等。与 Sanger 测序相比，二代测序技术最突出的特征是单次运行能够产出巨大的序列数据量。

高通量测序技术一般由模板准备、测序和成像、序列组装和比对等部分组成。三种高通量测序技术的原理各不相同，其数据量出、数据质量和单次运行的成本也有差异。相对于 Sanger 测序技术，高通量测序技术的出现，使得获得核酸序列数据的单碱基测序费用急剧下降，同时也给基因组学研究带来了新方法和新方案。目前，高通量测序技术已广泛应用于动植物全基因组测序、基因组重测序、外显子组测序、转录组测序、小 RNAs 测序和表观基因组测序等方面，并在孟德尔疾病和复杂疾病的研究以及疾病的基因诊断和靶向药物应用中发挥重要作用[5~10]。

(九) 多重连接依赖式探针扩增技术

多重连接依赖式探针扩增（multiplex ligation-dependent probe amplification，MLPA）技术是一种高通量、针对待测 DNA 靶序列进行定性和半定量分析的方法。该技术具有高效、特异、在一次反应管中可同时检测多个不同的核苷酸序列拷贝数变化的优点，可用于检测 DNA 的大片段缺失或者重复。MLPA 的基本实验流程和原理包括 DNA 变性、探针与 DNA 靶序列杂交、连接、PCR 扩增，产物通过毛细管电泳分离后，最后采用软件分析获得 DNA 靶序列重复或者缺少的结论。

每对 MLPA 探针包括两段寡核苷酸序列，每条探针包括一段引物序列和一段特异性序列。通过与靶序列的杂交，并使用连接酶把两部分探针连接成一条核苷酸单链，再通过通用引物进行扩增。由于设计的每对探针所扩增的产物长度不一，毛细管电泳可将 PCR 产物的不同片段进行分离，最后应用 Genemarker 等软件对结果进行分析。如果检测的靶序列发生点突变、甲基化、缺失、重复等变异，则相应探针的扩增峰便会发生缺失、降低或升高。因此，根据扩增产物的改变，可判定靶序列是否存在拷贝数目的异常、点突变和甲基化等现象[3,4]。

二、DNA 突变的预筛查技术

对于未知基因突变的筛查，有以下几种技术：①基于突变型和野生型片段单链在凝胶电泳上迁移率的不同或指纹图谱差异的检测，最典型的是单链构象多态性（single-strand conformational polymorphism，SSCP）、双脱氧指纹法（dideoxy fingerprinting，ddF）和限制性内切酶指纹法（restriction endonuclease fingerprinting，REF）等；②基于突变型和野生型片段生成的杂合双链体与纯合双链体在 PAGE 上迁移率不同的检测，包括变性梯度凝胶电泳（denaturing gradient gel electrophoresis，DGGE）、温度梯度凝胶电泳（temperature gradient gel electrophoresis，TGGE）、构象敏感凝胶电泳（conformation-sensitive gel electrophoresis, CSGE）和异源双链分析（heteroduplexes analysis, HA）等；③基于杂合双链体和纯合双链体在高效液相色谱中滞留时间的差异的筛查方法，即变性高效液相色谱（denaturing high performance liquid chromatograghty, DHPLC）分析；④基于杂合双链体中错配碱基的化学断裂法（chemical cleavage of mismatch, CCM），如用核糖核酸酶（ribonuclease, RNase），DNA修复酶或化学试剂（四氧化锇、羟胺）的检测。上述检测方法对于未知基因突变的筛查在灵敏度、适用范围和检测突变类型上存在差异，各有优势和不足[1,2]。

三、间接检测DNA突变的技术

一般将基因诊断的方法分为直接法和间接法两大类。直接法如上所述，主要是直接对致病基因进行诊断和分析，检查其是否存在结构异常。而间接分析法主要是用基因旁边或内部的遗传多态标记在家系中作连锁分析而进行基因诊断，主要是用多态性位点来跟踪致病基因的传递。间接检测DNA突变的技术一般在下述情况下采用：①致病基因还未得到完全克隆；②患者的家系资料较为完整；③已知与致病基因紧密连锁的DNA多态性位点。

（一）短串联重复序列连锁分析技术

短串联重复序列（short tandem repeat, STR）是遍布于人基因组中的高度重复序列，重复单位一般为2～6bp，又称为微卫星DNA（microsatellite DNA）。在人群中因重复次数不同而存在遗传多态性，它的杂合度和所含信息都比较高，因此，可应用该信息对未知致病基因的遗传病进行诊断，也可以作为直接检测DNA突变的验证手段之一。在采用STR作连锁分析进行基因诊断时，发生错误诊断的概率大小与突变基因与多态遗传标记间的重组有关[3,4]。

（二）DNA指纹

长度10～100bp的DNA高度重复序列（重复次数通常为几百至几千次）称为小卫星DNA（minisatellite DNA）。由于小卫星可变的串联重复次数造成许多等位基因，故又称为可变数目串联重复（variable number of tandem repeat, VNTR）。这种信息量最大的多态性标记可涉及几十个或以上的等位基因。因而，如果两个个体之间无亲缘关系，她们的等位基因就不一样。无论是STR还是VNTR，大部分可能对健康无影响，但有些VNTR可引发相关疾病的发生[3,4]。

（龚凤英）

第四节　染色体病与基因组病遗传学检查的策略与适用技术

从非显带染色体到显带染色体的制备，染色体检查技术的进步已使不同的染色体能够得到准确的区分，大大提高了对染色体数目异常与结构畸变（染色体病）的识别率。同时，染色体分子杂交技术的出现，使我们能够发现与诊断染色体微小结构突变及其导致的遗传病（基因组病）。

一、染色体与基因组检查策略

（一）染色体与基因组检查的顺序

常规染色体检查是染色体病诊断的"金标准"，对于怀疑染色体病的患者首先应完成常规染色体检查，以发现显著的染色体数目异常与结构畸变。常规染色体检查无阳性发现时，可考虑选择分辨率更高的基因组检查。目前该类检查以比较基因组杂交芯片为代表，以期发现基因组功能性的微小结构突变，包括微缺失及微重复等[1,2]。

（二）非靶向与靶向基因组检查

采用比较基因组杂交等高分辨技术进行非靶向基因组检查，适用于患者的临床表现缺乏特异性，难以根据症状体征及一般实验室检查获得病因诊断的情况。非靶向基因组检查的结果可进一步采用靶向基因组检查予以验证。以FISH技术为代表的靶向基因组检查适用于一些常见染色体病的快速筛查，以及非靶向基因组检查结果的验证[3,4]。

二、染色体与基因组检查的适用技术

FISH适用于染色体病与基因组病的靶向检测。在临床工作中，通常首先进行常规染色体检查，以获得染色体组全貌。在发现特定染色体异常，尤其是结构改变时，可利用FISH核型进一步判断与表型的关系[3,4]。

定量PCR技术（qPCR）主要针对常见的染色体病与基因组病的靶向检测。定量PCR技术的缺点是难以对染色体易位与嵌合体做出有效判断。基于短串联重复序列（STR）的定量PCR技术理论上适用于大部分常见的染色体非整倍数的

检查。多重连接依赖式探针扩增（MLPA）是另一个临床常用的染色体病与基因组病的靶向检测技术。该技术适用于检测已知的染色体微缺失/微重复综合征及染色体亚端粒缺失综合征等，是目前针对已知的染色体微缺失/微重复最可靠的遗传检查方法之一[3,4]。

微阵列比较基因组杂交（aCGH）与单核苷酸微阵列（SNP array）技术均为高通量、高分辨率的基因组结构检测技术，适用于基因组未知微缺失/微重复的非靶向检测。该技术最突出的不足之处在于难以检出染色体平衡易位与嵌合体，该问题的解决还有待于该技术的进一步改进与发展[9~11]。

（龚凤英）

第五节　单基因病遗传学检查的策略与适用技术

基因诊断是通过寻找致病基因的功能性突变，对单基因遗传病进行病因诊断的过程。基因诊断可分为实验室基因检查与基因突变性质判断两个内容。根据致病基因的结构特点与突变谱，基因检查的重点集中在确定诊断策略与选择适用分子生物学检测技术两个方面。而对基因突变性质的分析则需要集中实验室与生物信息学两个方面的证据。

一、基因检查策略

随着人类疾病基因组学研究的深入，越来越多的致病基因被发现，也积累了大量的基因型与疾病表型相关性的证据。迄今为止，在实验室中已能对近3 000种单基因病进行基因突变分析。然而，单基因病致病基因突变大都有其自身的特点。致病基因的突变谱特点存在较大差异。因此，在实验室基因检查中首先需要选择合适的检查策略[1,2]。

（一）直接与间接诊断

1. 直接基因诊断　直接基因诊断是指利用适用的技术与方法对遗传病患者的致病基因进行直接分析，确定致病基因突变位点，达到基因诊断的目的。直接基因诊断的指征包括以下几点，致病基因明确的单基因病；患者群体致病基因突变谱已建立，有突变热点；检测基因较小，检测耗时与成本符合临床的需要。

2. 间接基因诊断　间接基因诊断是指通过检测基因内或基因两侧的一些遗传多态性位点的基因型，利用基因连锁分析建立家系中野生型基因与突变型基因多态性位点单倍型的信息，进而了解待检者是否获得突变基因的一种诊断方法。间接基因诊断的指征包括以下几点，致病基因明确的单基因病；未能检出致病基因功能区致病突变，或缺乏明显的突变热点；基因较大的单基因病。

间接基因诊断的关键是遗传多态性位点的选择，一般来说，有两类多态可以选用。①单核苷酸多态性（SNP），该类位点数量大，并且较多可以利用限制性片段长度多态性（RFLP）的分析，确定基因型。缺点是这些位点多呈现二态的变化，大大地限制了其多态的信息量。因此，常常需要结合较多的SNP位点的检测，才能区分出家系中的野生型与突变型基因；②短串联重复序列（STR），这类位点虽然在数量上远远少于SNP位点，但由于每个位点往往存在有较多的等位片段，因此多态信息量要比SNP位点大很多，区分家系野生与突变基因所需的STR位点数也大大少于SNP位点。基于STR的这些特点，目前间接基因诊断比较多地选择STR位点[1,2]。

（二）已知与未知基因突变诊断

1. 已知基因突变诊断　已知基因突变诊断是一种靶向的基因诊断方法。在进行直接基因诊断时，通过对致病基因的一个或少数几个频繁出现于患者群体的功能性突变进行检测，低成本在短时间内完成基因诊断。常见基因突变诊断的诊断率取决于被检测基因突变在患者群体中出现的频率。该诊断方法适用于致病基因有突变热点的单基因病。

2. 未知基因突变诊断　当致病基因缺乏明显的突变热点，或者患者被证实未发现常见突变时，在直接基因诊断中可以采取未知基因突变诊断策略。目前，随着高通量测序技术的发展以及其在临床的逐渐应用，已经能够一次性地对大基因及遗传异质性单基因病进行罕见突变的检测，大大地缩短了直接基因诊断的时间[1,2]。

二、致病突变分析

在实验室中检出基因突变只是基因诊断的第一步，更重要的是从找出导致疾病的功能性突变，这就是突变性质的分析过程。实质是通过分析突变基因型与疾病表型的关系，最终确定致病突变。突变性质的分析是一个循证的过程，同时涉及生物信息学循证与实验室循证两个方面的东西。

1. 生物信息学循证

（1）突变数据库核实基因型与表型信息：对基因检测中发现的突变点，首先需要查询各种突变数据库以获得判断其性质的信息，主要的数据库包括：①人类基因突变数据库（the human gene mutation database，HGMD）。该数据库集中了公开报道的可引起人类单基因疾病表型的核基因组突变，突变类型包括了单碱基置换、缺失、插入及复杂的基因重排。目前数据库已收集近 5 000 个基因，合计超过 12 万个基因功能突变的信息。数据库还提供了相关基因的 cDNA 序列，能够便利地进行基因突变点的定位，并能判断蛋白质一级结构的改变。同时，通过对特定基因突变谱的查询，判断检测中发现的突变是否已有相关文献报道，进而通过阅读文献，了解既往研究中所发现的基因突变与疾病表型的关系；②位点特异性突变数据库（locus-specific mutation database）。该数据库包括各种特定遗传病致病基因突变。这类数据库与 HGMD 最大的不同在于，其是专门针对某一种特定的遗传病而建立的数据库。常常是由国外特定遗传研究领域较领先的研究机构建立，其更新速度更快，还包含了许多未经公开报道的突变与遗传多态性。另外，在基因突变检测中，还一个很重要的步骤就是排除其为单核苷酸多态性的可能性。因此，需要查询遗传变异数据库。美国国立卫生研究院 SNP 数据库（database of single nucleic polymorphisms，dbSNP）与欧盟基因组关联研究数据库（genome wide association study central，GWAS Central）是最重要的两个基因多态数据库。其中，dbSNP（http://www.ncbi.nlm.nih.gov/sites/entrez?db = snp）数据库已收集了包括人类在内的超过 50 个物种近 7 000 万个基因组的变异，是基因突变循证中最常被使用的多态数据库。GWAS Central（https://gwascentral.org/）数据库偏重于表型研究结果。另外，Hapmap 数据库（http://hapmap.ncbi.nlm.nih.gov/cgi-perl/gobrowse/hapmap24_B36/）与千人计划数据库（http://1000genomes,org/home）也是判断基因突变性质时信息来源的重要数据库[12~15]。

（2）跨物种蛋白同源序列的保守性分析：当基因检测中所发现的突变点，经查询上述各种数据库确定为新突变时，尤其是错义突变时，可以对该突变进行多物种氨基酸序列的比对，用来判断该突变的保守性。保守性分析的基本原理是在功能上越重要的蛋白质，或者越重要的蛋白结构域，在进化过程中越保守。通过比对不同物种特定基因突变氨基酸及两侧的序列（http://genome.uesc.edu，http://blast.ncbi.nlm.nih.gov/Blast.cgi，http://www.megasoftware.net/）的保守性，可以为新突变性质的判断提供重要的线索和依据[12~15]。

（3）蛋白质高级结构比对：有些基因突变是通过改变蛋白质的空间结构来影响蛋白的功能的。通过一些公共软件，可以对蛋白质的空间结构进行初步的推测和分析。比如分析基因突变后是否有 α 螺旋、β 折叠、β 转角、扩展链或无规卷曲结构等的改变，这些都有助于对新突变性质进行进一步的判断[12~15]。

（4）软件预测：当基因检测中所发现的突变点，经查询上述各种数据库确定为新突变时，还可以采用软件对突变的性质进行进一步的功能预测。这些软件包括 PolyPhen2（http://genetics,bwh.harvard.edu/pph2/）、SIFT（http://sift jcvi.org/）、MutPred（http://mutpred.mutdb.org/）、nsSNPAnalyzer（http://snpanlyzer.uthsc.edu/）、Panther（http://www.pantherdb.org/）、PhD-SNP（http://snps.Biofold.org/phd-snp/phd-snp.html）及 SNPs&GO（http://snps-and-go.biocomp.unibo.it/snps-and-go/）等[12~15]。

2. 实验室循证

（1）家系中突变与疾病表型的共分离：在家系成员中靶向检测到新基因突变，要分析该突变是否存在与疾病表型共分离的现象。比如完全显性的常染色体遗传病家系，分析家系成员是否符合有突变即为患者，无该突变则无病的特点。在该分析过程中，还应该注意区别不完全显性、外显不全及延迟显性等因素的影响。

（2）突变在群体中的分布：在群体中，SNP 等位基因频率通常超过 1%。因此可对非病群体中超过 200 个等位基因进行分析，以了解 SNP 位点的群体基因频率。如未发现或低于 1%，则该变异是功能突变的可能性大。

（3）突变基因 mRNA 与蛋白质水平的鉴定：基因突变的致病性既可以表现为 mRNA 质量的变化，也可以主要表现为蛋白质质量或者功能的变化。前者源于一些剪切位点突变、隐匿剪切位点激活突变或基因表达调控位点突变。这些突变的一个共同特点是突变基因 mRNA 序列或数量发生了较大的改变，可以通过反转录实验在 mRNA 水平上获得突变性质的证据。而有一些错义突变，其致病性可能通过改变蛋白空间结构，其与上下游蛋白结合异常，导致相应途径和通路的改变。该突变需要进行蛋白功能实验来确定突变的致病性。

三、基因检测的适用技术

选择适用的基因检测技术是快速准确地完成基因诊断的前提，其在较大程度上取决于采何种基因诊断策略。下面简要介绍几种实验室的常用技术及其适用范围。

聚合酶链反应-限制性片段长度多态性检测技术（PCR-RFLP）适用于直接基因诊断中常见点突变的检测，可以迅速地区分出野生型与突变型等位基因，从而实现基因诊断的目的。但是该技术的检测结果需要DNA测序验证[3,4]。

等位基因特异性寡核苷酸（allele-specific oligonucleotide，ASO）技术适用于直接基因诊断中常见点突变的检测。理想的反应条件和引物模板错配时尽可能少的错配延伸都将影响ASO的点突变的检出率。因此，ASO技术比较容易出现假阳/阴性结果。在临床上的使用受到一定限制。该技术的检测结果也需要DNA测序验证[3,4]。

聚合酶链反应-单链构象多态性（PCR-single strand conformation polymorphism，PCR-SSCP）技术检测适用于直接基因诊断中未知罕见突变的筛查。该技术只能提示突变存在的可能性，不能证实突变的位置与性质，必须与其他检测手段结合，比如DNA测序，才能做出诊断。近年来，随着毛细管技术的普及，该技术的具有更高的电泳分辨率，PCR-SSCP对突变的检出率有了明显的提高[3,4]。

变性高效液相色谱（DHPLC）技术适用于直接基因诊断中未知罕见突变的筛查。由于DHPLC技术的突变检出率与PCR片段中突变碱基的位置，以及异源杂合双链从色谱柱上被洗脱的时间及温度等诸多因素有关，其通用性受到一定程度的影响。该技术的检测结果也需要DNA测序验证[3,4]。

高分辨率熔解曲线分析（high-resolution melting analysis，HRM）适用于直接基因诊断中未知罕见突变的筛查。该技术可以提示突变的存在。与DHPLC技术相比，HRM技术在突变筛查中具有便捷性、较高灵敏度与特异性的优点，而且检测成本较低，耗时较少，在临床中已得到广泛的使用。该技术的检测结果也需要DNA测序验证[3,4]。

Sanger测序是目前基因突变检测的"金标准"。近年来，随着DNA测序技术的发展，常规测序的成本不断降低，为直接基因诊断提供了强有力的费用保障。目前几乎所有的基因突变筛查及高通量基因突变检测的结果均需通过Sanger DNA测序来进行验证[3,4]。

第二代测序（NGS）技术主要包括全基因组测序（whole genome sequencing，WGS）技术与全外显子组测序（whole exome sequencing，WES）技术。NGS技术主要用于高通量检测基因的单碱基置换、小的缺失或/和插入等累及较少碱基的变异。遗传病诊断中NGS技术的应用指征包括检测与寻找高度遗传异质性单基因病的致病基因；检测与寻找表型重叠遗传病的致病基因；检测与寻找大基因的致病突变。NGS数据中致病突变的主要特点包括：遗传变异的群体频率<1%～5%；变异类型包括无义突变终止密码突变缺失或/和插入突变剪切位点突变及错义突变等；变异基因与疾病表型存在明确的相关性。需要特别注意的是，致病突变需要采用如Sanger测序等方法进行验证。NGS的优势体现在通过对全基因组或全外显子组或预设的特定疾病相关基因群的高通量检测，可以同时获得大量的基因变异信息，为后续致病突变的判断奠定了基础。NGS也有其局限性，NGS的检测时间较长，费用较高，尤其是面对获得的大量基因变异信息，后期变异性质的解读和辨析是非常重要的问题，常常需要有强的医学和遗传性背景的专业人员来分析[5~10]。

多重连接依赖式探针扩增技术（MLPA）适用于未知基因缺失与重复的较高通量检测。除能够对基因缺失进行定性检测外，该技术还具有检测靶点拷贝数的相对定量能力。因此，能够对基因片段的杂合缺失（缺失携带者）及重复进行检测和判断[3,4]。

除了上述基因检测的适用技术外，其他基因检测技术还包括适用于已知或突变范围比较确定的基因组缺失与重复检测的DNA印迹（Southern blotting）以及长片段PCR技术等。

（龚凤英　朱惠娟）

参 考 文 献

1. 陈竺等.医学遗传学.北京：人民卫生出版社，2005
2. 邬玲仟，张学.医学遗传学.北京：人民卫生出版社，2016
3. Van Ommen GJB，Bakker E，den Dunnen JT. The human

genome project and the future of diagnostics, treatment, and prevention[J]. Lancet, 1999, 354 (Suppl 1): 5-10
4. Goodwin S, McPherson JD, McCombie WR. Coming of age: ten years of next-generation sequencing technologies[J]. Nat Rev Genet, 2016, 17 (6): 333-351
5. Shendure J, Balasubramanian S, Church GM, et al. DNA sequencing at 40: past, present and future[J]. Nature, 2017, 550 (7676): 345-353
6. Biesecker LG, Green RC. Diagnostic clinical genome and exome sequencing[J]. N Engl J Med, 2014, 370 (25): 2418-2425
7. Collins FS, Varmus H. A new initiative on precision medicine[J]. N Engl J Med, 2015, 372 (9): 793-795
8. Tucker T, Marra M, Friedman JM. Massively parallel sequencing: the next big thing in genetic medicine[J]. Am J Hum Genet, 2009, 85 (2): 142-154
9. Heather JM, Chain B. The sequence of sequencers: The history of sequencing DNA[J]. Genomics, 2016, 107 (1): 1-8
10. Behjati S, Tarpey PS. What is next generation sequencing?[J]. Arch Dis Child EducPract Ed, 2013, 98 (6): 236-238
11. Le Gallo M, Lozy F, Bell DW. Next-Generation Sequencing[J]. Adv Exp Med Biol, 2017, 943: 119-148
12. Ginsburg D. Genetics and genomics to the clinic: a long road ahead[J]. Cell, 2011, 147 (1): 17-19
13. Lu JT, Campeau PM, Lee BH. Genotype-phenotype correlation-promiscuity in the era of next-generation sequencing[J]. N Engl J Med, 2014, 371 (7): 593-596
14. Yohe S, Thyagarajan B.Review of Clinical Next-Generation Sequencing[J]. Arch Pathol Lab Med, 2017, 141 (11): 1544-1557
15. Richards S, Aziz N, Bale S, et.al. Standards and guidelines for the interpretation of sequence variants: a joint consensus recommendation of the American College of Medical Genetics and Genomics and the Association for Molecular Pathology[J]. Genet Med, 2015, 17 (5): 405-424

第二篇

下丘脑-垂体疾病

第一章　下丘脑-垂体的解剖

脑垂体是一个复合的神经内分泌结构。由三部分组成：一是垂体前叶（腺垂体）；二是垂体后叶（神经垂体）；三是中间叶（中间部）。这三部分在形态、胚胎发生和功能作用方面各不相同。大量鞍区病变的病理结果提示这一狭小空间的病变具有胚胎多样性。Rathke 最先证实腺垂体起源于口咽腔顶外胚层的外翻部分[1]。随着发育，它围绕着相邻的漏斗柄和神经垂体，像"一个球裹在一个棒球手套里"（Harvey Cushing 的描述）[2]。垂体组织内的任何细胞都可以向肿瘤转变，垂体肿瘤最主要起源于腺垂体，在组织学上表现为良性腺瘤。腺垂体分为远侧部（前叶）和结节部（前叶细胞漏斗状向上延伸，位于漏斗的前表面），腺垂体占整个垂体的 80%。Auguste Théodore Liégeois 最先在 1860 年左右将垂体描述为无管腺体，并发现其有影响远处器官的能力[2]。这是通过激素合成和释放来实现的。腺垂体主要有五种分泌激素的细胞，每种细胞在功能和超微结构上各不相同，各分布在一个相当一致的拓扑布局的空间内。这五种类型的细胞分别是生长激素细胞、催乳素细胞、促肾上腺皮质激素细胞、促甲状腺激素细胞和促性腺激素细胞，分别分泌生长激素（growth hormone，GH）、催乳素（prolactin，PRL）、促肾上腺皮质激素（adrenocorticotropic hormone，ACTH）、促甲状腺激素（thyroid stimulating hormone，TSH）、促性腺激素[黄体生成激素（luteinizing hormone，LH）和卵泡刺激素（follicle stimulating hormone，FSH）]。精确和连续调节下丘脑在刺激和抑制方面的平衡，这些细胞的分泌和增殖能力受外周靶器官激素的负反馈调节。

在微观层面，腺垂体呈现出一种的腺泡结构，每个腺泡由各种分泌细胞组成。腺体内不同的细胞类型倾向于集中在某一个区域[3]。由于各种腺垂体细胞分布的密度差异，不同类型的垂体腺瘤会有好发部位的不同。认识到这种拓扑结构对神经外科医生非常重要，外科医生偶尔会在术中切开看似正常的垂体组织去寻找垂体微腺瘤。在横切面上，前叶似乎是由两个侧翼，一个梯形区域和中央的楔型区域组成。分泌生长激素的细胞主要位于侧翼，尤其是靠近前方。

大部分生长激素腺瘤在这个部位发生。分泌 PRL 的细胞可以在腺垂体的任何地方发现，尽管在腺垂体的前方、侧翼后部的聚集是最密集的。大多数泌乳素腺瘤也起源于该部位。促肾上腺皮质激素细胞，占所有垂体细胞的 10%～15%，通常位于中央楔叶内，位于后叶的前部，是促肾上腺皮质激素腺瘤好发的部位，但不是绝对的。促甲状腺激素细胞，约占腺垂体细胞的 5% 左右，位于中央楔叶的前内侧小片区域。促性腺激素细胞广泛分布于远端，没有主要聚集的部位；因此促性腺激素腺瘤不具有固定的起源位点，可能与垂体干细胞、零细胞和滤泡细胞有关。

脑垂体的后部起源于间脑的底部，通过漏斗部和正中隆起的灰结节与下丘脑保持连续。第三脑室在垂体柄内陷形成漏斗隐窝。神经垂体储存由下丘脑的视上核和室旁核分泌的血管加压素（抗利尿激素）和催产素。这些激素的分泌由神经连接进行调控，漏斗柄横断导致相关的下丘脑神经元的 Wallerian 变性。腺垂体和神经垂体之间有一个自然分开的腔隙是 Rathke 囊残腔。Rathke 囊残腔扩大将导致 Rathke 囊肿。

由于垂体是双胚层来源，垂体也是受两大来源的血管供应[4]。垂体上动脉及其分支，乳头体前动脉、后交通动脉的分支，形成血管丛供应腺垂体和漏斗。垂体下动脉来源于颈内动脉的脑膜垂体干，供应神经垂体。垂体囊本身由颈内动脉虹吸处的细小囊动脉供应。上级血管形成毛细血管网络，也被称为下丘脑漏斗部毛细血管网，汇入垂体门静脉，然后与下丛吻合。

与其他中枢神经系统结构一样，垂体周围被

硬膜包围，除了上面的鞍膈孔使漏斗体从下丘脑通向蝶鞍。鞍膈（即硬膜顶）是鞍内病变与颅内其余部分之间的屏障。颅内压升高可以通过横膈孔进行传递，并且可以通过蛛网膜憩室这个间隙形成空蝶鞍。相反，侵袭性鞍区肿瘤可以通过鞍膈孔侵入颅内。

垂体在蝶鞍内，上方为鞍膈，外侧为海绵窦，后下方为斜坡，前下方为蝶窦。蝶骨体围绕蝶鞍，不同程度的气化从大约10个月开始，在3～6岁之间加速，并持续到30岁左右[5]。充分气化的蝶窦位于整个蝶鞍下方，被称为全鞍型蝶骨，约占人群的80%。未气化的蝶窦为甲介型，在儿童中很常见，并且在3%的成年人中持续存在。鞍前型是蝶骨部分气化，介于全鞍型和甲介型之间。蝶鞍除外根据蝶骨的气化程度分为鞍型、鞍前型和甲介型外，也可以根据鞍底腹侧和底面所形成的角度分为突出型，弯曲型或扁平型；扁平的鞍底在手术中暴露更具难度和挑战性[6]。蝶鞍与筛骨板和蝶鞍前缘邻接，形成额叶的底部。在尾侧，蝶骨延续为斜坡。

海绵窦在垂体的两侧，由海绵间窦连接。海绵窦内的小梁间穿行颈内动脉的海绵窦段以及第Ⅲ、Ⅳ、Ⅵ和Ⅴ对脑神经的第一和第二分支。外展神经在离开Dorello管后进入海绵窦，并沿颈内动脉的内侧穿行至颈内动脉的外侧。与海绵窦内其他位于海绵窦外侧壁内的脑神经不同，外展神经位于海绵窦内颈内动脉旁边，因此更容易受到病变的压迫导致损伤。冠状面上两侧海绵窦内颈动脉海绵窦段之间的距离决定了经鼻蝶窦入路切除垂体病变手术时的操作空间。另外，海绵窦内侧壁相对于垂体的凸形结构，会形成一些隐蔽的隐窝，这些隐匿部位的肿瘤术中有时候不容易被观察到，可能会导致肿瘤残留。

（王任直　包新杰）

参 考 文 献

1. Rathke H. Ueber die entstehung der glandula pituitaria [On the origin of the pituitary gland][J]. Arch f Anat Physiol u wissensch Med, 1838, 5: 482-485
2. Cushing H. The pituitary body and its disorders: clinical states produced by disorders of the hypophysis cerebri. Philadelphia: J. B. Lippincott Company, 1912
3. Kovacs K, Horvath E. Tumors of the pituitary gland, fascicle 21. in: AFIP Atlas of Tumor Pathology. 2nd series. Washington, DC: Armed Forces Institute of Pathology, 1986
4. Powell DF, Baker HL Jr, Laws ER Jr. The primary angiographic findings in pituitary adenomas[J]. Radiology, 1974, 110(3): 589-595
5. Yonetsu K, Watanabe M, Nakamura T. Age-related expansion and reduction in aeration of the sphenoid sinus: volume assessment by helical CT scanning[J]. AJNR Am J Neuroradiol, 2000, 21(1): 179-182
6. Zada G, Agarwalla PK, Mukundan S Jr, et al. The neurosurgical anatomy of the sphenoid sinus and sellar floor in endoscopic trans-sphenoidal surgery[J]. J Neurosurg, 2011, 114(5): 1319-1330

第二章 下丘脑垂体激素的生理生化

一、概述

下丘脑调节垂体腺的功能，通过垂体柄与其下方的垂体腺连接，形成形态和功能上密切联系的神经内分泌单位，并对多个内分泌腺（甲状腺、肾上腺、性腺）的功能及体温、摄食、睡眠等广泛的生理活动进行调节。下丘脑通过两种方式与垂体腺发生联系。其一是通过下丘脑垂体束直接与神经垂体（垂体后叶）发生联系，下丘脑的视上核和室旁核能够分泌抗利尿激素（antidiuretic hormone，ADH），又称为精氨酸加压素（arginine vasopressin，AVP）和催产素（oxytocin，OX），这些激素能够与相应的运载蛋白形成复合物，经下丘脑垂体束运输到神经垂体储存，并在需要时释放入血。下丘脑和垂体联系的另外一种方式是通过垂体门脉血管系统。下丘脑神经内分泌核团分泌的调节腺垂体（垂体前叶）的激素通过神经末梢直接释放到垂体门脉血管内，随血流到达腺垂体，调节腺垂体激素的合成和分泌。下丘脑分泌的调节腺垂体的激素按照生理功能分为释放激素和抑制激素。释放激素包括促甲状腺激素释放激素（thyrotropin-releasing hormone，TRH）、促肾上腺皮质激素释放激素（corticotropin- releasing hormone，CRH）、促性腺激素释放激素（gonadotrophin-releasing hormone，GnRH）、生长激素释放激素（growth hormone-releasing hormone，GHRH）、黑色素细胞刺激激素释放激素（melanin stimulation hormone-releasing hormone，MSHRH）、催乳素释放激素（prolactin releasing hormone，PRH），这些激素刺激腺垂体激素的释放；抑制激素包括生长激素释放抑制因子（somatostatin release inhibiting factor，SRIF）、催乳素抑制激素（prolactin-inhibiting hormone，PIH）和黑色素细胞刺激激素抑制激素（melanin stimulation hormone release inhibiting hormone，MSHRIH），这些激素抑制腺垂体激素的释放。在下丘脑刺激激素和抑制激素的协同作用下，腺垂体能合成和分泌肽类和蛋白质激素主要有 6 种，分别是生长激素（growth hormone，GH）、催乳素（prolactin，PRL）、促肾上腺皮质激素（adrenocorticotrophic hormone，ACTH）、促甲状腺激素（thyroid stimulating hormone，TSH）、卵泡刺激素（follicle stimulating hormone，FSH）和黄体生成素（luteinizing hormone，LH）。这些激素能够特异性地与靶腺细胞受体结合发挥相应的调节靶腺激素分泌的作用。每一种腺垂体激素一方面受下丘脑激素的调节，另一方面调节靶腺激素的合成和分泌。而靶腺激素除了受腺垂体激素的调节外，同时还对下丘脑和垂体相应调节激素的分泌有反馈调节作用，形成了下丘脑 - 垂体 - 靶腺轴，包括下丘脑 - 垂体 - 肾上腺轴，下丘脑 - 垂体 - 甲状腺轴，下丘脑 - 垂体 - 性腺轴。这是机体内分泌功能的主要调节方式。神经垂体主要由神经胶质细胞和神经纤维组成，没有内分泌功能，储存抗利尿激素和催产素[1~5]。

本章将介绍下丘脑 - 生长激素轴、下丘脑 - 催乳素轴有关激素和神经垂体储存和释放的抗利尿激素和催产素的生理生化。人和肽素（copeptin）是精氨酸加压素素前体 C 端一个由 39 个氨基酸组成的糖蛋白分子。其与精氨酸加压素等分子分泌，血浆半衰期较长。2018 年，建立了测定其血清学水平的方法，有助于多尿 - 烦渴综合征的鉴别诊断和垂体术后尿崩症的预测，因此关于其生理生化，也将在本章介绍。

二、生长激素轴激素的生理生化

GH 是腺垂体合成量最多的一种蛋白质激素，在垂体中的含量约占垂体湿重的 5%～10%。正常成人每个垂体含 5～10mg GH。腺垂体 GH 的分泌受下丘脑 GHRH 和 SRIF 的双重调节。GH 没有一个专一的靶腺或者靶器官，GH 的促生长作用要通过肝脏、软骨等组织产生的胰岛素样生长因子（insulin-like growth factor, IGF-1）的介导起作用。IGF-1 对腺垂体 GH 的分泌和下丘脑 GH 分泌的调节激素也起反馈调节作用。所以，GH 的功能和分泌调节也形成下丘脑 -GH-IGF-1 轴系。下面将对这个轴系的功能和相互关系做简单介绍[1~3]。

（一）GH 的合成和分泌

GH 是一种蛋白质激素，编码 GH 的基因位于第 17 号染色体的长臂。由 5 个外显子和 4 个内含子组成。在腺垂体 GH 细胞中表达，经转录和翻译后产生含 199 个氨基酸残基的 GH，分子量为 22kD。GH 基因在转录过程中的另一种剪切方式产生分子量为 20kD 的 GH，与 22kD 的 GH 相比，缺少第 32~46 位的 15 个氨基酸。垂体和循环中的 GH 的分子形式是非均一的，包括多种形式的单体、同源或者异源单体的聚合体、分子的片段和单体与其结合蛋白形成的复合体。其中最主要的 GH 形式是 22kD 单体，它是单一肽链组成的球形蛋白，含 4 个半胱氨酸，形成 2 个分子内二硫键，使 GH 分子具有一大一小两个环，分子内不含糖基。22kD GH 约占垂体 GH 的 70%~75%，而只占循环 GH 的 43%。其次较为丰富的 GH 单体是 20kD 的 GH，这种 GH 是含 176 个氨基酸残基的单一肽链。20kD GH 约占垂体和循环中 GH 的 5%~10%。20kD GH 对糖代谢的作用弱，促 IGF-1 生成、促生长和生乳作用与 22kD GH 相似。20kD GH 与 GH 受体的亲和力较低。第 3 类 GH 单体分子是酸性 GH，包括脱氨和乙酰化的 22kD GH。它们在垂体和循环中约占 GH 的 5%。在垂体和循环中还有分别占 10%~20% 和 20%~30% 的 GH 的聚合体，这些聚合体是同种或者异种单体 GH 分子 2~5 个的聚合体。GH 单体聚合后成为大分子 GH。血液中另一部分大分子 GH 是与特异的 GH 结合蛋白（growth hormone binding protein, GH-BP）形成的复合物，约占循环的 30%。GH-BP 有两种，分别是高亲和力 GH-BP 和低亲和力 GH-BP。GH-BP 的结构和功能与 GH 受体密切相关。这种 GH-BP 即 GH 受体的细胞外区，是受体的可溶形式。GH 的作用决定于循环中 GH 的水平、分泌形式、到达血管外间隙和靶细胞的情况以及细胞表面受体的数量和亲和力等因素。在控制 GH 如何到达其靶细胞上，循环中 GH-BP 起主要作用。具体表现为以下三个方面：①对抗 GH 的脉冲性分泌，维持循环中 GH 水平的相对稳定；②调节 GH 接近靶细胞的量以影响 GH 的作用；③直接调节 GH 与靶细胞受体的作用[1~4]。

正常情况下血液中 GH 水平有自发的波动，而且受运动、睡眠、应激等活动和饮食中糖、蛋白质、脂肪等成分的影响。基础 GH 水平很少超过 3μg/L，通常小于 1μg/L。自发的 GH 分泌峰可达 20~30μg/L。出生后一周内的新生儿血浆 GH 水平升高，可达 10μg/L 以上，甚至到 30~50μg/L。青少年与睡眠有关的 GH 高峰可高达 20~50μg/L[1,4,5]。北京协和医院内分泌科测定 62 例正常成年男性和女性 GH 基础水平分别为（0.34±0.05）μg/L 和（0.83±0.18）μg/L。肢端肥大症和巨人症的患者 GH 为高分泌状态，故血清 GH 水平升高。122 例活动性肢端肥大症患者空腹 GH 水平为（75.9±8.3）μg/L。基础值和空腹值没有差别[6]。

（二）GH 的生理功能

GH 分泌入血后和血浆中特异的 GH-BP 相结合，随血循环到达靶器官或者靶细胞，与细胞膜上特异性的 GH 受体（growth hormone receptor, GHR）结合，激活受体后信号转导途径，发挥相应的生理作用。GHR 在机体内分布广泛。在哺乳动物中，GHR 几乎无处不在。除分布于肝脏、脂肪组织、软骨组织以外，也分布在小肠、心脏、肾、肺、胰腺等内脏器官和脑、骨骼肌、卵巢黄体、睾丸及胸腺等组织的淋巴细胞、巨噬细胞、成纤维母细胞等细胞中[1~4]。

GH 最主要的生理作用是促生长作用。在青春期之前，促进机体成比例生长；在青春期以后骨骺关闭，身体高度不再增加，GH 主要促进细胞和组织的生长。GH 促进长骨生长的作用有直接和间接两种作用方式。直接作用是 GH 随血循环到达骨骺生长板的前软骨细胞或者生发层细胞，与这些细胞膜上的 GHR 结合，促进细胞分化为软骨细胞。间接作用方式是 GH 首先与肝细胞膜上 GHR 结合，引起 GHR 的二聚化，后者再激活细胞内 Janus 激酶 - 信号转导及转录激活因子（Janus kinase-signal transduction and activator of transcription, JAK-STAT）信号通路，促进肝细胞合成和分泌 IGF-1。IGF-1 随着血循环到达骨骺生长板，与前软骨细胞或者生发层细胞膜上的 IGF-1 受体结合，促进这些细胞分化为软骨细胞，同时也与软骨细胞膜上的 IGF-1 受体结合，促进软骨细胞自身 IGF-1 基因的表达，合成并分泌

IGF-1，通过自分泌和旁分泌的方式作用于软骨细胞，使软骨细胞克隆扩增、肥大，成为骨细胞，从而使骨骼生长[1~4]。

GH 对机体的代谢也具有重要的调节作用，这些作用主要是 GH 的直接作用。GH 对糖和脂肪代谢的作用主要有两方面，一方面是急性作用，具有类似胰岛素的作用，增加葡萄糖的摄取和氧化，抗脂肪分解；另一方面是慢性作用，具有抗胰岛素的作用，减少葡萄糖的摄取和氧化，刺激脂肪分解，胰岛素敏感性下降。肢端肥大症的患者，血清 GH 水平升高，对胰岛素敏感性下降，肌肉摄取葡萄糖能力降低，葡萄糖利用受阻，出现高血糖。GH 具有很强的促进蛋白质合成代谢的作用。GH 还能引起细胞内矿物质如钾、镁和磷的潴留。增加小肠钙的吸收和近端肾小管对磷的重吸收。GH 刺激细胞外基质的合成，使胶原合成增加。肢端肥大症的患者，GH 分泌过多，结缔组织中透明质酸和硫酸软骨素聚集，使患者脸部和肢端呈现肥大[1~4]。

（三）GH 分泌的调节

GH 的合成和分泌受严格的调节。下丘脑分泌的 GHRH 和 SRIF 是最主要的调节激素。GHRH 从下丘脑的腹内侧核和弓状核分泌后经垂体门脉系统到达腺垂体，作用于 GH 分泌细胞，促进细胞的增生，促进 GH 的合成和分泌。而 SRIF 则发挥相反的生理作用，能够抑制细胞内环磷酸腺苷（cyclic Adenosine monophosphate，cAMP）的活化，抑制 GH 的合成和分泌。GH 的合成和分泌是下丘脑这两种主要调节激素相互拮抗平衡的结果。GH 脉冲性分泌也是这两种激素脉冲性分泌的结果[1~4]。葛瑞林（ghrelin）是 1999 年发现的由 28 个氨基酸残基组成的肽。它能与促生长激素分泌素（growth hormone secretagogue，GHS）受体结合，促进下丘脑 GHRH 的分泌和垂体 GH 的分泌[7]。Ghrelin 主要由胃黏膜的泌酸细胞合成和分泌，其次下丘脑的弓状核也高表达 ghrelin。Ghrelin 第 3 位的丝氨酸与一个辛酰基（$CH_3(CH_2)_6CO$）连接，是其活性所必需的结构[7, 8]。Ghrelin 除了具有刺激 GH 分泌的作用外，还能促进食欲，增加体重，调节能量平衡；促胃酸分泌及胃运动，并具有改善血流动力学的作用[9]。

此外，多巴胺、去甲肾上腺素、肾上腺素、乙酰胆碱以及 5- 羟色胺等神经递质也参与生长激素合成和分泌的调节。同时甲状腺激素、糖皮质激素以及性激素对 GH 分泌都具有重要的调节作用[1~4]。

（四）胰岛素样生长因子

胰岛素样生长因子（IGF-1）是由 70 个氨基酸残基组成的单一肽链，分子量为 7.65kD。合成 IGF-1 的部位极为广泛，几乎遍布体内所有的组织。但是肝脏和肾脏是体内合成 IGF-1 的最大场所。IGF-1 在血液中的水平比较恒定，一天中无明显变化。在血液中，95% 的 IGF-1 与特异的结合蛋白（insulin-like growth factor binding protein，IGFBP）以及对酸不稳定的 α 亚单位结合，形成三元复合物，延长 IGF-1 的半衰期，并维持血中 IGF-1 水平的恒定[1~4]。

正常人血中 IGF-1 的水平与年龄有关。北京协和医院内分泌科测定了 660 例 1~60 岁正常人的 IGF-1 水平[10]。结果发现，出生后随着年龄的增长，IGF-1 水平缓慢升高，一直到青春发育前，大致与成人相似。青春发育期 IGF-1 水平急剧升高，为成人水平的 2 倍以上。持续几年，然后下降，18 岁后达到成人的水平。50 岁后，血清 IGF-1 水平有一个缓慢下降的趋势。在我们的资料中，每个年龄组 IGF-1 的水平女性均高于男性[10]。白天清醒时血液 IGF-1 浓度无明显波动，进食和运动也不明显影响血清 IGF-1 的水平。睡眠可使 IGF-1 水平有一定程度的下降[1, 4, 5]。

正常情况下，血清 IGF-1 的水平主要受 GH 的调节。GH 分泌过多的肢端肥大症的患者血清 IGF-1 水平比正常人高 2~15 倍。北京协和医院内分泌科测定 113 例活动期肢端肥大症患者的血清 IGF-1，明显增高，与正常成人无交叉。提示 IGF-1 是 GH 分泌过多的敏感指标。而 GH 严重缺乏的患者，血清 IGF-1 水平显著下降[10, 11]。北京协和医院内分泌科测定 50 例 GH 缺乏儿童血清 IGF-1 的水平，明显低于正常儿童。雌激素对于血清 IGF-1 的水平有双相调节作用，生理剂量可使血清 IGF-1 水平升高，大剂量则起抑制作用[12]。营养状态的变化对血清 IGF-1 的浓度有明显的调节作用。严重蛋白质和热量营养不良时，血清 IGF-1 和 GH 水平出现分离现象。GH 水平明显升高，但是 IGF-1 水平明显下降。食物中蛋白质的含量，尤其是必需氨基酸的比例增加，可使血清 IGF-1 水平明显升高[1, 4, 5]。

IGF-1 的主要生理作用是促生长。在 GH 的调节下，促进出生后长骨的生长。在体外培养的细胞中，IGF-1 能刺激各种细胞（成纤维细胞、平滑肌和骨骼肌细胞、神经细胞、软骨细胞、成骨细胞、血细胞、各种表皮细胞等）的生长、增殖，同时抑制细胞凋亡。同时，IGF-1 还能促进成肌细胞分化，诱导软骨、成骨细胞和脂肪细胞的形成。IGF-1 对糖、脂肪和蛋白质代谢也具有调节作用。静脉注射 IGF-1 等引起低血糖反应。IGF-1 可刺激组织对氨基酸的摄取，增加氮的潴留[1,4,5]。

三、催乳素

（一）催乳素的合成和分泌

催乳素（prolactin，PRL）是腺垂体分泌的一种蛋白质激素，结构上与 GH 同属于一个蛋白质家族。PRL 含有 199 个氨基酸，分子量为 23kD。PRL 在合成过程中，由于转录后剪切或翻译后加工和修饰不同，产生结构上变异的 PRL，形成了 PRL 分子的高度不均一性。正常人血清在葡聚糖凝胶 G-100 柱上层析后，有 3 个免疫反应的 PRL，分别是小分子 PRL（23kD）、大分子 PRL（48～56kD）和高分子量的 PRL（>100kD）。大分子 PRL 占 8%～20%，妊娠时大分子 PRL 增加到 16%～35%。高分子量的 PRL 包括小分子 PRL 通过共价键和非共价键形成的二聚体、多聚体和结合到结合蛋白上等多种形式。一般小分子 PRL 具有高的受体亲和力和生物活性。腺垂体是 PRL 合成的主要部位。正常成人每个垂体含 PRL 约 100μg。除了腺垂体外，哺乳动物的大脑、下丘脑、脑桥、延髓、脊髓、妊娠期的子宫蜕膜细胞以及免疫系统的淋巴结、胸腺、脾脏、扁桃体淋巴组织等和皮肤、汗腺、泪腺的局部等都能合成 PRL[1,4,5]。

（二）催乳素的生理作用

PRL 首先与细胞膜上特异性的 PRL 受体结合发挥生理作用。特异性的 PRL 受体分布广泛，包括乳腺、肝、肾、肾上腺、卵巢、睾丸、前列腺、精囊、下丘脑、胰岛、淋巴样组织（胸腺、淋巴细胞）、单核细胞等。编码 PRL 受体的基因位于第 5 对染色体。成熟的 PRL 受体由三部分组成，即细胞外的配体结合区（210 个氨基酸）、跨膜区（22 个氨基酸）和细胞内的胞浆区（598 个氨基酸）。PRL 最主要的生物作用是促进乳腺泌乳，增加乳汁的主要蛋白质——酪蛋白和 α-乳清蛋白的合成，促进成淋巴细胞分泌 IgA，并通过乳腺腺上皮细胞分泌到乳汁中。PRL 对男性生殖的作用包括直接增加和维持间质细胞膜上 LH 受体的浓度，增加睾丸对 LH 刺激的敏感性；通过影响垂体促性腺激素如 FSH 的分泌间接影响男性生殖功能。高 PRL 血症的男性有性欲下降、阳痿等性功能减退的症状。PRL 对卵巢功能也具有重要的调节作用。高 PRL 减少黄体酮的合成，通过抑制 FSH 的作用减少雌激素的产生，通过下丘脑的作用减少 LH 脉冲的频率和幅度。高 PRL 血症的妇女伴有闭经和泌乳等症状。另外，PRL 对妊娠子宫有调节羊水渗透压的作用。PRL 还能刺激细胞免疫和体液免疫，刺激淋巴细胞增生，诱导 IL-2 的产生，具有重要的免疫调节作用[1,4,5]。

（三）催乳素分泌的调节

PRL 与 GH 一样，也是脉冲性分泌的激素。脉冲的频率和幅度很不规则。夜间睡眠期 PRL 脉冲的频率和幅度稍高。最高峰一般出现在早晨 5～7 点。北京协和医院测定 10 例正常人夜间 PRL 高峰出现在早晨睡醒前 1 小时。有垂体 PRL 瘤的患者，血清 PRL 的昼夜节律消失，但仍为脉冲性分泌。青春发育期前儿童和男性血清 PRL 水平一般低于女性。女性在正常月经周期中，血清 PRL 也随不同周期而发生变化。妊娠期血清 PRL 水平明显升高，并在整个妊娠期持续维持在高水平，并仍然存在昼夜分泌节律，在妊娠末期产程启动前迅速下降，产后 4～6 周下降至妊娠前水平。同时，PRL 是应激激素，运动、饥饿、麻醉、手术、胰岛素低血糖等应激状态时，PRL 水平显著增高。雌激素是调节 PRL 分泌的最重要激素之一，雌激素能够直接在 *PRL* 基因水平，刺激 *PRL* 基因转录，促进 PRL 的合成和分泌[1,4,5]。另外，PRL 还受到下丘脑神经内分泌和垂体细胞旁分泌因子的调节。PRL 抑制因子（PRL-inhibitory factor，PIF），比如：多巴胺（dopamine，DA）、γ-氨基丁酸（γ-aminobutyric acid，GABA）能够抑制 PRL 的分泌，而 PRL 释放因子，比如：血管活性肠肽（vasoactive intestinal peptide，VIP）、TRH 和催产素等能够促进 PRL 的分泌。PRL 通过短路反馈抑制自身的分泌。在正常生理条件下，PIF 占优势，能够抑制 PRL 水平的升高。如果下丘脑-垂体病变导致 PIF 的作用受阻，常常导致 PRL 水平升高[1,4,5]。

四、抗利尿激素和催产素

抗利尿激素（antidiuretic hormone，ADH）和催产素（oxytocin，OX）是在下丘脑视上核（supraoptic nucleus，SON）和室旁核（paraventricular nucleus，PVN）等神经元胞体中合成的九肽激素，它们沿其神经轴突胞浆运输至神经垂体，并从这里释放入血。ADH 有很强的抗利尿作用，同时还可促进小动脉平滑肌收缩，产生加压作用，因此又命名为加压素（vasopressin，VP）。OX 的主要生理功能是通过刺激子宫平滑肌和乳腺上皮细胞的收缩而促进分娩和排乳，故有催产 - 排乳素之称[1,4,5]。

（一）抗利尿激素

ADH（人的 ADH 又称为精氨酸加压素，arginine vasopressin，AVP）是由 9 个氨基酸构成的小肽激素。下丘脑 SON 和 PVN 神经元合成 AVP 的同时，也合成相应的运载蛋白，称为 AVP- 神经垂体激素运载蛋白，沿神经元轴突的胞浆向下运输至神经垂体，储存在神经垂体中。根据机体的需要，以胞吐的形式将激素及其运载蛋白分泌到血循环中。在血循环中，AVP 不与血中的蛋白质结合，但同血小板的 AVP 受体结合。血中 AVP 的半衰期为 5～15 分钟。肝脏和肾脏是降解 AVP 的主要器官。妊娠期间和临产前，胎盘也成为 AVP 降解的主要地方。AVP 的分泌受神经递质、渗透压、渴感、血容量和血压等压力及其他因素的调节[1,4,5]。在生理情况下，血浆摩尔渗透压（plasma molar osmotic stress，pOs）是调节 AVP 分泌的主要因素。各种原因导致血浆 pOs 升高，达到 284mOsm/kg·H_2O 时，会触发神经垂体释放 AVP，产生抗利尿的作用，促进尿液浓缩。血容量和血压降低可刺激 AVP 的分泌，反之则抑制 AVP 的释放。另外，生物胺和多肽是调节 AVP 分泌的两类主要神经递质。AVP 的主要作用是与肾脏集合小管和肾小管细胞上的 V2 受体结合，发挥抗利尿的作用，促进尿液浓缩。AVP 还是一种强效的加压剂，对许多局部动脉以及脾脏、肾脏和肝脏的小动脉有明显的收缩作用。在垂体，AVP 还可以刺激腺垂体分泌 ACTH[1,4,5]。

（二）催产素

催产素（OX）也是由 9 个氨基酸构成的小肽激素。仅在第 3 位和第 8 位的氨基酸与 AVP 不同。下丘脑 SON 和 PVN 神经元合成 OX 的同时，也合成其运载蛋白，称为 OX- 神经垂体激素运载蛋白，沿神经元轴突的胞浆向下运输至神经垂体储存。需要时分泌入血。在血循环中，OX 不与血中的蛋白质结合。血中 OX 的半衰期只有 5 分钟。肝脏和肾脏是降解 OX 的主要器官。妊娠期间和临产前，胎盘产生 OX 的水解酶，使 OX 的降解率显著加快。婴儿吸吮乳头的刺激可使授乳母体神经垂体分泌 OX，从而促进排乳和增加乳汁流量。神经递质如乙酰胆碱、多巴胺、去甲肾上腺素和阿片肽均能影响 OX 的分泌。另外，分娩前宫颈的扩张、胎盘胎儿单位分泌的前列腺素 $F_{2\alpha}$ 及性生活的刺激等，也能刺激母体分泌 OX。OX 的主要功能是刺激子宫平滑肌和乳腺肌上皮细胞的收缩以促进分娩和增加乳汁排放。其次，OX 还具有促进曲细精管上皮细胞发育成精子的作用，已经作为旁分泌因子影响睾丸精子形成的周期。最后，OX 还可以作为一种神经递质，调节不同神经元的相互作用[1,4,5]。

五、和肽素

和肽素（copeptin）是精氨酸加压素（AVP）前体 C 端一个由 39 个氨基酸组成的糖蛋白分子。编码 AVP 的基因有 3 个外显子和 2 个内含子。第 1 外显子编码信号肽和 AVP，第 3 外显子编码和肽素。与 AVP 等分子分泌，但血浆半衰期较长，在体外比较稳定[13,14]。2018 年 8 月，Fenske W 等人发表在《新英格兰医学杂志》上的文章，采用商业化的自动化分析方法（B.R.A.H.M.S KRYPTOR Copeptin proAVP，Thermo Scientific Biomarkers）测定了 144 名来自 11 个医学中心的低渗性多尿患者（分别行禁水试验和高渗盐水灌注试验）的血浆和肽素的水平。结果发现，在高渗盐水灌注试验中，当和肽素的界值定为＞4.9pmol/L 时，诊断准确率为 96.5%。而禁水试验的诊断准确率为 76.6%。提示，直接测定高渗盐水灌注试验中血浆和肽素的水平能够较禁水试验更准确地提示低渗性多尿患者的病因[15]。

（龚凤英）

参 考 文 献

1. 史轶蘩. 协和内分泌代谢学. 第 3 版. 北京：中国协和医科大学出版社，2015
2. 陈宝荣，朱惠娟. 内分泌及代谢性疾病（实用临床检验诊断学丛书）. 北京：北京科学技术出版社，2014
3. 陆召麟等. 内分泌内科学. 北京：人民卫生出版社，2009
4. Shlomo Melmed, Kenneth S. Polonsky, P. Reed Larsen, et al. Williams Textbook of Endocrinology. 12th ed. Philadelphia: Saunders, 2012
5. Charles G.D. Brook, Mehul T. Dattani. Handbook of Clinical Pediatric Endocrinology. 2nd ed. Hoboken: John

Wiley & Sons, 2012

6. 史轶蘩, 高素敏, 邓洁英, 等. 正常成人及肢端肥大症患者的生长激素谱测定[J]. 中华内分泌代谢杂志, 1992, 8(1): 20-23

7. Kojima M, Hosoda H, Date Y, et al. Ghrelin is a growth-hormone-releasing acylated peptide from stomach[J]. Nature, 1999, 402(6762): 656-660

8. Poher AL, Tschöp MH, Müller TD. Ghrelin regulation of glucose metabolism[J]. Peptides, 2018, 100: 236-242

9. Heppner KM, Müller TD, Tong J, et al. Ghrelin in the control of energy, lipid, and glucose metabolism[J]. Methods Enzymol, 2012, 514: 249-260

10. 刘蓉, 史轶蘩, 邓洁英, 等. 中国正常儿童和青少年血清生长介素水平[J]. 中华儿科杂志, 1986, 27(6): 330

11. 刘蓉, 史轶蘩, 邓洁英, 等. 血清生长介素在肢端肥大症诊断中的应用[J]. 中华内科杂志, 1992, 31(10): 636-638

12. 刘蓉, 邓洁英, 史轶蘩, 等. 血清生长介素水平对内分泌性矮小儿的诊断价值[J]. 中华内分泌代谢杂志, 1990, 6(2): 89-90

13. Christ-Crain M, Fenske W. Copeptin in the diagnosis of vasopressin-dependent disorders of fluid homeostasis[J]. Nat Rev Endocrinol, 2016, 12(3): 168-176

14. Choi KS, Cho Y, Jang BH, et al. Prognostic role of copeptin after traumatic brain injury: A systematic review and meta-analysis of observational studies[J]. Am J Emerg Med, 2017, 35(10): 1444-1450

15. Fenske W, Refardt J, Chifu I, et al. A Copeptin-Based Approach in the Diagnosis of Diabetes Insipidus[J]. N Engl J Med, 2018, 379(5): 428-439

第三章 垂体腺瘤

垂体生长激素细胞腺瘤是指来源于分泌生长激素（growth hormone，GH）腺垂体细胞的腺瘤，是功能性垂体腺瘤中较为常见的一种类型。发生在青少年骨骺闭合之前的GH过度分泌导致巨人症，发生在骨骺闭合后的成年人则主要表现为肢端肥大症。1886年法国神经学家Pierre Marie首次使用"Acromegaly（肢端肥大症）"一词描述具有典型肢端肥大表现的患者。垂体生长激素腺瘤患者除了有生长激素和类胰岛素样生长因子1（insulin-like growth factor 1，IGF-1）高分泌的特征性临床表现外，还常伴有糖代谢异常、高血压、骨关节疼痛等相关的并发症，控制不佳的垂体GH腺瘤患者发生心脑血管疾病的风险显著增加。

一、流行病学

我国垂体生长激素细胞腺瘤患者的临床流行病学数据不详。各国的患病率和发病率的报道也不尽相同。2000年前，全球报道的年患病率稳定低于7/100 000。但近5年，冰岛和马耳他共和国的报告年患病率超过13/100 000。但与此同时，瑞典、西班牙和丹麦等国基于国家注册研究数据显示年患病率降低为3.6~3.9/100 000[1-8]。在1980—1990期间，全球每年的发病率约0.4/100 000~1.28/100 000，近期报告约为1.1/100 000[1-5]。随着越来越多的内分泌和其他专科医生对肢端肥大症认识的深入，特别是2000年后对肢端肥大症诊断方法的推广普及以及社会媒体和网络的宣传，该疾病发现率逐渐增加。在临床中特定人群筛查肢端肥大症也十分重要，如：研究发现，在呼吸睡眠暂停综合征（OSAS）患者筛查中，肢端肥大症的患病率约为2.5/1 000[9]。肢端肥大症患者的平均诊断年龄40~50岁。诊断延迟十分常见。从出现症状到临床诊断的中位时间约为5年，甚至有长达25年的病例报告。虽然有病例报告男性发病率略高于女性，但大样本研究未发现不同性别的患病率有显著差异。与肢端肥大症相比，垂体性巨人症的病例更为罕见，北京协和医院在1990—2017年间共诊治垂体性巨人症56例。

二、病理生理

GH是由腺垂体的生长激素细胞合成并分泌的，受下丘脑分泌的生长激素释放激素（growth hormone releasing hormone，GHRH）和生长抑素的共同调节。GHRH从神经元轴突释放后进入垂体门脉血管到达腺垂体，作用于生长激素细胞的GHRH受体，促进GH的合成和分泌。生长激素基因位于第17对染色体的长臂，编码含有191氨基酸的GH。生理状态下，GH呈脉冲式分泌，夜间入睡后分泌的峰值和频率显著高于日间，不同年龄段GH脉冲频率和幅度也不同，青春发育期的青少年生长激素的脉冲频率显著多于成人。同时血清生长激素浓度也受运动、应激及葡萄糖等代谢物质影响。分泌入血的GH作用在肝细胞表面的GH受体刺激肝细胞合成和分泌IGF-1。GH和IGF-1均可通过负反馈调节GH的分泌。在青少年骨骺未闭合之前，GH可通过IGF-1介导促进骨骼生长。此外，GH还是调节糖代谢、脂肪和蛋白质代谢的主要激素，体内过量分泌的GH可减少葡萄糖的摄取，并促进蛋白质的合成和脂肪的分解。

机体GH过度分泌多是因垂体GH细胞腺瘤或鞍区异位分泌GH的腺瘤过度分泌所致，亦可能是下丘脑或者异位分泌过多GHRH间接刺激垂体分泌过多的GH导致，其中，垂体GH细胞腺瘤约占95%以上。随着基因检测技术的发展，越来越多的单基因突变被发现与垂体GH细胞腺瘤相关，特别是儿童或青少年起病的巨人症患者。也有罕见病例是因为胰腺和肺类癌异位分泌 GHRH 或 GH 导致肢端肥大症表现。目前发现的与垂体 GH 细胞腺瘤相关的基因有：

1. 芳香烃受体相互作用蛋白基因 在正常的腺垂体组织中，芳香烃受体相互作用蛋白（aryl hydrocarbon receptor-interacting protein，*AIP*）基因主要在分泌 GH 和泌乳素（prolactin，PRL）的垂体细胞上表达，与该基因突变相关的疾病为家族孤立性垂体腺瘤（familial isolated pituitary adenoma，FIPA），定义为家族中有 2 个或者 2 个以上成员患有垂体腺瘤，不伴有其他器官的受累。家族单纯性垂体腺瘤（FIPA）占垂体肿瘤的 2%~3%，而 *AIP* 基因突变是其最常见的致病基因，*AIP* 突变导致的垂体腺瘤常起病较早，肿瘤的体积更大[10,11]。

2. G 蛋白偶联受体 101 基因（*GPR101* 基因） 2015 年 Trivellin, G. 等首次在 14 例巨人症患者中发现 G 蛋白偶联受体 101 基因（G-protein coupled receptor 101，*GPR101*）突变，研究发现巨人症与 Xq26.3 染色体片段上 *GPR101* 基因的微重复有关，但 *GPR101* 基因突变引起 GH 分泌增加的机制不详。目前将这种 X 染色体相关的基因突变引起的巨人症命名为 X- 染色体相关的肢端肥大性巨人症（X-linked acrogigantism，X-LAG）[12]。

3. *GNAS* 基因 *GNAS* 基因位于 20 号染色体长臂，编码 G 蛋白偶联受体 α 亚单位。体细胞 *GNAS* 基因突变是 McCune-Albright 综合征（McCune-Albright Syndrome，MAS）的发病原因，G 蛋白偶联受体的自主活化导致 MAS 患者出现内分泌腺体功能亢进的临床表现。约 20%~30% 的 MAS 患者垂体受累，包括垂体生长激素细胞增生、垂体生长激素腺瘤、泌乳素瘤、ACTH 腺瘤等。研究发现约 15% 的垂体生长激素细胞腺瘤患者的肿瘤组织中可以检测到 *GNAS* 基因的突变[13,14]。

4. 多发性内分泌腺瘤病 1 基因（*MEN1* 基因） 多发性内分泌腺瘤病 1 基因（multiple endocrine neoplasia 1，*MEN1*）位于 11q13 上，编码核蛋白 menin。*MEN1* 基因突变导致常染色体显性遗传病多发性内分泌腺瘤病 1 型（multiple endocrine neoplasia1，MEN1）。约有 90% 的家族性 MEN1 可检测到该基因的突变，该病的临床表现主要跟受累的内分泌腺体有关，临床表现为甲状旁腺增生或腺瘤导致的功能亢进，胰腺神经内分泌肿瘤如胃泌素瘤、胰岛 β 细胞瘤或胰高糖素瘤。垂体腺瘤约占 10%~60%，其中，约 80% 的垂体腺瘤为垂体大腺瘤，可分泌催乳素、生长激素、促肾上腺皮质激素，生长激素瘤占 7% 左右，表现为肢端肥大症、巨人症等。研究也发现此类垂体腺瘤更具有侵袭性，无论是对于临床诊断还是治疗也更有挑战[15,16]。北京协和医院回顾性总结 54 例合并垂体瘤的 MEN1 患者，其中无功能瘤最常见，约占 48.1%，其中 9.3%（5/54）为生长激素腺瘤[17]。

5. 细胞周期依赖性激酶 1B 基因（*CDKN1B* 基因） 细胞周期依赖性激酶 1B 基因（cyclin-dependent kinase inhibitor 1B，*CDKN1B*）主要编码细胞周期依赖性激酶（CDK）抑制蛋白 p27，这种基因突变导致的疾病的临床症状与 MEN1 相似，但检测不到 *MEN1* 突变，又被称作 MEN4，大约占临床表现为 MEN1 症状的患者的 1%~2%。其引起的垂体腺瘤中最常见的是垂体生长激素细胞腺瘤。

6. 蛋白激酶 A 的调节亚单位 1α 基因（cAMP-dependent protein kinase type I-alpha regulatory subunit，*PRKAR1A* 基因） 蛋白激酶 A 的调节亚单位 1α 基因（cAMP-dependent protein kinase type I-alpha regulatory subunit，*PRKAR1A*）位于 17q22-24，编码蛋白激酶 A 的调解亚单位，作为一种抑癌基因，突变可导致多种肿瘤的发生。约 44% 的 Carney 综合征的发生与该基因突变相关，Carney 综合征是一种常染色体显性遗传的多发性肿瘤综合征，主要表现包括皮肤点状色素沉着、心房黏液瘤和内分泌腺体肿瘤，包括原发性色素结节性肾上腺皮质病（primary pigmented nodular adrenocortical disease，PPNAD）、垂体生长激素细胞腺瘤、睾丸大细胞钙化性支持细胞、甲状腺结节（癌）和卵巢囊肿等[18,19]。

7. 琥珀酸脱氢酶 D 基因（*SDHD* 基因） 琥珀酸脱氢酶 D 基因（succinate dehydrogenase D，*SDHD*）位于 11q23，研究发现 8.9% 的副神经节瘤患者存在该基因突变，其中有患者合并垂体腺瘤，其中最常见的类型为泌乳素细胞腺瘤，其次是垂体生长激素细胞腺瘤。当患者诊断为垂体生长激素细胞腺瘤，合并副神经节瘤的证据或家族史时，可进一步筛查 *SDHD* 基因[20]。

三、临床表现

垂体 GH 细胞腺瘤临床表现包括肿瘤压迫周围组织或正常腺垂体表现、高分泌 GH 和 IGF-1 导致的症状、少数患者可能出现垂体卒中的临床表现。

1. 肿瘤压迫周围组织和正常腺垂体的相关临床症状　常见于垂体 GH 细胞大腺瘤或巨腺瘤，肿瘤压迫鞍膈导致眼后、额颞部的头疼。少数患者肿瘤向鞍上发展，压迫第三脑室和室间孔，可引起梗阻性颅压升高，出现全头疼痛。微腺瘤可通过"窃血"使视交叉中部血供相对减少，大腺瘤可直接压迫上抬视交叉的神经纤维及相关血管导致视功能障碍，典型的临床表现为视力下降、颞侧视野缺损致半盲甚至全盲。若肿瘤向两侧侵及海绵窦，部分患者还可有第Ⅲ、Ⅳ、Ⅵ对脑神经的受累，可表现为眼球运动障碍、眼睑下垂、瞳孔散大或对光反应迟钝等。垂体 GH 细胞大腺瘤的患者可能会压迫正常的腺垂体导致部分腺垂体的功能低下，出现相关临床表现，如：月经紊乱和闭经、性功能减退、怕冷、便秘、乏力、食欲缺乏等。

2. GH 高分泌相关的临床表现　GH 过量分泌引起的临床表现比较隐匿，常在病程持续较长时间才被察觉，多数患者是因其并发症而被诊断，如呼吸睡眠暂停（OSAS）、糖尿病、高血压等。

（1）骨骼和软组织改变：循环中，高 GH 和 IGF-1 水平会导致骨骼的改变。在骨骺闭合前，外周循环中 IGF-1 持续作用于软骨细胞促进新骨形成，导致生长持续加速。表现为身材高大，显著高于同族同龄正常儿童或青少年身高 97 百分位以上。而成人则表现为扁骨和软组织的过度生长，包括眉弓突出、前额变宽、下额突出、反咬合、齿列稀疏、鼻翼增大等面容改变及显著的手足增大。咽喉软组织增生患者可有声音低沉。骨关节病在垂体 GH 细胞腺瘤患者中非常常见，肘关节、髋关节、肩关节、腰骶关节均可受累，可表现为关节肿胀、软骨变厚，超过一半的患者有活动受限，50% 患者因软组织增生和压迫出现腕管综合征。

肢端肥大症患者过量分泌的 GH/IGF1 通过增加骨吸收和影响骨微结构导致椎体骨折（vertebral factures，VFs）风险显著增加。肢大患者因维生素 D 结合蛋白水平的显著增加导致游离维生素 D 水平显著降低。而 GH 过量可使甲状旁腺激素（parathyroid hormone，PTH）脉冲分泌的时相延长，脉冲分泌量增加。GH 刺激小肠钙磷的吸收。因此，活动期肢大患者常表现出轻度的钙磷代谢异常，包括轻度的高磷血症和血钙水平偏高[21]。

（2）皮肤改变：肢端肥大症患者早期的皮肤改变主要表现为皮肤多汗和油脂分泌旺盛，皮肤逐渐变厚、粗糙，额部出现皱褶、鼻翼肥大、鼻唇沟加深。

（3）心血管并发症：心血管疾病是肢端肥大症患者最主要的死亡原因。主要的心血管异常包括高血压、心脏肥大及左心室功能不全、冠状动脉硬化性心脏病及心律不齐等。GH 增加远端肾小管和集合管对钠离子的重吸收，血容量的增加，肢端肥大症患者的高血压患病率显著高于正常人群，超过半数的肢大患者发生临界高血压或高血压。心脏肥大是肢大患者常见的表现，北京协和医院经超声心动图测定的 76 例肢大患者经体表面积校正后的心肌重量达 $(339 \pm 86) g/m^2$，显著高于正常人的 $(121 \pm 12) g/m^2$。除了心肌肥厚，病理检查发现心肌出现局限性间质纤维化、单核细胞浸润或典型心肌炎的表现，提示肢大患者的心脏肥大并非单纯的 GH 的促蛋白合成作用所致，还有其他的机制参与肢大心肌病的发生中来，因此，病程较长的肢大患者易发生心功能不全、心律失常。GH 对葡萄糖代谢、脂质代谢有影响，肢大患者更容易罹患冠状动脉粥样硬化型心脏病。约 3% 的肢端肥大症患者出现严重的心脏并发症如：充血性心衰等，甚至危及生命[22]。

（4）呼吸系统并发症：GH 和 IGF-1 可以直接刺激呼吸道黏膜增生、颈部软组织的增生，舌体肥大、颌骨突入等导致呼吸道结构发生改变，导致肢大患者常常合并呼吸系统功能障碍，呼吸系统并发症的严重程度和病程及生长激素的水平相关。文献报道，60%～80% 的肢大患者合并阻塞性呼吸睡眠暂停的相关临床表现，其中男性更为常见。肢大患者在麻醉、术后拔管和急性呼吸道感染的时候易出现呼吸道阻塞[23]。但北京协和医院关于肢大患者呼吸多导睡眠仪监测结果发现，42.6% 的患者合并阻塞性呼吸暂停低通气。

（5）神经肌肉系统改变：肢大患者较常出现双手麻木疼痛、肌力下降等症状，神经检查可发现正中神经运动和感觉传导异常，软组织增生、腕关节软骨和肌腱压迫正中神经引起的腕管综合征。长期病情活动的肢大患者可出现活动耐力的下降，肌酶水平正常，肌电图可有肌病的表现，有研究发现肌肉活检显示Ⅱ型肌纤维萎缩，Ⅰ型肌纤维增生。有效控制 GH 水平后肌力可逐渐改善。

（6）内分泌并发症：GH 与糖代谢关系密切，既有类胰岛素作用，又有拮抗胰岛素作用。持续 GH 水平增高导致糖耐量异常如糖耐量低减或糖尿病，甚至部分患者因显著高血糖、糖尿病酮症酸中毒起病后诊断发现为垂体 GH 细胞腺瘤。研究发现20%～56%的肢端肥大症患者合并糖尿病，16%～46%合并糖耐量低减[24]。当肢端肥大症患者有效治疗后，患者糖代谢状态也会有不同程度的改善。

（7）肿瘤：既往研究表明，肢端肥大症与部分良性和恶性的肿瘤的发生有关。45%的肢端肥大症患者患有结肠息肉，其中，24%为结肠腺瘤。因此，推荐肢端肥大症患者常规进行结肠息肉和结肠癌的筛查[25]。肢端肥大症患者发生甲状腺结节和甲状腺乳头状癌的发生风险也显著增加。

（8）混合型垂体腺瘤：垂体GH、PRL和促甲状腺激素（thyroid stimulating hormone，TSH）可以同时出现高分泌状态，既可能是同一细胞表达不同激素的分泌颗粒，也可能是腺瘤内有分泌不同激素的细胞共同存在。合并高PRL血症患者可表现为泌乳、闭经、性功能减退和不育等。合并TSH不适当分泌的患者可有怕热、多汗、易饥、心悸等甲亢的表现。

（9）垂体卒中：垂体GH腺瘤起病隐匿，往往诊断时就为大腺瘤，部分患者可有垂体腺瘤自发的出血、坏死，即垂体卒中。临床主要表现为剧烈的头痛、恶心、呕吐、视野缺损等表现。

临床上需要筛查垂体GH腺瘤的患者包括：新发糖尿病患者；多发关节疼痛的患者；新发或难以控制的高血压患者；发现心室肥大或收缩、舒张功能障碍等心脏疾病的患者；无明显诱因出现乏力、头疼、腕管综合征、睡眠呼吸暂停综合征、多汗、视力下降、结肠息肉和进展性下颌突出的患者[26]。

四、病理诊断

根据2017年WHO最新垂体肿瘤病理分型指南，过度分泌GH的垂体肿瘤命名为垂体GH细胞腺瘤，其来源于Pit-1腺垂体细胞系，主要分为以下几种亚型：致密颗粒型GH细胞腺瘤（DGSAs）、稀疏颗粒型GH细胞腺瘤（SGSAs）、PRL-GH细胞腺瘤、混合性PRL-GH细胞腺瘤，前两者的区别在于低分子量细胞角蛋白（LMWK）的分布，DGSAs中LMWK在核周或者弥漫分布，而其在SGSAs中呈点状分布。DGSAs和SGSAs在影像学特征和治疗反应上也有区别，SGSAs在T2加权相上为信号更高，多为侵袭性生长，且其对生长抑素类似物治疗不敏感；相反，DGSAs在T2加权相上通常信号较低，更易发现GNAS突变，对生长抑素类似物治疗敏感。后两者分别代表在相同细胞和不同细胞可观察到GH和PRL免疫组化染色的阳性。新的WHO病理分型提出多激素细胞腺瘤的概念，指表达一种以上腺垂体激素的腺垂体细胞增生，来源于一种或多种腺垂体细胞系，并指出，稀疏颗粒型GH细胞腺瘤、多激素型Pit-1阳性垂体腺瘤均属于高危垂体腺瘤。Ki67等免疫组化染色有助于了解垂体腺瘤细胞的增殖能力[27]。

五、定性诊断

肢端肥大症的定性诊断主要包括临床表现和生化检测。具有典型肢端肥大症临床表现的患者应接受生长激素和IGF-1的检查明确诊断，临床上也要关注临床表现不典型患者的筛查，以期早诊断，提高治愈率，如：糖尿病、高血压、OSAS、关节炎、腕管综合征和不明原因多汗、乏力的患者。生化检测主要包括如下内容：

1. 血清IGF-1水平测定 血清中IGF-1主要与IGF-1结合蛋白结合，其半衰期长，血浓度波动小，不仅可用于诊断肢端肥大症，也是反映垂体GH腺瘤活动性的重要血清标志物，若其高于同性别同年龄血清IGF-1水平正常上限，则高度提示有高GH血症的可能。但需要注意的是IGF-1水平也受到营养状态、肝功能、测定方法的影响，青春期和妊娠期正常人的IGF-1水平会有一定程度的增加，而血糖控制不佳的糖尿病患者和肾衰患者的IGF-1水平会有所下降，因此，需综合分析结果。

2. 口服葡萄糖GH抑制试验 空腹GH水平个体差异较大，而且GH作为应激激素受到运动、情绪等影响，因此，口服葡萄糖GH抑制试验可作为肢端肥大症GH高分泌状态的诊断试验。具体试验方法：口服75g葡萄糖，分别在0、30、60、90及120分钟取血测定血糖及GH水平。如果GH谷值水平<1ng/ml，判断为GH水平被正常抑制。若谷值≥1ng/ml则视为不能被抑制，提示体内有自主GH分泌，可进一步接受肢端肥大症的定位诊断。虽然化学发光免疫测定方法显著增加了GH测定的灵敏度，也有学者提出0.4ng/ml作为诊断的界值，但目前国内外的指南仍以GH谷值<1ng/ml作为正常抑制标准[26, 28]。

需要和肢端肥大症鉴别诊断的情况包括：部分患者有较为典型的临床表现，但GH/IGF-1等生化指标正常，影像学可能阴性甚至表现为空泡蝶鞍，这种情况要注意问诊患者是否有剧烈头痛的病史，以除外肿瘤卒中。肢大患者还需和肥厚型骨关节病（原发性肥厚性骨关节病）相鉴别，后者多因基因缺陷（如 *HPGD* 缺乏，*SLCO2A1* 缺乏）导致前列腺素 E2 显著升高，患者可以出现类似肢大的表现，但手足表现不典型，以杵状指和关节肿胀为主，GH/IGF1 水平正常；部分严重胰岛素抵抗的患者也有类肢端肥大症临床表现，但 GH/IGF-1 水平正常，垂体影像学阴性。

六、定位诊断

当实验室检查提示体内 GH 分泌过多，则需要进一步完善影像学相关的检查，以辅助疾病定位诊断。为明确垂体 GH 腺瘤与毗邻组织的关系，肿瘤大小、是否呈侵袭性生长，肿瘤和海绵窦的关系以及视交叉是否受累，并进行头部影像学检查等，对术前和术中判断非常帮助。磁共振的分辨力优于 CT（图 2-3-1）。进行鞍区的动态及高分辨的薄层 MRI 增强扫描检查可增加垂体微小 GH 腺瘤的检出率。

七、治疗

（一）治疗目标

垂体 GH 腺瘤的治疗目标有以下 5 方面[26]：①血清 GH 水平 OGTT：GH 谷值 <1.0μg/L；② IGF-1 降至与年龄和性别相匹配的正常范围；③尽可能消除或者缩小垂体 GH 腺瘤，防止肿瘤复发；④消除或减轻患者临床症状及并发症；⑤尽量保留腺垂体的内分泌功能，对有垂体功能减退的患者行替代治疗。

（二）治疗方法

1. 手术治疗 垂体 GH 腺瘤患者的首选手术治疗。对于手术有可能治愈、以局灶生长方式的大腺瘤以及垂体微腺瘤患者，因为手术治疗可长期且有效控制肿瘤，并使相关的生化指标达到正常水平，故其一线治疗方案是手术。在垂体 GH 腺瘤患者中，与传统开颅手术相比，经鼻蝶窦入路手术切除术更安全有效，死亡率低且并发症少。对于伴有急性且严重的肿瘤压迫症状及垂体功能减退的患者，建议及早手术治疗。对伴有肿瘤压迫相关症状但手术治愈困难的垂体 GH 大腺瘤患者，可先行部分切除术，以提高下一步药物治疗或者放疗的疗效。成功切除肿瘤不仅可以缓解肿块引起的压迫症状，还可以有效降低 GH 水平。研究发现，患者术前的 IGF-1 和 GH 水平，肿瘤侵袭性、大小、质地是影响手术疗效的重要因素。对于术前 GH 和 IGF-1 水平仅略高于正常且肿瘤未侵袭海绵窦的微腺瘤患者，手术治愈率可以达到 80%。但对术前 GH >200μg/L 或肿瘤已侵袭海绵窦的患者，手术治愈的可能性小。部分患者可在术前行 SSA 治疗，以为手术创造条件，提高手术效果。

2. 药物治疗 临床用于肢端肥大症治疗的药

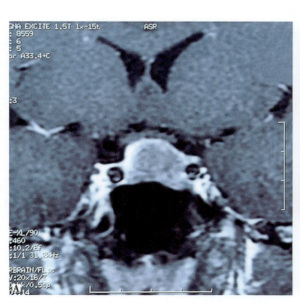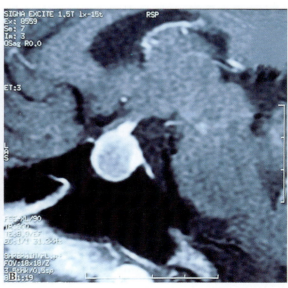

图 2-3-1　垂体 GH 大腺瘤 MRI 增强扫描

鞍内可见约 2.0cm×1.3cm×1.5cm 类圆形低信号影，见视交叉受压，正常垂体受压变薄，左侧颈内动脉海绵窦段被病变部分包绕，造影剂增强后轻度强化。A. 冠状位；B. 矢状位

物包括生长抑素受体配基（生长抑素类似物）如奥曲肽、兰瑞肽和帕瑞肽、多巴胺受体激动剂和 GH 受体拮抗剂培维索孟。

（1）长效生长抑素类似物：药物治疗主要用于不适合立即接受手术的患者，包括：全身状况较差难以承受手术风险的患者；因肢大的气道问题麻醉风险较高的患者；有严重的肢大全身表现如：心肌病、重度高血压和未能控制的糖尿病等的患者，也可首选药物治疗。长效生长抑素类似物能够使 GH/IGF-1 下降，显著改善肢端肥大症的临床并发症，特别是对软组织的作用显著，改善患者的心肺功能，同时可以使超过半数的患者 GH 和 IGF-1 水平正常，肿瘤缩小，提高手术的安全性。其次药物可以用于术后残余肿瘤的治疗，以及残余肿瘤放射治疗后，等待放疗充分发挥作用时 SSAa 进行过渡期的治疗。SSA 的不良反应：SSA 的不良反应主要为注射部位反应和胃肠道症状。5%～15% 的患者有胃肠道症状，腹泻、腹痛、腹胀、脂肪泻、恶心和呕吐。长期使用 SSAa 可以使胆囊淤泥或胆结石发病率增加，通常没有症状，大多数不需要手术干预，可定期超声检测。少见的不良反应还包括脱发、心动过缓和便秘。

（2）多巴胺受体激动剂：多巴胺受体激动剂可以通过下丘脑的多巴胺受体而抑制 GH 的释放。常用的多巴胺受体激动剂包括麦角衍生物溴隐亭和卡麦角林，GH 水平轻中度升高的患者使用这类药物后，有 10%～20% 的患者 GH 和 IGF-1 水平显著降低。多巴胺受体激动剂的不良反应包括胃肠道不适、直立性低血压、头痛、鼻塞和便秘等。目前，国内仅有第一代多巴胺受体激动剂溴隐亭，该药适合用于 GH 水平轻度升高而由于其他原因未能使用 SSA 的患者。

（3）GH 受体拮抗剂（培维索孟）：此类药物通过直接抑制 GH 受体降低 IGF-1 的生成发挥直接改善临床症状的作用，但并未直接抑制肿瘤的生长，常需要和生长抑素类药物联合使用。

3. 放射和放射外科治疗 因放疗后患者的 GH 值一般下降比较缓慢，并且可能有垂体功能低下等并发症，故放疗不作为治疗的首选方式。而放疗最常用于术后肿瘤残留和复发的辅助方案。对于术后仍存有 GH 高分泌或者不能进行手术的患者可选放疗。传统的分次放疗过去主要用于控制肿瘤生长和达到生化缓解，通常起效时间需要 6 个月至 2 年，部分需 5～15 年才能完全发挥作用。最近研究发现，大剂量定向放疗（包括质子束治疗以及立体定向放射外科治疗）对垂体残余肿瘤的疗效显示，与传统的放疗比较，立体定向放射外科治疗（如伽玛刀）及立体定向放射治疗后患者的病情缓解更快[29]。放疗最常见的并发症是腺垂体功能受损（30% 左右），传统放疗的发生率较高，其发生后通常需要行激素替代治疗。

应根据垂体 GH 腺瘤患者及所在医院垂体腺瘤治疗方面的综合情况制定个体化的治疗策略。所有治疗策略最终目的都应是控制患者的 GH 水平。在缓解垂体 GH 腺瘤的压迫效应以及控制生化指标的同时，要全面综合评估每位患者的治疗风险和利益、相关不良反应及禁忌证，包括肿瘤对周围组织的压迫、疾病的严重程度、远期垂体损害的可能性、有生育需求的患者、着重保护垂体功能等。手术作为一线治疗方法，若术后未能治愈，则可考虑药物治疗。如果多巴胺受体激动剂或 SSA 的最大剂量仍不能有效控制病情，应根据患者症状和生化指标，考虑放疗或再次手术。在选择手术治疗的患者中，可酌情考虑术前先使用 SSA 治疗 12～24 周，缩小肿瘤体积以降低手术难度，提高肿瘤全切除的可能性，或改善心脏和呼吸系统的等严重并发症，以创造最优的手术条件并减少手术风险，增加手术成功率。

（朱惠娟　包新杰）

第二节　垂体泌乳素细胞腺瘤

垂体泌乳素细胞腺瘤（简称泌乳素瘤）是最常见的功能性垂体腺瘤，起源于腺垂体分泌泌乳素的腺细胞，能够过度分泌泌乳素（prolatcin，PRL），导致高泌乳素血症。高泌乳素血症可直接抑制垂体性腺轴功能使女性患者出现月经紊乱、闭经和不育，男性患者性功能低减。垂体泌乳素瘤对多巴胺受体激动剂治疗反应显著，药物治疗成为泌乳素瘤的主要治疗方法。多巴胺受体激动剂抵抗患者、妊娠期泌乳素瘤、男性泌乳素瘤等患者的处理仍然是临床诊疗过程中的难点。

一、流行病学

垂体泌乳素瘤的中国人群发病率等流行病学资料不详。荟萃研究发现影像学诊断的垂体腺瘤在人群中患病率为 22.5%，而尸检发现率为 14.4%（总计患病率 16.7%）。人群中的垂体腺瘤患病率较高,但需要临床干预的比例较低。2006—2016年间,7项相关的流行病学研究发现人群中需要医疗干预的垂体腺瘤患病率为1/865～1/1 471,其中泌乳素瘤占40%～66.2%。因此,泌乳素瘤是临床医生需要关注的垂体腺瘤类型[29-32]。育龄期女性是泌乳素瘤的好发人群,18～50岁患者的男女性别比例为1:10,50岁后男女患者性别比例1:1。男性患者的发病高峰年龄显著高于女性10～15岁,女性发病高峰年龄为25～34岁。

二、病理生理

泌乳素由泌乳素分泌细胞合成和分泌,为199个氨基酸的多肽类激素,分子量约23Kd。泌乳素在循环中除了23Kd的单体外,还存在"大泌乳素"和"大大泌乳素"的形式,前者是泌乳素分子的二聚体形式,后者为泌乳素及其IgG或IgA抗体复合物以及泌乳素分子的多聚体,这两种形式的泌乳素分子具有较低的生物学活性。PRL的分泌受下丘脑泌乳素分泌释放因子(PRF)和PRL分泌抑制因子(PIF)的调节。通常情况下多巴胺、GABA等发挥PIF的抑制作用,而TRH、VIP、5-HT、OXT等发挥刺激泌乳素分泌的PRF作用。正常生理情况下PIF的抑制作用占优势。当下丘脑病变、垂体柄破坏时,PIF的分泌或运输障碍常导致血泌乳素水平升高。雌激素是PRL分泌的重要刺激因子,既可直接作用泌乳素细胞的多巴胺受体刺激PRL的合成和分泌,也可同时抑制下丘脑多巴胺的释放,从而降低下丘脑对PRL分泌的抑制作用,最终导致泌乳素水平升高。体内泌乳素呈脉冲分泌,24小时中有4～14个分泌高峰,每个分泌高峰持续67～76分钟。泌乳素分泌峰值在入睡后,但上午10～12点为分泌谷值。PRL是应激激素,在精神紧张、运动等应激状态下分泌增多。妊娠期腺垂体泌乳素细胞的增殖和高泌乳素分泌状态与高雌激素的刺激直接相关。循环泌乳素水平在妊娠期显著升高。哺乳刺激乳头等行为亦会导致泌乳素水平的升高[33,34]。

泌乳素瘤的发生机制目前并未完全揭示,研究发现多巴胺和雌激素与泌乳素瘤的发生关系密切,分别通过多巴胺D_2型受体和雌激素$ER\alpha$受体介导。D_2受体抵抗和雌激素可以促进泌乳素细胞的增殖,而FGF-4,TGF-α等生长因子的参与促进了泌乳素瘤的发生。

单基因胚系突变是少数泌乳素瘤的发病原因,其中较为多见的是 *MEN1* 基因突变导致的多发内分泌腺瘤病1型(MEN1)。*MEN1* 基因为抑癌基因,编码的610个氨基酸的蛋白menin主要在细胞核表达,参与转录调节、基因稳定性、细胞分裂和增殖。移码突变和无义突变等失活突使致menin功能的丧失常导致胰腺、甲状旁腺和垂体等多个内分泌腺体肿瘤发生。北京协和医院总结92例MEN1患者,发现其中70.7%的患者存在垂体瘤(其中包括影像学筛查诊断的无功能微腺瘤),其中功能性垂体瘤约占42.3%(39/92),功能性垂体瘤中最常见的类型即泌乳素瘤,约占功能垂体瘤的48.7%(19/39)。文献报道MEN1患者合并垂体瘤的比例大约30%～40%,其中泌乳素瘤约占功能性垂体瘤的半数[17,35]。

少数家族性孤立性垂体腺瘤(FIPA)或者散发的泌乳素瘤患者可检测到转录因子芳香烃受体相互作用蛋白基因(*AIP*)的突变。一项国际多中心的61例30岁前诊断的散发侵袭性泌乳素大腺瘤患者(平均肿瘤直径29.2mm)中,7例患者发现存在*AIP*基因突变。泌乳素瘤也可以出现在琥珀酸脱氢酶X基因(*SDHX*基因)突变的患者中,这些患者可以合并嗜铬细胞瘤/副神经节瘤[34]。

泌乳素与细胞膜上的泌乳素受体结合发挥生理作用。泌乳素受体属于Ⅰ型细胞因子受体超家族。泌乳素受体根据不同的剪切和转录起始位点具有多种异构体,不同的异构体胞外结构一致,但细胞质部分的大小和序列不同(分为短型、中等和长型),人类泌乳素受体以长型为主。泌乳素和受体结合通过细胞质激酶JAK2磷酸化活化下游信号传导通路。泌乳素受体在多种器官组织细胞上广泛表达,通过内分泌、自分泌和旁分泌发挥调节生殖、内分泌代谢、水平衡和免疫调节等重要的生理作用。泌乳素特别是对性腺轴的正常功能和女性产后泌乳发挥着重要的生理作用。而高泌乳素血症通过抑制促性腺激素释放激素的脉冲分泌抑制性腺轴的功能,同时也可以直接抑制性激素的合成。近期的啮齿类动物研究发现泌乳素能够直接作用于下丘脑神经元抑制Kisspeptin的表达,这可能是抑制促性腺激素释放激素的机制。因此高泌乳素血症的患者常常首先表现出性腺功能低减。

三、临床表现

泌乳素瘤患者临床表现通常以性腺功能低减

首发，但青春发育前的儿童青少年、绝经后女性和男性患者因缺乏月经等相关的临床线索提示，直到肿瘤体积增大压迫视交叉出现视功能障碍时得以诊断。同时大腺瘤患者可以出现对周围正常垂体组织的压迫继而出现腺垂体功能低减、视力下降的临床表现。

1. 高泌乳素血症相关临床表现

（1）低促性腺激素型性腺功能低减：过度分泌的泌乳素可以直接抑制垂体 LH 的分泌频率和幅度，导致垂体性腺轴功能减低。临床女性可出现月经稀发、继发闭经和不育。青春期女性患者可因高泌乳素水平直接导致原发性闭经。男性患者性腺功能低减表现为性欲和性功能减退、不育。

（2）泌乳：由于高水平的泌乳素对乳腺的直接刺激作用，超过半数的女性和 35% 左右的男性患者出现泌乳的症状，可出现自发或触发泌乳。

（3）体重增加：高泌乳素血症患者常出现体重增加，研究发现 65%～80% 的泌乳素瘤患者超重或肥胖，显著高于其他类型的垂体瘤。体重增加的同时血脂紊乱和血糖升高的风险增加，而治疗后泌乳素水平下降的患者体重及相关的代谢紊乱可有不同程度的改善。

（4）骨密度受损：泌乳素瘤患者因性腺轴功能低减可显著影响骨骼健康，表现为骨密度的降低，甚至骨质疏松和相关骨折风险的显著升高。研究发现约 80% 的男性泌乳素瘤患者存在腰椎骨质疏松，32% 的绝经前女性垂体泌乳素瘤患者 BMD 的 Z 值低于 −2SD，其中腰椎骨量的丢失较髋部更严重。儿童青少年泌乳素瘤患者的骨密度也显著低于同年龄性别的正常人群。

（5）PRL 混合瘤相关临床表现：部分泌乳素/生长激素混合瘤患者可同时合并高泌乳素血症以及肢端肥大症/巨人症的相关临床表现，例如：XLAG 患者自幼的身材高大，合并高泌乳素血症是重要临床表现之一。其他少见的混合型垂体腺瘤还包括促甲状腺激素腺瘤，患者同时出现怕热、多汗等高代谢症状，实验室检查发现 TSH 依赖性的甲状腺激素水平升高是重要的诊断线索。

2. 正常腺垂体受压导致功能低减 常常见于垂体泌乳素大腺瘤，特别是侵袭性生长的大腺瘤或巨腺瘤。儿童青少年患者常出现性发育障碍的同时出现生长停滞，提示垂体生长激素分泌障碍。部分患者可出现继发甲状腺功能低减和肾上腺皮质功能低减的临床表现，如：食欲缺乏、体重下降、怕冷等。

3. 视功能障碍等局部受压症状 虽然少数垂体微腺瘤患者可因肿瘤对视交叉血供的"窃血"导致视力下降和颞侧视野偏盲，但大多数出现视功能障碍的垂体瘤患者仍是垂体大腺瘤对视交叉的直接压迫作用。垂体瘤增大压迫和上抬鞍隔使部分患者出现头痛等症状。肿瘤向单侧或两侧海绵窦侵袭性生长时，可累及第Ⅲ、Ⅳ和Ⅵ对脑神经出现眼睑下垂、复视、瞳孔对光反射消失和眼球活动障碍等临床表现。

4. 垂体瘤卒中 生长较快的垂体泌乳素瘤可出现肿瘤的急性或亚急性的出血坏死。特别是突然出现的急性卒中，患者可出现剧烈头痛、恶心、呕吐等颅压升高的临床表现，部分患者突然出现视功能障碍甚至意识障碍，必要时需要进行急诊手术减压。

四、病理诊断

根据 2017 年 WHO 最新垂体肿瘤病理分型指南[36]，过度分泌 PRL 的垂体肿瘤命名为垂体泌乳素细胞腺瘤，其来源于 Pit-1 腺垂体细胞系，分为稀疏颗粒型、致密颗粒型和嗜酸性干细胞腺瘤三种类型，除了常规的 PRL 免疫组化染色阳性外，更加强调转录因子 PIT-1 和 ERα 的免疫组化染色阳性。嗜酸性干细胞腺瘤常伴有散在或局部的细胞 GH 免疫组化染色阳性，以及小分子量的细胞角蛋白（LMWCK）染色阳性。其中稀疏颗粒型泌乳素瘤为常见类型，对多巴胺受体激动剂具有良好的治疗反应。2017 版新的病理分型取消了非典型垂体腺瘤的分类，但依然提出男性泌乳素细胞腺瘤为"高危垂体腺瘤"类型，药物敏感性相对较差，需要在临床诊疗过程中更加关注和密切随访。

五、高泌乳素血症的鉴别诊断

泌乳素瘤患者的诊断主要依赖典型的临床表现，血清泌乳素水平的检测。但高泌乳素血症仍需要鉴别是生理性或药物导致的高泌乳素血症，临床上还需要除外其他导致泌乳素水平升高的疾病，最终才能确诊垂体泌乳素瘤。

1. 血清 PRL 测定[37] 虽然 PRL 的分泌呈现脉冲分泌的形式，晨起醒前是分泌高峰，上午 10～12 点是分泌谷值，基础 PRL 水平具有重要的诊断价值。正常人 PRL 通常不超过 20~30ng/ml，但门诊检测常会有难以避免的应激状态如：运动、交通、空腹饥饿等可能会导致 PRL 轻度的升高，必要时请患者 8 点前进食少量碳水化合物（避免蛋白质和脂肪的摄入），休息 30 分钟后采血测定。泌乳素瘤患者的血清 PRL 水平通常和泌乳素瘤的直径正相关，大腺瘤患者的 PRL 水平通常大于 200ng/ml，而微腺瘤患者 PRL 水平 50~150ng/ml。采用放射免疫测定法或化学发光分析法等基于抗原抗体结合原理的 PRL 测定方法时要警惕"HOOK"效应。即当 PRL 水平非常高的时候测定结果显示 PRL 正常或轻度升高。需要鉴别是无功能大腺瘤还是泌乳素瘤出现"HOOK"效应导致的测定误差，简单的鉴别方法是稀释患者的血清 100 倍后重新测定。这在临床治疗的决策中十分重要，无功能大腺瘤通常需要接受手术治疗，而泌乳素大腺瘤通常对多巴胺受体激动剂具有良好的治疗反应。

2. 其他导致 PRL 水平升高的状态或疾病 高泌乳素血症的患者需要认真鉴别可能的病因，泌乳素瘤并未唯一导致泌乳素水平升高的疾病。

（1）生理性的高泌乳素血症：作为应激激素的 RPL 在各种应激状态下都出现轻至中度的升高。妊娠和哺乳状态是育龄期女性泌乳素水平升高的最常见的生理性原因。妊娠期女性腺垂体的泌乳素分泌细胞增生致泌乳素水平逐渐升高到分娩前达到高峰 200~250ng/ml，分娩后泌乳素水平迅速下降，但哺乳时乳头的刺激会引起泌乳素的分泌短期升高。因此出现闭经的女性，发现高泌乳素血症需首先测定性腺激素和 β-hCG 水平除外妊娠状态。

（2）药物相关的高泌乳素血症：引起泌乳素水平显著升高的药物包括：避孕药物、精神科用药和 H_2 受体阻断剂。抗精神分裂症药物吩噻嗪、丁酰苯类药物通过阻断下丘脑和垂体泌乳素细胞上的多巴胺受体导致泌乳素水平的显著升高，有文献报道可到 200~350ng/ml。显著升高的泌乳素水平可以导致女性患者出现月经稀发甚至停经，男性患者的性功能低减。氟哌啶醇和三环抗抑郁药物也可导致患者泌乳素水平的升高。约半数服用胃复安和多潘立酮胃肠道药物的患者会出现泌乳素水平的升高和相关症状。长期服用阿片类药物会导致泌乳素轻度升高。

（3）泌乳素瘤外导致高 PRL 血症的疾病：①下丘脑-垂体柄受累疾病：鞍区及鞍上的其他疾病，包括自身免疫相关炎症，良性肿瘤（颅咽管瘤、巨大垂体腺瘤压迫垂体柄等），恶性肿瘤（恶性肿瘤的鞍区转移、朗格汉斯细胞组织细胞增生症等），囊肿（Rathke 囊肿、脓肿），外伤（下丘脑或垂体柄损伤）等导致下丘脑和垂体柄损伤时，多巴胺等 PIF 的分泌和运输受到影响，可导致泌乳素轻度至中度的升高。虽然文献报告下丘脑-垂体柄受累时 PRL 水平通常低于 100ng/ml，但与泌乳素瘤患者仍有较大的检测重叠区间，因此不能单纯从泌乳素的水平推断高泌乳素的原因；②原发性甲状腺功能低减和多囊卵巢综合征（PCOS）等疾病：原发性甲状腺功能低减患者由于 TRH 代偿性增高，TRH 作为重要的 PRF 直接导致 PRL 分泌的增加。特别是原发甲状腺功能低减的患者常伴有垂体代偿性增生，加之泌乳素水平的显著升高，易被误诊为泌乳素瘤，甚至接受手术治疗导致全垂体功能不可逆的损伤。基线状态下的 TSH 水平显著升高是原发性甲状腺功能低减的重要鉴别要点。多囊卵巢综合征是育龄期女性易患的疾病，临床上出现月经稀发、闭经、多毛和痤疮等高雄激素血症相关表现。约 30% 的 PCOS 患者合并轻中度的高泌乳素血症，推测可能的原因与下丘脑促性腺激素释放激素的分泌异常有关。但泌乳素瘤患者的促性腺激素显著降低，而 PCOS 患者典型的性腺轴激素是 LH 较 FSH 显著高，雌激素水平常不低，而高雄激素血症十分常见。PCOS 患者较少出现泌乳的症状；③神经源性刺激：胸壁病灶或胸段脊髓病变可能会导致泌乳素水平的升高；④肝硬化、慢性肾衰竭等：文献报道不足 10% 的肝硬化患者会出现轻度高泌乳素血症。慢性肾衰竭失代偿的患者因代谢异常常合并轻中度的高泌乳素血症，透析治疗能够部分降低泌乳素水平；⑤其他罕见原因：罕见的泌乳素受体基因突变可以导致持续的高泌乳素血症。还有罕见的异位恶性肿瘤分泌导致高泌乳素血症的病例报道，如：肾细胞癌、卵巢畸胎瘤等。

（4）特发性高泌乳素血症：未发现引起高泌乳素血症的病因的患者通常诊断特发性高泌乳素血症。推测部分患者可能的原因是微小的垂体泌乳素瘤影像学难以发现。临床随访观察，约 1/3 的患者泌乳素水平降至正常，10%~15% 的患者泌乳素水平逐渐升高甚至可以影像发现微腺瘤，超过半数的患者维持稳定的泌乳素水平。

六、泌乳素瘤定位诊断

临床表现和生化检测确定为高泌乳素血症，需进一步完善影像学检查协助定位诊断。鞍区MRI是临床应用最广泛的影像学检查方法（图2-3-2），特别是磁共振动态增强技术能够显著提高垂体微腺瘤的检出率。同时磁共振检查能够发现下丘脑和垂体柄病变，帮助进一步对高泌乳素血症的病因进行鉴别诊断。如有磁共振检查禁忌的患者可以接受CT的检查帮助确定垂体占位的位置、大小等。

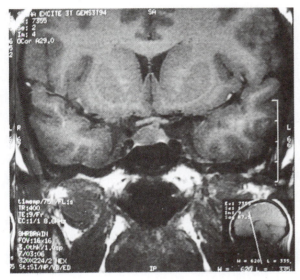

图2-3-2　垂体泌乳素瘤MRI增强扫描
鞍内可见类圆形低信号影，病灶大小约1.4cm×1.2cm×1cm；增强扫描示病灶轻度强化，强化延迟于正常腺垂体

七、泌乳素瘤的治疗

（一）治疗目标

垂体泌乳素瘤的治疗目标是纠正高泌乳素血症，从而恢复正常的垂体性腺轴功能。同时尽可能的缩小肿瘤甚至使肿瘤消失，去除肿瘤对正常的腺垂体、视交叉和可能的对脑神经的压迫。预防肿瘤的复发。垂体泌乳素瘤和其他的功能性垂体腺瘤不同的是药物治疗的有效性和安全性显著高于其他垂体瘤，因此药物治疗成为大多数泌乳素瘤患者的首选和唯一治疗方法，就能够达到临床治愈的治疗目标。部分对药物不敏感或不能耐受药物治疗的患者需要考虑手术治疗、必要时选择放射治疗，以达到有效控制泌乳素水平和肿瘤的生长[33,34]。

（二）治疗方法

1. 药物治疗　1971年开始在临床使用的溴隐亭作为特异性的多巴胺受体激动剂，直接通过兴奋多巴胺D2受体的作用抑制PRL的合成和分泌，同时溴隐亭可以通过兴奋下丘脑的多巴胺受体增加PIF的释放间接抑制PRL分泌。口服溴隐亭半衰期约3～4小时，作用时间8～12小时。2.5～15mg/d的剂量能够显著降低血清PRL水平的同时临床上也能观察到肿瘤的缩小。大多数患者接受中等以下剂量（7.5mg）就能够有效控制PRL水平。北京协和医院临床观察约90%的女性泌乳素瘤患者接受溴隐亭治疗后能够有效控制泌乳素水平至正常范围，同时恢复正常的月经周期。文献报道78%的微腺瘤和72%的大腺瘤患者通过溴隐亭治疗可以使PRL水平正常。其中80%的育龄期女性可以恢复排卵。PRL的下降与肿瘤的缩小是显著相关的。研究报道溴隐亭治疗后24～72小时就能观察到患者视野的显著改善，通常药物治疗2周能够在MRI观察到显著的肿瘤缩小。通常治疗后的6周～6个月能够观察到显著的肿瘤缩小，但治疗6个月～1年后仍有肿瘤逐渐缩小的报道。大量的临床研究证实溴隐亭对男性泌乳素瘤患者、儿童青少年患者和妊娠期泌乳素大腺瘤患者的治疗都是安全和有效的。

溴隐亭治疗后的副作用主要与其作用于机体其他的多巴胺受体相关。大多数患者起始治疗时有恶心、便秘、头晕等胃肠道和中枢不良反应，甚至出现体位性低血压，通常建议患者从小剂量开始，如1.25mg/d，根据反应逐渐增加剂量，能够使更多的患者耐受药物治疗。仍有5%～10%的泌乳素瘤患者因不能耐受溴隐亭的副作用而无法选择药物治疗（目前国内无卡麦角林）。另外需要注意的是对溴隐亭十分敏感的大腺瘤患者治疗后需警惕肿瘤的迅速缩小甚至出现脑脊液鼻漏的临床表现。而也有神经外科手术医师报告长期溴隐亭治疗后接受手术治疗的患者肿瘤的纤维化严重，可能增加手术的难度。要关注长期接受大剂量溴隐亭治疗患者的心脏瓣膜情况，心脏瓣膜上的多巴胺D_1受体是导致溴隐亭相关副作用原因，但目前多巴胺受体激动剂直接导致的心脏瓣膜病变的报道罕见。

卡麦角林是新型的麦角衍生物，是更高多巴胺D_2受体选择性的药物。由于卡麦角林的半衰期长达62～115小时，因此更小剂量和服药频率使卡麦角林成为临床上广泛应用的治疗泌乳素瘤药物。通常每周0.5～2.0mg的治疗剂量就能够有效的控制患者的泌乳素水平。临床研究发现86%～92%的微腺瘤患者和76%～77%的大腺瘤患者接受卡麦角林治疗能够达到泌乳素水平的正常，较溴隐亭有更好的治疗反应，而且因服药剂量和频率的减少，患者的耐受性更好，约3%～4%的患者因副作用不能耐受卡麦角林的治疗。

对于难治性垂体泌乳素瘤或泌乳素癌目前选择替莫唑胺联合放射治疗的方式能够控制部分患者肿瘤的生长。

2. 手术治疗　虽然多巴胺受体激动剂具有良好的临床治疗疗效，但依然有部分患者对药物治疗不敏感或不耐受而选择手术治疗。不同的临床研究对多巴胺受体激动剂抵抗的诊断标准不一致导致发生率的差异。目前公认多巴胺受体激动剂最大剂量（如溴隐亭15mg/d）规范治疗3月泌乳素水平不能降至正常范围且肿瘤缩小不足50%可以考虑存在药物抵抗。肿瘤表面的D_2受体表达量不足可能使药物抵抗的潜在原因。约15%～20%的患者对溴隐亭抵抗，而10%左右对卡麦角林抵抗。溴隐亭抵抗的患者中80%对卡麦角林具有良好的治疗反应。巨大侵袭性腺瘤和男性患者是发生药物抵抗的危险因素。药物抵抗的患者可以选择经鼻垂体瘤切除/部分切除，减瘤手术后部分患者对药物的治疗反应有改善。此外出现急性垂体瘤卒中或较严重脑脊液鼻漏的患者也需要接受手术的治疗。随着内镜等技术的开展，垂体泌乳素瘤手术的缓解率较前有了显著的提高，约81%的微腺瘤和41%的大腺瘤患者通过手术治愈，也提示泌乳素瘤患者术后的密切随访和评估的重要性，必要时启动药物治疗，以达到控制泌乳素水平和肿瘤增大的风险。

3. 放射和放射外科治疗　由于药物治疗和手术治疗的有效性，因此泌乳素瘤患者较少选择放射治疗。药物抵抗、手术后仍有肿瘤残余或进展、难治性泌乳素瘤及泌乳素癌的患者需要联合放射治疗。无论是传统分割放疗或立体定向放射外科治疗对泌乳素瘤的生长都具有显著的抑制作用，能控制约71%～95%的患者肿瘤的生长，但泌乳素水平能够降至正常的患者有限，约20%～40%的患者经放射治疗后泌乳素水平能够降至正常。因此，临床上更多的患者需要多学科协作，必要时药物、手术和放射治疗联合使用达到最好的临床控制目标。

（朱惠娟　刘小海）

第三节　垂体促肾上腺皮质激素细胞腺瘤

库欣综合征又称皮质醇增多症，是由各种病因导致的高皮质醇血症，作用于靶器官引起的以向心性肥胖、高血压、糖代谢异常、低钾血症和骨质疏松为典型表现的一种综合征。据国外文献报告，库欣综合征的年发病率为2/1 000 000～10/1 000 000，其患病率约40/1 000 000。

从病因上分类，库欣综合征可以分为促肾上腺皮质激素（adrenocorticotropin hormone，ACTH）依赖性和ACTH非依赖性，前者包括分泌ACTH的垂体腺瘤和其他部位异位分泌ACTH或促肾上腺皮质激素释放激素（corticotropin-releasing hormone，CRH）的神经内分泌肿瘤，占病因的70%～80%；后者是肾上腺肿瘤（腺瘤和腺癌）或增生自主地分泌过量皮质醇所致，占病因的20%～30%。而垂体性库欣综合征，又称为库欣病（垂体ACTH腺瘤），是库欣综合征中最常见的病因，占患者总数的70%左右。

库欣病除了直接影响糖、脂肪、蛋白质、水电解质等各种物质代谢的平衡，还会影响全身多个系统脏器功能，使机体免疫力下降。如果未得到及时诊治则预后差，严重的低血钾、重症感染及心脑血管并发症可以危及患者生命。库欣病多数为散发，90%是垂体微腺瘤，肿瘤多小于5mm，但有向周边垂体组织浸润的倾向，约10%为大腺瘤。

一、流行病学

库欣病特指由垂体ACTH腺瘤引起的库欣综合征，约占垂体腺瘤的15%，发病率为3～10/（1 000 000·年），好发于25～45岁的女性，男∶女=1∶4～1∶3。但在青春发育前的患者中，好发于男性。在儿童患者群体中，<11岁的垂体腺瘤患儿其库欣病占比为55%。>5岁的儿童库欣综合征患儿中，75%为库欣病。

二、病理生理

1. 病因学　垂体腺瘤是良性肿瘤，比较普遍的观点认为垂体肿瘤是单克隆性起源，但长久以来，库欣病的确切发病机制不详。近年来在分子生物学技术飞速进展的基础上，目前研究已经揭示与库欣病发病可能的相关基因包括细胞周期蛋白E1（cyclin E1，*CCNE1*）、细胞周期蛋白依赖性激酶（cdk5 and abl enzyme substrate 1，*CABLES1*）、垂体瘤转化基因（pituitary tumor-transforming gene 1，*PTTG*）、骨形态发生蛋白4（bone morphogenetic protein 4，*BMP4*）、*SHH*（sonic hedgehog）、*PAX7*（paired box 7）。这些基因涉及细胞周期调控、染色体分离、生长因子调控、细胞分化等方面。此外，miRNA也在疾病发生中有着一定的作用。

尽管多数库欣病患者为散发病例，但有非常罕见的患者为家族性改变，包括多内分泌腺瘤病1型（致病基因为*MEN1*）、多内分泌腺瘤病2型（致病基因为*RET*）、多内分泌腺瘤4型（致病基因为*CDKN18*）、结节性硬化症（致病基因为*TSC1/2*）。也有关于位于X染色体的剂量敏感的性别反转-先天性肾上腺发育不良基因1（dosage-sensitive sex reversal, adrenal hypoplasia critical region, on chromo3some X, gene 1，*DAX-1*）、*DICER-1*的胚系突变导致库欣病的报道。截至目前，在库欣病中还没有*USP8*、*PRKAR1A*或*GNAS*的胚系突变的报道[38]。

2. 发病机制 阿片黑素促皮质激素原（pro-opiomelanocortin，POMC）是ACTH的前体，受下丘脑CRH刺激，在垂体产生，可以进一步分解成促黑素、ACTH和β内啡肽。库欣病患者的垂体加压素V2、V3以及V1b受体均表达上调，因此在CRH和垂体加压素刺激下，库欣病患者的ACTH产生增多。CRH对POMC的调控依赖于多个因子的介导。神经生长因子IB或者Nur77在CRH刺激作用及糖皮质激素负反馈过程中均有参与，其在临床症状显著的患者中明显升高。核受体TR4能够结合POMC启动子并促进转录，TR4通过和糖皮质激素受体相互作用而抑制其减弱POMC表达。

糖皮质激素抵抗是库欣病的一个显著特点。但是编码糖皮质激素受体（glucocorticoid receptor，GR）的*NR3C1*基因的遗传缺陷在库欣病患者中比较罕见。但有研究发现热休克蛋白90（Heat shock protein 90，HSP90）在库欣病肿瘤组织中过表达；*Brg1*基因和组蛋白脱乙酰基酶2（HDAC2）参与了染色质重塑调控，这两者在库欣病肿瘤组织中下调；库欣病垂体肿瘤组织中的11β-HSD2和11β-HSD1比例失调，皮质醇被更多地转化为皮质酮从而失活。这些改变损害了糖皮质激素对POMC转录的正常负反馈调控抑制，从而造成糖皮质激素抵抗。

3. 泛素特异性蛋白酶8体细胞突变和表皮生长因子受体通路功能改变 通过全外显子组测序的方法，研究发现库欣病肿瘤组织中泛素特异性蛋白酶8（ubiquitin specific peptidase 8，USP8）的体细胞突变率在35%～67%之间，突变率明显高于之前报道的致病基因。而且USP8的高频突变未在其他类型的垂体腺瘤中出现。

*USP8*基因表达的是一种大小约130kDa的具有去泛素化酶活性的酶，具有从目标蛋白上切除泛素多肽的功能，这一过程受到14-3-3家族蛋白的调控。USP8的14-3-3蛋白的结合结构域是RSYpSSP，人类中pS为Ser718，这一位点的磷酸化能维持其在胞浆中功能处于未激活状态。一旦这一位点去磷酸化，14-3-3结构域将被释放并激活USP8。

USP8最为重要的功能是对膜蛋白内吞体的调节，特别是以酪氨酸激酶受体（RTK）为主，其影响的底物包括Nrdp1、c-Met、HER2以及表皮生长因子受体（epidermal growth factor receptor，EGFR）。这类膜蛋白被激活后通过内吞以及多泛素化进入细胞内回收，以避免细胞信号通路的过度激活。USP8作用的恰恰是相反的过程，它通过介导去泛素化过程来中断这一过程，从而使受体能够继续激活相应的细胞信号通路。因此，如果USP8被过度激活，与之相关的膜受体的有效作用时间都会相应延长。

EGFR本身参与细胞的生长和增殖，在正常垂体组织中，EGFR存在且处于一个较低水平。但是在mRNA或者蛋白层面，约60%垂体腺瘤中能够检测到EGFR，且库欣病的EGFR表达最高。动物实验证据显示，识别胞内胞外EGFR的抗体在库欣病中高水平表达，而且其分布与ACTH分布一致。同样，EGFR对于POMC（ACTH前体）表达有增强作用。

目前关于USP8在库欣病的发病机制推测为ACTH分泌细胞发生USP8突变后，EGFR持续激活使细胞增殖，激素分泌增多，产生过多的ACTH。USP8突变在女性患者中更为多见，发生率约为男性的两倍，多发于20～40岁的育龄期，而在儿童以及50岁以上患者中USP8则往往是野生型。这一特征可能提示USP8突变和性激素相关。USP8突变对于肿瘤大小的影响尚不明确，不同研究对这一观点也存在分歧。

三、临床表现

库欣病的临床表现是由于 ACTH 刺激肾上腺产生过多的皮质醇，皮质醇作用于全身靶器官所带来的。大多数库欣病具有显著的功能，然而，20% 的库欣病缺乏现实 ACTH 和皮质醇过多的临床和生化证据，这些肿瘤被称为寂静型促肾上腺皮质激素腺瘤，通常因为垂体意外瘤或当肿瘤引起神经或眼科症状时，包括急性出血坏死导致的卒中而被发现。

1. 脂肪代谢紊乱和分布异常 皮质醇可以引起脂肪的异常分布，因此患者呈明显向心性肥胖，满月脸、水牛背、锁骨上脂肪垫、悬垂腹、四肢相对瘦小、体重轻度或中度增加。

2. 蛋白质代谢异常 过量皮质醇促使蛋白质的分解代谢大于合成代谢，出现负氮平衡，导致皮肤菲薄，结缔组织减少，毛细血管扩张，呈多血质，皮肤出现紫纹。毛细血管脆性增加，易出现皮下淤斑。肌无力，肌萎缩，皮肤破溃不易愈合、易感染。患者的免疫力下降。

3. 对钙磷代谢的影响 高皮质醇血症抑制肠道对钙的吸收，同时因为骨钙被动员，尿钙排泄增多，易形成泌尿系结石。此外，在负氮平衡的共同作用下，骨质疏松高发，可引起脆性骨折，骨折的部位以肋骨骨折、椎体压缩性骨折多见。

4. 糖代谢异常 过量皮质醇抑制糖利用，促使肝脏糖异生，并产生胰岛素抵抗，可以导致糖耐量低减（50%～75%）和糖尿病（8%～20%）。

5. 水电解质代谢紊乱 皮质醇增多可以竞争性作用于肾小管的盐皮质激素受体，发挥潴钠排钾作用，临床上可表现为低血钾、低血氯、严重水电解质代谢紊乱可致低钾性碱中毒，需急诊处理。水钠潴留可致高血压，发生率为 80%～90%。

6. 性腺功能异常 过多皮质醇抑制垂体促性腺激素的释放，71%～87% 的女性患者有性欲减退、月经稀少、不规则或闭经、溢乳、不孕；约 20% 的男性患者性欲减退、阳痿、精子减少、睾丸萎缩。此外，因为 ACTH 分泌的增加，刺激肾上腺网状带产生脱氢表雄酮增加，无论性别，男女均可表现为皮肤痤疮（多见于面部和胸背部）、毳毛增多。

7. 其他表现 有的患者精神异常，可表现为情绪不稳、烦躁、类偏狂、类精神分裂等，但以忧郁症多见。青春期前发病者由于过量皮质醇抑制 GH 分泌，会严重影响生长发育。垂体 ACTH 大腺瘤可有压迫症状，可有视力下降、视野缺损、头痛等症状。

8. 皮质醇增多 皮质醇增多所带来的血脂升高、糖代谢异常和高血压可导致血管粥样硬化，血管平滑肌及内皮细胞增殖，故晚期库欣病患者常并发心血管、脑血管疾病。晚期库欣病患者多因心脑血管疾病及感染性疾病而死亡。

四、病理诊断

根据 2017 年 WHO 病理对垂体疾病的分类[39]，库欣病，即 ACTH 腺瘤是一种表达 ACTH 和其他 POMC 相关肽的垂体腺瘤，起源于 TPIT 谱系的腺垂体细胞。在组织学上可分为三种亚型：致密颗粒型 ACTH 腺瘤、稀疏颗粒型 ACTH 腺瘤和 Crooke 细胞腺瘤。最常见的组织类型为致密颗粒型 ACTH 腺瘤。

与其他垂体腺瘤一样，ACTH 腺瘤大体表现为组织质软，呈现白色至灰红色。光镜下肿瘤细胞表现为嗜碱性，PAS 反应阳性。无论有无分泌功能和哪一种组织亚型，ACTH 腺瘤的免疫组化共同特征为弥漫性染色阳性的 TPIT、NeuroD1 和低分子量细胞角蛋白（CAM5.2）。致密颗粒型 ACTH 肿瘤细胞呈片状生长，由嗜碱性细胞构成，细胞胞浆内见丰富的 PAS 染色阳性和 ACTH 染色强阳性。稀疏颗粒型肿瘤细胞胞浆较少，呈弱嗜碱性或嫌色性，PAS 和 ACTH 染色呈现弱阳性。Crooke 细胞腺瘤由 Crooke 透明样变的腺瘤细胞组成，表现为低分子量角蛋白环状表达，ACTH 阳性表达颗粒分布于细胞膜周围和核旁。

寂静型 ACTH 腺瘤（silent corticotroph adenoma，SCA），临床常表现为无功能的肿瘤。可分为两个亚型：1 型（致密颗粒型）和 2 型（稀疏颗粒型）。和 1 型相比，SCA 2 型反映侵袭性、迁移和增殖的生物标志表达更高，如成纤维细胞生长因子受体 4（fibroblast growth factor receptor 4，FGFR4）、基质金属蛋白酶 1（matrix metalloproteinase-1，MMP1）和 CD29（也称为 Intergrin β1）。罕见情况下，SCA 腺瘤组织缺乏 ACTH 的表达，但表达 TPIT。

ACTH 腺瘤的增殖活性变异很大。p27 的下调表达很常见；与功能性肿瘤不同的是，在 SCA 组织中半乳糖凝集素 3（galectin 3）为弱表达或无表达。也有研究提示 galectin 3 在侵袭性 ACTH 腺瘤中存在表达。

只有在发生远处转移或脑脊髓播散才可以确

诊垂体 ACTH 腺癌。大多数垂体 ACTH 腺瘤是孤立的病灶，但少部分是双腺瘤的组分之一，还有一些罕见病例 ACTH 腺瘤组织中混杂有神经节细胞瘤组织或肾上腺皮质迷芽瘤（adrenal cortical choristoma）。

对肿瘤组织周围的腺垂体细胞的评估也很重要，以明确 ACTH 细胞是否存在 Crooke 透明样改变。这个形态学改变反映了下丘脑-垂体-肾上腺轴存在高皮质醇血症，在类库欣患者和 SCA 患者中看不到这种变化。

五、定性诊断

库欣综合征的定性诊断主要包括临床表现和生化检测。临床表现包括满月脸、水牛背、多血症、皮肤变薄和/或皮肤紫纹、高血压、糖尿病、与年龄不相称骨质疏松等特征性的临床表现。生化检测主要包括如下[40, 41]：

（一）疑诊库欣综合征的筛查试验

1. 24 小时尿游离皮质醇　皮质醇在体内与皮质醇结合球蛋白（cortisol binding globulin，CBG）结合，因此测定的血皮质醇主要为总皮质醇，易受改变 CBG 水平的生理或病理状态影响。而 24 小时尿游离皮质醇（urine free cortisol，UFC）测定的是游离皮质醇，故不受 CBG 的浓度影响。24 小时 UFC 超过正常上限即判断为阳性，诊断 CS 的敏感性可达到 91%～96%。

在进行 24 小时 UFC 的结果解读时，也需要注意有些因素会影响 24 小时 UFC 结果判断：①在中、重度肾功能不全患者，GFR＜60ml/min 时可出现 UFC 明显降低的假阴性结果；②饮水过多（≥5L/d）[42]，任何增加皮质醇分泌的生理或病理应激状态都会使 UFC 升高而出现假阳性结果；③检测方法的影响，目前采用最多的化学发光法和放射免疫分析法（RIA），可受合成糖皮质激素或皮质醇代谢产物交叉反应的影响；④基于分子结构的高效液相色谱串联质谱分析法（LC-MS/MS）虽然可避免上述问题，但会受某些药物（如：卡马西平和非诺贝特）干扰测定而使结果假性升高；此外，应用 LC-MS/MS 测定尿皮质醇浓度较 RIA 法测定低 40%。

2. 午夜血清/唾液皮质醇测定　体皮质醇分泌呈现明显的昼夜节律，血皮质醇水平在午夜达最低值。唾液皮质醇与血皮质醇可以达到动态平衡，反映体内游离皮质醇的状态，与血皮质醇类似，CS 患者血清午夜血皮质醇低谷会消失。抑郁症、酗酒、肥胖和糖尿病患者的 HPA 轴活性增强，而地塞米松抑制试验（dexamethasone suppression test，DST）较单次测定血、唾液或尿皮质醇更有意义。如进行午夜血清皮质醇测定，应尽量保证采血时处于睡眠状态，为了避免采血带来的应激，可采取提前静脉置管的操作。判断切点：诊断 CS 的午夜血清皮质醇值≥50nmol/L（1.8μg/dl），敏感性达 100%，但特异性仅 20%。清醒状态下血清皮质醇值≥207nmol/L（7.5μg/dl），诊断的敏感性＞96%，特异性 87%。唾液中皮质醇呈游离状态，其浓度与血中游离皮质醇浓度平行。各国文献报道测定午夜唾液皮质醇用于诊断 CS 的敏感性为 92%～100%、特异性为 93%～100%[43, 44]。

3. 1mg 过夜地塞米松抑制试验　1mg 过夜地塞米松抑制试验（overnight dexamethasone suppression test，ODST）的做法为午夜 11～12 点口服地塞米松 1mg，次日晨 8：00 采集服药后血皮质醇标本。服药后血清皮质醇值≥50nmol/L（1.8μg/dl）为不抑制，诊断 CS 的敏感性＞95%、特异性约 80%；若提高切点至 140nmol/L（5μg/dl），其敏感性为 91%，特异性可提高至＞95%，但敏感性降低[45]。

在该项检查中，需注意患者对地塞米松的吸收和代谢率不同可影响 DST 的结果；部分药物如苯巴比妥、卡马西平和利福平等可通过诱导 CYP3A4 加速清除地塞米松的清除而导致假阳性；而肝、肾衰竭患者的地塞米松清除率降低可以导致假阴性。

4. 经典小剂量地塞米松抑制试验　经典小剂量地塞米松抑制试验（low dose dexamethasone suppression test，LDDST，地塞米松用法 2mg/d×48h）检查前留 24 小时 UFC 或者清晨血皮质醇做为对照，之后开始口服地塞米松每次 0.5mg，间隔 6 小时服用一次，连续 2 天，在服药的第 2 日再留 24 小时 UFC 水平或服药 2 天后测定清晨血皮质醇水平，若 UFC 未能下降到正常值下限以下或服药后血皮质醇≥1.8μg/dl，为经典小剂量 DST 不被抑制。两者的敏感性和特异性相差不大，均可达到敏感性＞95%[46]。

虽然 24 小时 UFC 是经典的 LDDST 的主要判断标准，但因采集标本不易，而血皮质醇无论是留取标本还是测定都更为简便，目前是依据 24 小时 UFC 还是血皮质醇来做为判断标准，各家医学中心做法不一。北京协和医院选择有病理证实明确诊断为 CS 的病例 67 例，包括 ACTH 依赖性 CS 60 例（库欣病 53 例，异位 ACTH 综合征 7 例）和非 ACTH 依赖性 CS 7 例，所有患者在采集 24 小时 UFC 的时候同步采集清晨血皮质醇样本，结果提示以 24 小时 UFC 作为判断标准，LDDST 中诊断符合率 92.54%；若以清晨血皮质醇 <1.8μg/dl、<4.0μg/dl、<5.0μg/dl 和 <对照值的 50% 为标准，则诊断符合率分别为 97.01%、86.57%、83.58% 和 71.15%[47]。因此，在 LDDST 中，LDDST 中采用服药后清晨血 F<1.8μg/dl 的切点其敏感性最高。而其他两种切点（血 F<5μg/dl 和血 F<对照值的 50%）在诊断 CS 的符合率方面，因敏感性过低，不推荐用于 CS 的定性诊断。

（二）库欣综合征的定位实验室检查

定位的实验室检查包括血 ACTH 的测定和大剂量地塞米松抑制试验。

1. 血促肾上腺皮质激素测定　清晨 8:00 采血，因 ACTH 的半衰期很短，取血后需要将血标本冰浴，并尽快低温离心测定。通常认为如血 ACTH<2.2pmol/L（10pg/ml），则考虑 ACTH 非依赖性 CS，如 ACTH>4.4pmol/L（20pg/ml），则考虑为 ACTH 依赖性 CS。

2. 经典大剂量地塞米松抑制试验　经典大剂量地塞米松抑制试验（high dose dexamethasone suppression test，HDDST，地塞米松用法 8mg/d×48h）检查前留 24 小时 UFC 或血皮质醇做为对照，之后口服地塞米松每次 2.0mg，间隔 6 小时服用一次，连续 2 天，在服药的第 2 日再留 24 小时 UFC 或服药 2 天后测定清晨血皮质醇，若 UFC 或者血皮质醇下降到对照值的 50% 以下为经典大剂量 DST 被抑制，支持库欣病的诊断。该试验鉴别库欣病与异位 ACTH 综合征的敏感性为 60%~80%，特异性 80%~90%。

3. 联合法小剂量及大剂量地塞米松抑制试验　LDDST 和 HDDST 也可以连续进行，试验第 1，2 天连续 2 天留 24 小时尿测定 UFC 水平，取 2 天结果的平均值作为对照值。第 3~4 天连续口服地塞米松每次 0.5mg，间隔 6 小时服用一次，第 4 天留 24 小时尿测定 UFC 水平，第 5~6 天连续口服地塞米松每次 2.0mg，间隔 6 小时服用一次，第 6 天留 24 小时尿测定 UFC 水平。第 4 天的 UFC 水平若下降到正常值下限以下（标准同上）为 LDDST 被抑制，反之则为 LDDST 不被抑制；第 6 天的 24 小时 UFC 水平下降对照平均值的 50% 以下称为 HDDST 被抑制，反之则为大剂量 DST 不被抑制。

联合法与经典法 DST 比较，前者可以连续进行，更为节约时间，而后者需要 LDDST 和 HDDST 分开进行。关于其诊断效力是否相同，北京协和医院回顾性分析了 152 例经手术病理证实的 CS 病例，比较了经典法与联合法两种 DST 做法与最终诊断的符合率。结果显示经典法及联合法之 HDDST 对 ACTH 非依赖性 CS 诊断的符合率分别为 94.2% 和 95.5%，两组之间无显著性差异（$P=0.83$）。经典法分别行 LDDST 及 HDDST 和联合法 DST 诊断库欣病的敏感性分别为 81.5% 和 77.8%，特异性分别为 92.5% 和 95.5%[48]。因此联合法小及大剂量 DST 比经典法操作简便，节省时间，可用于 CS 的定性、定位诊断。

六、定位诊断

库欣综合征可以由垂体 ACTH 分泌瘤、肺/纵隔内的异位 ACTH 分泌瘤和肾上腺肿瘤自主分泌皮质醇引起。鞍区磁共振成像（magnetic resonance imaging，MRI）是诊断库欣病的首选方法，而 CT 是异位 ACTH 分泌瘤和肾上腺肿瘤的首选检查方法。正电子发射断层/计算机断层显像（positron emission tomography/CT，PET/CT）可能在异位病灶的检出和残存、复发病灶的判断方面具有独特的价值。近年来发展的正电子发射断层/磁共振显像（positron emission tomography/MRI，PET/MRI）技术对于隐匿性或术后复发的库欣病垂体瘤病灶的检出具有重要的价值。

1. 鞍区磁共振成像　库欣病多为垂体微腺瘤，常需要进行鞍区动态增强 MRI，以提高肿瘤检出率。在动态增强中，微腺瘤的强化慢于且弱于正常垂体（图 2-3-3），因此在增强早期可形成较好的对比。垂体微腺瘤的间接征象包括：垂体形态不对称、信号不均、垂体柄偏移、鞍底倾斜凹陷等。

当鞍区动态增强 MRI 检查阴性时，要考虑到肿瘤极其微小，未达到目前 MRI 的空间分辨率的可能。因此进一步可行双侧岩下窦静脉取血明确诊断。同时，还应考虑异位 ACTH 综合征的可能。故还需要进一步行胸部 CT、腹盆部 CT 检查等。

2. 胸部 CT　约 90% 的异位 ACTH 肿瘤在肺或纵隔内，随着检查技术手段的进步，胸部 CT 增强扫描影像学检查有助于发现临床疑诊异位

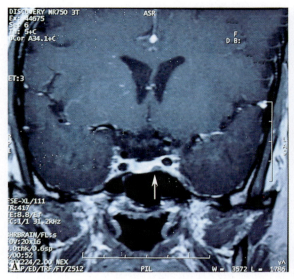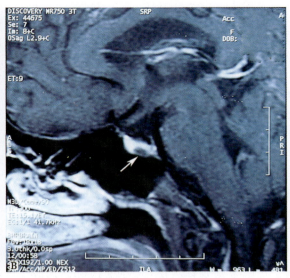

图 2-3-3　A. 垂体 T1 增强冠状位图像，显示垂体左翼低强化区为垂体微腺瘤；B. 垂体 T1 增强矢状位图像。图中白色箭头所指为垂体微腺瘤

ACTH 综合征的胸部原发肿瘤。如考虑可能存在其他异位病灶，则根据情况选择腹部、胰腺或盆腔的 CT 检查来探查病灶。

3. 双侧肾上腺影像学　肾上腺影像学检查方法包括 B 超、CT、MRI 等检查，对诊断 ACTH 非依赖性 CS 患者有很重要的意义。推荐首选双肾上腺薄层增强 CT 扫描（层厚 2~3mm），有条件可同时行三维重建以更清晰地立体显示肾上腺病变的形态。

4. 双侧岩下窦静脉取血 + 去氨加压素兴奋试验　ACTH 依赖性 CS 如临床、生化、影像学检查结果不一致或难以鉴别病因时，建议行双侧岩下窦静脉取血（bilateral inferior petrosal sinus sampling，BIPSS）以鉴别 ACTH 来源于垂体还是非垂体，为了增加该检查的准确性，还需要同时进行 CRH 或去氨加压素（D-amino D-arginine vasopressin，DDAVP）兴奋试验。BIPSS 是有创性血管内介入检查，操作需要一定的技巧，故建议在经验丰富的医疗中心进行。操作方法为经股静脉插管至双侧岩下窦后，可应用数字减影血管成像术证实插管位置是否正确和岩下窦解剖结构是否正常。岩下窦（inferior petrosal sinus，IPS）与外周（peripheral，P）血浆 ACTH 比值在基线状态≥2 和/或 CRH/DDAVP 刺激后≥3 则提示库欣病。

BIPSS 应在患者皮质醇水平升高提示肿瘤活跃分泌 ACTH 时进行检查，避免在周期性库欣静止期进行。技术因素的影响和静脉回流的异常可导致库欣病患者出现假阴性结果。在经验丰富的医疗中心，BIPSS 诊断库欣病的敏感性为 95%~99%，特异性为 95%~100%[49]，术后严重并发症如深静脉血栓、下肢静脉栓塞、肺栓塞、蛛网膜下腔出血等少见。采用 BIPSS 联合 CRH/DDAVP 刺激试验具有是确诊库欣病的金指标，但对垂体微腺瘤的左右侧定位意义有限。

5. ^{18}F-FDG PET/CT 检查　正电子发射断层/计算机断层显像 ^{18}F-FDG PET/CT 检查时正常垂体位于本底较低的鞍区，垂体腺瘤对 ^{18}F-FDG 的摄取高于周围正常垂体组织。所以尽管空间分辨率有限（4~6mm 不等），^{18}F-FDG PET/CT 仍可能发现 CT、MRI 难以检出的垂体微腺瘤。因此，在怀疑库欣病而其他检查无阳性发现或不确定时，或在术后复发而 CT、MRI 很难与术后改变区分时，可考虑选用 ^{18}F-FDG PET/CT 显像[50]。

6. 生长抑素受体显像　生长抑素受体（somatostatin receptor，SSTR）是位于细胞膜表面的 G 蛋白耦联受体，有 5 种亚型，分别是 SSTR1、SSTR2、SSTR3、SSTR4、SSTR5。而异位分泌 ACTH 的神经内分泌肿瘤组织高度表达 SSTR2，将放射性核素标记的奥曲肽引入体内，能与肿瘤细胞表面的 SSTR2 特异性、高亲和力结合，使异位肿瘤显像。以 ^{99m}Tc-OCT 为示踪剂的单光子发射计算机断层（single photon emission tomography，SPECT）显像对于寻找异位 ACTH 综合征的病灶具有一定的价值，但敏感性较低，仅为 49%[51]，结果如为阴性也不能排除异位 ACTH 综合征，还需要进行其他影像学检查进行病灶的定位。

7. 正电子发射断层/磁共振显像 目前 PET/MRI 可以用两种核素标记，分别为 ^{18}F-FDG 和 ^{68}Ga-DOTATATE，可用于区分影像学不明确或者肿瘤复发无法区分肿瘤与瘢痕组织的情况。北京协和医院相关研究提示在 16 例接受首次手术的垂体腺瘤进行 ^{18}F-FDG-PET/MRI，其 SUVmax 为 6.8 ± 3.7，明显高于正常垂体组织（3.2 ± 1.1）。而同时进行 ^{68}Ga-DOTATATE-PET/MRI，则腺瘤表现为中度摄取，SUVmax 为 3.8 ± 2.6，低于正常垂体组织（SUVmax，6.2 ± 3.2）。在 11 例疑似复发性垂体瘤中，[18]F-FDG-PET/MRI 的 SUVmax 为 6.1 ± 3.5，显著高于周围正常垂体组织（2.5 ± 1.1）[52]。而区分腺瘤和垂体组织最好的判断标准为 ^{18}F-FDG/^{68}Ga-DOTATATE-PET/MRI 的 SUVmax 比值，其次为单独应用 ^{18}F-FDG-PET/MRI，其切点分别为 1.04 和 3.88。因此 PET/MRI 是一种功能性垂体瘤的理想的诊断工具，双示踪剂 ^{18}F-FDG 和 ^{68}Ga-DOTATATE PET/MRI 可以用于垂体微腺瘤与正常垂体组织的区别。但还需要更多的数据以支持 PET/MRI 在垂体腺瘤中的应用。

七、治疗

（一）治疗目标

治疗原发病、降低皮质醇水平、缓解临床症状体征、治疗相关系统的并发症、保护垂体功能、提高生活质量。

（二）治疗方法

1. 手术治疗 手术是垂体 ACTH 腺瘤患者的首选治疗方法[53, 54]。

（1）术后疗效判断：库欣病经蝶窦入路手术早期术后缓解率为 65%~98%，长期随访中肿瘤复发率为 2%~35%。对于首次治疗未缓解的患者，再次手术能够使 37%~61% 的患者达到缓解，但可能增加脑脊液漏及垂体功能低下的风险。患者随访 0.3~37 年后发现 7%~34% 出现肿瘤复发，复发部位常位于原发部位或相邻部位。

术后一周内清晨血清皮质醇测定是目前公认的用于评估疗效的指标。目前多数学者认为血清皮质醇水平低于 56nmol/L（2μg/dl）或 140nmol/L（5μg/dl）者为缓解。24 小时 UFC 可作为辅助评估工具，其低于 28~55nmol（10~20μg）提示缓解，24 小时 UFC 高于 276nmol/L（100μg）则提示肿瘤残存。

（2）围术期糖皮质激素替代：术前、术中不需要使用糖皮质激素，但如患者出现血压下降，不明原因发热、低钠血症等肾上腺皮质功能减退表现，尽可能先抽血留取皮质醇、ACTH 血样标本后，再补充糖皮质激素，建议给予静脉输注氢化可的松 100~200mg，并逐渐替代为口服糖皮质激素[40]。

术后 3 天内监测清晨血清皮质醇。如果血清皮质醇 < 55nmol/L（2μg/dl）时，需立即补充糖皮质激素；如果血清皮质醇 55~276nmol/L（2~10μg/dl）时，结合患者的症状，如患者出现烦躁、低血压，恶心呕吐、食欲差、不明原因发热、低钠血症等肾上腺皮质功能减退表现，补充糖皮质激素；如血清皮质醇 > 276nmol/L（10μg/dl），不需要立刻补充糖皮质激素，但要个体化地根据患者是否出现肾上腺皮质功能减退症状来决定是否补充。

（3）复发库欣病的外科处理：术后鞍区正常解剖结构紊乱，术野内疤痕形成，不易分辨肿瘤和垂体组织，给再次经蝶窦入路手术带来困难。手术过程中鞍底位置判断困难时，可借助术中 X 线监测、神经导航、术中 MRI 等手段寻找鞍底，对侵袭海绵窦的肿瘤术中超声对识别颈内动脉有参考价值。

对于临床症状和内分泌检查均支持肿瘤复发，但 MRI 阴性者，需根据术者经验和手术条件做出综合判断，决定是否进行垂体探查术；术中发现明确肿瘤者，应行肿瘤切除加瘤周垂体大部分切除；如果术中未能见到明确肿瘤，可根据 BIPSS 结果对 ACTH 优势侧进行垂体大部分切除；若 BIPSS 未提示 ACTH 优势侧，可行初次肿瘤侧垂体大部分切除。经蝶窦入路垂体腺瘤切除加瘤周垂体组织切除是治疗复发性库欣病的首选方法。

2. 药物治疗 国内治疗库欣病的有效药物不多，临床证据多数来源于小样本、回顾性、单中心研究，总体疗效不佳，因此药物治疗处于辅助地位，适应证为：不适合手术、已经接受了放疗但尚未起效的患者，且一般情况不适宜行双侧肾上腺切除者；严重高皮质醇血症、出现急性精神病、高血压、严重感染等情况时需要及时降低皮质醇水平，为进一步手术创造机会的患者。可以用于库欣病治疗的药物特点总结于表 2-3-1。

3. 放射和放射外科治疗 放射治疗通常不作为库欣病的首选治疗方法。对术后完全缓解的患者不推荐预防性放疗，但对术后病理为"不典型

表 2-3-1 可用于治疗库欣病的药物用法及特点

药名	剂量	作用机制	有效性	不良反应	备注
作用于垂体抑制ACTH分泌					
帕瑞肽	600～900μg 皮下注射，每日2次	生长抑素受体激动剂（sstr 1、2、3、5）	库欣病：76%～88%	胃肠道不良反应、胆石症、胆汁淤积、高血糖、窦性心动过缓	
卡麦角林	1～7mg，口服一周2次或一周1次	D2 激动剂	库欣病：50%～75%（短期）；30%～40%（2～3年）	恶心/呕吐、头晕、精神异常、存在瓣膜病变风险	
赛庚啶	每日剂量 24mg	血清素受体拮抗剂	个案报道，效果不肯定		
作用于肾上腺皮质抑制皮质醇合成					
酮康唑	200～1 800mg/d，口服（分2～3次服用）	抑制肾上腺、性腺类固醇合成的多个步骤	库欣病：70%；异位ACTH综合征：50%	胃肠道反应、可逆性肝功能异常-重度肝损害、乳腺增生、性欲下降、勃起功能障碍、皮疹、嗜睡	与甲吡酮相比，更适用于女性患者
甲吡酮	750～6 000mg/d，口服，分3～4次服用	抑制肾上腺皮质11β羟化酶	库欣病：75%	胃肠道反应、皮疹、眩晕、多毛（女性）、水肿、高血压	更适用于男性，但在孕期患者是最常使用的药物（未经FDA批准）
米托坦	1～12g/d，口服	抑制肾上腺皮质激素合成的多个步骤，破坏肾上腺皮质的作用	库欣病：83%	恶心、腹泻、头晕、神经系统症状（共济失调、眩晕、记忆力下降）、意识模糊、血脂异常	避免用于在5年内有妊娠计划的女性患者
依托咪酯	<0.1mg/(kg·h)，静脉注射	抑制肾上腺皮质的11β羟化酶、17,20裂链酶活性	100%（短期）	镇静作用、麻醉	用于需要尽快改善高皮质醇血症的状况，需要麻醉师监护
作用于靶器官拮抗糖皮质激素受体					
米非司酮	300～1 200mg/d，口服	2型糖皮质激素受体拮抗剂	超过80%	肾上腺皮质功能低下、低钾血症、高血压、月经不规律、子宫内膜增生、皮疹	2012年2月获FDA批准，禁用于妊娠期

垂体腺瘤"的患者建议术后放疗以减少复发机会。适应证：①手术残留和/或复发的库欣病；②不适宜/不接受手术的垂体微腺瘤患者；③复发的侵袭性、垂体癌的辅助治疗；④ Nelson 综合征。

（1）常规放射治疗：库欣病分次放疗可以选用常规照射技术、三维适形放疗技术及调强放疗技术。随着放疗技术的进步，推荐采用三维适形放疗技术或调强放疗技术进行精确放疗。以 MRI 和 CT 图像融合确定照射区及周围可能累及器官，精准评估剂量分布。照射总剂量建议 45～50Gy，常规分割 20～25 次。常规分次放疗库欣病起效缓慢，起效时间一般为 6 个月至 2 年，生化缓解率 42%～83%，肿瘤控制（影像学上肿瘤体积稳定或缩小）率 93%～100%。

最常见并发症为腺垂体功能低下，发生率约为 19%～25%，少见的并发症为视路损伤，约 0.8%。

（2）伽玛刀放射外科：伽玛刀放射外科（Gamma knife radiosurgery, GKS）控制垂体腺瘤生长的边缘处方剂量 12～16Gy；达到生化指标缓解的处方剂量 18～35Gy。建议采用平均 25Gy 的周边剂量。生化缓解率 40%～80%，肿瘤控制率 91%～100%，平均缓解时间为 10～25 个月。

并发症：①腺垂体功能低下最常见，发生率为 23%～31.5%，发生高峰为治疗后的 4～8 年；②视神经和海绵窦内脑神经的损伤比例为 4%～5.2%。

4. 双侧肾上腺全切术 其原理是切除 ACTH 的靶器官从而彻底缓解高皮质醇血症。但患者必须终身服用激素替代治疗，并且在某些应激状态下可能导致肾上腺皮质危象。

双侧肾上腺全切除后，缺乏皮质醇对下丘脑的负反馈作用，可能会使垂体肿瘤生长，增大的肿瘤压迫垂体导致垂体功能减退，及 ACTH 分泌增多而出现皮肤色素沉着等症状称为 Nelson 综合征，发生率为 21%（0%～47%）。双侧肾上腺切除后宜严密监测血浆 ACTH 水平和垂体 MRI，如影像学发现垂体肿瘤则应手术切除或放射治疗。

（卢　琳　冯　铭）

第四节　垂体促甲状腺激素细胞腺瘤

垂体促甲状腺激素细胞腺瘤（TSH 腺瘤）属于罕见的激素分泌型垂体腺瘤，是中枢性甲状腺功能亢进症（甲亢）的最常见病因。临床上以血清游离甲状腺激素（FT_3、FT_4）水平增高、血清 TSH 水平不被抑制为特征，并伴有甲状腺肿大和不同程度的甲状腺毒症表现。

一、流行病学

TSH 腺瘤在人群中罕见，发病率不足 1/ 百万人 / 年，占垂体腺瘤发病数的 0.5%～3.0%[33, 34]。相关文献多为个案报道，国外文献报道不足 500 例，国内文献报道不足 100 例[55, 56]。近年来，随着 TSH 检测技术敏感性提高、磁共振（MRI）普遍使用，TSH 腺瘤的发现和诊断率较前明显提高。

二、病理生理

TSH 腺瘤与其他垂体腺瘤一样都是单克隆起源，但其发病原因尚不清楚，导致其发生的基因突变尚未明确。有研究认为，Pit-1、GATA-2 可能在 TSH 腺瘤的发生发展中起关键作用。另外，甲状腺激素对 TSH 分泌的负反馈调节作用缺失也被认为是导致 TSH 腺瘤发病的重要原因[57~60]。其中，甲状腺素受体（TR）β 的结构和功能异常的相关研究较多。在部分 TSH 腺瘤中，TRβ 存在基因突变、转录水平异常剪接以及无功能亚型的异常高表达，无法通过结合 T_3 发挥正常的负反馈调节。针对 TSH 腺瘤的全外显子测序结果提示存在六种潜在的驱动突变，其中 SMOX 和 SYTL3 基因突变在恶性肿瘤发病中具有明确作用，其余基因突变（包括 ZSCAN23、ASTN2、R3HDM2 和 CWH43）的作用尚不明确。总体而言，TSH 腺瘤的发病机制有待进一步研究。

三、临床表现

TSH 腺瘤多见于中年以上人群，发病率无性别差异，儿童 TSH 腺瘤较为少见。多数隐匿起病，慢性病程表现主要包含以下 3 个方面[55]：

1. 由 TSH 分泌过多导致的甲状腺毒症及甲状腺肿相关表现　TSH 分泌过多致甲状腺激素的合成和分泌增加，患者表现为不同程度的甲状腺毒症，包括心悸、多汗、排便频率增加、体重减轻、易怒、失眠、甲状腺肿大伴有结节等。部分患者还可出现甲亢周期性瘫痪、甲亢性心脏病甚至甲亢危象。部分患者甲亢程度较轻，易被漏诊。TSH 腺瘤患者通常不伴有黏液性水肿和突眼症状。

2. 其他腺垂体激素分泌增多表现　TSH 腺瘤可合并其他腺垂体激素分泌增多。最多见的是生长激素（GH）分泌过多，导致肢端肥大症或巨人症。其次是泌乳素分泌过多，导致闭经泌乳综合征。

3. 肿瘤周围组织受压表现　TSH 腺瘤，肿瘤体积较大时，可压迫、浸润正常垂体组织，导致垂体功能减退；可压迫视神经和视交叉，引起视力下降和视野缺损；可侵袭海绵窦，引起海绵窦综合征；可出现头疼、恶心、呕吐等颅内压增高表现。

四、病理诊断

TSH 腺瘤以大腺瘤为主，但近年诊断的微腺瘤比例增加。基本属于良性肿瘤，恶性极其罕见。TSH 细胞广泛分布于腺垂体，其中腺垂体前中部是 TSH 腺瘤的好发部位。TSH 腺瘤表现为 TSHβ、α- 亚基（subunit）和 Pit-1 免疫染色阳性的嫌色细胞。光镜下 TSH 腺瘤细胞索条状排列，呈嫌色、多形性，偶可见嗜酸细胞性腺瘤。肿瘤细胞形态与分化程度相关。分化好的肿瘤细胞形态类似正常的 TSH 细胞，而分化差的细胞则呈长形，细胞核形态不规则，粗面内质网发育差，分泌颗粒稀疏且沿细胞膜排列，偶见核分裂象。免疫组织化学结果呈糖蛋白 α 亚单位和 TSH β 亚单位单独阳性，可伴有 GH、PRL 阳性。多激素分泌垂体腺瘤中最常见的是 GH/TSH 或者 PRL/TSH 腺瘤，这些激素均由 Pit-1 转录调控[27]。另外，大部分 TSH 腺瘤细胞表达生长抑素受体（SSTR），以 SSTR2 和 SSTR5 两种亚型最为常见。TSH 腺瘤纤维化程度高，肿瘤体积越大，纤维化程度越高，部分 TSH 腺瘤可出现钙化，甚至形成垂体石。TSH 腺瘤常呈浸润性生长，肿瘤越大，浸润性越强。

五、实验室检查

1. 血清甲状腺相关激素检测 当出现血清游离甲状腺激素（FT_4、FT_3）高于参考区间，且血清 TSH 水平不被抑制，提示有 TSH 腺瘤存在的可能。在无干扰因素的情况下，血清总甲状腺激素水平（TT_3、TT_4）与游离甲状腺激素水平（FT_3、FT_4）的变化趋势是基本一致。TRAb 通常不会阳性。在考虑诊断 TSH 腺瘤前，需除外血清存在甲状腺激素自身抗体、甲状腺激素转运蛋白异常、血清中存在干扰物、甲状腺疾病不同阶段或药物因素干扰等原因。需不同实验室多次测定血清甲状腺功能，方可确定。

2. 腺垂体功能检测 可能合并其他腺垂体激素分泌增多。也可能因为正常垂体组织受压，出现其他腺垂体激素水平降低。

3. 甲状腺激素作用于外周靶器官组织相关的指标 如肝脏产生的血清性激素结合球蛋白（SHBG）、骨的 I 型前胶原羧基端前肽升高时，提示 TSH 腺瘤。

4. 功能试验 国际上，促甲状腺素释放激素（TRH）刺激试验中 TSH 不被兴奋和 T_3 抑制试验中 TSH 不被抑制，可以诊断 TSH 腺瘤，但目前国内尚无法进行上述试验。善宁敏感试验中 TSH 被抑制，提示 TSH 腺瘤可能，但目前此方法尚不规范，其诊断意义有待进一步研究。

六、影像学检查

影像学检查的作用：首先是定位诊断，其次是了解肿瘤与周围血管神经的毗邻关系，有助于制定手术计划及判断预后。怀疑微腺瘤的患者应该进行鞍区 MRI 检查（图 2-3-4），序列包括矢状面 T1WI 薄层成像、冠状面 T1/T2WI 薄层成像和冠状面 T1WI 动态增强成像。必要时，可加做增强冠状面高分辨扫描或三维（3D）采集的高分辨成像，从而增加微腺瘤的检出率和诊断信心。对于大腺瘤患者，还需额外进行鞍区 CT 平扫以观察鞍区骨性结构。对于存在磁共振检查禁忌的患者，可行鞍区 CT 薄层扫描，行矢状位及冠状位重建。此外，奥曲肽显像对于鉴别垂体 TSH 腺瘤和异位 TSH 腺瘤具有重要价值。

七、诊断和鉴别诊断

1. 出现血清 FT_4、FT_3 高于正常范围，且血清 TSH 水平不被抑制时就需要怀疑 TSH 腺瘤的可

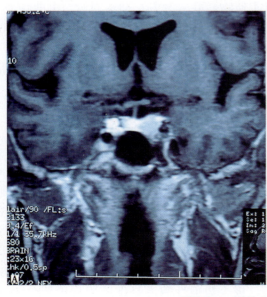
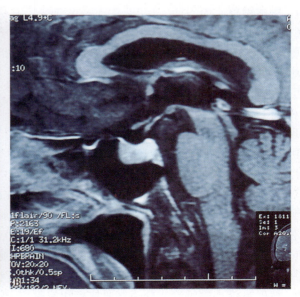

图 2-3-4 垂体 TSH 大腺瘤 MRI 增强扫描

鞍内可见不规则低信号影，病灶大小约 1.0cm×1.5cm×1.2cm；增强扫描示病灶轻度强化，正常垂体受压变薄，垂体柄向右移位，视交叉未见受压，病变部分包绕左侧颈内动脉海绵窦段，右侧海绵窦未见明显异常。
A. 冠状位；B. 矢状位

能性 应进一步完善鞍区 MRI 检查以及其他影像检查,如果提示鞍区占位,临床上即可诊断垂体 TSH 腺瘤。

2. 鉴别诊断

(1) 甲状腺激素抵抗(resistance to thyroid hormone,RTH):RTH 指因甲状腺激素受体 β 基因突变产生的甲状腺激素抵抗综合征。RTH 的垂体-甲状腺轴激素变化与 TSH 腺瘤相同,临床上亦可有甲状腺毒症及甲状腺肿,但鞍区 MRI 通常未见明确占位或仅可见微腺瘤。患者存在甲亢家族史,需要考虑 RTH 可能。生长抑素类似物抑制试验可以帮助鉴别。检测 THRβ 基因,发现突变可以确定诊断。值得注意的是,有些患者无法检测到 THRβ 基因突变,有些患者同时存在 THRβ 基因突变和垂体 TSH 腺瘤。

(2) 异位 TSH 腺瘤:异位 TSH 腺瘤指垂体以外区域内自主分泌 TSH 的肿瘤。激素化验显示同样血清 FT_4、FT_3 高于正常范围,且血清 TSH 水平不被抑制,但肿瘤位于垂体以外的区域。报道最多位于垂体周围的区域,包括鞍上或蝶窦内。

八、治疗

(一) 治疗目的

完全切除肿瘤;控制甲亢症状;恢复垂体功能,特别是甲状腺轴的正常功能[55]。

(二) 治疗方法

1. 手术治疗

(1) 术前准备:术前需要药物控制甲亢,恢复甲状腺功能至正常范围。药物首选生长抑素类似物。患者如果对生长抑素类似物不敏感或部分抵抗,可选用抗甲状腺药物或联合使用生长抑素类似物和抗甲状腺药物。对合并甲亢心脏病,特别是出现心功能不全甚至心衰者,需待心功能改善后再进行手术。

(2) 手术方案:首选经鼻蝶垂体腺瘤切除手术。对于微腺瘤和部分大腺瘤,经鼻蝶手术基本可达到治愈目的。当出现肿瘤向鞍上或鞍旁侵袭性生长或过度纤维化时,需要行开颅手术治疗,但仍可能出现瘤体无法完全切除。详细见第五章垂体外科手术章节。

2. 放射治疗 放射治疗分为普通放疗和放射外科治疗(如:γ 刀、射波刀等)二大类,主要针对有手术或药物禁忌证、术后未治愈的 TSH 腺瘤患者。部分术后未缓解患者经放射治疗可达到缓解。不推荐首选放射治疗作为 TSH 腺瘤的治疗手段以及对术后完全缓解的患者进行预防性放疗。普通放疗推荐采用三维适形放疗或调强放疗等精确放疗技术,建议照射总剂量为 45~50Gy,分 25 次完成。放射外科治疗采用 γ 刀、射波刀、X 刀等手段,边缘处方剂量为 12~25Gy,须注意视交叉的受量在 8~12Gy 以下。放疗的主要并发症是垂体功能低下,需要进行激素替代治疗。

3. 药物治疗

(1) 生长抑素类似物:TSH 腺瘤细胞表面有生长抑素受体(SSTR)表达,生长抑素能减少肿瘤细胞分泌 TSH。长效生长抑素类似物可以控制约 90% 患者的甲亢症状,使约 40% 的患者肿瘤萎缩 20% 以上。生长抑素类似物可作为术前用药控制甲亢症状,也用于治疗术后未愈的患者。生长抑素类似物治疗期间应注意相关的不良反应,如:胃肠不适、胆囊炎、胆结石和高血糖。善宁敏感试验可以预测长效生长抑素类似物的疗效。

(2) 多巴胺受体激动剂:TSH 腺瘤细胞表达 2 型多巴胺受体。溴隐亭、卡麦角林等多巴胺受体激动剂可对伴有泌乳素分泌增多或者对该药物敏感的患者使用,但效果有限。

(3) 抗甲状腺药物:抗甲状腺药物可使甲状腺激素水平下降甚至正常,但同时可使 TSH 增高,故不建议单独长期使用,一般仅术前短期使用。术前准备和对术后未缓解患者的治疗首选生长抑素类似物。除非对生长抑素类似物不能耐受、不敏感或者不能负担费用等情况下,通常极少使用抗甲状腺药物。

(连小兰 包新杰)

第五节 功能性促性腺激素细胞腺瘤

垂体促性腺激素细胞腺瘤(gonadotroph adenoma,GA)是指来源于腺垂体促性腺激素细胞的腺瘤,是垂体腺瘤中最常见的类型。但由于绝大多数促性腺激素细胞腺瘤并不分泌完整的促性腺激素,因此在临床上主要表现为"寂静型"的无功能垂体腺瘤,诊断主要依靠术后病理免疫组化。极少数促性腺激素细胞腺瘤能够分泌完整的促性腺激素,在不同性别、不同年龄的患者中出现相应性腺功能异常的临床表现,称之为功能性促性腺激素细胞腺瘤(Functioning gonadotroph adenoma，FGA）。由于 FGA 罕见，临床表现各异，部分患者起病隐匿，因此易造成误诊或漏诊。本章节将着重讨论 FGA，而无功能的促性腺激素细胞腺瘤则另见本章第七节垂体无功能腺瘤。

一、流行病学

目前认为，绝大多数（80%～90%）临床诊断的无功能垂体腺瘤及约三分之一经外科切除的垂体腺瘤都是促性腺激素细胞腺瘤，约占全部垂体腺瘤的四分之一[61]。但 FGA 罕见，且存在诊断困难，因此其临床流行病学数据不详。Tjörnstrand A 等人[62]在对 2001—2010 年瑞典西部地区垂体腺瘤发生率进行分析时，仅发现 1 例男性 FGA 患者，占同期全部垂体腺瘤的 0.2%（1/592）。查阅 Pubmed 及国内文献，截至 2018 年底，经报道的 FGA 仅 60 余例。

二、病理生理

促性腺激素包括卵泡刺激素（Follicle stimulating hormone，FSH）和黄体生成素（Luteinizing hormone，LH），是由腺垂体促性腺激素细胞合成并分泌的，主要受下丘脑产生的促性腺激素释放激素（gonadotropin-releasing hormone，GnRH）调节，但同时也受性激素的调节，特别是在育龄期女性存在正负反馈调节。

FSH 和 LH 属于糖蛋白类激素，与促甲状腺激素（Thyroid stimulating hormone，TSH）和人绒毛膜促性腺激素（Human chorionic gonadotropin，HCG）结构类似，均由相同的 α 亚单位和各自特异的 β 亚单位组成。在女性中，FSH 主要调节卵泡的早期发育，并在 LH 和雌二醇（Estradiol，E_2）的协同作用下促进卵泡的最后成熟。LH 主要是协同 FSH 起作用，促进卵泡成熟、雌激素的合成和分泌、排卵。成熟的卵泡必须在 FSH、LH 及 E_2 的共同作用下才能引起排卵。排卵后 LH 可促进卵泡转为黄体，促进间质细胞的生长和黄体的生成，同时存进孕激素和雌激素的分泌。在男性中，FSH 主要作用于睾丸支持细胞（Sertoli 细胞），促进精子生成；而 LH 则主要作用于睾丸的间质细胞（Leydig 细胞），促进其合成和分泌睾酮。

由于 FGA 非常罕见，组织标本难以获得，因此针对 FGA 发病机制的基础研究十分有限。Pigny P 等人[63]对 1 名表现为巨睾症的男性 FGA 患者垂体腺瘤组织中的 FSH 生物活性进行了体外检测，结果发现其生物活性明显升高。同时对其 FSH 进行色谱聚焦分析，发现 FGA 能够分泌更多偏碱性的 FSH 亚型，而正常垂体及 NFGA 则主要分泌 pH < 5.5 的酸性 FSH 亚型；体外实验显示 FSH 的偏碱性亚型较酸性亚型的活性更强，提示这可能是 FGA 中 FSH 生物活性更强的原因。Kottler 等人[64]应用 RT-PCR 方法对 20 例 GA（其中包括 9 例 FGA、3 例单纯 α 亚单位升高 GA 及 8 例无功能 GA）肿瘤组织进行 GnRHR mRNA 检测，结果发现 60%（12/20）肿瘤标本中存在 GnRHR mRNA 表达，其中 FGA 中 GnRHR 表达率高达 88%（8/9），显著高于 α 亚单位分泌 GA 的 33%（1/3）及无功能 GA 的 37.5%（3/8），且 GnRHR 表达与 β-FSH 免疫组化染色阳性呈显著相关，因此推测 FGA 之所以能够分泌完整的促性腺激素可能与肿瘤表达 GnRH 受体基因有关。但进一步针对 GnRHR 基因编码区的检测并未发现与正常对照组的差别。Davis 等人[65]对一名临床表现为卵巢过度刺激综合征的女性 FGA 患者的垂体肿瘤组织进行了免疫细胞化学分析，发现肿瘤组织中 FSH 染色强阳性而 LH 染色阳性者少见，且双免疫荧光染色发现 FSH 及 LH 非共定位存在，提示肿瘤细胞是由仅分泌 FSH 单激素的细胞组成，与人类胎儿在妊娠早期（18 周之前）时垂体促性腺激素细胞仅分泌 FSH 的情况类似，而 18 周以后及正常成人的促性腺激素细胞通常能够同时合成和分泌 LH 和 FSH 2 种促性腺激素，提示 FGA 起源于胚胎期的可能性。而对 FGA 肿瘤细胞的原代培养发现其主要分泌 FSH，且其分泌不受共培养的雌二醇、抑制素 A 的影响，提示肿瘤细胞缺少正常的负反馈机制，但具体机制尚不明确。此外，由于 FSH 及 LH 均为糖蛋白，也有学者推测，促性腺激素糖基化的变化可能也参与了 FGA 分泌功能的变化[66]。

三、临床表现

FGAs 的临床表现主要包括因异常自主分泌 FSH 和 / 或 LH 导致的下游性腺功能异常以及垂体肿瘤压迫相关的临床症状：

1. 因下丘脑 - 垂体 - 性腺轴功能异常导致的临床表现 在不同性别、不同年龄阶段的患者中可出现不同的性腺功能异常表现。

（1）育龄期女性：首要就诊原因通常为月经紊乱，类型多样，大多数患者表现为继发性闭经、月经稀发，少数患者也可出现月经过多或功能性子宫出血。有生育需求者可出现不孕。少数患者同时合并泌乳。

患者在行盆腔超声往往可见多发卵巢囊肿，严重者可出现卵巢过度刺激综合征（ovarian hyperstimulation syndrome，OHSS）的表现。增大的卵巢可导致腹围增加，若引起腹膜刺激则会出现不同程度的腹胀甚至腹痛。在2015年由Halupczok J等人总结既往发表的32例因FGA导致OHSS患者，其中有17例患者因反复复发卵巢囊肿接受过一次或者多次卵巢囊肿切除甚至卵巢切除手术[67]。此后亦有FGA患者因卵巢囊肿导致卵巢扭转引起急腹症的报道[68]。但与应用外源性促性腺激素引起OHSS不同的是，FGA引起的OHSS往往程度较轻，目前尚无出现大量腹水、血栓栓塞等严重事件的报道。

（2）绝经后女性：由于绝经后女性卵巢功能已衰竭，对FSH/LH刺激不敏感，患者并不会出现临床综合征表现，同时，正常绝经后女性也会出现FSH、LH水平的升高，因此，该年龄组的FGA诊断非常困难。

（3）成年男性：FGA产生过多的FSH可致曲细精管长度增加、睾丸体积增大，部分患者甚至可表现为巨睾症（macroorchidism）。而在性腺功能方面，多数患者表现为功能减退，但也有精子数量增加或睾酮水平增加的报道。但因男性患者性腺功能改变较女性更为隐匿，因此多数患者是以肿瘤压迫症状为主诉就诊。

（4）儿童：更为罕见；目前已报道的儿童FGA患者临床上可有同性性早熟表现，1例女孩也出现了卵巢过度刺激综合征表现。

2. 肿瘤压迫相关的临床症状 FGAs起病相对隐匿，多数患者为垂体大腺瘤甚至巨腺瘤，因此常合并头痛、视力下降、视野缺损及其他腺垂体功能减退表现，部分患者以头痛、视野缺损为首要就诊原因。

四、病理诊断

FGA与其他的垂体促性腺激素细胞腺瘤在病理上表现相同。根据2017年WHO最新垂体肿瘤病理分型指南[27]，将分泌β-FSH和β-LH的垂体肿瘤命名为垂体促性腺激素细胞腺瘤，其来源于促性腺激素细胞系。绝大多数垂体促性腺激素细胞腺瘤由细胞核内染色质排列整齐的嫌色细胞构成，肿瘤细胞可弥漫分布于其中，但乳头状分布形式则更为常见。免疫组化可见β-FSH、β-LH、α-亚单位不同程度的阳性或共同阳性。这些免疫组化阳性的细胞可散在或呈簇状分布于肿瘤中。此外，指南还建议进行转录因子类固醇生成因子1（steroidogenic factor 1，SF1）的免疫染色，特别是在垂体激素免疫染色不明显、不确定或在激素免疫染色阴性时，对于做出垂体促性腺激素细胞腺瘤的诊断更具意义。此外，与泌乳素细胞腺瘤类似的是，促性腺激素细胞腺瘤同样也可表达的ERα。

五、实验室检查

FGA患者中通常存在FSH不恰当的正常范围或升高，与此同时，LH则常被抑制或仅轻度升高；而LH明显升高的情况极为罕见。女性FGA患者可出现明显升高的雌激素；而男性患者通常表现为睾酮水平的低下。部分患者同时合并高泌乳素血症，考虑与垂体柄效应或过高的雌激素作用于泌乳素细胞有关。表2-3-2所示为近5年来北京协和医院收治的6例FGA患者术前的性腺激素水平，其中4例女性（编号1-4）及1例男性（编号6）以FSH升高为著，1例女性（编号5）则以LH升高为著。

此外，需进行其他腺垂体功能评估以明确是否存在因腺瘤压迫正常垂体细胞导致的垂体功能减退。

表2-3-2 近5年来北京协和医院收治的6例FGA患者术前的性腺激素水平

编号	性别	年龄	FSH（IU/L）	LH（IU/L）	E2（pg/ml）	P（ng/ml）	T（ng/ml）	PRL（ng/ml）
1	女	37	14.48	3.54	36 400	4.94	0.45	108.21
2	女	39	12.69	1.03	3 535	1.27	0.46	72.04
3	女	34	14.24	0.38	536	0.57	0.32	131.8
4	女	26	7.45	1.75	3 704.16	2.83	0.35	35.36
5	女	30	4.88	42.24	13.24	0.68	0.19	24.51
6	男	46	23.1	0.08	7.5	—	0.13	6.8

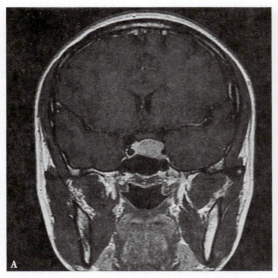 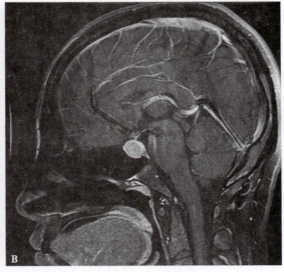

图 2-3-5 垂体增强扫描 MRI

鞍内可见类圆形低信号影,病灶大小约 2.3cm×1.4cm;增强扫描示病灶轻度强化,正常垂体受压变薄,垂体柄冠状位显示欠清晰,病变侵犯左侧海绵窦,右侧海绵窦未见明显异常。A. 冠状位;B. 矢状位

六、影像学检查

1. 垂体 MRI 因 FGAs 起病相对隐匿,故多数患者表现为垂体大腺瘤、甚至是巨腺瘤,如图 2-3-5 所示为北京协和医院诊治的 1 例女性 FGAs 的垂体 MRI。

2. 性腺相关影像学检查 女性盆腔超声、MRI 及男性睾丸超声有助于协助明确性腺有无形态学异常。如图 2-3-6 所示为北京协和医院诊治的 1 例女性 FGAs 的盆腔 MRI,可见巨大卵巢囊肿;图 2-3-7 所示为北京协和医院诊治的 1 例女性 FGAs 的盆腔超声,可见多发卵巢囊肿。

七、治疗

(一)治疗目的

因促性腺激素细胞腺瘤一般为大腺瘤,治疗的主要目的是解除压迫症状;对于 FGA 者,还希望通过手术改善异常的性腺功能。

(二)治疗方法

1. 手术治疗 手术切除是垂体促性腺激素细胞腺瘤的首选治疗方法。详细见第五章垂体外科手术章节。

2. 放射和放射外科治疗 同其他类型垂体腺瘤。

3. 药物治疗 目前没有专门针对 FGA 的药物治疗。但有学者使用过溴隐亭、卡麦角林、奥曲肽、GnRH 拮抗剂 degarelix 等药物。但这些药

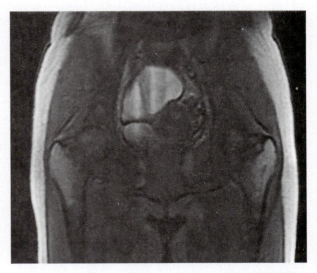

图 2-3-6 1 例女性垂体 FGA 盆腔 MRI 提示卵巢囊肿

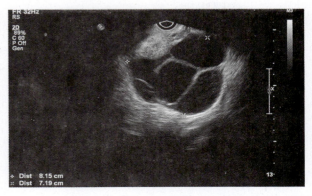

图 2-3-7 1 例女性垂体 FGA 患者的盆腔超声可见多发卵巢囊肿

物效果有限。在某些病例当中，药物治疗似乎可以降低血清 FSH 水平，缓解卵巢过度刺激综合征的相应症状，然而药物对于控制肿瘤本身的生长以及治疗临床综合征缺乏明显效果。故不推荐常规应用药物治疗。

（王林杰　包新杰）

第六节　垂体混合型激素细胞腺瘤

垂体混合型激素腺瘤可以分为两类，一类是多激素垂体腺瘤（plurihormonal adenomas）；另一类是双重/多腺瘤（double/multiple adenomas）。多激素垂体腺瘤可以在单个垂体肿瘤组织中产生多种激素。它可以是单形性，由产生两种（或者罕见的两种以上）激素的同一种细胞组成；或者是多形性，由两种或两种以上形态上不同的细胞类型组成。多激素腺瘤包括：①多激素 Pit-1 阳性腺瘤（既往也被称为寂静性腺瘤 3 型，Silent subtype 3 adenoma）；②临床表现为肢端肥大症或甲状腺功能亢进症的功能性腺瘤如生长激素（growth hormone，GH）/催乳素（prolactin，PRL）/促甲状腺激素（thyroid stimulating hormone，TSH）腺瘤；③不能由细胞分化解释的各种少见的免疫组化组合。与多激素腺瘤不同，双重/多腺瘤是在同一垂体中出现两种或两种以上病灶的不同细胞类型的多个腺瘤[69]。

一、流行病学

多激素 Pit-1 阳性腺瘤在所有垂体腺瘤中约为 0.9%。其他不常见组合的多激素腺瘤更为罕见，目前缺乏确切的流行病学数据。多激素 Pit-1 阳性腺瘤的女性患者稍多，更容易发生在年轻患者[69]。

二、病理生理

多个转录因子调控腺垂体细胞的激素表达，如 Pit-1 调控 GH、PRL 和 TSH 的表达，SF-1 和 GATA-2 调控 FSH 和 LH 的表达，T-pit 调控 ACTH 的表达。垂体混合型激素腺瘤最常见于 GH 分泌腺瘤，大多数混合激素腺瘤的例子为 GH 细胞腺瘤联合产生 PRL、TSH 和糖蛋白激素亚基。这种模式的混合激素表达可以很好地由 GH 腺瘤的特异性 Pit-1 转录因子表达来解释，Pit-1 除了调控 GH 的表达，也调控 PRL 和 TSH 的表达。此外，GH 细胞腺瘤中存在 cAMP 反应元件结合蛋白（CREB）调控 GH 和 α 亚基的表达。故因为调控的转录因子不同，GH 细胞腺瘤同时伴随 ACTH 或 FSH/LH 的肿瘤极为罕见。因此，尽管 GH 细胞腺瘤约 25% 同时伴随 PRL 免疫组化染色阳性，由于转录因子和细胞分化相同，根据 WHO 内分泌肿瘤病理的分类（2017 年，第 4 版）[69]，同时染色阳性的 GH 和 PRL 组合、FSH 和 LH 组合的腺瘤不能被称为多激素腺瘤。

个案报道提示双腺瘤和多激素 Pit-1 阳性腺瘤可见于多内分泌腺瘤病 1 型或其他家族遗传性垂体腺瘤。

三、临床表现

多激素腺瘤可以表现为一种、多种激素分泌过多的症状或者无激素分泌过多的症状。尽管部分患者会表现为肢端肥大症、高催乳素血症、甲状腺功能亢进症，大部分多激素 Pit-1 阳性腺瘤为寂静性表现。双腺瘤的激素分泌过多的症状可以不同步出现。影像学检查有助于术前发现双重/多腺瘤。

梅奥诊所单中心回顾性研究发现大部分寂静性垂体腺瘤 3 型，即现在的多激素 Pit-1 阳性腺瘤为侵袭性大腺瘤，且预后较差，78% 的患者免疫组化染色多激素阳性，其中 PRL、TSH 和 GH 阳性率较高，同时合并 ACTH 阳性率约为 11%，进一步结合转录因子免疫组化有助于鉴别多激素腺瘤与双重/多腺瘤，指导临床医生制定治疗方案以及评估预后[70~72]。

多腺瘤最常见的临床表现是库欣综合征，至少在 50% 以上报告的多腺瘤病例中至少其中一个病灶 ACTH 免疫组化染色阳性。

四、病理

多激素 Pit-1 阳性腺瘤大多数为大腺瘤，但多数双腺瘤为微腺瘤的组合。多激素 Pit-1 阳性腺瘤病理组织学为嫌色细胞瘤，PAS 染色阴性。免疫组化染色除了广泛的细胞核 Pit-1 表达，还可以见到不同组合的 GH、PRL、TSHβ、α 亚单位的阳性表现，FSH 和 GH、PRL 和 TSH 的组合均被报道过，罕见情况下，多激素腺瘤还会出现联合 ACTH 染色阳性，甚至会出现同时联合表达 α 亚单位和 ACTH 的垂体腺瘤病例显示复发性和侵袭性的特点。

GH 细胞腺瘤临床表现为肢端肥大症或巨人

症，其中＜50%为致密颗粒型，通常致密颗粒型GH细胞腺瘤的特点是生长速度相对缓慢，侵袭性有限。相比之下，多激素腺瘤超过79%是大腺瘤，超过50%存在局部浸润。因此，在这些垂体腺瘤中进行临床病理研究是否存在多激素性是预测患者预后的一个依据。

电镜可能为确诊提供依据。电镜下可见到细胞核内直径50～250nm的丰富球形和疏松的分泌颗粒。

双腺瘤中，寂静性PRL细胞腺瘤伴随其他腺瘤在尸检病例中是最常见的类型。在外科手术病例中，功能性生长激素腺瘤伴随其他腺瘤是最常见的类型。经蝶手术切除的两个腺瘤如具备同样的免疫表型不能认为是双腺瘤。Pit-1、TPit和SF1等转录因子的免疫组化可作为区分不同细胞分化来源的依据[73,74]。

五、治疗和预后

多激素腺瘤、双重/多腺瘤如能术前发现则首选手术切除。由于多为大腺瘤、生长速度快和易侵袭性（67%的病例包绕海绵窦）的特点，多激素Pit-1阳性腺瘤常表现为难治性腺瘤，也有少见病例为垂体腺癌的报道[75]。部分多激素Pit-1阳性腺瘤表达生长抑素受体，并对长效生长抑素受体激动剂反应良好。MGMT启动子的甲基化在多激素Pit-1阳性腺瘤和腺癌中的比例分别为42%和33%，而MGMT免疫组化低表达或者阴性表达提示对替莫唑胺的治疗有反应，为进一步进行替莫唑胺治疗提供依据。

（卢　琳）

第七节　垂体无功能腺瘤

垂体腺瘤位居颅内肿瘤发病率第三位，其中约1/3的患者为临床垂体无功能腺瘤（clinically non-functioning pituitary adenomas，CNFPAs）。患者可能完全无症状，因其他原因进行影像学检查时才首次发现[76]。

一、流行病学

随着影像学技术的飞速发展，尤其是磁共振成像在神经影像学领域的进展，全球范围内垂体意外瘤的检出率显著增加[76]。国外尸检证实的垂体瘤的发病率为11%，而CT和MRI发现垂体意外瘤的发病率分别高达4%～20%和10%～38%。其中90%以上为无功能腺瘤，9%为颅咽管瘤或Rathke囊肿。我国尚缺乏垂体无功能瘤的流行病学数据。

二、病理生理

无功能垂体腺瘤的发病机制学说纷纭，包括基因和表观遗传学机制，激素刺激，生长因子过度分泌，垂体干细胞功能紊乱和miRNA失调所致肿瘤细胞生长和增殖等。

1. 基因突变学说　MEN1基因胚系突变患者中垂体瘤的外显率为15%～50%，其中无功能垂体腺瘤相对少见。MEN4综合征中，患者可出现垂体腺瘤，部分为无功能垂体腺瘤，其发病机制为CDKN1B基因胚系突变。另外，部分文献报道了芳香烃受体相互作用蛋白（aryl hydrocarbon receptor-interacting protein，AIP）基因胚系突变、PIK3CA基因体细胞激活突变与无功能垂体腺瘤的发生相关。

2. 基因调控学说　主要包括表观遗传学机制和小非编码RNA（small non-coding RNA），启动子区甲基化在垂体无功能腺瘤的发生中发挥一定的作用。尤其是肿瘤抑制蛋白p16，常在无功能腺瘤中表达下降。另外，启动子区甲基化所致GADD45g基因表达下降也是无功能腺瘤组织中常见的表现。miRNA是近年来该领域的研究热点之一。无功能垂体腺瘤中miRNA的表达也和正常组织之间存在差异，其中一些表达下调的miRNA定位于印迹的DLK1/MEG3位点，该位点具有抑癌活性。差异表达的miRNA具有调节转化因子β信号通路和Wee1等有丝分裂抑制因子活性的作用，同时调节Notch信号通路。

3. 相关信号通路研究　与其他器官中的肿瘤发生机制类似，无功能垂体瘤发生过程与一些重要的信号通路（MAPK，p53 TGFβ，Jak-STAT）、细胞间相互作用（细胞间、细胞与细胞外基质成分之间）和信号转导（转录因子活性、受体结合）的变化相关。其中比较明确的是PI3K/Akt/mTOR和Raf/MEK/ERK途径，以及p53和Wnt信号通路的改变。

4. 干细胞学说　包括垂体无功能腺瘤在内的垂体腺瘤中发现了垂体干细胞，这些细胞在体外具有单克隆增殖和多能分化的特点，表达干细胞标志物，接种至裸鼠体内可形成肿瘤。同时，与干细胞相关的基因，包括 Notch 基因通路相关成员在垂体腺瘤中表达的变化也支持这一观点。

5. 血管生成异常　血管生成因子在正常垂体组织和垂体腺瘤组织中均有表达。血管内皮生长因子（VEGF）在垂体无功能腺瘤中的表达明显增加，但目前认为血管生成异常并非垂体无功能腺瘤发生的始动环节，而是促进了垂体瘤的发生和增殖。

6. 免疫节点（immune check points）　近年来细胞免疫在肿瘤发生机制中的研究呈指数级增长，其中的热点之一是细胞毒性 T 淋巴细胞相关蛋白 4（cytotoxic-T-lymphocyte-associated protein 4，CTLA-4）和程序性死亡 1（PD-1）/程序性死亡配体 1（programmed death ligand-1，PD-L1）。近期有研究者在无功能垂体腺瘤组织中检测到 PD-L1 mRNA 和蛋白水平表达低于有功能的垂体瘤，而 PD-1 表达水平则增加。这些结果提示无功能垂体瘤的生长可能受到适应性免疫抑制机制的调控。

三、临床表现

无功能垂体腺瘤（包括大部分促性腺激素细胞腺瘤）在早期通常无任何临床表现，常在肿瘤体积增大引起占位效应并产生症状时才被发现，或者在应激的情况下由于腺垂体储备功能不足而出现垂体危象时才被识别出来。主要的临床表现包括两大方面：

1. 腺垂体功能减退　由于腺瘤压迫正常垂体组织所致，和肿瘤的大小相关。微腺瘤常不会导致腺垂体功能减退。大腺瘤在大多数成年患者通常首先表现为低促性腺激素性性腺功能减退，女性患者表现为月经稀发甚至闭经、不孕不育，男性患者表现为性功能减退、不育。生长激素缺乏症方面，儿童患者可表现为生长迟缓，成年患者则表现为体成分的改变，肌肉减少和力量减弱、脂肪增加等。继发性甲状腺功能减退通常临床表现不典型，患者可有乏力、便秘、怕冷、情绪低落等表现。继发性肾上腺皮质功能减退在早期表现亦不典型，但在应激的情况下可由于糖皮质激素储备不足而出现垂体危象，患者可有食欲缺乏、乏力、恶心、呕吐、低血压甚至休克。

2. 鞍区占位的表现　无功能腺瘤如压迫视神经，可导致视力下降和视野缺损，可累及单眼或双眼，典型的表现为颞侧视野缺损，严重时可导致全盲。视力障碍通常逐渐发生，因此很多患者在病程早期往往并不在意。如侵蚀鞍底骨质，可导致脑脊液鼻漏，如侵及海绵窦，可出现海绵窦综合征相关表现，如复视。部分患者可出现其他症状，其中头痛是最常见的表现，可发生于 30%～40% 的患者，可能为蝶鞍扩大所致。垂体卒中较为罕见，可导致剧烈头痛和视力障碍。

四、病理诊断

2017 年世界卫生组织第 4 次修订内分泌器官相关肿瘤的病理分型，对垂体和鞍区肿瘤的分类进行了全新的阐述[27, 77]。新版分型仍将免疫组化染色作为主要的辅助技术手段，明确了转录因子在垂体瘤分类中的地位，强调根据细胞分化来源进行分类，根据垂体激素免疫组化染色进行分类，必要时加做转录因子及辅助因子免疫组化染色。临床无功能或是"寂静"的腺瘤中，80%～90% 为促性腺激素细胞腺瘤。免疫组化染色阴性的垂体瘤定义为零细胞瘤，而促性腺激素细胞腺瘤通常无激素分泌增多的临床症状，由于细胞异质性及染色技术差异等原因，不同肿瘤个体以及同一肿瘤的不同部位，β-TSH、β-LH、α-亚单基免疫组化结果存在差异，但是促性腺激素细胞腺瘤起源于 SF-1 细胞系，结合转录因子 SF-1 免疫组化染色，可将激素阴性的这部分促性腺激素细胞腺瘤与零细胞腺瘤鉴别开来。

五、术前评估

潜在的腺垂体功能减退为手术带来了一定的风险，因此术前腺垂体功能的评价至关重要。应详细询问病史，着重记录腺垂体功能减退的可能的情况，儿童患者应记录身高、体重并绘制生长曲线。测定清晨血总皮质醇、ACTH、24 小时尿游离皮质醇、GH、IGF1、FSH、LH、T、E_2、PRL、FT_3、FT_4、T_3、T_4、TSH 等评价腺垂体功能，部分患者可因垂体大腺瘤压迫垂体病，阻碍下丘脑对产泌乳素细胞的正常抑制作用，而导致血清泌乳素轻度升高，需要和垂体泌乳素瘤相鉴别。

影像学检查方面，增强 MRI 优于 CT，分辨率更高，能更好地评价占位与周围结构的关系，尤其是肿瘤与视交叉、海绵窦等重要神经和血管之间的比邻关系。MRI 还可以识别垂体内出血，以及提供与其他鞍内占位的鉴别信息。

术前应请眼科会诊，对患者的视力和视野进行准确的评价。

长期的腺垂体功能减退的患者代谢综合征的发生风险比普通人群有所增高，应完善心脏及大血管超声等评价心脏功能。

另外，垂体无功能腺瘤可以是多发性内分泌腺肿瘤综合征Ⅰ型（multiple endocrine neoplasmia type Ⅰ）的组分之一。MEN1 是一种罕见的遗传性疾病，其经典表现是同一名患者同时或先后出现甲状旁腺、垂体及胰岛细胞肿瘤，部分患者可以合并脂肪瘤、类癌等其他组分。因此在垂体无功能腺瘤诊断时，应对可能的 MEN1 的病史和家族史进行评价，必要时进一步进行相应的激素和影像学评估。

六、治疗

（一）治疗目标

本病的治疗目标是切除肿瘤，解除肿瘤对正常腺垂体的压迫，恢复腺垂体的功能，术中需要尽量保护正常腺垂体和周围重要结构如视交叉、颈内动脉和海绵窦神经等。

（二）治疗方法

1. 观察 首诊时肿瘤最大径<1cm 的微腺瘤，可以动态观察，每年复查鞍区增强磁共振。最大径在 1～2cm 的垂体腺瘤，如果存在视交叉受压，即使患者没有视力下降、视野缺损等视神经受损症状，在手术技术成熟的诊治中心，可以考虑经鼻蝶窦入路微创手术，如果患者暂时无手术意愿，应该每 6～12 个月复查鞍区增强磁共振和视神经功能检查，如果肿瘤增大或出现视神经功能障碍，建议手术。肿瘤直径大于 2cm 的患者，原则上建议手术，对拒绝手术的患者，需要按照上述 6～12 个月的周期复查磁共振和视力、视野等视神经功能[78]。

2. 手术治疗 手术治疗是垂体无功能腺瘤的最主要的一线治疗方法，目前经鼻蝶窦入路已经成为最常用、最安全的微创手术入路[79]。垂体无功能腺瘤手术治疗的指征包括：①肿瘤占位引起视力下降、视野缺损、神经功能缺失或梗阻性脑积水；②因肿瘤压迫正常腺垂体导致的垂体功能低下；③急性垂体卒中。根据术者和医疗机构的经验，可采用经鼻蝶窦入路显微镜下或者内镜下手术。对残留或复发的垂体无功能腺瘤，如果手术的风险不大，可以再次手术；对局限在海绵窦内或手术也难以切除的患者，可以选择放疗。详细见第五章垂体外科手术章节。

3. 放射治疗 一般作为手术后残留肿瘤的辅助治疗。目前可采用立体定向放射外科治疗如伽玛刀和射波刀、三维适型调强放疗或普通放疗[80]。立体定向放疗后 5～10 年的肿瘤控制率可达到 85%～95%，30%～60% 的患者可能会出现垂体功能低下。临床实践中，影像学侵袭性生长的垂体无功能腺瘤，特别是病理结果显示 Ki-67 活性增高或者伴有肿瘤细胞核分裂象的患者，建议手术后近期（术后 3 个月后）开始放疗。

4. 药物治疗 ①多巴胺受体激动剂：除了泌乳素分泌细胞表达 D2- 受体（D2R），多数垂体腺瘤细胞也表达多巴胺受体。所以，垂体无功能腺瘤用多巴胺受体激动剂如溴隐亭或卡麦角林治疗部分患者有效。治疗的目的不像垂体泌乳腺瘤那样使肿瘤缩小，更重要的作用是抑制肿瘤生长，从而避免二次手术或放疗。此外，对于垂体无功能大腺瘤或巨大腺瘤因垂体柄效应导致的泌乳素升高，口服多巴胺受体激动剂能降低泌乳素水平，但难以缩小肿瘤体积；②生长抑素类似物：由于垂体无功能腺瘤可以表达部分生长抑素受体，理论上使用生长抑素类似物可能会抑制垂体腺瘤细胞的增殖，但临床上尚没有用生长抑素类似物治疗垂体无功能腺瘤；③替莫唑胺（Temozolomide，TMZ）是口服烷化剂，常用于胶质瘤患者的化疗。小范围的临床研究将替莫唑胺用于难治性或复发性垂体无功能腺瘤的治疗，目前尚未将该药用于垂体无功能腺瘤的适应证用药中[81]。

（幸　兵　阳洪波）

第八节　难治性垂体腺瘤和垂体腺癌

垂体腺瘤（pituitary adenoma，PA）是颅内常见的肿瘤之一，约占颅内肿瘤的 15%，并呈逐年增加的趋势。最新流行病学调查显示：垂体腺瘤的人群患病率由 7.5/10 万～15/10 万上升为 75/10 万～113/10 万，升高近十倍之多[82]。而且，在正常人尸检和影像学检查中，垂体占位发现率高达 14.4%～22.5%[83]。从高发病率和临床发病率之间的巨大差异可见，绝大多数垂体肿瘤发生后不再继续增长，对患者亦没有影响，临床随诊观察即可，不需要任何治疗[84]。垂体腺瘤通常表现为良性肿瘤的生长特性，可以通过手术、药物及放射治疗等方法治疗，多数患者可获得治愈。但是部分垂体腺瘤在影像学上呈侵袭性生长，肿瘤生长较一般垂体腺瘤迅速，即使联合手术、药物和放射（γ刀）等治疗，仍然难以控制肿瘤生长，肿瘤常在治疗后早期复发，患者预后较差，此类肿瘤被称为难治性垂体腺瘤（refractory PA or aggressive PA）[85,86]。按照目前 WHO 肿瘤分类标准，只有在垂体腺瘤出现颅脑椎管内转移或全身其他系统转移时，才可定义为垂体腺癌（pituitary carcinoma，PC），其发病率极低[34]。难治性垂体腺瘤及垂体腺癌严重影响患者生活质量，甚至导致患者死亡。近年来，随着人们对垂体腺瘤研究的深入和国家医保政策的全面落实，难治性垂体腺瘤及垂体腺癌越来越受到重视。基于难治性垂体腺瘤临床表现的多样性、诊断的复杂性以及治疗方法的多选择性，2017年 WHO 垂体肿瘤分类[87]、2018年欧洲难治性垂体腺瘤共识[88]、中国难治性垂体腺瘤治疗专家共识[89]均对其进行了重点描述。北京协和医院神经外科 2011 年在国内首次报道一例典型难治性垂体腺瘤[86]，并在国内外首次提出了难治性垂体腺瘤的诊断标准，之后又对其开展了包括 3 项临床药物试验性治疗的多种临床研究及转化研究。2015 年，首次在国际上提出难治性垂体腺瘤（refractory pituitary tumor）的诊断标准[85]，得到众多学者的关注和支持。本节结合我们自己的治疗经验，对难治性垂体腺瘤及垂体腺癌做一概述。

一、定义

2017 版 WHO 垂体肿瘤分型已发布，废除了"非典型垂体腺瘤（atypical PA）"的称谓，明确提出"难治性垂体腺瘤"的概念，并定义为"难治性垂体腺瘤的特点是影像学上呈侵袭性生长，生长速度较一般垂体腺瘤快速，虽经手术、药物治疗及放疗等多模式标准化治疗，肿瘤仍继续生长和（或）激素超量分泌严重影响患者健康，但肿瘤尚未出现颅脑椎管内转移或远处转移"。在此分类中，只是提出了难治性垂体腺瘤的概念和临床特征，但缺少辅助诊断难治性垂体腺瘤的分子标志物，仍需进一步完善。

因难治性垂体腺瘤诊断标准尚未统一，又缺乏大规模的流行病学调查，准确的患病率尚未可知。但是根据文献报道，难治性垂体腺瘤可能占垂体腺瘤的 18%。难治性垂体腺瘤中，以促肾上腺皮质激素细胞腺瘤和泌乳素细胞腺瘤为主。2017 版 WHO 肿瘤分型中，明确静默性促肾上腺皮质激素细胞垂体腺瘤、Crook 细胞垂体腺瘤、多激素 Pit1 阳性垂体腺瘤、稀疏颗粒型生长激素细胞垂体腺瘤和男性泌乳素细胞垂体腺瘤更容易演变成难治性垂体腺瘤[87]。

只有在垂体腺瘤出现了颅脑椎管内转移或全身其他系统转移，才可诊断为垂体腺癌。垂体腺癌极其罕见，仅占垂体腺瘤的 0.1% 左右，多发生于 30~50 岁[90]。

二、病理生理

难治性垂体腺瘤组织结构与正常良性垂体腺瘤及并无明显差异，但细胞分化不良，胞核大小、形状、染色均不一致，有较多的核分裂象。难治性垂体腺瘤可能具备之前肿瘤分类中"不典型垂体腺瘤"三大标志物之一（Ki-67≥3%，增加的有丝分裂计数，p53 表达阳性），但是亦有些肿瘤细胞可能不具备这些特征。但是，一般首诊时即表现出影像学侵袭性和细胞高增殖活力，即使联合手术、放疗及药物等常规治疗，仍然难以控制肿瘤生长，且肿瘤细胞生长速度加快。

垂体腺癌可由良性垂体腺瘤过渡至难治性垂体腺瘤并进一步恶性变而来，亦可能起病即是恶性的垂体腺瘤，伴随蛛网膜下腔转移或全身其他系统的远处转移病灶[91,92]。因此，难治性垂体腺瘤为良性垂体腺瘤到垂体腺癌之间的过渡阶段，因此，除了无蛛网膜下腔转移或远处转移，难治性垂体腺瘤细胞的病理组织学结构与垂体腺癌无明显差异。

三、诊断

由于难治性垂体腺瘤的概念刚刚提出，很多研究尚不完善，缺乏统一的诊断和治疗标准。在 2017 年 WHO 垂体腺瘤分类中，难治性垂体腺瘤的概念更多是从肿瘤生物学行为及临床转归角度对肿瘤进行定义，主观性强，缺乏可量化的诊断指标或分子标志物。北京协和医院垂体腺瘤多科协作团队自 2009 年首次报道难治性垂体腺瘤，历经 10 年研究，提出其诊断标准应包括以下四点[85,86,93-96]：①肿瘤影像学上呈侵袭性生长，且生长快速，Ki-67 标记指数≥3%；②即使手术全切，肿瘤短期（6 个月）内复发；③手术、药物治疗和放射治疗等常规治疗后肿瘤继续生长；④全身检查未见颅脑椎管内或全身其他系统的转移灶。迄今为止，尚无明确的分子标志物可协助诊断难治性垂体腺瘤或提示肿瘤预后。临床上，Ki-67标记指数仍是目前相较其他组织学和临床标志物的唯一的难治性垂体腺瘤的预测标志物。当某些垂体腺瘤的Ki-67标记指数≥3%，且p53广泛阳性及有丝分裂计数＞2/10高倍视野下，提示垂体腺瘤具有进展为难治性垂体腺瘤的倾向[97]。自2014年底获得医院伦理会批准后，本中心已入组并治疗44例难治性垂体腺瘤患者，总体有效率达60.0%，目前正在进一步总结完善难治性垂体腺瘤的定义，并寻找具有良好的诊断和预后评价价值的生物标志物。

确诊难治性垂体腺瘤后，需要对患者进行全面的评估，包括：患者临床表现及全身其他系统功能评估，下丘脑垂体激素水平评估，首次病理评估，最后是垂体腺癌排除。①垂体腺癌的排除诊断：所有考虑难治性垂体腺瘤的患者，应行头颅、全脊髓MRI及全身PET等检查，排除颅脑椎管内转移或全身其他部位的转移灶；②常规病理学及肿瘤活性评估：需要对肿瘤进行二次组织病理学分析，包括垂体激素染色、转录因子和增殖标志物检测。目前，用于肿瘤增殖活性评估的分子标志物仍然十分缺乏，Ki-67、p53和有丝分裂计数常被用于初步判断肿瘤的增殖性和侵袭性活力。肿瘤Ki-67≥3%、p53(+)及有丝分裂计数升高，常常提示肿瘤增殖活力升高。如果Ki-67≥3%合并p53(+)，或者Ki-67≥3%合并有丝分裂计数升高，则提示预后较差[98]。

垂体腺癌的诊断必须依赖颅脑椎管内转移或全身其他系统转移，因此，一旦疑诊难治性垂体腺瘤或垂体腺癌，应行头颅、全脊髓MRI及全身PET等检查，排除颅脑椎管内转移或全身其他部位的转移灶。

四、治疗

难治性垂体腺瘤及垂体腺癌的诊疗必须依赖垂体多学科团队（multidiscipline team, MDT）。垂体腺瘤多学科团队一般由神经外科、内分泌科、放疗科、放射影像科、病理科、肿瘤科、神经眼科等专业医生所组成。多学科团队的诊治贯穿难治性垂体腺瘤患者的终身，负责患者的诊断、影像和全面内分泌评估、最佳的治疗模式的选择、各种治疗之间的合理组合衔接配合以及终身随访。

所有难治性垂体腺瘤患者进行放疗、药物治疗前，需考虑是否具备手术的可能性。最大限度的切除肿瘤，可以明显改善患者预后，并提高放、化疗的疗效。但是难治性垂体腺瘤手术常难以完全切除原发鞍区病灶，常常需要反复多次手术，包括分期经蝶窦和开颅手术。

所有难治性垂体腺瘤患者，均应考虑进行放射治疗。但是大部分难治性垂体腺瘤患者已接受过一次或多次放射治疗。因此，在决定放疗前，多学科团队需要综合评估患者的全身状态及放疗耐受性。目前有关难治性垂体腺瘤的放疗资料极其有限，但包括普通分割外照射放疗和立体定向放射（外科）治疗，均为有效控制肿瘤生长的治疗手段。

替莫唑胺（temozolomide, TMZ）是难治性垂体腺瘤的一线化疗药物。但目前国内药品说明书的适应证中未列入难治性垂体腺瘤，临床使用前应先向医院伦理委员会申请，经审核通过，并向患者充分交代病情及药物可能的副反应，在患者签署知情同意书后方可开始使用。在开始替莫唑胺治疗前，多学科团队（MDT）应综合评估原治疗药物的使用规范程度和疗效。在足程、足量使用溴隐亭、卡麦角林、生长抑素等常规药物仍不能控制肿瘤生长及激素超量分泌后，应考虑尽早开展替莫唑胺治疗。替莫唑胺治疗难治性垂体腺瘤和垂体腺癌时，常用的是5/28方案[99,100]，即：第一周期，替莫唑胺（TMZ）150mg/m^2，1次/日，连续用药5天，休息23天（28天为一个周期）；若耐受性良好，从第二个周期以后剂量可增至200mg/m^2。药物使用3个周期后可进行疗效评价。如判定有效，建议至少使用6个疗程。目前尚无研究表明，延长用药时间可以改善患者获得持续缓解的状况。但是，随着随访观察时间延长，出现肿瘤再次进展的患者就会越多。对肿瘤标本进行MGMT的免疫组化染色，染色阳性程度越高，提示预后不佳。

越来越多研究证实信号通路在泌乳素腺瘤的发生发展中起着重要作用。其中AMPK信号通路是调控细胞的生长、增殖、分化和凋亡的重要通道，其下游可以影响mTOR通路，近两年的研究认为其在多种神经内分泌肿瘤中起到了重要的作用[101]，我们的前期研究发现：在细胞和动物水平上，AMPK信号通路激活可以促进泌乳素腺瘤细胞的凋亡、抑制肿瘤细胞的增殖。二甲双胍，做为临床最为常见的双胍类口服降血糖药，具有激活AMPK通路的作用。我们的前期研究发现：在细胞学水平上，二甲双胍可以有效地降低MMQ

和 GH3 细胞 ERα 和 ERβ 的表达从而抑制其生长、促进凋亡，并少量上调 D2R 表达[102]。因此，我们在经过伦理会审核批准后，在 2 例难治性垂体泌乳素腺瘤患者中将二甲双胍和溴隐亭联用，均取得了良好的效果[103]。针对难治性垂体泌乳素腺瘤，溴隐亭联合二甲双胍治疗的难治性泌乳素腺瘤的单中心临床研究，在随访的 7 例患者中，具有良好的治疗效果。同时，我们前期研究发现：EGFR 在垂体 ACTH 腺瘤中存在过表达，且过表达的 EGFR 促进肿瘤发生和进展[104]。结合拉帕替尼（Lapatinib）在治疗难治性泌乳素腺瘤中的成功经验[105]，本中心注册了拉帕替尼治疗库欣病多中心研究，目前正在招募患者。

针对垂体腺癌，为了控制转移灶引起的症状，需要切除转移灶。同时尽快开展放疗和替莫唑胺治疗。

五、随访和预后

难治性垂体腺瘤生存周期尚无准确数据，但因肿瘤无法控制，预后较差。因此，一旦确诊难治性垂体腺瘤或垂体腺癌，必须终身随访，原则如下：①强调健康宣教，嘱咐长期随访对其病情控制及提高生存质量的重要性，并给予随访卡，告知随访流程；②常规随访间隔建议为 3~6 个月，且每次随访均需完成 MRI 及垂体激素检测，需要时进行激素替代治疗。随访间隔需要结合既往肿瘤的大小、生长速度以及与视神经等重要结构的密切程度等因素。如患者处于替莫唑胺以及其他化疗药物相关治疗过程中，需提高随访密集程度；接受放射治疗的患者，需密切随访全面的垂体功能情况，针对垂体激素缺乏症等放疗并发症及时开展激素替代治疗。

六、总结

难治性垂体腺瘤及垂体腺癌与良性垂体腺瘤不同，患者预后很差，需要临床医师提高重视程度。建立完备的难治性垂体腺瘤患者的资料库及生物样本库，开展临床和转化研究，探索相关病因、发病机制以及靶向诊治是今后努力的方向之一[96]。

（王任直　刘小海）

参 考 文 献

1. Alexander L, Appleton D, Ross WM, et al. Epidemiology of acromegaly in the Newcastle region[J]. Clin Endocrinol(Oxf), 1980, 12(1): 71-79
2. Bengtsson BA, Ernest I Edén S, Odén A, et al. Epidemiology and long-term survival in acromegaly. A study of 166 cases diagnosed between 1955 and 1984[J]. Acta Med Scand, 1988, 223(4): 327-335
3. Hoskuldsdottir GT, Fjalldal SB, Sigurjonsdottir HA. The incidence and prevalence of acromegaly, a nationwide study from 1955 through 2013[J]. Pituitary, 2015, 18(6): 803-807
4. Agustsson TT, Baldvinsdottir T, Jonasson JG, et al. The epidemiology of pituitary adenomas in Iceland, 1955-2012: a nationwide population-based study[J]. Eur J Endocrinol, 2015, 173(5): 655-664
5. Gruppetta M, Mercieca C, Vassallo J. Prevalence and incidence of pituitary adenomas: a population based study in Malta[J]. Pituitary, 2013, 16(4): 545-553
6. Tjörnstrand A, Gunnarsson K, Evert M, et al. The incidence rate of pituitary adenomas in western Sweden for the period 2001-2011[J]. Eur J Endocrinol, 2014, 171(4): 519-526
7. Mestron A, Webb SM, Astorga R, et al. Epidemiology, clinical characteristics, outcome, morbidity and mortality in acromegaly based on the Spanish Acromegaly Registry (Registro Espanol de Acromegalia, REA)[J]. Eur J Endocrinol, 2004, 151(4): 439-446
8. Dal J, Feldt-Rasmussen U, Andersen M, et al. Acromegaly incidence, prevalence, complications and long-term prognosis: a nationwide cohort study[J]. Eur J Endocrinol, 2016, 175(3): 181-190
9. Galerneau LM, Pépin JL, Borel AL, et al. scientific council and investigators of the French national sleep apnoea registry (OSFP). Acromegaly in sleep apnoea patients: a large observational study of 755 patients[J]. Eur Respir J, 2016, 48(5): 1489-1492
10. Beckers A, Daly AF. The clinical, pathological, and genetic features of familial isolated pituitary adenomas[J]. Eur J Endocrinol, 2007, 157(4): 371-382
11. Caimari F, Korbonits M. Novel Genetic Causes of Pituitary Adenomas[J]. Clin Cancer Res, 2016, 22(20): 5030-5042
12. Trivellin G, Daly AF, Faucz FR, et al. Gigantism and acromegaly due to Xq26 microduplications and GPR101 mutation[J]. N Engl J Med, 2014, 371(25): 2363-2374
13. Salenave S, Boyce AM, Collins MT, et al. Acromegaly and McCune-Albright syndrome[J]. J Clin Endocrinol Metab, 2014, 99(6): 1955-1969
14. Vortmeyer AO, Gläsker S, Mehta GU, et al. Somatic GNAS mutation causes widespread and diffuse pituitary disease in acromegalic patients with McCune-Albright

syndrome[J]. J Clin Endocrinol Metab, 2012, 97(7): 2404-2413

15. Vergès B, Boureille F, Goudet P, et al. Pituitary disease in MEN type 1 (MEN1): data from the France- Belgium MEN1 multicenter study[J]. J Clin Endocrinol Metab, 2002, 87(2): 457-465

16. Syro LV, Scheithauer BW, Kovacs K, et al. Pituitary tumors in patients with MEN1 syndrome[J]. Clinics (Sao Paulo), 2012, 67 Suppl 1: 43-48

17. Wu Y, Gao L, Guo X, et al. Pituitary adenomas in patients with multiple endocrine neoplasia type 1: a single-center experience in China[J]. Pituitary, 2019, 22(2): 113-123

18. Kamilaris CDC, Faucz FR, Voutetakis A, et al. Carney Complex[J]. Exp Clin Endocrinol Diabetes, 2019, 127(2-03): 156-164

19. LS. Kirschner. PRKAR1A and the evolution of pituitary tumors[J]. Mol Cell Endocrinol, 2010, 326(1-2): 3-7

20. O'Toole SM, Dénes J, Robledo M, et al. 15 YEARS OF PARAGANGLIOMA: The association of pituitary adenomas and phaeochromocytomas or paragangliomas[J]. Endocr Relat Cancer, 2015, 22(4): T105-122

21. Constantin T, Tangpricha V, Shah R, et al. Calcium and Bone Turnover Markers in Acromegaly: A Prospective, Controlled Study[J]. J Clin Endocrinol Metab, 2017, 102(7): 2416-2424

22. Bihan H, Espinosa C, Valdes-Socin H, et al. Long-term outcome of patients with acromegaly and congestive heart failure[J]. J Clin Endocrinol Metab, 2004, 89(11): 5308-5313

23. Attal P, Chanson P. Endocrine aspects of obstructive sleep apnea[J]. J Clin Endocrinol Metab, 2010, 95(2): 483-495

24. Colao A, Ferone D, Marzullo P, et al. Systemic complications of acromegaly: epidemiology, pathogenesis, and management[J]. Endocr Rev, 2004, 25(1): 102-152

25. Delhougne B, Deneux C, Abs R, et al. The prevalence of colonic polyps in acromegaly: a colonoscopic and pathological study in 103 patients[J]. J Clin Endocrinol Metab, 1995, 80(11): 3223-3226

26. Katznelson L, Laws ER Jr, Melmed S, et al. Acromegaly: an endocrine society clinical practice guideline[J]. J Clin Endocrinol Metab, 2014, 99(11): 3933-3951

27. Mete O, Lopes MB. Overview of the 2017 WHO Classification of Pituitary Tumors[J]. Endocr Pathol, 2017, 28(3): 228-243

28. 中华医学会内分泌学会，中国垂体腺瘤协作组. 中国肢端肥大症诊治指南[J]. 中华医学杂志，2013，93(27)：2106-2111

29. Ezzat S, Caspar-Bell GM, Chik CL, et al. Predictive Markers for Post-Surgical Medical Management of Acromegaly: A Systematic Review and Consensus Treatment Guideline[J]. Endocr Pract, 2019, 25(4): 379-393

30. Vroonen L, Daly AF, Beckers A. Epidemiology and Management Challenges in Prolactinomas[J]. Neuroendocrinology, 2019, Feb 7. DOI: 10.1159/000497746

31. Oto-Pedre E, Newey PJ, Bevan JS, et al. The epidemiology of hyperprolac- tinaemia over 20 years in the Tayside region of Scotland: the Prolactin Epidemiology, Au dit and Research Study (PROLEARS)[J]. Clin Endocrinol (Oxf), 2017, 86(1): 60-67

32. Daly AF, Rixhon M, Adam C, et al. High prevalence of pituitary adenomas: a cross-sectional study in the province of Liege, Belgium[J]. J Clin Endocrinol Metab, 2006, 91(12): 4769-4775

33. 史轶蘩. 协和内分泌代谢学. 3版. 北京：中国协和医科大学出版社，2015

34. Shlomo Melmed, The pituitary, 4th ed. United States: Elsevier, 2017

35. 王林杰，王鸥，潘慧，等. 多发性内分泌腺瘤病1型合并垂体腺瘤的临床特点[J]. 中华神经外科杂志，2016，32(3)：266-269

36. Beatriz M, Lopes S. The 2017 World Health Organization classification of tumors of the pituitary gland: a summary[J]. Acta Neuropathol, 2017, 134: 521-535

37. Saleem M, Martin H, Coates P. Prolactin Biology and Laboratory Measurement: An Update on Physiology and Current Analytical Issues[J]. Clin Biochem Rev, 2018, 39(1): 3-16

38. Pepe S, Korbonits M, Iacovazzo D. Germline and mosaic mutations causing pituitary tumours: Genetic and molecular aspects[J]. J Endocrinol, 2019, 240(2): R21-R45

39. Lloyd RV OR, Kloppel G, Rosai J. Who classification of tumours: Pathology and genetics of tumours of endocrine organs. 4th ed. Lyon: International Agency for Research on Cancer, 2017

40. 中国垂体腺瘤协作组. 中国库欣病诊治专家共识（2015）[J]. 中华医学杂志，2016，11(96)：835-840

41. 中华医学会内分泌学分会. 库欣综合征专家共识（2011年）[J]. 中华内分泌代谢杂志，2012，2(28)：96-102

42. Mericq MV, Cutler GB, Jr. High fluid intake increases urine free cortisol excretion in normal subjects[J]. J Clin Endocrinol Metab, 1998, 83(2): 682-684

43. Newell-Price J, Trainer P, Perry L, et al. A single sleeping midnight cortisol has 100% sensitivity for the diagnosis of cushing's syndrome[J]. Clin Endocrinol (Oxf), 1995, 43(5): 545-550

44. Yaneva M, Mosnier-Pudar H, Dugue MA, et al. Midnight salivary cortisol for the initial diagnosis of cushing's syndrome of various causes[J]. J Clin Endocrinol Metab,

2004, 89(7): 3345-3351
45. Newell-Price J, Trainer P, Besser M, et al. The diagnosis and differential diagnosis of cushing's syndrome and pseudo-cushing's states[J]. Endocr Rev, 1998, 19(5): 647-672
46. Pecori Giraldi F, Ambrogio AG, De Martin M, et al. Specificity of first-line tests for the diagnosis of cushing's syndrome: Assessment in a large series[J]. J Clin Endocrinol Metab, 2007, 92(11): 4123-4129
47. 卢琳, 陈佳蕙, 朱惠娟, 等. 地塞米松抑制试验中血、尿皮质醇对库欣综合征的诊断价值 [J]. 中华医学杂志, 2016, 27(96): 2150-2154
48. 卢琳, 曾正陪, 陶红, 等. 联合法与经典法地塞米松抑制试验诊断 Cushing 综合征价值的比较 [J]. 中国实用内科杂志, 2006, 22(26): 1784-1787
49. Deipolyi AR, Alexander B, Rho J, et al. Bilateral inferior petrosal sinus sampling using desmopressin or corticotropic-releasing hormone: A single-center experience[J]. J Neurointerv Surg, 2015, 7(9): 690-693
50. 程欣, 崔瑞雪, 潘慧. ^{18}F-脱氧葡萄糖正电子发射计算机断层显像在库欣病诊断和术前定位中的价值 [J]. 中国医学科学院学报, 2011, 33(2): 107-110
51. Ilias I, Torpy DJ, Pacak K, et al. Cushing's syndrome due to ectopic corticotropin secretion: Twenty years' experience at the national institutes of health[J]. J Clin Endocrinol Metab, 2005, 90(8): 4955-4962
52. Wang H, Hou B, Lu L, et al. Pet/mri in the diagnosis of hormone-producing pituitary microadenoma: A prospective pilot study[J]. J Nucl Med, 2018, 59(3): 523-528
53. 冯铭, 姚勇, 邓侃, 等. 经蝶窦入路垂体腺瘤切除术中肿瘤假包膜的意义 [J]. 中华医学杂志, 2013, 93(35): 2813-2816
54. Monteith SJ, Starke RM, Jane JA, et al. Use of the histological pseudocapsule in surgery for cushing disease: Rapid postoperative cortisol decline predicting complete tumor resection[J]. J Neurosurg, 2012, 116(4): 721-727
55. 中国垂体腺瘤协作组. 中国垂体促甲状腺激素腺瘤诊治专家共识[J]. 中华医学杂志, 2017, 97(3): 245-247
56. Tong A, Xia W, Qi F, et al. Hyperthyroidism caused by an ectopic thyrotropin-secreting tumor of the nasopharynx: a case report and review of the literature[J]. Thyroid, 2013, 23(9): 1172-1177
57. Tagami T, Usui T, Shimatsu A, et al. Aberrant expression of thyroid hormone receptor beta isoform may cause inappropriate secretion of TSH in a TSH-secreting pituitary adenoma[J]. J Clin Endocrinol Metab, 2011, 96: E948-E952
58. Gittoes NJ, McCabe CJ, Verhaeg J, et al. An abnormality of thyroid hormone receptor expression may explain abnormal thyrotropin production in thyrotropin-secreting pituitary tumors[J]. Thyroid: official journal of the American Thyroid Association, 1998, 8: 9-14
59. Ando S, Sarlis NJ, Oldfield EH, et al. Somatic mutation of TRbeta can cause a defect in negative regulation of TSH in a TSH-secreting pituitary tumor[J]. J Clin Endocrinol Metab, 2001, 86: 5572-5576
60. Ando S, Sarlis NJ, Krishnan J, et al. Aberrant alternative splicing of thyroid hormone receptor in a TSH-secreting pituitary tumor is a mechanism for hormone resistance[J]. Molecular endocrinology(Baltimore, Md.), 2001, 15: 1529-1538
61. Asa SL, Ezzat S. Gonadotrope Tumors[J]. Prog Mol Biol Transl Sci, 2016, 143: 187-210
62. Tjörnstrand A, Gunnarsson K, Evert M, et al. The incidence rate of pituitary adenomas in western Sweden for the period 2001-2011[J]. Eur J Endocrinol, 2014, 171(4): 519-526
63. Pigny P, Henric B, Lahlou N, et al. A gonadotroph adenoma with a high proportion of basic FSH isohormones by chromatofocusing[J]. J Clin Endocrinol Metab, 1996, 81(6): 2407-2408
64. Kottler ML, Seret-Bégué D, Lahlou N, et al. The GnRH receptor gene is preferentially expressed in functioning gonadotroph adenomas and displays a Mae III polymorphism site[J]. Clin Endocrinol(Oxf), 1998, 49(1): 115-123
65. Davis JR, McNeilly JR, Norris AJ, et al. Fetal gonadotrope cell origin of FSH-secreting pituitary adenoma - insight into human pituitary tumour pathogenesis[J]. Clin Endocrinol(Oxf), 2006, 65(5): 648-654
66. Ntali G, Capatina C, Grossman A, et al. Clinical review: Functioning gonadotroph adenomas[J]. J Clin Endocrinol Metab, 2014, 99(12): 4423-4433
67. Halupczok J, Kluba-Szyszka A, Bidzińska-Speichert B, et al. Ovarian Hyperstimulation Caused by Gonadotroph Pituitary Adenoma—Review[J]. Adv Clin Exp Med, 2015, 24(4): 695-703
68. Cote DJ, Smith TR, Sandler CN, et al. Functional Gonadotroph Adenomas: Case Series and Report of Literature[J]. Neurosurgery, 2016, 79(6): 823-831
69. Lloyd RV, Osamura RY, Kloppel G, et al. WHO classification of tumours: pathology and genetics of tumours of endocrine organs. 4th ed. Lyon: International Agency for Research on Cancer, 2017
70. 袁仙仙, 朱惠娟. 2017 年世界卫生组织垂体肿瘤病理分类变化及临床意义 [J]. 中华内分泌代谢杂志, 2018, 34(7): 623-626
71. Perry A. Practical surgical neuropathology: a diagnostic

approach. Philadelphia, PA: Churchill Livingstone/ Elsevier, 2010

72. Erickson D, Scheithauer B, Atkinson J, et al. Silent subtype 3 pituitary adenoma: a clinicopathologic analysis of the Mayo Clinic experience [J]. Clin Endocrinol (Oxf), 2009, 71(1): 92-99

73. Kovacs K, Horvath E, Stefaneanu L, et al. Pituitary adenoma producing growth hormone and adrenocorticotropin: a histological, immunocytochemical, electron microscopic, and in situ hybridization study. Case report [J]. J Neurosurg, 1998, 88(6): 1111-1115

74. Salehi F, Cohen S, Syro LV, et al, Plurihormonality in pituitary adenomas associated with acromegaly [J]. Endocr Pathol, 2006, 17(3): 291-296

75. Budan RM, Georgescu CE. Multiple Pituitary Adenomas: A Systematic Review[J]. Front Endocrinol (Lausanne), 2016, 7: 1

76. Freda PU, Beckers AM, Katznelson L, et al. Pituitary incidentaloma: An endocrine society clinical practice guideline[J]. J Clin Endocrinol Metab, 2011, 96: 894-904

77. 袁仙仙, 朱惠娟, 2017年世界卫生组织垂体肿瘤病理分类变化及临床意义 [J]. 中华内分泌代谢杂志, 2018, 34(7): 123-126

78. Huang W, Molitch ME. Management of nonfunctioning pituitary adenomas (NFAs): observation[J]. Pituitary, 2018, 21(2): 162-167

79. Penn DL, Burke WT, Laws ER. Management of nonfunctioning pituitary adenomas: surgery[J]. Pituitary, 2018, 21(2): 145-153

80. Minniti G, Flickinger J, Tolu B, et al. Management of nofunctioning pituitary tumors: radiotherapy[J]. Pituitary, 2018, 21(2): 154-161

81. Even-Zohar N, Greenman Y. Management of NFAs: medical treatment[J]. Pituitary, 2018, 21(2): 168-175

82. Asa SL, Ezzat S. The pathogenesis of pituitary tumors[J]. Annu Rev Pathol, 2009, 4: 97-126

83. Aflorei ED, Korbonits M. Epidemiology and etiopathogenesis of pituitary adenomas[J]. J Neurooncol, 2014, 117(3): 379-394

84. Delellis RA. Pathology and Genetics of Tumours of Endocrine Organs. Lyon: IARC Press, 2004

85. Dai C, Feng M, Liu X, et al. Refractory pituitary adenoma: a novel classification for pituitary tumors [J]. Oncotarget, 2016, 7(50): 83657-83668

86. 马四海, 姚勇, 代从新, 等. 替莫唑胺治疗难治性垂体腺瘤一例报告并文献复习 [J]. 中华神经外科杂志, 2011, 5: 584-588

87. Lloyd RV, Osamura YO, Kloeppel G, et al. World health organizaiton classification of tumours of endocrine organs[M]. 4th ed. Lyon: IARC, 2017

88. Raverot G, Burman P, McCormack A, et al. European Society of Endocrinology Clinical Practice Guidelines for the management of aggressivepituitary tumours and carcinomas[J]. Eur J Endocrinol, 2018, 178(1): G1-G24

89. 中国垂体腺瘤协作组. 中国难治性垂体腺瘤治疗专家共识 [J]. 中华医学杂志, 2019, 9: 565-568

90. Hansen TM, Batra S, Lim M, et al. Invasive adenoma and pituitary carcinoma: a SEER database analysis[J]. Neurosurg Rev, 2014, 37(2): 279-285

91. Di Ieva A, Rotondo F, Syro LV, et al. Aggressive pituitary adenomas-diagnosis and emerging treatments[J]. Nat Rev Endocrinol, 2014, 10(7): 423-435

92. Hansen TM, Batra S, Lim M, et al. Invasive adenoma and pituitary carcinoma: a SEER database analysis[J]. Neurosurg Rev, 2014, 37(2): 279-285

93. 刘小海, 冯铭, 王任直. 垂体腺瘤预后的再认识 [J]. 中国神经精神疾病杂志, 2017, 1: 1-3

94. 刘小海, 代从新, 孙博文, 等. 难治性垂体腺瘤的诊断和治疗 [J]. 中国神经精神疾病杂志, 2017, 1: 50-52

95. 刘小海, 代从新, 孙博文, 等. 典型难治性垂体腺瘤1例报告 [J]. 中国神经精神疾病杂志, 2017, 43(1): 50-52

96. 刘小海, 冯铭, 王任直. 垂体腺瘤分型的历史、现状及展望 [J]. 中国神经精神疾病杂志, 2016, 9: 565-568

97. Sav A, Rotondo F, Syro LV, et al. Invasive, atypical and aggressive pituitary adenomas and carcinomas [J]. Endocrinol Metab Clin North Am, 2015, 44(1): 99-104

98. Trouillas J, Roy P, Sturm N, et al. A new prognostic clinicopathological classification of pituitary adenomas: a multicentric case-control study of 410 patients with 8 years post- operative follow-up[J]. Acta Neuropathol, 2013, 126(1): 123-135

99. Raverot G, Sturm N, de Fraipont F, et al. Temozolomide treatment in aggressive pituitary tumors and pituitary carcinomas: a French multicenter experience[J]. J Clin Endocrinol Metab, 2010, 95(10): 4592-4599

100. Bengtsson D, Schrøder HD, Andersen M, et al. Long-term outcome and MGMT as a predictive marker in 24 patients with atypical pituitaryadenomas and pituitary carcinomas given treatment with temozolomide[J]. J Clin Endocrinol Metab, 2015, 100(4): 1689-1698

101. Liang J, Mills GB. AMPK: a contextual oncogene or tumor suppressor?[J]. Cancer Research, 2013, 73(10): 2929-2935

102. Gao J, Liu Y, Han G. Metformin inhibits growth and prolactin secretion of pituitary prolactinoma cells and xenografts[J]. J Cell Mol Med, 2018, 22(12): 6368-6379

103. Liu X, Liu Y, Gao J. et al. Combination treatment with

bromocriptine and metformin in patients with bromocriptine-resistant prolactinomas: a pilot study[J]. World Neurosurg, 2018, 115: 94-98
104. Araki T, Liu X, Melmed S, et al. EGFR Induces E2F1-Mediated Corticotroph Tumorigenesis[J]. J Endocr Soc, 2017, 1(2): 127-143
105. Cooper O, Mamelak A, Bannykh S, et al. Prolactinoma ErbB receptor expression and targeted therapy for aggressive tumors[J]. Endocrine, 2014, 46(2): 318-327

第四章 下丘脑-垂体区域其他疾病

第一节 颅咽管瘤

颅咽管瘤是一种罕见的肿瘤，起源于残余 Rathke 囊的鳞状上皮细胞，沿颅咽管路径生长的良性肿瘤，因其常累及下丘脑、垂体柄、视交叉、Willis 环等重要结构，临床诊治常具有挑战性。

一、流行病学

我国颅咽管瘤的临床流行病学数据不详。国外报道颅咽管瘤的总体发病率为 1.3~1.7/（1 000 000 人·年），男女发病比例大致相等。颅咽管瘤的发病年龄呈双峰分布，在 5~14 岁和 50~74 岁两个阶段发病率最高。儿童颅内原发肿瘤中颅咽管瘤约占 3%~6%，是儿童患者中最常见的非胶质细胞肿瘤[1]。

二、病理生理

关于颅咽管瘤的起源有两种主要的学说。"胚胎遗传学说"是目前是被较为广泛接受的组织发生学说。该学说认为颅咽管瘤起源于 Rathke 囊的残余部分。胚胎 3~4 周时，外胚叶首端腹侧的部分上皮向内凹陷生长，成一盲管，称为 Rathke 囊。Rathke 囊和原始口腔相连部分则形成一管道，即与颅咽之间的管道，称为颅咽管。约胚胎 7~8 周，正常情况蝶骨形成后，该管则逐渐退化和消失，颅咽管即封闭，若发育异常，可有上皮细胞小巢状遗留，即成为颅咽管瘤的组织来源。"鳞状上皮化生学说"则认为鳞状上皮细胞不是胚胎残留，而是由发育为颊黏膜的过程中残留的鳞状上皮细胞转化而来。近年来，针对颅咽管瘤侵袭性生长的研究发现 β-catenin、表皮生长因子受体、E-cadherin、紧密连接蛋白 Claudin-1、基质金属蛋白酶等分子参与颅咽管瘤的侵袭过程，可作为肿瘤侵袭行为的分子标志物。对于颅咽管瘤驱动基因的研究表明，几乎所有的釉质型颅咽管瘤均存在 wnt 通路中 CTNNB1 基因（编码 β-catenin）的突变，表明 wnt 通路的异常参与釉质型肿瘤的发生、发展。随着基因组测序技术的发展，乳头型颅咽管瘤分子病理研究也取得了突破，2014 年，Brastianos 等研究发现，95% 的乳头型颅咽管瘤存在 BRAF V600E 突变，该研究为使用 BRAF 抑制剂治疗该型患者提供了理论依据[2]。

三、临床表现

颅咽管瘤通常生长缓慢，多数患者在确诊之前通常已有 1 年或更长时间的症状。临床表现多种多样，取决于肿瘤的位置及与周围的重要结构之间的毗邻关系。

1. 垂体功能异常 常见的表现包括生长激素分泌不足、低促性腺激素性性腺功能减退、继发性甲状腺功能减退和继发性肾上腺皮质功能减退等垂体前叶功能减退的表现，垂体后叶或垂体柄受累可出现中枢性尿崩症。其中由于生长激素缺乏症和甲状腺激素不足造成生长障碍是儿童患者常见的表现。

2. 下丘脑功能紊乱 下丘脑位于丘脑沟以下，形成第三脑室下部的侧壁和底部。下丘脑分泌多种激素，通过垂体门脉系统流入垂体前叶并调节其功能。同时下丘脑合成神经垂体激素并控制自主神经和自主神经功能。如果颅咽管瘤累及下丘脑，可造成体温调节障碍、渴感减退、睡眠倒错、摄食行为异常等多种下丘脑综合征相关表现。

3. 视神经受损的表现 肿瘤直接压迫视交叉或者包绕视神经生长，可造成视力下降、视野缺损。经典的表现为双颞侧视野缺损。

4. 其他表现 肿瘤压迫第三脑室可导致梗阻性脑积水，脑膜受到溢出的囊肿内容物刺激等，均可导致不同程度的头痛，部分患者由于压力相关性头痛可伴发恶心、呕吐甚至昏睡。颅咽管瘤还可延伸至其他脑区，引起其他全身性症状。

四、病理诊断

颅咽管瘤被WHO定义为Ⅰ级肿瘤。按组织形态可分为两种亚型，成釉质型（adamantinomatous craniopharyngioma，ACP）和乳头型（papillary craniopharyngioma，PCP）。

成釉质细胞型颅咽管瘤为囊实混合或主要呈囊性的分叶状，常有囊变、出血、胆固醇沉积和钙化，是该型颅咽管瘤的显著特征。乳头型由分化良好的扁平上皮细胞组成，一般无成釉质型的角化珠、钙化、炎性反应及胆固醇沉积，多为实质性肿瘤。在儿童患者中，92%~96%为成釉质型，乳头型鲜有报道，0%~4%为混合型，4%为未分类型。成年患者中63%~66%为成釉质型，27%~28%为乳头型，6%~7%为混合型，3%为未分类型。成釉质型颅咽管瘤可呈侵袭性生长，与视交叉、垂体柄、第三脑室底部等结构粘连紧密，可侵入周围脑组织，肿瘤表面可形成明显的神经胶质增生界面，手术全切困难，术后易复发[2]。

另外，按肿瘤生长部位可将其分为4种类型：鞍区颅咽管瘤的膈上型和膈下型，第三脑室内型和室内-室外型。这种分型与肿瘤的临床表现相关，也和不同的手术方式和入路相关。

五、术前评估

颅咽管瘤虽然被WHO定义为Ⅰ级肿瘤，但由于其多发于鞍区并常累及垂体柄及下丘脑，约有71%的患者在首次确诊时可有下丘脑-垂体功能紊乱的表现，同时肿瘤常和周围的结构（如：下丘脑、视交叉等）粘连，因此手术完整切除困难，即使能完整切除，术后多因垂体柄下丘脑的牵拉损伤，垂体激素的改变可能较术前更为明显，且这种改变常常不可逆。因此，术前的多学科评估至关重要。

内分泌科医生应详细采集病史和检查身体，儿童青少年患者应详细绘制生长曲线（包括身高和体重），评估青春发育的Tanner分期，测定促肾上腺皮质激素、血总皮质醇、24小时尿游离皮质醇、甲状腺功能、生长激素、类胰岛素样生长因子、性腺激素等对垂体前叶功能进行评价，必要时行生长激素激发试验、GnRHa激发试验等评价垂体前叶储备功能。同时应仔细询问尿量和饮水的情况，如确实存在多尿、日间尿量与夜间尿量相当等中枢性尿崩症的表现，应嘱患者详细记录每日尿量和日夜尿量，测定尿比重、电解质、血渗透压、尿渗透压等，必要时行禁水—加压素试验明确中枢性尿崩症的诊断。

眼科医生应进行视力视野的检查，存在梗阻性脑积水的患者，眼底检查可提示是否存在颅内高压。

放射科医生应对肿瘤进行完整的影像学检查，主要包括核磁和CT。CT平扫以囊性和部分囊性多见，形态多呈类圆形，少数呈分叶状。CT值变化范围大，含胆固醇多则CT值低，钙质多则CT值高。大部分病例在实体部分与囊壁可见钙化。钙化形态不一，可沿囊壁的壳状钙化，实体肿瘤内的点状钙化或不规则钙化。增强扫描多数肿瘤实质呈均匀或不均匀强化，囊壁亦可强化。颅咽管瘤MRI表现变化多样。T1WI可以是高、等、低或混杂信号。这与病灶内的蛋白质、胆固醇、血红蛋白、钙质的含量多少有关。T2WI以高信号多见，但钙质可呈低信号。实性肿瘤T1WI呈等信号，T2WI呈高信号。注入Gd-DTPA后实质部分及囊壁呈均匀或不均匀强化。

六、治疗

（一）手术治疗

颅咽管瘤为良性肿瘤，因此首选治疗为手术治疗，手术应尽力达到全切除。然而当肿瘤与周围血管神经等组织粘连密切或肿瘤侵入脑室时，全切除很难达到，即使达到肉眼下全切除，肿瘤周围组织中依然有肿瘤细胞残余的可能。颅咽管瘤的手术入路取决于肿瘤的部位，大小，钙化程度以及与周围神经血管的关系。目前常用手术方式有以下几种：

1. 经典开颅入路 包括额下入路，翼点入路，终板入路，经胼胝体入路。术中应避免严重的下丘脑损伤，肿瘤切除时先行囊内减压，后分离囊壁，囊壁与视神经，视交叉，颈内动脉，下丘脑和垂体柄等周围结构常有粘连，应仔细分离，分块切除囊壁，肿瘤最上方与下丘脑间常有胶质增生带，应注意辨别，避免下丘脑损伤。术中也应注意保留视交叉及视束下表面的小供血动脉，避免视神经损伤。术中据肿瘤与垂体柄关系决定是否保留垂体柄。

2. 神经内镜下扩大经蝶窦入路 为近年兴起

的一种新的术式，对于肿瘤主体位于中央颅底区域的颅咽管瘤均可考虑这一入路，手术中扩大鞍底及鞍结节处骨窗，在鞍隔上打开硬膜，沿视交叉下与鞍隔上之间的间隙切除肿瘤，此入路优势是可以直视下分离肿瘤与下丘脑间的粘连，避免下丘脑损伤，肿瘤切除原则基本同开颅手术。肿瘤切除后的颅底重建也是手术成败的关键，目前常用的颅底修补方式有带蒂鼻中隔黏膜瓣修补以及自体脂肪筋膜多层修补等。

3. 立体定向穿刺 对于病情严重，不能耐受开颅手术患者，可考虑行立体定向下囊腔穿刺，抽吸肿瘤囊性部分，减轻局部压迫，降低颅内压。

颅咽管瘤术后应注意补充糖皮质激素，还应注意尿崩症的发生以及电解质紊乱。严重下丘脑损伤术后可能出现中枢性高热，体温可达41℃以上，应予以对症处理。

（二）放射治疗

放射治疗目前存在争议，如果术中肿瘤切除后有明确残余，则放疗可以防止残余肿瘤继续生长。不过，对于儿童，放疗副作用包括垂体功能低下，智力发育迟缓等，应尽量推迟放疗的时机。

（阳洪波　姚　勇）

第二节　颅内生殖细胞肿瘤

生殖细胞肿瘤是起源于原始生殖细胞或多能胚胎细胞的恶性肿瘤，好发于儿童青少年患者的生殖腺或生殖腺外（extragonadal germ cell tumor），生殖腺外的生殖细胞肿瘤多位于中线部位，如：松果体、鞍区、基底节区、纵隔、后腹膜和骶尾部等。颅内生殖细胞肿瘤常见于松果体区，而原发鞍区或者多部位病变累及鞍区的颅内生殖细胞肿瘤患者常因出现中枢性尿崩症、垂体前叶功能低减相关症状或少数患者出现性早熟表现而就诊。化疗联合放疗是生殖细胞肿瘤的有效治疗方法，部分患者需要结合手术治疗，术后需要密切随诊监测、激素评估和治疗。因此内分泌科、神经外科、放射治疗科、肿瘤科以及儿科的多学科诊疗能够显著提高颅内生殖细胞肿瘤患者的疗效和长期生存质量。

一、流行病学

目前尚无我国大陆颅内生殖细胞肿瘤患者的流行病学资料。北美儿童和青年患者中生殖细胞肿瘤约占原发颅内肿瘤的1%，诊断中位年龄约16岁[3]。美国生殖细胞肿瘤的总体年发病率约为0.6/1 000 000；欧洲为1.0/1 000 000；而日本为2.7/1 000 000[4]。亚洲报道生殖细胞肿瘤的发生率显著高于北美，台湾儿童青少年原发颅内肿瘤中约10%为生殖细胞肿瘤[5]。

大多数颅内生殖细胞肿瘤发生在松果体（40%～60%）或鞍区（30%～40%），同时约5%～10%患者双部位受累[6, 7]。病变位于鞍区的患者女性稍多于男性，松果体受累的男性患者显著高于女性，男女比为15∶1[8]。颅内生殖细胞肿瘤多于青春期或稍晚些时期发现，但是鞍区肿瘤经常在儿童期就表现出来[9]，除了松果体和鞍区，发生在非典型部位如基底节区和后颅窝的生殖细胞肿瘤患者也有报道。

生殖细胞肿瘤的病因不明，但通常认为来源于孕3～4周卵黄囊的多潜能原始生殖细胞。颅内生殖细胞肿瘤（cranial germ cell tumor,）可分为生殖细胞瘤（germinoma），非生殖细胞瘤性生殖细胞肿瘤（non-germinomatous germ-cell tumours, NGGCT）以及畸胎瘤（teratoma）。目前颅内生殖细胞肿瘤的分类标准是基于组织学、免疫组化以及肿瘤标记物。WHO将颅内生殖细胞肿瘤分为6种类型：生殖细胞瘤、胚胎癌、卵黄囊瘤、绒毛膜癌、畸胎瘤以及混合型生殖细胞肿瘤。畸胎瘤分为成熟畸胎瘤和含有胚胎成分的非成熟畸胎瘤，后者常表现为恶性生物学行为。超过50%的生殖细胞肿瘤为纯生殖细胞瘤，混合型生殖细胞肿瘤和畸胎瘤分别占到10%～20%，剩余的非生殖细胞瘤性生殖细胞肿瘤各占到5%～10%。混合型生殖细胞肿瘤可以含有不同的生殖细胞肿瘤类型，甚至含有生殖细胞瘤和畸胎瘤的成分，增加了临床病理分型的难度。足量的组织学标本，以及组织学和/或肿瘤标记物的评估对于指导治疗至关重要。

生殖细胞肿瘤的组织学类别常以不同方式组合，治疗反应和预后不同，日本学者按照临床预后进行分类：预后良好组、预后中等组和预后不良组，预后良好组包括纯生殖细胞瘤和成熟畸胎瘤，预后中等组包括含有纯生殖细胞瘤和畸胎瘤成分的混合型生殖细胞肿瘤、非成熟畸胎瘤，预后不良组包括卵黄囊瘤、胚胎癌和绒毛膜癌，或含有上述成分的混合型生殖细胞肿瘤[10]。但颅内生殖细胞肿瘤的危险分级仍十分复杂，需密切结合临床实际如肿瘤部位、转移状态和肿瘤标记物分泌情况等。

二、临床表现

颅内生殖细胞肿瘤的临床表现和体征很大程度上取决于病变的部位、大小，肿瘤类型和发病年龄有关。生殖细胞肿瘤发生部位和病理类型异质性较强导致临床表现多样，诊断困难。

患者的临床表现包括：①梗阻性脑积水导致的颅内压升高相关临床表现：包括头痛、恶心和呕吐、视盘水肿甚至意识障碍。少数患者可出现背部中脑综合征，也叫 Parinaud 综合征，主要表现为双眼同向上视障碍，瞳孔调节与对光反射异常，辐辏式退缩性眼球震颤等；②鞍区病变表现为下丘脑-垂体轴系功能异常：中枢性尿崩症是鞍区生殖细胞肿瘤患者最早也是最常见的临床表现，患者表现为多尿、烦渴和多饮，儿童患者全天尿量超过 $2L/m^2$ 而成人超过 3L/d，日夜尿量相当，此症状常被患者及家长忽视。随着病变进展部分患者出现垂体前叶各轴系功能的障碍，表现为生长停滞、性发育停滞甚至后退、怕冷、食欲下降、体重下降等。鞍区肿瘤也可因为视通路压迫表现为视力下降和视野缺损。病变增大累及下丘脑的患者会出现下丘脑综合征，如嗜睡、出汗障碍、体温调节异常、渴感消失甚至出现精神意识障碍，提示病情的加重；③少数患者因肿瘤分泌的绒毛膜促性腺激素（HCG）水平的升高，表现出周围性性早熟的表现，常见于男童，表现为外生殖器的发育和生长加速，骨龄提前等。④基底节区和其他部位的颅内生殖细胞肿瘤患者可以出现相关脑区的功能障碍表现，如：偏身无力、软瘫等。

NGGCT 比纯生殖细胞瘤进展更快，易侵袭生长、播散转移和肿瘤出血，所以 NGGCT 患者病程更短。颅内纯生殖细胞瘤的患者，诊断之前的症状持续时间能够极其长，患者可在尿崩症持续多年后才出现占位相关其他临床表现得以诊断。发生在基底节或丘脑的颅内生殖细胞肿瘤也被报道存在长时间的癫痫、偏瘫和痴呆。研究报道 54% 的患者因缺乏特异性临床表现而使延迟诊断的时间常超过 6 月以上[11]，北京协和医院回顾性总结 53 例儿童青少年颅内生殖细胞肿瘤患者，其中 83%（44/53）的患者延迟诊断，延迟诊断时间中位数为 25 个月，首发症状为多尿和生长停滞的患者更易发生延迟诊断[12]。

三、诊断

颅内生殖细胞肿瘤的诊断较为困难，结合患者的临床表现，血清和脑脊液的肿瘤标记物、影像学检查，以及手术标本的病理学诊断。结合患者的临床表现疑诊颅内生长细胞肿瘤的患者完善垂体功能评估和血清及脑脊液中 β-HCG、α-甲胎蛋白（AFP）检测的同时，需尽快完善影像学检查。磁共振成像是最优的检查手段，但是 CT 对了解肿瘤密度、钙化、出血以及脑积水的程度很重要。典型颅内生殖细胞肿瘤 T1 加权相为底信号或等信号，增强相能被均匀强化（图 2-4-1）。生殖细胞瘤生长迅速，可以伴有出血坏死表现为核磁影像上的不均一。因为明显的血管化，绒毛膜癌常表现为肿瘤内出血。畸胎瘤有囊性和实性成分混合，成熟畸胎瘤常表现为可见的脂肪和骨质。大多数生殖细胞肿瘤在影像学上跟松果体和鞍区其他肿瘤难以鉴别，包括松果体室管膜瘤、胶质瘤、郎格汉斯（Langerhans）细胞组织细胞增生症、下丘脑垂体自身免疫炎症以及转移瘤，需要更多的临床线索和诊断证据鉴别诊断[13]。

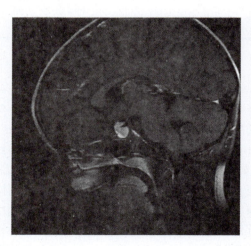

图 2-4-1　垂体 11.2mm×7.8mm×11.2mm，均匀强化，垂体柄横径 6.8mm，前后径 5.7mm，垂体柄增粗垂体后叶短 T1 信号未显示，视交叉受压向上移位

血和脑脊液肿瘤标记物的检测对部分类型的生殖细胞肿瘤具有重要的诊断价值。临床常用的标记物包括 β-HCG 和 α-甲胎蛋白（AFP）；脑脊液的肿瘤标记物在颅内生殖细胞肿瘤的诊断中灵敏度更高。卵黄囊瘤、胚胎癌和非成熟畸胎瘤能够分泌 AFP，然而 β-HCG 通常有绒毛膜癌，恶性畸胎瘤和含有滋养层组织的胚胎癌。

目前，无公认的脑脊液和血清对肿瘤标记物诊断界值，当血或/和脑脊液 β-HCG > 50mIU/ml AFP > 25μg/L，即可以诊断 NGGCT。尽管 AFP 在纯生殖细胞瘤中不升高，但是 β-HCG（常低于 50mIU/ml）可见于伴有合体滋养层细胞的生殖细胞瘤，但 β-HCG 正常不能除外生殖细胞瘤的诊断。虽然胎盘碱性磷酸酶（placental alkaline phosphatase）和 s-kit 在生殖细胞瘤患者可以检测到升高，但目前并未广泛临床应用。脑脊液细胞学检查发现生殖细胞肿瘤的几率较小，但特异性较强。

对于肿瘤标记物均为阴性的高度疑诊颅内生殖细胞肿瘤的患者，既往采用诊断性放疗的方法观察放疗效果，如果试验性放疗能有效缩小肿瘤高度提示生殖细胞肿瘤的诊断，完成相应的放射治疗剂量。随着神经外科手术技术的发展，曾经难以切除或活检的部位如鞍区、垂体柄等部位，目前都能安全有效的切除或活检占位，对明确病理诊断和生殖细胞肿瘤分型具有重要的意义。北京协和医院脑外科总结 61 例临床疑诊颅内生殖细胞肿瘤患者，其中 65.6% 是纯生殖细胞瘤，16.4% 为含有合体滋养层细胞的生殖细胞瘤，18% 为 NGGCTs。根据病理结果患者接受化疗及放射治疗[14]。

对于鞍区或鞍上生殖细胞肿瘤的患者都要通过临床和激素水平的检测对垂体前叶功能以及是否合并中枢性尿崩症进行明确的诊断。GCTs 能沿着脑脊髓播散，所以通过脑脊液细胞学和脊髓 MRI 的肿瘤分期对于诊断评估至关重要。除外双病灶，基于影像学或脑脊液细胞学阳性或者两者均在，约 10% 的患者存在软脑膜或者脑室内肿瘤播散。如超过 1 个颅内病灶（除外鞍上区和松果体双部位病灶的情况）、脊髓转移、中枢神经系统以外转移或脑脊液肿瘤细胞阳性这几种情况符合其一就考虑为转移期患者[15]。

四、外科治疗

GCTs 的外科手术价值由肿瘤组织学类型和肿瘤位置决定。外科干预对于诊断、肿瘤减灭、和（或）脑积水的治疗十分重要。典型的松果体病变表现为梗阻性脑积水，患者出现相关的颅压升高相关症状常需要外科干预。曾经采用脑室-腹膜引流快速解决颅压的问题又可以为肿瘤标记物分析提供样本。但可能会增加患者引流相关肿瘤转移的风险，因此目前不作为一线治疗手段。内镜下第三脑室造瘘术目前作为脑脊液分流的替代方案，既可以获得活检组织，又可为细胞和肿瘤标记物分析留取脑脊液，同时实现内在脑脊液分流。但这种治疗策略不适用于那些有明显第三脑室底肿瘤侵及的患者，这种情况见于大多数鞍区肿瘤。必要时选择暂时性脑室外引流，因为此类肿瘤早期对于放疗或者化疗反应良好。

第二种早期治疗的手术因素是需要组织诊断。对于松果体和鞍区占位高度怀疑 GCTs 的患者，血清和脑脊液 AFP 或者 β-HCG 水平正常，活检是明确诊断和病理分型的重要方法。立体定向和内镜常用来获取标本，尽管有出血风险，因此有的医师倾向于开颅活检。但需要警惕的是活检标本量不足的情况下容易被误诊为自身免疫下丘脑垂体炎，因生殖细胞肿瘤本身大多呈巢样分布，周围有大量的淋巴细胞和浆细胞聚集，导致继发性自身免疫炎症状态。

第三种早期治疗的手术因素是肿瘤减灭。生殖细胞瘤对放疗和化疗极其敏感，因此通常不适用于外科减瘤治疗。特别是对于纯生殖细胞瘤，手术导致的神经功能受损和内分泌功能紊乱的风险超过获益。缺乏明显 AFP 或者 β-HCG 升高以及没有包含恶性成分或者缺乏转移扩散证据的良性畸胎瘤对放疗或者化疗反应不佳，常需要肿瘤切除。NGGCTs 的患者情况较为复杂可能包含对放化疗不敏感的畸胎瘤，并且混有生殖细胞瘤和非生殖细胞瘤成分。通常建议给予规范的化疗联合放疗的治疗方法，剩余部分最终通过手术切除。在这种情况下，一种所谓的"二次探查手术"被实施，目的是为了活检和切除潜在的化疗后残余组织，这种方法使儿童免遭不必要的手术干预。对于需要手术干预的患者，关于手术方案和技术很大程度上受肿瘤位置和程度的影响。对于松果体病变，多种入路是可行的。中线经小脑上幕下入路主要用于幕下生长的肿瘤，但如果小脑幕角太陡峭，这种就不是最佳方法。经枕部小脑幕入路，可有宽泛视野，但是有风险触及胼胝体压部和枕部视觉皮质，同时半球间经脑室入路方式是否合适，需要取决于肿瘤主体位于 Galen 静脉上或下，以及肿瘤侵袭第三脑室后部的程度。同样的，鞍上病变的手术方式也是由肿瘤的生长方式所决定，包括翼点、额下、半球间前部、和经脑室入路，以及经鼻内镜方式。

五、化疗和放射治疗

生殖细胞肿瘤特别是生殖细胞瘤是单纯放射治疗就能够有效控制甚至治愈的恶性肿瘤，但是大剂量放射治疗，特别是患者以儿童青少年居多，放疗导致的认知功能下降、脑血管病以及放疗相关的二次肿瘤风险，化疗联合低剂量放疗的新辅助治疗方法逐渐推广。生殖细胞瘤对化疗敏感，通常选择以铂类药物为基础的两药联合化疗方案，每3周重复化疗4～6个疗程。化疗后根据疗效决定后续放射治疗的剂量和范围。放化疗过程中注意监测患者的垂体激素分泌状态以及水电解质平衡，必要时要给予适当的激素替代资料[15,16]。

1. 生殖细胞瘤　放疗既往已经成为生殖细胞瘤患者的治疗选择，尽管剂量和治疗范围各研究说法不一，过去的研究示全部原发部位大约5000cGy，伴随全脑脊髓照射（CSI）或者WVRT到2500～3500cGy，伴原发部位增强（PTB）。法国小儿肿瘤学会（SFOP）的一项临床研究，照射前交替使用依托泊苷和卡铂与依托泊苷和异环磷酰胺治疗，随后4000cGy局部放射剂量，照射肿瘤外缘2cm，3年无事件生存率可为96.4%。其中4例复发患者中有3人在照射范围外发生复发，2人诊断超过3年之后发生复发。8年无事件生存率已下降至83%，其中10例患者中有8例在照射边缘或范围外发生复发。此外，日本儿科脑肿瘤研究组的合作小组试验指出，依托泊苷联合卡铂或顺铂的化疗，再加2400cGy局部照射肿瘤外缘1cm的治疗后复发率为12%，其中9例复发患者中有7例在照射范围外发生复发。日本的随访研究显示，涉及部位照射的患者复发率为28%，相比下，全脑照射治疗患者的复发率为0%，接受扩展范围照射治疗的患者复发率为6%。这些结果证实了接受局部照射的患者脑室复发率较高，化疗与剂量降低的全脑室放疗加局部增强照射的联合治疗具有与传统放射治疗相似的生存结果。北京协和医院放疗科总结了170例颅内生殖细胞瘤患者的预后，5年和10年生存率分别为94.5%和91.3%，无复发生存率分别为91.9%和78.1%。其中38例联合化疗的新辅助治疗患者，化疗后24例完全缓解、11例部分缓解。研究证实全脑照射或脑室照射联合病灶区照射能够有效治疗颅内生殖细胞瘤，化疗联合放疗的治疗方法同样有效[17]。

2. 非生殖细胞瘤性生殖细胞肿瘤　NGGCTs患者对放疗和化疗的治疗疗效均不佳，长期生存率常低于40%。多模式治疗方法在不同地区不尽相同，在欧洲和美国，新辅助化疗后的手术通常与放疗联合使用[18]。在日本的最新研究利用手术、放疗和基于顺铂/卡铂的化疗来治疗预后中等和不良的NGGCTs患者，预后中等类型的10年无进展生存率和总生存率分别为100%和85.1%，而预后不良类型的10年无进展生存率和总生存率分别为61%和67%。与先前的研究相比，生存率明显改善，可能是由于更大范围的切除，更高中位数的放射剂量（5400cGy），以及大多数患者接受化疗和全脑脊髓照射。NGGCTs的不同组织学亚型在放疗敏感性方面可能有很大差异。组织学证实的卵黄囊瘤、绒毛膜癌和胚胎癌的生存率不足25%，混合恶性肿瘤的预后更差，但主要成分是生殖细胞瘤并混有畸胎瘤或者NGGCTs成分的肿瘤预后要更好。这样的数据加强了一观点，NGGCTs的最佳治疗可能需要基于组织学或肿瘤标记物的分层治疗方式。而且，NGGCTs的疾病范围很重要，因为这些肿瘤通常与蛛网膜下腔播散相关，此时使用全脑脊髓照射（联合化疗）常常是必须的。

总之，颅内生殖细胞肿瘤是一类诊断和治疗都具有挑战性的疾病，肿瘤病理类型、病变部位和肿瘤大小差异导致临床表现各异，对化疗和放射治疗的反应性也差异巨大，神经外科在疾病的诊断、症状缓解和残余肿瘤切除中都发挥着重要作用。内分泌激素评估和替代治疗能够保证放化疗以及手术治疗的安全性。肿瘤科和放疗科对患者的治疗发挥重要的作用。治疗后密切随访，观察肿瘤的消失、可能的复发以及激素的替代治疗对改善患者的生活质量具有重要意义。

（朱惠娟　姚　勇）

第三节　Rathke囊肿

Rathke囊肿是由垂体残存的Rathke囊形成的位于鞍内或鞍上的非肿瘤性囊性病变。

一、流行病学

临床上Rathke囊肿多为偶然发现，症状性病例较少，发病率目前不详。据国外一项尸检报告报道，1000例尸检结果中，无症状Rathke囊肿的发生率高达11.3%。另一项国外垂体中心开展的垂体 MRI 研究表明，在 2 598 例接受垂体 MRI 检查的患者中，Rathke 囊肿发生率达 3.4%。随着影像学的发展，Rathke 囊肿的检出率将进一步提高[19]。

Rathke 囊肿可发生于任何年龄段，30～50 岁为发病高峰，多见于女性[20]。1～4 岁发病者可伴有癫痫、精神运动发育迟滞或头痛等临床表现。成年发生的症状性 Rathke 囊肿常由病变缓慢生长数年所致。

二、病理生理

垂体由腺垂体和神经垂体构成，腺垂体来源于口腔外胚层的上皮组织，神经垂体来源于神经外胚层的神经组织。生理情况下，胚胎发育 3～4 周时，在 Hesx1 转录因子调控下口腔外胚层形成垂体基板，向上延伸至间脑腹侧。在 Bmp4 等转录因子调控下间脑腹侧向下延伸形成垂体后叶。两部分相互联系共同调控形成 Rathke 囊，Rathke 囊前壁细胞进一步增殖形成垂体前叶，后壁细胞形成垂体中间部，两者之间存在的裂隙称为 Rathke 裂，在发育过程中此腔隙逐渐被充填，少数人该腔隙成年后可持续存在。

Rathke 囊肿发生机制尚未完全阐明。关于 Rathke 囊肿来源，不同假说观点不一，包括神经上皮来源、垂体前叶细胞化生、内胚层来源等。目前更为接受的观点是，来源于 Rathke 囊的上皮细胞形成多种囊性病变，包括 Rathke 囊肿、上皮样囊肿、颅咽管瘤等，这些病变在发生部位、病理特征等方面都具有许多相似性。有学者对已诊断 Rathke 囊肿的病变分析时发现其病理特征存在不同表现，包括具有 Rathke 囊肿特征性纤毛柱状上皮、纤毛鳞状上皮和乳头状颅咽管瘤特征性的鳞状上皮，而鳞状上皮组织 Ki-67 增殖指数更高[21]。有研究报道囊壁的鳞状化生是 Rathke 囊肿术后复发的重要预测指标，提示此类病变组织更具侵袭性。另有 Rathke 囊肿患者接受治疗后发生颅咽管瘤的病例报道，故有学者认为 Rathke 囊肿有演进为颅咽管瘤的可能，这可能与 β-catenin 发生突变有关，但是两者并存的可能也不能排除[22]。

三、临床表现

Rathke 囊肿多无症状，常因囊肿生长压迫周围组织或囊肿破裂而被发现。主要表现为占位压迫相关症状，最常见的症状为头痛、视野缺损和垂体功能障碍。急性表现与垂体卒中表现相似。从起病到诊断的病程从数天到数年不等，多为 9～24 个月[23]。

1. 病变压迫相关的临床症状 最常见的临床表现为头痛，可见于 33%～81% 的患者，40% 的患者仅表现为头痛，60% 的患者出现慢性或持续性头痛。Rathke 囊肿相关的头痛常为阵发性、非搏动性的双侧额部或眶后痛，有时伴随恶心、呕吐。也有研究报道可以出现枕部、颞部或全头痛。研究发现头痛发生与囊肿大小、发生部位和是否存在垂体功能异常并不相关，而是与囊内容物性质有关，引起头痛的囊肿在核磁 T1WI 常呈长信号或等信号，提示囊内容物蛋白成分更多，多为黏液性囊肿或存在囊壁炎症，可伴有不可逆垂体损伤，继而导致垂体功能障碍。研究报道 12%～75% 的患者出现视野缺损、视力下降，提示囊肿体积较大，压迫视神经或视交叉造成。19%～81% 的患者可出现垂体前叶单个或多个激素轴功能障碍，提示囊肿压迫腺垂体。最常见受累表现为性欲下降、月经紊乱、闭经和泌乳，还可出现怕冷、便秘、记忆力下降、乏力、生长发育迟缓等表现。研究报道 0%～19% 的患者可出现尿崩症，表现为多尿、多饮、烦渴，核磁上常表现为 T1WI 高信号或等信号，这可能与囊内容物发生较强的炎症反应并损伤垂体功能有关。

2. 卒中 少数患者可有卒中表现，主要症状为突然出现的剧烈头痛、恶心、呕吐、视野缺损，可伴有假性脑膜炎、动眼神经麻痹、复视和垂体功能障碍，部分患者可能存在囊内出血。

3. 其他表现 囊肿破裂、囊内容物溢出和炎症累及周围组织可以引起假性脑膜炎、视野受损，其他罕见表现包括蝶窦炎、晕厥、癫痫、共济失调、情绪紊乱和性早熟。

四、病理检查

Rathke 囊肿为良性、囊性病变，大小不等，直径可达几毫米到 4cm，最常见者 1～2cm。大体上，囊肿常由一层薄弱的膜包裹，而内容物较浓稠，呈现黏液性或胶质样，也有报道可呈脑脊液样、润滑油样和牛奶样外观。显微镜下，囊壁可呈单纯或假复层立方或柱状上皮，可见纤毛或分泌黏液的杯状细胞。20%～40% 出现鳞状化生，可能与乳头状颅咽管瘤鉴别困难，与术后复发风险增加相关，化生组织的 Ki-67 增殖指数更高。

囊肿内容物为胆固醇结晶和蛋白，可以形成黏液样颗粒，与囊壁相连或不相连。在囊壁破裂的区域还可以见到囊壁和周围组织呈现炎症反应，而囊壁上皮由单层到分层的变化与炎症反应及其程度相关。其他少见的病理特征还可见到角质颗粒、含铁血黄素等。Rathke 囊肿的病理诊断需要与其他鞍区囊性病变鉴别，如：颅咽管瘤、上皮样囊肿、垂体腺瘤等，病理取材十分重要。

五、诊断

Rathke 囊肿的诊断主要依据临床表现、生化检测、影像学检查和病理诊断。临床表现包括性欲下降、月经紊乱、闭经泌乳、怕冷、便秘、记忆力下降、乏力、生长发育迟缓、多尿多饮等。

1. 生化检测　主要包括垂体功能评估：①生长激素轴：GH 呈脉冲式分泌，基础和随机 GH 值不能作为诊断标准，需要进一步接受生长激素兴奋试验，如左旋多巴或胰岛素低血糖生长激素兴奋试验。血清中 IGF-1 主要与 IGF-1 结合蛋白结合，其半衰期长，血浓度波动小，若其低于同性别同年龄血清 IGF-1 水平正常下限，则高度提示有 GH 缺乏的可能，但需要同时考虑患者营养状态、肝脏功能、测定方法的影响；②甲状腺轴：FT_3、FT_4 降低，TSH 不增高常提示继发性甲状腺功能减退；③性腺轴：性腺激素水平减低，促性腺激素不增高常提示低促性腺激素性性腺功能减退。④肾上腺皮质轴：晨起血清皮质醇降低，ACTH 不增高常提示继发性肾上腺皮质功能减退。⑤垂体后叶功能：尿量增加、尿渗透压降低，血渗透压升高，常提示尿崩症可能，可行禁水加压素试验进一步确诊。

2. 影像学检查　Rathke 囊肿多位于鞍内或鞍内向鞍上延伸，完全位于鞍上者罕见，更少见者可延伸至蝶窦、海绵窦或额叶。直径大小 5~50mm 不等，平均 10~20mm。在 CT 上呈低密度、等密度或较脑实质稍高密度影，密度均匀，增强扫描可以无强化或呈环状强化。MRI 表现为病变边界清楚、信号均一，通常囊壁不强化，这是与颅咽管瘤鉴别的重要征象；少数情况下囊壁强化，这可能与囊壁炎症反应、含铁血黄素沉积、胆固醇结晶、囊壁鳞状化生或垂体移位等有关。病变信号长短与囊内容物性质相关，如脑脊液样囊内容物呈现短 T1、长 T2 信号，黏性内容物呈现长 T1、等 T2 信号，囊内出血呈现长 T1、长 T2 信号（图 2-4-2）。

六、治疗

对于症状性 Rathke 囊肿，外科手术是主要的治疗方式，而其中以经鼻蝶窦入路手术为主，过去 Rathke 囊肿通常通过开窗引流治疗，同时进行囊壁组织活检以助于诊断。最近，一些作者追求较低的囊肿复发率，主张更积极的囊壁全切。然而，有报道指出囊肿全切除与术后较高内分泌激素紊乱发生率有关[24~26]。

关于 Rathke 囊肿外科治疗，最大规模的病例报道分别来自 Benveniste 等（2004 年），Aho 等（2005 年）以及 Lillehei 等（2010 年）的报道[27~30]。Aho 等的病例报道中，97% 的患者接受了囊肿全切，而在这些术前视野缺损的患者中 97% 的患者视野得到了改善[27]。Lillehei 的报道中包含了

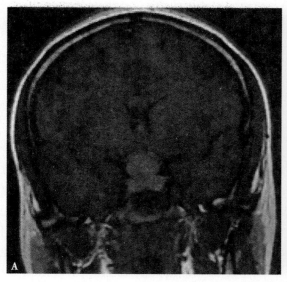
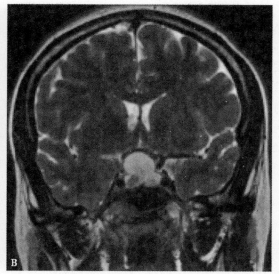

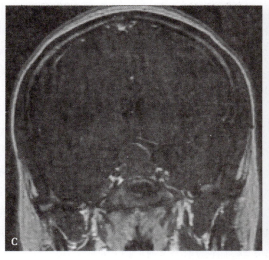
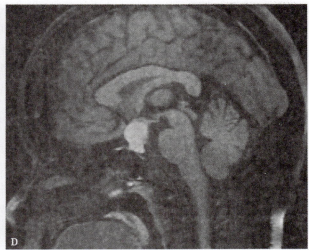
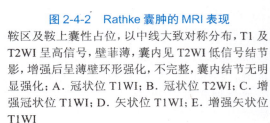
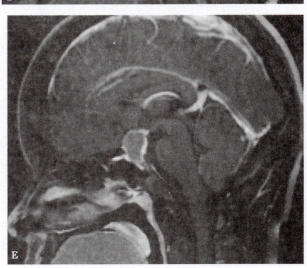

图 2-4-2　Rathke 囊肿的 MRI 表现

鞍区及鞍上囊性占位，以中线大致对称分布，T1 及 T2WI 呈高信号，壁菲薄，囊内见 T2WI 低信号结节影，增强后呈薄壁环形强化，不完整，囊内结节无明显强化：A. 冠状位 T1WI；B. 冠状位 T2WI；C. 增强冠状位 T1WI；D. 矢状位 T1WI；E. 增强矢状位 T1WI

82 例病例，发现术后患者中 71% 头痛症状改善，83% 视野缺损改善，然而 33%～94% 的患者出现了多种类型的内分泌紊乱[30]。Benveniste 报道了 62 例接受外科治疗的 Rathke 囊肿病例，其中 53% 接受了囊肿全切除，其中 91% 的患者头痛改善，70% 的患者视野症状改善[29]。

手术要点：经鼻蝶窦入路时采用常规入路到达鞍底，去除鞍底骨质，当囊肿内容物较稀时，硬膜穿刺时可抽出透明、半透明的灰白或黄褐色液体；如：内容物较黏稠则不能抽出。切开硬膜后，囊内容物溢出。如 Rathke 囊肿位于垂体上方，需要切开正常垂体后囊内容物才会溢出。术中切开正常垂体组织有关，故有人主张在切开鞍底硬膜时选在正常垂体较少的部位，减少对正常垂体的损伤，可能会减少术后并发症的发生。内容物多为透明或半透明的无色、黄绿色、灰白色或褐色胶冻样或脑脊液样，可有胆固醇结晶。多数 Rathke 囊肿壁较薄，术中较难完整剥除囊壁。刮净内容物后可见到正常垂体及下降的鞍隔。经额下入路手术时向鞍区探查，切开囊壁，吸净内容物后，尽量切除囊壁，如囊壁和垂体组织或周围神经、血管粘连较紧密时，则不勉强切除。如：术中出现脑脊液漏，应取自体脂肪、筋膜修补[31, 32]。

（段　炼　冯　铭）

第四节　其他鞍区少见病变

除了鞍区肿瘤以外，鞍区及鞍上还可见到一些少见病变，如：垂体炎、朗格汉斯组织细胞增多症（Langerhans histiocytosis，LCH）、颗粒细胞瘤、垂体脓肿、垂体转移瘤、结核和血管瘤等，这些病变往往通过影像学检查较难与鞍区肿瘤性病变鉴别，虽然病理组织学诊断为重要诊断标准，但对于垂体炎结合全身其他异常改变往往也可以得到正确诊断,以下将垂体炎、LCH 和垂体脓肿加以简介。

一、垂体炎

(一)流行病学

垂体炎是累及垂体的罕见疾病,可以导致垂体前叶功能减退,病因可以是原发性(特发性),也可以继发于鞍区或鞍旁病变、系统性疾病或药物(主要是免疫检查点抑制剂)。免疫检查点抑制剂是一种单克隆抗体,因为独特的抗肿瘤效果,现在越来越多地用于实体瘤和血液系统恶性肿瘤的治疗。该药可引起 T 淋巴细胞活化和增殖,导致抗肿瘤反应,并可能引起自身免疫性炎症表现,故免疫检查点抑制剂相关性垂体炎为"免疫相关不良事件"的一部分。

垂体炎约占垂体手术病例的 0.4%,发病率估测为 1/(9 000 000·年),肉芽肿性垂体炎发病率为 1/1 000 000。黄色瘤样垂体炎(xanthomatous hypophysitis,XH)是一种罕见类型,自 1998 年 FolSimmonds 首次报告 3 例 XH 以来,至 2017 年,全球报道约 27 例左右。北京协和医院自 1991 年至今仅报道一例,占同期手术治疗的垂体疾病的 0.016%。

(二)病理生理

原发性垂体炎有五种组织学类型:淋巴细胞性(68%)、肉芽肿性(20%)、IgG4 相关性(4%)、黄色瘤样(3%)、坏死性(<1%)和混合型垂体炎(如:淋巴细胞肉芽肿性,黄色瘤肉芽肿性)。淋巴细胞性垂体炎(lymphocytic hypophysitis,LYH)是原发性垂体炎中最常见病理组织类型,在女性怀孕或产后更常见。其次为肉芽肿性垂体炎,但要注意应排除可能的继发原因,才能确定肉芽肿性垂体炎是原发性。黄色瘤样、IgG4 相关性和坏死性垂体炎非常少见,IgG4 相关垂体炎往往是多器官受累的全身性疾病(IgG4 相关疾病)的表现。

LYH 患者的男:女比例约为 1:3,且与妊娠关系密切,70% 的女性病例发生在孕期或产后。多数患者在妊娠的最后一个月或产后头 2 个月发病。据北京协和医院的 50 例淋巴细胞垂体炎的回顾性分析来看,患者以女性多见,占比 66%,男:女约为 1:1.9,平均发病年龄 37.2±11.2 岁(范围,18.0～60.0 岁)[33]。肉芽肿性垂体炎男女发病一致。此外,LYH 的病因被认为具有自身免疫性因素,依据为:①病理可见到淋巴细胞浸润;②与妊娠的密切关系;③经常合并其他自身免疫性疾病;④常发现垂体自身抗体;⑤特定的人类白细胞抗原等位基因;⑥应用免疫抑制剂后可以改善症状。而 XH 的发病机制不明,推测与自身免疫和感染相关。

(三)临床表现

患者的常见症状为垂体占位(如头痛、视力障碍)和垂体功能减退的症状。炎性细胞浸润可累及垂体前叶(垂体炎)、漏斗部及垂体后叶或两者兼而有之。垂体前叶受累导致垂体激素缺乏,不伴尿崩症;如果有垂体后叶和漏斗浸润表现为尿崩症和高泌乳素血症,垂体炎较少浸润整个垂体而导致垂体前叶和后叶功能障碍。

1. 淋巴细胞性垂体炎(LYH) 因为 LYH 通常发生在女性孕期和产后,无乳和闭经可以是首发症状。LYH 在影响性腺轴以外,更多影响 TSH 和 ACTH 细胞,PRL 可以低至测不到(原因为泌乳素细胞被破坏,在其他垂体占位中不常见)或者升高,在男性和非妊娠期妇女 PRL 升高更有诊断价值。75% 的患者都有多种垂体激素不足的表现。血沉通常可以升高。北京协和医院对 LYH 的病例观察提示中枢性尿崩症(CDI)(72%)是最常见内分泌紊乱,其次是垂体前叶功能受损,按照受累频率为 LH/FSH > TSH > ACTH > IGF-1 轴功能减退。影像学方面垂体柄增厚是最常见(96%)的影像学表现,78.0% 的患者表现为鞍内和鞍上延伸的占位[33]。

2. 肉芽肿性垂体炎 是原发性垂体炎的第二常见亚型,其病因尚不清楚。在得出肉芽肿性垂体炎是"原发性"(即特发性)的结论之前,应该排除已知的可能导致垂体肉芽肿浸润的原因。肉芽肿性垂体炎的可能继发原因包括结核、结节病、梅毒、LCH、肉芽肿伴多血管炎(原名韦格纳肉芽肿)和 Rathke 裂囊肿破裂。

3. IgG4 相关垂体炎 IgG4 相关疾病在日本的研究中提示发病率为 0.28～1.08/100 000,IgG4 相关垂体炎可以为孤立性受累(原发性垂体炎),但更常见于为全身性疾病的表现之一。本病的病因尚不清楚,可能涉及自身免疫机制和/或对未知过敏原和感染的异常耐受。IgG4 相关疾病在老年男性更高发,进展期的受累组织中可见大量的浆细胞浸润,尤其是 IgG4 阳性的浆细胞。其他受累的器官包括淋巴结、胰腺、肝脏、唾液和泪腺体、腹膜后、主动脉、心包、甲状腺、肺、肾脏、皮肤、胃、前列腺、卵巢和垂体。总的来说，累及垂体的患病率较低（2%～8%）。此外，IgG4相关垂体炎患者合并多器官受累者占60%～90%。因此，患者应该进行全面评估。

北京协和医院总结了10例IgG4相关性垂体炎患者的临床表现[34]，患者就诊的平均年龄为48.4（16～64）岁。5例为全垂体功能减退，3例为垂体后叶功能减退，1例为垂体前叶功能减退，1例垂体功能正常。接受糖皮质激素治疗的患者均反应迅速，但仅3例患者血清IgG4水平恢复正常，用药时间少于6个月的患者出现复发。

垂体活检的特征性组织病理学检查能够支持IgG4相关垂体炎的诊断。然而，垂体活检是一种有创操作，应用其他临床表现和检查也可用于建立诊断。目前常用的IgG4相关性垂体炎的诊断标准为Leporati诊断标准[34]：①垂体组织中存在单核细胞浸润，尤其是富含淋巴细胞和浆细胞的浸润，每个高倍视野IgG4阳性细胞>10个或在垂体组织病理学上IgG4阳性/IgG阳性细胞>40%；②MRI上存在鞍区占位和（或）垂体柄增粗；③活检证实其他器官的受累（其他器官的病变IgG4染色阳性）；④血清IgG4水平升高（>140mg/dl）和⑤应用糖皮质激素后垂体迅速变小。当满足条件①，或②+③，或②+④+⑤，则IgG4相关垂体炎可以被确诊。

4. 黄色瘤样垂体炎 XH是一种垂体炎的罕见类型，自1998年首次报告3例XH以来，至2017年，全球报道约27例左右，北京协和医院自1991年至今仅报道1例，占同期手术治疗的垂体疾病的0.016%[35,36]。XH的垂体呈囊状液化区，富含脂质巨噬细胞浸润。许多XH的病例可能是对破裂的Rathke裂囊肿的成分的炎症反应。该病的发病年龄为（40.2±13.8）岁，女性和男性的发病率为4:1，病程大约30.3±33.2个月。该病的主要临床表现为：鞍区占位效应，垂体功能低下，尿崩症和高泌乳素血症。最常见的症状依次是头痛（61.54%）、尿崩症（38.46%）、月经紊乱（38.46%）、视野缺损（30.77%）、性欲下降（19.23%）和触发泌乳（15.38%）。MRI表现为鞍区囊实性占位病变，T1WI可表现为等信号、低信号、高信号或混杂信号；T2WI表现为高信号或等信号；增强扫描周边环形强化、厚壁。部分患者可以见到垂体柄增粗。单纯从临床症状和MRI表现难以将本病与其他类型的垂体炎或垂体脓肿鉴别，确诊依赖于病理。

（四）病理

镜下LYH的HE染色可见主要是淋巴细胞浸润，尤其是细胞毒性T淋巴细胞浸润引起的垂体前叶细胞破坏和纤维化形成。肉芽肿性垂体炎可见巨细胞和肉芽肿形成。XH极其罕见，并且以泡沫状巨噬细胞、淋巴细胞和浆细胞浸润为主要特征。IgG4相关垂体炎可以见到以IgG4阳性为主的细胞浸润，如上所述。XH的镜下HE染色可见泡沫细胞，免疫组化染色CD68(+)，S-100和CD1α(-)。

（五）定性诊断

对于孕妇及近期分娩史的女性患者，如果出现头痛、垂体功能低下，评价垂体占位时要高度怀疑垂体炎的诊断。如果同时合并其他自身免疫性疾病则增加了诊断的依据。为明确诊断，必要时可以进行肿块的活检是必要的明确诊断。但患者如果症状进展迅速、存在垂体功能低下（ACTH分泌和TSH分泌受累，血清PRL水平低于正常范围）并具有典型的影像学特点，也可依据临床表现得出诊断。

（六）定位诊断

鞍区MRI依据累及垂体的部位的不同而表现不同，常累及腺垂体，表现为腺垂体均匀增大并向鞍上伸展，伴随或不伴随有垂体柄增粗，正常垂体后叶信号消失。这些影像学特点通常与垂体腺瘤很难区分。但垂体炎时，腺体对称增大且均匀增强。在T1加权像，通常呈现低信号图像和T2加权像下高信号的图像。在随访过程中，经过治疗可以在影像学上看到垂体占位逐渐变小、出现纤维化和空泡蝶鞍是垂体炎的特征改变。LYH在糖皮质激素治疗前后的显著改善见。但对于XH其MRI表现为鞍区囊实性占位病变，T1加权像可表现为等信号、低信号、高信号或混杂信号；T2加权像表现为高信号或等信号；增强扫描周边环形强化、厚壁。部分患者可以见到垂体柄增粗。

（七）治疗

1. 药物治疗 多数垂体炎因为自身免疫的机制，对糖皮质激素反应良好，但XH对激素治疗无效，需考虑手术。北京协和医院对LYH的治疗经验显示糖皮质激素剂量和应用时间与垂体前叶功能改善显著相关。应用糖皮质激素持续时间>6个月和<6个月的患者，复发率为31.6%和85.7%。在40.9%的患者中观察到经过糖皮质激素治疗后垂体前叶功能有部分改善。在垂体前叶功能恢复

的类型中，HPG 轴和 GH/IGF-1 轴最常见，分别为 88.9% 和 50%，其次是肾上腺轴（30%）和甲状腺轴（8.3%）。

2. 垂体激素替代治疗 对于由垂体炎继发甲状腺激素低下、肾上腺皮质功能低下或性腺功能低下的患者，激素替代治疗是辅助治疗，需要根据复查的激素水平，调整药物剂量并定期随访。合并尿崩症的患者，根据症状调整弥柠用量。

3. 手术治疗 经鼻蝶窦入路手术切除是 XH 的首选治疗方法，可以缓解症状并明确诊断。术中病变组织表现为纤维脂肪样的组织，可能会合并部分囊性变，要尽量切除病变的组织，同时保护周围垂体前叶。但对其他类型垂体炎，手术的主要目的为活检以证实诊断。

二、朗格汉斯组织细胞增多症（LCH）

朗格汉斯细胞（Langerhans cell, LC）是存在于皮肤黏膜组织中的特异性树突状细胞，激活后向 T 细胞呈递抗原。LCH 命名由来是此类病态细胞的形态及免疫表型类似于 LC（特征为免疫组化染色 S-100＋、CD1a＋和电子显微镜下存在 Birberk 颗粒），然而，LCH 起源于骨髓的前体细胞，并不起源于皮肤的 LC。LCH 的曾用名包括组织细胞增生症-X、勒-雪（Letterer-Siwe）病、韩-薛-柯（Hand-Schuller-Christian）病以及弥漫性网状内皮组织增殖。"嗜酸性肉芽肿"有时用于描述单个病变的病理，特别是孤立性骨溶解病变。

（一）流行病学

LCH 是起源于骨髓干细胞的树突状细胞的克隆性增殖，该疾病通常影响儿童，高发年龄为 1~3 岁，成人也有受累，平均发病年龄为 33 岁，无论哪一个年龄段，都倾向于男性受累。儿童 LCH 的发病率为 3~5/1 000 000，成人 LCH 的发病率为 1~2/1 000 000。

（二）病理生理

LCH 可表现为单灶（嗜酸性肉芽肿）或多灶性病变，只有 10% 的患者从单灶型进展到多灶性。单灶型易发生于年长儿童和成人，通常影响骨骼，也有少数影响淋巴结、皮肤和肺，发生于成人的肺 LCH 以双侧结节为特征。而多灶性病变更常累及婴儿。虽然这种疾病可能影响任何器官或系统，但预后取决于所累及的器官，如累及"危险器官"，如：造血系统（主要是儿童）、脾脏、肝脏或中枢神经系统预示着疾病侵袭性更强，预后更差。大约 55% 的 LCH 患者携带有 *BRAF* V600E 功能增强型突变，代表了疾病的高危程度和可能对一线治疗存在耐药性。

虽然 LCH 的确切病因不详，但在大多数 LCH 的组织中检出了 MAPK 信号通路激活的体细胞突变。有学者从石蜡包埋活检标本中提取 DNA，利用质谱法分析多种癌症相关基因突变，57% 存在致癌性 *BRAF* V600E 体细胞突变。在 40% 的成人肺 LCH 标本中，也发现了 *BRAF* V600E 突变。此外，全基因组测序发现，在 21 例无 *BRAF* 突变的 LCH 肿瘤患者中，有 7 例存在 *MAP2K1* 基因（编码靶点丝裂原活化蛋白激酶 1＜mitogen-activated protein kinase 1, MEK1＞）的体细胞突变，最终引起细胞外信号调节激酶（extracellular signal-regulated kinase, ERK）通路的磷酸化和激活。因此，所有 LCH 患者（*BRAF* 突变或未突变）下游区 BRAF, MEK 和 ERK 均被磷酸化，表明无论 *BRAF* 突变状态如何，都存在共同的信号传导通路激活机制。

（三）临床表现

根据受累部位和范围的不同，LCH 患者的临床表现也不同。约 55% 的患者疾病局限于单个器官系统（例如：骨），而其余患者则表现为多系统疾病，一项回顾性分析纳入了 1 741 例在多项前瞻性试验中登记的 LCH 患者，报道了患者在诊断时各部位的受累情况（按发生率从高到低排列）：骨（77%）、皮肤（39%）、淋巴结（19%）、肝脏（16%）、脾脏（13%）、口腔黏膜（13%）、肺（10%）和中枢神经系统（6%）。

疾病累及的区域和范围因患者年龄而异。急性弥漫性多系统疾病最常见于 3 岁以下儿童，而累及单个器官的慢性疾病则更常见于年长儿童和成人。根据已发布的研究，成人的主诉症状按发生率由高到低依次为：皮疹、呼吸困难或呼吸过速、烦渴和多尿、骨痛、淋巴结肿大、体重减轻、发热、牙龈肥大、共济失调和记忆障碍。

成人 LCH 最常见的是多系统病变，且好累及垂体。在目前最大系列的成人 LCH 病例报告中（274 例活检证实为 LCH），29.6% 合并有尿崩症；在多系统 LCH 的患者中接近 40% 的病例存在垂体受累。尿崩症是 LCH 最常见的内分泌异常，通常表现为多尿、夜尿增多和烦渴。与只有单系统受累的患者相比，诊断时存在多系统疾病和颅面部受累（特别是耳、眼及口区）的患者在病程中发生尿崩症的风险显著增加。因此，对于看似"单纯性"尿崩症的患者，鉴别诊断必须考虑到 LCH，还应仔细观察此类患者后来是否出现其他 LCH 症状。研究发现，15% 的"单纯性"尿崩症患者其病因为 LCH。一项梅奥诊所的病例系列研究纳入了表现为"单纯性"尿崩症的 LCH 儿童及成人，42/44 例尿崩症患者存在其他器官系统受累：骨（68%）、皮肤（57%）、肺（39%）和淋巴结（18%）[37]。

LCH 的其他内分泌表现包括：生长障碍、性腺功能减退症、糖代谢异常（糖耐量受损和糖尿病）以及甲状腺肿大。在合并垂体前叶功能减退的患者中，生长激素缺乏是最常见的（50%），其次为性腺功能减退，肾上腺激素和甲状腺激素较少受累，少见病例可能因为垂体柄受累而存在中度升高的 PRL。

（四）病理

从形态学来看，LC 是较大的卵圆形单核细胞，胞浆空泡很少，少有或没有吞噬物质，细胞质中等丰富、略呈嗜酸性。细胞核具有显眼的细腻染色质，以及凹沟状、折叠状或锯齿状核轮廓的薄核膜，呈现"扭曲的毛巾"或"咖啡豆"样外观，核仁不明显。与皮肤 LC 不同的是，这些细胞并没有树突。

LCH 组织活检通常显示伴嗜酸性粒细胞、中性粒细胞、小淋巴细胞和组织细胞（可形成多核巨细胞）的 LC 的异质性聚集。可能存在嗜酸性脓肿，表现为伴或不伴 Charcot-Leyden 结晶的中心性坏死。

与皮肤 LC 相似的是，LCH 中的细胞也表达标记物 CD1a、S100 和 CD207（langerin 蛋白），在电镜下可见 Birbeck 颗粒。Birbeck 颗粒是细胞质内具有中心条纹的杆状细胞器，在电子显微镜下可见。其末端出现囊状扩张，使 Birbeck 颗粒呈现"网球拍"状外观。

病理学表现可能因活检部位不同而异。骨和皮肤病变以及大脑、下丘脑和垂体内的病变具有典型的 CD1a 反应性 LC 和 CD8+ 的 T 细胞。小脑病灶主要含有 CD8+T 细胞，而不是表达 CD1a 的 LC，可见明显的神经元破坏及轴突破坏伴脱髓鞘。肝脏活检可能显示无 CD1a 阳性细胞，但胆管周围有许多淋巴细胞聚集。

（五）定性及定位诊断

对于存在尿崩症或者垂体前叶功能减退的患者，在鉴别诊断中需要考虑 LCH，累及下丘脑和垂体最常见的 MRI 表现为 T1 加权像垂体后叶高信号消失和垂体柄增粗，垂体区可以呈空泡蝶鞍样改变。部分病例难以从临床鉴别，如无其他适合活检的组织或器官，增粗的垂体柄可以考虑作为活检部位以取得病理明确诊断。

大多数 LCH 患者存在骨受累，部分患者无症状，但也有部分患者主诉局部区域骨痛。放射影像学检查通常显示溶骨性"穿凿样"外观，有时伴有软组织肿块。

高分辨 CT 检查是针对肺 LCH 最敏感的影像学检查，可以发现特征性的以肺中上部为主的多发囊肿和结节以及间质增厚，该表现极具 LCH 的特征，可据此做出诊断。如果不能通过 CT 诊断，可以结合经支气管肺活检和支气管肺泡灌洗显示 CD1a 阳性细胞数量增加，则高度提示肺 LCH。

（六）治疗

低剂量放射治疗和化学疗法已被用于治疗累及下丘脑和垂体的 LCH，但未能成功逆转尿崩症或生长迟缓。

推荐对于单系统 LCH 患者，通常根据受累部位和病灶数量来选择治疗方法，旨在尽量减轻药物的副作用。治疗方案包括：泼尼松单药治疗、长春碱和泼尼松联用治疗、刮除骨病灶，以及对皮肤病变的局部治疗。对一部分患者也可选择密切观察，在疾病进展时再进行治疗。

对多系统 LCH 患者，用长春碱联合泼尼松龙进行初始诱导化疗。后续的治疗取决于 6 周时的疾病缓解情况，以及诊断时"危险器官"（即造血系统、肝和/或脾）是否受累。

总而言之，LCH 的治疗是需要多学科协作的一种罕见疾病，治疗方案需要做到个体化。

三、垂体脓肿

（一）流行病学

垂体脓肿是一种相对少见的鞍区感染性病变，自 1914 年 Simmonds 首次报告以来，至 2017 年，全球报道约 200 例左右，占同期垂体疾病的比例 <1%。北京协和医院神经外科总结了 23 年收治的 66 例垂体脓肿，占同期收治的 6 361 例垂体疾病患者的 1%。

（二）病理生理

垂体脓肿按病因学可分为原发性垂体脓肿和继发性垂体脓肿。原发性垂体脓肿是由于局部感染灶扩散或血行播散所致，多有蝶窦炎、鼻窦炎、海绵窦血栓性静脉炎等病史。继发性垂体脓肿多有经蝶窦手术或鞍区放疗史。

(三)临床表现

垂体脓肿的临床表现多样,缺乏特异性症状。由于多数情况下隐匿起病,感染相关症状如高热等相对少见,发生率约32.6%。常见症状为头痛以及垂体功能低下的表现如乏力、食欲缺乏、嗜睡、畏寒、性功能减退和月经紊乱等。全垂体功能低下最为常见(即肾上腺轴、甲状腺轴以及性腺轴同时受累,占83.4%),按照靶腺功能低下依次为性腺轴功能低下(占9.3%),肾上腺轴功能低下(占3.7%),甲状腺轴功能低下(占1.8%)以及性腺轴和肾上腺轴功能同时低下占1.8%。脓肿向上压迫视交叉,可出现视力下降和视野缺损。少数视交叉未受压的垂体脓肿考虑为视神经炎所致。另外,垂体后叶功能低下的发生率约为47.9%,表现为中枢性尿崩症如烦渴、多饮、多尿等。垂体功能低下和尿崩症是该病与其他鞍区囊性占位病变如垂体卒中、颅咽管瘤和垂体拉克氏囊肿的鉴别的主要症状。典型的垂体脓肿MRI上表现为增强后鞍区病灶的环形强化,此征象占67.4%,壁厚而光滑,T1WI多表现为低信号或等信号,T2WI多表现为高信号,DWI有助于定性诊断[38~40]。

(四)病理诊断和微生物检测

35%的继发性垂体脓肿和13%的原发性垂体脓肿患者手术标本中的微生物检测阳性。主要致病菌是革兰氏阳性和革兰氏阴性菌,部分继发性垂体脓肿患者可检测出真菌。

(五)治疗

1. 手术治疗 约89.1%的垂体脓肿可以采用经蝶窦入路手术。术中注意以下几点:①手术目的是充分引流,尽量保证鞍膈的完整性,故下方和双侧方的囊壁可以部分切除,而靠近鞍膈的脓壁如果粘连紧密,不必勉强剥离,以避免脑脊液漏和感染的颅内播散;②术中应留取脓液和脓壁、肉芽组织等送细菌、真菌培养,并由此获得致病菌的药敏结果;③如果术中无脑脊液漏,脓腔内和蝶窦内不要填塞吸收性明胶海绵、人工硬膜等异物,可以在过氧化氢溶液、聚维酮碘和生理盐水冲洗后,在脓腔内、蝶窦内填塞碘仿纱条,术后一周可拔出;④若术中出现脑脊液漏,应及时取自体脂肪、筋膜修补,以避免发生二次感染扩散至颅内。

2. 药物治疗 可根据脓液和肉芽组织的培养和药敏结果调整抗生素使用,在标本培养阴性的垂体脓肿患者,可采用广谱抗生素如:三代头孢等治疗,一般静脉用药7~10天后,可改口服抗生素2周。术后约69.7%的患者需要不同程度的激素替代治疗,可根据临床症状以及相应的甲状腺激素、皮质醇和性激素水平,对症用药并长期随访调整激素用量。

(幸 兵 卢 琳)

参 考 文 献

1. 张沥元,邓侃,姚勇. 颅咽管瘤的综合治疗现状[J]. 神经疾病与精神卫生,2016,16(4):490-493
2. N.Gupta. Pediatric CNS Tumors, Pediatric Oncology. 3rd ed. New York: Springer International Publishing, 2017
3. Goodwin TL, Sainani K, Fisher PG. Incidence patterns of central nervous system germ cell tumors: a SEER Study[J]. Journal of pediatric hematology/oncology, 2009, 31 (8): 541-544
4. Murray MJ, Bartels U, Nishikawa R, et al. Consensus on the management of intracranial germ-cell tumours[J/OL]. The Lancet Oncology, 2015, 16 (9): e470-e477
5. Wong TT, Ho DM, Chang KP, et al. Primary pediatric brain tumors: statistics of Taipei VGH, Taiwan (1975-2004)[J]. Cancer, 2005, 104: 2156-2167
6. Dufour C, Guerrini-Rousseau L, Grill J. Central nervous system germ cell tumors: an update[J]. Current opinion in oncology, 2014, 26 (6): 622-626
7. Kakkar A, Biswas A, Kalyani N, et al. Intracranial germ cell tumors: a multi-institutional experience from three tertiary care centers in India[J]. Child\"s Nervous System, 2016, 32 (11): 2173-2180
8. Fetcko K, Dey M. Primary Central Nervous System Germ Cell Tumors: A Review and Update[J]. Med Res Arch, 2018, 6 (3): 1719
9. McCarthy BJ, Shibui S, Kayama T, et al. Primary CNS germ cell tumors in Japan and the United States: an analysis of 4 tumor registries[J]. Neuro-oncology, 2012, 14 (9): 1194-1200
10. Matsutani M. Combined chemotherapy and radiation therapy for CNS germ cell tumors—the Japanese experience[J]. Journal of neuro-oncology, 2001, 54 (3): 311-316
11. Dufour C, Guerrini-Rousseau L, Grill J. Central nervous system germ cell tumors: an update[J]. Current opinion in oncology, 2014, 26 (6): 622-626
12. Zhang Y, Deng K, Zhu H, et al. Delays in Diagnosis of Pediatric Histologically Confirmed Sellar Germ Cell Tumors in China: A Retrospective Risk Factor Analysis[J].

World Neurosurgery, 2019, 122: e472-e479
13. Herrada-Pineda T, Revilla-Pacheco F, Manrique-Guzman S. Endoscopic approach for the treatment of pineal region tumors. Journal of neurological surgery[J]. Part A, Central European neurosurgery, 2015, 76(1): 8-12
14. Zhang Y, Zhu H, Deng K, et al. Results of Biopsy-Proven Sellar Germ Cell Tumors: Nine Years' Experience in a Single Center[J]. World Neurosurg, 2018, 112: e229-e239
15. 中国抗癌协会小儿肿瘤专业委员会. 儿童原发中神经系统生殖细胞肿瘤多学科诊疗专家共识[J]. 中国小儿血液与肿瘤杂志, 2018, 23(6): 281-286
16. Murray MJ, Bartels U, Nishikawa R, et al. Consensus on the management of intracranial germ-cell tumours[J/OL]. Lancet Oncol, 2015, 16(9): e470-e477
17. Lian X, Hou X, Yan J, et al. Treatment outcomes of intracranial germinoma: a retrospective analysis of 170 patients from a single institution[J]. Cancer Res Clin Oncol, 2019, 145(3): 709-715
18. Jinguji S, Yoshimura J, Nishiyama K, et al. Long-term outcomes in patients with pineal nongerminomatous malignant germ cell tumors treated by radical resection during initial treatment combined with adjuvant therapy[J]. Acta neurochirurgica, 2015, 157(12): 2175-2183
19. Larkin S, Karavitaki N, Ansorge O. Rathke's cleft cyst[J]. Handb of Clin Neurol, 2014, 124: 255-269
20. Trifanescu R, Ansorge O, Wass JAH, et al. Rathke's cleft cysts[J]. Clin Endocrinol (Oxf), 2012, 76(2): 151-160
21. Ikeda H, Yoshimoto T. Clinicopathological study of Rathke's cleft cysts[J]. Clin Neuropathol, 2002, 21(2): 82-91
22. Park YS, Ahn JY, Kim DS, et al. Late development of craniopharyngioma following surgery for Rathke's cleft cyst[J]. Clin Neuropathol, 2009, 28(3): 177-181
23. Trifanescu R, Stavrinides V, Plaha P, et al. Outcome in surgically treated Rathke's cleft cysts: long-term monitoring needed[J]. Eur J Endocrinol, 2011, 165(1): 33-37
24. Sarah Larkin. Hand of Clinical Neurology, Third series. United States: Elsevier, 2014
25. 史铁繁. 协和内分泌代谢学. 北京: 中国协和医科大学出版社, 1999
26. Teramoto A, Hirakawa K, Sanno N, et al. Incidental pituitary lesions in 1,000 unselected autopsy specimens[J]. Radiology, 1994, 193: 161-164
27. Aho CJ, Liu C, Zelman V, et al. Surgical outcomes in 118 patients with Rathke's cleft cysts[J]. J Neurosurg, 2015, 102: 189-193
28. Laws ER, Kanter AS. Rathke cleft cysts[J]. J Neurosurg, 2004, 101: 571-572
29. Benveniste RJ, King WA, Walsh J, et al. Surgery for Rathke's cleft cysts: technical considerations and outcomes[J]. J Neurosurg, 2004, 101: 577-584
30. Lillehei LO, Widdel L, Arias Astete CA, et al. Transsphenoidal resection of 82 Rathke's cleft cysts: limited value of alcohol cauterization in reducing recurrence rates[J]. J Neurosurg, 2010, 27: 27
31. Potts MB, jahangiri A, Lamborn KR, et al. Suprasellar Rathke's cleft cysts: clinical presentation and treatment outcomes[J]. Neurosurgery, 2011, 69: 1058-1068
32. Raper DM, Besser M. Clinical features, management and recurrence of symptomatic Rathke's cleft cyst[J]. J Clin Neurosi, 2009, 16: 385-389
33. Wang S, Wang L, Yao Y, et al. Primary lymphocytic hypophysitis: Clinical characteristics and treatment of 50 cases in a single centre in China over 18 years[J]. Clinical endocrinology, 2017, 87(2): 177-184
34. Leporati P, Landek-Salgado MA, Lupi I, et al. IgG4-related hypophysitis: a new addition to the hypophysitis spectrum[J]. The Journal of clinical endocrinology and metabolism, 2011, 96(7): 1971-1980
35. Lin W, Gao L, Guo X, et al. Xanthomatous Hypophysitis Presenting with Diabetes Insipidus Completely Cured Through Transsphenoidal Surgery: Case Report and Literature Review[J]. World neurosurgery, 2017, 104: 1051.e1057-1051.e1013
36. Folkerth RD, Price DL Jr, Schwartz M, et al. Xanthomatous hypophysitis[J]. The American journal of surgical pathology, 1998, 22(6): 736-741
37. Roden AC, Hu X, Kip S, et al. BRAF V600E expression in Langerhans cell histiocytosis: clinical and immunohistochemical study on 25 pulmonary and 54 extrapulmonary cases[J]. The American journal of surgical pathology, 2014, 38(4): 548-551
38. Gao L, Guo X, Tian R, et al. Pituitary abscess: clinical manifestations, diagnosis and treatment of 66 cases from a large pituitary center over 23 years[J]. Pituitary, 2017, 20(2): 189-194
39. 高路, 郭小鹏, 田蕊. 基于国内单中心和网络数据库数据的垂体脓肿临床分析[J]. 中华神经外科杂志, 2017, 2(33): 149-153
40. Wang Z, Gao L, Zhou X, et al. Magnetic Resonance Imaging Characteristics of Pituitary Abscess: A Review of 51 Cases[J/OL]. World neurosurgery, 2018, 114: e900-e912

第五章 垂体外科手术

第一节 显微镜下经蝶窦入路手术

一、经蝶窦入路垂体外科发展历史

1907年,奥地利维亚纳医院的Hermann Schloffer首次成功地完成了经面-鼻侧切开-蝶窦入路垂体肿瘤切除术,开创了经蝶窦入路垂体外科手术的先河。之后,"现代神经外科之父"——Harvey Cushing教授对此手术入路进行了改良,于1910年6月4日完成了经唇下-蝶窦入路垂体腺瘤切除术,并取得良好结果。1910~1925年,Cushing以唇下经蝶窦入路共完成231例垂体肿瘤手术,死亡率为5.6%,成为那个时代的佼佼者。但由于当时手术条件(主要是术区照明和显露)以及感染等问题,Cushing教授将注意力转向开颅垂体肿瘤切除术,他认为开颅手术可以获得更好的显露,可以更大范围切除肿瘤、视交叉减压。而且与经蝶窦入路手术相比,开颅手术脑膜炎和感染的发生率更低,手术死亡率降至4.6%。在当时那个年代,大多数神经外科医生对Cushing教授的做法表示认同,基本放弃了经蝶窦入路手术。

Norman Dott医生1923年在Peter Bent Brigham师从Cushing学习经唇下蝶窦入路,随后回到爱丁堡,他改良了经蝶窦入路的手术区照明问题,继续倡导并身体力行坚持经蝶窦入路手术,保留了经蝶窦入路手术的火种。1956年,Gerard Guiot医生拜访Dott教授,并观摩了他精湛的手术技巧和优异的疗效。Guiot医生回到巴黎后,成为经蝶窦入路手术的践行者,同时他改良了手术方法,应用X线透视进行术中定位,使手术更加精准。此外,他将经蝶窦入路手术应用于颅咽管瘤、脊索瘤及鞍旁病变的手术中。

July Hardy医生在巴黎学习时是Guiot教授的实习生,他1962年回到加拿大蒙特利尔医学院后,继续应用经蝶窦入路手术切除垂体肿瘤。1967年,Hardy教授在手术中首次采用手术显微镜,同时他自行设计了经蝶窦入路显微手术器械,并应用该入路切除鞍区、鞍旁等区域肿瘤。Hardy教授应用手术显微镜技术完成的前50例患者,没有严重的死、残等严重并发症发生,他提出了"垂体微腺瘤"概念。在此期间,抗生素的发明和应用,使感染的发病率明显下降,也在一定程度上推动了经蝶窦入路的手术技术的发展。随后,Hardy教授发表了多篇论文,具体描述了他的手术技术、方法以及取得的良好疗效,手术显微镜改善了术野照明和组织结构的放大,术中X线定位提高了肿瘤定位的准确性[1]。

国内,1938年9月,北京协和医院的关颂韬教授首次完成开颅垂体腺瘤切除术,之后一直沿用开颅手术的方法治疗垂体腺瘤。20世纪70年代,随着国外经蝶窦入路手术热潮的再次兴起,1974年北京协和医院耳鼻喉科王直中教授开展了中国第1例经鼻侧切开蝶窦入路垂体腺瘤切除术。之后神经外科尹昭炎教授、王维钧教授完成了手术显微镜下经唇下蝶窦入路垂体腺瘤切除术,并以此获得1981年卫生部科技进步乙等奖。之后,随着经蝶窦入路手术技术的普及和手术显微镜的普遍应用,经蝶窦入路垂体腺瘤切除术已经成为主流,并被写入"中国垂体腺瘤手术治疗共识"中[2]。近年来,神经导航、神经内镜等技术的应用,为这个古老的手术方法加入了新鲜的活力。

二、手术适应证和禁忌证

1. 显微镜下经鼻蝶窦入路垂体腺瘤切除术的适应证 ①各种类型的分泌功能性垂体微腺瘤。如:GH腺瘤、ACTH腺瘤、TSH腺瘤等;②向鞍上、蝶窦内生长的各种大腺瘤和部分巨大腺瘤;③视交叉前位的垂体腺瘤;④年老体弱不能耐受开颅手术者;⑤χ-刀、γ-刀治疗后肿瘤坏死囊变扩大,引起视力障碍者；⑥服用溴隐亭无效的垂体泌乳素腺瘤患者。⑦垂体腺瘤突发肿瘤卒中患者。

2. 显微镜下经鼻蝶窦入路垂体腺瘤切除术的禁忌证 ①突向鞍上三脑室的侵袭性巨大垂体腺瘤；②有鼻部感染、蝶窦炎等，尤其是已经形成蝶窦脓肿者；③肿瘤质地坚韧以及部分复发肿瘤；④有凝血功能障碍或其他系统严重并发症不能耐受手术者。

三、术前准备

①完善有关内分泌学的实验室检查及试验；②视力视野眼底检查；③常规蝶鞍断层X线或CT检查，了解蝶窦发育情况及类型；④常规垂体MRI增强检查，了解肿瘤大小、生长方向、蝶骨气化的程度以及侵袭性病变对周边结构的侵袭程度。术前检查的高分辨率MRI或CT扫描也可用于术中导航，对侵袭性肿瘤行扩大经蝶窦入路时显得尤为重要；⑤对侵袭性肿瘤应做CT血管成像或脑血管造影检查，了解肿瘤与血管之间的关系以及肿瘤血运和侧支循环情况；⑥术前三天鼻腔、口腔抗感染准备，如：抗生素液滴鼻、口腔含漱、刷牙、治疗龋齿。术前一天剪鼻毛；⑦术前应用泼尼松或/和甲状腺素片等药物，纠正垂体功能低下；⑧对于GH腺瘤患者还要进行空腹血糖、超声心动图、呼吸睡眠暂停和喉镜的检查。对合并糖尿病的GH腺瘤，要给予药物治疗，使血糖尿糖接近正常值。垂体TSH腺瘤及部分垂体GH腺瘤患者术前应用1~3次长效生长抑素类似物（善龙）治疗，可以减轻术前症状，防止术中术后发生甲状腺危象，提高手术疗效；⑨术前常规检查。如：心电图、胸部正侧位X线平片、生化检验、血尿常规、血型、凝血、感染指标等。

四、手术步骤

患者气管插管全身麻醉。部分GH腺瘤患者需要内镜辅助可视状态下插管。患者的体位直接影响手术操作。取仰卧位，头高脚低20°~30°，头略后仰，头部中轴线与地平面平行，术野高于心脏水平。络合碘消毒面部和颈部，常规包头、铺三角巾，口腔内填塞口纱。双侧鼻腔络合碘消毒。含1:10 000稀释的肾上腺素的脑棉片填塞鼻腔2~3分钟，收缩中鼻甲和鼻腔、蝶筛隐窝黏膜，以扩大操作空间，减少出血。注意不要损伤黏膜以及将棉片误填至鼻甲外侧。经单鼻孔蝶窦入路手术时，在手术侧皮肤黏膜交界区偏向黏膜处横行切开鼻中隔黏膜约1.5cm，然后沿着鼻中隔软、硬骨分离同侧鼻中隔黏膜至蝶窦腹侧壁，显露同侧蝶窦开口。在骨性鼻中隔根部折断并分离对侧鼻中隔黏膜至蝶窦腹侧壁。窄脑压板保护双侧鼻中隔黏膜，置入鼻中隔牵开器，牵开器的方向朝向蝶窦开口。凿开蝶窦腹侧壁，蝶窦咬钳扩大蝶窦腹侧壁骨窗，清除蝶窦内黏膜和分隔。去除蝶窦内的分隔时需要注意，大约20%的蝶窦内分隔指向海绵窦颈内动脉隆起。骨凿凿开鞍底，Kerrison咬钳扩大鞍底骨窗，显露鞍底硬膜。鞍底硬膜显露范围上方到达鞍结节，下方到鞍底底部，两侧到海绵窦。对于巨大的侵袭性垂体腺瘤，可能需要进一步去除鞍结节、海绵窦腹侧和斜坡的骨质[3]。

甲介型蝶窦的患者，鞍底骨质很厚，用骨凿凿开鞍底时非常困难，甚至会撕破海绵间窦引起大出血。此时最好用高速长柄磨钻仔细磨除鞍底，另外使用神经导航技术有利于鞍底位置的辨认。细针穿刺鞍底硬膜后，再"X"型或"U"切开鞍底硬膜。对于较大的垂体大腺瘤，手术切除需按顺序进行。首先切除下方和外侧的肿瘤，从而使得上方的肿瘤下降至手术区域。如果首先去除上方的肿瘤，则鞍膈下降会使手术区域变得模糊。当鞍内肿瘤切除后，向鞍上生长的肿瘤不下降，可以通过增加颅内压，例如：通过Valsalva动作或颈静脉压迫升高颅内压促使鞍上肿瘤下降。对于某些复杂的肿瘤，应考虑分期手术或联合开颅和经鼻手术。在切除肿瘤过程中要注意保护正常垂体组织。正常垂体常常被推挤至一侧或呈薄薄一层，质地较肿瘤组织韧，腺垂体呈橘红色，垂体后叶呈乳白色或淡黄色，手术显微镜下易于分辨。术中使用假包膜分离技术及假包膜外切除技术有利于肿瘤的全切除及正常垂体组织的保留[4]。肿瘤切除后，用生理盐水冲洗瘤腔的不同部位，这样可以清除残余的肿瘤组织，又起到止血的作用。压迫一般就可以获得良好的止血效果。然后用人工硬膜修补鞍底硬膜，吸收性明胶海绵等可吸收材料填充蝶窦腔。鼻中隔及黏膜复位，油纱条或膨胀海绵填塞双侧鼻腔，术后12~36小时拔除。

五、术中并发症及处理

1. 术中脑脊液漏 对于术中明确的脑脊液漏，需要做好修补工作。脑脊液漏可能是由于从薄弱的鞍膈处切除肿瘤，剥离时用力的牵拉或打开鞍膈进入鞍上时所致。根据脑脊液漏口的原因和颅内压力的大小不同，脑脊液漏的流量大小各不相同，可能需要不同的重建方法来实现有效的封堵。经扩大经蝶窦入路手术后，可能会发生高流量的脑脊液漏，尤其是当肿瘤延伸至鞍上或第三脑室时。进行 Valsalva 动作可以排查隐匿的脑脊液漏。在静脉出血的背景下出现深色液体提示可能存在隐匿的脑脊液漏。对于高流量的脑脊液漏，我们建议采用多层修补的方法，可以使用自体的脂肪、筋膜、合成的胶原蛋白或合成的硬性支撑物进行有效的鞍底重建，最后碘纺纱条填塞紧密[5]。填塞的脂肪不能过多，避免压迫视神经和视交叉，导致视力损害。同时，也应避免潜在的死腔，特别是在扩大的颅底手术中，以促进局部组织的愈合[5]。

2. 动脉损伤 颈内动脉损伤是经蝶入路手术罕见但非常严重的并发症，并且通常是致命的。颈内动脉海绵窦段往往是最易损伤到的部分，其次是 Willis 环的其他组成部分，比如大脑前动脉。特别是在肿瘤复发或放疗后，肿瘤黏附于动脉表面，可能在手术切除肿瘤的过程中发生动脉损伤。颅内出血、脑卒中以及假性动脉瘤或颈内动脉海绵窦瘘通常是动脉损伤的并发症。怀疑动脉损伤时，须立即终止手术并用填塞来控制急性出血，出血控制后立即行全脑血管造影（DSA），了解血管损伤、血流和侧支循环代偿情况，再进行针对性处理，如球囊闭塞术、支架植入术等。术后复查头CT，若提示颈内动脉闭塞，应早期评估能否行血管搭桥手术，如：颞浅动脉-大脑中动脉搭桥手术；若脑水肿明显，应尽早行去骨瓣减压术[6]。预防术中动脉损伤是最为重要的，轻柔的操作而非钝性牵拉肿瘤包膜、中线结构的保存以及神经导航反复辨认骨性标志是避免动脉损伤的有效手段。

六、术后并发症及处理

1. 术后出血 术后可能会发生轻微的鼻出血，大多数患者在经蝶窦手术后的第一天或第二天会经历轻度间歇性的鼻孔渗血，血管收缩滴鼻液或喷雾剂的使用能在一定程度上改善这个问题。更大的鼻出血可能是由于筛窦、蝶腭和鼻中隔动脉受损所致，这种出血可能会延迟发生。如果鼻出血严重并且压迫效果欠佳，需要行急诊动脉栓塞手术并鼻腔填塞。另一种是瘤腔出血，表现为术后数小时内出现头痛伴视力急剧下降，甚至意识障碍、高热、尿崩症等下丘脑紊乱症状。应立即查头部CT，若发现鞍区或脑内出血，要采取积极的方式，必要时再次经蝶或开颅手术清除血肿。

2. 术后视力下降 常见原因是术区出血、鞍内填塞物过紧，急性空泡蝶鞍、视神经血管痉挛导致急性视神经缺血等原因也可以致视力下降。术后密切观察病情，一旦出现视功能障碍应尽早复查头部CT，发现出血应尽早手术治疗。

3. 术后脑脊液漏 术后脑脊液漏的发生有两种情况。一种是术中未见明确的脑脊液漏，但因为肿瘤切除后鞍膈菲薄，术后因为剧烈咳嗽、打喷嚏或者排便时腹压增加等导致颅内压骤然升高的原因，导致菲薄的鞍膈破裂形成脑脊液漏。另一种是术中就有脑脊液漏并行鞍底修补，但因为修补不确切，或者上述导致颅内压骤然升高的原因使得修补的鞍底破坏，再次脑脊液漏。手术后如发生明确的脑脊液漏，需再次回到手术室进行探查和修补[5]。

4. 术后感染 多继发于脑脊液漏患者。常见临床表现包括：体温超过 38℃ 或低于 36℃。有明确的脑膜刺激征、相关的颅内压增高症状或临床影像学证据。腰椎穿刺脑脊液化验可见白细胞总数 $>500×10^6/L$ 甚至 $1\,000×10^6/L$，多核 >80%，糖 <2.8～4.5mmol/L（或者 <2/3 血糖水平），蛋白 >0.45g/L，细菌涂片阳性发现，脑脊液细菌学培养阳性。同时酌情增加真菌、肿瘤、结核及病毒的检查以利于鉴别诊断。经验性用药选择能通过血脑屏障的抗生素。根据病原学及药敏结果，及时调整治疗方案。治疗尽可能采用静脉途径，一般不推荐腰穿鞘内注射给药，必需时可增加脑室内途径。合并多重细菌感染或者合并多系统感染时可联合用药。一般建议使用能够耐受的药物说明中最大药物剂量以及长程治疗（2～8周或更长）。

5. 尿崩 如果截至出院时未发生尿崩，应在术后第 7 日复查血钠水平。如出院时尿崩情况仍未缓解，可使用去氨加压素，使用至症状消失。如果患者对去氨加压素非常敏感，可予 0.05～0.1mg 睡前口服。

6. 垂体功能低下 术后第六周进行内分泌评估，如果发现任何垂体-靶腺功能不足，都应给予内分泌替代治疗。

7. 下丘脑损伤 下丘脑损伤可能是由手术的直接损伤或出血和缺血引起的。下丘脑损伤的临床表现包括昏迷、尿崩症、记忆丧失和功能紊乱

(例如：病态肥胖、不可控制的饥饿或口渴、体温调节紊乱、水电解质平衡紊乱）。在接受开颅手术的患者中，这种并发症更为常见。

8. 鼻腔鼻窦并发症 经蝶窦手术后另一常见的并发症是经手术通道的鼻窦问题。创建手术通道时黏膜及骨性结构的破坏可导致嗅觉丧失、鼻黏膜充血、轻微或大的鼻出血、呼吸困难感、空鼻综合征或鼻窦炎。术后鼻科检查可发现结痂、粘连、鼻中隔穿孔、鞍鼻畸形、中隔血肿或感染，这些问题均应该早期在鼻科积极治疗。

（王任直　包新杰　邓　侃）

第二节　神经内镜下经鼻蝶窦入路手术

一、神经内镜发展简史

1910年，Victor D. Lespinasse 最先报道了在颅内使用内镜技术治疗脑积水。Dandy 在此基础上又做了进一步的拓展和应用，由此，Dandy 也被称为神经内镜之父。在20世纪20年代，因为脑积水治疗方法单一，缺少其他选择，所以神经内镜技术在脑积水治疗上得以广泛应用。在内镜下从烧灼、切除脉络丛，逐渐发展为脑室与蛛网膜下腔的造瘘手术等。1923年，Mixter 首次报道了内镜下三脑室造瘘术，一度成为那个年代治疗脑积水的主要方法。1949年，Nulsen 和 Spitz 首次使用带阀门的分流管进行脑脊液分流术，由于此技术等普及和推广，内镜技术在脑积水领域的应用出现停顿，人们对神经内镜的兴趣逐渐下降。直到1960年，柱状透射内镜的发明，良好的照明和图像分辨率为内镜应用于颅脑手术创造了更好的条件。

实际上，最早将内镜技术广泛应用到临床各类疾病治疗的是耳鼻喉科医生，他们在20世纪60～70年代，已经在鼻窦手术中将应用内镜技术作为标准的治疗手段，为内镜技术的普及和推广做出了重要贡献。由于内镜可提供清晰放大的视野，同时可以观察到显微镜所不能观察到的结构，可以普遍获得更好的疗效，也促使一些神经外科医生不断探索应用神经内镜技术进行神经外科疾病的手术治疗。

颅内和颅底内镜手术的先行者，Gerard Guiot 于1962年完成了经唇下蝶窦入路神经内镜下垂体腺瘤切除术，但因视野不佳，他后来放弃了该技术。1973年，日本的 Fukushima 及其同事引进新型神经内镜，用于脑室内病灶活检、囊肿开窗和脑积水的治疗。随后 Guiot 再次在经蝶窦入路手术中应用内镜，积累了丰富的经验。1978年，Bushe 和 Halves 报道在垂体腺瘤手术中使用新型内镜。但在20世纪70年代，由于手术显微镜的普及和广泛应用，显微技术得到蓬勃发展，成为经蝶窦入路手术的主流，内镜技术成为辅助手段。

20世纪90年代中期，埃及的耳鼻喉科医师 Gamea 和神经外科医师 Fathi，共同报道了10例内镜辅助下垂体腺瘤切除术，取得良好疗效，这种方法也被称为"内镜辅助的经蝶窦入路手术"。随着内镜辅助技术经验的不断积累和改进，逐渐发展成为只应用内镜进行手术操作，也被称为"单纯内镜经蝶窦入路手术"。在单纯内镜手术的发展和推广方面，匹兹堡大学医学中心的神经外科医生 Hae Dong Jho 和耳鼻喉科医师 Ricardo Carrau 做出了重要贡献。这两位医师应用单纯内镜技术进行经蝶窦入路手术，无需手术显微镜及鼻牵开器，被公认为纯内镜经蝶窦入路手术的先驱。他们开始时也是应用内镜作为手术显微镜的辅助，后来逐渐发展为纯内镜下操作。1997年，他们报道了50例纯内镜下手术治疗垂体腺瘤患者的结果。在此期间，意大利 Naples 的 Paolo Cappabianca 和 Enrico de Divittis 也报道了纯内镜下手术治疗垂体腺瘤的结果，并开发了专业的内镜手术器械。在此之后，"内镜经鼻入路手术"（endoscopic endonasal approach，EEA）在世界范围内逐渐普及和推广，成为鼻窦及垂体腺瘤手术的成熟治疗方案。

进入21世纪，美国的 Kassam、Gardner、Schwartz 等将内镜经鼻入路手术扩展应用到整个中央颅底区，用来处理鞍内、鞍上、斜坡、鞍旁的病变。此后，"内镜经鼻入路手术"的概念已经扩展到"扩大内镜经鼻入路手术"（extended endoscopic endonasal approach，EEEA）。EEEA 是指利用鼻腔鼻旁窦与邻近颅底结构的关系，扩大切开额窦、上颌窦、筛窦、蝶窦，显露前颅底、眶内侧壁、鞍结节、鞍底、斜坡、海绵窦、齿状突等中线颅底的结构，同时向侧方扩展至翼颚窝、颞下窝为主的侧颅底结构。随着内镜解剖知识的发展、颅底重建技术的提高、颅底修补材料的更新和内镜及辅助设备的不断更新，EEEA 必将发挥更大作用[7]。

国内神经内镜的发展与国外相似。20世纪60、70年代，最早也是耳鼻喉科医生将内镜技术广泛应用在鼻窦的各类手术中。20世纪末，陆续出现应用神经内镜治疗脑积水的报道。之后是神经内镜辅助垂体腺瘤手术的报道，慢慢过渡到单纯神经内镜技术完成垂体腺瘤手术的报道[6]。

二、手术适应证和禁忌证

内镜经鼻手术在神经外科领域适用于各类垂体腺瘤的切除术。垂体微腺瘤、垂体大腺瘤，尤其是侵袭性不规则生长之垂体腺瘤，均可使用内镜扩大经鼻蝶窦入路手术进行治疗。鞍内鞍上起源的其他类型肿瘤，如：Rathke囊肿、部分颅咽管瘤、脑膜瘤、生殖细胞瘤、脊索瘤、胆脂瘤、软骨肉瘤、转移瘤、垂体脓肿等，均可采用内镜经鼻手术。

对于复发的需再次手术的患者，内镜经鼻入路手术可发挥其显露好的优势，并可清晰地显露粘连、瘢痕，完整的显露蝶窦，有助于提高复发肿瘤的手术疗效。

手术禁忌证：①鞍上向前方向侧方侵袭的特别巨大的肿瘤，不推荐内镜经鼻手术；②血运丰富和肿瘤质地坚韧者，不推荐内镜下手术；③鼻窦脓肿等。

三、手术设备和器械

全面的神经内镜一体化手术室是完成各类神经内镜下手术的必要条件，配置这些辅助设备，一方面是为了确保手术能够顺利实施，另一方面就是一旦出现意外，可以及时妥善的处理，避免进一步对患者造成伤害。其主要设施应包括：神经内镜系统（包括内镜固定架和术中冲洗泵）、高速磨钻（气动或电动）、神经导航系统、术中超声或多普勒监测以及术中磁共振等辅助设施。

高品质设计的手术器械，具有简单、方便、精准和易操控性，为术者完成高质量的手术提供保障。内镜下器械有其特殊要求，由于空间狭小，其形状和大小均会影响其操作。配合内镜技术所采用的器械，如果使用"刺刀型"，会遮挡或干扰内镜，所以器械一般采用"枪式"设计，工作长度在15～18cm为宜。剥离器、刮匙、组织咬钳等器械应选择"枪式"或末端成角的内镜器械。

四、术前评估和术前准备

对于垂体腺瘤的手术治疗需要制定个体化的手术方案。术前需要详细了解患者和家属的主要诉求是什么，患者的症状体征，全身其他系统功能状况、内分泌激素检查结果、肿瘤的影像学特征等，综合评估一下目前患者的状态，适不适合手术治疗，是否需要手术治疗，手术能达到什么样的效果，手术风险怎样，如果不做手术会怎样。对患者病情准确评估并预测各种治疗方案后，充分与患者和家属沟通，取得患者理解和信任后再确定是否手术。

由于复发肿瘤（包括术后残留）者再次手术疗效明显下降，且手术风险明显增高，需要进一步评估。之前的手术治疗可致鞍区解剖结构紊乱，原手术路径和术区瘢痕形成，肿瘤及瘢痕与重要的神经血管粘连，肿瘤组织和残留垂体的界面有时难以分辨清楚，尤其是前次术中应用"化学胶"者，术中情况更复杂，导致再次手术的难度和风险明显高于初次手术，脑脊液漏和颈内动脉损伤的风险也明显增加。明确再次手术指征之后，必须综合评估患者全身情况，做好全面的术前准备工作，并考虑如下一些可能会影响再次手术效果的因素：①之前的手术者是谁？手术经验是否丰富？医院的条件设备如何？是肿瘤残留还是肿瘤再次生长？除非有足够证据证明患者可以通过你的手术获益，否则轻易不要再次手术；②详细了解既往手术前后的病情变化，包括症状体征、影像学和激素水平，评价治疗效果，分析肿瘤复发因素；③充分了解过往手术情况（可以借助手术记录），根据手术重要信息，判断再次手术的难度，做好术前计划。这些重要信息包括：手术是否顺利、有无静脉窦或动脉出血等影响手术进程的因素、有无术中脑脊液漏及具体修补方法和材料等；④术后恢复情况，包括术后神经血管和垂体及下丘脑功能；⑤术后病理学结果，尤其是Ki67增殖指数和2017年垂体腺瘤新分类中的亚型结果。对提示存在高复发风险的肿瘤，应制定详细的术后辅助治疗方案；⑥充分与患者和家属沟通，强调复发肿瘤再次手术的必要性和风险，尤其是有多次手术、药物治疗和放疗史，且肿瘤呈侵袭性生长的患者；⑦术者应对手术硬件设施条件和自身手术经验做出客观的评估，确定是否具备完成再次手术的条件（比如：显微镜、神经内镜、神经导航、动力系统、血管超声多普勒和神经电生理监测等），以及围术期处理各种并发症的能力；⑧术前常规行多学科团队（MDT）联合会诊，充分讨论手术的可行性，制定最佳治疗方案。制定详细周密的手术计划是再次手术成功与否的关键。根据既往手术情况、肿瘤影像学特征和术者经验等综合因素，决定经蝶窦入路还是经颅入路。一般来说，经蝶窦入路仍然是复发性肿瘤的首选入路，经颅入路则适用于切除广泛累及前颅底、鞍旁和三脑室等处的巨大垂体腺瘤。侵袭性垂体腺瘤常向鞍外、鞍旁生长，传统显微镜经蝶窦入路显露肿瘤非常有限[8,9]。

再次评估术者和手术团队能力、经验和水平，评估手术设备和条件十分完备。综合各方面情况，制定个体化的手术预案，并且再次与患者和家属沟通，交代各项事宜。

对于一些特殊类型的垂体腺瘤患者，如侵袭性垂体生长激素腺瘤伴严重的咽腔狭窄、呼吸睡眠暂停、低氧血症、心功能衰竭，不能耐受手术者，首选生长抑素类似物药物治疗，待一般情况改善后，再行手术治疗。对于垂体促甲状腺激素腺瘤导致的中枢性甲亢，抗甲状腺药物治疗效果不佳时可给予长效生长抑素类似物治疗，降低术中及术后发生甲状腺功能危象的风险。对于咽腔重度狭窄的垂体生长激素腺瘤患者，如果插管困难，可以喉罩通气或可视喉镜直视下插管，也可以在局麻下行气管切开，插管接呼吸机。

患者术前准备同第一节。

五、手术过程

患者体位与显微镜相似，但略有不同，头部位置可以更高一些。主要是一方面要满足术区位置高于心脏水平，便于静脉回流；同时术者术中操作方便。术中应配置神经导航来了解术中各解剖结构。

手术主要由两位医生共同完成，可以是两位神经外科医生，也可以是一位神经外科医生和一位耳鼻喉科医生。无论哪种组合都需要双方互相了解，各有所长，共同应对手术当中可能出现的各种情况。根据习惯，两位术者可以分列患者两侧，也可在同一侧，监视器位于患者头侧，术者可通过显示器观察术区。这里特殊强调一下，就是内镜下完成手术时，只能观察到内镜镜头前方的视野，无法像手术显微镜那样可以观察到整个术区。手术方式有单人双手或双人三手单鼻孔入路和双人三手或四手双鼻孔入路完成手术。后者运用三手或四手技术切除垂体腺瘤的关键是可以最大程度地四手配合进行术中操作。

患者麻醉后，摆置体位并固定。摆放各种设备，导航系统注册，术区消毒铺巾。再次核对导航位置是否准确，鼻腔消毒，副肾盐水棉片填塞鼻腔收缩鼻腔黏膜，明确鼻腔内各解剖位置后开始手术。U型切开鼻中隔黏膜，游离并拉向后鼻孔处。有时为了更多的保护鼻黏膜，也有直接找到蝶窦开口，局部切开少许黏膜后进入蝶窦腔的。明确定位后，沿蝶窦开口，高速磨钻或Kerrison咬骨钳扩大蝶窦骨窗。清除蝶窦内横膈纵隔及蝶窦黏膜后，再次明确鞍底、鞍结节、颈动脉隆起、颈动脉视神经隐窝等解剖结构，确保手术入路准确（图2-5-1）。

内镜下明确鞍底位置及斜坡、鞍结节、双侧海绵窦、颈内动脉隆起、颈动脉视神经隐窝、视神经管入口等解剖位置无误后，根据肿瘤位置、性质和大小，按照术前计划，用高速磨钻和Kerrison咬骨钳结合打开鞍底。切除肿瘤过程同第一节显微镜下过程（图2-5-2）。

切除肿瘤满意后，仔细止血，观察鞍膈处是否有脑脊液漏或渗出。如果没有脑脊液漏，常规重建鞍底，鼻中隔黏膜复位，鼻腔填塞压迫止血，手术结束。如果鞍膈破裂或出现明显脑脊液漏时，采用阔筋膜脂肪"三明治填塞法"重建鞍底，鼻腔黏膜瓣贴附后，蝶窦内叠瓦状致密填塞碘纺纱条压迫（术后3~4周取出），手术结束（图2-5-3）。

内镜下扩大经鼻蝶窦入路还用于其他颅底中线区域的各种肿瘤，包括鼻窦恶性肿瘤和嗅沟脑膜瘤、经蝶骨平台鞍结节切除鞍上颅咽管瘤和鞍结节脑膜瘤、经斜坡处理斜坡脊索瘤和软骨肉瘤等。

六、术中手术技巧

再次强调术者应该接受系统的颅底解剖培训和内镜操作训练。复杂病例术中行神经导航、超声多普勒监测，必要时术前行CTA或DSA检查，了解肿瘤和血管之间的关系和侧支循环代偿情况。内镜下经鼻手术的开展有一学习曲线，只有在熟练常规内镜经鼻手术技术后才可以开始开展手术，并在处理复杂病例和开展扩大经鼻蝶颅底入路手术时得心应手。

术中鼻中隔黏膜的完整游离是减少出血、保持整个手术中术野清洁的关键。接下来要广泛的显露蝶鞍区、鞍底骨窗范围应足够大，硬膜切口向上及两侧延伸时要小心避免切开海绵间窦及海

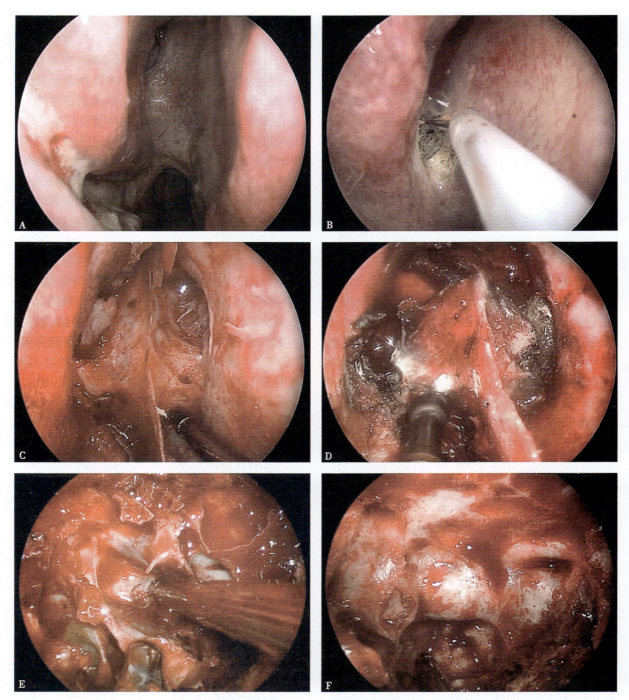

图 2-5-1　A. 内镜下显露右侧鼻腔，通过定位后鼻孔上方的鼻中隔与中鼻甲之间蝶筛隐窝来确定蝶窦开口的位置；B. 用电刀从蝶窦开口开始切开鼻黏膜，行鼻中隔黏膜瓣成型，黏膜瓣的蒂部留在中上鼻甲根部内侧的蝶筛隐窝处，此处有蝶腭动脉的分支鼻后中隔支，供应整个鼻中隔黏膜的血供，即可供应带蒂的鼻中隔黏膜瓣，作为颅底重建的血运来源；C. 黏膜瓣制备后，去除骨性鼻中隔的根部，显露整个蝶窦前壁，向上显露到蝶窦开口以上，向下显露蝶窦喙部；D. 用高速磨钻将蝶窦前壁磨除；E. 进入蝶窦腔后，可见蝶窦腔内有数量不等、不规则的骨性分隔，分隔及蝶窦表面均有黏膜覆盖，去除黏膜和骨性分隔，清晰显露蝶窦后壁的结构；F. 在蝶窦后壁上，可以观察到的结构有鞍底、斜坡、双侧颈内动脉隆起、海绵窦隆起、视神经管隆起、视神经管-颈内动脉隐窝、鞍结节等。显露更多的正常结构有助于判断鞍底的位置，因为若蝶窦气化不良或者蝶窦气化太好，均有可能导致定位失误。蝶窦气化不好可能会导致无法判断鞍底位置，蝶窦气化太好，有可能将颈内动脉隆起、视神经管隆起误认为是鞍底，导致手术并发症。可借助于C型臂、导航来定位，增加手术的安全性

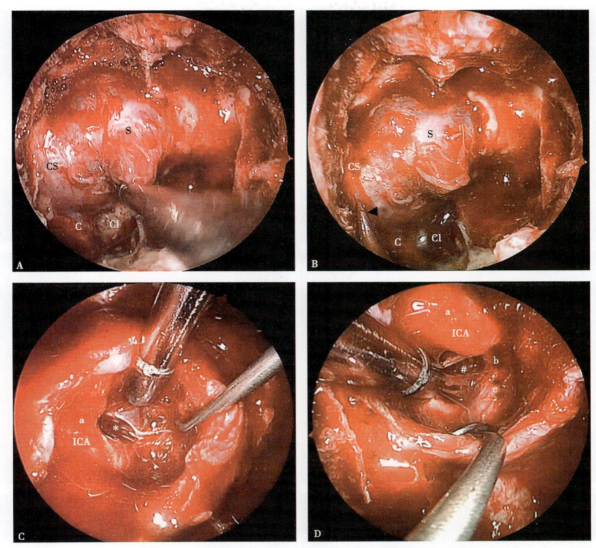

图 2-5-2　神经内镜下切除侵袭右侧海绵窦的垂体腺瘤

A. 高速磨钻磨开鞍底骨质，显露鞍底及右侧海绵窦腹侧壁的硬膜，显露范围根据肿瘤大小和生长方向而定；B. 多普勒超声探头探测右侧海绵窦内颈内动脉的位置（箭头）；C. 内镜下切开鞍底硬膜，切除鞍内肿瘤后显示右侧海绵窦内侧壁缺损（*）；D. 神经内镜下进一步显露并切除右侧海绵窦内颈内动脉外侧肿瘤（#），颈内动脉完全游离，充分反映神经内镜下显露充分的优势。a. 前曲；b. 水平段；c. 后曲；C. 颈内动脉隆起；Cl. 斜坡；CS. 海绵窦；ICA. 颈内动脉；S. 鞍底

绵窦。开始切除肿瘤时，应辨认肿瘤假包膜是否完整，尽可能沿肿瘤假包膜外分离并切除肿瘤。侵袭性肿瘤切除过程中要避免损伤神经及动脉，术中对海绵窦内肿瘤的切除应该在内镜直视下进行，不能盲目刮除或牵拉肿瘤。术中应随时判断并发症发生的可能性，在切除肿瘤和是否引发并发症之间进行权衡。优秀的神经外科大夫，不仅仅是知道如何切除肿瘤，更重要的是要知道什么时候有风险，及时终止手术。如果术中出现脑脊液漏，在切除肿瘤并止血后，应依据术中的脑脊液漏程度进行鞍底重建。如漏口较小可以使用人工硬膜等材料进行修补，脑脊液漏明显时应考虑行多层颅底重建。目前国内外多采用自体脂肪及筋膜加上带蒂鼻中隔黏膜瓣进行颅底重建。

七、术后处理

同手术显微镜下手术。术后常规给予激素（垂体 ACTH 腺瘤除外），抗生素及止血药物治疗。如果术后出现意识障碍以及视力障碍进行性加重，要考虑瘤腔出血的可能，鞍膈缺损明显以及扩大经蝶窦入路手术时还会出现蛛网膜下腔出血甚至脑室内出血铸型，头颅 CT 证实后需要急诊

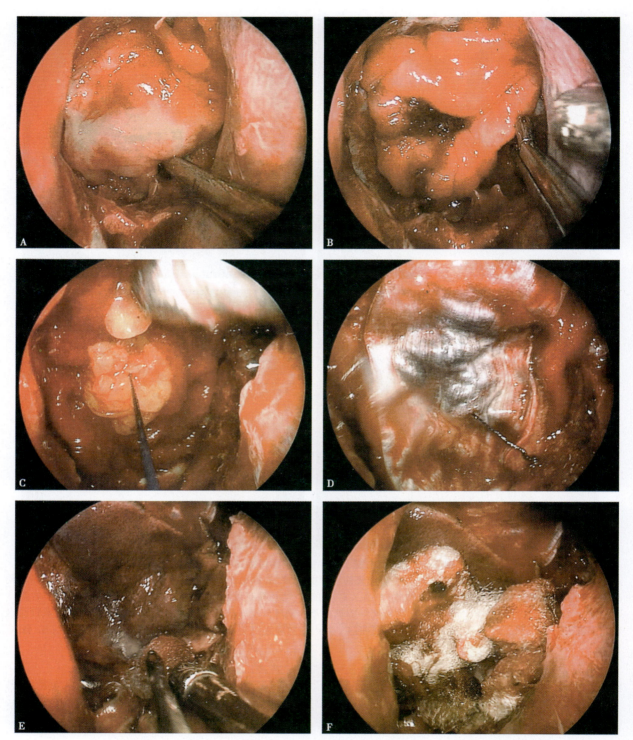

图 2-5-3 A. 先用人工硬膜覆盖鞍膈；B. 然后选用可吸收止血材料填充鞍内，鞍内的填充可以起到压迫止血的作用，但鞍内填充一定要适量，若过度填充，则可能对视交叉、双侧海绵窦造成压迫，导致视交叉及海绵窦神经受损伤；C. 若患者为明显脑脊液漏，鞍内填充可选用自体脂肪组织；D. 再用足够大小的自体筋膜覆盖鞍底。自体脂肪的优势在于，在一定时间内起到支撑、填充的作用，不产生排异反应，可起到隔绝脑脊液的作用，为鞍底愈合创造条件及时间；E. 在蝶窦腔，先用带蒂的鼻中隔黏膜瓣覆盖整个蝶窦后壁，黏膜瓣在手术早期取材时就必须考虑到长度及宽度，若黏膜瓣大小不够，则可和自体筋膜相互配合，务必将手术开放的蝶窦后壁完整覆盖；F. 蝶窦填塞主要起到支撑颅底重建的复合材料的作用，如果没有脑脊液漏，可用可吸收的材料进行蝶窦填塞，如：可吸收凝胶海绵等。如果是明显脑脊液漏的病例，可采用碘仿纱条或尿管水囊对重建材料进行支撑，待颅底愈合后再将支撑材料撤走

手术清除血肿或行脑室穿刺外引流术。术后如果出现单纯的第Ⅲ、Ⅳ和Ⅵ脑神经麻痹，采取药物治疗，大多数患者6个月内可以恢复。术后因下丘脑损伤导致的意识障碍及下丘脑功能异常，只需对症处理、治疗即可。很多患者术后会出现一过性尿崩及电解质紊乱，对症处理。对于术中有明显脑脊液漏或直接打开鞍膈在鞍上切除肿瘤的患者，根据需要术后去枕平卧1~2天。一般情况下无需术后（术前）留置腰蛛网膜下腔引流管持续引流脑脊液。仍反复出现脑脊液漏患者，需要再次手术修补[5]。

出院前进行全面的内分泌学评估，复查鞍区MRI，根据患者具体情况向患者及家属交待出院后注意事项，制订随诊计划。对于术中曾有脑脊液漏的患者，术后3个月内避免提重物、咳嗽和便秘。

值得注意的是，内镜技术完成手术的患者，术后嗅觉下降甚至消失的换者比例明显增加，同时蝶窦炎症或鼻部不适的患者比例也增加，需要引起注意。其预防办法就是尽量减少对鼻黏膜的损伤和破坏，蝶窦内尽可能减少人工修补和止血材料的填充。此外，手术后一周左右可行内镜下鼻腔及鼻窦检查及冲洗，清除结痂、血块、分泌物、止血材料及组织分解材料。

（王任直　邓侃　姚勇　包新杰）

第三节　开 颅 手 术

一、概述

由于鞍区病变与视神经、视交叉、动眼神经、颈内动脉、前交通动脉复合体、下丘脑、腺垂体和漏斗等关系密切，手术难度高。Horsley（1889年）最早采用开颅手术切除垂体瘤，伴随着现代医疗器械设备的创新和外科微创理念的进步，鞍区肿瘤的手术疗效不断提高。总体上鞍区肿瘤手术分为两大类，即开颅手术和经鼻手术。不同手术方式的适应证随着手术技术的发展而不断更新。开颅手术或经鼻手术的选择，需要重点考虑如下几个方面：病灶的病理性质（根据临床表现和影像学，术前预判），病灶的起源、中心位置及累及解剖腔隙，病灶的质地（软硬、囊变和钙化）；视神经受压与否及其程度，邻近重要结构有无受侵犯（视觉通路、Willis环、垂体腺体、垂体柄漏斗、下丘脑等），有无颅内高压及阻塞性脑积水，等等。本章节重点介绍开颅手术。

（一）鞍区肿瘤的分类

鞍区肿瘤主要包括垂体腺瘤、颅咽管瘤、脑膜瘤和生殖细胞肿瘤等，其他还有瘤样病变、血管病变、感染性病变等[10, 11]。

1. 垂体瘤　垂体瘤是鞍区最常见的肿瘤，占颅内肿瘤的10%~15%。起源于腺垂体，多发生于成人，临床表现主要为压迫症状和内分泌功能异常。

2. 颅咽管瘤　颅咽管瘤起源于垂体柄，是鞍区常见的良性肿瘤，占颅内肿瘤的2%~5%。颅咽管瘤是儿童常见的颅内肿瘤，位居儿童颅内肿瘤的第2位。颅咽管瘤主要有2个发病高峰期：5~15岁的儿童以及40岁左右的成人。

3. 脑膜瘤　鞍区脑膜瘤包括起源于鞍结节、前床突、鞍膈和蝶骨平台的脑膜瘤。脑膜瘤可发生于任何年龄，多发生于成人，女性发病较多见。

4. 胶质瘤　鞍区的胶质瘤起源于视神经、视交叉或下丘脑。视神经胶质瘤是起源于一侧或双侧视神经、视交叉的肿瘤。视力改变多先发生于一侧，视力丧失较快。视神经胶质瘤病理性质绝大多数为毛细胞型星形细胞瘤，多见于儿童和青少年，WHO Ⅰ级，女性多见。很少数的视神经胶质瘤为高级别的星形胶质细胞瘤。

5. 生殖细胞瘤　生殖细胞瘤起源于原始生殖细胞，位于垂体柄和下丘脑。儿童和青少年多见，临床表现为中枢性尿崩、性早熟等。

6. 错构瘤　下丘脑错构瘤为先天性发育异常，异位脑组织构成的肿块。典型部位在垂体漏斗和乳头体之间。儿童早期发病，临床表现为痴笑癫痫、性早熟。

7. 垂体颗粒细胞瘤　是一种罕见的良性肿瘤，位于垂体柄或垂体后叶。好发于成年女性。

8. 骨源性肿瘤　起源于蝶窦颅底骨质的骨源性肿瘤有：脊索瘤、软骨瘤、软骨黏液样纤维瘤、肉瘤等。脊索瘤是原发低度恶性肿瘤，起源于胚胎残留的脊索组织，好发于枕蝶联合区、骶尾部。

9. 其他肿瘤　畸胎瘤、表皮样囊肿、皮样囊肿、肠源性囊肿、垂体癌、转移瘤等。

（二）开颅手术常用入路

随着神经外科微侵袭手术理念的发展，不断有新的或改良的手术入路出现，传统大骨窗开颅逐渐向微创小骨窗转型。开颅手术的几种常用入路有：额下入路、经翼点入路、经前纵裂入路、眶上外侧入路、眶上（眉弓）锁孔入路、经胼胝体穹隆间入路、经蝶经颅联合入路（同期）等[12~16]。其中经翼点入路、眶上外侧入路、眶上（眉弓）锁孔入路都是侧方入路。下面详细介绍开颅手术中几种常见入路的适用情况。

1. 额下入路 经额下入路，即冠状切口，单侧额叶（常用右侧）开颅。经额下到达鞍区。暴露范围外侧到外侧裂，内侧到对侧视神经和颈内动脉。同侧的眶顶、嗅沟、蝶骨平台、鞍结节以及视交叉池和终板池暴露良好。额下入路一般适用于大部沿中线生长至鞍上和前颅底的中小型鞍区肿瘤。

该入路的缺点是：但是当视交叉前置时，前置的视交叉会阻碍从这一入路接近肿瘤。三脑室前部是手术盲区，对于累及三脑室和下丘脑的肿瘤暴露不够。

2. 经翼点入路 翼点入路由 Yasargil 等提出和推广，该入路通过打开翼点周围区域到达眶上裂，咬除蝶骨嵴，解剖外侧裂并向额下和颞极部位扩展，打开鞍区脑池形成一个锥形操作空间后到达颅底深面。可以处理鞍区和鞍旁相关病变，包括鞍内、鞍上、鞍旁、鞍后、前中颅窝底、上斜坡及第三脑室前部肿瘤切除。优点是利用外侧裂作为手术通道时，可减轻颅底深部脑组织的牵拉。直达鞍区路径短，不用损伤嗅神经，正确的体位摆放使额叶自然下垂，加之磨除了蝶骨嵴，可以最大程度扩大鞍区手术操作视角。有利于暴露额叶的下外侧面以及颞叶的前部。翼点入路适用于：肿瘤生长延伸至一侧的鞍上及鞍旁区域；需要暴露视神经与颈内动脉之间的第2间隙或者颈内动脉与动眼神经之间的第3间隙；肿瘤侵袭海绵窦，或生长延伸至视交叉后区。

翼点入路对于向鞍后生长的肿瘤存在局限，对于同侧视神经下方、漏斗部位的病变处理起来相对困难。

3. 经前纵裂入路 经前纵裂入路是通过双额发际内的冠状切口，行右额或左额的骨瓣，分开额部纵裂，向外后牵拉额叶，自中线暴露鞍区的开颅方式。手术暴露范围为中线部位胼胝体之前的前颅窝底。对鸡冠、嗅沟、蝶骨平台、鞍结节、视交叉池和终板池的中线暴露尤为良好，可以显露两侧的视神经、颈内动脉、大脑前动脉和前交通动脉。前纵裂入路有利于完整暴露整个鞍区、鞍上及鞍旁区域，尤其适用于主体位于中线附近的占位。适用于巨大垂体瘤双侧均生长至鞍上区域或视交叉后区。

经前纵裂入路可能损伤眶额叶和内侧前额叶，影响情绪、情感。若手术损伤矢状窦的回流静脉，会引起前额叶脑梗死。

4. 眶上外侧入路 Hernesniemi 在翼点入路的基础上加以改良，设计了开颅过程更加简单快速且创伤小的眶上外侧入路（lateral superorbital approach, LSO）。与翼点入路相比，LSO 的优点，手术切口位于发际后，无需到达耳屏前颧弓水平，更大程度地减少颞肌剥离和损伤。术中不会损伤颞浅动脉主干、减少面神经额支的损伤，避免术后出现咀嚼功能障碍和颞肌萎缩，手术切口和骨瓣面积缩小，开颅简单快速，减少额颞叶暴露，无需彻底分开外侧裂，避免脑组织过度牵拉。小骨窗降低开颅相关并发症，减少感染。但 LSO 因颞部骨窗限制无法提供更加偏向外侧的视角。

5. 眶上（眉弓）锁孔入路 该手术入路切口起自眉内，内起自眶上孔外侧，外侧至眉毛末端，可稍微延续几毫米。骨窗底部平行于眶缘。眶上（眉弓）入路是微侵袭的锁孔手术，有利于暴露中线附近的前颅底区域[14]。适用于：生长在鞍结节、蝶骨平板及上斜坡等处的病灶；生长在嗅沟的病灶；生长在额叶眶回、额极以及颞叶内侧等部位的脑内肿瘤。

与翼点入路相比，眉弓锁孔入路不用过多暴露颞叶和解剖外侧裂，可以沿着前颅底抬起额叶到达鞍区。优点是切口较隐匿，对患者心理影响小，额叶牵拉较小。当肿瘤向一侧鞍旁生长突至颞叶，不宜采用该入路。

6. 经胼胝体穹窿间入 即切开胼胝体，在穹窿柱之间（穹窿间沟内）到达三脑室进行操作。只有因透明隔间隙存在或者因肿瘤扩大了穹窿间沟时，才会使用这一入路。适用于肿瘤巨大，长入三脑室，梗阻室间孔者。切开和分离融合在一起的两侧正常穹窿体会导致明显的相关风险。该入路较少使用。

7. 经蝶经颅联合入路 有学者报道采用经蝶-经眶上锁孔同期手术或者经蝶-经翼点同期手术治疗巨大侵袭性垂体瘤[14]。

手术入路多种多样，应该根据肿瘤的部位、大小、生长方向、视交叉位置以及手术者的熟练程度等因素来选择手术入路[13~16]。额下或前纵裂入路适合肿瘤向前颅底和鞍上生长者，主要在第1间隙操作。当肿瘤突至视交叉后、第三脑室或视交叉前置，选择经纵裂终板入路，主要自第4间隙操作。肿瘤明显偏侧生长选翼点入路，主要在第2、3间隙操作，并可兼顾第1间隙。正确地选择手术入路，是手术成功的关键。恰当的选择可以达到事半功倍的效果。

近年来，随着内镜技术的不断发展，内镜也越来越多地应用于开颅手术中。内镜抵近观察的优势，使得可以观察到显微镜下存在的盲区，可以更加清楚地辨认细微结构。内镜辅助显微外科技术可提供更佳的暴露，减少脑组织牵拉，降低围术期并发症。

二、垂体瘤开颅手术

手术切除是目前治疗大多数垂体瘤的主要手段。手术目的是解除肿瘤对视路和其他组织的压迫，恢复激素水平，保护正常垂体功能。手术入路受到包括肿瘤特征如肿瘤大小，形状，生长方向，组织类型，鞍外扩展程度和患者的特征如：年龄，健康状况，治疗需求，视路和内分泌损害程度以及蝶鞍的解剖等情况的影响[17]。在当今普遍采用显微镜和内镜经鼻垂体瘤手术的情形下，开颅手术在垂体瘤的手术治疗中仍扮演重要角色。

1. 适应证 开颅手术是巨大不规则生长类型垂体腺瘤的首要外科选择。主要适应证包括：①肿瘤体积巨大，向鞍上生长呈哑铃状或不规则形状，包绕颅内重要神经和血管；②肿瘤长入第三脑室甚至侧脑室，伴有脑积水及颅内压增高者；③肿瘤向鞍外侧方生长至颅前、中或后颅窝者；④有鼻或鼻窦炎症，不适合经蝶窦手术者；⑤肿瘤出血或经鼻蝶入路术后出血伴颅内血肿或蛛网膜下腔出血者[18]。

2. 术前准备 ①完善常规神经外科手术的各项术前准备；②鞍区增强MR确定肿瘤大小、位置及生长方向。头颅CTA了解颅底大血管情况；③完善全套内分泌学检查，若存在垂体功能低下，必须给予相应的激素替代治疗后方可手术。

3. 主要手术入路 垂体瘤经颅手术主要有额下、翼点、经前纵裂、经侧脑室和眶上锁孔等五种入路，每一种入路在不同的病例下有各自优缺点[19~20]。

（1）额下入路：适用于体积较大向鞍上不规则生长的垂体瘤，且有视力视野障碍（视交叉后置）者。该入路可观察视神经、视交叉、颈内动脉、鞍上池、垂体柄，术中可在直视下暴露并切除肿瘤，对视神经、视交叉减压较彻底，但如果是前置型视交叉可阻碍肿瘤的暴露。

20世纪80年代，随着当时颅底外科的进展，对于那些长向前颅底、蝶窦、筛窦、鞍区及斜坡的巨大侵袭性垂体瘤，改良的额下入路得到发展和应用，主要包括扩大额下硬膜外入路、经眶额蝶联合入路。扩大的额下硬膜外入路是Derome入路的改良，在嗅沟的后方暴露并磨除蝶骨平板、鞍结节和双侧视神经管内侧壁，能清楚显露颅底的中线区域，如：筛窦、蝶窦以及斜坡。但有些肿瘤还侵犯鞍上和后床突区域，成为该手术入路的"盲区"。为解决这一难点，华山医院采用术中联合额下硬膜内入路一起操作，不但减低对正常额叶组织的牵拉，而且可以显著提高肿瘤切除率[21,22]。但术中需严密修复缺损的颅底硬膜，以防止术后发生脑脊液漏和颅内感染。经眶额蝶联合入路是经额入路的另一种改良，术中经颅从硬膜下打开鞍结节和蝶骨平台显露蝶窦腔肿瘤，但手术创伤较大，同样有脑脊液漏和颅内感染之虞。随着鼻颅底内镜技术的发展，这两种开颅硬膜外术式采用渐少。

（2）翼点入路：适用于体积较大，且向视交叉后上方，一侧鞍旁或海绵窦生长的肿瘤。对视交叉前置者应优先采用翼点入路。该入路提供了在视神经及视束与颈内动脉之间操作的空间，也可在视交叉前、下及后方探查，且路径短，视角大，充分利用了脑组织的自然解剖间隙。缺点是对同侧视神经下方的肿瘤显露存在盲区，有时牵拉过度会损伤同侧视神经。

而对于同时累及海绵窦侵入中颅底的巨大侵袭性肿瘤，可在翼点入路的基础上联合硬膜外海绵窦入路，该入路最早由Dolenc（1997年）倡用[23]，主要手术方法为：①游离中颅底硬脑膜夹层，打开海绵窦外侧壁；②经海绵窦内侧三角，上三角，外侧三角等间隙切除肿瘤及视神经两旁切除侵入蝶窦和筛窦的肿瘤；③肿瘤长向鞍上者，可剪开硬脑膜，打开侧裂，抬起额叶，将隆起的鞍膈连同其下的肿瘤推入蝶鞍内，经硬膜外切除。Dolenc应用该入路治疗垂体瘤90例，肿瘤全切除率达92.5%，术后并发症发生率小于2%，无手术死亡。

（3）经前纵裂入路：适用于沿中线垂直向鞍上

生长，累及额叶底部、下视丘和第三脑室前部的巨大肿瘤。该入路有利于完整暴露整个鞍区、鞍上及鞍旁区域，尤其适于主体位于中线附近的肿瘤，对视神经保护较好。一般均采用右侧纵裂入路。缺点是手术路径较长，需分离额叶内侧面间隙，肿瘤若往侧方生长过多则难以完全暴露。术中应注意避免右侧额叶的过度牵拉损伤，同时注意对前交通动脉的保护。

（4）经侧脑室入路：适用于主体位于鞍上，累及三脑室前部、室间孔甚至侧脑室，伴梗阻性脑积水的肿瘤。由于侧脑室明显增大，切开少许额叶皮层即可暴露脑室内的肿瘤。该入路可以联合额下与纵裂入路。即先采用侧脑室入路切除侧脑室内肿瘤，然后于穹隆柱外侧切开扩大室间孔进入第三脑室，切除第三脑室内肿瘤直至乳头体显露时即停止脑室部分的操作，以防止下丘脑受损伤。此处可留一棉片作标记，然后联合额下入路或前纵裂入路切除鞍内和鞍上部分的肿瘤，直至暴露脑室内的标记棉片。该入路缺点是创伤较大，可能会损伤下丘脑[24]。

（5）眶上锁孔入路：是一种小骨窗开颅手术，有利于暴露中线附近的前颅底区域。适用于向前生长延伸至鞍结节、蝶骨平板及嗅沟等处，以及生长至额叶眶回、额极等部位的、中等大小的侵袭性垂体瘤。眶上锁孔入路利用眉毛来掩饰手术切口，并利用该切口作一个 2.5cm×2.0cm 的骨窗，相对于传统的经额下入路，开颅时间短、手术创伤小、暴露好、切口美观。但也有术后皮下积液和眶上神经损伤发生，术中应加强对眶上神经的保护，尽量减少对周围组织的牵拉损伤。

4. 并发症

（1）尿崩症：患者表现为多饮多尿，24 小时尿量一般在 4 000ml 以上，严重者可达 10 000ml 以上，尿渗透压偏低，并出现头痛、心动过速、烦躁、神志模糊、谵妄等低血容量症状。患者须监测每小时及 24 小时尿量，当小便量＞250ml/h，连续 2 小时，补液中加入去氨加压素 1 支，静脉缓慢滴注，待尿量减至 100ml/h，可暂停用药。口服药物有弥柠片剂。卡马西平、双氢克尿噻和鞣酸加压素可作为二线药物应用。

（2）水电解质紊乱：最常见为失水、低钠、低钾血症。因此，垂体瘤开颅手术后患者，常规须监测中心静脉压，24 小时出入液量，控制尿崩，有尿崩现象的患者每天测定血钠、血钾和血尿渗透压，及时补充水和电解质。另外，部分低钠血症的患者系术后抗利尿激素（ADH）一过性分泌过多，此现象称为抗利尿激素分泌失调综合征（SIADH），患者表现为恶心呕吐、神志恍惚、尿量偏少，处理时严格限制入液量，酌情用利尿剂排出体内过多水分。

（3）术区血肿：多见于肿瘤累计多个解剖腔隙，无法全切除，残留肿瘤组织出血引起。手术后瘤腔内积血，可引起视觉障碍，严重时血肿压迫下丘脑影响患者意识，堵塞脑脊液循环通路可引起急性脑积水发生颅高压症状。术后出现上述症状须急诊行 CT 检查，如证实鞍区血肿，应急诊开颅清除血肿和脑室外引流，解除血肿压迫。因此巨大侵袭性垂体瘤术中瘤腔因常规放置引流管，术后须严格保持引流管通畅以引流血性脑脊液。

（4）下丘脑损伤：多见于巨大垂体瘤手术中，肿瘤组织和下丘脑粘连紧密，界限模糊，手术分离操作损伤，双极电凝热传导，深部穿通支血管牵拉和痉挛，以及术后肿瘤残腔出血形成血肿，都可能会损伤下丘脑[25]。临床表现为嗜睡、尿崩、高热和癫痫等。因此术中尽可能切净肿瘤防止残瘤术后出血，对下丘脑尽量减少牵拉，耐心分离肿瘤边界，保护好深部穿支血管，同时取罂粟碱脑棉片浸润覆盖容易发生痉挛的脑血管；术后加强意识情况、生命体征、出入液量、电解质等监测，酌情增加甲强龙激素剂量，并采用尼膜同、低分子右旋糖酐等药物扩血管和改善微循环，必要时及时复查头颅 CT 了解手术区域情况。

5. 垂体瘤开颅经鼻联合入路的进展 通过一种手术入路进行安全切除特别巨大的垂体瘤，对于任何一位有经验的神经外科医生仍然是一个巨大的挑战。因此，部分术者尝试开颅联合经鼻手术入路的探索。2011 年香港的 Leung GK 报道了一组 12 例巨大垂体瘤的开颅经鼻联合入路，其中 5 例达到全切除[26]。手术过程大致是：经鼻术者位于患者右侧，开颅术者位于患者头端，两个术野用无菌布帘隔开。开颅多选择经纵裂入路暴露肿瘤，术中尽可能不破坏肿瘤包膜，以免出血流入蛛网膜下腔，尽量分离肿瘤包膜和邻近重要血管神经的界限，将肿瘤组织向鞍内推挤，这样有利于经鼻手术医生打开下方的肿瘤包膜，并用刮匙和吸引器切除肿瘤。肿瘤全部切除后，取自体脂肪瓣进行经鼻侧的颅底重建，此时开颅术者可监视重建操作，防止鞍内过度向上填塞。关颅前瘤腔放置外引流管，术后不留置腰穿持续引流。作者认为，对于那些肿瘤向鞍上垂直方向生长且与重要神经管血管粘连，鞍底形态结构未被扩大的巨大侵袭性垂体瘤，为减少肿瘤残留引起的出血风险，适合选择开颅经鼻联合入路。

另外，2019年日本的Kuga D也报道了4例开颅和内镜经鼻联合入路手术，包括3例垂体瘤和1例垂体细胞瘤[27]。开颅手术采用翼点入路，经鼻采用内镜经双鼻腔入路。内镜手术过程中，先制作带蒂鼻中隔黏膜瓣，颅底骨窗暴露充分，两侧抵达双侧海绵窦，上达鞍结节，下抵斜坡。开颅过程同标准翼点入路，充分磨除蝶骨嵴，锐性解剖侧裂，暴露鞍上部分肿瘤。切除肿瘤的操作也以经鼻入路为主，开颅术者则小心将肿瘤包膜从视神经、颈内动脉穿支血管上分离下来而不破坏包膜。如果经鼻入路无法切除质韧的鞍上部分肿瘤，可通过翼点入路进行颅内切除。肿瘤切除后，颅底重建采取多层重建技术。作者认为，对于那些向鞍上生长包绕神经和血管的巨大侵袭性垂体瘤，开颅经鼻联合入路能够直视下分离和切除肿瘤，避免血管神经损伤和术后肿瘤残留出血风险，且并不增加颅内感染的发生率。

三、颅咽管瘤开颅手术

颅咽管瘤占颅内肿瘤的2%~5%，是儿童常见的颅内肿瘤，位居儿童颅内肿瘤的第2位，约占儿童颅内肿瘤的5.6%~15%，占儿童鞍区肿瘤的54%[10, 28]。颅咽管瘤主要有2个发病高峰期：5~15岁的儿童以及40岁左右的成人。颅咽管瘤虽然是良性肿瘤，但因其位置深在、毗邻重要的神经血管结构，迄今仍是神经外科面临的巨大挑战，正如1932年Cushing教授指出：颅咽管瘤是最困扰神经外科医生的颅内肿瘤（"most forbidding of the intracranial tumors"）。

手术切除是目前治疗颅咽管瘤的首选治疗方法。手术策略大体分为全切除和次全切除后辅以放射治疗，这两种选择目前仍存在争议[28]，多数学者主张手术应争取肿瘤全切除，尤其是儿童患者，以防止复发；但一些不同意见者则认为，肿瘤深埋于垂体柄、下丘脑等重要神经结构部位，给手术切除带来困难，有致死、致残的风险，故选择行肿瘤次全切除辅以放疗，不但手术风险明显降低，而且可以获取与肿瘤全切除相似的疾病控制和长期生存效果。近年来随着显微外科技术的不断提高，颅咽管瘤全切除的报道逐渐增多，但多数报道手术并发症及死亡率仍偏高。术前或术后多数患者有较为严重的神经和内分泌功能障碍，如长期垂体前后叶功能减退、视力减退、精神行为异常、病态性肥胖、智商改变及工作学习能力下降等。并且长期资料显示，即使全切除后，肿瘤复发率仍有10%~20%，甚至更高。因此，应在充分保护垂体-下丘脑功能及视神经通路结构的前提下积极追求全切除，这是保证患者长期无瘤生存的基础，并尽可能提高患者的生活质量。

（一）手术适应证与肿瘤分型

一般而言，只要肿瘤对周围组织结构形成压迫、引起神经内分泌症状，即有手术适应证。国内外学者根据肿瘤解剖位置、与视交叉和垂体柄之间的关系，以及对三脑室底推挤的程度对颅咽管瘤进行分型[10]。例如：Yasargil、Wang及Steno使用的鞍膈下、鞍膈上型、脑室内及脑室外型肿瘤，Hoffman使用的视交叉前或视交叉后型肿瘤，Kassam使用的漏斗部前、穿漏斗部和漏斗部后型肿瘤，以及国内漆松涛教授基于起源位置和周边膜性结构关系提出的QST分型。

颅咽管瘤的手术治疗大体上可分为开颅手术和经鼻手术[10]。当肿瘤的实质部分位于鞍内或从鞍内向鞍上轻度扩展或向蝶窦内生长时（Yasargil鞍内型），可采用经蝶入路。当肿瘤主体位于鞍上或巨大的鞍内-鞍上型哑铃状肿瘤，向第三脑室、下丘脑及额下、视交叉后、鞍后区域延伸（Yasargil鞍内-鞍上、鞍膈上、脑室内外、脑室旁、脑室内型）时，可采用经颅入路。近年来，随着内镜鼻颅底技术的不断发展，国内外有文献报道内镜经鼻蝶扩大入路切除鞍上型的颅咽管瘤[29, 30]，此项技术是否能替代部分开颅手术还需要长期临床研究结果的支持。就目前而言，开颅手术仍然在颅咽管瘤的手术治疗中扮演着重要的角色。下文将分述颅咽管瘤开颅手术的主要手术入路、优缺点、疗效和并发症。

（二）术前准备和主要手术入路

术前应详细了解临床症状和复习影像学资料，了解肿瘤部位（分型）、生长方式及肿瘤与鞍膈、视交叉、垂体柄、周围血管、第三脑室的关系，根据肿瘤生长部位、大小、形状、钙化程度、囊性部分的位置、是否有脑积水、肿瘤与周围神经血管的关系等因素，手术需选择不同的入路。值得注意的是，影响手术疗效及安全性最重要的因素是肿瘤与第三脑室和下丘脑的关系、蛛网膜和软脑膜层面、视神经通路、垂体柄和血管结构。完善全套内分泌学检查，若存在垂体功能低下，术前必须给予相应的激素替代治疗。

颅咽管瘤开颅手术常用手术入路有：额下入路、翼点入路、眶颧入路、经前纵裂终板入路、经胼胝体入路、经侧脑室入路和锁孔入路。若患者术前已经表现为意识障碍等下丘脑损害症状，或年老体弱，不能耐受开颅手术，而病灶主体呈囊性、且同时合并脑积水，可在脑室镜下行肿瘤囊腔开窗术，以解除病灶的局部压迫，改善病情。也可行立体定向肿瘤囊腔穿刺抽吸术。

(三) 手术并发症

颅咽管瘤手术并发症主要与垂体腺、垂体柄、下丘脑以及视神经通路有关系，有些并发症则和手术入路有关。术者应当熟悉颅咽管瘤手术的常见并发症，在设计手术入路和围术期管理中，尽量避免或降低并发症的发生率，并采取合理措施妥善处理并发症[10]。

1. 下丘脑损害 为颅咽管瘤手术后最严重的并发症，是术后死亡和病残的主要原因，肿瘤与下丘脑粘连严重、下丘脑供血动脉受影响是颅咽管瘤手术后出现下丘脑损害的主要因素。主要表现有：

（1）尿崩症：接受肿瘤全切除或根治性次全切除的患者几乎不可避免。垂体柄受损后，ADH的释放是三时相的。最初，垂体柄受损后ADH释放减少致尿崩；之后垂体后叶轴突末梢变性释放出超生理量的ADH，这一释放过程常见于垂体柄损伤后48~96小时。如果此时给予患者长效（油剂）抗利尿制剂（通常给短效后叶加压素），就可能导致医源性抗利尿激素异常分泌综合征（SIADH），引起稀释性低钠血症，严重者引起水中毒和肾功能不全；当变性的神经末梢释放的激素耗尽后，将再次发生尿崩。一般尿崩症持续数天至2周可恢复，但大部分患者可为永久性尿崩症。常用处理方法有：术后监测中心静脉压，每天记录出入液量，定期检测尿比重，关注患者口渴主诉，保持出入液量平衡。尿崩较轻者通常给予去氨加压素片口服治疗，重者可静脉使用短效垂体后叶加压素，期间要注意控制入液量，防止水潴留情况发生。定期检测血清电解质、二氧化碳结合率、酸碱度和血尿素氮等，维持水电解质、酸碱平衡。

（2）体温失调：多为中枢性高热，严重者出现谵妄、意识不清、四肢抽搐等，应予以物理降温、非甾体解热镇痛药物、冰毯治疗等对症处理。少数也可表现为体温不升，呈危重状态，预后不佳。

（3）急性消化道出血：可有呕血和黑便等。术后应早期应用质子泵抑制剂预防消化道出血，严重者需输血或手术处理。

（4）循环衰竭：术前有明显垂体功能减退者，术后易产生急性肾上腺皮质功能衰竭的现象（肾上腺危象），患者呈休克状态。处理是行围术期激素替代治疗，术后早期可给予大剂量皮质激素，这不仅可以避免危象发生，也可以减轻下丘脑反应及脑水肿、保护视神经功能，对中枢性高热的预防亦有积极作用。但长时间应用会增加感染及消化道出血等并发症发生几率，故应在术后4天内减至维持量。

（5）饮食过度及肥胖：下丘脑腹内侧核受影响后，患者出现食欲亢进，尤其儿童患者术后1~6个月常见中枢性饮食过度，肥胖的发生率可达52%，其中一半儿童极难控制食欲。应纠正及严控饮食方式。

（6）周期性意识缺失：见于儿童病例，原因不详，可能与暴露终板时额下深部牵拉损伤传导通路、穹隆或下丘脑有关。这些病儿有不同程度的思维、情感、动作缓慢，反应下降，对玩耍、学校活动无兴趣，学习成绩下降，以至不能上学。最极度形式是运动不能缄默症。应用多巴胺受体促进剂如：溴隐停等偶尔可改善症状。

2. 视力受损 是常见的术后神经功能缺失症状，为术中损伤视路及其供应血管所致。据报道，28%~57%的患者术后视力可获改善，但13%~38%的患者反而加重。术前视神经功能缺失越严重者，术后视力恶化比率越高，全盲或近全盲一周以上者术后视力几乎不可恢复。为减少和避免视神经损伤，应选取合适的手术入路，对于视交叉前置型肿瘤应尽量避免选择以第一解剖间隙操作为主的手术入路，对于术前表现为一侧视神经功能严重缺失者应尽量选择对侧额下或翼点入路，经前纵裂终板入路适用于术前双侧视神经功能严重受累者。术中应尽量减少视神经牵拉，保护视神经通路的血供（垂体上动脉供应视神经分支），术后保持充足的血容量，术后早期应用钙离子拮抗剂扩张血管，并使用较大剂量的糖皮质激素。

3. 无菌性脑膜炎 多由于术中肿瘤囊内容物溢出所致。因此，术中应尽可能避免和减少囊内容物对术野的污染，加强术野生理盐水冲洗。必要时，术后可留置腰穿持续引流，激素的应用对缓解发热亦有帮助。

4. 癫痫 与皮层损伤及血钠紊乱等因素有关，围术期应给予抗癫痫药物，积极控制血钠在正常范围。

5. 腺垂体功能低下 尤其是术前存在腺垂体功能低下者，一般较难恢复。儿童患者可表现为生长迟缓、身材矮小、性发育不全等。内分泌科、妇科和男性科多学科诊治是有效治疗颅咽管瘤术后垂体内分泌代谢功能障碍的最佳选择。

在国外大宗病例报道中[28]，颅咽管瘤开颅手术的死亡率平均为1%，视力恶化率平均为20.7%，腺垂体功能低下率平均为95.4%，尿崩症平均为69%。颅咽管瘤手术切除率主要和肿瘤部位、大小、钙化程度、是否有脑积水以及神经血管结构受侵犯程度有关[31]，国外大宗病例报道，手术全切率平均为63.8%，全切后复发率平均为27.3%，总生存率平均为90.8%，5年和10年无进展生存率平均为64.3%和53%[28]。

四、鞍区脑膜瘤开颅手术

鞍区脑膜瘤是鞍前区、鞍上区和鞍旁脑膜瘤的统称。鞍前和鞍上区脑膜瘤多指起源于蝶骨平台、鞍结节、鞍膈及床突的脑膜瘤，按照脑膜瘤基底附着起源于蝶骨平台、鞍结节等区域不同而划分。发病平均年龄为40岁，男女发病比率约为1:3。鞍旁脑膜瘤主要是指海绵窦脑膜瘤，分为起源于海绵窦外侧硬脑膜壁型和完全生长于海绵窦内型，也可由床突脑膜瘤、鞍结节脑膜瘤等侵入海绵窦内形成。

（一）手术策略和主要手术入路

手术切除目前是鞍区脑膜瘤的首选治疗。对于鞍前及鞍上区脑膜瘤，目前手术目标仍为全切除。多数学者主张应争取肿瘤全切，防止复发，但仍有一些学者则认为对于肿瘤巨大侵袭垂体柄、下丘脑、海绵窦内的鞍区脑膜瘤应以减压、改善视力为主，后续辅以放射治疗。对于鞍旁脑膜瘤，则通常应根据肿瘤累及海绵窦情况加以判断。如仅累及海绵窦外侧壁，可全切肿瘤，包括切除受累的海绵窦外侧壁。对于侵入海绵窦及完全海绵窦内生长的脑膜瘤，既往主张争取肿瘤全切，但现在认为该手术策略不仅明显增加术后并发症和脑神经功能障碍发生率，且肿瘤仍然容易复发。因此现在大多主张在不增加神经功能障碍的前提下切除肿瘤，残余肿瘤辅以放射治疗。近年来随着经鼻内镜技术的不断提高，部分沿中线生长的鞍区脑膜瘤逐步也可以通过内镜经鼻入路获得良好手术疗效。但是对于巨大侵袭性及海绵窦脑膜瘤，传统开颅手术或经颅联合经鼻内镜手术仍为不可替代的入路选择。

对于鞍区脑膜瘤的入路选择来说，术前的影像学评估尤为重要。不仅需要根据肿瘤分类及术前脑神经症状理清与其毗邻的垂体柄、大脑前动脉、颈内动脉、双侧视神经及视交叉等结构的关系，同时还应根据肿瘤生长方向、大小、部位、形态、脑膜尾征涉及范围等选择相应的入路及暴露范围。常用手术入路有经额下入路、翼点入路、眶颧入路、经前纵裂入路和眶上锁孔入路。翼点入路是目前经颅切除鞍区脑膜瘤的主要入路方式，可显露同侧颈内动脉、大脑前动脉、视神经及视束、视交叉下以及后方、垂体柄、第三脑室底、大脑脚间窝以及上斜坡等处（图2-5-4～图2-5-7），该入路提供更广泛的侧方暴露空间，可处理侵犯一侧海绵窦脑膜瘤。

（二）手术并发症

围术期的并发症主要与病灶大小，质地软硬以及与毗邻视神经、垂体、下丘脑、颅底动脉环的粘连程度密切相关。术者应轻柔操作，沿肿瘤界面进行分离，避免损伤重要血管，并在围术期采取合理的治疗措施妥善处理。

1. 视神经损伤 双侧视神经和视交叉损伤多由于神经机械性损伤或神经供血动脉痉挛缺血所致。术中应注意保护视神经通路的供血动脉（主要为垂体上动脉及其分支），减少神经牵拉操作，术后应保证足够的血容量和动脉灌注，避免术后因血管痉挛导致视力进一步下降。

2. 动脉损伤 鞍区脑膜瘤常紧密粘着甚至包绕颅底动脉。对于体积较大的鞍区脑膜瘤，术前应常规行头CTA或MRA检查，了解肿瘤与动脉之间的关系，血管超声多普勒可帮助术中辨认动脉位置和走行。采用经前纵裂入路时，应特别注意对大脑前动脉A2段的保护。

3. 下丘脑损伤 下丘脑损伤是最为常见的术后死亡和致残原因，多由手术操作直接损伤、出血压迫或下丘脑供血支受累所致。下丘脑损伤主

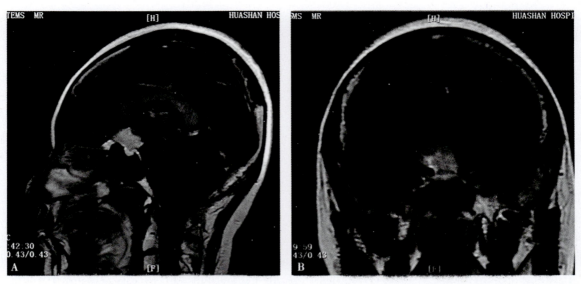

图 2-5-4 鞍结节脑膜瘤病例，鞍区磁共振增强矢状位（A）和冠状位（B）片显示肿瘤压迫视路，并且与右侧颈内动脉床突上段内侧面关系密切，故选择左侧翼点入路切除肿瘤

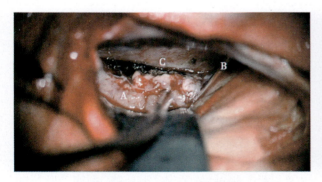

图 2-5-5 为显露肿瘤右侧基底，选择左侧翼点入路。A. 肿瘤；B. 左侧嗅神经；C. 肿瘤基底（鞍结节和蝶骨平台）

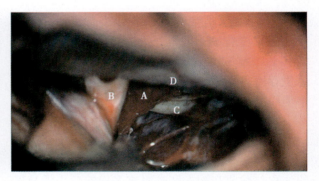

图 2-5-7 A. 垂体柄；B. 左侧视神经；C. 右侧后床突；D. 鞍结节

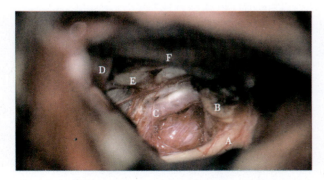

图 2-5-6 肿瘤全切除后，A. 右侧视神经；B. 右侧颈内动脉；C. 右侧后交通动脉；D. 左侧视神经；E. 右侧后床突；F. 鞍结节

要有死亡、昏迷、尿崩、体温失调（中枢性高热）、急性消化道出血等。处理详见前述。

4. 癫痫 围术期应给予预防癫痫。发生癫痫者，应对症处理，并积极查找病因，排除颅内出血、脑叶缺血或下丘脑损伤等。

（王镛斐　周良辅）

参 考 文 献

1. Hardy J. Transsphenoidal microsurgery of the normal and pathological pituitary[J]. Clin Neurosurg, 1969, 16: 185-217
2. 中国垂体腺瘤协作组. 中国垂体腺瘤外科治疗专家共识[J]. 中华医学杂志, 2015, 95(5): 324-329
3. Zhao B, Wei YK, Li GL, et al. Extended transsphenoidal approach for pituitary adenomas invading the anterior cranial base, cavernous sinus, and clivus: a single center experience with 126 consecutive cases[J]. J Neurosurg, 2010, 112: 108-117
4. 冯铭, 姚勇, 邓侃, 等. 经蝶窦入路垂体腺瘤切除术中

肿瘤假包膜的意义[J]. 中华医学杂志, 2013, 93(35): 2813-2816
5. 邓侃, 杨远帆, 包新杰, 等. 扩大经蝶窦入路颅底重建失败原因分析[J]. 中华显微外科杂志, 2015, 38: 262-265
6. Bao XJ, Deng K, Liu XH. Extended transsphenoidal approach for pituitary adenomas invading the cavernous sinus using multiple complementary techniques[J]. Pituitary, 2016, 19: 1-10
7. Molitch ME. Diagnosis and treatment of pituitary adenomas: a review[J]. JAMA, 2017, 317: 516-524
8. 中国垂体腺瘤协作组, 中华医学会神经外科学分会. 中国复发性垂体腺瘤诊治专家共识[J]. 中华医学杂志, 2019, 99(19): 1449-1453
9. Saeger W, Muller M, Buslei R, et al. Recurrences of Pituitary Adenomas or Second De Novo Tumors: Comparisons with First Tumors[J]. World Neurosurg, 2018, 119: e118-e124
10. 周良辅. 现代神经外科学. 2版. 上海: 复旦大学出版社, 2015
11. 王守森. 垂体MRI. 北京: 人民卫生出版社, 2018
12. Symon L, Jakubowski J. Clinical features, technical problems, and results of treatment of anterior parasellar meningiomas[J]. Acta Neurochir Suppl (Wien), 1979, 28(2): 367-370
13. Kong DS, Hong CK, Hong SD, et al. Selection of endoscopic or transcranial surgery for tuberculum sellae meningiomas according to specific anatomical features: a retrospective multicenter analysis (KOSEN-002)[J]. J Neurosurg, 2018, 18: 1-10
14. Banu MA, Mehta A, Ottenhausen M, et al. Endoscope-assisted endonasal versus supraorbital keyhole resection of olfactory groove meningiomas-comparison and combination of 2 minimally invasive approaches[J]. J Neurosurg, 2016, 124(3): 605-620
15. Bander ED, Singh H, Ogilvie CB, et al. Endoscopic endonasal versus transcranial approach to tuberculum sellae and planum sphenoidale meningiomas in a similar cohort of patients[J]. J Neurosurg, 2018, 128(1): 40-48
16. Kong DS, Hong CK, Hong SD, et al. Selection of endoscopic or transcranial surgery for tuberculum sellae meningiomas according to specific anatomical features-a retrospective multicenter analysis[J]. J Neurosurg, 2018, 1: 1-10
17. de Divitiis E, Laws ER Jr. The transnasal versus transcranial approach to lesions of the anterior skull base[J]. World Neurosurg, 2013, 80(6): 728-731
18. Pratheesh R, Rajaratnam S, Prabus K, et al. The current role of transcranial surgery in the management of pituitary adenomas[J]. Pituitary, 2013, 16(4): 419-443
19. Solari D, Cavallo LM, Cappabianca P. Surgical approach to pituitary tumors[J]. Hand Clin Neurol, 2014, 124: 291-301
20. Louis RG, Eisenberg A, Barkhoudarian G, et al. Evolution of minimally invasive approaches to the sella and parasellar region[J]. Int Arch Otorhinolaryngol, 2014, 18 (Suppl 2): S136-148
21. 宋冬雷, 李士其, 周良辅. 扩大额下硬膜外入路切除巨大侵袭性垂体瘤[J]. 中华神经外科杂志, 1998, 14: 87-89
22. 赵曜, 王镛斐, 周良辅. 巨大不规则形垂体腺瘤的显微外科手术治疗[J]. 中华神经外科疾病研究杂志, 2007, 6(1): 27-30
23. Dolenc VV. Transcranial epidural approach to pituitary tumors extending beyond the sella[J]. Neurosurgery, 1997, 41: 542-550
24. Wang S, Lin S, Wei L, et al. Analysis of operative efficacy for giant pituitary adenoma[J]. BMC Surg, 2014, 14: 59
25. Han S, Gao W, Jing Z, et al. How to deal with giant pituitary adenomas: transsphenoidal or transcranial, simultaneous or two-staged?[J]. J Neurooncol, 2017, 132(2): 313-321
26. Leung GK, Law HY, Hung KN, et al. Combined simultaneous transcranial and transsphenoidal resection of large-to-giant pituitary adenomas[J]. Acta Neurochir (Wien), 2011, 153(7): 1401-1408
27. Kuga D, Toda M, Ozawa H, et al. Endoscopic endonasal approach combined with a simultaneous transcranial approach for giant pituitary tumors[J]. World Neurosurg, 2019, 121(1): 173-179
28. Mortini P, Gagliardi F, Bailo M, et al. Surgical Approach to Craniopharyngiomas: Transcranial Routes. In: Lania A, Spada A, Lasio G (eds). Diagnosis and Management of Craniopharyngiomas. Cham: Springer, 2016
29. Alli S, Isik S, Rutka JT. Microsurgical removal of craniopharyngioma: endoscopic and transcranial techniques for complication avoidance[J]. Journal of neuro-oncology, 2016, 130(2): 299-307
30. Kassam AB, Gardner PA, Snyderman CH, et al. Expanded endonasal approach, a fully endoscopic transnasal approach for the resection of midline suprasellar craniopharyngiomas: a new classification based on the infundibulum[J]. Journal of neurosurgery, 2008, 108(4): 715-728
31. 钟平, 高翔, 徐健. 大型颅咽管瘤的显微手术治疗[J]. 中国临床神经科学, 2007, 15(3): 288-290

第六章 垂体疾病的放射治疗和放射外科治疗

一、放射治疗和放射外科概述

放射治疗（radiotherapy）是应用放射线治疗疾病的一种方法，它主要用于治疗恶性肿瘤，部分良性肿瘤（如：垂体腺瘤）和良性病。目前常规应用于临床的放射线有各类直线加速器产生的 X 射线、高能电子束和放射性同位素产生 γ 射线等。这些射线进入人体后使受照射组织产生电离反应，其生物效应主要是由对 DNA 的损伤造成的，因此，DNA 是引起放射生物学效应的关键靶。放射治疗需要同时考虑肿瘤杀灭和正常组织损伤，即治疗比率（therapeutic ratio）。临床工作中常常会利用放射生物学和放射物理学的原理来提高治疗比率。

放射治疗的生物效应与剂量-分割方式相关。临床治疗中应用最普遍的是常规分割方式（单次剂量 1.8～2.0Gy，每日照射 1 次，每周照射 5 次，总疗程 5～7 周）。分次放疗模式符合放射生物学的"4R"理论，即：①亚致死性损伤修复（repair of sublethal damage）；②周期内细胞的再分布（reassortment of within the cell cycle）；③再增殖（repopulation）；④再氧合（reoxygenation）。简单来说，分次放疗使正常组织在照射间期完成亚致死损伤的修复和再增殖从而减少损伤，同时肿瘤细胞在照射间期会进行再氧合和周期再分布，其对射线更加敏感从而增加损伤。值得注意的是，像垂体腺瘤一类的良性肿瘤增殖缓慢，属于晚反应组织，它们对分次剂量更加敏感，理论上提高单次剂量可以提高这类肿瘤的杀灭效果，但同时也可能使周边正常组织损伤加重。

放射物理学是放射治疗学科中发展最为迅速的部分，这得益于影像技术和计算机设备的进步。早期的放射治疗仅仅通过体表标记或是 X 线平片中的骨性标记来确定照射区域，无法做到精确照射肿瘤和保护正常组织，剂量难以提高从而限制了治疗效果。随着 CT、MRI 以及 PET/CT 等功能影像在放疗中的应用，放疗科医生能够从中精确的识别需要照射的病变区域和需要保护的正常组织和器官，将这些信息导入到计算机中的治疗计划系统，就可以进行治疗方案的设计，这就是精确放疗时代的基本工作流程。治疗计划系统以等剂量曲线的方式显示人体内的照射剂量分布情况，并可以生成各个感兴趣区的剂量-体积直方图（dose-volume histogram，DVH），用于评估照射靶区及危及器官（organ at risk，OAR）的受照剂量。三维适形放疗（three dimensional conformal radiotherapy，3DCRT）和调强放射治疗（intensity modulated radiation therapy，IMRT）是当前应用最广泛的精确放疗技术。三维适形放疗在治疗计划设计时，通过调整射野遮挡，在照射方向上形成与靶区投影一致的形状，从而减少了周边正常组织的受照体积。调强放射治疗不仅满足了三维适形放疗在射野形状上与靶区形状一致的要求，更是通过治疗计划系统复杂的算法，调整每个射野内诸点的输出剂量率，使靶区内及表面的剂量处处相等。在靶区为凹形或形状不规则时，调强放疗技术使高剂量区的剂量分布与靶区适合度更好，从而进一步减少了正常组织的受照剂量和体积，使靶区与危及器官的剂量差别扩大，增加了治疗比率。以 IMRT 为基础，又进一步发展出了图像引导放疗（image guide radiotherapy，IGRT）、容积调强放疗（volumetric modulated arc therapy，VMAT）、螺旋断层调强放疗（tomotherapy）等技术，篇幅原因不再详述。

立体定向放射外科（stereotactic radiosurgery，SRS）是一类特殊的放疗技术，其特征是小野三维集束单次大剂量照射，周边正常组织受量很小，射线对病变起到类似于手术的作用。从其特征上就可以看出这项技术集中了放射物理和放射生物两方面的优势。以多个钴-60 放射源进行聚焦照射的设备称为γ刀(γ-knife),以直线加速器高能 X 射线非共面多弧等中心旋转实现多个小野三维集束照射的设备称为 X 刀(X-knife)。SRS 技术的核心是通过聚焦照射形成靶区周边快速的剂量跌落。这一剂量学优势会随着靶体积增大、聚焦能力下降而减弱。因此,立体定向外科更加适合治疗小体积病灶。由于靶区周边剂量梯度很大,靶区定位 1mm 的偏差,就可以引起靶周边 10% 的剂量变化,所以 SRS 治疗控制靶点的位置精度很重要。SRS 采用立体定向系统保证治疗精度,这一系统一般包括基础环和定位、摆位框架。使用立体定向系统可以将位置误差控制在 1mm 之内。立体定向放射外科采用了单次大剂量的分割方式,从放射生物学角度看有利于肿瘤的控制,特别是对于良性肿瘤。同样,单次大剂量照射对正常组织损伤加重,在应用 SRS 治疗时要特别注意减少正常组织进入高剂量区以免造成严重并发症[1]。

二、垂体腺瘤的放射治疗和放射外科治疗

垂体腺瘤是颅内良性肿瘤,放射治疗是其治疗方法之一。垂体腺瘤放疗的目的是:①控制肿瘤增长,减少肿瘤占位效应;②抑制肿瘤活跃的内分泌功能。一般而言,大多数垂体腺瘤的治疗仍然首选手术切除,放射治疗的适应证为:①肿瘤不完全切除,残留肿瘤有复发趋势;②术后激素水平未控制或未达到完全缓解;③生长活跃的垂体腺瘤的术后辅助放疗;④复发性垂体腺瘤不适合再次手术;⑤不宜或不接受手术者的单纯放疗。因解剖位置的关系,垂体腺瘤放疗时需要考虑的危及器官(organ at risk,OAR),包括视神经、视交叉、脑干、晶状体、眼球、脑组织(特别是颞叶)等。垂体腺瘤主流的放疗技术有分次放疗和立体定向放射外科治疗。

(一) 垂体腺瘤分次放疗

垂体腺瘤的分次放疗是指采用常规剂量分割进行治疗,处方剂量为:单次剂量 1.8~2.0Gy、每日 1 次、每周 5 次、总剂量 45~54Gy,共 25~30 次完成。分次放疗可以使用常规放疗、三维适形放疗或调强放疗技术。由于总剂量不超过视交叉、脑干的耐受剂量,在肿瘤邻近这些重要危及器官时为首选。在肿瘤形状不规则时,调强放疗因其剂量分布高度适形的特点相比三维适形放疗更有优势,能够明显降低周边正常组织剂量。

垂体腺瘤做三维适形放疗或调强放疗时,需要经过定位、计划设计、治疗三个过程。定位时一般需要为患者制作个体化的热塑面网以确保在分次治疗间和分次治疗内患者体位的重复性。现代精确放疗一般使用 CT 定位,要求头部扫描层厚 1~3mm。MRI 图像可以在三维方向上清晰的提供垂体腺瘤和周围重要器官的解剖信息,常被用来与 CT 定位图像融合帮助勾画靶区与危及器官。放疗计划设计需要使用专业的治疗计划系统软件,先由放疗医师勾画靶区与危及器官、提出目标函数(靶区与危及器官的目标剂量),再交由放疗物理师(或剂量师)进行射野设计、优化和剂量计算,最终与放疗医师一起进行治疗计划的评估。患者治疗时,需要在治疗床上重复定位体位,由加速器按照接收到的治疗计划参数进行治疗。现代先进的直线加速器一般带有图像引导功能,可以在开始治疗前进行成像,验证治疗位置以减少摆位误差。

靶区确定是垂体腺瘤放疗成败的关键。大体肿瘤(gross tumor volume,GTV)定义为影像学可见的肿瘤体积。垂体腺瘤的 GTV 一般通过 T1 增强 MRI 图像确定,参考术前图像有助于区别残存肿瘤与术后改变。临床靶区(clinical target volume,CTV)则需要包括亚临床病灶,这些病灶是不能从影像学中看到的。确定 CTV 对侵袭性垂体腺瘤非常重要,当病灶侵入鞍区周围骨质或海绵窦时,往往存在术中肉眼不可见的残留病灶,CTV 需要根据术前影像资料包括这些区域。计划靶区(planning tumor volume,PTV)包括了每次治疗位置的不确定性,随着治疗设备精度和图像引导的应用,垂体腺瘤放疗 PTV 仅需要在 GTV 或 CTV 外放 1~3mm。

垂体腺瘤分次放疗时危及器官最大耐受剂量如下:脑干不超过 54Gy,视神经、视交叉不超过 54Gy,晶状体 0.03ml<7Gy,眼球 0.03ml<55Gy,颞叶最大<60Gy。其中,脑干、视神经和视交叉是重要的剂量限制器官,超出耐受剂量可能导致永久脑神经病、坏死或视神经病,严重影响生活质量,应严格限制其剂量。垂体腺瘤分次放疗的总剂量低于颞叶最大耐受剂量,在使用三维适形放疗或调强放疗这类多野照射技术时,出现颞叶放射性坏死的情况已极为少见。但一个最优的放疗计划不仅需要满足不超出危及器官的最大耐受剂量,还应尽可能降低其受照剂量。以颞叶

为例，有研究显示，如能将颞叶中海马区平均剂量控制在10Gy以下，可以降低放疗后认知功能下降的发生率。

无功能垂体腺瘤放疗的目的主要是控制肿瘤增长。文献报道，放疗后10年肿瘤控制率（肿瘤体积稳定或缩小）达80%～100%，20年可达75%～90%。Gittoe等报道126例无功能垂体腺瘤术后辅助放疗5、10、15年的无进展生存率均为93%，而未行放疗者分别为68%、47%、33%。同样，密歇根大学Park等的研究也显示，无功能垂体腺瘤行术后放疗5年和10年复发率均为2.3%，而术后观察组为15%和50.5%。激素分泌性垂体腺瘤放疗目的除了控制肿瘤增长，还需要抑制活跃的激素分泌功能。文献报道分次放疗后，垂体ACTH腺瘤激素缓解率50%～80%，垂体GH腺瘤激素缓解率在5～10年时达到50%～60%、15年时可达65%～87%。垂体泌乳素瘤首选多巴胺受体激动剂治疗目前已成为共识，在药物治疗和手术治疗失败后仍然可以选择放射治疗。其他类型的激素分泌型垂体腺瘤临床相对少见，放射治疗原则和效果与垂体ACTH、GH腺瘤差别不大。北京协和医院放疗科统计1954—1989年间收治垂体腺瘤病例632例，5年有效率在垂体GH腺瘤为95.3%、在垂体ACTH腺瘤中为83.3%。垂体腺瘤放疗疗效的特点是有效率高、显效缓慢、疗效维持时间长。一般而言，激素分泌型垂体腺瘤在放疗后数月内激素水平开始下降，达到完全缓解或最低激素水平的中位时间文献报道为18～42个月。放疗后肿瘤体积的缩小晚于激素水平下降，一般在治疗后1～3年显现。

垂体腺瘤放射治疗的并发症主要为垂体功能减退。文献报道，放疗相关的垂体功能减退在治疗后5年发生率约为20%～40%，随着随访时间延长发生率还有增高的趋势。因此，垂体腺瘤放疗后的患者应该终生随访，在发现垂体功能减退时应给予相应激素的替代治疗。视力视野损伤的发生率在分次放疗中非常低，在两个共796例患者的研究中，10年发生率0.8%～1.3%、20年为1.5%。其他并发症如：脑血管病和继发肿瘤的发生率极低，长期随访不足1%[2,3,4]。

（二）垂体腺瘤立体定向放射外科治疗

立体定向放射外科治疗垂体腺瘤仅需一次照射，疗程短、经济便捷。考虑到放射外科治疗的放射物理学和放射生物学特点，其治疗垂体腺瘤的适应证除与分次放疗相同外，还需满足：①肿瘤形态较规则，直径≤3cm；②肿瘤距离视交叉3～5mm。

立体定向放射外科治疗垂体腺瘤同样需要经过定位、计划设计和治疗的过程。与分次放疗不同的是，SRS需要采用立体定向系统进行定位和治疗。这一系统可以采用有创的头环使患者头部与治疗床形成刚性固定，或是使用无创的热塑面网进行体位固定和治疗。热塑面网较有创的头环舒适但精度下降，更适合多次治疗。SRS治疗垂体腺瘤的靶区与危及器官的确定同分次放疗，由于立体定向系统和治疗设备精度很高，GTV/CTV可不外扩PTV或仅外扩1mm。SRS聚焦照射会形成由靶中心到周边陡峭的剂量梯度，在描述SRS照射剂量时一般使用靶区边缘剂量作为处方剂量。γ刀和X刀聚焦能力不同，γ刀一般使用50%等剂量线为边缘剂量，X刀则为80%～90%。SRS治疗垂体腺瘤的处方剂量：无功能腺瘤边缘剂量12～16Gy；激素分泌型腺瘤边缘剂量18～35Gy，建议采用平均25Gy的边缘剂量。OAR限量：视交叉最大剂量<12Gy，脑干最大剂量<12.5Gy。

SRS治疗效果与分次放疗相当，长期肿瘤控制率超过90%；激素水平缓解率40%～80%，平均缓解时间为治疗后10～25个月，略快于分次放疗。这一方面是由于单次大剂量的照射方式可以加大肿瘤细胞损伤，另一方面也可能由于SRS通常治疗小体积的垂体腺瘤，相对分次放疗治疗的大肿瘤缓解更快。腺垂体功能减退仍然是最常见的并发症，发生率为15%～36%，发生高峰为治疗后的4～5年。射线造成的垂体功能损伤一方面是由射线直接作用于垂体细胞造成的，同时还可能是由对垂体柄的血管损伤造成的。有文章指出，正常垂体平均受量15Gy以下及垂体柄剂量7Gy以下可以减少垂体功能减退的发生概率。SRS造成视路损伤的风险为1%～2%[2,3,4]。

三、其他鞍区病变的放射治疗

1. 颅咽管瘤 颅咽管瘤发生在鞍区，除肿瘤占位效应外也常常引起垂体内分泌功能的障碍，需与鞍区其他疾病鉴别诊断。颅咽管瘤的治疗以手术切除为主，在手术不完全切除或病变反复复发时可以考虑术后放疗，降低复发率。照射技术一般使用三维适形放疗或调强放疗，CT和MRI

图像融合来精确勾画靶区及危及器官，注意限制脑干、视交叉的受照剂量。颅咽管瘤常规分割照射总剂量范围一般在 50~54Gy，1.8~2Gy/ 次。10 年无进展生存率和总生存率可达到 75%~90%。SRS 也用于颅咽管瘤的治疗，但在肿瘤体积大或邻近脑干、视交叉时不适用。质子放疗用于儿童颅咽管瘤也有报道，与调强放疗相比，无论总生存率和局部控制率均无明显差异。

2. 脊索瘤 脊索瘤可发生在鞍区，治疗以手术切除为主。对切缘阳性或不全切除者推荐术后放疗。常规分割控制残存肿瘤的剂量为 66~78Gy，这一剂量水平已超出周边脑干的耐受剂量，必须采用三维适形放疗或调强放疗技术严格控制脑干受量。近年来，质子放疗由于其优越的物理学特性已用于鞍区脊索瘤的放疗。

3. 朗格汉斯组织细胞增生症 朗格汉斯组织细胞增生症临床表现多样，可以是局限单系统病灶或是为多系统病变。垂体 - 下丘脑常会受累，引起中枢性尿崩症。一般多系统病变以全身治疗为主，如病灶局限仅累及垂体 - 下丘脑，局部放射治疗也是治疗方法之一。因本病罕见，放疗的剂量 - 效应关系并不明确。多数文献报道较低剂量照射（5~22Gy）即可抑制病变进展，甚至完全消除病变。

四、下丘脑 - 垂体疾病放疗进展

1. 剂量分割方式的探索 垂体腺瘤主流的放疗技术为常规分次放疗和立体定向放射外科治疗。分次放疗在病变接近视交叉、脑干等重要器官时有优势，但其疗程长，对肿瘤细胞杀灭的效应不如 SRS。立体定向放射外科治疗单次治疗即可，但在肿瘤邻近视交叉时应用受限。因此，出现了一些处于两者之间的剂量分割方式，可以称之为立体定向放射治疗（stereotactic radiotherapy，SRT），使用加速器进行非共面多弧旋转照射或使用射波刀（Cyberknife）均可以实现，SRT 对正常组织的保护优于 SRS。有报道应用 7Gy/ 次 ×3 次或 5Gy/ 次 ×5 次的剂量分割方式治疗无功能垂体腺瘤，肿瘤控制率均在 90% 以上，视路损伤发生率 <2%。对激素分泌型垂体腺瘤，SRT 效果的报道差异很大，还需进一步研究。随着对非常规分割方式时垂体周围正常组织耐受剂量的认识，选择最优的个体化的剂量分割方式是将来发展的趋势。

2. 放化疗治疗难治性垂体腺瘤 少部分垂体腺瘤生长活跃，对常规手术、放疗及药物治疗均不敏感，肿瘤生长难以控制，称为难治性垂体腺瘤（aggressive pituitary tumors），甚至出现蛛网膜下腔及其他系统转移，称为垂体癌（pituitary carcinomas）。这类肿瘤的治疗非常棘手。替莫唑胺是治疗脑胶质瘤常用的化疗药物，经一系列研究显示，难治性垂体腺瘤替莫唑胺治疗的有效率为 50%~80.6%，5 年生存率达到 57.4%[5]。常规放疗难以控制难治性垂体腺瘤，可以尝试从以下两个方面加以改进。一方面可以使用先进的照射技术在保证周围器官耐受的情况下进一步提高肿瘤剂量，另一方面可以与替莫唑胺联合使用起到协同作用。同步放化疗及辅助化疗的方案一般多采用经典胶质瘤治疗的 stupp 方案。北京协和医院正在开展这项临床研究。

3. 质子重离子放疗 放射线分为低线性能量传递（LET）射线和高 LET 射线。目前广泛应用的 X 线、γ 射线和电子线都属于低 LET 射线，高 LET 射线包括快中子、质子、重离子等。质子射线具有低 LET 射线没有的 bragg 峰，可以在特定深度集中释放能量，在这一深度后几乎没有剂量。这一优越的物理特性可以很好的用来对肿瘤周边正常组织进行保护，使肿瘤和正常组织剂量差别扩大。对垂体腺瘤来说，质子放疗可以在不超过脑干、视交叉耐受剂量的前提下给予肿瘤更高剂量以得到更好的治疗效果。质子调强放疗的计划设计相比 X 线调强放疗更加简单，明显降低了低剂量区的覆盖范围，理论上能够减少第二肿瘤的发生率，对儿童肿瘤患者很有意义。重离子如碳离子除具有物理优势（bragg 峰）外，还有生物优势，相对生物效应高。对低 LET 射线抗拒的肿瘤，碳离子治疗有明显优势，可以提高治疗效果。质子、重离子放疗在国外已积累了一些经验，国内近年也有开展。限制其广泛应用的因素有设备昂贵、维护成本高，随着技术上的成熟、设备小型化且更加便宜，质子、重离子放疗的应用会更加广泛，使更多患者获益。

（张福泉　连　欣）

参 考 文 献

1. 李晔雄. 肿瘤放射治疗学. 5 版. 北京：中国协和医科大学出版社，2018
2. Loeffler. Radiation Therapy for Pituitary Adenomas[J]. J Clin Endocrinol Metab, 2011, 96（7）：1992-2003

3. 中国垂体腺瘤协作组. 中国库欣病诊治专家共识 [J]. 中华医学杂志, 2016, 96(11): 835-840
4. Molitch, M. E. Diagnosis and Treatment of Pituitary Adenomas: A Review[J]. JAMA, 2017, 317(5): 516-524
5. Raverot, G. European Society of Endocrinology Clinical Practice Guidelines for the management of aggressive pituitary tumours and carcinomas[J]. Eur J Endocrinol, 2018, 178(1): G1-G24

第七章 鞍区疾病致垂体功能低减的替代治疗

垂体功能低减是先天性、肿瘤、外伤或手术等原因导致的垂体功能部分或全部的丧失，包括继发性肾上腺皮质功能低减、继发性甲状腺功能低减、低促性腺激素型性腺功能低减、生长激素缺乏以及中枢性尿崩症。中枢性尿崩症可与腺垂体功能低减同时出现，也可以孤立的发生。垂体功能低减可由垂体破坏直接导致，也可因下丘脑促垂体激素释放激素分泌异常导致，或因垂体柄结构破坏致下丘脑调节激素或抗利尿激素运输障碍导致。

一、流行病学和病因

垂体功能低减的流行病学资料较少，复杂的病因导致报道的患病率差异较大。文献报道患病率约 29/100 000～45/100 000，年发病率约 4/100 000。由于症状隐匿，腺垂体功能低减患者的诊断常滞后，甚至直到应激状态下发生垂体危象时才得以诊断。腺垂体功能低减患者的死亡率显著高于背景人群，早期（2007 年）的荟萃研究结果显示，腺垂体功能低减患者的标化死亡率（SMR）为男性 2.06（95%CI 1.94～2.2）、女性高于男性为 2.80（95%CI 2.59～3.02）[1, 2]。虽然规范化生理剂量激素替代治疗能够显著降低死亡率，但 2016 年荟萃研究结果仍显示垂体功能低减患者的 SMR 为 1.55（95%CI 1.14～2.11）。女性、低龄、颅咽管瘤、合并中枢性尿崩症、开颅和放射治疗等因素能够增加患者死亡风险[3]。

导致垂体或下丘脑功能损伤的病因复杂，儿童青少年和成人起病的垂体功能低减的疾病谱并不相同。Prop-1, Pou1F1, Hesx1 等单基因突变导致孤立性或多腺垂体功能缺陷，颅咽管瘤、生殖细胞肿瘤等鞍区肿瘤或接受头颅脊髓放射治疗后以及创伤是儿童青少年患者常见原因。而成人垂体功能低减的原因更为复杂，垂体腺瘤（特别是大腺瘤）、鞍区的脑膜瘤、胶质瘤和转移性肿瘤，自身免疫垂体炎、希恩综合征、动脉瘤、蛛网膜下腔出血、创伤、感染性疾病和组织细胞增生症，以及针对上述疾病的手术和放射治疗都可以导致垂体功能不同程度的损伤[1, 2, 4]。

二、临床表现和诊断

腺垂体功能低减患者的临床表现各异，与患者的年龄、性别、受累的垂体轴系和严重程度有关。部分患者症状轻微，患者和医生容易忽视腺垂体功能的筛查及诊断，直至发生重大应激时出现严重的垂体危象时得以诊断。因此，患者如果有鞍区疾病或相关病史，需要在初诊和治疗随诊的过程中关注患者垂体功能相关的症状、生化检查，必要时进行功能试验明确诊断，给予适当的激素替代治疗。

1. 继发性肾上腺皮质功能低减 继发性肾上腺皮质功能低减的患者通常是逐渐起病，或应激时突然出现肾上腺危象的症状。慢性起病的患者通常缺乏特异性的症状而被忽视。常见症状包括疲倦、乏力、食欲缺乏、恶心、体重下降。低钠血症除了糖皮质激素不足外，也和抗利尿激素作用相对增强导致的水潴留有关。同原发性肾上腺皮质功能减退症患者相比，下丘脑和垂体病变导致的继发性肾上腺皮质功能减退患者的症状更轻，因为肾上腺球状带的盐皮质激素合成和分泌功能存在，因此，患者较少出现严重的低血压、高血钾和血容量不足等症状。应激状态下可能出现显著的低血压和低血糖。当疑诊患者存在继发性肾上腺皮质功能低减时，晨 8 点的皮质醇水平具有重要的诊断价值，当患者血清皮质醇≥15μg/dl 时可以除外，低于 3μg/dl 而 ACTH 水平在正常范围内或正常低限可以诊断继发性肾上腺皮质功能低减。3～15μg/dl 时需要密切结合患者的临床表现，必要时进行功能试验了解肾上腺皮质激素的储备。常用的诊断试验为 $ACTH_{1-24}$（250μg）兴奋试验,注射 ACTH 后 30 和 60 分钟血皮质醇升至 18μg/dl 以上可以除外肾上腺皮质功能低减。国内因难以获得 ACTH$_{1-24}$ 常采用胰岛素低血糖试验,患者血糖低于 40mg/dl 时皮质醇低于 18μg/dl 考虑肾上腺皮质功能不足,因低血糖本身即为应激状态,低血糖试验临床应谨慎进行,试验中密切监测患者的症状。评价肾上腺皮质功能时如患者服用氢化可的松治疗中,建议停药 18~24 小时后评估皮质醇水平,如果使用其他人工合成的糖皮质激素需要停药时间更长,是否需要停药评价肾上腺功能需要密切结合患者的实际临床情况判断[2,5,6]。

近些年,肾上腺来源的雄激素的缺乏也得到关注,肾上腺来源的雄激素包括雄烯二酮、脱氢表雄酮(dehydroepiandrosterone,DHEA)、硫酸脱氢表雄酮(DHEA-S)和睾酮。女性缺乏肾上腺来源雄激素会出现性欲减退、抑郁、乏力和缺乏耐力等表现。

2. 继发性甲状腺功能低减 继发性甲状腺功能低减和原发性甲状腺功能低减临床症状较难区分,乏力、怕冷、皮肤干燥、便秘、腹胀、脱发和记忆力下降是常见的临床表现。体格检查可以发现轻微水肿、肤色发黄和腱反射迟钝。实验室检查可以发现 FT$_4$ 低于正常值时,TSH 水平降低、正常或轻微升高可以诊断继发性甲状腺功能低减。甲状腺功能低减患者常合并血脂紊乱,特别是高胆固醇血症。

3. 低促性腺激素型性腺功能低减 儿童青少年患者表现为缺乏正常的青春期第二性征发育。男性 14~15 岁,女性 13~14 岁时仍无第二性征的发育时需要进一步筛查性腺激素等。成人低促性腺激素型性功能低减时,表现为女性的月经稀少或停经、不育,男性为性功能减退。长期性激素缺乏的患者心脑血管疾病的风险显著提高,同时骨质疏松及骨折的风险显著升高。因此,鞍区病变或相关疾病治疗史患者应积极筛查垂体性腺功能,包括临床表现和性腺激素的检测。睾酮或雌激素低于正常值,而 FSH 与 LH 无代偿性升高可诊断低促性腺激素型性腺功能低减,正常女性绝经后 FSH 水平通常超过 40IU/L。因此,绝经期后女性如 FSH 无显著升高,也提示存在性腺轴功能障碍[7]。

4. 生长激素缺乏 儿童青少年患者的生长激素缺乏更容易被发现和诊断,生长速度减慢、身材矮小和骨龄落后是患者的主要临床表现。而因缺乏特异性临床表现,成人生长激素缺乏容易被忽略。成人患者通常表现为体脂比例的异常升高,腹型肥胖、乏力、情绪低落等,肌肉量减少导致运动耐力下降。慢性生长激素缺乏还会导致心血管疾病风险提高,包括血脂紊乱等,以及骨密度下降。

儿童青少年出现生长停滞时需及时行生长激素激发试验,必要时行鞍区核磁的筛查以排除占位病变。而有鞍区疾病史的患儿要监测生长速度,及时发现可能存在的生长激素缺乏。生长激素激发试验可以选择胰岛素低血糖、精氨酸和左旋多巴、可乐定等试验,通常两个兴奋试验不能兴奋至 5ng/ml 以上时诊断生长激素缺乏,兴奋后 GH 峰值 5~10ng/ml 时诊断部分性生长激素缺乏。成人生长激素缺乏症的诊断界值仍存在争议,建议进行的 GHRH 兴奋试验、胰高血糖素兴奋试验和 macimorelin 刺激试验,国内目前尚无相应的药物。通常还是使用胰岛素低血糖兴奋试验 GH 峰值低于 3ng/ml 作为诊断界值。值得注意的是,儿童起病的生长激素缺乏的患者进入成人后需要再次评价是否存在生长激素不足的情况[8]。

5. 泌乳素缺乏 泌乳素缺乏通常表现在女性患者分娩后无乳汁分泌。因此,对于产后女性如无乳汁分泌,需要关注是否存在其他垂体功能不足的临床表现,必要时进行筛查。

6. 中枢性尿崩症 下丘脑和垂体柄受累的患者可以出现神经垂体激素不足的临床表现,即中枢性尿崩症。患者出现多尿(儿童患者超过 2L/m^2,成人患者超过 3L/d),烦渴多饮,大多数中枢性尿崩症患者 24 小时尿量超过 5L。日夜尿量相当、喜冷饮和流食,无汗和皮肤干燥。怀疑中枢性尿崩症患者需要记录出入量,禁水后检测血钠、血、尿渗透压有助于诊断。血钠水平超过 145mmol/L 时,仍有大量低渗尿液排出提示尿崩症的可能,而正常人血渗透压超过 295mOsm/L 时,尿渗透压超过 600mOsm/L。诊断尿崩症后给予垂体加压素试验,如果患者尿渗透压显著升高提示中枢性尿崩症。值得注意的是儿童患者的禁水时间需根据患者的临床表现、体重等个性化决策,禁水加压试验前要评估腺垂体其他激素水平,必要时给予生理剂量的激素(主要指糖皮质激素)替代后进行,以提高诊断试验的安全性和准确性。

7. 垂体功能低减的长期并发症 下丘脑垂体功能低减的患者常合并腹型肥胖、胰岛素抵抗、血脂紊乱和脂肪肝，因此，代谢相关的并发症风险显著高于正常人群。特别是生长激素缺乏和过量使用糖皮质激素都会加重代谢综合征风险。这也部分解释了垂体功能低减患者的心、脑血管死亡风险增加。一项垂体功能低减控制和并发症研究（HypoCCS）观察了2531例患者，发现51.8%的美国患者和28.6%的欧洲患者都罹患代谢综合征[9]。北京协和医院内分泌科回顾性总结了50例腺垂体功能低减患者，发现54.0%的患者合并非酒精性脂肪肝，其中还有28%的脂肪肝患者合并肝硬化，出现脾亢、三系减少、胃底静脉曲张等严重并发症，其中，患有控制不佳的中枢性尿崩症、肥胖和严重胰岛素抵抗更易发生肝硬化[10]。

腺垂体功能低减患者的骨密度也受到严重的影响，其中，性激素缺乏、生长激素缺乏（GHD）以及过量糖皮质激素替代治疗对骨密度影响较大。儿童起病GHD患者的椎体骨密度（BMD）显著降低，而约1/3的GHD患者T值低于-2.5SD，可能与儿童起病患者峰值骨量的获得不足有关。北京协和医院采用HR-pQCT的方法研究了20例儿童起病的中国成人男性GHD患者的骨微结构和体积骨密度，发现与正常对照组相比，未接受rhGH治疗的患者血清CTX、碱性磷酸酶水平显著升高，皮质骨和小梁骨体积骨密度显著降低，皮质骨面积和厚度均显著降低，血清类胰岛素生长因子1（IGF-1）水平与上述骨计量学指标显著正相关，提示儿童起病成人GHD患者的骨微结构、体积骨密度和骨强度均出现显著降低[11]。

三、治疗

垂体功能低减患者的替代治疗遵循生理剂量替代的原则，准确评估各垂体靶腺的功能状态后给予适当的替代治疗能够显著改善患者的症状，提高患者的生活质量，同时能够降低患者死亡率[1,2]。

建议给继发性肾上腺皮质功能低减患者生理剂量的糖皮质激素治疗，氢化可的松 $10\sim12mg/m^2$ 的剂量可以分成2~3次服用，建议给儿童青少年氢化可的松治疗以减少对生长的影响，成人患者可以换成等效的作用时间较长的糖皮质激素以提高临床治疗的顺应性，如：泼尼松等[12]。目前，尚无糖皮质激素替代治疗剂量的调整指标，通常根据患者临床症状的改善情况，血压和血钠水平综合评价，并尽可能减少药物相关类库欣综合征表现。同时，医师应当进行患者教育，遇到应激状态需要加倍糖皮质激素的剂量，必要时改为静脉给予糖皮质激素治疗以顺利度过较大的应激状态。

甲状腺激素的替代治疗普遍选择左甲状腺素。根据检测FT_4水平调整药物剂量，使FT_4水平位于正常区间的中间或上半区间。通常$1.6\mu g/(kg\cdot d)$的左甲状腺素能够达到治疗目标，但仍需结合患者的年龄、症状改善情况调整剂量。

低促性腺激素型性腺功能低减的男性给予雄激素补充治疗能够显著改善性功能、降低脂肪量、改善骨密度；女性患者给予雌激素补充治疗同样对骨密度和远期的心血管健康具有重要的意义。规范的雌激素和孕激素周期性补充治疗，能使女性患者有规律地出现人工周期。有生育需求的男性患者需要HCG和/或HMG治疗以达到刺激Leydig细胞产生睾酮，促进生精。而女性患者则给予FSH和LH诱导排卵后有妊娠的概率。下丘脑病变的患者给予促性腺激素释放激素（GnRH）的脉冲式治疗能够刺激垂体分泌促性腺激素和靶腺分泌性激素，从而在治疗期间可以有正常性腺功能。

因鞍区病变导致生长激素缺乏症的患者需要在治愈原发疾病后1~2年启动rhGH的治疗，儿童青少年采用生理剂量的rhGH治疗以达到促进身高增长的作用，建议剂量$0.1u/(kg\cdot d)$，根据治疗反应和IGF-1浓度调整治疗剂量。成人生长激素缺乏建议剂量$0.5\sim1u/d$，以期改善患者的体成分、血脂紊乱、骨密度和生活质量[8]。

中枢性尿崩症患者通常需要给予去氨加压素缓解症状，但是术后出现尿崩症的患者药物治疗2~4周后应尽量试着减少或停止药物的治疗以明确是暂时性尿崩症或永久性尿崩症。中枢性尿崩症患者要阶段性的监测出入量和血钠水平了解水电解质平衡的情况。

总之，垂体功能低减是下丘脑垂体疾病患者治疗前后都极易出现的内分泌功能紊乱，细致地观察患者的临床表现，精确地评价垂体及靶腺功能状态和生理性的个性化替代治疗能够有效地改善患者的临床症状和预后。

（朱慧娟 邓成艳）

参考文献

1. Shlomo Melmed. The pituitary. 4th ed. Philadelphia Elsevier, 2017
2. Fleseriu M, Hashim IA, Karavitaki N, et al. Hormonal

Replacement in Hypopituitarism in Adults: An Endocrine Society Clinical Practice Guideline[J]. J Clin Endocrinol Metab, 2016, 101: 3888-3921

3. Asim S, Alahdab F, Ahmed AT, et al. Mortality in adults with hypopituitarism: a systematic review and meta-analysis[J]. Endocrine, 2016, 56(1): 33-42

4. Paola Ascoli, Francesco Cavagnini. Hypopituitarism[J]. Pituitary, 2006, 9: 335-342

5. Dallapiazza RF, Jane JA. Outcomes of endoscopic transsphenoidal pituitary surgery[J]. Endocrinol Metabol Clin North Am, 2015, 44(1): 105-115

6. Broersen LH, Pereira AM, Jorgensen JO, et al. Adrenal insufficiency in corticosteroids use: systematic review and meta-analysis[J]. J Clin Endocrinol Metabol, 2015, 100(6): 2171-2180

7. Gazzaruso C, Gola M, Karamouzis I, et al. Cardiovascular risk in adult patients with growth hormone (GH) deficiency and following substitution with GH--an update[J]. J Clin Endocrinol Metabol, 2014, 99(1): 18-29

8. Harrington J, Palmert MR. Clinical review: distinguishing constitutional delay of growth and puberty from isolated hypogonadotropic hypogonadism: critical appraisal of available diagnostic tests[J]. J Clin Endocrinol Metabol, 2012, 97(9): 3056-3067

9. Attanasio AF, Mo D, Erfurth EM, et al. International Hypopituitary Control Complications Study Advisory Board, Prevalence of the metabolic syndrome in adult growth hormone (GH)-deficient patients before and after GH replacement[J]. J Clin Endocrinol Metab, 2010, 95(1): 74-81

10. Yuan XX, Zhu HJ, Pan H, et al. Clinical characteristics of non-alcoholic fatty liver disease in Chinese adult hypopituitary patients[J]. World J Gastroenterol, 2019, 25(14): 1741-1752

11. Yang H, Yan K, Xu Y, et al. Bone microarchitecture and volumetric bone density impairment in young male adults with childhood-onset growth hormone deficiency[J]. Eur J Endocrinol, 2019, 180(2): 145-153

12. Johannsson G, Falorni A, Skrtic S. Adrenal insufficiency: review of clinical outcomes with current glucocorticoid replacement therapy[J]. Clin Endocrinol (Oxf), 2015, 82(1): 2-11

第八章 垂体腺瘤术后随诊及管理

手术是垂体腺瘤的主要治疗手段，其有效性和安全性早已被公认。但由于垂体是人体内分泌中枢，其激素分泌水平和功能，直接影响甲状腺、肾上腺和性腺功能，对各个系统造成影响。同时，肿瘤存在复发和残留肿瘤再生长问题，所以垂体腺瘤患者手术之后需要持续随诊和管理。术后连续、长期、规范的随诊及管理是垂体功能重建、接受医生指导以及及时发现肿瘤改变最重要的手段，也是提高患者和家属幸福感的必要保证。随诊的频率由多方因素决定，包括：病人患者年龄、性别、是否结婚和生育，本次手术肿瘤是否切除干净，是第一次手术还是反复多次手术，肿瘤的激素分泌情况、位置、大小以及是否侵袭性，肿瘤细胞组织学类型以及是否属于2017年WHO分类中难治性肿瘤的五种类型[1]，是否进行药物治疗和放射治疗，腺垂体功能和靶腺功能，是否遗留尿崩、水电解质紊乱、视力视野下降和缺失，等等。对于本次手术仍然无法彻底切除肿瘤的患者，更需要严密的监测相关指标，必要时及早行药物治疗或放射治疗，避免肿瘤继续增大，危及生命。此外，除了关注垂体腺瘤手术本身，还应关注患者术后的生活质量，精神状态以及融入家庭和社会的能力，将垂体腺瘤术后随诊和管理纳入慢病管理体系。

一、术后随诊及管理的意义

手术是垂体腺瘤的重要治疗手段，评估手术疗效最重要的手段就是术后随诊。有文献报道，医生们自认为肿瘤切除干净的患者，术后复查，仍然有约1/3的患者有残留肿瘤。对于这部分患者，如果没有随诊管理，肿瘤常常会继续增大，给患者带来更大的风险。此外，即使肿瘤切除干净，已经达到内分泌治愈的患者，仍有4%左右的患者可以复发，同样需要随诊观察。其次，垂体功能重建也是随诊管理的重要内容。除了对于那些手术以后激素水平仍然升高的患者通过各种方法使之降至正常水平之外，对于那些因肿瘤生长导致垂体功能低下的患者，将激素水平调整至正常，更是随诊管理需要做好的工作。垂体功能低下，不仅仅会出现甲状腺、肾上腺和性腺功能低下，影响患者的生活和工作质量，更会使全身多个系统功能出现问题，导致预期寿命下降。另外，垂体腺瘤患者，由于激素分泌水平的异常以及疾病本身造成的心理自卑，心理和精神层面更容易发生问题，通过随诊管理，定期和医生交流，会增强患者的自信心，用更积极的心态迎接人生的各种问题和挑战。从医生层面讲，随诊管理是了解患者变化，判断治疗效果，开展垂体腺瘤临床研究的基础，没有规范的术后随诊及临床资料收集管理，就无法积累经验，完成优秀的垂体研究，无法在垂体腺瘤诊治领域拥有话语权，更无从引领这个领域的发展。

根据文献检索结果，国外近10年，在 *NEJM*、*JAMA*、*Lancet* 等杂志发表的临床研究论文6 353篇，其中，来自我国的仅占0.27%。全球垂体相关的临床指南中，几乎没有来自我国的研究成果和临床证据。我国拥有世界最丰富的临床资源，但缺乏高质量的论文和研究，其中重要的原因就是缺乏规范的随诊资料，因此，我们对疾病的发生、发展、转归、预后及复发的规律研究不够深入。因此，随诊对医生、患者和科研工作者，都有重要的现实意义。

1. 随诊对垂体腺瘤患者及家属的意义 医生应继续与术后患者进行交流，以了解手术疗效、并发症的治疗。完善术后随诊有助于指导患者规律、及时、合理地安排下一步治疗，避免耽误病情。同时，医生在术后随诊过程中所给予患者支持和鼓励，帮助治疗效果不佳的患者重建信心，继续坚持随诊和治疗。对于术后缓解的患者，完善术后随诊的意义在于监测疾病状态，提早发现疾病复发，进一步减少复发患者的漏诊风险，缩短再次治疗的时间,减轻疾病负担。另外,完善的术后随诊能够更好地指导患者术后用药和康复,改善患者生活质量。

2. 随诊对临床医生的意义　术后随诊是外科工作中重要环节。外科医生需要通过术后随诊了解手术疗效、并发症、预后及复发等。完善术后随诊,医生可以了解术后病情的变化规律,比较和总结各种治疗措施的结果。通过合理的对患者进行术后管理,进一步提高垂体腺瘤的诊治水平。通过临床实践和随诊,得到符合循证医学的证据,通过专家共识或指南的方式进一步指导临床工作。

3. 随诊对临床科研工作的意义　国际上垂体腺瘤大宗病例的长期随诊研究仍然较少,对此病的自然史、转归的认识仍有不足,尚有许多临床问题没有解决。我国虽然拥有大量病例资源,但在临床研究方面,与欧美发达国家相比仍有较大差距。术后随诊工作是开展临床科研的基础,只有逐步建立随诊体系、建立临床数据库、重视临床数据的积累和管理,临床科研水平才能得以提高,更多的临床问题才能得以解决。

二、术后随诊的现状及存在的问题

目前,随诊工作存在以下缺陷:①缺少政策和制度的支持,缺少激励和鼓励,长期随诊以被动随诊为主,主要依赖于患者,医院及医生缺乏对患者长期随诊的督促机制,没有专门的临床助理管理随访。这种机制造成术后时间越长、术后疗效越好,随访反而越差;②随诊内容不规范,无统一的随访表单,随访内容差异较大,这种差异不仅体现在医院与医院之间,甚至同一医院内的不同医生对患者的随诊具体内容都存在较大差异;③随诊渠道单一。几乎所有随诊都在医院,尤其是门诊,缺少如电话、网络等渠道的定期随诊方式;④随诊内容单一,多关注在垂体腺瘤的相关的症状、内分泌及影像方面。但此病对患者会造成心理伤害,目前,随诊工作对患者生活质量、心理状况的评估较少;⑤缺少专职随诊工作人员。大多数医院尚未配置专职的随诊机构及随诊人员,导致随诊工作由临床医生完成。因此,临床病例资料的收集和数据库的完善遇到很多困难。

北京协和医院历来重视患者的随诊工作,具体体现在:①医院设立专门的病案科,负责住院病历和门诊病历的收集、发送和管理;②医院有专门的出院患者随诊人员,专门负责出院后患者资料的收集和归档。电话普及前,主要是通过随诊信件进行联络。目前主要采用的是电话、微信等现代化通讯方式;③医院每个科室都设立专门的随诊门诊,不限号,随来随看;④协和人喜欢用的"小本本"和"小卡片",随时记录特殊病例的情况;⑤随诊管理的传统和意义:发自内心的做好这项工作,才能坚持不懈。这些经验值得学习、借鉴和推广。

三、如何做好术后随诊和管理

做好患者的随诊和管理,需要以下各方面条件:①国家层面的政策:没有国家政策的规定和要求,每个医院和个人都是按照自己的理解,或者做,或者不做;②行政主管部门统一标准:任何疾病都有其各自的发展规律和特殊性。每个人按照自己的想法做随诊管理,一定存在不规范、不合理、不全面的问题;③技术层面的支持:目前已经进入"智能化数据库时代"和"网络通讯时代",利用好这些知识和技术,会明显节省时间和成本,同时会使随诊和管理的质量更高;④消除每个医院、每个科室和每个人的壁垒:现在很多人和很多管理者错误的将这些资料作为"私有财产",只能别人给我,我不能给别人。严重地制约随诊和管理的发展,甚至成为这项工作障碍和绊脚石;⑤制定相关奖励政策,激励医护人员积极性,努力做好随诊和管理工作;⑥制定流程和标准,让患者和家属切实感受到随诊和管理切切实实给患者带来的好处,激励患者积极主动的要求随诊。

为了完善垂体腺瘤患者术后随诊工作,除了传统的门诊方式,还可以利用电话、社交网络及互联网新媒体等工具,建立并管理患者交流微信群、垂体腺瘤微信公众号、垂体腺瘤网站等公益平台,构建了线上-线下相结合的长期随诊体系,并以此为基础开展患者术后的随诊工作。

1. 电话随诊　电话随诊是常用的随诊方式,是医患沟通的重要手段。医务人员应重视患者信息的更新,主动随诊,及时更新患者的联系方式,避免患者失访。医疗机构及医护人员还需要加强术前及术后随诊宣教,让患者意识到配合随诊的重要性。临床中不积极随诊的患者,其原因较为复杂,除了交通不便、经济困难、工作繁忙以外,部分术后疗效较好的患者认为随诊已无必要,而手术疗效不佳的患者对继续治疗已经丧失信心。对于这部分患者,应针对具体情况,通过电话随诊交流和鼓励，使其愿意继续规律随诊和治疗。北京协和医院垂体组由科研助理定期通过电话随访，提醒患者按时随访。对于无法返回医院者收集其预后信息并录入随访数据库。

2. 社交网络平台与新媒体随诊　随着互联网技术的发展及社会信息化的加深，如今社交方式已经发生了巨大变化，医疗机构留取患者信息的模式也需要与时俱进。5G 网络及物联网的兴起，必将使视频、图片传播速度大大增加，也会使医患交流更加方便，线上实时随诊成为可能。为此构建互联网患者随诊平台，利用垂体腺瘤患者微信交流群、微信公众号、网站及软件 APP 等途径，对患者进行线上术后随诊。互联网自媒体是新兴媒体，借助互联网能够快速传播信息。基于某社交网络的公众号是自媒体的一种，能够满足临床疾病科普、医患互动、定向推送等一系列需要。

为了满足临床信息交流、科普宣教、疾病咨询等实际需要，可建立垂体腺瘤网站，由专业人员进行设计、维护及管理。目前，已经实现医疗信息宣传、垂体腺瘤相关疾病科普、线上问答等功能，后续将进一步完善讨论、科研交流等功能，更好地为垂体腺瘤医患双方服务。

此外，帮助患者成立"垂体腺瘤病友会"，希望通过患者自己的力量，建立自己的组织，主动及配合医务人员做好知识普及、患者教育、答疑解惑和解决患者遇到的各种问题。

3. 建立垂体疾病数据库，完善随访资料保存　根据垂体疾病的特点，建立数据库以保存患者随访资料，为临床研究打下基础。2012 年北京协和医院垂体组建立了单机版垂体腺瘤数据库，结束了以前使用 Excel 表单存储临床资料的时代。2013 年，在医院 HIS 基础上，建立基于 Cache 平台的单中心网络数据库，可以和 HIS、PACS 等院内系统交互数据，直接从电子病历、化验结果里提取数据，更有效地收集患者数据资料。2015 年，由北京协和医院神经外科牵头建立，以中国垂体腺瘤协作组为依托，在国家人口与健康科学数据共享平台下，建立了国内首个有关垂体疾病的多中心数据库——中国垂体疾病注册中心（http://www.cpdrn.cn），现已正式投入使用。截至目前，已经覆盖全国 59 家以上的医院，病例数突破 25 000 例。

四、术的随诊和管理的内容

垂体腺瘤患者应终生随诊，按照慢病管理的方式，除了对垂体腺瘤疾病本身随诊外，包括症状、体征、内分泌检查、影像学检查，还应评估患者的生活质量、内分泌功能重建（此部分内容有单独章节）。

垂体腺瘤患者治疗后（无论是手术、放疗或者药物治疗）均需要密切随诊，治疗后随诊分为短期随诊（1 个月内）和长期随诊。短期随诊内容包括高激素分泌状态的缓解情况，以及评估是否出现水电解质紊乱、感染、血栓风险以及手术相关并发症等。而长期随诊应规律的评估病情的缓解情况（包括垂体相关激素分泌水平、鞍区肿瘤的缓解和可能的复发）、腺垂体其他轴系功能、血压、血脂、血糖、低钾血症和骨质疏松等并发症的改善和治疗情况。

短期随诊：除了术后 1 个月内要根据垂体腺瘤类型，检测血 GH、IGF-1、PRL、ACTH、F、LH 和 FSH 水平以评估手术治疗的效果外，部分患者的高凝和免疫抑制状态需要术后更密切地观察血栓栓塞和感染相关表现以期尽早诊断和治疗。

长期随诊：术后 3 个月、6 个月、1 年以及此后每年。长期随诊要密切观察肿瘤相关临床表现的缓解和复发情况。垂体 GH 腺瘤应检测葡萄糖生长激素抑制试验、IGF-1；垂体 PRL 腺瘤应检测血 PRL；库欣病检测血及尿皮质醇、ACTH、必要时行地塞米松抑制试验评估病情；垂体增强 MRI 的随诊监测肿瘤是否复发；监测腺垂体 GH/IGF-1 轴、PRL、性腺轴、甲状腺轴等功能，必要时给予替代治疗。监测血压、血糖（必要时行口服糖耐量试验）、低钾血症和骨质疏松等相关并发症的改善和治疗情况。如患者随诊计划外出现可疑复发的临床表现需要及时复诊。

生活质量评分可采用量表方式进行。国外关于垂体腺瘤患者生活质量评价的研究较为全面，量表更具针对性。而国内相关研究尚处于起步阶段，采用的多是通用性量表，缺乏特异性的评估工具。不同内分泌类型、治疗方式的垂体腺瘤患者临床表现不同，对生活质量的影响也存在较大差异，因此，在进行生活质量评估时，应根据研究目的、研究对象选择合适的评估工具，正确全面地评价患者的生活质量。

垂体腺瘤患者生活质量问卷（PitQoL）由加拿大学者 Kan 等[2] 于 2005 年研制，用于垂体瘤患者生活质量评估。量表共有 54 个条目，测评内容围绕一般健康状况、精神健康、家庭社会关系、治疗、医患关系以及症状 6 个维度展开。1 分代表最好，7 分代表最差，量表总分为各维度得分之和，得分越高，说明生活质量越差。PitQoL 适用于所有类型的垂体腺瘤患者，内容较为全面、简单易懂、且信效度和敏感性较好，可以作为垂体腺瘤患者生活质量的测评工具。肢端肥大症患者生活质量评价量表（AcroQoL）是专门针对肢端肥大症患者健康相关生活质量的评价量表，由西班牙学者 Webb 等[3] 于 2002 年研发，适用于 18~70 岁肢端肥大症患者。共包括 22 个条目，主要评价患者躯体功能情况（8 个条目）和心理精神方面（14 个条目），其中，后者又包括 2 个子维度，分别用于评价外貌和人际关系，各 7 个条目。各条目分数之和即为总分，分数越高，生活质量越高。库欣病有专用的生活质量评价量表（CushingQoL），由 12 个问题构成，从日常生活、情绪和躯体功能等方面对患者近 4 周的生活质量进行测评，得分越高，生活质量越高。垂体功能减退生活质量满意度量表（QLS-H）主要针对垂体功能减退患者研制的一种特异性自评量表，内容主要涉及抗压力、外形、自信性等 9 个方面，得分越高，生活质量状况越好。

除了垂体腺瘤专用量表，还可结合通用量表共同评价术后生活质量，如：健康调查简表（SF-36），包括 8 个方面：生理机能、生理职能、躯体疼痛、一般健康状况、精力、社会功能、情感职能、精神健康，以及对近期健康状况变化的评分，得分越高，生活质量越高。

（王任直　冯　铭）

参 考 文 献

1. Lloyd RV, Osamura RY, Kloppel G, et al. WHO classification of tumours of endocrine organs[M]. 4th ed, Lyon: International Agency for Research on Cancer (IARC) Press, 2017
2. Kan P, Cusimano M. Validation of a quality-of-life questionnaire for patients with pituitary adenoma[J]. Can J Neurol Sci, 2006, 33 (1): 80-85
3. Webb SM, Prieto L, Badia X, et al. Acromegaly Quality of Life Questionnaire (ACROQOL) a new health-related quality of life questionnaire for patients with acromegaly: development and psychometric properties[J]. Clin Endocrinol (Oxf), 2002, 57 (2): 251-258

第三篇

甲状腺疾病

第一章 甲状腺疾病的流行病学

甲状腺是人体最大的内分泌腺体，司理人体生长发育和能量代谢。甲状腺激素广泛地调节人体的各个器官组织，提供生命活动的能量来源，因此甲状腺疾病是内分泌系统最常见的疾病。如果加上亚临床甲状腺疾病和甲状腺功能异常的人，至少有30%的个体患有甲状腺疾病。按照甲状腺功能的正常与否，甲状腺疾病可以分类为甲状腺功能亢进及甲状腺功能减退。按照病变的所在部位，甲状腺疾病可以分类为甲状腺原发病变、下丘脑垂体病变和外周组织病变。按照病理的特征，甲状腺疾病可以分类为炎症、增生、结节、恶性肿瘤等。本文重点介绍各类甲状腺疾病的流行病学特征及其影响因素。

一、临床甲亢

国际文献报告：在碘充足地区，临床甲亢（overt hyperthyroidism）的患病率0.2~1.3%[1,2]。国际上随访时间最长的英国Whickham研究报告女性患病率2.7%，男性0.23%。20年随访每年发病率是80/100 000[3]。这个患病率显著高于美国，美国同期报告的患病率是30/100 000[2]。美国国家营养调查（NHANES）Ⅲ报告的患病率是0.5%[2]。欧洲国家的一项meta分析显示0.75%的患病率，发病率为51/100 000[1]。中国、瑞典、丹麦、挪威和日本都有相似患病率的报告。2018年，我国学者报告的全国31个省市自治区调查（简称TIDE研究，N=78 740）显示：临床甲亢的患病率是0.78%。女性1.0%，男性0.55%。虽然经过20年的全民食盐加碘（universal salt iodization，USI），临床甲亢的患病率并没有增加。临床甲亢呈现随年龄增加患病率减少的趋势。18~29岁组的患病率是0.82%，>70岁年龄组是0.47%[4]。

Graves病是甲亢的主要原因。该病是器官特异自身免疫病之一，TSH受体刺激性抗体（thyroid stimulating antibody，TSAb）是本病的致病抗体。总人群Graves病患病率0.53%，占临床甲亢的67.9%，其中女性患病率0.69%，男性患病率0.38%，与临床甲亢相似，患病率随年龄增加逐渐升高，18~29岁组的患病率是0.55%，>70岁年龄组是0.28%[4]。Graves病与遗传因素相关。但是外显率较低，单卵孪生子的发病一致率仅为17%~35%。说明遗传的影响很低，环境因素更为重要。相关的易感基因包括免疫调节基因MHC区域基因，CD40、CTLA4、PTPN22和FCRL3。中国和日本人的Graves病与HLA DRw8、A2、Bw22、Aw19和B17相关；甲状腺自身抗原Tg和TSH受体基因；非遗传的因素包括应激、吸烟、女性和耶尔森氏菌感染等。妊娠期甲亢的发病率为5.9/1 000。丹麦的研究显示妊娠1~12周发病危险RR=1.5；发病的最高峰在妊娠7~9个月，RR=3.8；最低的是24~40个月，RR=0.26[5]。

临床甲亢的患病率与地区的碘营养呈现U型曲线。即碘缺乏和碘过量增加患病率。TIDE研究显示：碘缺乏、碘充足、碘超足量和碘过量组的临床甲亢患病率分别为0.86%、0.56%、0.69%和1.22%。碘充足组的患病率最低。碘缺乏和碘过量都是临床甲亢的危险因素与（OR=1.53；OR=2.05）[4]。目前认为补碘可以引起临床甲亢发病率一过性升高，但是长期补碘的临床甲亢的患病率可以恢复到补碘前的水平，TIDE研究的结果也支持这个观点。吸烟与临床甲亢和Graves病的关系的研究结果是矛盾的。TIDE研究没有发现吸烟对甲亢患病率的作用，但是体重指数（BMI）与临床甲亢和Graves病患病率呈负相关。即BMI越高，临床甲亢的患病率越低。

二、Graves眼病

Graves眼病（Graves' ophthalmopathy，GO）也称为甲状腺相关性眼病（TAO），属于甲状腺自身免疫病的一个类别，病理改变是眶后组织淋巴细胞浸润和黏多糖蓄积。GO 发生在 25% 的 Graves 病患者。GO 女性发病率高于男性，女性为 16/100 000，男性 3/100 000。白种人的发病率高于亚裔。3%~5% 的 GO 患者威胁视力，例如：角膜炎症和视神经病变。

Graves 病经常伴发 GO，两者相隔时间多在 1 年之内，也有少数病例间隔时间很长。大约 10% 的 GO 以眼部症状为主，甲状腺功能始终正常。Graves 病 70% 眼眶影像有 GO 的表现[6]。依据欧洲多中心的一项问卷调查结果，GD 患者约 50% 有眼部受累，但是重度 GO 只约占 5%。一项前瞻性研究对 346 名新发 GD 甲亢患者进行 GO 标准化评估，其中 20% 患有轻度 GO，6% 患有中到重度 GO，0.3% 患有威胁视力的 GO，在随访的 18 个月中，初发时无眼病的患者 80% 不会发生 GO，初始时轻度 GO 可能自发缓解，很少进展为严重型。丹麦的注册研究也显示中重度 GO 年发病率较低，为 16.1/100 000（女性为 26.7/100 000，男性为 5.4/100 000）。GO 大约为 GD 的 1/5，只有 6% 的患者表现为中到重度 GO。

吸烟是 GO 发病的危险因素，风险可增加 8 倍。在一项西方国家的临床研究中，1960 年和 1990 年 GO 在 GD 中的比例由 57% 降到 37%，考虑其中一个原因就是人群吸烟率降低了。综合欧洲、美国、日本、中国的研究显示 GO 的患病率大约在 0.1%~0.3%。如果单纯以影像学评估，CT 或 MRI 检查发现 GD 甲亢患者中大约 70% 存在眼外肌增粗、泪腺增大或视神经肿胀，大部分患者并无临床症状或体征。

GO 患者的男女比例与 GD 的相似，在 1:2~5，但在亚洲患者该比例升高，可能与亚洲男性吸烟比例高有关。日本的研究报道 GO 的女/男比例为 1.3。在严重 GO 中，女/男比例有下降的趋势，老年男性更容易发展成重度 GO。GO 可能发生在任何年龄，发病风险年龄呈双峰，40~50 岁和 60~70 岁各有一个高峰，女性和男性不同（女性为 40~44 岁和 60~64 岁，男性为 45~49 岁和 65~69 岁）。儿童和青少年也能发生 GO，但是重度 GO 很少见。放射性碘治疗甲亢是使 GO 恶化和加速发展的一个因素。在不同的 GD 患者亚组中，使用放射性碘治疗的次数可能导致 GO 发病率差异。

GO 发病率可能存在种族差异，不同种族眼眶和眼睑的解剖结构有差异，比如高加索人与亚洲人之间。英国的一项的研究报道显示，高加索 GD 患者中 GO 的患病率高达亚洲 GD 患者的 6.4 倍。而研究显示 GO 患病率在中国、马来西亚和印度等亚洲族裔间无差异，在 GD 患者中的 GO 患病率是 35%，与高加索 GD 患者中 GO 的患病率相似。但是，亚洲和高加索 GO 患者可能有不同的临床表现，前者眼病严重程度偏低，眼外肌受累较少，却容易发生威胁视力的甲状腺功能障碍视神经病变（dysthyroid optic neuropathy, DON）。因为眼眶解剖的原因，应根据种族差异适当调整眼球突出度的正常值，对诊断眼眶疾病和处理甲状腺相关眼病非常重要。

三、亚临床甲亢

亚临床甲亢（subclinical hyperthyroidism）缺乏临床特异症状，依靠实验室诊断。典型指标是血清 TSH 降低，血清 FT_4、FT_3 在正常范围之内。TIDE 研究报告的我国的患病率是 0.44%，女性高于男性（0.58% vs. 0.29%）[4]。美国报告 0.7% 的人群 TSH<0.1mIU/L，1.8% 的人群 TSH<0.4mIU/L[2]。排除药物、非甲状腺疾病和下丘脑/垂体疾病后可以诊断为亚临床甲亢。每年有 0.5%~7% 的亚临床甲亢发展为临床甲亢，有 5%~12% 恢复至 TSH 正常。TSH<0.01mIU/L 者和结节性甲状腺肿易于发展为显性甲亢。

亚临床甲亢的危害：

1. 心血管疾病的死亡率 一项 26 707 例，历时 12 年的研究证实本病与心血管死亡率相关[6]；另外一篇 52 674 例的荟萃分析也得出相同的结论，OR 值分别为 1.52 和 1.29[7]。TSH<0.01mIU/L 者的风险显著大于 TSH 0.1~0.4mIU/L 者。

2. 心律失常 Sawin 等发现年龄>60 岁人群亚临床甲减发生房颤的风险是同龄人群的 2.8 倍。规模达到 586 460 例 5 年的随访研究，也证实了相同的观点。在年龄<60 岁和>60 岁女性人群的房颤发生率是同龄人群的 1.89 倍和 1.27 倍[8]。

3. 骨质疏松和骨折 13 项队列研究（n=70 298），平均随访 12.1 年的荟萃分析显示：本病的髋骨骨折风险是 1.36，其他骨折风险为 1.28[9]。TSH 水平低于 0.1mIU/L 者的骨折风险会进一步增加。

四、碘甲亢

碘甲亢（iodine-induced hyperthyroidism, IIH）主要发生在长期甲状腺肿的老年患者和居住于碘缺乏地区的人群经过补碘发生的甲亢，也称为

Jod-Basedow 现象。临床诊断 IIH 缺乏公认的标准。补碘增加了 IIH 的危险性。造影剂和含碘药物（例如：胺碘酮）也属于 IIH 的一个类型。还有患者以前存在结节性甲状腺肿或者居住在碘缺乏地区。我国临床甲亢的发病率在实行全民食盐加碘后（USI）曾经有一过性的升高。实行 USI20 年以后临床甲亢的患病率已经恢复到 USI 前的水平，说明补碘带来的甲亢发病率增加是一过性的[4]。

胺碘酮（aminodarone）是常见的抗心律失常药物。它的碘含量为 37%，半衰期长达 100 天。常用剂量 200mg/d，每天接受碘 75mg。这个剂量是普通碘摄入量的 40～100 倍。胺碘酮诱导的甲状腺功能异常的发生率为 15%～20%，危险因素包括女性、老年、甲状腺抗体阳性等。该病可以分为两个类型，1 型和 2 型。1 型是甲状腺功能亢进，多发生在碘缺乏地区。易感人群存在结节性甲状腺肿和隐性 Graves 病。2 型是损伤性甲状腺炎，多发生在碘充足地区，患病率 5%～10%，男女比例 3：1。甲状腺毒症的机制是甲状腺组织损伤后甲状腺激素释放进入循环。疾病后期出现甲状腺功能减退。

五、临床甲减

根据病变部位分类，临床甲减（overt hypothyroidism，OH）主要分类为三类。①原发性甲减：病变部位是甲状腺，病因主要是自身免疫破坏、手术切除甲状腺和 131I 治疗的组织损伤；②中枢性甲减：下丘脑垂体病变导致的 TRH 和 TSH 分泌不足；③外周性甲减：外周组织甲状腺激素受体障碍引起的利用甲状腺激素的障碍。本文主要介绍原发性甲减。

碘充足地区的临床甲减的患病率是 1%～2%，女性 3～5 倍升高。随着年龄增加，本病显著增加，85 岁以上的患病率达到 7%。英国 Whickham 研究报告女性 7.5%，男性 2.8%。美国 NHANES-Ⅲ报告临床甲减 0.3%[9]，欧洲的患病率是 0.2%～5.3%[10]，中国 TIDE 研究报告的患病率是 1.02%，女性是男性的 3 倍[4]。TSH 升高和抗体阳性是本病的危险因素。英国 Whickham 随访研究发现：单纯 TSH 升高、单纯抗体阳性临床甲减的发生率分别是每年 2%，单纯 TSH 升高的临床甲减的患病率是 3%。而 TSH 升高附加抗体阳性发生临床甲减的发病率是 4%[11]。

临床甲减的主要原因是桥本甲状腺炎和萎缩性甲状腺炎，占 90% 以上，也称为自发性自身免疫性甲减，主要的表现是存在甲状腺自身抗体和甲状腺功能减退。因为本病起病隐袭，缺乏特异症状，诊断时间较晚。我国碘致甲状腺疾病研究（简称 IITD 研究）筛查获得的 39 例临床甲减患者仅有 3 例在筛查前被诊断。部分患者以心包积液首次去循环科就诊[12]。临床甲减的其他原因是甲状腺手术和 131I 治疗。锂制剂和胺碘酮药物可以引起甲减，最近发现 27% 的接受酪氨酸激酶抑制剂治疗的患者发生甲减。

碘摄入量增加与甲减相关。多数观点认为自身免疫导致甲状腺机制（Wolff-Chaikoff effect）破坏，甲状腺无法逃脱被抑制的状态。甲状腺抗体参与了这个过程。例如：补碘以后 TPOAb 阳性率从 14.3% 升高至 23.8%[13]，甲减患病率则从 1.4% 上升至 2.1%[14]。在日本北海道，非自身免疫甲减的患病率高达 12.1%，显著高于非沿海地区的 2.3%[15]。但是 TIDE 研究在成年人群中没有发现碘过量与临床甲减的联系，反而碘缺乏是本病发生的危险因素，OR 值是 1.49。解释这个发现的理论是经过长期的补碘，临床甲减和抗体的患病率已经恢复到补碘前的水平，机体对碘摄入量增加已经形成了新的调节机制。

六、亚临床甲减

亚临床甲减（subclinical hypothyroidism，SCH）与亚临床甲亢一样，临床缺乏特异症状，依赖实验室指标诊断。即血清 TSH 升高，FT4 在正常范围。这个诊断需要在首次诊断后 2～3 个月再次核实，目的是排除 TSH 一过性增加的影响。46% 的亚临床甲减患者（TSH＜7.0mIU/L）可以在 2～3 年内返回 TSH 正常范围[16]。

亚临床甲减的患病率 3%～15%，报告不一，因为 TSH 的参考值范围显著影响患病率。因为我国实行 USI 以后，普通人群的血清 TSH 参考值显著增加，从 1999 年的 0.3～4.8mIU 升高至 0.73～7.04mIU/L，我国的亚临床甲减的患病率从 1999 年的 3.2% 上升至 2011 年的 16.7%[16]。碘摄入量显著影响血清 TSH 水平，随着碘摄入量增加，TSH 水平显著升高，尤其是在非自身免疫的亚临床甲减。韩国也是一个高碘摄入的国家，最近他们完成的国家营养调查资料显示：尿碘中位数 299.3μg/L，TSH 的参考值 0.62～6.84mIU/L[17]，与我国的 TSH 参考值近似（0.73～7.04mIU/L）。TSH 试剂盒提供的参考值上限都在 <4.8mIU/L，

所以我国和韩国的亚临床甲减的患病率是全世界最高的国家。

亚临床甲减有两个不良结局，一个是发展为临床甲减，另一个是增加心血管疾病的危险。根据 Whickham 研究，基线 TSH＞2.0mIU/L 是发展为甲减的危险因素，他们发现亚临床甲减患者每年有 2% 发展为临床甲减。但是缺乏亚临床干预影响其发展为临床甲减的前瞻研究。甲状腺抗体阳性是加重亚临床甲减发展为临床甲减的危险因素。亚临床甲减附加抗体阳性，每年发展为临床甲减的发病率增加至 4%。关于亚临床甲减与心血管疾病的关系，普遍认为 TSH＞10mIU/L 与心血管疾病显著相关，TSH＞7mIU/L 与心血管疾病潜在相关。Rodondi 对 11 项研究（n=55 000）Meta 分析发现，随着 TSH 基线增高，冠心病的风险增加。TSH 7.0～9.9mIU/L 的 OR 值是 1.17；TSH 10～19.9mIU/L 的 OR 值是 1.89。目前尚无 L-T4 治疗亚临床甲减的 RTC 研究，所以无法评估 L-T4 对心血管并发症的治疗效果[18]。

妊娠期亚临床甲减的诊断必须根据当地的妊娠期特异的 TSH 参考值，否则会带来过度诊断。美国甲状腺学会（American Thyroid Association, ATA）2011 年指南 T1 期诊断标准是 TSH＞2.5mIU/L，T2 和 T3 期 TSH 标准分别是＞3.0mIU/L[19]。我国学者李晨嫣等从 4 800 例妊娠＜8 周妇女获得的 TSH 参考值是 0.14～4.87mIU/L，显著高于 ATA 的标准。应用 TSH＞2.5mIU/L 标准，我国 T1 期妊娠妇女的亚临床甲减的患病率高达 27.8%。在妊娠 20 周和 30 周随访这批患者，仅有 30% 和 20.3% 符合亚临床甲减的诊断。应用我们获得的妊娠特异的 TSH 参考值，我国 T1 期亚临床甲减的患病率仅有 4.0%。因此我国学者建议 ATA 应当修改 TSH＞2.5mIU/L 的诊断标准[20]。2017 年 ATA 的新版指南采纳了中国学者的意见，提出诊断妊娠期亚临床甲减诊断应当使用妊娠期特异的 TSH 参考值。如果没有妊娠期特异的参考值，可以采用 TSH＞4.0mIU/L 的上限值，依据是妊娠 T1 期的 TSH 值一般降低 20%[21]。

七、自身免疫甲状腺炎

传统的自身免疫甲状腺炎（autoimmune thyroiditis，AIT）包括桥本甲状腺炎和萎缩性甲状腺炎，新的分类纳入了无痛性甲状腺炎、产后甲状腺炎、IgG4 甲状腺炎等。有的学者将所有的甲状腺自身抗体阳性者都纳入 AIT，因为 TPOAb 和 TgAb 阳性都与甲状腺淋巴细胞浸润显著相关。

1999 年我国学者报告＞14 岁人群（n=3 761）TPOAb 阳性率 9.81%，TgAb 阳性率 9.09%。碘缺乏、碘超足量和碘过量社区的 TPOAb 的阳性率分别为 9.2%、9.8% 和 10.5%，TgAb 的阳性率分别为 9.0%、9.0% 和 9.4%，三个不同碘摄入量地区的甲状腺抗体阳性率没有统计学的差异。五年随访研究的 TPOAb 阳性累计发病率分别为 2.8%、4.1% 和 3.7%，TgAb 的累计发病率分别为 3.3%、3.9% 和 5.1%。碘过量地区的甲减发病率显著高于碘缺乏地区[4]。

2016 年完成 TIDE 项目的 AIT 是 14.13%（包括所有抗体阳性者），女性高于男性（20.35% vs. 8.16%）。经统计学比较，经过 20 年的 USI，我国居民抗体的阳性率没有显著改变（TPOAb 阳性 9.81% vs. 10.19%，TgAb 阳性 9.09% vs. 9.70%）。多因素回归显示：碘缺乏（UIC＜100μg/L）是抗体阳性的危险因素（TPOAb OR=1.21；TgAb OR=1.23）。而碘过量组的抗体阳性率没有增加。两个抗体都呈现随碘摄入量增加而逐渐下降的趋势。这些证据表明中国经历 20 年的 USI，甲状腺自身免疫的发病率没有增加。甲状腺和免疫系统经过自身调节，已经摆脱了碘摄入量的影响，恢复到补碘前的水平[4]。美国 NHAES-Ⅲ（1988—1994）研究报告（＞12 岁，17 000 例）：TPOAb 阳性率女性为 17%，男性为 8.7%。患病率随年龄增加而升高。白种人的患病率最高，黑种人的患病率最低。TPOAb 阳性者的临床甲减的危险性增高（女性 OR=39.7；男性 OR=8.4%）。

妊娠期甲状腺抗体阳性可以引起流产、早产和胎儿神经发育损伤，智力低下，近年来备受内分泌和围产医学界关注。最近我们报告了 7 073 例妊娠妇女甲状腺自身抗体的临床特点，抗体阳性患病率 TPOAb 为 8.8%；TgAb 为 12.2%。碘缺乏组的抗体患病率显著高于碘充足组（TPOAb 11.5% vs. 7.2%；TgAb 15.0% vs. 10.2%），其危险性（OR）分别为 1.64 和 1.44。抗体与血清 TSH 呈正相关（$P<0.001$），与血清 FT4 呈负相关（$P<0.001$）。单纯 TPOAb 阳性，单纯 TgAb 阳性和两个抗体同时阳性的组别提供给临床甲减患病率危险性分别为抗体阴性组的 14.64 倍、7.83 倍和 44.69 倍，提供给亚临床甲减患病率危险性分别为 4.36 倍、2.86 倍和 6.26 倍。说明两个抗体对甲状腺功能具有相同的损

伤作用，两个抗体阳性就有明显的附加作用。抗体的滴度也与甲状腺功能的损伤程度有关，低滴度、中滴度和高滴度 TPOAb 提供临床甲减的危险性分别为 4.3 倍、6.12 倍、16.99 倍，提供亚临床甲减的危险性分别为 2.03 倍、2.83 倍和 4.80 倍。低滴度、中滴度和高滴度 TgAb 提供临床甲减的危险性分别为 0.45 倍、4.75 倍和 6.97 倍，提供给亚临床甲减的危险性分别是 2.14 倍、2,20 倍和 2.00 倍。说明随着抗体滴度增加，甲状腺功能的损伤程度加重[22]。

八、甲状腺结节

甲状腺结节（thyroid nodule）是最常见的甲状腺疾病。触诊的发现率是 4%～7%，B 超的检出率是 20%～67%，FNA 检查恶性结节的患病率是 12%。TIDE 研究报告我国甲状腺结节（>5mm）的患病率是 20.43%，女性高于男性（23.68% vs. 17.24%）。随年龄增长，患病率显著升高。碘缺乏是甲状腺结节的危险因素（OR=1.27）。随着碘摄入量的增加，患病率逐渐降低，UIC 200～299μg/L 和 UIC>300μg/L 是甲状腺结节的保护因素。

B 超是鉴别结节良恶性的最佳方法。通过 B 超不仅可以确定结节的大小，也可以发现提示恶性的影像，例如：微钙化，边缘模糊，高径大于宽径和显著低回声等。但是为了避免甲状腺癌的过度诊断，国际学术界反对对无症状的 <1.0cm 甲状腺结节做 B 超筛查，也不支持对 <1.0cm 的结节做良恶性评估。除非患者有甲状腺癌家族史、有颈部放射治疗的病史和其他转移征象[23]。

CT 鉴别结节良恶性的作用很低，仅有 3.9%～10.3%，它主要检查结节的周边组织受累和结节扩展的范围。一项 17 篇文献，55 000 例荟萃分析显示：PET-CT 的恶性结节检出率是 33%，主要是甲状腺乳头状癌[24]。

九、甲状腺癌

1. 甲状腺癌发病率急剧增加 近年来世界各国的甲状腺癌增长 2～4 倍。美国甲状腺癌占美国全年新发恶性肿瘤的 3.5%（男性 1.7%，女性 5.6%）。美国发病率从 1975 年的 4.9/100 000 上升至 2013 年的 15.3%，发病率每年增加 6.7%，死亡率每年增长 0.5/100 000[25]。每年美国新诊断甲状腺癌 60 200 例，女男比例 3:1。

2. 中国甲状腺癌发病率呈现与美国相同的趋势 根据 2017 年中国肿瘤登记数据，我国的甲状腺癌的发病率城市为 17.22/100 000，农村为 31.72/100 000。中国学者陈万青报告 2003—2011 年中国甲状腺癌以每年 20.1% 的速度增长，尽管每年死亡率的增长仅有 1.6%。陈万青的资料来自全国肿瘤监测中心下属的 72 个监测站，覆盖全国人口 6.6%，具有一定的权威性[26]。成人尸检报告隐性甲状腺癌的患病率高达 11.6%。现在治疗的甲状腺癌仅占隐性甲状腺癌的 1/1 000。这些隐性甲状腺癌具有惰性的生物学行为，如果未被发现，他们可以平安无事地与宿主相处一生。

3. 韩国的甲状腺癌"海啸" 2014 年美国《新英格兰医学杂志》发表 Welch 的评论文章，题目是《韩国甲状腺癌流行病——筛查与过度诊断》[27]。2011 年韩国国家健康调查项目将 19 岁以上成人纳入甲状腺癌筛查范围，当年韩国诊断甲状腺癌 40 000 例，是 1993 年发病率的 15 倍，成为国际上甲状腺癌发病率最高的国家。所有的甲状腺癌都得到治疗，2/3 患者甲状腺全切，1/3 患者甲状腺部分切除。手术的甲状腺癌中微小癌（<1.0cm）的比例是 56%，<0.5cm 的甲状腺癌占 1/4。手术后所有患者都需要甲状腺素（L-T4）的替代治疗，甲状旁腺损伤的患病率是 11%，喉返神经损伤占 4%。学术界将这个在韩国发生的甲状腺癌急剧增加的现象称之为"海啸"（Tsunami）。伴随着发病率增加的两个事实是：一是甲状腺癌的死亡率却一直没有增加（0.5/100 000），每年死亡病例保持在 300～400 例，仅占新发甲状腺癌病例的 1%；二是手术切除的甲状腺微小癌的数量越来越多 <1.0cm 占 56%，<0.5cm 占 25%。有人预计韩国至少有 1/3 成人存在隐匿型甲状腺癌，他们都没有任何临床症状[27]。

4. 福岛核泄漏事件后的甲状腺癌筛查 2011 年 3 月 11 日，福岛发生 8 级地震引发的海啸，福岛核电站发生核泄漏。为了预防辐射引起的甲状腺癌，国家启动儿童青少年甲状腺癌普查项目。首次调查 2011 年 9 月至 2014 年 3 月实行（事故发生后 6～36 个月），调查人口为 <18 岁的人口 300 476（占该年龄组人口 81.7%）。结果发现 <5mm 结节 47.8%，>5mm 结节 0.8%，总计甲状腺结节 2 294 例。543 例甲状腺结节接受 FNAC 检查，113 例确诊为甲状腺癌或者疑似甲状腺癌。99 例已经手术，病理证实 95 例甲状腺乳头状癌（PTC），3 例未分化癌（ATC），1 例甲状腺腺瘤。经统计福岛的甲状腺癌的发病率为37.3/100 000（结节<5mm未做FNAC，所以发病率可能要高于这个数字），10～16岁组的发病率达到124/100 000，显著高于日本国家甲状腺癌的同时期登记发病率（男性2.4/100 000～5.5/100 000；女性8.5/100 000～12.4/100 000）。目前已经结论福岛筛查发现的甲状腺癌与辐射无关。因为福岛地区99.9%居民接受的辐射剂量<1mSV，甲状腺癌的潜伏期和发病年龄都与前苏联切尔诺贝利核泄漏引起的甲状腺癌完全不同。但是甲状腺学界在这次巨大灾难中意外获得<18岁人群的甲状腺癌的患病率。如同尸检获得的11.6%的甲状腺癌的患病率一样，福岛筛查获得的甲状腺癌高发病率就是0～18岁甲状腺癌的真实显示[28]。

十、碘摄入量的影响

碘摄入量是影响甲状腺疾病最重要的环境因素。根据国家疾病控制中心历史资料，20世纪我国曾经是碘缺乏国家之一。1996年起，我国实行全民食盐加碘（USI）法规至今已经20年，我国居民经历了6年碘过量、10年碘超足量和4年碘充足的碘营养急剧变化，国家两次下调食盐加碘的国家标准。根据TIDE研究的最新调查结果，我国居民的尿碘中位数199μg/L，处于碘适量的范围。与实行USI前的调查结果比较，大多数的甲状腺疾病的患病率没有显著变化，证明我国USI的政策是有效和安全的。结果表明碘缺乏的危险大于碘过量，因为碘缺乏不仅可以引起碘缺乏病，它也与所有的甲状腺疾病的患病率显著相关。所以食盐加碘的政策需要继续坚持，特别是在国家改革食盐专营体制，居民自主选择加碘和非加碘食盐，提倡低盐饮食防治心血管疾病的背景下，地方病学界担心碘缺乏会死灰复燃。因为现在的合理碘营养是依靠食盐加碘维持的，一旦停止碘盐摄入，碘营养即会返回到碘缺乏的状态。这是甲状腺学界和地方病学界面临的一个新挑战。必须加强居民碘营养和甲状腺疾病发病率的系统监测，广泛宣传科学补碘的知识，既要防治碘缺乏病，也要避免碘过量的副作用。

（滕卫平　史晓光）

参 考 文 献

1. Garmendia Madariaga A, Santos Palacios S, Guillen-Grima F, et al. The incidence and prevalence of thyroid dysfunction in Europe: a meta-analysis[J]. The Journal of clinical endocrinology and metabolism, 2014, 99, 923-931
2. Hollowell JG, Staehling NW, Flanders WD, et al. Serum TSH, T(4), and thyroid antibodies in the United States population (1988 to 1994): National Health and Nutrition Examination Survey (NHANES III)[J]. The Journal of clinical endocrinology and metabolism, 2002, 87, 489-499
3. Vanderpump MP, Tunbridge WM, French JM, et al. The incidence of thyroid disorders in the community: a twenty-year follow-up of the Whickham Survey[J]. Clinical endocrinology, 1995, 43, 55-68
4. Shan ZY, TW, Li YS. Iodine nutrition status and prevalence of thyroid disorders in mainland of China after two decades of mandatory universal salt iodization[J]. In press, 2018
5. Andersen SL, Olsen J, Carle A, et al. Hyperthyroidism incidence fluctuates widely in and around pregnancy and is at variance with some other autoimmune diseases: a Danish population-based study[J]. The Journal of clinical endocrinology and metabolism, 2015, 100, 1164-1171
6. Smith TJ, Hegedus L. Graves' Disease[J]. The New England journal of medicine, 2016, 375, 1552-1565
7. Collet TH, Gussekloo J, Bauer DC, et al. Subclinical hyperthyroidism and the risk of coronary heart disease and mortality[J]. Archives of internal medicine, 2012, 172, 799-809
8. Selmer C, Olesen JB, Hansen ML, et al. The spectrum of thyroid disease and risk of new onset atrial fibrillation: a large population cohort study[J]. BMJ (Clinical research ed.), 2012, 345, e7895
9. Canaris GJ, Manowitz NR, Mayor G, et al. The Colorado thyroid disease prevalence study[J]. Archives of internal medicine, 2000, 160, 526-534
10. Asvold BO, Vatten LJ, Bjoro T. Changes in the prevalence of hypothyroidism: the HUNT Study in Norway[J]. European journal of endocrinology, 2013, 169, 613-620
11. Tunbridge WM, Evered DC, Hall R, et al. The spectrum of thyroid disease in a community: the Whickham survey[J]. Clinical endocrinology, 1977, 7, 481-493
12. Teng W, Shan Z, Teng X, et al. Effect of iodine intake on thyroid diseases in China[J]. The New England journal of medicine, 2006, 354, 2783-2793
13. Pedersen IB, Knudsen N, Carle A, et al. A cautious iodization programme bringing iodine intake to a low recommended level is associated with an increase in the prevalence of thyroid autoantibodies in the population[J]. Clinical endocrinology, 2011, 75, 120-126

14. Pedersen IB, Laurberg P, Knudsen N, et al. An increased incidence of overt hypothyroidism after iodine fortification of salt in Denmark: a prospective population study[J]. The Journal of clinical endocrinology and metabolism, 2007, 92, 3122-3127
15. Katagiri R, Yuan X, Kobayashi S, et al. Effect of excess iodine intake on thyroid diseases in different populations: A systematic review and meta-analyses including observational studies[J/OL]. PloS one, 2017, 12, e0173722
16. Peeters RP. Subclinical Hypothyroidism[J]. The New England journal of medicine, 2017, 376, 2556-2565
17. Jeon MJ, Kim WG, Kwon H, et al. Excessive Iodine Intake and Thyrotropin Reference Interval: Data from the Korean National Health and Nutrition Examination Survey[J]. Thyroid: official journal of the American Thyroid Association, 2017, 27, 967-972
18. Rotondi M, Magri F, Chiovato L. Risk of coronary heart disease and mortality for adults with subclinical hypothyroidism[J]. Jama, 2010, 304, 2481; author reply 2482
19. Stagnaro-Green A, Abalovich M, Alexander E, et al. Guidelines of the American Thyroid Association for the diagnosis and management of thyroid disease during pregnancy and postpartum[J]. Thyroid: official journal of the American Thyroid Association, 2011, 21, 1081-1125
20. Li C, Shan Z, Mao J, et al. Assessment of thyroid function during first-trimester pregnancy: what is the rational upper limit of serum TSH during the first trimester in Chinese pregnant women?[J]. The Journal of clinical endocrinology and metabolism, 2014, 99, 73-79
21. Alexander EK, Pearce EN, Brent GA, et al. 2017 Guidelines of the American Thyroid Association for the Diagnosis and Management of Thyroid Disease During Pregnancy and the Postpartum[J]. Thyroid: official journal of the American Thyroid Association, 2017, 27, 315-389
22. Sun J, Mao JY. Iodine Intake and Thyroid Autoantibodies: a Cross-Sectional Study in 7,073 Early Pregnant Women in an Iodine-Adequate region[J]. Clinical endocrinology, 2018, in press
23. Haugen BR, Alexander EK, Bible KC, et al. 2015 American Thyroid Association Management Guidelines for Adult Patients with Thyroid Nodules and Differentiated Thyroid Cancer: The American Thyroid Association Guidelines Task Force on Thyroid Nodules and Differentiated Thyroid Cancer[J]. Thyroid, 2016, 26, 1-133
24. 中国抗癌协会头颈肿瘤专业委员会. 中华医学会核医学分会, 中华医学会外科学分会内分泌学组 [J]. 中华内分泌代谢杂志, 2012, 28, 779-797
25. Bibbins-Domingo K, Grossman DC, Curry SJ, et al. Screening for Thyroid Cancer: US Preventive Services Task Force Recommendation Statement[J]. Jama, 2017, 317, 1882-1887
26. Chen W, Zheng R, Baade PD, et al. Cancer statistics in China, 2015[J]. CA: a cancer journal for clinicians, 2016, 66, 115-132
27. Ahn HS, Kim HJ, Welch HG. Korea's thyroid-cancer "epidemic"--screening and overdiagnosis[J]. The New England journal of medicine, 2014, 371, 1765-1767
28. Zimmermann MB, Boelaert K. Iodine deficiency and thyroid disorders[J]. Lancet Diabetes Endocrinol, 2015, 3, 286-295

第二章 甲状腺的生理学和内分泌检查

第一节 甲状腺生理学

一、甲状腺生理学

甲状腺功能受下丘脑-垂体-甲状腺负反馈回路的调节。由下丘脑释放促甲状腺释放激素（thyrotropin releasing hormone，TRH）到门静脉循环中。TRH刺激垂体释放促甲状腺激素（TSH）。TSH刺激甲状腺合成和释放甲状腺素（thyroxine，T_4）。甲状腺素抑制下丘脑释放TRH，从而形成负反馈回路。

碘化物进入甲状腺滤泡细胞后，被迅速氧化为活性碘元素（I^0），碘化物的氧化需要TPO的参与，TPO的底物H_2O_2可能由NADPH提供[1]。Tg上的酪氨酸碘化反应在甲状腺滤泡细胞的顶端表面进行。酪氨酸碘化形成的是DIT抑或MIT，主要与Tg的主体构象及甲状腺功能状况有关。

合成的甲状腺激素以Tg形式储存于甲状腺滤泡腔内。这是内分泌腺中激素储存于分泌激素的细胞外的唯一现象。此可能有利于机体储存更多的甲状腺激素供缺碘时需要。

甲状腺激素分泌的前提是先将Tg从滤泡腔中转运到滤泡细胞内。在蛋白水解酶的作用下，释放出T_3和T_4。被水解的少量MIT、DIT及未被水解的微量Tg也可进入血循环。其中Tg在甲状腺的变化过程是：①滤泡细胞顶部形成伪足伸入滤泡腔胶质中；②以巨吞饮（macropinocytosis）形式将胶质吞饮至滤泡细胞内；③进入滤泡细胞内的胶质滴被胞膜包裹；④溶酶体移至细胞顶部并微吞饮（micropinocytosis）胶质滴，形成吞噬溶酶体复合体（phagolysosomes）；⑤复合体内的蛋白水解酶水解Tg并释放出T_3、T_4；⑥T_3、T_4扩散到细胞外液并进入循环血液中。其中释放出的MIT和DIT在脱碘酶的作用下释出游离的无机碘，后者可重新碘化Tg上的酪氨酸或扩散至血液中。

正常情况下，甲状腺除分泌少量T_3外，也有一部分T_4可以转换为T_3。在甲状腺以外的组织中，T_4脱碘反应如发生在外环（酚基环），则生成T_3（$3, 5, 3'$-T_3）；如发生在内环（酪氨酰环），则生成反T_3（$3, 3', 5'$-T_3，rT_3）。

二、甲状腺激素的生理作用

（一）甲状腺激素对代谢的影响

1. 甲状腺激素对产热的影响 甲状腺激素能增加产热。其机制与交感神经系统和2型脱碘酶（D2）有密切关系[2]。当寒冷刺激使交感神经系统兴奋，释放大量儿茶酚胺。儿茶酚胺使棕色脂肪组织D2表达和活性增加，T_3产生增加。T_3和儿茶酚胺使棕色脂肪组织UCP1表达增加。UCP1表达增加使适应性产热增加，以维持体温的稳定。

2. 甲状腺激素对物质代谢的影响

（1）糖代谢：甲状腺激素使糖代谢速率加快，糖的吸收、利用，糖原的合成与分解均加速。甲状腺激素也增加细胞对葡萄糖的摄取及代谢。甲状腺激素对葡萄糖摄取的刺激作用分两个时相：早期（6小时内）通过使胞质葡萄糖转运体（GLUT）转位到细胞膜发挥作用。后期（6~48小时）通过使GLUT表达增加发挥作用。甲状腺激素能促进糖的吸收，促进肝糖原分解。另一方面，甲状腺激素亦加速外周组织对糖的利用。但是前者作用比后者强，所以总的效应是使血糖升高。

（2）脂肪代谢：甲状腺激素能加速脂肪代谢。甲状腺激素促进前脂肪细胞分化为白色脂肪细胞。甲状腺激素可增加脂肪酸合成。同时，甲状腺激素也能增加甘油三酯分解和脂肪酸的β氧化，因此也具有脂解作用。

（3）蛋白质代谢：生理剂量的甲状腺激素能促进mRNA转录，增加蛋白质（包括酶类、受体等）的合成，机体呈氮的正平衡。在病理情况下，过多的甲状腺激素使蛋白质分解明显加强，肌肉消瘦无力。而甲状腺激素缺乏时，蛋白质合成亦减少，细胞间黏蛋白增多。

（4）对其他代谢的影响：甲状腺激素对肌酸代谢也有显著的影响。甲亢患者的尿肌酸排泄量常明显增多，伴尿肌酐排泄量减少。

生理剂量的甲状腺激素有利钠排水作用。甲减时，水钠潴留，组织间隙中含大量黏蛋白，具亲水性，黏蛋白大量积聚于皮下，吸附水分和盐类，出现特征性的黏液性水肿。

甲状腺激素可影响钙、磷代谢。甲亢可引起钙磷代谢紊乱，呈负钙、负氮、负磷及负镁平衡。尿钙、磷、镁排泄量增多，但血浓度一般正常。

甲状腺激素为维持维生素的正常代谢所必需。甲亢时，机体对维生素 A、B_1、B_2、B_6、B_{12}、维生素 C、烟酰胺等需要量均增加。如补充不足，可导致维生素缺乏症。甲减时，烟酸吸收和利用障碍，可出现烟酸缺乏症。由于胡萝卜素转化为维生素 A 和视黄醇受阻，血清胡萝卜素增高，皮肤可呈蜡黄色，多见于皮脂腺较丰富的部位。

（二）甲状腺激素对生长发育的影响

脑的发育依赖于碘的供应充足和正常的 T_3 浓度。脑组织中的 T_3 主要在局部经 T_4 转换而来，星形细胞中的碘化酪氨酸脱碘酶活性很高，保证了脑组织的 T_3 水平。与成年比较，胎儿组织中的 T_3 较低，但 rT_3 和各种碘化酪氨酸的硫化合物（硫化 T_4、硫化 T_3、硫化 rT_3、硫化 3,3′-T_2 等）是明显升高的，这是由于脑（也包括肝）组织的 3 型脱碘酶活性很高，内环脱碘远超过外环所致。硫化反应是可逆的，可根据游离 T_3、T_4 的浓度，随时调节硫化酶和灭活 T_3 的酶活性，使脑组织的 T_3 恒定在生理范围内，保证脑发育的需要。

（三）甲状腺激素对心血管系统的影响

心脏是甲状腺激素的最重要靶器官。甲状腺激素过多可降低周围血管阻力、增加心肌收缩力、心率加速、心排出量增加。甲状腺激素的上述作用是由于 T_3 调节心脏特异基因表达，影响血流动力学的结果，但也与甲状腺激素的 β- 肾上腺素能样作用有关。如增加肌浆蛋白重链基因、苹果酸基因、Ca^{2+}-ATP 酶基因、Na^+/K^+-ATP 酶基因和心钠素基因的表达，降低 β- 主要组织相容性复合物（β-MHC）基因表达。T_3 可增加心排出量，降低体循环和肺循环阻力。一些抗心律失常药物（如胺碘酮等）可拮抗 T_3 对基因的表达诱导作用。

三、甲状腺组织学

甲状腺表面覆盖包膜。包膜中含有血管。包膜伸入甲状腺实质中，形成隔（Septa）[3]。这些隔将甲状腺分成许多小叶。甲状腺小叶由滤泡（follicle）组成。滤泡是甲状腺的基本组织结构。滤泡呈球形，直径 15～500μm。滤泡的壁由单层甲状腺滤泡上皮细胞（follicular epithelial cell）围绕而成。滤泡壁围成的腔为滤泡腔。滤泡腔内充满滤泡上皮细胞分泌的甲状腺球蛋白胶质，HE 染色为粉红色。甲状腺滤泡上皮细胞简称甲状腺细胞（thyrocyte），为甲状腺最主要的细胞类型。电镜下，甲状腺滤泡上皮细胞呈立方体。相邻细胞由桥粒小体及隙间连接。滤泡上皮的顶部呈圆顶状，可见微绒毛。甲状腺滤泡上皮细胞的形态随甲状腺功能状态而变化。当处于功能亢进时，甲状腺细胞增高，呈高柱状，滤泡腔内胶质减少，线粒体集聚于近滤泡腔的胞浆膜顶端，并可见空泡；当甲状腺功能静止时，甲状腺细胞呈扁平状，滤泡腔内胶质增多，胞核位于基底部。

甲状腺滤泡上皮细胞的主要生理作用是合成甲状腺球蛋白后，存储在滤泡腔内。甲状腺球蛋白经胞饮作用进入细胞，然后水解释放出甲状腺激素[4]。

除甲状腺滤泡上皮细胞外，甲状腺还含有另外一种内分泌细胞，即滤泡旁细胞（parafollicular cell）。HE 染色时，滤泡旁细胞的胞质着色浅，也称为明亮细胞（clear cell），简称 C 细胞。滤泡旁细胞主要分泌降钙素。

第二节　甲状腺相关内分泌检查

临床上甲状腺功能检查的方法包括测定血清中激素水平，评估甲状腺激素在组织中的作用，观察碘代谢状况，甲状腺的核医学和影像学检查等，这些检查各有其特点，分别从不同角度反映疾病时甲状腺功能变化，应用时需注意结合临床情况，选择合适的检查方法。

一、甲状腺的实验室检查

（一）血清甲状腺激素的测定

目前可采用放射免疫法、免疫化学发光法等测定血清中甲状腺激素的浓度，其测定结果可以帮助判断甲状腺功能的异常和了解疾病的严重程度。血清 T_4 或 T_3 的测定,通常指检测血清中总 T_4 或总 T_3,即测定与血中甲状腺激素结合蛋白结合的和非结合的(即游离的)甲状腺激素的总和。血清中的 T_4 全部由甲状腺分泌产生,测定血清中 TT_4 浓度是反映甲状腺功能状态的较好指标。10%~20% 的血清 T_3 直接来源于甲状腺,其余约 80% 在外周组织中由 T_4 脱碘代谢转化而来。血清 TT_3 的水平通常与 TT_4 的改变平行,在甲亢的早期,血清 TT_3 水平增高常较快、较早,因此 TT_3 测定对诊断甲亢更为敏感[5]。

由于循环中绝大部分甲状腺激素与 TBG 结合,因此血清 TBG 水平的高低可影响 TT_4 和 TT_3 的测定结果。在妊娠期间或者接受雌激素的个体,由于 TBG 的增加,可导致甲状腺功能正常者出现血清 TT_4 水平假性增高。所以仅在 TBG 正常的情况下 TT_4、TT_3 才能反应甲状腺功能的真实情况,而游离的甲状腺激素不受 TBG 影响,直接反映甲状腺的功能状态,因此血清 FT_4、FT_3 测定具有更好的敏感性和特异性。

血清反 T_3(rT_3)是由 T_4 在外周组织中经 5-脱碘酶的作用,在甲状腺激素分子的内环处脱碘生成,循环中 80% rT_3 与 TBG 结合。通常血清 rT_3 水平与 TT_3 和 TT_4 变化一致,但在严重的营养不良或全身性疾病时,机体能量代谢降低,使外周组织中 T_3 生成减少,rT_3 生成增加,因此测定 rT_3 有助于各种急慢性疾病伴发的低 T_3 综合征和甲减的鉴别。

(二)血清 TSH 的测定

下丘脑-垂体-甲状腺轴(hypothalamic-pituitary-thyroid axis,HPT axis)系统是机体重要的调节系统,TRH 促进腺垂体合成和释放 TSH,TSH 在促进甲状腺的生长和激素分泌,而甲状腺分泌的甲状腺激素又可反馈抑制 TRH 和 TSH 的分泌。检测 HPT 轴功能可以间接反映内源性甲状腺激素的分泌。由于灵敏的免疫法测定 TSH 技术的发展,TSH 测定已成为目前最常用、最可靠、最有临床意义的检测项目。

(三)其他指标测定

甲状腺球蛋白(thyroglobulin,Tg)是甲状腺滤泡上皮分泌的糖蛋白,是甲状腺激素合成和储存的载体。目前可采用免疫分析法测定。影响 Tg 水平的三个主要因素包括甲状腺的大小、甲状组织炎症或损伤和 TSH、hCG 或 TRAb 对甲状腺的刺激。在甲状腺肿、大多数甲亢患者中血清 Tg 水平升高,而在服用外源性甲状腺激素所导致的甲亢患者中,Tg 水平不高,可用于鉴别诊断。其更主要的临床应用是在分化型甲状腺癌(differentiated thyroid cancer,DTC)患者中,DTC 具有分泌 Tg 的能力,手术前后 Tg 水平的变化是一个很好的随访监测指标。

降钙素是由甲状腺滤泡旁 C 细胞分泌的一种多肽激素,某些甲状腺外的神经内分泌细胞也可分泌降钙素。通常采用双向免疫测定法测得。其主要作用是降低血清钙磷水平,抑制骨质重吸收,拮抗甲状旁腺激素,甲状腺髓样癌(medullary thyroid carcinoma,MTC)是甲状腺滤泡旁 C 细胞的恶性肿瘤,成熟降钙素是 MTC 最重要的肿瘤标志物,与肿瘤大小呈正相关。

碘是甲状腺合成甲状腺激素的主要原料,体内摄入的过量碘都经肾脏排除,因此测定尿碘水平可评估机体碘摄入量。

(四)甲状腺自身抗体的检测

甲状腺组织成分的抗原性较强,可作为自身抗原的甲状腺组织成分主要有 TSH、TSH 受体(TSHR)、Tg、甲状腺过氧化物酶(TPO)等,其中最重要的 TSHR、Tg、TPO 相应的自身抗体分别为 TRAb、TgAb 和 TPOAb[6]。自身免疫性甲状腺疾病(AITD)中存在多种体液免疫和细胞免疫异常。甲状腺自身抗体是体液免疫异常的标志。检测患者血清抗体对于疾病的诊断、治疗和预后具有重要的临床意义。

TRAb 包括 TSH 受体刺激性抗体(TSAb)、TSH 刺激阻断性抗体(TSBAb)、TSH 受体结合抑制免疫球蛋白(TBII)。目前采用生物分析方法测定 TSAb 和 TSBAb,TSAb 主要用于 Graves 病的诊断,预测复发;TSBAb 是部分原发甲减患者的致病性抗体,二者均可以通过胎盘导致新生儿甲亢或甲减。TBII 则通过受体分析方法测定,因其检测方便,临床上常通过检测 TBII 代替 TSAb。

TPOAb 和 TgAb 主要来源于甲状腺内浸润的淋巴细胞,均为多克隆抗体,属于 IgG 类,但亚型各异。目前采用的测定方法包括放射免疫法、免疫化学发光法和酶联免疫吸附法等。二者均为 AITD 的标志性抗体,这两种抗体的持续存在是维持自身免疫性炎症,使疾病呈慢性特征的关键因素,其血浓度与甲状腺内的慢性迁延性炎症病变的关系十分密切,有固定补体的细胞毒作用。因此,二者的测定可间接了解甲状腺自身免疫病变的性质和程度。持续高滴度的 TPOAb 和 TgAb 常预示日后发生自发性甲减的可能性较大。

二、放射性核素的甲状腺功能和显像检查

(一) 甲状腺吸 ^{131}I 功能检查

是最早应用于甲状腺功能诊断的项目,通过甲状腺对碘的摄取能力评价其功能。将示踪量的放射性无机碘通过静脉注射入体内后,放射性核素迅速与内源性稳定的碘化物在细胞外液中混合,并开始被甲状腺和肾脏清除,在这一过程中,测定甲状腺对其摄取的数量(以百分数表示,称吸 ^{131}I 率)和速度。正常甲状腺的吸 ^{131}I 率在 20~30 分钟已有一定数量,24 小时达峰。甲亢患者吸 ^{131}I 率高出正常范围和/或达峰时间提前出现,甲减患者则吸 ^{131}I 率下降,而达峰时间延迟。由于吸 ^{131}I 率受多种含碘食物、药物的影响,因此检查前需详细询问病史,以免出现各种影响因素所致的吸 ^{131}I 率下降,如服用含碘食物或药物应停服一定时间后才能进行检查[7]。

(二) 甲状腺核素显像

是根据放射性核素或其标记化合物经血液到达甲状腺部位后,被正常甲状腺组织浓集而显示其大小、位置、形态和放射性在腺体内的分布,病变组织可不摄取放射性而出现放射稀疏或缺损区(冷区)或有局灶性浓聚(热区)。

甲状腺平面静态显像在静脉注射显像剂后,通过核素扫描、闪烁照相或 γ 照相等技术显示甲状腺内核素所发射的 γ 射线的分布从而显示其形态。常用的显像剂包括 $Na^{131}I$、$Na^{99m}TcO_4$、$Na^{131}I$。通常用于确定甲状腺大小和形态,估算 ^{131}I 治疗甲亢的治疗量,发现和诊断异位甲状腺,寻找有功能型甲状腺癌转移灶等。当甲状腺平面显像不能明确结节性质和部位、需精确定位时可行断层显像。

^{99m}Tc-MIBI 依赖于 Na^+-K^+-ATP 酶泵的主动转运,在静脉注射 ^{99m}Tc-MIBI 后进行早期和延迟显像,甲状腺癌及其转移灶部位见到放射性浓聚。

近年来 ^{18}F-FDG PET 显像已在各种肿瘤中应用。正常甲状腺不浓集 ^{18}F-FDG,偶见显影。分化好的甲状腺癌不一定摄取 ^{18}F-FDG,而未分化甲状腺癌和不摄碘的分化型甲状腺癌转移灶可见到其浓聚。因此,可作为甲状腺癌 ^{131}I 显像的补充,并作为疾病分期和预后判断的良好指标。

三、甲状腺的影像学检查

(一) 甲状腺超声检查

是临床上应用最广泛、无创的甲状腺检查手段,可测量甲状腺大小,显示其形态是否规则,包膜是否完整,结构是否均匀,内部有无结节及结节的数量、部位、大小、形态、物理性质等,彩色多普勒血流显像(CDFI)还可展现其整体及各部的血供情况以推断其功能状态。通过定期复查以观察病灶的动态变化,对生长过速或有恶性倾向的病灶可引导穿刺活检,以了解其良恶性质。

(二) 甲状腺 CT 检查

主要用于临床认为恶性可能性大的单发或多发性结节,了解结节范围及其与周围组织的关系,高度怀疑恶性病变的甲状腺肿,甲状腺周围组织有压迫、浸润等病变,怀疑可能与甲状腺癌有关,甲状腺手术前确定手术范围,甲状腺癌术后随访有无复发或转移。

(三) 甲状腺磁共振检查

主要用于性质未明的病变,欲重点了解甲状腺及其与周围组织的关系,尤其是毗邻组织的病变范围,显示甲状腺血管或甲状腺毗邻血管。磁共振对确定肿块与其周围血管的关系具有比其他手段更重要的价值,或患者对造影剂过敏时,应首先考虑 MRI 检查。

四、超声引导下甲状腺结节细针穿刺活检

是传统的微创诊断技术,主要用于鉴别甲状腺结节的性质,是术前评估甲状腺结节敏感度、特异度最高的方法。其适应证包括:

(1) 直径≥1cm 的甲状腺结节,超声检查有恶性征象者;

(2) 直径<1cm 的甲状腺结节,存在下述情况之一者:①超声检查提示结节有恶性征象;②伴颈部淋巴结超声影像异常;③童年期有颈部放射性照射史或辐射污染接触史;④有甲状腺癌家族史或甲状腺癌综合征病史;⑤ ^{18}F-FDG PET 显像阳性;⑥伴血清降钙素水平异常升高。

(连小兰 刘 赫)

参 考 文 献

1. Richard Murphy, Ronan O'Neill. Endocrinology. 4th ed. London: Elsevier Health Sciences, 2012

2. Sing-yung We, Jerome M Hershman. Thyroid hormone metabolism: regulation and clinical implications. Boston: Blackwell Scientific, 1991
3. Miccoli P, Terris DJ, Minuto MW. Thyroid surgery: preventing and managing complictions. New Jersey: John Wiley and Sons, 2013. https://doi.org/10.1002/9781118444832
4. Richard A Prinz, Edgar D Staren. Endocrine surgery. Georgetown: Landes Bioscience, 2000
5. 史轶繁. 协和内分泌和代谢学. 北京：中国协和医科大学出版社, 1999
6. 白耀. 甲状腺病学-基础与临床. 北京：科学技术文献出版社, 2003
7. 廖二元. 内分泌代谢学. 北京：人民卫生出版社, 2014

第三章 甲状腺疾病的影像学诊断

第一节 超　声

一、超声简介

超声是甲状腺疾病最常用的、首选的影像学检查方法，具有便捷、实时、无辐射等特点，在浅表器官中分辨力很高，可测量甲状腺大小，显示其形态是否规则，包膜是否完整，结构是否均匀，内部有无结节以及结节的数量、部位、大小、形态、物理性质等，彩色多普勒血流显像还可显示其血供情况以推断其功能状态。通过定期复查以观察病灶的动态变化，对生长过速或有恶性倾向的病灶可引导穿刺活检，以了解其良恶性质。此外，对于甲状腺周边的组织结构、包括颈部淋巴结、肌肉、血管等，超声也能够清晰显示。因此，近年来超声在甲状腺成像中得到广泛认可，超声引导下介入也发展迅速。超声的不足之处在于操作者依赖性很强、受骨骼及气体影响有时显示病变困难[1]。

二、正常甲状腺超声表现

甲状腺位于下颈部，位置浅表，表面被覆中高回声皮肤与低回声肌肉。超声横切面时，甲状腺腺体呈蝶形双叶中等回声结构，左右叶对称，包膜完整，峡部多连接于左右叶腺体下三分之一；纵切面扫查时，左右侧叶呈椎体状结构。甲状腺腺体实质呈均匀中等回声，峡部后方为气管，呈弧形强回声，气管后方为颈椎椎体。判断甲状腺实质的回声水平时，主要以胸锁乳突肌为参照物，正常腺体回声高于肌肉回声，呈均匀细密点状；判断甲状腺结节的回声时，应与正常部分的甲状腺实质回声比较。正常甲状腺腺体内的彩色多普勒血流信号呈散在点状分布，上下极可见较大的动静脉。甲状腺后方外侧为颈总动脉和颈内静脉，左叶腺体后方、气管旁常可显示食管。

三、异常甲状腺超声表现

（一）甲状腺增大

正常甲状腺侧叶上下径4～6cm，前后径1.5～2cm，左右径2.0～2.5cm，峡部前后径多小于0.3cm，上下径变异较大，前后径变异较小。超声多以前后径作为判断甲状腺是否肿大的重要指标，前后径大于2cm为可疑甲状腺肿大，大于2.5cm则明确为甲状腺肿大。

（二）甲状腺未发育、甲状腺发育不良、甲状腺异位

超声可以观察甲状腺体积有无减小以及腺体轮廓是否对称，但超声诊断甲状腺异位难度较大，甲状腺异位通常由核医学显像发现。

（三）甲状舌管囊肿

甲状舌管囊肿偶然发现时均需进行超声评价，甲状舌管囊肿超声常表现为内部有散在点状回声的囊性结构，很少为单纯性囊肿，点状低回声多为上皮细胞分泌的蛋白样物质（图3-3-1）。甲状舌管囊肿继发感染或出血时内部回声可以更加复杂，囊壁可以增厚，可以出现内部分隔。如果囊内出现有血供的实性回声，应考虑实性成分为异位腺体或甲状舌管肿瘤可能。

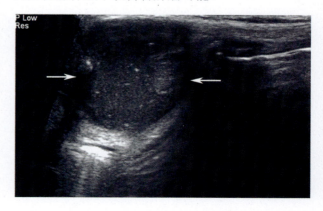

图3-3-1　颈部正中纵切面：甲状腺峡部上方无回声（箭头所示），内部回声复杂，可见散在点状及絮状回声

(四)桥本甲状腺炎

桥本甲状腺炎超声表现为甲状腺弥漫性增大,以前后径改变最为明显,峡部明显增厚。腺体包膜清晰完整,回声弥漫性不均减低(图3-3-2)。腺体内可见多个由淋巴组织、残余滤泡和上皮组织形成的无占位效应的低回声小结节。腺体广泛纤维化后体积可缩小。甲状腺下极附近淋巴结增大对于诊断有参考价值[1]。

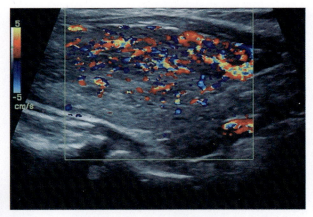

图3-3-3 右侧颈部纵切面:甲状腺右叶腺体血流信号丰富,呈"火海征"

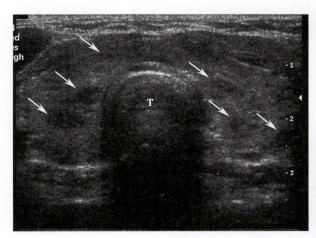

图3-3-2 颈部正中横切面:甲状腺腺体回声不均匀,峡部增厚,可见多个无占位效应的低回声小结节(箭头所示),T:气管

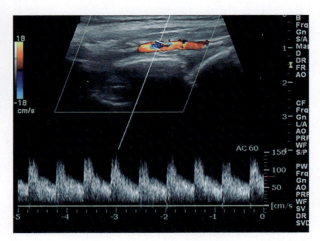

图3-3-4 与图3-3-3同一患者,右侧甲状腺上动脉收缩期峰值流速高达140cm/s

(五)Graves病

甲状腺呈弥漫性、对称性增大,包膜规则。腺体回声因病程和治疗情况而有所不同。未经治疗者,腺体回声均匀减低,少数呈散在、局灶性减低;病程长及反复发作者,腺体回声正常或稍强。腺体内可见多个管状无回声区(血管扩张)。彩色多普勒显示甲状腺内血流信号极为丰富,呈"火海征"(图3-3-3)。频谱多普勒可见甲状腺上、下动脉血流速加快,收缩期峰值流速多超过70cm/s(正常为30cm/s)(图3-3-4)。

(六)亚急性甲状腺性炎

亚急性甲状腺炎超声表现为腺体内片状低回声,边界模糊,内可有散在的稍强点状回声,探头挤压时有压痛(图3-3-5)。低回声以外腺体彩色多普勒血流信号基本正常,低回声内部血流信号轻度增加或无明显增加,周边无明显血管绕行,部分低回声内部可显示正常甲状腺血管穿行。患者可伴有颈淋巴结增大。

(七)结节性甲状腺肿

结节性甲状腺肿可见纤维化表现[1],部分可

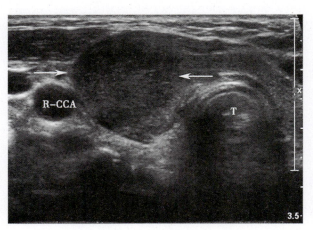

图3-3-5 颈部正中偏右侧横切面:甲状腺右叶饱满,可见片状低回声,边界模糊(箭头所示)R-CCA:右侧颈总动脉,T:气管

发生钙盐沉积形成粗大钙化。超声上腺体正常大小或不对称性增大，表面不平整。腺体内见单个或多个回声不一结节，内可有囊性变及纤维带样回声，可伴有形态不等粗大强回声钙化。结节内血供状态不等，有的内部血流丰富，甚至呈彩球状；有的以囊性变、坏死等退化表现为主，内部没有或仅有少许血流信号（图3-3-6）。

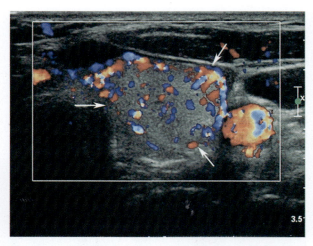

图3-3-8　颈部正中偏左横切面（与图3-3-7同患者、同切面）：中等回声可见丰富规则彩色多普勒血流信号（箭头所示）

（九）甲状腺乳头状癌

甲状腺乳头状癌多表现为低回声或极低回声[2]，形态多不规则，边界不清，纵横比大于1，可伴有微小钙化，同时可伴有颈部异常淋巴结（图3-3-9、图3-3-10）。需要注意的是，上述任何一种征象均不为恶性结节所独有，因此需要综合分析判断。

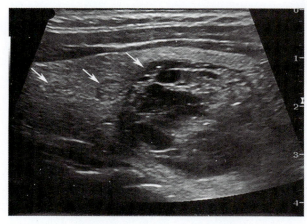

图3-3-6　右侧颈部纵切面：甲状腺右叶腺体内可见多个大小不等、回声不一结节（箭头所示），最大者内可见囊性成分

（八）甲状腺腺瘤

甲状腺腺瘤超声上表现为圆形或椭圆形中等回声或低回声[2]，多伴薄声晕，肿物长轴常与腺体的长轴平行，较大者易合并囊性变、出血或坏死，内可有不规则无回声区、钙化灶或浓缩胶质，浓缩胶质表现为点状强回声后方伴"彗星尾"征，此为良性结节的特征性表现。多数腺瘤内部可见丰富规则的血流信号，周边常见较为完整的环绕血管（图3-3-7、图3-3-8）。

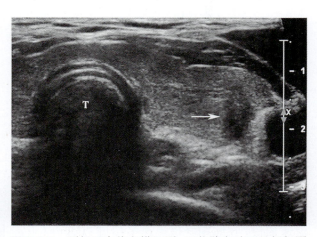

图3-3-9　颈部正中偏左横切面：甲状腺左叶可见极低回声（箭头所示），形态多不规则，边界不清，纵横比大于1，内可疑点状强回声（微小钙化）T：气管

（十）甲状腺滤泡癌

甲状腺滤泡癌和滤泡腺瘤在超声上鉴别有一定困难[3,4]，即使是FNA细胞学也很难鉴别。但有报道认为：与甲状腺乳头状癌不同，甲状腺滤泡癌常为等回声或高回声，微小钙化很少见，病变多伴有厚薄不一的低回声晕或者局部低回声晕。彩色多普勒血流信号丰富也是该类病变的特点之一（图3-3-11、图3-3-12）。

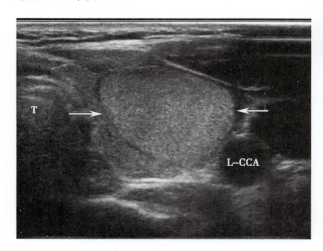

图3-3-7　颈部正中偏左横切面：甲状腺左叶中等回声，形态规则、边界清晰，伴薄声晕（箭头所示）。T：气管；L-CCA：左侧颈总动脉

（十一）甲状腺髓样癌

甲状腺髓样癌超声上多为不规则低回声实性结节，内部回声不均，部分病例可伴有囊性成分，髓样癌丰富的血流信号是其超声主要特点。约1/3的髓样癌超声表现不典型，除了血供丰富表现外，类似良性结节（图3-3-13、图3-3-14）。

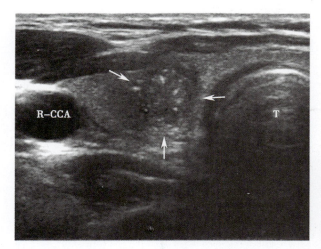

图3-3-10　颈部正中偏右横切面：甲状腺右叶可见低回声（箭头所示），形态多不规则，边界不清，内可见点状强回声（微小钙化）。T：气管；R-CCA：右侧颈总动脉

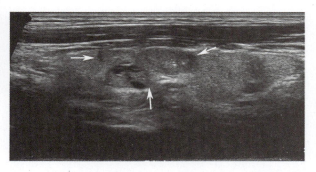

图3-3-13　左侧颈部纵切面：甲状腺左叶中部中低回声（箭头所示），分叶状，可见囊性成分及点状强回声（微小钙化）

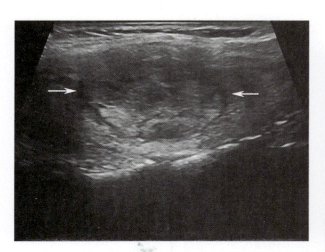

图3-3-11　右侧颈部纵切面：甲状腺右叶中部中等回声（箭头所示）：内部回声不均伴厚薄不一低回声晕

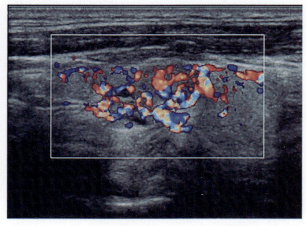

图3-3-14　左侧颈部纵切面（与图3-3-13同患者、同切面）：甲状腺左叶中部中低回声内部彩色多普勒血流信号丰富而杂乱

（十二）甲状腺未分化癌

甲状腺未分化癌超声特点为体积较大、边界不清、形态不规则，肿瘤平均长径可达4cm，低回声为主，等回声少见，病变内部常可见液化坏死及粗大钙化，结节内部彩色多普勒血流信号丰富而杂乱（图3-3-15），此外，未分化癌局部或者远处转移常见，转移淋巴结内部常伴有液化坏死[5]。

（十三）甲状腺淋巴瘤

甲状腺淋巴瘤超声表现多样，可大致分为结节型、弥漫型、混合型。结节型多见，多为极低回声，边界清楚，后方回声增强，呈"假囊征"，钙化

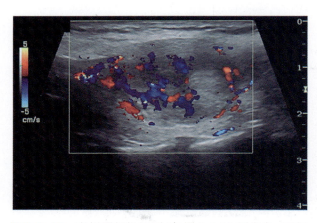

图3-3-12　右侧颈部纵切面（与图3-3-11同患者、同切面）：中等回声彩色多普勒血流信号丰富而杂乱

或液化很少出现，有时低回声可呈"蜂窝状"改变；弥漫型表现为双侧叶肿大，内部为极低回声，肿瘤和甲状腺组织的分界无法识别；混合型表现为多个极低回声病灶，不均分布在腺体内（图3-3-16）。上述各型共同特点为病变呈极低回声，后方回声增强，病灶内部血流信号丰富[6]（图3-3-17，图3-3-18）。

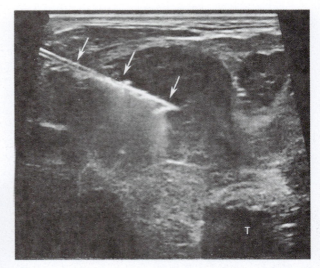

图3-3-18　颈部正中偏右横切面：甲状腺右叶粗针组织活检，箭头所示为穿刺针回声

（十四）甲状腺癌淋巴结转移

典型甲状腺癌淋巴结转移的超声征象包括[4]：类圆形、淋巴门结构消失、皮质内团状高回声区、微小钙化灶、囊性变、不规则血流信号等（图3-3-19，图3-3-20）。淋巴门结构消失这一特征的灵敏度高，但特异度较低；而微钙化及囊性变等特征的特异度最高，但灵敏度较低。

超声对于中央组淋巴结转移敏感度只有50%左右。超声对于颈侧方淋巴结转移的敏感度较高，可达90%左右。超声颈部淋巴结有无异常对甲状腺手术方式选择非常重要，因此，术前超声除了对可疑淋巴结进行分区定位外，还应尽可能描述颈侧方淋巴结与颈部大血管的关系，必要时体表标注。

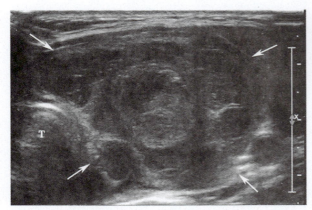

图3-3-15　颈部正中偏左横切面：甲状腺左叶可见不均匀低回声，形态不规则，边界模糊（箭头所示）

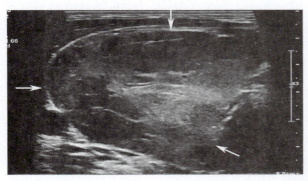

图3-3-16　颈部正中偏右横切面：甲状腺右叶极低回声，占据整个腺体（箭头所示）

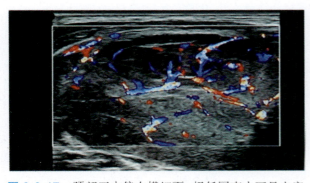

图3-3-17　颈部正中偏右横切面：极低回声内可见丰富杂乱彩色多普勒血流信号

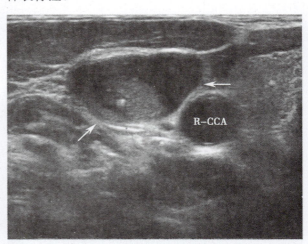

图3-3-19　颈右侧横切面：甲状腺乳头状癌患者，颈部侧方Ⅳ区可见囊实性混合回声（箭头所示），实性成分偏心分布，内可见点状回声，手术证实为颈侧方淋巴结转移

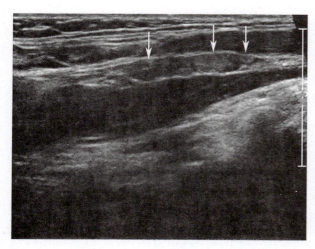

图 3-3-20 颈左侧纵切面:甲状腺乳头状癌患者,颈部侧方Ⅳ区淋巴结皮髓质分界不清(箭头所示),部分淋巴结内可见团状高回声,手术证实为颈侧方淋巴结转移

四、甲状腺结节超声读图要点

甲状腺结节内微小钙化和胶质钙化有时难以区别,重点在于观察结节是囊性还是实性,以及是否存在"彗星尾征"伪像,胶质钙化通常为囊性,并且同时有"彗星尾征"。

甲状腺乳头状癌有时会有囊性成分,容易误诊为复杂囊肿,需要注意观察实性部分的血供及实性成分的位置,偏心分布的实性成分不能大意。

甲状腺癌颈部淋巴结转移有时会误认为是腺体边缘的结节,实时观察并挤压有助于鉴别。

有时甲状腺肿瘤为弥漫性,容易误诊为腺体弥漫性病变。因此,在弥漫性病变背景下要观察血供是否规则,周边是否有正常腺体组织回声,以及颈部淋巴结是否异常增大。

五、甲状腺结节超声分类系统概述

超声在甲状腺结节诊治中的主要作用为筛查、诊断、随访、引导穿刺活检。针对甲状腺结节分类及管理的指南有几个[7~9],目前国际上多参考2015 年美国甲状腺协会(American Thyroid Association,ATA)颁布的《成人甲状腺结节和分化型甲状腺癌的管理指南》作为细针穿吸活检(Fine Needle Aspiration,FNA)适应证参考依据,具体指征主要根据甲状腺结节超声风险分层及结节大小制订。

六、超声引导甲状腺细针穿吸活检和粗针组织活检

超声引导下细针穿刺活检(fine needle aspiration,FNA)是国际公认的甲状腺结节最准确、最安全、也是最常用的病理学诊断方法。粗针穿刺活检(core needle biopsy,CNB)多在临床考虑病变为甲状腺淋巴瘤或未分化癌的情况下才使用,此方法敏感性及阳性预测值高于FNA。

七、甲状腺超声成像进展

甲状腺超声成像的进展主要有超声造影及超声弹性成像两个方面。

甲状腺的弹性成像技术主要有应变弹性成像和剪切波弹性成像两种技术,都是通过评价组织硬度判断组织的良恶性。应变弹性成像技术探头需要垂直轻度压放病变区域皮肤,利用弹性图像反映组织的应变。剪切波弹性成像技术不用加压,探头垂直接触皮肤即可,通过直接测量剪切波速度反应组织硬度。目前普遍认[10~12]为弹性成像独立诊断价值有限,可以作为常规超声的补充,但并不能取代常规超声。甲状腺峡部结节、甲状腺结节内部钙化和囊性成分均可能对弹性成像的诊断结果有影响,需在诊断中加以注意。

甲状腺超声造影提取了造影剂微泡产生的背向散射和非线性谐波信号[13],实现了结节及腺体的微血管实时灌注显像,目前的应用主要有以下几方面:①甲状腺结节消融治疗前后应用:消融前通过超声造影评估甲状腺结节内部血管走行,规划穿刺路径;消融术后使用超声造影评估消融范围判断疗效;②引导对甲状腺结节内有血供的增强区域进行活检,有助于提高活检的阳性率;③鉴别常规超声难以区分的甲状腺良、恶性结节,如良性结节囊性成分吸收后改变与恶性结节。

八、超声引导下甲状腺热消融进展

超声引导下甲状腺热消融是在实时超声引导下,借助射频、微波或激光产生的热效应对甲状腺病变进行体内原位灭活以达到局部根治的技术手段[14]。由于损伤小、恢复快、美观效果好,近年来在部分甲状腺良性结节、部分低危甲状腺微小乳头状癌及颈部转移淋巴结中有一定的应用,其中以射频消融相关的研究最为多见。

热消融前需完成一系列评估,包括通过超声评估结节的位置、大小、声像图特征,了解患者颈部放射治疗史、甲状腺癌家族史、凝血功能及重要脏器功能,行FNA取得结节病理学结果。消融时应注意避开重要的神经及血管,必要时使用水

隔离带技术进行神经及血管保护。热消融并发症方面，少部分患者治疗后会出现出血、疼痛，极少数患者会有喉返神经或喉上神经损伤，出现声带麻痹、声音嘶哑的情况，但绝大多数患者3～6个月内可恢复。

但至今为止，热消融对甲状腺微小乳头状癌治疗的有效性还没有积累到足够的循证医学证据，故热消融技术的应用要做到充分的知情同意以及对指征的严格把控。

（姜育新　夏　宇）

第二节　CT及MR检查

甲状腺是人体最大的内分泌腺，呈"H"形或"U"形，位于颈下部气管上段前方及两侧，棕红色，分左右两叶，中间连接部分为峡部，峡部横跨气管前，相当于第2～4气管软骨水平。

胚胎发育第三周时，第1和第2对咽囊之间的咽底壁内胚层开始内陷呈甲状腺囊，它随即变成实体细胞团，向尾侧延伸，并由一细颈与咽底相连，这细颈称为甲状舌管，此管到5～6周开始退化，但在其起源点，留一凹窝，即舌盲孔。若甲状舌管不退化，则沿该管周围可能形成副甲状腺，或形成囊肿或瘘管。

甲状腺的前面由皮肤、皮下组织、颈深筋膜浅层和舌骨下肌群及气管前筋膜所遮盖，后面邻喉、气管和咽、食管及喉返神经，后外侧与颈内静脉、颈总动脉、迷走神经及交感干相邻。

一、甲状腺CT检查

【适应证】

1. 评估较大甲状腺病变累及范围　超声检查是甲状腺病变常规检查方法，尤其是对于<1cm的微小癌，超声检查是诊断的首选方法。

2. 评估颈部淋巴结转移　特别是超声检查显示困难的区域（咽后、纵隔、下颈部Ⅳ区）。

【方法】

CT检查常规采用轴位即横断层面扫描。患者取仰卧位，头稍后仰，嘱患者平静呼吸、无吞咽动作，扫描范围一般自外耳道上缘水平至上纵隔，包括主动脉弓，层厚3mm，对小的病变可将层厚减薄为1～2mm。增强时，静脉快速注射造影剂80～100ml后，延迟时间40秒，即对平扫范围行增强扫描。图像显示：选择窗宽250，窗位50左右[15]。

CT常用的检查技术有普通扫描、特殊扫描（如：薄层扫描、高分辨率扫描等）和增强扫描等，根据不同检查目的采用不同的检查方法。甲状腺病变及评估颈部淋巴结状态推荐采用增强扫描及冠状位重建。扫描结束后，用二维和（或）三维重建技术做必要的图像后处理，调节窗宽和窗位，进行照片和存档。

【正常表现】

正常甲状腺位于气管上段两侧，中间以峡部相连，甲状腺两侧叶类似三角形，大多对称。正常甲状腺因为含有碘物质，平扫CT值约为80～100HU，高于周围及前方肌肉，一般密度比较均匀，增强扫描可见明显均匀强化。

【临床意义】

1. 甲状腺先天异常　地方性甲状腺肿的患者因甲状腺处于"碘饥饿"状态，表现为摄^{131}I率增高。结节性甲状腺肿摄^{131}I率可正常或增高。单纯性甲状腺肿摄^{131}I率多高于正常。甲状腺的先天异常主要与两方面有关，甲状腺的移行异常和甲状舌管的退化异常，前者形成异位甲状腺，后者形成甲状舌管囊肿[16]。

（1）异位甲状腺（ectopic thyroid gland）：可位于自舌根至纵隔的任何部位，多位于近中线处。为实性肿块，多呈圆形，边界清楚，大小不一，因其含碘量高，密度较一般软组织高。异位甲状腺如果没有炎症或甲状腺肿病变，密度较均匀，一般无钙化、囊变或坏死，增强扫描呈明显均匀强化，同时可发现周围组织不同程度受压、移位改变。异位至纵隔的甲状腺可以与正常部位的甲状腺相连或不连，不连时表现为孤立性肿块，边界清楚，可有分叶，较大的胸内甲状腺可引起气管或纵隔内器官移位改变。当异位甲状腺发生病变时，可以有与正常部位甲状腺发生的相应病变类似的影像改变，可以密度不均匀，有钙化，有结节或肿块，增强扫描不均匀强化等。

（2）甲状舌管囊肿（thyroglossal cyst）：在CT平扫图像上表现为舌骨上下区域的囊状低密度影，边界清楚、光滑，可位于中线上或略偏中线。增强扫描囊壁可见明显强化，而囊内无强化。

2. 甲状腺炎　多表现为甲状腺弥漫性增大，增强扫描强化不如正常甲状腺，可以不均匀强化。在急性甲状腺炎病例，CT可发现脓肿样改变。亚急性甲状腺炎可为单个或多个结节性肿大，一般不伴有淋巴结肿大。在桥本甲状腺炎病例，甲状腺一般呈弥漫性增大，密度较均匀，也可不对称增大，有多发低密度结节，增强扫描时甲状腺强化不均匀。

3. 甲状腺肿 早期结节性甲状腺肿表现为甲状腺弥漫肿大，平扫及增强扫描密度均匀，可无明显密度减低。在胶样甲状腺肿期，CT扫描甲状腺密度不均匀或减低。在结节性甲状腺肿期，CT扫描可见甲状腺多发大小不等的低密度影，边界清楚，整个腺体明显增大，形态轮廓发生改变，可压迫邻近器官并使之移位，也可向下延伸至胸骨后或中纵隔，形成胸骨后和胸内甲状腺肿，后者也可出现结节、囊变、出血、钙化。甲状腺结节发生坏死囊变时，CT密度明显减低无强化，结节并发出血时会迅速增大、密度增高。当CT显示肿块向邻近气管浸润和颈部淋巴结肿大时，提示恶变可能。结节性甲状腺肿钙化多见，结节可单发，也可多发，大小不等。

4. 甲状腺良性肿瘤（benign neoplasm of the thyroid） 通常表现为正常甲状腺实质内的低密度结节，边缘光滑、密度均匀、有包膜，增强扫描可有增强。病变多为单发。腺瘤可缓慢长大，通常不超过4cm。腺瘤突然增大可为自发出血所致。腺瘤也可自发退变为囊肿。少数腺瘤可有钙化，钙化可为颗粒状或不均匀斑块状。

5. 甲状腺恶性肿瘤（malignant neoplasm of the thyroid） 甲状腺癌平扫可见甲状腺不对称增大，密度减低、不均匀，或表现为甲状腺内或甲状腺区域不规则肿块，与周围结构分界不清，合并出血时可有密度增高，30%～35%可见钙化，砂粒样钙化以滤泡状癌最为多见，斑块样钙化以合并出血后改变多见。增强扫描病变不均匀强化，强化低于正常甲状腺组织，增强扫描还可以良好显示周围血管，颈总动脉和颈内静脉受累时表现为病变与之分界不清甚至病变包绕血管。甲状腺癌术后复发表现与上述类似。淋巴结转移表现为淋巴结增大，长径与短径比值<2，淋巴结不均匀强化，可见内部强化减低或无强化区，增大淋巴结边界不清时提示有包膜外侵犯。甲状腺乳头状癌转移淋巴结有特征性表现，颗粒状钙化、囊性变、囊壁内有明显强化的乳头状结节，血供丰富，且有甲状腺组织的吸碘特性，可明显强化，与正常甲状腺强化程度相似。甲状腺淋巴瘤可表现为甲状腺弥漫增大，密度不均匀，边缘不清晰，轻度不均匀强化，包绕周围血管。

6. 甲状腺囊肿 CT主要表现为甲状腺内边界清楚的囊性低密度灶，CT值接近于水，无强化。影像随诊观察可以发现，甲状腺囊肿可以由于甲状腺腺瘤退变、甲状腺结节坏死或出血后吸收形成。胶质性甲状腺囊肿CT值略高于单纯性囊肿及坏死后形成的囊肿。囊肿内出血可使CT值升高。

【注意事项】

^{131}I因半衰期长仅用于甲状腺癌的患者，可有诊断及治疗的双重作用，但因其参与甲状腺代谢而受含碘食物及药物的影响。目前增强CT所用造影剂均为含碘造影剂，碘对比剂注射后6周内，甲状腺放射性碘摄取的测量值会发生变化。如果患者需要做增强CT，应安排在^{131}I核素显像之后，而做过增强CT的患者，需要至少6周后才能行^{131}I核素显像。

二、甲状腺MR检查

磁共振成像（magnetic resonance imaging, MRI）采用以甲状腺为中心的前颈线圈，可以提供高质量的软组织分辨率。MRI作为辅助检查，对颈部解剖结构显示更为清晰，对显示甲状腺病变的范围、边界、与邻近结构的关系有很大作用，可以评价甲状腺病变对椎前肌肉、食管、气管、颈动脉鞘内血管的侵犯以及颈部淋巴结转移，为外科手术提供了详细的解剖信息。弥散加权成像（diffusion-weighted imaging, DWI）作为一种无创性检查技术，可以提供组织内的水分子随机运动信息。DWI可用于鉴别甲状腺结节，评估弥漫性甲状腺疾病，评价Grave's病活动性，预测治疗效果。可用于评价较大肿瘤，特别胸骨后甲状腺肿。

【适应证】

1. 评估较大甲状腺病变累及范围，辅助鉴别甲状腺结节性质，尤其适用于无法行增强CT扫描的患者。

2. 评估颈部淋巴结转移。

【方法】

检查前确认患者体内没有磁共振不相容的金属植入物，去除患者体外金属物，嘱咐患者不做吞咽运动，不转动头部，不说话，以减少金属伪影，对小儿可应用镇静剂。采用颈部正交线圈（或头颅多通道线圈、头颈联合线圈）或颈部表面线圈。推荐采用3mm层厚的轴位、冠状位及矢状位T1及T2加权图像，适当结合钆对比剂增强及压脂技术，可在一个断面的 T2WI 和同一个断面的 T1WI 平扫和增强扫描序列使用脂肪抑制技术。评估甲状腺结节及弥漫性甲状腺疾病，可采用 DWI 序列进行辅助诊断。

【正常表现】

正常甲状腺组织为略低 T1 信号，与肌肉接近；中等 T2 信号，介于脂肪及肌肉之间。注射钆对比剂后，甲状腺明显均匀强化。

【临床意义】

1. 甲状腺先天异常

（1）异位甲状腺（ectopic thyroid gland）：与舌肌相比，T1WI 及 T2WI 均为高信号。增强后明显强化。

（2）甲状舌管囊肿（thyroglossal cyst）：MR 典型表现为信号特点与脑脊液相似，呈现为长 T1WI 长 T2WI 信号。增厚的边缘强化不太常见，除非继发感染或外伤。

2. Grave 病 MR 表现不特异。增强后增大的甲状腺明显强化。

3. 甲状腺炎 MR 表现不特异。T2WI 显示为信号增加的区域。线样、分隔样的低信号带考虑为纤维化。增强后这些区域的强化高于残余甲状腺组织。

4. 甲状腺肿 多发结节样甲状腺肿 MR 表现多样。在 T1W 图像上，多灶性高信号提示囊肿含有胶体或者出血。T2W 图像上可显示为弥漫不均质性信号，可见 3～5mm 结节。也可以表现为较大的不均质性结节。增强通常是不均匀强化。钙化很难在 MR 图像上显示。MR 可用于评价甲状腺肿继发改变，包括对气管、食管以及周围血管的推压和移位，向胸骨后及纵隔内生长。

5. 甲状腺良性肿瘤（benign neoplasm of the thyroid） 甲状腺腺瘤是甲状腺的良性肿瘤，边缘有纤维包膜。通常为实性、无功能结节，常见于中青年成人。小于 3mm 的孤立性腺瘤通常没有甲亢表现。甲状腺毒性常见于年龄较大患者的较大的病灶。滤泡腺瘤生长缓慢，通常不超过 4cm。滤泡腺瘤突然增大通常与肿瘤内出血有关。大多数甲状腺囊肿继发于腺瘤自发性退化。腺瘤内钙化通常少见。DWI 对于良恶性结节的鉴别诊断具有较高的敏感性及特异性。良性结节的 ADC 值通常高于恶性结节。高 b 值 DWI 的诊断准确性更高。当结节存在出血、微小囊性坏死、纤维组织及钙化时，ADC 值可能会受到影响。

6. 甲状腺恶性肿瘤（malignant neoplasm of the thyroid） 对甲状腺癌的患者 MR 可做为重要的辅助检查方法，平扫及增强扫描可以良好显示病变的范围和对周围结构的侵犯，包括对喉、气管、颈部动静脉的侵犯，此外还可以观察有无淋巴结转移。T1W 及 T2W 图像上复杂信号的不同特点反映了液体粘度、蛋白浓度、黏蛋白交联以及水分的组成。MR 图像上边界清楚的肿瘤不一定能除外恶性。尤其是乳头状癌、滤泡细胞癌以及髓样癌，通常都是边界清楚的肿瘤。甲状腺癌淋巴结转移，T1WI 像为等信号，T2WI 像为均匀或混杂高信号，中心可有囊变。MRI 增强扫描特点与 CT 相似。DWI 显示转移淋巴结多扩散受限，呈高信号，ADC 值对鉴别淋巴结良恶性有很大帮助。1%～3% 的恶性甲状腺肿瘤会发生气管侵犯，这种情况多见于乳头状癌及滤泡细胞癌。MR 对甲状腺癌术后复发的评价非常有用，可以观察复发病变的范围以及与周围结构的关系。甲状腺髓样癌可为多发内分泌瘤的一部分，需要检查身体其他部位以除外多发病变。

（张竹花　薛华丹　陈　钰）

第三节　核医学科检查

碘是合成甲状腺激素的必要原料，甲状腺滤泡细胞具有特异性浓聚碘的生理功能，碘的放射性同位素（如 ^{131}I、^{123}I、^{124}I）及其同族元素锝（^{99m}Tc）等放射性药物广泛用于诊断甲状腺相关疾病（表 3-3-1），提供甲状腺、甲状腺结节、分化型甲状腺癌（differentiated thyroid cancer，DTC）的功能及位置、大小等信息[17,18]。核医学检查结果的判断和解读应密切结合临床病史、症状、体征、相关血清学及影像学检查。

一、甲状腺摄 ^{131}I 功能试验

【适应证】

1. 了解甲状腺碘代谢及碘负荷状况。
2. 甲状腺疾病 ^{131}I 治疗给药剂量计算。

【方法】

空腹口服 $Na^{131}I$ 溶液或胶囊 74～370kBq（2～10μCi），于服药后 2、4、6、24 小时（或 3、6、24 小时）分别测量甲状腺部位的放射性计数，以时间为横坐标、各时间点摄 ^{131}I 率为纵坐标绘制甲状腺摄 ^{131}I 率曲线[19]。

表 3-3-1　甲状腺相关核医学检查常用的放射性药物

药物名称	物理半衰期	射线种类	临床应用
碘化物[^{131}I]	8.04d	γ，β	甲状腺摄^{131}I功能试验；全身扫描（甲状腺癌术后）；甲状腺显像；放射性碘治疗
碘化物[^{123}I]	13.05h	γ	甲状腺显像
高锝[^{99m}Tc]酸钠（Na^{99m}TcO$_4$）	6.02h	γ	甲状腺显像
锝[^{99m}Tc]甲氧异腈（^{99m}Tc-MIBI）	6.02h	γ	定位甲状腺癌转移灶
氟[^{18}F]脱氧葡萄糖（^{18}F-FDG）	1.83h	正电子	定位甲状腺癌转移灶

【正常表现】

甲状腺摄^{131}I率随时间延长而逐渐上升，24小时达高峰。其正常值因各地区饮食、环境中含碘量不同以及测量设备和方法的不同而有所差异。一般2小时摄^{131}I率为10%～30%，4小时的摄碘^{131}I为15%～40%，24小时为45%～60%。儿童及青少年甲状腺摄^{131}I率较成人高，女性略高于男性[20]。

【临床意义】

1. 甲状腺肿　地方性甲状腺肿的患者因甲状腺处于"碘饥饿"状态，表现为摄^{131}I率增高。结节性甲状腺肿摄^{131}I率可正常或增高。单纯性甲状腺肿摄^{131}I率多高于正常。

2. 急性或亚急性甲状腺炎　因炎症造成甲状腺滤泡细胞损伤，摄碘功能受损，储存于滤泡腔内的甲状腺激素释放入血液循环，故出现摄^{131}I率降低与血清甲状腺激素浓度升高的"分离"显像。在疾病恢复期，可出现甲状腺摄^{131}I率偏高[21]。

3. 慢性淋巴细胞性甲状腺炎（桥本病）　桥本氏甲状腺炎患者在疾病早期RAIU摄取多正常，少部分患者因体内刺激性TSH受体抗体阳性，甲状腺功能可亢进，RAIU可一过性升高，但随着自身免疫反应的作用，甲状腺滤泡细胞破坏，RAIU减低。

4. 甲状腺功能亢进（甲亢）的辅助诊断以及治疗剂量计算　未经治疗的甲亢患者，其甲状腺摄^{131}I功能曲线可表现为24小时摄^{131}I率增高、摄^{131}I高峰提前出现，2小时或3小时与24小时的摄^{131}I比值大于80%，但甲状腺摄^{131}I的升高程度不能反映病情的严重程度。

5. 甲状腺功能减退症（甲减）　甲减时，甲状腺摄^{131}I与正常范围交叉较大，图像可正常、升高或减低，其诊断须参考血清TSH和T4值进行综合判断。

6. 非甲状腺疾病　对于垂体功能低下、垂体高功能腺瘤等非甲状腺疾病，RAIU可因继发性甲状腺功能的改变出现减低或增高的变化。

【注意事项】

1. 妊娠和哺乳　^{131}I可通过胎盘进入胎儿血液循环，妊娠期女性禁用此检查。^{131}I可通过乳汁分泌，从而进入婴儿体内[22]。

2. 避免应用影响甲状腺功能的食物及药物　这些来自食物、药物的稳定状态碘将与^{131}I竞争进入甲状腺而影响检查结果的准确性及后续治疗的疗效。若近期食用含碘食物（如：海带、紫菜）、应用药物（如：含碘造影剂、胺碘酮等），根据情况应推迟检查时间，避免外源性碘负荷的干扰。此外，应排除外源性甲状腺素、抗甲状腺药物（antithyroid drug，ATD）的干扰。

二、过氯酸盐释放试验

碘离子进入甲状腺滤泡细胞经过氧化物酶、碘化酶转化为有机碘，过氯酸盐能竞争抑制甲状腺摄取碘离子以及促进甲状腺内因上述酶类功能异常而无法有机化的碘离子释放，通过口服过氯酸盐后前后两次摄^{131}I率，可辅助诊断甲状腺碘有机化障碍[20,21]。

【适应证】

1. 甲状腺过氧化物酶系统缺陷、酪氨酸碘化障碍的诊断。

2. 慢性淋巴细胞性甲状腺炎的辅助诊断。

【方法】

空腹口服^{131}I 74～370kBq（2～10μCi）后2小时测定甲状腺摄^{131}I率，后予过氯酸钾400～800mg（小儿10mg/kg体重），1小时后再次测量甲状腺摄^{131}I率，计算释放率[20]。

【正常表现】

正常甲状腺释放率<10%。

【临床意义】

若释放率 >10% 提示有机化障碍，>50% 提示有机化严重障碍。家族性甲状腺碘有机合成障碍疾病、慢性淋巴细胞性甲状腺炎、克汀病等患者其释放率增高。甲亢、单纯性甲状腺肿患者，本实验多为阴性。

三、甲状腺显像

正常甲状腺组织具有特异性浓聚碘的能力。^{131}I 及 ^{123}I 均可被甲状腺滤泡细胞摄取、参与甲状腺激素合成。^{123}I 是较为理想的甲状腺显像核素，与 ^{131}I 相比，^{123}I 具有半衰期较短、甲状腺所受辐射剂量小、便于重复显像、图像质量高等优点，但因其由加速器产生、价格昂贵导致应用受限。锝与碘属同族元素，也可被甲状腺组织摄取，但进入甲状腺滤泡细胞后不能被有机化而进一步参与甲状腺激素的合成。由于 $^{99m}TcO_4^-$ 具有物理半衰期短、发射单一 γ 射线、甲状腺受辐射剂量小等特点，目前临床上多使用 $^{99m}TcO_4^-$ 进行甲状腺显像，以反映甲状腺的摄取功能[17,19-21]。

【适应证】

1. 了解甲状腺位置、大小、形态、功能；
2. 甲状腺结节功能状态的判定；
3. 异位甲状腺的诊断；
4. 判断颈部肿物与甲状腺关系；
5. 甲状腺术后残余甲状腺组织及转移灶的监测；
6. 甲状腺炎的辅助诊断；
7. 辅助计算甲状腺重量。

【方法】

检查前受检者停服含碘食物、药物或影响甲状腺功能的药物 1~2 周以上，检查当日空腹。静脉注射 $Na^{99m}Tc$ 74~185MBq（2~5mCi），20~30 分钟后进行图像采集。或口服 $Na^{131}I$ 1.85~3.70MBq（50~100μCi）于 24 小时后进行图像采集[19-21]。或口服 ^{123}I 7.40~14.80MBq（200~400μCi）于 4~8 小时后进行采集[20]。

【正常表现】

甲状腺位呈蝴蝶形位于颈部正中，胸骨切迹上方，分左右两叶居于气管两侧，中间由峡部相连，有时峡部可缺如。少数患者的峡部或一叶上可见向上突起的锥叶。甲状腺放射性分布均匀，峡部及两叶周边组织分布略稀疏。唾液腺可有不同程度的显影。

【临床意义】

1. 观察甲状腺大小形态 受甲状腺不同功能状态的影响，甲状腺相关疾病在静态显像的表现不同。结节性甲状腺肿患者，腺体可增大变性，放射性分布不均匀；Graves 病甲亢患者甲状腺多弥漫增大，放射性分布增高；先天性无甲状腺或甲状腺单叶缺如者，则表现为对应位置无甲状腺组织显影。

2. 甲状腺结节的功能判定 根据甲状腺结节以及周围甲状腺组织摄取显像剂的图像表现，将甲状腺结节分为热、温、凉、冷四类。

（1）热结节（hot nodule）：结节摄取显像剂的功能明显增高，图像上表现为结节处放射性摄取明显增高，周围甲状腺组织显影差、甚至不显影。甲状腺自主高功能腺瘤、毒性多结节性甲状腺肿因结节本身功能亢进，且不受 TSH 调节，分泌大量甲状腺激素，致使结节外甲状腺组织功能不同程度受抑制。当怀疑存在甲状腺自主高功能腺瘤或毒性多结节性甲状腺肿时，应行甲状腺静态显像，有助于明确病因。

（2）温结节（mild nodule）：结节摄取显像剂的功能能与周围甲状腺组织相似，图像上表现为结节处放射性摄取与周围甲状腺组织相近，未见明显异常放射性分布异常。

（3）凉结节（cool nodule）和冷结节（cold nodule）：结节显像剂摄取能力低于正常甲状腺组织但高于本底为"凉结节"；结节无摄取显像剂功能，图像上表现放射性摄取缺损区为"冷结节"。

通常甲状腺癌因失分化，其摄取显像剂的能力低于正常甲状腺组织，图像上表现为"凉结节"或"冷结节"。但仅有约 10% 的"冷结节"或"凉结节"为恶性病变，甲状腺囊肿、甲状腺腺瘤囊性变或出血、亚急性甲状腺炎急性期、慢性淋巴细胞性甲状腺炎等甲状腺良性病变也可出现此类表现。有时甲状腺滤泡肿瘤（包括滤泡腺瘤、滤泡癌）可表现为 $^{99m}TcO_4^-$ 图像表现为放射性摄取增高或正常，但在 ^{131}I 图像表现为放射性摄取减低或缺损区，可能是因为这部分肿瘤仍具有摄碘功能但丧失碘有机化能力。

3. 甲状腺炎的辅助诊断

（1）慢性淋巴细胞性甲状腺炎：早期甲状腺显像多正常，疾病后期因甲状腺组织发生纤维变性，图像表现为放射性分布不均匀，或呈虫蚀样分布。若出现 $^{99m}TcO_4^-$ 显像为温/热结节，^{131}I 显像为凉/

冷结节，则提示存在碘有机化障碍。

（2）亚急性甲状腺炎：表现为甲状腺部位显像剂放射性分布稀疏、减低甚至不显影。恢复期甲状腺显像可逐渐恢复正常。

（3）急性甲状腺炎：显像剂分布稀疏，血流显像见血池影增浓。

四、甲状腺肿瘤阳性显像

利用甲状腺癌组织与某些放射性核素或标记的化合物具有一定的亲和力，通过体外探测，图像表现为放射性摄取浓聚，辅助甲状腺癌原发灶及转移灶的诊断。

（一）^{131}I 全身显像

分化较好的甲状腺癌细胞仍保持摄碘能力，甲状腺近全/全切术后应用 ^{131}I 全身显像（whole body scintigraphy, WBS）有助于评估颈部残余甲状腺组织、保留摄碘功能的局部淋巴结转移以及远处转移灶的情况，利于准确评估复发危险并辅助甲状腺癌 ^{131}I 治疗剂量确定。^{131}I 全身显像依据显像时间、^{131}I 剂量的不同分为诊断性全身显像（diagnostic whole body scintigraphy, DxWBS）和治疗后全身显像（post-treatment whole body scintigraphy, RxWBS）[19~21, 24]。

【方法】

1. 通过停服甲状腺激素 4～6 周或注射重组人 TSH（recombinant human TSH, rhTSH），使血清 TSH 水平≥30μIU/ml。

2. 低碘饮食至少 1～2 周（<50μg/d），避免外源性碘的影响，如：含碘造影剂（如碘海醇）、含碘药物（如：胺碘酮）、食物（如：海带、紫菜）等，必要时通过测定血清碘或尿碘含量评估体内碘负荷。

3. DxWBS　空腹口服 ^{131}I 74～185MBq（2～5mCi）给药后 48～72 小时行全身显像，或 ^{123}I 7.4～22MBq（200～600μCi），给药后 4～24 小时之间进行显像。

4. RxWBS　^{131}I 治疗后 2～10 天行全身显像，治疗剂量因治疗目的（清甲、辅助治疗或清灶治疗）不同而异，1 110～7 400MBq（30～200mCi）不等。

【临床意义】

1. 生理性摄取　图像上可出现鼻咽部、唾液腺、汗腺、乳腺、胸腺、胃肠道以及泌尿生殖道。因 ^{131}I 随汗液排出，尤其在夏季可出现腋下、头皮等部位的放射性污染，进行显像前宜洗澡。

2. 非甲状腺癌的病理性摄取　病理性渗出液、漏出液以及炎性病灶，如淋巴上皮囊肿、心包囊肿、皮肤烧伤、胸膜及肺部炎性病变等，是导致 WBS 假阳性的主要原因；胃腺癌、原发性肺腺癌、未分化支气管癌、乳头状脑膜瘤、畸胎瘤等可摄取 ^{131}I；需结合病史及其他影像学手段进行鉴别。

3. 清甲治疗前行 DxWBS 作用　包括评估是否存在摄碘转移灶以协助准确分期、辅助 RAI 治疗剂量确定、预估体内碘负荷对于 RAI 治疗的影响等。有观点认为 DxWBS 所用的低剂量 ^{131}I 几乎全部被残留甲状腺组织摄取而不能有效显示摄碘性转移灶，并且可能造成"顿抑"现象，从而无需在 RAI 治疗前行 DxWBS。"顿抑"是指诊断用的低剂量 ^{131}I 抑制了后续残余甲状腺组织和摄碘性转移灶对治疗的剂量 ^{131}I 的摄取。目前，有关"顿抑"与 ^{131}I 治疗疗效之间明确的关系尚无定论。DxWBS 使应用低剂量 ^{131}I（<185MBq），且在 DxWBS 显像后 72 小时内实施 RAI 治疗以避免"顿抑"显像；另外，也可以用 ^{123}I 替代 ^{131}I 行 DxWBS，但 ^{123}I 因来源困难、半衰期较短、价格较贵等原因，临床上较少使用。

4. "清甲"治疗后随访评估　"清甲"治疗后 6～12 个月行 DxWBS 以辅助评价 RAI 治疗效果："清甲"是否成功，体内是否存在可疑复发或转移灶等。

5. RxWBS 辅助进行 DTC 再分期　RxWBS 应用的剂量远高于 DxWBS 剂量，在 DxWBS 为提示阴性病灶的患者中，10%～26% 可通过 RxWBS 发现转移灶，9%～15% 因 RxWBS 显像结果调整后续治疗方案。将 ^{131}I 显像与 CT 进行融合显像可进一步提高 WBS 诊断的准确性。

（二）^{18}F-FDG PET/CT

【方法】

检查前几天应避免剧烈活动和刺激，检查前 4 小时空腹，控制血糖在 6.7mmol/L（120mg/dl）以下，糖尿病患者应控制在 7.4mmol/L（140mg/dl）以下。于显像剂注射后 40～60 分钟进行显像[19]。

【临床意义】

1. 正常甲状腺在 ^{18}F-FDG PET 显像上可有不同程度均匀或不均匀的摄取，亦可不显影。^{18}F-FDG PET/CT 不用于甲状腺疾良性疾病的诊断，甲状腺良恶性结节均可表现出对 ^{18}F-FDG 的摄取。对于 ^{18}F-FDG PET/CT 偶然发现的甲状腺放射性摄取浓聚灶，应进一步评估，必要时行穿刺活检以除外甲状腺癌[22]。

2. 全甲状腺轻度弥漫的放射性摄取常提示甲状腺炎性病变（如：桥本氏甲状腺炎），可加做TSH、TgAb、TPOAb等检查。

3. 对于已确诊的DTC的患者，^{18}F-FDG PET/CT不常规用于RAI治疗前评估、DTC患者长期随访监测、辅助分期等。^{18}F-FDG PET显像阳性，提示病灶糖代谢水平升高，往往伴随摄碘能力下降、病灶失分化、预后较差，^{18}F-FDG PET显像和^{131}I全身显像常呈相反表现，即^{18}F-FDG PET显像病灶出现放射性摄取浓聚，^{131}I全身显像为阴性。^{18}F-FDG PET/CT在DTC的适应证如下：

（1）对于DTC术后、清甲治疗后，Tg增高（TSH刺激状态下Tg>10ng/ml，Tg+）而^{131}I全身显像阴性（I−）的患者，^{18}F-FDG PET/CT常作为^{131}I全身显像的补充，寻找Tg(+)I(−)患者的潜在病灶。

（2）预测分化较差的DTC患者RAI治疗获益。^{18}F-FDG PET/CT阳性病灶难以从RAI治疗中获益，应及时终止RAI治疗。

（3）^{18}F-FDG PET/CT可用于RAIR-DTC（第八章 第二节"碘治疗 碘难治性分化型甲状腺癌"部分）靶向治疗后疗效监测，尤其是早期疗效的评估，提示病灶的代谢变化情况。

4. 对于恶性程度高的甲状腺髓样癌及未分化癌，^{18}F-F FDG/PET显像为阳性表现。^{18}F-FDG PET/CT适用于髓样癌和未分化癌术前评估，以及治疗后检测[25]。

（三）其他亲肿瘤显像

1. ^{99m}Tc-MIBI显像 ^{99m}Tc-MIBI是具有阳离子特征的亲脂性放射性药物，进入细胞后90%进入线粒体并滞留，临床上可作为亲肿瘤的阳性显像剂。静脉注射740~1 110MBq（20~30mCi）后10~30分进行钟显像。^{99m}Tc-MIBI诊断DTC复发转移的敏感性为50%~88%，特异性为92%~96%。不停服甲状腺素即可显像是^{99m}Tc-MIBI显像的优点。图像假阴性的主要原因是病灶过小或者病灶的位置与生理摄取部位重叠[21]。

2. ^{201}Tl显像 ^{201}Tl的生物活性于钾类似，在肿瘤内的浓聚与清除受局部血流灌注量、Na$^+$-K$^+$ ATP酶活性等因素影响。^{201}Tl显像阳性提示预后较差。静脉注射^{201}Tl 111~185MBq（3~5mCi）后10~20分钟进行早期显像，评估病灶血流灌注情况，1~3小时行延迟显像反应肿瘤的生物学特性和功能。^{201}Tl显像诊断甲状腺癌的敏感性为87%，特异性为58%。在不同病理类型甲状腺癌和判断转移情况上，^{201}Tl是诊断甲状腺未分化癌原发灶及转移灶较为理想的显像剂[20,21]。

3. ^{99m}Tc(V)-DMSA显像 ^{99m}Tc(V)-DMSA是诊断甲状腺髓样癌的首选方法，对于分化好、降钙素水平明显升高的甲状腺髓样癌，特异性可达100%。若患者治疗后病灶阳性率下降，宜应用^{99m}Tc-MIBI进行补充。DTC则未见放射性摄取[20]。

4. 其他 反应肿瘤新生血管生成的^{99m}Tc或^{68}Ga标记的3PRGD$_2$显像、针对前列腺特异性膜抗原^{68}Ga-PMSA显像、^{111}In或^{68}Ga标记奥曲肽生长抑素受体显像在不摄碘的DTC病灶上也表现出摄取。^{131}I或^{123}I标记的MIBG也可用于甲状腺髓样癌的诊断及分期[20]。

（林岩松 张 鑫）

参 考 文 献

1. Demetrius Pertsemlidis, William B. Inabnet Ⅲ, Michel Gagner. Endocrine Surgery. 2nd ed. Boca Raton: CRC Press, 2016: 67-84
2. Frates MC, Benson CB, Charboneau JW, et al. Management of thyroid nodules detected at US: Society of Radiologists in ultrasound consensus conference statement[J]. Radiology, 2005, 237: 794-800
3. Brito JP, Gionfriddo MR, Al NA, et al. The accuracy of thyroid nodule ultrasound to predict thyroid cancer: systematic review and meta-analysis[J]. J Clin Endocrinol Metab, 2014, 99: 1253-1263
4. Moon WJ, Jung SL, Lee JH, et al. Benign and malignant thyroid nodules: US differentiation-multicenter retrospective study[J]. Radiology, 2008, 247: 762-770
5. Soo Yeon Hahn, Jung Hee Shin. Description and Comparison of the Sonographic Characteristics of Poorly Differentiated Thyroid Carcinoma and Anaplastic Thyroid Carcinoma[J]. Journal of Ultrasound in Medicine, 2016, 35(9): 1873-1879
6. Ha EJ, Baek JH, Lee JH, et al. Core needle biopsy could reduce diagnostic surgery in patients with anaplastic thyroid cancer or thyroid lymphoma[J]. Eur Radiol, 2016, 26(4): 1031-1036
7. Haugen BR, Alexander EK, Bible KC, et al. 2015 American Thyroid Association Management Guidelines for Adult Patients with Thyroid Nodules and Differentiated Thyroid Cancer: The American Thyroid Association Guidelines Task Force on Thyroid Nodules and Differentiated Thyroid Cancer[J]. Thyroid, 2016, 26(1): 1-133
8. Tessler FN, Middleton WD, Grant EG, et al. ACR Thyroid

Imaging, Reporting and Data System (TI-RADS): White Paper of the ACR TI-RADS Committee[J]. J Am Coll Radiol, 2017, 14(5): 587-595

9. Kwak JY, Han KH, Yoon JH, et al. Thyroid Imaging Reporting and Data System for US Features of Nodules: A Step in Establishing Better Stratification of Cancer Risk[J]. Radiology, 2011, 260(3): 892-899

10. Sebag F, Vaillant-Lombard J, Berbis J, et al. Shear Wave Elastography: A New Ultrasound Imaging Mode for the Differential Diagnosis of Benign and Malignant Thyroid Nodules[J]. Journal of Clinical Endocrinology and Metabolism, 2010, 95(12): 5281-5288

11. Cosgrove D, Barr R, Bojunga J, et al. WFUMB Guidelines and Recommendations on the Clinical Use of Ultrasound Elastography: Part 4. Thyroid[J]. Ultrasound Med Biol, 2017, 43(1): 4-26

12. Dobruch-Sobczak K, Zalewska EB, Gumińska A, et al. Diagnostic Performance of Shear Wave Elastography Parameters Alone and in Combination with Conventional B-Mode Ultrasound Parameters for the Characterization of Thyroid Nodules: A Prospective, Dual-Center Study[J]. Ultrasound in Medicine and Biology, 2016, 42(12): 2803-2811

13. Yu D, Han Y, Chen T. Contrast-enhanced ultrasound for differentiation of benign and malignant thyroid lesions: meta-analysis[J]. Otolaryngol Head Neck Surg, 2014, 151(6): 909-915

14. Zhang M, Luo Y, Zhang Y, et al. Efficacy and Safety of Ultrasound-Guided Radiofrequency Ablation for Treating Low-Risk Papillary Thyroid Microcarcinoma: A Prospective Study[J]. Thyroid, 2016, 26(11): 1581-1587

15. 李文华. 头颈部疾病影像鉴别诊断 [M]. 北京：化学工业出版社, 2007

16. Peter M Som, Hugh D Curtin. Head and neck imaging. 5th ed. St Louis: Mosby, Inc., an affiliate of Elsevier Inc, 2011

17. Manfred Blum. Chapter 79-Thyroid Imaging[J]. Endocrinology Adult & Pediatric, 2016, 1399-1416

18. Czepczyński R. Nuclear medicine in the diagnosis of benign thyroid diseases[J]. Nuclear Medicine Review Central & Eastern Europe, 2012, 15(2): 113

19. 北京协和医院. 核医学科诊疗常规 [M]. 北京协和医院医疗诊疗常规. 北京：人民卫生出版社, 2012: 320

20. 安锐, 黄钢. 核医学 [M]. 3版. 北京：人民卫生出版社, 2015

21. 王铁. 核医学影像医师 [M]. 北京：人民卫生出版社, 2016

22. 李方, 吴翼伟, 陈黎波, 等. 临床核素影像鉴别诊断学. 南京：江苏科学技术出版社, 2008

23. 中华医学会核医学分会. ^{131}I 治疗格雷夫斯甲亢指南（2013版）[J]. 中华核医学与分子影像杂志, 2013, 33(2): 83-94

24. Susanne Kohlfürst. The role of nuclear medicine in differentiated thyroid cancer[J]. Wiener Medizinische Wochenschrift, 2012, 162(19-20): 407-415

25. 中国临床肿瘤学会（CSCO）. 中国临床肿瘤学会（CSCO）持续/复发及转移性甲状腺癌诊疗指南（2018.v1）. 北京：人民卫生出版社, 2018

第四章 甲状腺疾病的诊断和治疗

第一节 甲状腺结节及结节性甲状腺肿

随着超声等影像技术的提高，甲状腺形态异常的检查出率明显增加。甲状腺结节和结节性甲状腺肿都是内分泌的常见病及多发病。

甲状腺结节和结节性甲状腺肿是不同类型的甲状腺形态的改变。甲状腺结节是指甲状腺细胞在局部异常生长所引起的散在病变，多种甲状腺疾病都可以表现为甲状腺结节，其中包括少数恶性的结节，也就是甲状腺癌。此外，甲状腺术后或放射碘治疗后残余甲状腺组织的增生以及瘢痕形成等，都可以表现为甲状腺结节。虽然有单发结节和多发结节的区别，但其重点在于局限性，可发生于完全正常、增大甚至萎缩的甲状腺上。而结节性甲状腺肿是甲状腺肿的较晚期表现，其重点在于甲状腺肿大，在此基础上出现呈结节性的异常肿大。一般是在长期甲状腺弥漫性肿之后出现。

虽然发病机制不同，但多发性甲状腺结节，与结节性甲状腺肿，二者之间在形态学上有时难以鉴别。通常情况下，甲状腺结节很少伴随甲状腺功能的异常。但甲状腺肿由于病因不同，可伴有甲状腺功能低减或亢进。甲状腺肿本身可以造成压迫症状，而甲状腺结节只有在特殊情况下，才能造成压迫梗阻现象。

一、甲状腺结节

（一）流行病学

流行病学研究表明：在碘充足地区，可触及甲状腺结节的患病率大概是女性5%、男性1%；高清晰B超检查获得的甲状腺结节的患病率为20%~76%。2010年中国10城市流行病调查的结果显示，甲状腺结节的患病率为18.6%。而2010—2013年，北京市体检中心共有92 725人接受甲状腺结节超声检查，甲状腺结节整体检出率为36.7%（34 052例），其中男性检出率为30.4%，女性为43.5%，女性高于男性。无论男性女性，甲状腺结节的检查率都呈上升趋势[1]。

（二）病因及危险因素

甲状腺结节是一个统称，可以是多种因素所致。包括良性的甲状腺囊肿、炎性病变、滤泡状肿瘤以及恶性分化型、未分化型的原发性或转移性肿瘤。以下因素与甲状腺结节发生有关。首先，某些癌基因和抑癌基因突变均可导致细胞分裂失调控，在外因的作用下，形成局部异常生长。头颈部照射治疗的病史，明确与甲状腺结节发生率增加有关。随着年龄的增长，甲状腺结节增多。此外，其他一些因素，如：吸烟，尤其是在轻度缺碘地区；饮酒，尤其是女性饮酒；肥胖和代谢综合征；以及一些促生长的因素，都是甲状腺结节的危险因素。

（三）临床表现

虽然甲状腺结节非常常见，但绝大多数甲状腺结节患者没有临床症状，而是依赖超声等影像学的检查而发现。少数情况下，由患者自行察觉或医生查体发现。只有在甲状腺结节体积较大时，才会出现压迫临近器官的表现，或是影响外观。极少数甲状腺结节可表现为功能亢进。

1. 压迫症状 部分甲状腺结节，可以压迫到周围组织，造成相应的症状。出现声音嘶哑、压气感、呼吸/吞咽困难等压迫症状。

2. 甲状腺功能异常 部分甲状腺结节存在TSH受体基因的体细胞突变，从而引起自主性的功能亢进，可表现出亚临床或者临床甲亢的症状以及体征。但患者无眼征以胫前黏液水肿等甲状腺外的表现，也无自行缓解的表现。且患者TRAb为阴性。直径大于或等于3cm以上的孤立高功能结节又称为毒性甲状腺腺瘤，中年女性多见。有数个小的高功能结节称为毒性多结节性甲状腺肿者，在老年患者更多见。

3. 影响外观 甲状腺结节在多发、体积增大的情况下，可以影响到外观，通常为不对称性。

4. 疼痛 甲状腺结节出现结节内出血或短期迅速增大时，可有疼痛的表现。炎性的结节，例如亚甲炎，或化脓性甲状腺炎，可伴有局部疼痛，乃至全身炎性表现：发热，无力等。

（四）诊断

甲状腺结节的诊断，取决于超声检查。超声检查可以确定结节的大小、数量、位置、形态、血流以及其他的一些形态特征。

5%~15%的甲状腺结节有恶性可能，所有甲状腺结节患者必须经过临床评估，影像学判断，必要时行病理学检查，除外恶性肿瘤。甲状腺良恶性肿瘤的治疗是完全不同的。鉴别良恶性，是甲状腺结节诊断的第一要素。

术前鉴别良恶性，首先要关注是否有存在甲状腺癌危险因素的病史及体格检查：①童年期头颈部放射线照射史或放射性尘埃接触史；②全身放射治疗史；③有某些甲状腺癌相关的既往史或家族史；④男性；⑤结节生长迅速；⑥伴非声带病变所致的持续性声音嘶哑、发音困难；⑦伴吞咽困难或呼吸困难；⑧结节形状不规则、与周围组织粘连固定；⑨伴颈部淋巴结病理性肿大。

在评估甲状腺结节良恶性方面，首选超声检查。超声弹性成像技术和甲状腺超声造影技术在评估甲状腺结节中的应用日益增多。而CT和MRI、^{18}F-FDG PET检查不优于超声，不作为评估甲状腺结节的常规检查。甲状腺核素显像更多反映甲状腺结节是否有自主摄取功能，但高功能结节绝大多数是良性。

可以提示甲状腺癌的超声征象包括：①低回声实性结节；②结节内血供丰富（TSH正常情况下）；③结节形态和边缘不规则、晕环缺如；④微小钙化；⑤同时伴有颈部淋巴结超声异常。而纯囊性结节以及海绵状结节为良性征象。

超声检查中，提示恶性的征象越多，恶性的可能性越大。术前超声引导下穿刺活检，可以同时提供病理学证据，是术前诊断的金标准，有助于减少不必要的甲状腺结节手术，并帮助确定恰当的手术方案。对于直径>1cm的结节，除非超声明确提示为良性或恶性，建议行细针穿刺活检。而对于直径<1cm的结节，不推荐常规进行穿刺活检，除非临床或超声提示恶性可能性大。

除良恶性外，对于甲状腺结节以及结节性甲状腺肿，还需进行实验室检查，明确有无合并自身免疫性甲状腺疾病，以至于出现甲状腺功能异常。但实验室检查，通常仅能判断甲状腺功能状态，对于良恶性的鉴别意义不大。当促甲状腺激素水平低于正常时，存在恶性结节的可能性相对较低。甲状腺球蛋白是甲状腺癌术后监测的重要指标，但在术前，受到甲状腺体积、损伤以及一些刺激因素的影响，不能作为良恶性评估的标准。降钙素来源于滤泡旁细胞，是甲状腺髓样癌特异的标志。但甲状腺髓样癌在甲状腺恶性肿瘤中仅占极少的比例，因此也不要求作为常规检查。

（五）治疗

1. 观察随诊 多数良性甲状腺结节仅需定期随访，无需特殊治疗。最佳的随访频率并无有力证据，但一般来说，当考虑为良性病变可能性大，可每隔6~12个月进行随访。对暂未接受治疗的可疑恶性或恶性结节，随访间隔可缩短至3个月。随访的内容，包括病史采集和体格检查，最重要的是复查颈部超声。至于甲状腺功能，是否需要进行随诊，取决于初次评估中的甲状腺功能是否异常，是否合并桥本甲状腺炎，是否接受了针对甲状腺结节的治疗等。如随访中发现结节明显生长，要特别注意是否伴有提示结节恶变的症状、体征（如：声音嘶哑、呼吸/吞咽困难、结节固定、颈部淋巴结肿大等）和超声征象。若出现恶性征象，需要重新评估良恶性，必要时行甲状腺结节穿刺活检术[2]。

2. 口服药物治疗 在甲状腺功能正常的前提下，口服L-T$_4$治疗，控制TSH在正常低限水平，对于甲状腺结节并非必须，也并非有确切疗效。在用药期间，可能有结节的缩小，但停药后，会再度出现结节的恢复及增大。有研究表明，仅对于缺碘地区，年轻患者新发的甲状腺结节，L-T4治疗可能存在长久的效果。因此一般不推荐对于甲状腺结节的患者进行TSH抑制治疗。

3. 手术治疗 针对良性的甲状腺结节，大部分情况下，不需要进行手术。仅在某些特殊情况下，方可考虑手术治疗。首先，合并甲状腺功能亢进的结节，如：高功能腺瘤或毒性多结节性甲状腺肿，采用内科抗甲状腺药物治疗，因药物副作用无法耐受或疗效不佳，反复复发无法停药者，可考虑手术治疗。其次，甲状腺结节较大，与结节明显相关的局部压迫症状，或位于胸骨后或纵隔内，可考虑手术治疗。此外，由于甲状腺结节有一定恶性的比率，若出现结节有恶变倾向，或合并甲状腺癌高危因素，可考虑手术治疗。最后，对于因外观或思想顾虑过重影响正常生活而强烈要求手术者，需在与患者充分知情同意的情况下，也可作为手术的相对适应证。良性甲状腺结节的手术，要尽量保留正常甲状腺组织。与甲状腺癌的手术相比较，术中甲状旁腺和喉返神经的损伤概率明显减少。

4. 其他方法 对具有自主摄取功能的结节，可进行 ^{131}I 治疗，但对于出现压迫症状或位于胸骨后的甲状腺结节，不推荐。

超声引导下经皮无水酒精注射，对甲状腺良性囊肿和含有大量液体的甲状腺结节有效，不适用于单发实质性结节或多结节性甲状腺肿。

经皮激光消融术和射频消融等，对于良性甲状腺结节不建议常规使用。只有当存在与结节明显相关的自觉症状（如异物感、颈部不适或疼痛等）或影响美观，要求治疗的；以及手术后残余复发结节，或结节体积明显增大者，患者拒绝手术，要求微创介入治疗者，才能使用。

二、结节性甲状腺肿

（一）病因及危险因素

甲状腺肿最常见的病因碘缺乏。此外肿瘤、甲状腺炎和浸润性疾病，包括慢性淋巴细胞性甲状腺炎以及毒性弥漫性甲状腺肿，都可表现为结节性甲状腺肿。甲状腺肿患者常有家族史，提示遗传因素可能也有一定作用。

（二）临床表现

结节性甲状腺肿往往为对称性肿大，对外观的影响更明显，患者更容易自行觉察。甲状腺肿的压迫症状会随着甲状腺体积的增大而更加明显，严重时甚至导致气道梗阻，造成生命危险。由于病因不同，甲状腺肿可能表现为不同的甲状腺功能异常的临床表现及体征。且伴随功能异常的比例会高于甲状腺结节。碘缺乏的患者表现为甲减的可能性大。而 Graves 病的患者则可以表现为甲状腺功能亢进症。甲状腺肿若为肿瘤性疾病浸润所致，可伴随有肿瘤相关的全身表现。

（三）诊断

超声检查可以确切的评估甲状腺的体积及形态，是诊断结节性甲状腺肿所必须的。当甲状腺肿严重，存在梗阻症状或位于胸骨后，需要进行 CT 或 MRI 等其他影像学评估检查，评判甲状腺对周围结构的影响，包括气管狭窄的严重程度。

结节性甲状腺肿，可以有多因素造成，各种甲状腺的自身免疫病变或炎性病变，都可以造成结节性甲状腺肿，因此，甲状腺肿的患者，均需要评估甲状腺功能及甲状腺抗体检测，以评判其病因及功能状态。

结节性甲状腺肿，从发病机制看，不应存在恶性的结节。但研究发现，结节性甲状腺肿也可能合并恶性的甲状腺结节。且甲状腺肿本身就可能为肿瘤性疾病浸润所致。如果有甲状腺肿快速生长、疼痛或触痛的病史；甲状腺肿某个区域异常坚硬；或者超声检出有意义不明或有可疑声像特征的结节，必要时应对甲状腺肿进行 FNA。进一步明确病理诊断。

（四）治疗

1. 观察随诊 无症状且甲状腺功能正常的结节性甲状腺肿患者不需要任何特异性治疗，但应监测是否发生甲状腺功能障碍，或是否有甲状腺持续生长和（或）发生阻塞性症状。监测项目包括甲状腺超声检查以及甲状腺功能检测，若怀疑存在气管压迫或胸骨后甲状腺肿，则还需进行影像学检查，包括气管相或者是颈部的 CT 或 MRI。

2. 口服药物治疗 对于合并甲状腺功能减退的结节性甲状腺肿，甲状腺激素治疗可能会使甲状腺肿逐渐缩小。但在很多病例中，甲状腺肿并不能因此完全恢复。若不合并甲状腺功能减退，甲状腺激素抑制治疗的效果存在争议，并且可诱导出亚临床甲状腺功能亢进。不建议。

碘缺乏是甲状腺肿最常见的病因，补碘治疗似乎应该可以缩小甲状腺肿体积。但是，只在甲状腺肿的早期阶段，弥漫性甲状腺肿在补碘治疗后可缩小。而长期缺碘造成的结节性甲状腺肿的患者则相对无效。而且，若缺碘性甲状腺肿患者存在自主功能，碘摄入可能会导致甲亢。

3. 手术治疗 见甲状腺结节部分。

4. 其他方法 有持续增长的非毒性良性甲状腺肿，但不适合手术或希望避免手术的患者，可选择放射碘治疗。

（连小兰）

第二节 甲状腺炎

甲状腺炎包括以某种形式的甲状腺炎症为特征的一组多样性障碍，由自身免疫、病毒、细菌和真菌感染、慢性硬化、放射损伤、肉芽肿、药物、创伤等多种原因所致甲状腺滤泡结构破坏，因病因不同，组织学特征各异，临床表现、治疗及预后差异较大[3]。

一、亚急性甲状腺炎

又称亚急性肉芽肿性、急性非化脓性或 deQuervain 甲状腺炎（deQuervain thyroiditis）。是最常见的甲状腺疼痛疾病。本病约占甲状腺疾病的 0.5%~6.2%，发生率为 4.9/100 000，男女发病比例为 1:4.3，好发年龄在 30~50 岁。患者在发病前多有上呼吸道感染病史，与柯萨奇、腮腺炎、流感、腺病毒等多种病毒感染或非病毒感染（如 Q 热或疟疾等）有关。易感基因可能与 HLA-B35 相关[4]。

其主要病理生理为甲状腺滤泡上皮的破坏及滤泡完整性的丧失。如做手术探查，可见甲状腺与被膜或邻近的肌肉粘连，易于分开，病变质硬，色黄或苍白，与正常甲状腺之间缺乏清楚界限。

本病特征性临床表现为发热、颈痛、压痛性弥漫性甲状腺肿。起病后一周内，约半数患者可伴有甲状腺功能亢进的表现，查体见甲状腺呈弥漫或不对称的轻中度肿大，多半有结节，质硬，触痛明显，受侵犯侧甲状腺外的皮温升高、肤色发红。

急性期实验室检查可见血白细胞正常或中等程度升高，血沉增快，典型的甲状腺功能改变模式是先出现甲状腺功能亢进，继之出现甲状腺功能减退然后恢复（表 3-4-1）。

表 3-4-1 亚急性甲状腺炎不同病程阶段的实验室检查结果

病程	T_3	T_4	TSH	^{131}I 摄取率
甲亢期	↑↑	↑↑	↓↓	低（0%~2%）
过渡期	↑	↑	↓	低（2%~5%）
甲减期	↓	↓	↑	反跳上升

甲状腺滤泡细胞受到损伤及储存的甲状腺球蛋白分解，导致 T_4 和 T_3 的释放不受调节而出现甲亢。因为 TSH 受抑制，甲状腺激素的持续合成被抑制，所以甲亢仅持续到 T_4 和 T_3 的储备耗尽，此过程通常持续 2~6 周，多于几月内甲功恢复正常，部分患者出现暂时性甲减，部分患者可出现永久性甲减。

根据急性起病、发热等全身症状及甲状腺疼痛、肿大且质硬，结合血沉增快，血清甲状腺激素水平升高与甲状腺摄碘率降低的双向分离现象可诊断本病。

亚急性甲状腺炎的治疗目标应该是缓解甲状腺疼痛及压痛，应用阿司匹林或其他非甾体类抗炎药（NSAID）或布洛芬进行抗炎治疗通常可有效缓解疼痛。若治疗 2~3 日疼痛无改善，则应该停用 NSAID，并启用泼尼松治疗。疼痛剧烈者可将泼尼松作为初始治疗药物，最大剂量为 40mg/d，通常为每次 10mg，每日 3 次，维持 1~2 周，可迅速缓解临床症状，有效治疗应持续至疼痛和压痛缓解，然后逐渐减量，在治疗中可监测血沉指导用药，总疗程 6~8 周以上。甲亢、甲减期通常不需要治疗，因为即使出现症状也较轻微且持续时间短。对于症状性甲亢患者，β 受体阻滞剂治疗可能有助于缓解心悸或震颤。硫脲类药物或放射性碘对治疗亚急性甲状腺炎患者的甲亢无效。症状性甲减患者需要接受短期、小量甲状腺激素治疗，目标是将 TSH 控制在正常范围内，在停药 4~6 周时重新评估患者，永久性甲减需长期替代治疗。

因此病是一种自限性疾病，预后良好，多数患者在数周或数月内可自行缓解，故以内科保守治疗为主，少数疼痛长期不能缓解者才需考虑切除病变的甲状腺。

二、感染性甲状腺炎

有脓肿形成的急性感染可能是由革兰阳性或阴性菌引起，这些细菌通过血行播散到达甲状腺（通常发生在免疫功能受损的患者中）或者通过来自邻近喉部的梨状窝的瘘管传播至甲状腺。最常报道的导致急性感染性甲状腺炎的病原体为葡萄球菌和链球菌[5]。

本病特征性临床表现为突然发生颈部疼痛和压痛（常为单侧），伴有发热、寒战及感染的其他症状和体征。查体见有单侧颈部包块，可有波动感。实验室检查可见血白细胞明显升高、血沉增快、甲功通常正常，少数患者出现甲状腺毒症。甲状腺超声可鉴别亚急性甲状腺炎（表现为弥漫性异质性和低强度血流）和感染性甲状腺炎（脓肿），细针抽吸活检也可鉴别（亚急性甲状腺炎中可发现多核巨细胞肉芽肿，而感染性甲状腺炎可见液体积聚伴细菌学检查中发现微生物)。

由于本病属于化脓性疾病,行外科治疗可收到满意疗效,但要注意病程发展的不同阶段应采取不同的方法。在感染发生的早期阶段甲状腺脓肿尚未形成时,宜采用抗生素治疗,静脉抗生素治疗一般优于口服抗生素,同时加用抗厌氧菌的药物,局部应用冷敷;当甲状腺脓肿形成较小,局限在腺体内,可在超声引导下行脓肿穿刺抽脓或引流;对已有脓肿形成,特别是甲状腺脓肿向周围组织穿破而出现严重的并发症,如:纵隔脓肿、气管、食管瘘或向前方穿破形成皮下脓肿伴有呼吸困难者,则应在麻醉下行脓肿切开引流。脓肿切开引流后应常规放置引流,术后继续使用抗生素。

三、自身免疫性甲状腺炎

因本病存在有甲状腺细胞介导而被命名自身免疫性甲状腺炎,因组织学检查见中到大量淋巴细胞浸润,达到或超过滤泡上皮细胞数量,又称慢性淋巴细胞性甲状腺炎。发病率男性 8/10 000,女性 35/10 000,高发年龄在 30~50 岁[6]。

本病的发生是遗传和环境因素共同作用的结果。目前公认的病因为自身免疫。HLA 基因部分决定遗传易感性,感染和膳食中的碘化物是本病发生的两个环境因素。

甲状腺多呈弥漫性肿大,质地坚韧或橡皮样,表面呈结节状。镜检可见病变甲状腺组织中淋巴细胞和浆细胞弥漫性浸润。

因其起病隐匿,进展缓慢,早期临床表现常不典型。甲状腺呈弥漫性、质地硬韧的、无痛的轻度或中度肿大,可有轻压痛。可有轻度咽部不适、吞咽困难或颈部压迫感,偶有局部疼痛与触痛。随病程延长,甲状腺组织破坏出现甲减。实验室检查见患者血中 TGAb、TPOAb 滴度明显升高,文献报道 TGAb 阳性率 80%,TPOAb 阳性率 97%。甲功表现多样,可出现甲亢、甲减或甲功正常。

甲功正常的患者建议随访,提倡低碘饮食,其治疗指征为甲状腺肿或甲状腺功能异常。对于甲状腺肿已经压迫了邻近组织或明显影响外观的患者应使用甲状腺激素。甲状腺肿大显著、疼痛、有气管压迫,经内科治疗无效者,可以考虑手术切除,术后往往发生甲减,需甲状腺激素长期替代治疗。

四、无痛性甲状腺炎

又称亚急性淋巴细胞性、安静性和无症状性甲状腺炎。是自身免疫性甲状腺炎的一个亚型。表现为短暂、可逆的甲状腺滤泡破坏、局灶性淋巴细胞浸润。发病年龄以 30~50 岁为多,男女比例为 1:2~1:1.15。

其主要特点为出现短暂性甲状腺功能亢进,随后出现甲状腺功能减退,然后甲状腺功能恢复。部分患者不进入甲减期,甲功即可恢复正常。甲减严重程度与 TPOAb 滴度相关,若甲减期持续 6 个月以上,成为永久性甲减可能性较大。

对于甲状腺功能亢进症状持续不到 2 个月且存在小型弥漫性甲状腺肿或无甲状腺肿大的任何女性(非产后)或男性,其甲状腺功能亢进的原因均应考虑为无痛性甲状腺炎。关键的临床发现为持续时间短的轻度甲状腺功能亢进、极少或无甲状腺肿大,以及无 Graves 眼病和胫前黏液水肿,甲状腺毒症阶段甲状腺摄碘率<3%,恢复阶段摄碘率逐渐回升。超过半数患者 TGAb、TPOAb 滴度较高,接受干扰素 α、白细胞介素-2、胺碘酮或锂治疗的患者可能出现无痛性甲状腺炎。接受这些药物治疗的患者发生甲状腺炎似乎并不是巧合,但仅干扰素 α 有足够证据表明并确信与甲状腺炎的发生有因果关系。

本病呈自限性,甲状腺毒症期使用 β 受体阻滞剂可缓解临床症状,糖皮质激素可缩短病程,但不能预防甲减发生。症状性甲减者可短期、小量应用甲状腺激素,永久性甲减者需终生替代治疗。

五、产后甲状腺炎

是自身免疫性甲状腺炎的一种亚型,为分娩(或自然流产或人工流产后)后 1 年之内出现一过性或永久性甲功异常。患病率 1.1%~21.1%。其在临床上和发病机制上与无痛性甲状腺炎相似,两者的不同之处在于:产后甲状腺炎中更多患者的血清抗甲状腺抗体水平增高,且后来出现永久性甲状腺疾病的可能性更大,TPOAb 是预测妊娠妇女发生产后甲状腺炎的重要指标。过量的碘摄入是诱发此病的因素。

实验室检查可出现 3 种亚型:甲亢甲减双相型、甲亢单相型和甲减单相型。甲亢期发生在产后 1~6 个月,维持 1~2 个月,甲状腺毒症表现实验室检查可见甲状腺激素水平与甲状腺摄碘率呈双向分离。甲减期发生在产后 3~8 个月,持续 4~6 个月。恢复期发生在产后 6~12 个月。约 20% 患者可能出现永久性甲减。

产后 1 年之内发生甲功异常，产前无甲功异常病史，排除产后 Graves 病即可诊断此病。

多数患者呈自限性病程，症状性甲亢可予 β 受体阻滞剂对症治疗，永久性甲减者终生甲状腺激素替代治疗。

六、纤维性甲状腺炎

又称为 Riedel 甲状腺炎（Riedel thyroiditis）或侵袭性甲状腺炎，其特征为延伸至邻近组织的甲状腺广泛纤维化和巨噬细胞及嗜酸性粒细胞浸润。此病很可能为原发性纤维化疾病，据报道存在纵隔和腹膜后纤维化的患者可合并此病。

受累患者表现为：颈部不适或紧缩感；有时伴有吞咽困难或声音嘶哑；以及偶尔不对称但质地很坚硬、固定、常与邻近组织分界不清的弥漫性甲状腺肿。大多数患者的甲状腺功能正常，但少数可出现甲状腺功能减退，并且血清抗甲状腺抗体浓度通常较高。通过甲状腺活检来确立诊断。应该评估患者有无其他部位发生系统性纤维化的证据，如：纵隔和腹膜后区域。糖皮质激素治疗可能缓解局部症状。在一项小型病例系列研究中，他莫昔芬似乎可有效延迟疾病的进展，甚至可能有助于使疾病进展消退。只有在权衡风险和获益后才能进行手术治疗。然而，可能需要手术以缓解气管或食道压迫，有时是为了排除癌症。

七、萎缩性甲状腺炎

是自身免疫性甲状腺炎又一亚型，甲状腺呈慢性、广泛性或部分性纤维化，甲状腺萎缩，以对症治疗为主。

八、放射性甲状腺炎

偶尔有因 Graves 病所致甲状腺功能亢进并接受放射性碘治疗的患者，在 5～10 日后出现甲状腺疼痛和压痛，这是由放射诱导的甲状腺滤泡细胞损伤和坏死及相关炎症所致。颈部疼痛和压痛通常轻微，并在数日至 1 周后可自发消退。还可能出现暂时性的甲状腺功能亢进加重。轻者可予 NSAID 对症，必要时可使用糖皮质激素，功能异常者可予 β 受体阻滞剂、抗甲状腺药物或甲状腺激素。出现严重喉头水肿者可行气管切开。

（连小兰　刘　赫）

第三节　Graves 病

一、概述

Graves 病（Graves' disease, GD），是一种自身免疫性甲状腺疾病，以甲状腺自身抗原特异性 T 细胞浸润入促甲状腺激素受体（thyroid-stimulating hormone receptor, TSHR）表达组织为特征。促甲状腺激素受体刺激性自身抗体持续活化甲状腺滤泡上皮细胞的 TSHR，导致甲状腺增生，甲状腺激素合成和分泌增加，产生甲状腺功能亢进症（hyperthyroidism，甲亢）。它是引起甲亢或甲状腺毒症最常见的原因，临床表现包括甲状腺毒症、甲状腺弥漫性肿大和甲状腺外表现三个方面，它可造成机体多个系统功能亢进，对心血管、神经、消化等系统功能产生不良影响，致使学习、工作能力及其生活质量下降，增加疾病相关的病死率[7]。

二、流行病学

GD 年发病率 20～50/100 000，女性多于男性，女性人群患病率 1%～1.5%。估计一生中有 3% 的妇女，0.5% 的男性会发生 GD，女性：男性 6:1。各个年龄段的人都可发生 GD，但但好发年龄为 20～60 岁。非洲裔美国人更好发。

三、病因和发病机制

Graves 病的发生是遗传和环境因素共同作用所致。其中 80% 的易感性是由于遗传所致，环境因素占 20%。目前发现与 GD 发生密切相关的基因有 HLA-DR3 和 HLA-DR4，特别是 HLA-DRβ-Arg74 位点，细胞毒性 T 淋巴细胞抗原-4（cytotoxic T lymphocyte antigen-4, CTLA-4），蛋白酪氨酸磷酸酶非受体类型 22，碱性亮氨酸拉链转录因子 2，促甲状腺素受体基因非编码区变异等。环境因素包括高碘饮食摄入、吸烟、感染、应激、妊娠和性激素等。有些药物，如：胺碘酮、靶腺治疗药物和肿瘤免疫治疗药物使用也与 Graves 病发生有关[8]。

GD 是器官特异性自身免疫病，是由于循环中存在的针对 TSHR 的自身抗体，刺激甲状腺导致甲亢和甲状腺肿大。TSHR 刺激性自身抗体与 THR 细胞外段富含亮氨酸区域结合，活化 THSR，导致细胞内 AMP 水平增加，引发甲状腺激素释放和甲状腺细胞生长和增加。另外，TSHR与甲状腺和眼眶内成纤维细胞上的IGF1受体存在相互作用。循环中的TSHR刺激性抗体通过与TSHR结合，不仅可活化TSHR，也可活化下游的IGF-1R及其下游通过，引起甲状腺增殖和球后成纤维细胞、脂肪细胞增殖，导致甲状腺相关性眼病[9]。

四、病理

甲状腺呈弥漫性、对称性肿大，质地软，表面光滑，包膜完整，血管增生呈猪肝色。镜下显示甲状腺滤泡上皮细胞增生，呈高柱状，滤泡腔内少胶质，间质中少量淋巴细胞浸润或形成淋巴滤泡，少有生发中心形成。抗甲状腺药物治疗和碘剂治疗后的甲状腺形态和结构会发生改变，甲状腺缩小，血管减少，甲状腺组织呈退行样变等。

眼部表现眼眶病变为主。球后脂肪组织增生、脂肪细胞增加、淋巴细胞和浆细胞浸润、粘多糖和透明质酸沉积、眼外肌增粗、淋巴细胞浸润、肌纤维变性或断裂、纤维组织增生。

五、临床表现

临床表现与起病的年龄、病程和疾病的严重程度密切相关。主要表现包括三个方面：

（一）甲状腺毒症相关表现

甲状腺毒症相关表现与甲状腺激素分泌过多有关。包括高代谢综合征和各个系统功能亢进。如基础代谢率增加、怕热、多汗、低热、体重降低；心慌、气短、心率加快、窦性心动过速、心音亢进、心律失常，特别是室上性心律失常、房性早搏、心房纤颤。收缩压增高，舒张压降低脉压差增大，水冲脉，重的患者可发生甲亢性心脏病，出现心脏扩大、心律失常和心衰；食欲亢进、易饥、多食、排便次数增加、消瘦；极少患者特别是老年患者出现畏食、恶心、呕吐；严重患者出现黄疸、肝大、精神紧张、焦虑、易怒、失眠、手抖、舌颤、腱反射亢进；重者可出现躁狂、妄想、少数患者表现为神情淡漠；月经量减少、月经稀发甚至闭经、不育、男性阳痿、不孕、男性乳房发育；肌肉萎缩、肌无力、重症肌无力或低钾周期性麻痹；骨量较少、骨质疏松、骨折风险增加。

（二）甲状腺肿

甲状腺肿多数为不同程度、对称性、弥漫性的肿大；质地软、表面光滑、无压痛、随吞咽上下移动。有些可触及震颤，或可闻及收缩期血管杂音。

（三）甲状腺外表现

包括眼病和皮肤表现。半数GD者存在不同程度的眼部表现。表现为眼球突出、瞬目减少、上睑挛缩、畏光、流泪、眼痛、眼睑红肿、结膜充血、复视、重者出现视力下降、视野缺损、眼压增高、角膜溃疡、失明。有眼病的患者中出现皮肤黏液性水肿，可发生在任何部位的皮肤，但最常出现在胫前下1/3处。呈对称性、褐色或红色或橘皮样增厚、增粗，甚至形成结节状，伴毳毛增生。一般无瘙痒、疼痛。有胫前黏液性水肿的患者中部分可出现杵状指。

六、实验室检查

（一）甲状腺功能测定

甲状腺功能检查包括血清游离甲状腺素（FT_4）、游离三碘甲腺原氨酸（FT_3）、总甲状腺素（TT_4）、总三碘甲腺原氨酸（TT_3）和促甲状腺素（TSH）。随着甲状腺功能检测方法学改进，TSH检测高、中、低水平三者之间完全无重叠，已基本取代以往T_3抑制试验和TRH兴奋试验等功能试验，用于甲状腺功能正常、甲亢和甲状腺功能减退诊断。

GD时甲功首先呈现出血清TSH被抑制，低于正常参考值范围，之后出现FT_3、T_3和FT_4、T_4水平升高。

（二）促甲状腺素受体抗体测定

血清促甲状腺素受体抗体（TSH receptor antibody，TRAb）对GD病具有诊断价值。GD患者90%以上TRAb阳性，另外，TRAb的水平与疾病的活动性有关、疗效的评价、停药与否、治愈与否，疾病的复发和胎儿以及新生儿甲亢的判断中有重要的意义。

（三）其他甲状腺自身抗体

甲状腺球蛋白抗体和甲状腺过氧化物酶抗体在GD中也可阳性，阳性率达一半以上。

七、辅助检查

超声、核素、CT和MRI等影像技术可用于甲亢的诊断和鉴别诊断。

（一）甲状腺超声检查

甲状腺超声检查是最常采用的影像检查。超声能检测甲状腺大小、位置、形态和血供状态，是发现甲状腺结节最敏感方法。GD时超声显示甲状腺弥漫性肿大，血流信号丰富，呈火海征。

（二）甲状腺摄碘功能检查

甲状腺摄碘功能检查反映甲状腺摄取碘的能

力，用于鉴别甲状腺毒症的病因。目前国内主要采用甲状腺 ^{131}I 摄碘功能检查。GD 时甲状腺摄碘功能增加伴高峰前移，而甲状腺损伤或炎症引起的甲状腺毒症，甲状腺摄碘功能减低或处于几乎不吸收状态。此项检查禁用于妊娠和哺乳妇女。

(三) 甲状腺核素显像

甲状腺核素显像通过甲状腺摄取放射性核素显示甲状腺及其位置、大小、功能状态和有无结节。用于发现异位甲状腺组织，高功能结节或腺瘤。GD 时甲状腺核素显像呈放射性摄取对称性增加。

八、诊断和鉴别诊断

(一) 诊断

临床上有典型的表现，血清 TSH 低于正常，血清 FT_3、FT_4 水平高于正常，TRAB 阳性就能诊断 Graves 病。有些患者临床表现不典型，需要进行鉴别诊断。

(二) 鉴别诊断

1. 甲状腺功能正常疾病的鉴别　有些疾病临床上有类似甲状腺毒症相关表现，如嗜铬细胞瘤有高代谢表现、再如焦虑症，有焦虑、失眠；再有糖尿病、结核、恶性肿瘤等也可出现体重下降、消瘦等表现，这些病症甲功正常，查甲状腺功能完全能得到鉴别。

2. 甲状腺毒症的鉴别　确诊 GD 前需要其他原因引起的甲状腺毒症相鉴别 (表 3-4-2)。亚急性淋巴细胞性甲状腺炎、产后甲状腺炎等。损伤性或炎症性甲状腺疾病甲状腺摄取碘功能不吸收，TRAb 阴性。还需要其他甲状腺疾病导致的甲状腺功能亢进鉴别。包括毒性结节性甲状腺肿、毒性腺瘤，二者缺乏突眼、胫前黏液水肿，TRAb 阴性，甲状腺核素显示单发或多发"热结节"，周围甲状腺组织被抑制。也需要与中枢性甲亢，特别是垂体 TSH 分泌瘤鉴别，中枢性甲亢虽然有 FT_3、FT_4 升高，但 TSH 水平不被抑制。

表 3-4-2　甲状腺毒症的病因

甲状腺毒症伴放射碘正常或增高	甲状腺毒症伴放射碘减低
GD	亚急性甲状腺炎
毒性腺瘤	无痛性甲状腺炎
毒性结节性甲状腺肿	痛性甲状腺炎
滋养细胞病	急性甲状腺炎
垂体 TSH 腺瘤	医源性甲状腺毒症
甲状腺激素抵抗	胺碘酮引发的甲状腺炎
	甲状腺滤泡癌转移

九、治疗

目的恢复甲状腺功能和纠正免疫异常。包括几个方面：

(一) 一般治疗

休息，补充热量和营养，低碘饮食。

(二) 控制甲状腺功能亢进症

控制甲状腺功能亢进症主要包括三种手段：药物、手术和放射碘疗法。选择何种治疗方法要因人而异，个体化处理[10]。

1. 药物

(1) 抗甲状腺药物：目前国内使用抗甲状腺药物有甲巯咪唑和丙硫氧嘧啶。二者均通过抑制甲状腺过氧化物酶活性，抑制碘的氧化和有机化、碘化酪氨酸偶联、甲状腺球蛋白合成和甲状腺滤泡上皮细胞的生长等途径抑制甲状腺激素合成和甲状腺增殖。另外丙硫氧嘧啶还抑制脱碘酶抑制 T_4 向 T_3 转化。另外，二者还有一定的免疫抑制作用，减少免疫球蛋白产生，减少甲状腺内淋巴细胞浸润，降低血 TRAb 水平。

抗甲状腺药物治疗的优点是缓解率不低，无需长期服药甲状腺激素替代；避免射线暴露和手术的风险。适用于：①妊娠、哺乳妇女；②病情轻，甲状腺轻度肿大；③新发；④年老、体弱，有严重脏器功能衰竭；⑤不宜手术或不宜放射碘疗法；⑥术前准备；⑦放射碘疗法前后辅助治疗；⑧甲亢危象；⑨甲亢术后或放射碘疗法失败或复发。禁用于之前有明确抗甲状腺药物引发严重不良事件者。

治疗方法：用药治疗一般持续 1 年半以上，分初治、减药和维持治疗三个阶段。初治阶段给予甲巯咪唑 15~30mg/d，丙硫氧嘧啶 150~300mg/d，直至临床表现基本消失、甲状腺功能恢复正常；进入减药阶段，根据情况每 2~4 周减一次剂量，直至最小有效剂量，维持治疗 1 年至 1 年半。期间监测甲状腺功能、TRAb 和相关不良反应。停药时甲功和 TRAb 均需正常，如 TRAb 不正常，需延长 1 年治疗时间，再评估能否停药。二种药物中除妊娠和甲亢危象外，首选甲巯咪唑，丙硫氧嘧啶候选。

常见的不良反应：包括皮疹、白细胞减少、关节痛、药物热、一过性轻度白细胞减少。少见不良反应有胃肠道症状，嗅觉味觉异常、粒细胞缺乏、中重度肝功能异常或黄疸、ANCA 阳性和 ANCA

相关性血管炎、低血糖、再生障碍性贫血。严重甚至致命的不良事件包括粒细胞缺乏、肝衰竭和ANCA相关性血管炎。粒细胞缺乏和肝功异常可发生在用药的任何时间，但多数在用药最初3个月，而ANCA相关性血管炎常与丙硫氧嘧啶相关，多发生在用药半年以上患者。因此，治疗前应检测血常规、肝功能等；治疗监测血粒细胞、肝功能，并告知患者如出现咽痛、发热、腹胀、尿色发黄等上述不良反应表现，应即刻就诊或急诊，如出现粒细胞缺乏或严重肝功能损伤或ANCA相关性血管炎等重度不良事件时需要即刻停药，并给予相关的处理。

（2）其他药物：β受体阻断剂可控制心率和交感神经兴奋表现，另外普萘洛尔还有抑制脱碘酶1的活性，阻止T_4向T_3转化的作用。可用于甲亢的辅助治疗，也可用于术前准备和甲亢危象的抢救。

碘剂，包括复方碘溶液（卢戈液，Lugol's solution）等，大剂量碘能快速阻断甲状腺激素的释放，减少甲状腺血供，使甲状腺腺体体积缩小、质地变硬，利于手术。用于甲亢术前准备和甲亢危象。不作为甲亢常规用药。注意使用碘剂前必须先使用或配合使用抗甲状腺药物。

甲亢术前准备：两种方案：①复方碘溶液每次0.1~0.5ml tid，连续服用7天，剂量由小渐大，术后停药；②复方碘溶液5滴 tid，之后每日每次增加1滴，10~14天后手术。

注意：复方碘溶液不能直接口服，一定要放在食物中或稀释后方可口服。警惕碘过敏和碘引发的刺激症状。

2. 放射碘疗法 甲状腺有浓聚碘的能力，给予放射性^{131}I，释放β射线破坏周围的甲状腺组织，减少甲状腺激素的合成和释放，治疗甲亢。GD患者采用放射碘疗法优点是高效，避免手术和抗甲状腺药物不良反应，缺点是甲减发生率高，需要长期甲状腺激素替代治疗；有加重或促发GD眼病的风险；辐射暴露。放射碘疗法适用于：①甲状腺中度肿大；②对抗甲状腺药物过敏；③甲亢复发，反复迁延；④不能耐受手术；⑤高功能腺瘤；⑥不愿长期服药，不愿手术；⑦合并甲亢心脏病、周期性麻痹。禁用于：①妊娠、哺乳妇女；②重度活动性甲状腺相关性眼病；③合并甲状腺癌；④甲亢危象；⑤半年内计划妊娠者。因为放射碘治疗后有一过性甲亢风险，建议治疗前使用β受体阻断剂和抗甲状腺药物，治疗前3~7天停药；治疗后3~7天再开始使用，直至甲功恢复正常。有并发症，特别是甲亢心脏病、心衰的患者放射碘治疗前应先采用抗甲状腺药物治疗。

3. 手术疗法 手术疗法是甲亢治疗中不能缺少的手段。适用于：①巨大甲状腺或伴有周围压迫症状者；②甲亢反复迁延或复发者；③胸骨后甲状腺肿伴甲亢者；④合并甲状腺癌者；⑤毒性结节性甲状腺肿；⑥合并巨大甲状腺结节或囊肿；⑦不愿长期服药或不接受放射碘疗法。⑧合并原发性甲状旁腺功能亢进需要手术者；⑨半年内有生育要求的。禁用于：①终末期患者；②严重心肺疾病不能耐受手术。妊娠不是绝对禁忌，如果必须手术建议在妊娠中期进行。手术时机应待甲状腺毒症表现消失；甲功恢复正常后进行。术前还需碘剂和其他的准备和评估。

（三）甲亢危象的治疗

甲亢危象是甲亢最严重的状态，病死率极高。多发生在甲亢长期未控制、术前准备不充分或是感染、手术、创伤、应激或放射碘治疗后。预防为主。诊断主要依据临床表现。主要包括高热、心动过速、快速心律失常、房颤和心衰、意识精神神经障碍和严重胃肠道表现。我院史轶蘩院士提出诊断意见被国内内分泌学界广泛接受和使用。具有下列7条中的3条即可诊断甲亢危象：①体温>39℃；②大汗淋漓；③脉率>160次/分；④呕吐；⑤腹泻显著，大便>10次/日；⑥意识障碍严重，可有躁动、谵妄、昏睡或昏迷；⑦体重下降至40~45kg以下。2016年日本甲状腺学会和日本内分泌学会首次针对甲亢危象制订了相应的指南。治疗上包括：①抑制甲状腺激素的合成，抗甲状腺药物，首选PTU 200mg，一日三次；②抑制甲状腺激素的释放：复方碘溶液30~60滴，稀释后口服，之后每6~8小时5~10滴，用碘前至少1小时，给予抗甲状腺药物；③抑制T_4向T_3的转化和降低组织对甲状腺激素的反应性：β受体阻断剂，心功能正常时，普萘洛尔40~80mg，一日三次；④增加机体的应激能力，糖皮质激素，甲强龙50mg静滴或氢化可的松200mg静滴。也包括抗感染、镇静、催眠、降温、支持、对症等。

（连小兰）

第四节 甲状腺恶性肿瘤

甲状腺恶性肿瘤主要是甲状腺癌。近年来，其发病率增加是全球的一个普遍现象[11]，据统计，到2018年全球甲状腺癌的发病率已经排在全部肿瘤的前十位，约6.7/100 000，中国2018年新发甲状腺癌19.42万例，标化的甲状腺癌发病率为10.1/100 000[12]，甲状腺癌已经成为一种较常见的肿瘤。

临床中常见的甲状腺恶性肿瘤除了起源于甲状腺滤泡上皮的癌（也称为甲状腺非髓样癌，nonmedullary thyroid cancer，NMTC），如：甲状腺乳头状癌、滤泡癌、未分化癌等，以及起源于滤泡旁细胞（C细胞）的髓样癌外，还有甲状腺淋巴瘤、甲状腺的继发恶性肿瘤等。

一、起源于甲状腺滤泡上皮的癌

最新的WHO内分泌肿瘤分类将起源于甲状腺滤泡上皮的癌分成了甲状腺乳头状癌、滤泡癌、嗜酸细胞癌（Hürthle细胞癌，Hürthle cell carcinoma）、低分化癌和未分化癌[13]，其中甲状腺乳头状癌、滤泡癌、嗜酸细胞癌被称为分化型甲状腺癌（differentiated thyroid cancer，DTC），这类肿瘤多保留了分化的甲状腺细胞的功能，如摄取碘的功能，但是嗜酸细胞癌对碘的摄取能力较差，在有远处转移的嗜酸细胞癌的患者中仅不到10%的病例摄碘。目前这样的分类较既往的甲状腺乳头状癌、滤泡癌、未分化癌的分类对疾病有了更细致的区分，而且随着对这些肿瘤的临床、病理、基因改变的深入认识，其诊疗思路、手段等也有了显著的变化。

（一）甲状腺乳头状癌

1. 发病情况及危险因素 甲状腺乳头状癌是一种最常见的分化型甲状腺癌，约占所有甲状腺癌的85%以上，女性发病率是男性的3倍[14]，是近年来甲状腺癌发病增加的主要类型。SEER数据库显示其发病率从1975年的3.4/100 000增长至2009年的12.5/100 000，其中以微小乳头状癌（≤1cm）（papillary thyroid microcarcinoma，PTMC）增加最为明显，20年间其占甲状腺乳头状癌的比例由25%增加到了39%[14]。

已知明确的分化型甲状腺癌的发病危险因素是电离辐射，它可以引起体细胞突变和DNA链断裂而致癌。在这种情况下，癌的发生与吸收的射线剂量和患者的年龄相关，儿童和20岁以下的年轻人最容易患辐射诱导的甲状腺癌，其中主要是甲状腺乳头状癌[15]。约5%的非髓样甲状腺癌有遗传倾向，这其中的一部分肿瘤是几种家族性综合征的一个表现（Gardner syndrome，Cowden disease，Werner syndrome，Carney complex等），另外一部分肿瘤称作家族性非髓样甲状腺癌（familial nonmedullary thyroid cancer，FNMTC）。它是指在没有其他遗传综合征或环境致病因素的情况下，家族中一级亲属中有两个或更多个的分化型甲状腺癌患者的家系；当家族中有3个或3个以上的成员受到影响，94%的可能性有家族遗传倾向。FNMTC是否比散发型甲状腺癌更具有侵袭性尚无定论，一些研究提示它更具侵袭性、复发风险也更高[16]，因此，应给予更积极地治疗。虽然有研究报道了在一个FNMTC家系中发现了HABP2的种系突变[17]，但是其致病基因仍未得到确认。其他一些可能的危险因素，如肥胖、自身免疫性甲状腺炎、碘缺乏或过量，其与甲状腺癌的因果关系尚不清楚，研究提示碘缺乏与更高的甲状腺滤泡癌比例相关。

目前对于甲状腺癌发病增加是危险因素增多、还是检查增多（包括超声检查的普及，CT/MRI等应用增多，FNA的推广，以及细致的病理检查）造成的存在争议。多数数据支持检查增多、过度诊断是引起甲状腺癌发病增加的主要因素[18]，尤其对PTMC这种过度诊断的影响更加明显。多项尸检研究显示：隐匿存在于甲状腺中、终身不被发现的乳头状癌的比例为1%～35.6%（总体为11.5%）[19]；而在近30年明显增加的甲状腺癌中约一半是PTMC[20]，但此期间疾病死亡率保持稳定[14]，这表明增加的病例不会转化为疾病引起的死亡，因此早诊断的意义就受到质疑。

2. 临床症状和体格检查 较小的肿瘤通常没有临床症状，而是通过查体或超声等影像学检查发现。当肿物（或者其转移病灶）长在靠近周围重要结构、或者增大明显时，可以对周围邻近结构产生压迫或侵袭，而表现出不同的临床症状，如吞咽困难、异物感、颈部压迫感、声音嘶哑、呼吸困难等。合并甲状腺功能亢进症的患者，可以出现心悸、多汗、手抖、消瘦等代谢增高、神经兴奋的临床表现。询问症状、了解病史时，还应该了解危险因素的暴露情况、及甲状腺癌家族史，为治疗决策提供依据。

以往对可疑或确诊的甲状腺癌患者的体格检查主要依赖于对甲状腺和淋巴结的触诊。体检时，应注意甲状腺结节的数目、大小、质地、活动度、有无压痛，颈部淋巴结是否肿大、活动、以及淋巴结的位置（是位于腺体旁、或是位于侧颈区）等。目前对于临床中多见的小病灶，更多地需要依靠超声的检查确认。

3. 诊断/术前评估　甲状腺癌患者术前常规行甲状腺功能、甲状腺抗体检测，可以了解甲状腺功能状态以及是否合并慢性淋巴细胞性甲状腺炎；虽然手术前甲状腺球蛋白（thyroglobulin，Tg）测定并无鉴别良恶性病变的价值，但是术前同时测定Tg、TgAb可以作为初始临床状态及血清学指标的基线水平，为后续诊治提供依据。有研究提示：在DTC不同病理类型的患者间术前Tg水平在存在差别，滤泡癌、Hürthle细胞癌平均Tg水平明显高于乳头状癌；而且对于诊断明确的DTC术前Tg水平与肿瘤的大小、分化程度、转移情况相关。

影像学检查是诊断、评估甲状腺癌重要的方法，其中超声检查是最常用、最重要的检查手段，所有患者均应评估结节形态，以及结节的大小、部位、数量、回声性质、钙化、血流情况等，以及颈部淋巴结情况，包括淋巴结大小、部位等。超声诊断甲状腺癌的敏感性和特异性大约为52%~81%和53%~83%，而它对淋巴结的转移的判断较差。甲状腺乳头状癌的淋巴结转移常见，约20%~50%，术前超声仅能发现大约20%~31%的转移性淋巴结，因腺体遮挡其发现中央区转移淋巴结更困难，即便如此超声仍是诊断甲状腺恶性结节、发现淋巴结转最重要的手段。

CT和MRI不推荐作为甲状腺癌术前的常规检查。当原发病灶较大或者有明显的侧颈区转移病灶时，颈部增强CT或MRI有助于评估病灶与周围结构及器官的相对关系，如气管、食管、颈动脉鞘的关系，为确定手术方式、范围提供帮助；而且它还可以发现超声可能无法探及部位的病灶，如：纵隔和Ⅱ区转移淋巴结。需要注意的一个问题是：术前增强CT可能会因静脉造影剂大的碘负荷而延迟数周可能需要进行的放射性碘治疗。

PET/CT不是分化型甲状腺癌初诊的常规检查，主要用于复发和转移的高危患者、尤其是经^{131}I清甲治疗后Tg或TgAb持续升高、^{131}I-WBS全身显像阴性，超声、CT或MRI等影像学也无阳性发现的患者。

术前的检查还包括：声音评估/喉镜检查、食道镜检查等。所有要行甲状腺手术的患者都应该评估声音情况，若术前声音不正常、有颈部或上胸部手术史、以及癌灶向腺体背侧侵犯或中央区有大量淋巴结转移的患者应该行术前喉镜检查。若怀疑气道受累，可以通过喉镜、支气管镜检查明确气道受累情况；怀疑食道受累时，应行食道镜或上消化道造影检查。

4. 病理学检查　细针穿刺（fine-needle aspiration，FNA）是目前被广泛接受的术前获得甲状腺肿物病理学诊断的方法。它的临床应用首次公开发表于20世纪70年代早期，之后由于它的广泛运用明显减少了不必要的甲状腺手术（减少了约30%~50%的甲状腺切除手术）、增加了确定性手术的比例[21]。

FNA一般用细针（20~27G）进行穿刺，27G或25G的细针已经能够很好地采集足量的细胞进行细胞核特征分析，而粗针（14~19G）虽然能达到同样的效果，但是可能增加并发症（特别是出血）发生的风险，所以推荐不常规使用，但淋巴瘤的穿刺活检是一个例外。

总体上，甲状腺FNA的敏感性为43%~98%，特异性为72%~100%，这一定程度上反映了操作者的技术及细胞病理医生读片经验的差异。研究表明超声引导下FNA比单纯触诊穿刺更精确、获取标本充足，其假阴性和假阳性分别为5%和1%。对于经验丰富细胞病理医生，甲状腺FNA对技术上制作满意的标本诊断准确率达95%以上，阳性预测率为89%~98%，阴性预测值为94%~99%。

目前推荐的FNA指征如下：直径≥1cm的高度和中度可疑恶性肿物，直径≥1.5cm的低度可疑恶性肿物，直径≥2cm的极低可疑恶性肿物。不符合上述标准及囊性结节不需FNA。对于<1cm的高度可疑恶性结节，无论因何原因拟行手术、术前行FNA，仍有可能避免不必要的手术。FNA结果通常以Bethesda系统报告，它能较好地预测结节的性质。

甲状腺乳头状癌有典型的细胞学特征，其细胞核变化是FNA确诊的依据，包括：增大和椭圆形的边缘小核仁，苍白"粉状"染色质，纵向核沟，核内包涵体。根据这些特征FNA诊断甲状腺乳头状癌有高度的准确性，超过90%的甲状腺乳头状癌能被确诊为恶性肿瘤或可疑恶性肿瘤,而且 FNA 细胞病理检查也可以区分甲状腺乳头状癌的亚型。但是,需要注意的一点是新版 WHO 病理分类中的"伴乳头状核特征的非浸润性滤泡性肿瘤(NIFTP)"也可能在 FNA 中被诊断为恶性病变。

对于 Bethesda System 中不能确诊的患者,可以检查分子标记物,包括:BRAF、RAS、RET/PTC、Pax8-PPARγ 等。BRAFV600E 突变是甲状腺乳头状癌最常见的基因突变,其突变率约为 40%~80%,其他基因突变还包括 TERT、RAS、PIK3CA、PTEN 等,RET 基因重排(RET/PTC)发生率约为 11%~43%。

研究显示,RAS 突变的 AUS/FLUS/FN 结节有 84% 可能是恶性病变[22],有 BRAFV600E、RET/PTC、PAX8/PPARγ 突变的 AUS/FLUS/FN/SUSP 的结节恶性病变的风险 >95%[23];而且,单个 BRAF 基因突变诊断甲状腺乳头状癌的可能性接近 100%[23],其诊断特异性可达 100%,但敏感性仅有 36%。多基因改变的检测越来越多地运用在穿刺活检中,以提高"纳入"或"排除"恶性病变诊断的效率。但是,到目前基因检测对于诊治决策的长期影响结果仍无定论。

5. 治疗　手术是甲状腺乳头状癌的基本治疗手段,包括腺体的处理和淋巴结清扫两部分。腺体的手术方式包括甲状腺腺叶切除术和甲状腺全/近全切除术(残留靠近 Berry 韧带的喉返神经旁、小于 1 克的甲状腺组织),淋巴结清扫方式按治疗目的分为预防性清扫和治疗性清扫,按清扫部位分为中央区淋巴结清扫和侧颈区淋巴结清扫。

(1) 腺体的手术:腺体的处理是手术治疗的第一个步骤。通常对于诊断明确的甲状腺乳头状癌,都建议手术治疗、切除相应的腺体。目前推荐:对于甲状腺微小乳头状癌,若没有明显的腺体外侵犯、临床未发现淋巴结转移(cN_0)者,采取患侧腺叶切除即可,除非有明确的对侧腺叶的切除指征;临床上有明确淋巴结转移(cN_1)者,建议采取全切或近全切除术;对于甲状腺非微小乳头状癌,若癌灶大于 4cm、有明显的腺体外侵犯(cT_4)、临床上发现淋巴结转移(cN_1)或远处转移(cM_1)者,行腺体全切或近全切,而癌灶大于 1cm 且小于 4cm、无腺体外侵犯、cN_0 者,可以采取腺体全切、近全切或单侧腺叶切除。

这里有两个比较有争议的问题:一是对于低危的甲状腺微小乳头状癌(肿瘤不靠近气管或喉返神经,无临床发现的淋巴结转移,不是恶性程度高的乳头状癌亚型,患者知情同意)是立即手术治疗、还是密切随诊观察的问题;二是对于癌灶大于 1cm 且小于 4cm、无腺体外侵犯、cN_0 者的腺体手术范围的问题。

支持低危甲状腺乳头状癌随诊观察的理由包括:尸检中存在不少隐匿的、可以伴随终身的甲状腺乳头状癌;近年来新增的、大量早期发现、治疗的微小癌并未改善疾病的生存预后(如前述);随诊观察的研究表明观察随诊是可行的。Ito 等的研究显示:低危甲状腺乳头状癌观察过程中,5 和 10 年时的肿瘤增大(超声发现增大 3mm)的比例仅分别为 5% 和 8%,临床证实的淋巴结转移的比例也仅有 1.7% 和 3.8%,延迟手术的患者预后仍然很好,全部观察人群中无远处转移、疾病导致的死亡。研究者认为:这样的结果更可能是由于此类肿瘤"惰性"的特点而非治疗得到的,而且即刻手术患者不良事件的发生率显著高于随诊观察的患者,因此对于这种"惰性"的、很难危及患者生命的低危甲状腺微小乳头状癌的最佳治疗选择是观察。当然选择观察随诊时,要考虑多方面的因素,以最终选择理想、适合观察的患者。ATA 指南虽然仍建议对于 FNA 诊断证实的甲状腺乳头状癌采取手术治疗,但是也指出对于低危 PTMC 的随诊观察可以作为立即手术的替代方法,而且由于不建议对小于 1cm 的可疑结节行 FNA,因此会有越来越多的 PTMC"不穿刺、不手术",低危 PTMC 随诊观察的问题将会越来越受到关注、研究和探讨。

关于癌灶大于 1cm 且小于 4cm、无腺体外侵犯、cN_0 者的手术范围调整,原因主要是:①在恰当选择的患者中,全切和单侧叶切疗效相似;②在中低危患者中,常规 RAI 治疗策略发生了改变(此前常规使用 RAI 治疗要求腺体全切);③随诊方案有了调整,从依赖于 RAI 显像到主要依据超声和甲状腺球蛋白(thyroglobulin, TG)水平的系列监测。一项有 61 775 例患者、中位随诊 82 个月的回顾性研究提示,根据病情分类调整后,1~4cm PTC 患者中全切和单侧叶切除组的总生存率无差别;因此对于这部分患者缩小的腺叶切除术是可行的。但是在数项研究中仍然可以看到肿瘤大于 2cm 的患者长期生存率较差,多因素分析显示肿瘤小于 2cm 是总生存的独立保护因素[24],而近期纳入 112 128 例患者的研究也表明 2.5cm 以上的肿瘤患者生存显著更差。因此,是否对这部分患者应该均采取腺体全切,值得探讨。

在决定腺体切除范围时,还应考虑到:肿瘤的病理类型是否为甲状腺乳头状癌的不良亚型,患者是否有头颈部辐射史、家族甲状腺癌史等因素。若存在这些危险因素,应考虑更积极的手术方式。

(2) 淋巴结清扫术:对于临床上有明显淋巴结转移的患者,治疗性淋巴结清扫可以改善预后,因此各指南均建议施行[25, 26]。若转移淋巴结仅出现在中央区,则仅需行中央区淋巴结清扫术;若有侧颈区淋巴结转移,则应同时行侧颈淋巴结清扫术。

通常中央区淋巴结清扫术的范围上界至甲状软骨,下界达胸骨柄上缘,外侧界为双侧颈动脉鞘内侧缘,包括气管前、气管旁、喉前(Delphian)淋巴结等。在中央区各亚区中,淋巴结最常转移的部位为病变侧的气管旁(可达50%),然后是气管前和喉前区(约为10%~20%);单侧癌灶、对侧气管旁出现淋巴结转移的比例约为10%~20%左右,当肿瘤≤1cm时对侧转移的比例不到10%,肿瘤超过1cm时对侧转移的比例可达26%~31%。另外一个需要注意的区域是右侧气管旁、喉返神经后方的区域,它位置深、清扫有困难,但是淋巴结转移率可达5.8%~26%,右侧病灶、右侧气管旁淋巴结转移、超过3个侧颈淋巴结转移是这一区域淋巴结转移的独立危险因素。

此外,对于单侧病灶、临床仅发现单侧中央区淋巴结转移或者临床仅发现侧颈淋巴结转移而无中央区淋巴结转移的患者,是否行双侧中央区淋巴结清扫存在争议,是否同时清扫前上纵隔淋巴结(Ⅶ区)也有不同意见。有研究显示:Ⅵ区淋巴结受累时,Ⅶ区淋巴结转移率可达38%,而且Ⅵ~Ⅶ区之间并无明显的解剖结构的分界,因此中央区淋巴结清扫时应常规清扫Ⅶ区。

侧颈淋巴结清扫通常都是治疗性清扫,目前采取择区性颈淋巴结清扫术。侧颈淋巴结分区分为Ⅰ~Ⅴ区,甲状腺乳头状癌很少转移至Ⅰ区,常见的转移部位是ⅡA、Ⅲ、Ⅳ区,转移率约为56%、66%~72%、50%~76%,ⅤB区淋巴结转移也较常见,约为3.7%~40%,ⅡB区、ⅤA区淋巴结转移少见,转移率分别约为8.5%~16.7%、0%。因此,常规的清扫范围需包括Ⅲ、Ⅳ、ⅡA区,以及ⅤB区,ⅡB区和ⅤA区的清扫是基于这些区域或者邻近区域有明显淋巴结转移时选择进行。

预防性清扫主要指中央区淋巴结的预防性清扫。对于临床未发现淋巴结转移的甲状腺乳头状癌(cN_0)是否行中央区淋巴结清扫(预防性清扫)一直存在不同的意见,因为预防性清扫对于甲状腺乳头状癌预后的影响一直未有定论。通常认为预防性清扫不会影响生存预后,但是对特定的患者群有可能减少复发。虽然在一项纳入11 569例 cN_0 PTC患者的研究中,预防性中央区淋巴结清扫并未减低局部复发率[27],但是研究中清扫组病情较未清扫组严重、两组肿瘤<0.5cm的比例均超过30%都影响了复发率的比较。当把肿瘤限定在1cm以上、病情相似的情况下进行比较时发现,预防性清扫可以降低局部复发率(4.7% vs. 8.6%),从而减少中央区的再手术。协和医院的资料显示:当肿瘤大于2cm后,淋巴结转移率达到80%,5个以上淋巴结转移率为41.2%[28],而Ito等发现:在 cN_0 患者中,肿瘤>2cm是淋巴结转移、复发的最强的预测因子;因此,虽然淋巴结复发可能不会立即引起即刻的生命危险,但是却会给医生和患者带来较大压力,即便是 cN_0 患者、肿瘤较大时也应行仔细的淋巴结清扫。

目前各指南对预防性中央区淋巴结清扫的意见不一致。ATA指南建议:对于>4cm或有腺体外侵犯的肿瘤应考虑行预防性单侧或双侧的中央区淋巴结清扫;日本指南指出虽然预防性清扫不能改善疾病特异性生存,但是考虑到再手术的风险、仍建议初次治疗时行预防性清扫;而ESMO指南则提出预防性清扫可能改变疾病分期、带来后续治疗方案的变化,因此也推荐考虑行预防性清扫;中国指南则建议行患侧中央区淋巴结清扫[29]。

由于预防性清扫对甲状腺乳头状癌预后的影响未定,因此手术决策时要平衡手术获益和风险,手术时应尽量减少手术并发症的发生。研究显示:甲状腺手术者经验明显影响手术并发症的发生,高手术量医师的手术并发症明显低于手术量很低的医师(4.7% vs. 12.9%)。

(3) 几种特殊情况的手术:局部晚期的甲状腺乳头状癌在全部患者中的比例不高,但是这类肿瘤往往累及了局部的重要器官、结构,手术时往往需要切除受累的器官或结构,因此手术复杂、困难,需要专科医生进行仔细地术前评估、选择合理的手术方式(本篇第八章)。手术治疗的一个基本原则是:应尽量切除肉眼可见的肿瘤,这对于控制肿瘤局部复发、延长生存十分重要。患者的转归取决于是否能完整的切除肿瘤并保留相关生理功能。

对于妊娠期甲状腺乳头状癌的诊治及手术建议是：怀孕早期发现的细胞学提示为甲状腺乳头状癌的结节应行超声密切观察，如果到孕24～26周时结节明显长大，或超声发现颈部淋巴结转移，应考虑手术治疗；但是，如果到孕中期仍无明显变化或在孕中期诊断的甲状腺癌患者，可将手术延迟至分娩后；对FNA结果可疑或确诊甲状腺乳头状癌的孕妇，建议使用左甲状腺素治疗、使TSH维持在0.1～1mU/L。

在儿童甲状腺乳头状癌中，淋巴结转移可达到40%～90%，肺转移常见、约为15%～30%，多中心起源的多灶癌为40%[30]，因此治疗更为积极。通常建议的手术方式是：甲状腺全切和中央区淋巴结清扫，若有明确的侧颈淋巴结转移、则应同时进行侧颈淋巴结清扫术。手术应该由经验丰富的甲状腺外科医生进行，以尽量减少并发症的发生。

6. 甲状腺乳头状癌的手术后评估　甲状腺乳头状癌的预后评估系统有多个，包括：美国癌症联合委员会（American Joint Committee on cancer，AJCC）的TNM分期系统（TNM staging system）、AGES、AMES、MACIS评分系统。其中最常用的是TNM分期系统，虽然它的解释方差（PVE）评分始终较低（10%～33%）、其预测事件的准确性有限，但它仍是预测甲状腺癌死亡和预期寿命的顶级模型之一。第8版分化型甲状腺癌的TNM分期系统（表3-4-3）很好地反映出了不同分期患者的预后情况，Ⅰ、Ⅱ、Ⅲ、Ⅳ期患者的5年、10年疾病特异性生存率分别为：99.7%、96.7%、85.2%、66.9%，99.6%、95.4%、72.3%、48.6%[31]。

在评分系统中，MACIS评分系统通常最为准确，能很好地反映疾病的生存预后[32]。

此外，还有一些因素虽然没有纳入到评估系统中，如：甲状腺乳头状癌的亚型、基因改变等，也可能影响患者的生存预后。根据WHO的最新分类，甲状腺乳头状癌的亚型包括[14]：微小乳头状癌、包裹型、滤泡型、弥漫硬化型、高细胞型、柱状细胞型、筛状/桑葚型、鞋钉型、结节性筋膜炎样型、实性/梁状型、嗜酸细胞型、梭形细胞型、透明细胞型、Warthin样型，其中高细胞型属于高侵袭性亚型、生存预后差，弥漫硬化型的无病生存期较短，实性/梁状型的死亡率也有升高。

表3-4-3　美国癌症联合会（AJCC）第8版分化型甲状腺癌（DTC）TNM分期

原发肿瘤（T）

T_0　无原发肿瘤证据

T_1　肿瘤局限于甲状腺内且最大径≤2cm，其中肿瘤最大径≤1cm者为T_{1a}，肿瘤最大径>1cm且≤2cm者为T_{1b}

T_2　肿瘤局限于甲状腺内且最大径>2cm，但≤4cm

T_{3a}　肿瘤局限于甲状腺内且最大径>4cm

T_{3b}　甲状腺大体外侵（仅限带状肌）

T_{4a}　肿瘤突破甲状腺包膜，肉眼可见肿瘤侵及皮下软组织、喉、气管、食管或喉返神经（肿瘤大小不限）

T_{4b}　肿瘤侵犯椎前筋膜，肉眼可见包绕颈动脉或纵隔血管

区域淋巴结（N）

N_X　淋巴结未获得

N_0　无淋巴结转移

N_{1a}　Ⅵ、Ⅶ区淋巴结转移（气管前、气管旁和喉旁/Delphian淋巴结）

N_{1b}　转移至单侧、双侧或对侧颈部（Ⅱ-Ⅴ区）淋巴结、咽后淋巴结

远处转移（M）

M_0　无远处转移

M_1　有远处转移

分期

<55岁

Ⅰ期　任何T 任何N M_0

Ⅱ期　任何T 任何N M_1

≥55岁

Ⅰ期　T_1N_0/N_XM_0 T_2N_0/N_XM_0

Ⅱ期　$T_1N_1M_0$ $T_2N_1M_0$ T_{3a}/T_{3b}任何N M_0

Ⅲ期　T_{4a}任何N M_0

ⅣA期　T_{4b}任何N M_0

ⅣB期　任何T 任何N M_1

甲状腺乳头状癌及一些重要亚型的基因突变包括BRAF、RET基因重排（RET/PTC）、RAS、TERT等。虽然有研究提示BRAFV600E突变与高死亡率相关，但也有研究并未重复出这些结果，而且BRAF基因的高突变率似乎难以在甲状腺乳头状癌中预示高死亡风险的患者；但是，若患者同时有BRAFV600E和TERT启动子突变时，其无病生存期明显较无突变、单纯BRAFV600E或TERT启动子突变的患者差，而且其千人-年死亡率明显高于无突变、单纯BRAFV600E或TERT启动子突变的患者（分别为29.86、0.80、3.08、6.62）[33]。

由于甲状腺乳头状癌的总体生存预后较好，对于大多数可以长期存活的患者来说另外一个预后指标——复发的评估愈发显得重要，它会影响术后治疗和监测策略的决策。目前，根据肿瘤大小、腺体外侵犯、淋巴结转移情况和组织学特征等情况，将复发风险分为高、中、低三类，其中转移病灶的数量、大小是重要的影响复发的危险因素。

7. 甲状腺乳头状癌术后的 ^{131}I 治疗 对于甲状腺全切/近全切的甲状腺乳头状癌的患者，手术后的 ^{131}I 治疗可能减少疾病复发、改善生存。对于高复发风险分层的患者，^{131}I 治疗能够达到治疗目的，因此应该在术后给予 ^{131}I 治疗。但是，对于中、低危复发风险分层的患者，特别是仅有淋巴结转移者，是否均给予术后 ^{131}I 治疗、以及如何实施仍存在争议（详见本篇第八章）。争议的核心问题是：在这类人群中 ^{131}I 治疗是否能改善预后（生存和复发的改善）、以及这样的预后获益是否能超过 ^{131}I 治疗带来的风险。

8. 甲状腺乳头状癌术后的甲状腺激素替代与抑制治疗 分化型甲状腺癌组织中有功能性 TSH 受体，体外培养的甲状腺癌细胞在 TSH 刺激下通过 cAMP 的级联反应促进细胞生长；临床的研究也显示：分化型甲状腺癌患者接受甲状腺激素治疗者比未接受治疗或血清 TSH 水平在甲减范围者，复发减少 25%，肿瘤相关死亡减少 50%[34]。因此，通过服用左旋甲状腺激素、抑制血清 TSH 水平，可以减少潜在的 TSH 刺激的肿瘤生长、改善预后。但是，长期降低 TSH 水平的抑制治疗可能带来骨质疏松、心律失常（特别是房颤）以及医源性甲亢的症状等并发症，而且更低的 TSH 抑制水平并未进一步改善预后。因此，分化型甲状腺癌术后甲状腺激素替代与抑制治疗需要合理安排，平衡治疗带来的潜在获益和风险。通常，甲状腺全切术后的患者都需要甲状腺激素治疗以维持 TSH 水平，甲状腺部分切除术后的患者可能不需甲状腺激素治疗。

根据复发风险分层，目前对于不同复发风险分层的患者 TSH 的抑制目标不同：高风险患者，建议 TSH 抑制水平＜0.1mU/L；中等风险的患者，建议 TSH 控制在 0.1～0.5mU/L；已接受残留甲状腺去除治疗且血清 Tg 低于可检测水平的低风险患者，TSH 水平可维持在正常参考范围的下限（0.5～2mU/L）；已接受残留甲状腺去除治疗且血清 Tg 水平较低的低风险患者，TSH 水平可维持在或略低于正常参考范围的下限（0.1～0.5mU/L）；对于接受单叶甲状腺切除术的低风险患者，TSH 水平可维持在正常参考范围的中低水平（0.5～2mU/L）。

手术后的 TNM 分期及复发风险分层指导后续治疗方案主要是基于术前、术中及术后短期内获得的实时临床病理特征资料而进行的单时点静态评估。随着疾病对初始治疗的不同反应，患者的肿瘤复发及相关死亡风险会发生变化。通常在初始治疗后 6～12 个月可以再次进行疾病风险评估，根据动态危险度评估标准，将患者对初始治疗后的反应分为四类，并调整、给予相应的随访和治疗方案，包括 TSH 的抑制水平。一旦患者在 5～10 年内保持无病状态，TSH 控制水平可以回归正常范围。

对于 TSH 抑制治疗副作用的防治，主要要根据肿瘤预后指标（动态危险度评估分类）和副作用发生风险的平衡来决定、调整 TSH 抑制水平至最适合的程度。若患者有明确的结构性病灶存在，即使有房颤，TSH 也应控制在较低水平（0.1～0.5mU/L），并给予并发症的相应治疗。由于围绝经期和绝经后妇女出现骨质疏松的风险增高，应考虑给予钙剂、维生素 D 等辅助治疗。

9. 其他治疗 除了上述的主要治疗手段外，对于甲状腺乳头状癌的其他治疗还包括：外放射治疗、化疗或靶向药物治疗，消融治疗等。

外放射治疗是一种局部治疗手段，分化型甲状腺癌对于外放射治疗中度敏感，临床应用主要是局部姑息治疗、达到控制局部区域病变的目的。当有肉眼可见、无法手术的局部残留或复发肿瘤，或位于关键部位无法手术的转移病灶，均可考虑外照射治疗，尤其在肿瘤不摄碘、^{131}I 治疗效果差出现碘难治性状态时。外放射治疗对于全身转移性病变价值有限，但是，它有可能控制局部症状，对于寡转移性病灶它也有可能取得长期控制的效果。由于 ^{131}I 治疗可引起脑转移病灶周围组织的水肿，因此外照射和外科手术是脑转移的主要治疗手段，研究显示立体定向放射治疗可获得与手术近似的疗效[35]。

对于转移性碘难治的分化型甲状腺癌，系统治疗包括化疗、靶向药物治疗的系统治疗是可以考虑的治疗选择，尤其是近年来研发的靶向药物展现了较好的治疗效果。细胞毒性的化疗药对分化型甲状腺癌的疗效不佳，它仅作为存在结构性病灶并经手术、^{131}I 及 TSH 抑制等治疗无效时的姑息或尝试治疗。阿霉素是美国食品药品监督管理局（FDA）唯一批准用于转移性碘难治性分化型甲状腺癌的化疗药物，但是其缓解率低、毒性大，临床应用不多。目前已经研发、或正在研究的治疗此类患者的分子靶向药物包括：靶向 VEGFR 通路的多激酶抑制剂、靶向 BRAF-MEK 信号通路的激酶抑制剂、靶向 mTOR 通路的激酶抑制剂等，其中靶向 VEGFR 通路的多激酶抑制剂索拉菲尼（Nexavar, Sorafenib）、乐伐替尼（Lenvima, Lenvatinib）已经得到 FDA 和欧盟药品局（EMA）的批准用于转移性碘难治性分化型甲状腺癌的治疗。研究显示：乐伐替尼的总缓解率达到 64.8%，疾病无进展生存期较安慰剂组明显延长（18.3 个月 vs. 3.6 个月，$P<0.001$）[36]；而拥有我国自主知识产权的同一类靶向药物甲磺酸阿帕替尼（Apatinib）在先期进行的针对此类患者的临床研究中也取得了令人振奋的临床效果。

消融治疗包括热消融和化学消融。前者包括射频（RFA）、微波、激光；后者包括酒精经皮注射。研究显示对于甲状腺癌复发/残留病灶，消融治疗有效，但它仍应是甲状腺癌复发/残留病灶治疗的补充手段。对于已经经过标准手术、^{131}I 治疗的患者，再次出现手术区域相对孤立的病灶、再次手术有很大风险时，可以选择消融治疗。

由于大多数甲状腺乳头状癌的预后良好，即使患者出现了复发、转移病灶，其仍有可能长期稳定或很缓慢地发展，因此何时积极采用上述治疗手段需要平衡治疗获益和风险问题来决定。通常，病灶进展、威胁重要结构、或产生症状时，应给予治疗。

10. 预后及随访 甲状腺癌的绝大多数为分化型甲状腺癌，由于其具有侵袭性较低的特征，大多数患者的生存预后良好。最新的数据显示：全球甲状腺癌总体死亡率仅为 0.4/10 万，分化型甲状腺癌的 5 年总体生存率为 97.9%；甲状腺乳头状癌的 10 年生存率为 93%。在中国，2015 年估计年死亡全部甲状腺癌病例数为 6 800 例，5 年生存率为 84.3%[37]。

虽然大部分分化型甲状腺癌患者有良好的长期生存率，但复发较常见，可达 30%。复发与否主要取决于最初的分期及临床表现，多数复发出现在初始治疗后的 10~15 年，部分复发也可以出现于数十年之后，而复发病灶约 95% 都发生在颈部。对于复发的分化型甲状腺癌的诊治详见本篇第八章。

目前发病明显增加的甲状腺微小乳头状癌，其预后更加良好，20 年的疾病特异性生存率超过 99%，局部或区域复发率为 2%~6%，远处转移率仅有 1%~2%。

因此，对于分化型甲状腺癌的初始治疗后的随访是一个长期的过程，其中不仅要检查、监测疾病的复发、进展情况，还应当监控治疗可能带来的副作用。分化型甲状腺癌初始治疗后，通常主要通过 Tg、TgAb、超声等检查进行疾病的随诊。复查的时间一般是 6~12 个月一次，高危患者可以增加复查次数，并根据情况可增加 DxWBS、CT/MRI 等检查，中低危患者可以延长复查的间期。随诊计划应根据动态风险评估结果进行相应调整。

（二）甲状腺滤泡癌

甲状腺滤泡癌是起源于甲状腺滤泡上皮的恶性肿瘤，是甲状腺癌中第二常见的组织学亚型，据 SEER（Epidemiology, and End Results Program）数据库显示女性的年发病率是 1.19/100 000，男性为 0.55/100 000，而同期乳头状癌的女性、男性发病率分别为 9.21/100 000、3.10/100 000[38]。它是分化型甲状腺癌的一种，约占分化型甲状腺癌中的 10%~20%，通常发病年龄为 40~60 岁，在缺碘地区更多见，可占该地区全部甲状腺癌病例的 25%~40%。由于是分化型甲状腺癌，因此它的诊治原则也遵循分化型甲状腺癌的诊治原则，与甲状腺乳头状癌的诊治有许多相似的地方，但是也有其独特的方面，突出的一点是它容易发生血行转移到远处器官，远处转移率可以达到 15%~27%[38]，最多见于骨和肺，而区域淋巴结转移少见，大约为 2%~8%，若是弥漫浸润型滤泡癌淋巴结转移可达到 17%。

临床表现上，甲状腺滤泡癌常表现为无症状、通常大于 2cm 的孤立性甲状腺结节，约 1/5 患者的滤泡癌是在多结节性甲状腺肿背景下的一个癌灶，多灶癌少见。超声是提示、发现甲状腺滤泡癌的重要检查，但是其超声征象与滤泡性腺瘤有重叠，若是单发、低回声、无或者不连续以及厚的不规则声晕提示滤泡癌的可能性较大[39]，其他提示滤泡癌的超声征象还包括：病灶伴有微钙化或者边缘钙化、结节以内部血流为主。而无内部血流、以周边血流为主的结节恶性的可能较小。

甲状腺滤泡癌是表现为滤泡细胞分化，缺乏诊断为甲状腺乳头状癌的核特征的恶性上皮肿瘤，其诊断的主要证据是：包膜和/或血管浸润。虽然FNA是诊断甲状腺结节最常用的方法，但是由于无法在细胞学检测下评估包膜和血管侵犯，因此它不能区分甲状腺滤泡癌与其对应的良性病变。滤泡性肿瘤的大多数FNA结果是不确定的类别，如不确定意义的滤泡状病变或滤泡状肿瘤。确定性诊断通常都需要手术切除以得到组织学诊断。甲状腺滤泡癌常见的基因改变不同于乳头状癌，主要是PAX8/PPARγ重排、RAS突变，这提示滤泡癌的发生更依赖于PI3K通路的活化，而不像乳头状癌一样、更依赖于MAPK通路的活化，但是这些基因改变并不是滤泡癌独有的，在良性腺瘤中也可以发现这些基因改变。因此，虽然甲状腺结节的分子诊断取得了明显地进展，但仍无法准确区分滤泡癌和滤泡性腺瘤。研究显示综合基因组检查（ThyroSeq v2 NGS）的诊断敏感性为90%、特异性为93%、准确性为92%[40]。

当细胞学诊断为滤泡肿瘤时，结节是恶性的风险为15%～30%，患者应接受甲状腺腺叶+峡部切除的诊断性手术，但此时术中冰冻仍无法明确诊断，需术后石蜡病理确诊。

新版WHO病理分类将甲状腺滤泡癌分为3个亚型：微小浸润型、包裹性血管浸润型和弥漫浸润型。由于不同亚型的预后不同，治疗也有差别。若为微小浸润型滤泡癌，肿瘤较小时（小于4cm）可仅行甲状腺腺叶+峡部切除术；若为包裹性血管浸润型，尤其是血管浸润广泛时（4个或更多部位），应行甲状腺全切术；若为弥漫浸润型，因其侵袭性强、预后差，应行甲状腺全切术。研究显示：没有血管侵犯的甲状腺滤泡癌预后良好，肿瘤大于4cm、广泛的血管侵犯是死亡的独立预后因素，广泛血管侵犯者有更高的复发率和远处转移率。此外，有研究提示，年轻的甲状腺滤泡癌即使肿瘤较大、有远处转移，仍预后良好，而年龄大于45岁是影响生存的唯一独立预后因素，因此对于45以上患者也应行全甲状腺切除术。甲状腺滤泡癌淋巴结转移少见，因此不建议行预防性淋巴结清扫术，若发现淋巴结转移则需行淋巴结清扫术。有淋巴结转移者预后明显较差，14年总生存率为29%，无转移者为75%。

甲状腺滤泡癌患者术后的^{131}I治疗、TSH抑制治疗以及其他治疗手段的使用均遵循分化型甲状腺癌的治疗原则（甲状腺乳头状癌部分的相应内容）。其复发率为3%～43.5%[41]，更常见于弥漫浸润型的患者。复发常发生在远处部位，最高可出现在85%的患者中，另外也可以有局部甲状腺床、区域淋巴结的复发。超过一半的复发在诊断后3年内、80%的复发在诊断后6年内被发现。因此，治疗后定期、长期的随访是必要的，通过Tg+TgAb、并结合各种影像学检查评估疾病复发情况。虽然甲状腺滤泡癌属于分化型甲状腺癌，总体预后较好，但是与甲状腺乳头状癌相比仍是一个预后较差的肿瘤，其5年、10年生存率分别为82%～92%和67%～90%；其中微小浸润型预后良好，与良性腺瘤相当，弥漫浸润型预后差，10年疾病特异性死亡率为15%～25%。

（三）Hürthle细胞癌

Hürthle细胞癌又称嗜酸细胞癌，仍属于分化型甲状腺癌的一种。在既往的WHO病理分类中其被归为甲状腺滤泡癌中的一种特殊类型，但是因其有独特的基因谱、临床表现、治疗反应等，在新版的WHO病理分类中被单独列出、作为一种独立的恶性肿瘤。

Hürthle细胞癌罕见，约占分化型甲状腺癌的3%，女性多见（女性/男性约为2:1），通常发病年龄为40～60岁[42]，表现为甲状腺结节，多灶癌常见，可达33%～70%，淋巴结转移、远处转移都较多见，分别可达17.7%～56%、5%～50%。除淋巴结转移多见外，与甲状腺滤泡癌相比，患者年龄更大（中位年龄64岁 vs. 53岁），病灶钙化较少。超声表现上Hürthle细胞癌与甲状腺滤泡癌相似，无法与Hürthle细胞腺瘤区别。FNA时，特征的甲状腺滤泡上皮细胞表现为具有丰富的嗜酸性、富含线粒体的颗粒状细胞质和具有明显核仁的大多边形细胞核。但是需要注意的是，Hürthle细胞也可见于各种甲状腺疾病，包括桥本氏甲状腺炎、Graves病和结节性甲状腺肿等非肿瘤性病变[43]，FNA也无法与Hürthle细胞腺瘤区别、诊断Hürthle细胞癌。Hürthle细胞肿瘤线粒体性DNA突变较滤泡癌多见，RAS基因突变和PAX8/PPARG基因重排发生率低。

与甲状腺滤泡癌相似，Hürthle细胞癌的诊断是基于血管或包膜浸润的证据，因此通常也需要诊断性腺叶切除术，术中冰冻无法确诊，除非冰冻证实淋巴结转移。诊断嗜酸细胞癌时要求嗜酸细胞占75%以上；包膜和脉管浸润的判定标准与滤泡性肿瘤一致；也可以分为微侵袭性或广泛侵袭性两类。仍与甲状腺滤泡癌相似，对于微侵袭性一类，因仅有微小包膜浸润或局灶包膜/血管侵犯、预后良好，单侧腺叶加峡部切除术可能就足够；若有老年、肿瘤较大（>4cm）、血管浸润多（4个或更多）等危险因素[44]或广泛侵袭性者应考虑甲状腺全切术。少量的研究显示：甲状腺全切是肿瘤特异性生存的独立危险因素。虽然预防性淋巴结清扫的价值并不清楚，但是由于Hürthle细胞癌淋巴结转移并不少见，而且许多Hürthle细胞癌不吸收放射性碘，因此对于有危险因素的患者应考虑预防性淋巴结清扫术。

Hürthle细胞癌吸收碘的比例低，在已知有远处转移的患者中，聚碘的比例不到10%。尽管如此，高危的Hürthle细胞癌患者仍应考虑行^{131}I治疗，它可能改善生存。Hürthle细胞癌的TSH抑制等治疗遵循分化型甲状腺癌的治疗原则。

Hürthle细胞癌的复发率大约为14%～44%，随诊中检查、评估疾病的手段基本同甲状腺滤泡癌，而^{18}FDG-PET对此类患者是一个很有用的评估方法，其敏感性、特异性可以达到95.8%、95%。Hürthle细胞癌的生存率似乎比甲状腺滤泡癌差，5年、10年生存率分别为45%～95%和45%～80%，超过一半的患者在长期随访中死亡。

（四）甲状腺低分化癌

甲状腺低分化癌是甲状腺滤泡上皮起源的、侵袭性介于分化型甲状腺癌和未分化癌之间的一类肿瘤，约占全部甲状腺癌的0.3%～1.8%[45]。碘缺乏可能是一个危险因素，部分肿瘤可能是滤泡癌或乳头状癌的去分化的结果。通常患者诊断时年龄较大（平均年龄为55～63岁），女性略多见，主要表现为颈部一个大的实性肿物，可以是既往的结节短期内明显增大的结果；诊断时，60%～70%患者有周围组织侵犯，15%～65%患者有区域淋巴结转移，约15%患者可以出现远处转移，主要在肺、骨、脑等处。超声检查显示为低回声肿物，PET/CT显示为FDG摄取增强的病灶，并可以发现远处转移。术前FNA有助于诊断，但并不能确诊；其常见的基因改变包括TP53、TERT、RAS等。因局部侵犯常见，拟行手术前应评估声带功能、通过增强CT等了解局部重要结构受侵犯的情况。

WHO低分化癌的诊断标准依据的是2007年都灵共识[46]，诊断标准包括：①滤泡上皮起源的癌；②实性、梁状、岛屿状生长模式；③缺乏PTC细胞核特点；④具有以下3条中至少1条：扭曲核（即PTC细胞核去分化）、10个高倍镜视野≥3个核分裂象、肿瘤性坏死。

因病例少，最佳的治疗方案并未得到公认，但是通常需要多学科共同诊治。手术仍是主要的治疗手段，考虑到疾病恶性度高的特点，多数作者同意甲状腺全切加淋巴结清扫、并尽量切除肉眼可见的病灶。其他治疗，如^{131}I、TSH抑制治疗、外放射治疗（EBRT）或者化疗，仍有争论。甲状腺低分化癌患者中病灶摄碘的比例目前仍不清楚，有研究提示这一比例约为80%～85%。因此多数作者仍推荐此类患者在甲状腺全切术后行^{131}I治疗，因肿瘤仍有一些分化的特征、同时建议给予TSH抑制治疗。

甲状腺低分化癌多在初治后3年内复发，随诊中评估疾病的方法基本同分化型甲状腺癌，PET/CT在评估复发、转移时是一项有价值的检查手段。其5年总生存率为60%～70%，研究显示分期和年龄是最重要的预后预测因素。

（五）甲状腺未分化癌

甲状腺未分化癌是最少见的甲状腺恶性肿瘤，约占所有甲状腺恶性病变的1%～2%[47]。它多发生于老年人，发病高峰年龄在60～70岁，女性患者约为男性患者的1.5～3倍。患者先前存在的甲状腺肿可能是未分化癌的危险因素，约80%患者在发病前有甲状腺肿。甲状腺未分化癌致死率高，约占全部甲状腺癌死亡患者的50%。所幸的是其发病率近40年来呈下降趋势，可能是由于碘营养改善、医疗条件改善、普查增加而导致分化型甲状腺癌早诊治有关。

未分化癌瘤体多很大、与周围受侵结构无法分开，仅有2%～9%的患者肿瘤局限在腺体内。显微镜下主要可以分为梭形细胞型（约占50%）、多形性巨细胞型（约占30%～40%）和鳞状细胞型（约占不到20%），均表现出侵袭性、广泛坏死、明显的核多形性和高有丝分裂率的特征。多认为未分化癌起源于异常的甲状腺、而非新生于正常腺体，先前存在的病变包括甲状腺肿、分化型乳头状或滤泡癌可能是未分化癌起源的病灶。显微镜下共存的PTC、FTC或PDTC是提示ATC起源于分化良好的甲状腺癌的证据，但是也有研究提示单纯的ATC、特别是50岁以下患者发生的ATC更支持正常甲状腺滤泡上皮细胞直接转化为完全未分化细胞的假设。目前,通过检测基因改变的模式可区分来源于甲状腺滤泡上皮不同的癌,具有典型 PTC 突变基因的 ATC 可以认为其起源于 PTC。未分化癌有很复杂的分子改变及明显增加的基因组不稳定状况,它可能有经典 PTC 的 BRAF 突变和滤泡癌的 RAS 突变,但最常见的是去分化过程中获得的 TP53、PTEN 等突变,另外 TERT 突变也很常见。与基因和基因组的改变一致,调节细胞粘附、迁移、增殖的基因表达也有明显改变,表观遗传改变—启动子高甲基化导致基因失活也很常见。

甲状腺未分化癌主要表现为短期内(数周或数月)迅速增长的颈部肿块,病变体积可在一周内增加一倍,导致气道受压的症状,声嘶、吞咽困难、疼痛等。诊断时 90% 的患者病变侵出腺体外,出现广泛的局部侵犯,包括喉返神经(30%)、气管(46%)、食管(44%)、喉(13%)受累,区域淋巴结转移可达 40%。约 1/3 的患者在诊断时存在远处转移,另有 1/3 的患者之后出现远处转移,最常见的部位是肺、骨、脑。未分化癌局部快速进展常常导致窒息,是影响患者死亡的最常见原因。

因 ATC 进展迅速、致死率高,因此多学科诊治,采取合理诊疗策略十分重要。治疗前超声可以评估原发病灶及转移淋巴结,CT/MRI 对评估病灶范围及受累的周围结构很重要,PET-CT 可用来评估远处转移情况。所有患者均应评估声带功能,纤维电子喉镜因能检查声带活动、喉内情况以及声门下、气管上部是否有病变侵犯,是最佳检查方法。治疗前需要有组织学诊断,当 FNA 不能确诊时,可采用粗针穿刺活检或手术切取活检明确诊断,而术中冰冻病理检查仍可能不能确诊。鉴别诊断要注意与致命性不强的淋巴瘤区别。

因病例数少,目前没有高级别的循证医学证据来指导治疗。推荐可行的治疗方案包括手术、放疗和(或)化疗等[48]。联合使用这几种治疗方式以最大限度地提高局部和全身疾病的控制。当然,手术仍是未分化癌的基本治疗手段,可以是治愈性手术,或姑息控制气道压迫症状。尽快手术很重要,姑息性手术包括气管切开和避免气道塌陷的减瘤术;治愈性切除常需要做广泛的切除,包括甲状腺切除加淋巴结清扫术、部分喉切除、气管切除。病灶完全切除者生存期显著好于姑息性切除、仅接受放/化疗者(中位生存期 43 个月 vs. 3 个月 vs. 3.3 个月),但在全部患者中不到 1/4 可能行病灶完全切除。目前并不推荐主要脏器或结构切除的手术,因为潜在切除干净肿瘤得到生存获益的可能性低,而并发症发生率高,并且明显降低患者的生活质量。

放疗和化疗未见到改善生存的效果。放疗主要用于病变的局部控制,手术加术后放疗可有轻微改善生存的作用。常用于未分化癌的化疗药物有紫杉类(紫杉醇或多西紫杉醇),蒽环类(多柔比星)和铂类(顺铂或卡铂),但缺少数据支持哪些方案及剂量有利于改善生存。目前推荐以上述药物为基础的方案加放疗用于可以接受激进治疗方案的患者。

目前正在探索的治疗未分化癌的分子靶向药物是最有希望的治疗方式,主要的药物包括:酪氨酸激酶抑制剂、RAS 和 AKT 信号通路的联合抑制剂、特异的 AKT 信号通路上蛋白激酶 mTOR 抑制剂。新近研究显示:BRAF 通路抑制剂 Dabrafenib 和 MEK 通路抑制剂 Trametinib 联合运用在 BRAF V600E 突变的甲状腺未分化癌患者中取得了很好的疗效,总体反应率为 69%,预估的 1 年总生存率为 80%。

所有 ATC 患者在初始治疗后 6~12 个月内,每 1~3 个月进行全身的影像学检查,之后 1 年,每 4~6 个月检查 1 次,评估疾病进展情况,并调整治疗方案。

未分化癌是侵袭性最高的甲状腺癌,即使经过大体上的肿瘤全部切除,仍有高达 92% 的患者在 8 个月内复发,60% 的患者会出现远处转移,中位生存期 4~5 个月,一年生存率小于 20%,多因巨大的肿瘤负荷或气道塌陷,超过 2 年的生存率为 7%~15%。ⅣA、ⅣB、ⅣC 期患者的 1 年存活率分别为 72.7%、24.8% 和 8.2%。年龄、性别、肿瘤大小是影响预后的主要因素,小于 60 岁、女性、肿瘤体积小或局限于腺体内的患者预后较好。

二、甲状腺髓样癌

(一)发病情况及危险因素

甲状腺髓样癌是起源于甲状腺滤泡旁 C 细胞的一种恶性肿瘤,占全部甲状腺癌的 4%~5%[49]。C 细胞来源于神经外胚层,属于氨前体摄取和脱羧细胞家族(amine precursor uptake decarboxylation,APUD),能分泌降钙素(calcitonin)和其他物质,如:癌胚抗原(carcinoembryonic antigen,CEA)、组织胺酶、神经特异性烯醇、降钙素基因相关肽、促肾上腺皮质激素、胃泌素相关肽、5-羟色胺等。肿瘤组织分泌的这些物质可以引起相应的临床症状。

在甲状腺髓样癌中约75%为散发性甲状腺髓样癌，25%是遗传性甲状腺髓样癌，后者包括多发性内分泌腺瘤病2A型（multiple endocrine neoplasia type 2A，MEN2A）和多发性内分泌腺瘤病2B型（multiple endocrine neoplasia type 2B，MEN2B）两种综合征。MEN2A约占遗传性甲状腺髓样癌的95%，它又分为经典型MEN2A、伴随皮肤苔藓淀粉样变（CLA）的MEN2A、伴随先天性巨结肠（HD）的MEN2A和家族性甲状腺髓样癌（FMTC，仅存在MTC而无甲状旁腺功能亢进和嗜铬细胞瘤的遗传性综合征）四个亚型；MEN2B中75%为散发病变，即新生突变者，25%患者为家族性发病。研究显示，几乎所有的遗传性髓样癌患者都有RET基因的种系突变，约50%的散发性髓样癌患者有体细胞RET突变，18%~80%缺乏体细胞RET突变的散发性髓样癌有HRAS、KRAS或很少NRAS的体细胞突变。RET原癌基因位于染色体10q11.2上，编码一种参与肾和肠神经系统发育的跨膜酪氨酸激酶受体。RET基因的突变导致功能获得或显性激活改变，引起酪氨酸残基的持续磷酸化和细胞内信号传导的激活。单点错义突变是引起恶性转化、信号通路，如RAS/MAPK，JUN激酶和PI3K/AKT信号通路，永久激活的必要条件。

（二）临床表现

甲状腺髓样癌的临床表现多样，主要取决于是散发性的或是遗传性的，更主要取决于RET基因的哪个位点突变。大多数患者最初表现为颈部可触及的实性肿块或者颈部明显异常肿大的淋巴结。典型的散发性MTC出现症状的年龄多在50~60岁，MEN2A和FMTC多发生于30~40岁的患者中，而MEN2B可以在婴儿到10~20岁患者中发生。遗传性髓样癌更容易有多灶或双侧腺叶的病灶，超过50%患者有淋巴结转移。淋巴结转移最常出现的部位是中央区，然后是同侧侧颈区（Ⅱ-Ⅴ区），对侧侧颈区，最后是前上纵隔内Ⅶ区。中央区和侧颈区淋巴结转移分别出现在14%和11%的T1肿瘤患者，86%和93%的T4肿瘤患者中。当肿物明显增大或位于腺体背侧时，可以产生明显的压迫症状，引起吞咽困难、声音嘶哑、呼吸困难等。肿瘤分泌的降钙素、降钙素基因相关肽或其他物质可以引起腹泻或面部潮红等症状。此外，肿瘤偶尔会分泌促肾上腺皮质激素（adrenocorticotropic hormone，ACTH），导致患者发生异位库欣综合征。

在遗传性髓样癌中，由于有不同器官的病变，表现各不相同[50]（表3-4-4）。经典型MEN2A还可以有嗜铬细胞瘤及甲状旁腺亢进的临床表现；伴随皮肤苔藓淀粉样变的MEN2A会出现脊柱T_2~T_6对应的背部肩胛区皮肤病损并瘙痒；伴随先天性巨结肠的MEN2A有巨结肠的临床表现。MEN2B综合征除MTC及嗜铬细胞瘤外还表现为特征性外貌、眼部异常（婴儿时期无法流泪，眼睑变厚和外翻，轻度上睑下垂等）、骨骼畸形及消化道节细胞神经瘤病，消化道梗阻等临床表现。

在诊断时，约10%~15%的患者有远处转移，常见的转移部位包括肺、肝、骨和脑。

（三）诊断/术前评估

对全部甲状腺结节均进行血清降钙素检测的价值尚有争论，但是血清降钙素检测对于甲状腺髓样癌的诊治有重要意义。研究显示降钙素水平大于100pg/ml时对于诊断髓样癌有100%的阳性预测值；降钙素水平为10~40pg/ml多表明为局

表3-4-4 遗传性甲状腺髓样癌（MTC）综合征：临床特点

分类	常见临床特点（出现频率）	其他特点
多发性内分泌腺瘤病2A型（MEN2A）（75%~80%）（Sippel综合征）	甲状腺髓样癌（100%） 嗜铬细胞瘤（40%~50%） 原发性甲旁亢（20%~35%）	皮肤淀粉样变性苔藓（CLA）（罕见） 先天性巨结肠（hirschsprung distase，HD）（罕见）
多发性内分泌腺瘤病2B型（MEN2B）（5%~15%）	甲状腺髓样癌（100%） 嗜铬细胞瘤（40%~50%） 其他（右栏）	黏膜神经瘤，马方样体型，肠道节细胞神经瘤
家族性甲状腺髓样癌（FMTC）（5%~10%）	仅表现为甲状腺髓样癌（需除外嗜铬细胞瘤和甲旁亢，家族中有10个以上RET基因突变携带者，数个家族成员在50岁后被诊断）	

部疾病，而大于150pg/ml时则提示远处转移的可能；术前基础血清降钙素水平与淋巴结转移程度相关：当降钙素水平低于20pg/ml（正常参考范围<10pg/ml）时，几乎没有淋巴结转移的风险，当其水平超过20、50、200和500ml则分别提示同侧中央区/同侧颈侧区、对侧中央区、对侧侧颈区和上纵隔淋巴结可能转移。此外，术后降钙素水平的倍增时间还可以反映生存预后；倍增时间越短生存越差[51]。

超过50%患者的CEA水平升高，并与疾病预后相关。CEA水平超过30ng/ml表明可能预后不良，而高于100ng/ml的水平则与疾病广泛扩散到淋巴结和远处转移有关。血清降钙素和CEA水平的变化经常是一致的，但是若CEA增高而降钙素不高，或者CEA及降钙素均不高，则暗示了甲状腺髓样癌可能为分化差的癌。

若怀疑或者髓样癌患者存在肾上腺、甲状旁腺病变时，应检查血浆或尿液肾上腺素和儿茶酚胺来查找嗜铬细胞瘤，检查血清钙水平、血清甲状旁腺激素（PTH）水平来明确是否有甲状旁腺功能亢进。

超声检查是诊断甲状腺髓样癌的常规手段，但是其并没有独特的恶性病变的超声征象。除超声之外，CT、MRI等影像检查可以全面评估甲状腺髓样癌患者，明确局部侵犯、远处转移的情况。在有可触及的淋巴结肿大或血清降钙素水平高于400pg/ml的情况下，使用CT或MRI进行颈、胸、腹部的检查是有帮助的。转移灶内存在钙化是经典的MTC转移灶的CT表现。对于疑似骨转移的患者，MRI可能优于其他影像学检查。

^{18}F-氟脱氧葡萄糖正电子发射断层扫描（FDG-PET）成像在MTC诊断中作用有限，其敏感性较低。但是，常规的成像方法检测不到隐匿性转移病灶时，FDG-PET可能具有一定作用，特别是对降钙素水平超过1000pg/ml的患者。此外，^{111}In-奥曲肽或^{99m}Tc-DMSA标记的放射性核素成像也不是在诊断转移性病灶时常规使用的手段。对于持续检测不到的病灶，可以考虑腹腔镜来评估肝脏转移情况。

手术前，建议所有患者进行直接或间接喉镜检查、明确声带功能，帮助制定手术方式。

（四）病理学检查

对结节的诊断首先应该进行细针穿刺（FNA），但是FNA诊断MTC的准确率低于50%，可以联合降钙素免疫组化染色提高诊断的准确性。对于诊断不明确的患者需要外科手术切除病灶进行病理诊断。

（五）分子病理

遗传性髓样癌RET基因突变是常染色体显性遗传，后代有50%的机会遗传这种疾病，一旦遗传，MTC的外显率为100%[52]。到目前，在遗传性髓样癌中，发现了超过100种RET基因的突变、重复、插入或缺失的基因改变。最常见的突变见于MEN2A和FMTC，位于RET外显子11的密码子634中；然后是外显子11中的密码子609、611、618和620突变，以及外显子13的密码子768和外显子14中的密码子804。MEN2B少见，其最常见的突变是外显子16中的密码子918和较少见的外显子15中密码子883，虽然这些致病突变发生罕见，但是可以在很早期就引起患儿发病、且疾病侵袭性强、分期晚、死亡率高。ATA指南将遗传性髓样癌中不同的RET基因突变定义为中危、高危、最高危三个等级，表明肿瘤的恶性度增高。

尽管一些MTC患者缺少家族史，但是表面看为散发性MTC的患者，约<10%发生了RET原癌基因种系突变。因此检测RET基因检测是有意义的。若发现患者RET基因种系突变，应筛查甲状旁腺功能亢进症或嗜铬细胞瘤，并且还可以根据RET基因突变的类型指导诊治、判断预后；另外，应向其家族成员提供遗传学咨询和基因筛查。

在RET基因发生改变的散发性MTC患者中，60%～80%的病例发现有M918T突变，它似乎预示着更具侵袭性的临床特征和不良的预后，与没有发生RET基因突变者相比患者诊断时进展期更多、病灶切除后复发或持续性病变的发生率增加、长期生存率较差。

（六）治疗

手术是MTC的主要治疗方法，也是唯一可能治愈疾病的治疗方案。手术切除的类型取决于髓样癌是散发性的还是遗传性的、以及疾病的临床表现程度。在遗传性RET突变的患者中，可能没有疾病的临床表现，而需要进行预防性手术。临床没有发现颈部淋巴结转移及远处转移的患者应行甲状腺全切＋中央区淋巴结清扫；累及侧颈区及中央区淋巴结的MTC患者应行甲状腺全切＋中央区淋巴结及受累的侧颈区淋巴结清扫（Ⅱ-Ⅴ区）。是否进行常规侧颈部淋巴结清扫仍然存在争议,而是否根据降钙素的水平决定侧颈淋巴结的清扫也尚未得到认同。有建议降钙素水平超过40pg/ml的患者应行同侧侧颈淋巴结清扫,影像学检查提示同侧侧颈淋巴结转移而对侧侧颈淋巴结无转移、但降钙素水平大于200pg/ml的患者,应考虑同时清扫对侧侧颈淋巴结。

术前检查发现MEN2A或2B患者存在嗜铬细胞瘤,应首先治疗嗜铬细胞瘤。对于散发性MTC、FMTC或MEN2B患者,若术中误切或发现甲状旁腺血供不佳,应将甲状旁腺自体移植于胸锁乳突肌中;对于MEN2A患者,因其有发生甲状旁腺功能亢进的风险,应将甲状旁腺自体移植到前臂中并将组织冷冻保存,以便后续治疗。如果MEN2A患者已经出现因甲状旁腺增生导致的功能亢进,则需要将甲状旁腺全部切除、进行前臂的自体移植术;若是甲状旁腺腺瘤,则按常规处理。

对于局部广泛侵犯无法行根治性手术或有明确的远处转移病灶的患者,可行姑息性手术,维持呼吸道、消化道的通畅;可以采用外射线放疗、系统内科治疗和其他非手术治疗,如:消融治疗、栓塞治疗等,控制局部及转移病灶。

(七)手术后评估

国际抗癌联盟(Union for International Cancer Control, UICC)和美国癌症联合委员会(American Joint Committee on Cancer, AJCC)的甲状腺髓样癌TNM分期系统是最重要、常用的评估疾病严重程度、指示预后的系统。第8版肿瘤临床病理分期TNM(pTNM)标准的分期依据包括肿瘤大小、有无甲状腺外侵袭、局部和区域淋巴结转移以及远处转移。

(八)随访及预后

MTC术后随访计划应根据淋巴结转移范围、数目和术后降钙素水平来制定。血清降钙素和CEA应该在术后3个月复测,如果未能检测到或在正常范围内,每6个月应该检测1次;1年后每年检测1次。一些患者的血清降钙素浓度下降缓慢,数月内不会达到最低浓度,若术后6个月或以上血清降钙素值偏高应考虑有残余病灶。术后降钙素升高但低于150pg/ml的患者应该进行体格检查和颈部超声检查,如果检查阴性,应该每6个月检查血清降钙素、CEA和颈部超声。术后降钙素超过150pg/ml的患者应该行颈部超声、胸部CT、肝脏增强CT或MRI、中轴骨和骨盆的骨扫描及MRI检查排除局部及远处转移。术后能够检测到血清降钙素和CEA时,至少每6个月复测这些标志物来明确其倍增时间。

类似于分化型甲状腺癌,随诊中根据上述指标可以将甲状腺髓样癌治疗后的结局分为:疗效极佳-无法检出降钙素,CEA处于正常范围,没有可识别的结构问题;部分生化缓解-可检出降钙素或CEA水平升高,没有可识别的结构问题;部分结构性缓解-持续存在或复发的可识别的结构问题。疗效极佳的患者结构性疾病复发率为1%~4%,生化复发率为11%~15%,疾病特异性死亡率<3%;不少部分生化缓解的患者有疾病持续存在的生化证据(51%~53%)或结构性证据(32%~37%),疾病特异性死亡率为11%;部分结构缓解的患者结局最差,疾病特异性死亡率为38%~56%。而若患者血清降钙素持续增高,倍增时间少于6个月时,患者5年及10年的生存率分别为25%及8%,倍增时间为6~24个月的患者生存率分别为92%及37%,倍增时间大于24个月的患者生存率将近100%。

术后监测发现持续性或复发性MTC,对于没有远处转移、局限在颈部的病变手术治疗可能发挥作用,其中超过25%的患者可达到生化正常化。因此,虽然对于再手术的时机、方案存在争议,但是此类患者仍是再次手术的对象。手术范围应包括:针对影像学阳性或活检阳性病灶的颈部中央区(Ⅵ区)或侧颈区(Ⅱ-Ⅴ区)清扫。尽量避免仅切除肿大的转移淋巴结的手术,除非之前已经在该区域进行过大范围的清扫手术。

对于远处孤立性、较大的转移病灶,如脑、肺、肝转移灶,可以考虑手术切除;孤立的脑转移灶还可以行体外放疗,如立体定向放疗;皮肤转移癌应手术切除,多发性的皮肤转移癌采用放疗或无水酒精注射治疗;有骨折或将要引起骨折的病灶可行手术、消融、骨水泥注射及放疗等,痛性骨转移患者可用靶向药物或双膦酸盐治疗。

在持续、复发晚期MTC的全身药物治疗中,传统化疗对MTC效果不佳,如:阿霉素,卡培他滨或5-氟尿嘧啶,单药的反应率不到30%,因此目前并不将其推荐为持续性或复发性MTC患者的一线治疗方案。放射性标记分子或靶向放射免疫治疗可以在部分患者中应用。新近开发的靶向抑制RET和血管内皮细胞生长因子受体(VEGFR)的酪氨酸激酶抑制剂(TKIs),如凡德他尼(vandetanib)或卡博替尼(cabozantinib),对此类患者可以作为一线的单药治疗。研究显示,与安慰剂组相比,凡德他尼反应率明显增高(45% vs. 13%)、并显著延长无进展生存期(30.5 个月 vs. 19.3 个月)[53];卡博替尼也可以显著延长无进展生存期(4 个月 vs. 11 个月),总反应率为 28%[54]。但是,降钙素/CEA 升高、无远处转移病灶的患者、以及降钙素/CEA 倍增时间超过 2 年、生长缓慢的小转移灶的患者均不应该进行全身治疗。

总体而言,MTC 患者的预后较差。所有 MTC 患者的 5 年、10 年生存率为 80%~97%、75%~88%;Ⅰ~Ⅳ期患者 5 年和 10 年生存率分别为 100%、99%、96%、82%,散发型者较差、分别为 100%、93%、71%、21%。除了分期之外,其他一些与预后相关的因素还包括:年龄、性别、手术切除范围、RET 基因突变类型、术后血清降钙素水平等。

三、甲状腺淋巴瘤

原发性甲状腺淋巴瘤像甲状腺未分化癌一样罕见,约占甲状腺恶性肿瘤的 1%~5% 和结外淋巴瘤的 2%,女性患者比男性患者多(2~8:1),大多数患者诊断年龄为 60~70 岁。目前仅发现先前存在的慢性自身免疫性(桥本)甲状腺炎是原发性甲状腺淋巴瘤的危险因素,约半数甲状腺淋巴瘤患者存在该病。桥本甲状腺炎患者发生甲状腺淋巴瘤的风险至少是无甲状腺炎患者的 60 倍。

原发性甲状腺淋巴瘤几乎都是非霍奇金氏 B 细胞类型,最常见亚型是弥漫性大 B 细胞淋巴瘤(DLBCL),占病例的 50% 以上,其次是黏膜相关淋巴组织(MALT)淋巴瘤,约占病例的 10%~23%。纯 MALT 淋巴瘤比 DLBCL 更加惰性,MALT 淋巴瘤可以转化为 DLBCL,表现为两个肿瘤都发生在同一腺体中,这时其生物学行为可能与 DLBCL 更相似。其他少见的亚型包括滤泡型(约占 10%)、小淋巴细胞型(约占 3%)和霍奇金淋巴瘤(约占 2%)等。

原发性甲状腺淋巴瘤的常见临床表现是甲状腺肿迅速增大[55]。这与甲状腺未分化癌临床表现类似,需要注意鉴别。由于肿块迅速增大,可以引起气管、食管或颈静脉受压的症状或体征,包括吞咽困难、呼吸困难、喘鸣、声音嘶哑、颈痛和面部水肿。10%~20% 的患者有长期甲状腺肿病史,通常伴有甲减或是孤立性结节。淋巴瘤的全身("B")症状,包括体重减轻、发烧和夜间出汗少见,大约发生在 10% 的患者中。

甲状腺超声是最常用的诊断手段,通常会显示假囊肿样低回声区,研究显示约 93% 的患者有这样的超声表现。一旦根据临床表现和超声检查结果怀疑原发性甲状腺淋巴瘤,就应尽快行活组织检查。FNA 可能会提示恶性淋巴瘤,但通常不能确诊甲状腺淋巴瘤,此时应行粗针穿刺活检或切除活检,从而获得足够的组织、通过免疫组织化学检查确诊。治疗前的分期评估检查包括 CT 和 MRI、PET/CT 等,前两者可以评估病变局部侵犯以及颈部、纵隔或腹部淋巴结受累情况,后者虽然难以区分桥本氏甲状腺炎和淋巴瘤,但可以检查区域或者远处病灶的情况,并监测病灶对治疗的反应。PET/CT 检查桥本氏甲状腺炎、淋巴瘤时,甲状腺腺体部位均可以表现为 FDG 的弥漫性摄取,而甲状腺的 MALT 淋巴瘤一般又会为假阴性的结果。

Lugano 改良版 Ann Arbor 分期最常用于原发性甲状腺淋巴瘤的分期。通常约 50% 的患者病变局限于甲状腺,为ⅠE 期;45% 的患者病变局限于甲状腺和局部区域淋巴结,为ⅡE 期;5% 的患者淋巴瘤累及膈两侧的淋巴结群(ⅢE 期)或发生弥漫性器官受累(Ⅳ期),包括:骨髓、胃肠道、肺、肝脏、胰腺和肾脏受累。

约 1/4 原发性甲状腺淋巴瘤的患者会出现重度气道受累,通常需要紧急处理。联合化疗[如 R-CHOP 方案:利妥昔单抗-CHOP(环磷酰胺、多柔比星、长春新碱和泼尼松)]中的类固醇成分可使此类肿瘤在数小时内快速缩小,可能使患者免除气管切开术的需要。但是要注意,这样的治疗可迅速改变肿瘤的组织病理学,因此应在治疗前先进行组织活检。

由于目前放疗、化疗效果良好,且几乎没有证据表明甲状腺切除术有益于ⅡE 期或ⅢE 期甲状腺淋巴瘤患者,因此手术仅用于诊断性活检。放疗和化疗的使用主要取决于肿瘤类型和病变范围:DLBCL 患者的标准治疗是化疗(R-CHOP 方案)联合局部放疗,甲状腺局限性结外边缘区淋巴瘤或其他惰性组织学类型淋巴瘤(例如:滤泡淋巴瘤和小淋巴细胞性淋巴瘤)可以单用放疗,而对于全身性疾病,治疗方法类似于滤泡型淋巴瘤。

研究显示原发性甲状腺淋巴瘤的中位生存期为 9.3 年,5 年总生存率为 66%,疾病特异性生存率为 79%,其中Ⅰ、Ⅱ和Ⅲ/Ⅳ期的 5 年疾病特异性生存率分别为 86%,81% 和 64%;DLBCL 的 5 年疾病特异性生存率为75%，MALT淋巴瘤为96%，滤泡型淋巴瘤为87%，小淋巴细胞型淋巴瘤为86%，其他NHL为83%。

四、甲状腺的继发恶性肿瘤

甲状腺继发性恶性肿瘤可以来自邻近结构肿瘤的直接侵犯，也可以由其他部位的肿瘤转移而来。其发生率很低，约占全部甲状腺恶性病变的0.2%以下[56]。由于甲状腺富血管、相对更容易发生转移瘤，最常见的来源为肾透明细胞癌，然后是肺腺癌、乳腺癌或结肠癌，少见的来源有前列腺癌、子宫内膜癌、胃癌、胰腺癌、黑色素瘤等，而喉癌是最多的、直接侵犯来源的甲状腺继发恶性肿瘤。临床上继发性恶性肿瘤也多表现为无症状的颈部肿物，经超声等影像学检查偶然发现，但影像学难以区分甲状腺原发肿瘤和继发肿瘤。甲状腺内的结节可以是单灶、多灶或双侧叶病灶。

显微镜下区分原发或继发甲状腺恶性肿瘤时可能会有困难，临床病史和免疫组化染色、分子标志物（如：BRAF）多能帮助诊断。甲状腺继发性恶性肿瘤的治疗及预后主要取决于原发肿瘤的诊治，有报道甲状腺转移灶诊断或切除后，疾病的总的5年生存率可达到20%～30%。

（李小毅）

参考文献

1. 中华医学会内分泌学分会，中华医学会外科学分会内分泌学组，中国抗癌协会头颈肿瘤专业委员会，等. 甲状腺结节和分化型甲状腺癌诊治指南[J]. 中华内分泌代谢杂志，2012，28（10）
2. Haugen BR, Alexander EK, Bible KC, et al. 2015 American Thyroid Association Management Guidelines for Adult Patients with Thyroid Nodules and Differentiated Thyroid Cancer: The American Thyroid Association Guidelines Task Force on Thyroid Nodules and Differentiated Thyroid Cancer[J]. Thyroid 2016; 26（1）: 1-133
3. Pearce EN, Farwell AP, Braverman LE. Thyroiditis[J]. N Engl J Med, 2003, 348（26）: 2646
4. 史铁繁. 协和内分泌和代谢学. 北京：中国协和医科大学出版社，1999
5. 白耀. 甲状腺病学——基础与临床. 北京：科学技术文献出版社，2003
6. 中华医学会内分泌学分会，《中国甲状腺疾病诊治指南》编写组. 中国甲状腺疾病诊治指南——甲状腺炎. 中华内科杂志，2008，47（9）
7. Smith TJ. Hegedüs L Graves' Disease[J]. N Engl J Med, 2016, 375: 1552-1652
8. Ross DS, Burch HB, Cooper DS, et al. 2016 American Thyroid Association Guidelines for Diagnosis and Management of Hyperthyroidism and Other Causes of Thyrotoxicosis[J]. Thyroid, 2016, 26（10）: 1343-1421
9. Kahaly GJ, Bartalena L, Hegedüs L, et al. 2018 European Thyroid Association Guideline for the Management of Graves' Hyperthyroidism[J]. Eur Thyroid J. 2018, 7（4）: 167-186
10. Satoh T, Isozaki O, Suzuki A, et al. Guidelines for the management of thyroid storm from The Japan Thyroid Association and Japan Endocrine Society (first edition)[J]. Endocrine J, 2016, 63（12）: 1025-1064
11. McGuire, S. World Cancer Report 2014. Geneva, Switzerland: WHO Press, 2015. Adv Nutr, 2016, 7（2）: 418-419
12. The International Agency for Research on Cancer (IARC) Global Cancer Observatory. The GLOBOCAN 2018 database. Available from: http://gco.iarc.fr/today/data/factsheets/populations/900-world-fact-sheets.pdf
13. Lloyd RV, Osamura RY, Klöppel G, et al. WHO classification of tumours: pathology and genetics of tumors of endocrine organs[M]. 4th ed. Lyon: IARC Press, 2017
14. Davies L, HG Welch. Current thyroid cancer trends in the United States[J]. JAMA Otolaryngol Head Neck Surg, 2014, 140（4）: 317-322
15. Davies, L. American Association of Clinical Endocrinologists and American College of Endocrinology Disease State Clinical Review: The Increasing Incidence of Thyroid Cancer[J]. Endocr Pract, 2015, 21（6）: 686-696
16. Robenshtok E. Clinical characteristics and outcome of familial nonmedullary thyroid cancer: a retrospective controlled study[J]. Thyroid, 2011, 21（1）: 43-48
17. Gara SK. Germline HABP2 Mutation Causing Familial Nonmedullary Thyroid Cancer[J]. N Engl J Med, 2015, 373（5）: 448-455
18. Vaccarella S. Worldwide Thyroid-Cancer Epidemic? The Increasing Impact of Overdiagnosis[J]. N Engl J Med, 2016, 375（7）: 614-617
19. Lee YS. Papillary thyroid microcarcinomas are different from latent papillary thyroid carcinomas at autopsy[J]. J Korean Med Sci, 2014, 29（5）: 676-679
20. Davies L, HG Welch. Increasing incidence of thyroid cancer in the United States, 1973-2002[J]. JAMA, 2006, 295（18）: 2164-2167
21. Yang J. Fine-needle aspiration of thyroid nodules: a study of 4703 patients with histologic and clinical correlations[J]. Cancer, 2007, 111（5）: 306-315
22. McCoy KL. Intraoperative pathologic examination in the era of molecular testing for differentiated thyroid cancer[J]. J

Am Coll Surg, 2012, 215（4）: 546-554

23. Adeniran AJ. Reflex BRAF testing in thyroid fine-needle aspiration biopsy with equivocal and positive interpretation: a prospective study[J]. Thyroid, 2011, 21（7）: 717-723
24. Podnos YD. The implication of lymph node metastasis on survival in patients with well-differentiated thyroid cancer[J]. Am Surg, 2005, 71（9）: 731-734
25. Pacini F. Thyroid cancer: ESMO Clinical Practice Guidelines for diagnosis, treatment and follow-up[J]. Ann Oncol, 2012, 23 Suppl 7: vii110-vii119
26. Ito H HiroshiT, Ito Y. Treatment of Thyroid Tumor-Japanese Clinical Guidelines[M]. Yasuhiro Ito Hiroshi Takami, Hitoshi Noguchi, Akira Yoshida, et al. Treatment of Thyroid Tumor. Tokyo: Springer Japan, 2010, 1-310
27. Kim SK. Prophylactic Central Neck Dissection Might Not Be Necessary in Papillary Thyroid Carcinoma: Analysis of 11,569 Cases from a Single Institution[J]. J Am Coll Surg, 2016, 222（5）: 853-864
28. 孙庆贺,张磊,杨进宝,等. 2073 例乳头状甲状腺癌淋巴结转移的因素分析 [J]. 中华外科杂志, 2017, 55: 592-598
29. 中华医学会内分泌学分会, 中华医学会外科学分会内分泌学组, 中国抗癌协会头颈肿瘤专业委员会, 等. 甲状腺结节和分化型甲状腺癌诊治指南 [J]. 中华核医学与分子影像杂志, 2013, 33（2）: 96-115
30. Shattuck TM. Independent clonal origins of distinct tumor foci in multifocal papillary thyroid carcinoma[J]. N Engl J Med, 2005, 352（23）: 2406-2412
31. Kim M. Comparison of the Seventh and Eighth Editions of the American Joint Committee on Cancer/Union for International Cancer Control Tumor-Node-Metastasis Staging System for Differentiated Thyroid Cancer[J]. Thyroid, 2017, 27（9）: 1149-1155
32. Lang BH. Staging systems for papillary thyroid carcinoma: a review and comparison[J]. Ann Surg, 2007, 245（3）: 366-378
33. Liu R. Mortality Risk Stratification by Combining BRAF V600E and TERT Promoter Mutations in Papillary Thyroid Cancer: Genetic Duet of BRAF and TERT Promoter Mutations in Thyroid Cancer Mortality[J]. JAMA Oncol, 2017, 3（2）: 202-208
34. Carhill AA. Long-Term Outcomes Following Therapy in Differentiated Thyroid Carcinoma: NTCTCS Registry Analysis 1987-2012[J]. J Clin Endocrinol Metab, 2015, 100（9）: 3270-3279
35. Abe E, H Aoyama. The role of whole brain radiation therapy for the management of brain metastases in the era of stereotactic radiosurgery[J]. Curr Oncol Rep, 2012, 14（1）: 79-84
36. Schlumberger M. Lenvatinib versus placebo in radioiodine-refractory thyroid cancer[J]. N Engl J Med, 2015, 372（7）: 621-630
37. Chen W. Cancer statistics in China, 2015[J]. CA Cancer J Clin, 2016, 66（2）: 115-132
38. Sugino K. Prognosis and prognostic factors for distant metastases and tumor mortality in follicular thyroid carcinoma[J]. Thyroid, 2011, 21（7）: 751-757
39. Zhang JZ, B Hu. Sonographic features of thyroid follicular carcinoma in comparison with thyroid follicular adenoma[J]. J Ultrasound Med, 2014, 33（2）: 221-227
40. Nikiforov YE. Highly accurate diagnosis of cancer in thyroid nodules with follicular neoplasm/suspicious for a follicular neoplasm cytology by ThyroSeq v2 next-generation sequencing assay[J]. Cancer, 2014, 120（23）: 3627-3634
41. Emerick GT. Diagnosis, treatment, and outcome of follicular thyroid carcinoma[J]. Cancer, 1993, 72（11）: 3287-3295
42. Goffredo P, SA Roman, JA Sosa. Hurthle cell carcinoma: a population-level analysis of 3311 patients[J]. Cancer, 2013, 119（3）: 504-511
43. LiVolsi VA. Surgical pathology of the thyroid. Philadelphia: SAUNDES, 1990
44. Chen H. Hurthle cell neoplasms of the thyroid: are there factors predictive of malignancy?[J]. Ann Surg, 1998, 227（4）: 542-546
45. Asioli S. Poorly differentiated carcinoma of the thyroid: validation of the Turin proposal and analysis of IMP3 expression[J]. Mod Pathol, 2010, 23（9）: 1269-1278
46. Volante M. Poorly differentiated thyroid carcinoma: the Turin proposal for the use of uniform diagnostic criteria and an algorithmic diagnostic approach[J]. Am J Surg Pathol, 2007, 31（8）: 1256-1264
47. Jemal A. Cancer statistics, 2009[J]. CA Cancer J Clin, 2009, 59（4）: 225-249
48. Smallridge RC. American Thyroid Association guidelines for management of patients with anaplastic thyroid cancer[J]. Thyroid, 2012, 22（11）: 1104-1139
49. American Cancer Society. Cancer facts & fgures ACS. http://www.cancer.org/acs/groups/content/@research/documents/webcontent/acspc-042151.pdf（accessed August 18, 2014）
50. Demetrius Pertsemlidis, William B. Inabnet III, Michel Gagner. Endocrine Surgery. 2nd Edition. Boca Raton: CRC Press, 2016
51. Barbet J. Prognostic impact of serum calcitonin and carci-

noembryonic antigen doubling-times in patients with medullary thyroid carcinoma[J]. J Clin Endocrinol Metab, 2005, 90(11): 6077-6084

52. Brandi ML. Guidelines for diagnosis and therapy of MEN type 1 and type 2[J]. J Clin Endocrinol Metab, 2001, 86(12): 5658-5671

53. Wells SA Jr. Vandetanib for the treatment of patients with locally advanced or metastatic hereditary medullary thyroid cancer[J]. J Clin Oncol, 2010, 28(5): 767-772

54. Elisei R. Cabozantinib in progressive medullary thyroid cancer[J]. J Clin Oncol, 2013, 31(29): 3639-3646

55. Pedersen RK, NT Pedersen. Primary non-Hodgkin's lymphoma of the thyroid gland: a population based study[J]. Histopathology, 1996, 28(1): 25-32

56. Calzolari F. Surgical treatment of intrathyroid metastases: preliminary results of a multicentric study[J]. Anticancer Res, 2008, 28(5B): 2885-2888

第五章　甲状腺疾病的手术治疗

第一节　甲状腺的外科解剖

甲状腺是人体内重要的内分泌器官，位于甲状软骨下方，紧贴气管前方及侧方生长。甲状腺外型类似英文的大写字母 H，也有人形容为蝴蝶的形状，由左叶、右叶、峡部及锥状叶等结构组成。甲状腺后方主要为气管的前方及侧方，外侧与颈动脉鞘相邻，前方覆盖带状肌。峡部在部分人群中可能缺如，或明显增宽而与腺叶分界不清。甲状腺峡部还可能存在向上方生长的甲状腺锥状叶，最高可达舌骨水平。在切除甲状腺时需完全切除锥状叶。

甲状腺及颈部区域的血供十分丰富。甲状腺主要由来自颈外动脉的甲状腺上动脉和来自锁骨下动脉的甲状腺下动脉提供血液供应。在手术切除时需要仔细处理这些血管。

喉返神经是支配喉部感觉和运动的重要神经。喉返神经起源于迷走神经。在左侧绕主动脉弓，右侧绕锁骨下动脉后上行，走行于气管食管沟内，于环甲肌下方入喉。右侧迷走神经由于包绕锁骨下动脉，向右距离较宽，因此上行过程中与气管食管沟有一定的夹角，分离时需特别注意。喉返神经走行于甲状腺后部的深面，通常从甲状腺下动脉下方经过。在入喉前，神经可能分成数枚分支，其中前方分支通常支配喉部肌肉的运动。喉返神经在与甲状腺下血管交界处至入喉前有诸多解剖变异，外科医生需熟知这些解剖异常，以避免在切除甲状腺时损伤神经。

在少部分患者中，右侧喉返神经不经过折返，直接从迷走神经发出，横向行走入喉，我们称这种神经为"非返性喉返神经"，有时也简单称其为"喉不返神经"。这通常是由于大血管发育异常所致，右侧无名动脉缺如，右侧锁骨下动脉由左边发出，经食道后方走行，从而使右喉返神经无法随大血管下降，导致其横向走行。左侧的非返性喉返神经更为少见，其出现可能伴有主动脉弓及内脏的转位。

喉上神经同样从迷走神经发出，其外侧支支配咽下缩肌和环甲肌的运动功能。由于喉上神经外侧支与甲状腺上动脉伴行，并在距离甲状腺上级不远处入喉，因此该支神经较易出现术中损伤。在游离甲状腺叶时先行分离环甲间隙到达甲状腺上极，再分别解剖上极的血管避免成束结扎可以降低这种损伤的发生率，也有专家建议手术时常规解剖喉上神经。

甲状旁腺亦是重要的内分泌器官，由于其与甲状腺解剖位置联系紧密，因此常在甲状腺手术中被误伤或或误切。双侧的上甲状旁腺通常位置较为固定，一般在喉返神经与甲状腺下动脉交界处的头侧 1~2cm，甲状腺上极的后方。双侧下甲状旁腺的解剖变异相对较多，除了常见的甲状腺下极包膜内，还常见于食管旁、上纵隔内以及胸腺内。详细的甲状旁腺解剖可见甲状旁腺疾病一章。

颈部淋巴结是多数淋巴结的集合，包括颏下淋巴结，下颌下淋巴结、颈前淋巴结、颈浅淋巴结及颈深淋巴结等。为便于手术应用和学术交流，1991 年美国耳鼻咽喉头颈外科学会将颈部淋巴结划分为 6 个区即 6 个 Level，后来补充了Ⅶ区，并将Ⅰ区、Ⅱ区、Ⅴ区的细化为不同的亚区，2009 年以后经过多个学会的进一步讨论形成了目前被学术界广为采用的颈部淋巴结解剖分区（本章第五节）。

熟知甲状腺及其临近神经及甲状旁腺的解剖是进行甲状腺手术的基础，这将有助于外科医师减少神经损伤及甲状旁腺损伤的发生率。

第二节　甲状腺手术的原则及适应证

甲状腺的手术种类可分为结节切除术（甲状

腺部分切除）、腺叶切除术（或腺叶加峡部切除术）、甲状腺近全切除术和甲状腺全切除术。对于甲状腺恶性肿瘤，还需考虑是否行中央区淋巴结清扫及侧颈部淋巴结清扫术。对于良性甲状腺结节（如：结节性甲状腺肿、甲状腺腺瘤），可以行结节切除术，这样做最大的优点在于能够减少甲状旁腺损伤的概率。一些较大的甲状腺结节几乎占据了整个腺叶，此时也可以行腺叶切除术。甲亢患者通常需要行甲状腺近全切除术，手术时切除几乎所有的甲状腺组织，仅在喉返神经入喉处位置和甲状腺上极保留少许正常的甲状腺组织，这样既可以防止术后甲亢复发，亦有利于保护上甲状旁腺和喉返神经。

对于分化型甲状腺癌，最小的手术范围为腺叶加峡部切除。具体包括以下手术方式：甲状腺全切除术、甲状腺近全切除术（total or near total thyroidectomy）和单侧腺叶加峡部切除术[1]。甲状腺全切除术是指切除所有甲状腺组织，甲状腺近全切除术的手术范围与甲状腺全切除术类似，两种术式实质上效果类似，因为在甲状腺全切除术后行放射性碘成像时，大部分患者都有甲状腺床摄取，表明仍残留有少许正常甲状腺组织。单侧甲状腺叶加峡部切除术是指切除一侧的全部腺叶和峡部，但保留对侧腺叶。甲状腺近全切除术不同于甲状腺次全切除术，后者通常会沿甲状腺后部被膜保留数克甲状腺组织，这对于甲状腺癌而言并不合理，是不应该被采用的术式。

美国甲状腺学会（American Thyroid Association，以下简称ATA）指南曾经推荐使用甲状腺全切除术来治疗所有大于1cm的肿瘤，但近年来已经有所改变，对于适宜的低危病变患者，可采用腺叶加峡部切除术来替代甲状腺全切除术[1]。参照最新的ATA指南，分化型甲状腺癌的手术指征的选择如下[1]：

（1）对于单侧肿瘤小于1cm且不伴甲状腺外扩散和淋巴结受累者，首选患侧腺叶加峡部切除术，除非有明确的指征需要切除对侧腺叶（如：对侧腺叶有临床上明显的甲状腺癌、存在既往头颈部放射史、严重的甲状腺癌家族史，或会造成随访困难的影像学异常）。

（2）对于肿瘤为1~4cm且不伴甲状腺外扩散和淋巴结受累者，初始手术方法可为甲状腺全切除术或患侧腺叶加峡部切除术。对侧腺叶存在超声异常（对侧腺叶甲状腺炎、结节或造成随访困难的非特异性淋巴结肿大），或者术后拟行放射性碘治疗、为了方便随访则倾向选择甲状腺全切除术。

（3）对于肿瘤大于等于4cm，有甲状腺外扩散，或有转移者推荐行甲状腺全切除术。对于儿童期有头颈部放射史的患者，因小范围切除时肿瘤复发率较高，不论肿瘤大小都应行甲状腺全切除术。

（4）对于病理显示病灶不足5个的多灶性乳头状微小癌患者，可以选择单侧腺叶加峡部切除术。对于病灶多于5个的多灶性乳头状微小癌患者倾向于选择甲状腺全切除术。

对于其他需要手术的甲状腺疾病，一般的手术原则为：

（1）结节性甲状腺肿的患者一般仅行甲状腺部分切除，如结节太大，可行一侧腺叶切除术；

（2）甲亢的患者一般进行甲状腺近全切除术；

（3）甲状腺髓样癌的患者一般行双侧甲状腺切除及双侧第Ⅵ组淋巴结清扫术。

第三节　术前准备

甲状腺乳头状癌患者行甲状腺癌切除术前除常规术前检查和准备外，还应完善甲状腺专科检查。具体包括术前影像学检查、实验室检查和喉部检查。甲状腺超声是首选检查，应当对于所有怀疑甲状腺结节、结节性甲状腺肿或其他甲状腺异常的患者进行该检查。对于怀疑为甲状腺乳头状癌或其他类型恶性肿瘤的患者，还应同时行超声评估对侧甲状腺叶以及中央区和侧颈区的淋巴结[1]。超声是评估甲状腺和颈部淋巴结的首选检查，但当患者可能存在更晚期的局部病变时，可能需要MRI、增强CT、喉镜检查和内镜检查等影像学手段来明确气管、淋巴结、食管、喉部、血管的受累情况。怀疑局部侵袭性病变的症状或体征如下：①吞咽困难；②呼吸异常；③咯血；④肿瘤生长迅速；⑤声音嘶哑或改变；⑥声带麻痹；⑦肿瘤与周围结构粘连（如气管、食管等）；⑧超声发现存在肉眼可辨的甲状腺外扩散证据等。对于这些存在局部晚期表现的患者，术前应常规采用颈部和胸部增强CT，评估淋巴结及邻近气管的受累情况。术前使用含碘造影剂检查可能导致术后碘131清甲治疗的推迟。但在这种情况下，精准的手术计划获益会更大。目前的术前评估很少使用

FDG-PET 扫描[2,3]。

指南推荐高分辨率超声作为术前评估的首选检查，但其他影像学手段亦各具价值[1]。超声主要用于术前原发灶和颈部淋巴结的评估[4,5]。其优势在于价格低、无创、无辐射、实时成像。不足在于操作者依赖性强；对中央组、上纵隔和咽后间隙的淋巴结转移评估受限；对胸骨后甲状腺病变、滤泡性结节、较大的甲状腺结节以及评估其与周围结构的关系受限；对孤立性粗钙化和厚壁环形钙化的判断存在一定困难。CT 检查适用于胸骨后甲状腺病变、巨大结节性病变、与周围结构关系的评估、粗钙化或厚壁环形钙化性质的判断等。术前评估主要用于明确结节范围、病变与气道等周围组织的关系、并发症等。其优势在于对操作者经验的依赖性小，可对中央组淋巴结、上纵隔淋巴结和咽后隙淋巴结进行观察；可对胸骨后甲状腺病变、较大病变以及其与周围结构的关系进行细致的观察。不足在于软组织分辨率低，不适用于最大径小于等于 5mm 的结节。MRI 的作用与 CT 接近，能更好地评估原发灶和转移灶。术前主要用于评估结节范围和颈部淋巴结的转移情况。PET-CT 主要用于评估全身转移和复发，PET-MRI 主要用于评估术区淋巴结的情况。术前超声和 CT 是最常用的影像学评估手段。

对所有接受甲状腺手术的患者应常规检测甲状腺激素和血清促甲状腺激素（thyroid stimulating hormone，TSH）水平检查，明确患者术前的甲状腺功能情况。检测血清钙水平有助于判断是否合并有甲状旁腺疾病。术前（细针穿刺前或两周后）应检测血清甲状腺球蛋白（thyroglobulin，Tg）用于检测肿瘤 Tg 的分泌能力，术后 Tg 急速下降则反应手术成功[3]。甲状腺切除的患者尚无公认的 Tg 参考范围。同时还应检测血清降钙素水平，筛查甲状腺髓样癌的可能。

甲状腺手术前应常规进行喉部检查。包括声音检查和喉镜检查[1]。声带麻痹可能不会合并明显的声音症状，术前仅用声音症状的有无作为喉返神经功能的指标可靠性不高。此外，侵袭性甲状腺癌患者出现隐匿性喉返神经麻痹和声带麻痹的风险较高。喉部检查发现喉返神经麻痹对发现甲状腺癌浸润有很好的提示价值，有助于手术的规划。此外，在术前通过喉部检查，可以明确患者是否存在隐匿性喉返神经麻痹或声带麻痹的情况，避免术后纠纷，尤其是对于有颈部手术史的患者。ATA 指南认为，所有拟行甲状腺手术的患者均应评估声音情况，包括声音变化等和相关检查。术前声音不正常、有颈部或上胸部手术史、以及癌灶向腺体背侧侵犯或中央区有大量淋巴结转移的患者更应行术前喉镜检查[1]。

第四节　甲状腺切除术的手术方式

一、甲状腺切除术的注意事项及麻醉

甲状腺手术是清洁手术，其操作部位血供丰富，因此术后感染率极低[6-8]。但对于某些伤口感染风险较高的患者，如：糖尿病、免疫功能不全的患者，术前可应用抗生素预防术后感染。为了达到预防效果，预防性用药应该在切皮前 1 小时内给药。甲状腺切除术后常见恶心和呕吐，可在麻醉诱导时或术中预防性地给予止吐药，常用药物包括地塞米松、昂丹司琼等。

甲状腺手术可在全身麻醉或局部麻醉下进行，但绝大多数情况下采用气管插管全身麻醉。患者麻醉后在手术床上采用仰卧或半坐卧位，双臂置于体侧，颈部伸展，充分暴露，肩胛下垫枕，以帮助暴露颈前部，但应注意避免颈过度伸展。手术中颈部过度伸展会导致术后疼痛、眩晕、头痛和恶心。对于有颈椎疾病的患者，应与骨科或神经外科医师会诊，评估颈部伸展的安全性。

二、甲状腺的手术方式

颈部皮肤消毒范围上至下唇、下至乳头，两侧至斜方肌前缘。如果预计会进行纵隔手术，还应扩大消毒范围。切口位于颈部中间环甲膜下方，应沿患者自然皮纹处做切口便于隐藏瘢痕，切口长度应根据甲状腺大小以及患者体型来决定，一般为 4~7cm。若患者肥胖、腺体较大或颈部缩短时，可能需要更长的切口。完成切口后，切开皮下组织至颈阔肌。颈阔肌厚度仅为几毫米，通常采用电刀沿切口方向切开。之后将颈阔肌下皮瓣向上掀起，进行游离。游离的范围上缘超过甲状软骨水平，外侧缘跨过胸锁乳突肌，下缘至胸骨切迹水平。皮瓣游离后，在中线无血管区切开带状肌间的颈白线。从甲状腺峡部开始，沿着前包膜从内往外游离一侧的甲状腺叶。大的结节会在游离时直接被完整显露，小一些的结节或腺瘤可能需要触诊才能确定其位置。将待切除

的结节显露后，使用电刀切开甲状腺，将结节完整切除，然后使用可吸收线缝合残余的甲状腺。将切除的标本送冰冻病理以确定其良恶性。如果为良性，则可结束手术，如果为恶性肿瘤，则根据前文所述的手术指征，继续行下一步手术。

在恶性甲状腺疾病的手术中，在中线喉前区发现的所有肿大淋巴结均应整块切除，因其可能预示着局部转移性病变。一般手术中不会切除颈前带状肌群——胸骨甲状肌和胸骨舌骨肌。然而，如甲状腺肿瘤粘连或侵犯带状肌，则应该连同肿瘤切除所有肌肉受累部分，确保阴性切缘。

当甲状腺游离到达一侧腺叶外侧缘时，首先识别并结扎甲状腺中静脉。然后将腺叶由外向内翻转，暴露后包膜和气管食管沟，这个过程中应当注意不要分破甲状腺包膜。分离出该侧甲状腺上极血管，尽量紧贴甲状腺包膜结扎各分支血管。随后游离上极区域的甲状腺。喉上神经的外侧支在甲状腺上极附近跨过甲状腺上血管，需要小心辨认并予以保留。同时还应当识别并保留上甲状旁腺，分离过程中将上极向侧下方牵拉可帮助显露喉上神经。

随后沿甲状腺外侧继续向下游离，游离下极可帮助暴露并识别喉返神经。喉返神经位于气管食管沟处，应仔细识别并保护。处理甲状腺中下部分时应尽可能的辨识和保护下甲状旁腺及其血供。仔细结扎甲状腺下极的血管，以及其他所有进出甲状腺的血管，之后便可以把甲状腺叶翻转到气管的前面。甲状腺悬韧带应该在喉返神经或其分支入喉处尽量靠近气管处离断。进行这一步操作时需要特别小心，因为甲状腺悬韧带处是常见的喉返神经损伤部位。注意常见的喉返神经解剖变异，随后在气管前方游离峡部，尽量往头部方向游离锥体叶，并与甲状腺整块切除。

如果拟行的是甲状腺腺叶加峡部切除术，此时可以完成游离，并离断甲状腺峡部。可以钳夹后锐性离断甲状腺，使用可吸收缝线缝合甲状腺残端，也可以使用超声刀或电刀等直接离断甲状腺峡部。最后将标本送常规或冰冻病理检查。如果进行的是全甲状腺切除术，此时可以继续暴露对侧腺叶，以同样地方式继续完成对侧腺叶切除。若拟行中央区颈淋巴结清扫术，可以同甲状腺标本一起整块切除，也可在移除甲状腺腺体后单独进行。如果正常的甲状旁腺被不小心切除或损伤了血供，应将其找回，保证其无菌，冰上保存，如

冰冻切片证实是甲状旁腺，应切成1mm大小的碎片进行自体移植，并用不可吸收线在移植处缝合标记。

关闭切口前应严密止血，仔细评估手术区域的止血情况，可请麻醉师给予几个周期的正压机械通气以增加静脉压力，从而检查是否有隐匿性的出血。甲状腺切除术后根据患者的具体情况，当存在较大死腔、广泛离断颈前肌群时应放置引流。随后在中线处用可吸收缝线间断或连续缝合带状肌。关闭颈阔肌，连续缝合皮下组织，采用缝合或皮肤黏合胶的方式来关闭皮肤切口。

第五节　颈淋巴结清扫

一、颈淋巴结清扫的定义和适应证

颈淋巴结清扫指的是基于"中央区""颈侧区"的颈部分区，整块切除颈部指定分区内的所有纤维脂肪组织和淋巴组织，同时保留该区域内原有的重要的组织结构[6~8]。目前通用的方法是将颈部淋巴结分为7区：

Ⅰ区为下颌下及颏下淋巴结，上界为下颌骨，下界为二腹肌及舌骨。

Ⅱ、Ⅲ、Ⅳ组为颈内静脉上、中、下组淋巴结，这三组淋巴结上下相接，均以胸锁乳突肌外侧缘为后界。Ⅱ区上界为颅底，下界平舌骨下缘，前界为茎突舌骨肌，后界为胸锁乳突肌后缘，Ⅲ区上界平舌骨下缘，下界为肩胛舌骨肌和颈内静脉的交叉部位平面，前界为胸骨舌骨肌外缘，后界仍为胸锁乳突肌；Ⅳ区上接三区，下界为锁骨上缘，前界为胸骨舌骨肌外缘，后界为胸锁乳突肌。

Ⅴ区为颈后三角淋巴结，前界为胸锁乳突肌外缘，后界为斜方肌前缘，下缘为锁骨，这三种结构构成了颈后三角区。

Ⅵ区为中央组淋巴结，上至舌骨，下至胸骨切迹，两侧以颈总动脉为界，包括气管前及气管旁淋巴结。

Ⅶ区为胸骨上缘至主动脉弓上缘的区域。

进行颈部淋巴结清扫时不能采用"摘葡萄"的方式逐个切除肉眼可见的淋巴结。颈中央区淋巴结清扫分为单侧和双侧，需要清除Ⅵ区淋巴结，包括喉前和气管前淋巴结，以及至少一侧的气管旁淋巴结区。颈侧区淋巴结清扫则包括清除Ⅱ～Ⅴ区的淋巴结。

甲状腺乳头状癌患者常见颈部区域淋巴结转移，约5%～10%的乳头状甲状腺癌患者存在可触及的淋巴结受累，术前行颈部超声检查可发现多达30%的患者存在淋巴结受累。病理研究的结果说明多达90%的患者存在微转移，但多数患者的淋巴结微转移始终不会进展为有临床意义的转移灶。甲状腺乳头状癌的淋巴结转移通常由中央区向外侧颈静脉淋巴结群以逐级方式扩散。若侧颈区发现了淋巴结转移，一般可推测颈中央区也有转移淋巴结。Ⅲ区和Ⅳ区淋巴结是颈侧区最常见的淋巴结转移部位，Ⅰ区罕见淋巴结转移。所以一旦颈侧区发现淋巴结转移，则颈中央区和颈侧区均应行淋巴结清扫。有时候也有例外，约8%的患者中发现颈侧区淋巴结有转移而中央区淋巴结无转移，转移呈"跳跃式"，多见于位于甲状腺上极的肿瘤。

治疗性淋巴结清扫主要针对肉眼可见的转移淋巴结，而预防性淋巴结清扫则主要针对阴性或可能存在微转移的淋巴结。颈淋巴结清扫的指征如下：

1. 对于分化型甲状腺癌 临床体格检查或超声评估发现有淋巴结转移时，应行治疗性颈淋巴结清扫[1]；

2. 甲状腺髓样癌应常规行中央组淋巴结清扫 对于甲状腺乳头状癌患者是否行预防性颈中央区淋巴结清扫尚存争议。研究表明患者的无复发生存率与肉眼可见的淋巴结转移有关，而与微小淋巴结转移无关。预防性颈中央区淋巴结清扫并发症发生的风险大，获益较小，不推荐对所有乳头状甲状腺癌患者常规进行中央区颈清扫[1]。ATA指南推荐对于T_3、T_4期甲状腺乳头状癌患者或存在其他方面高危因素的患者，可行预防性中央区颈清扫，而对于T_1、T_2期肿瘤较小的患者，行甲状腺全切或近全切除术后不必加预防性中央区颈清扫[1]。对于有其他高危特征的患者，预防性中央区淋巴结清扫有可能提高生存率，降低局部复发风险，但并发症发生率会增加[6~8]。虽然颈侧区的微转移常见，但无证据证明预防性颈侧区淋巴结清扫对患者有生存获益，且还有相当高的并发症发生率，故不推荐行预防性颈侧区清扫。此外，行甲状腺全切术时不会进入颈侧区，所以首次手术之后发现颈侧区转移时，延迟进行颈侧清扫不会增加二次手术时的风险。

二、中央区淋巴结清扫

颈中央区淋巴结清扫应按分区进行，手术体位、切口显露、引流和缝合等步骤与甲状腺癌切除术相同[6~8]。颈中央区淋巴结清扫应上达舌骨，下至头臂干。清扫的侧方边界为同侧的颈动脉，前界是颈深筋膜浅层，后界是颈深筋膜深层，可能深达颈动脉。

颈中央区淋巴结清扫简要操作步骤如下：在甲状腺悬韧带后方外侧探查喉返神经，沿喉返神经的走行，向尾端解剖游离并小心保留神经。然后切除喉返神经及其分支前方和内侧的所有纤维脂肪组织。之后再切除喉返神经后方的组织，上自舌骨下至无名动脉向内向下清扫淋巴组织。此过程中需特别注意不要损伤神经。上甲状旁腺通常在喉返神经与甲状腺下动脉交汇处向头侧约1～2cm处，辨认上甲状旁腺并予以保留。甲状腺上动脉负责大部分上甲状旁腺的动脉血供，应保留甲状旁腺及其血管蒂。同时，还应解剖并保留邻近的喉上神经及其分支。然后寻找并解剖位于喉返神经前方的下甲状旁腺，其血供通常来自甲状腺下动脉，将甲状旁腺与其内侧的纤维组织分离，在甲状旁腺血管蒂上向外游离甲状旁腺。应尽力原位保留甲状旁腺。下甲状旁腺通常向外游离，保留腺体及其下血管蒂。如误切除或伤及甲状旁腺血供，可如前所述行自体移植。最后朝着胸骨切迹方向进行清扫。胸腺组织应切除活检，尤其是在胸腺内可触及或术前影像提示有异常淋巴结的情况下。

三、颈侧区淋巴结清扫

传统的根治性颈淋巴结清扫需要切除Ⅰ～Ⅴ区的淋巴结以及副神经、胸锁乳突肌和颈内静脉[6~8]。改良性颈淋巴结清扫则只切除根治性淋巴结清扫的区域淋巴组织，而保留副神经、胸锁乳突肌和颈内静脉的一个或多个。选择性颈淋巴结清扫指的是保留颈部一个或多个区域淋巴结。颈侧区淋巴结清扫目前还存在争议，一般由淋巴结转移的部位决定。ATA指南推荐甲状腺癌颈侧区的全面清扫应包括清扫ⅡA、Ⅲ、Ⅳ和／或ⅤB区淋巴结。上述4区颈部淋巴结转移的阳性率最高[1]。

颈侧区淋巴结清扫一般采用L形切口，Ⅲ、Ⅳ区间没有明确的解剖分界，无论哪一区受累都应整块切除。

Ⅲ、Ⅳ区的清扫以锁骨水平为清扫下界，向上沿颈内静脉至前斜角肌开始清扫。注意辨认后方的纤维结缔组织平面。使用锐性分离，避免在颈静脉、迷走神经等重要神经血管结构旁使用电凝。胸导管在邻近颈内静脉与锁骨下静脉的汇合处注入颈内静脉，应注意保护胸导管。如识别困难，可通过暂停机械通气并挤人工压通气袋模拟Valsalva动作，帮助辨认胸导管并发现损伤。如果胸导管被离断，应予以结扎。迷走神经位于颈内静脉的内后侧，在颈动脉鞘内辨认迷走神经，沿颈内静脉清扫时，注意保留迷走神经。继续向上方和侧方清扫，辨认并保留膈神经，其正好位于清扫平面的后方、斜角肌的前方。膈神经附着于斜角肌，应完整保留，而膈神经上方的组织应全部予以切除。在清扫Ⅲ区的淋巴结组织时，应尽可能保留从中穿过的颈丛神经。完成Ⅲ、Ⅳ区淋巴结清扫后，可行术中超声检查以发现术前影像遗漏的病变淋巴结。术后应选择性地放置引流，引流虽不能预防术后血肿形成，但可提示出血。只要怀疑有胸导管受损，就应放置引流。

（刘子文　陈　革）

参 考 文 献

1. Yeh M W, Bauer A J, Bernet V A, et al. American Thyroid Association statement on preoperative imaging for thyroid cancer surgery[J]. Thyroid Official Journal of the American Thyroid Association, 2015, 25（1）: 3-14
2. 高明. 甲状腺结节和分化型甲状腺癌诊治指南 [J]. 中华核医学与分子影像杂志, 2013, 33（2）: 96-115
3. 中华医学会检验分会，卫生部临床检验中心，中华检验医学杂志编辑委员会. 甲状腺疾病诊断治疗中实验室检测项目的应用建议 [J]. 中华检验医学杂志, 2012, （6）: 484-492
4. 中华医学会放射学分会头颈学组. 甲状腺结节影像检查流程专家共识 [J]. 中华放射学杂志, 2016, 50（12）: 911-915
5. Yeh M W, Bauer A J, Bernet V A, et al. American Thyroid Association statement on preoperative imaging for thyroid cancer surgery[J]. Thyroid Official Journal of the American Thyroid Association, 2015, 25（1）: 3-14
6. Howe J R. Endocrine and Neuroendocrine Surgery[M]. Berlin Heidelberg: Springer, 2017
7. Pertsemlidis D. Endocrine Surgery[M]. 2nd ed. Boca Raton: CRC Press, 2016
8. Pytynia K B. Surgery of the thyroid and parathyroid glands[M]. Philadelphia: Saunders Elsevier, 2013

第六章 甲状腺手术的并发症

甲状腺手术已有300余年的历史。早期的患者多因巨大甲状腺肿为避免窒息而接受手术，术后虽解除了压迫，但患者多在围手术期出血而死亡，这致甲状腺在很长一段时期内成为手术禁区。至18世纪晚期，Benjiamin报道了1例甲状腺手术，虽术中出血，由助手持续按压止血后获得成功。至1861年，文献报道的甲状腺手术达100例。此时外科医师已认识到甲状腺术后可能声音嘶哑和手足搐搦。直到19世纪末，Theodor Kocher才通过紧靠腺体仔细分离结扎出入血管、暴露喉返神经等方法，将甲状腺切除变为一个安全的手术。Kocher医生也因为对甲状腺外科的重要贡献获得了诺贝尔医学和生理学奖，并被誉为"甲状腺外科之父"。而今，学界已对甲状腺解剖有了较为充分的认识，但对甲状腺手术的并发症仍需高度重视，因它可能严重影响患者生活质量，甚至危及生命。临床上常见的甲状腺手术并发症有术后出血、喉返神经及喉上神经外支损伤、甲状旁腺损伤和淋巴漏[1]。

一、出血

甲状腺血供非常丰富，术后出血成为甲状腺手术最易发生的并发症之一，文献报道其发生率为0.1%～6.5%，如发现和处理不及时可危及生命。甲状腺术后出血多发生于术后24小时内，但极少数患者可出现迟发性出血，甚至在术后1～2周突然出现创面出血。

(一) 原因

1. 手术操作因素及预防

（1）甲状腺主要动脉、静脉出血：甲状腺上动脉起源于颈外动脉，下动脉起源于甲状颈干，甲状腺中静脉直接回流于颈内静脉。这些血管残端如果止血不牢靠，可引起短时间的快速大量出血、压迫气道、危及患者生命。对此类血管，应妥善结扎，保留足够长度的残端血管，避免脱落。如用超声刀等能量器械凝闭离断，应双道凝闭，必要时留存端结扎加固或加用钛夹等止血夹。

（2）甲状腺残面渗血：腺体残面小血管结扎线头松脱或凝烫的焦痂脱落亦可引起明显的出血。对甲状腺表面明显的血管，包括峡部上下的交通支应妥善结扎或超声刀双道凝闭，对残留甲状腺的包膜进行缝合亦有助于止血。

（3）喉返神经入喉处血管出血：喉返神经入喉处往往有细小的血管网，因距离神经较近，不宜大功率凝烫，此处单用单极电凝止血不太可靠。可以在直视保护喉返神经的情况下，用纤细的双极电凝分别凝闭小血管，或距离喉返神经3～5mm之外超声刀凝闭；对较为明显的血管应辅以纤细的丝线结扎。

（4）带状肌出血：分离或离断带状肌时，肌肉间的一些小血管，可能因为牵拉断裂或电凝后回缩致术后出血。所以术中牵开肌肉暴露手术野时，应注意层次，避免误伤肌肉内血管；如果需要切断带状肌，可用超声刀边凝闭边离断，或妥善结扎残端；通过肌肉放置引流管时，应避开肌肉间血管。

（5）皮瓣下出血：游离颈阔肌下皮瓣时应辨明层次，如损伤颈前静脉，可在断端上下缝扎止血。对皮瓣下的血管穿透支也结扎或妥善凝闭。预防术后出血的关键是手术时保证清晰的解剖层次，精细游离后确切结扎或妥善凝闭操作所累及的血管。手术结束前要充分冲洗并认真检查创面，根据需要放置合适的引流。必要时让麻醉师鼓肺，增加颈内静脉压力，以发现潜在出血点。除了确认甲状腺上下极血管、最下血管和中静脉已处理稳妥，亦不能忽视肌肉间和皮瓣下的止血。

2. 患者个体因素及预防

（1）甲状腺功能亢进症：这类患者甲状腺肿大明显、血管怒张、血供极其丰富。术前应控制甲状腺功能正常且稳定，并可用复方碘溶液行术前准备，使甲状腺血供减少、质地变硬、便于操作。

对粗大的血管进行结扎、缝扎、保证止血的可靠。

（2）合并凝血功能障碍性疾病，或长期使用活血、抗凝或抗血小板药物者：术前常规详细询问患者病史、家族史及服药史，补充缺乏的凝血因子、纠正凝血功能障碍后再进行手术。根据并发症及服用活血抗凝药物情况，停药5~10天后再行手术，或术前5天起桥接低分子肝素，至术前12小时停用即可。

（3）既往有甲状腺手术史：原手术导致粘连致解剖层次改变，而瘢痕本身较易渗血。可在辨明重要解剖结构后，以能量外科器械边凝烫边分离，对不易止血的创面予以缝扎，可酌情加用可吸收止血材料进行压迫止血，术后充分引流。

（4）术后高危动作：麻醉苏醒拔除气管插管时呛咳，或术后剧烈呕吐、咳嗽、打喷嚏、排便或排尿时用力屏气和大幅度颈部运动，都可能导致血管压力升高，使原先凝闭的血管再开放或焦痂脱落，引起出血。如患者术后严重高血压，亦增加术后出血风险。所以平稳复苏、预防性止吐、化痰、镇咳、密切监护、及时宣教，咳嗽呕吐时按压创面，术后高坡卧位，都是降低术后出血风险的重要细节。另外，术后拔除引流管时，应先去除负压，动作轻柔。有Meta分析得出甲状腺切除术后出血的危险因素包括高龄、男性、Graves病、抗血栓药物使用、双侧手术、颈部淋巴结清扫和既往甲状腺手术史，而病变性质和是否引流与术后出血发生并无显著相关[1]。另有文献报道甲状腺肿瘤直径大于3cm、术后收缩压超过150mmHg也是甲状腺术后出血的独立危险因素。

（二）临床表现及处理

甲状腺切除术后颈部形成两个相对封闭的腔隙，深面的是主要手术区域的甲状腺窝腔隙，浅面的是颈阔肌和颈前肌群之间的皮瓣下腔隙。

1. 发生于甲状腺窝腔隙的出血　患者有颈部压迫感，呼吸吞咽困难，可有声嘶。查体发现颈部肿胀明显，吸气时出现"三凹征"，严重时发生窒息、氧饱和度下降、脑缺氧、心搏骤停、患者出现口唇紫绀，甚至意识不清。引流量多且颜色鲜红浓烈，多伴血凝块致引流不畅。甲状腺窝腔隙的血肿可压迫气管、食管和喉返神经，还造成静脉和淋巴回流障碍，导致喉头和气管水肿，加剧气道阻塞。此类情况一旦发生，应即刻处理，稍有迟疑便可能导致缺氧时间过长脑组织不可逆损伤甚至死亡。在病床边打开颈部切口，拆除颈白线的缝合，让甲状腺窝的积血和血凝块涌出，减少对气管和静脉的压迫，随后急送手术室清创止血。仍有呼吸窘迫或窒息者，床边即行气管插管或气管切开。

再次建立通畅的气道管理后，完全打开手术创面。首先彻底清除手术区域的血凝块，根据血凝块的主要积聚部位，初步判断出血来源。然后用大量生理盐水冲洗创面，待视野清晰后寻找出血点。找到出血点后予以结扎或缝扎止血。止血过程中，同样应注意喉返神经和甲状旁腺的保护，避免误扎误缝神经，避免冲洗把较为游离的甲状旁腺随血凝块一同吸引移除。甲状腺上极的出血一般较为凶猛，需仔细寻找甲状腺上动脉及其分支，暴露清楚后仔细结扎和缝扎，避免盲目钳夹和大把结扎。将甲状腺上极推向甲状软骨板按压，可先压迫甲状腺上极的出血，帮助寻找出血点和甲状腺上动脉分支的残端。对于残留腺体或创面渗血，腺体残面可缝至气管，进行压迫止血，并适量使用一些可吸收止血材料覆盖残面或创面。

出血、再次气管插管都可引起喉头水肿，术中、术后加用皮质激素治疗。必要时术后延迟气管插管拔管时间，麻醉复苏后可在镇静状态下维持呼吸机辅助通气，加强气道管理，观察24小时后，根据恢复情况再拔除气管插管。清创止血的围手术期应予抗生素保护。对少数患者仅为引流管内较多量的色鲜艳的血性渗出，而无血凝块及颈部肿胀，则应排除凝血障碍性疾病，局部压迫并应用止血药物。

2. 发生于皮瓣下腔隙的出血　患者有颈部压迫感、呼吸不畅。查体发现颈部肿胀、淤斑、切口渗血。该腔隙的出血引发气道压迫窒息的风险较小，可先通过适当打开颈阔肌切口，加强引流，排尽皮瓣下积血和血块，冲洗后无明显活动性出血，可先尝试压迫止血。在切口上方以沙袋压迫，最好调整角度，避免重物对气管的直接压迫，但又压住渗血部位。适当应用止血药物，密切关注患者呼吸及氧饱和度等生命体征、引流情况和颈前区肿胀程度等，如不能有效控制病情进展，仍应积极手术探查止血。

二、喉返神经及喉上神经外支麻痹

（一）原因

1. 手术操作因素及预防

（1）手术中切断了喉返神经主干或主要入喉

支、喉上神经外支：术中可能将喉返神经或其在喉外及出现的前、后支误认为血管或纤维条索而切断。遵循背膜精细化解剖原则、掌握喉返神经显露技术、全程暴露喉返神经是避免喉返神经损伤的关键。常用的方法是在甲状腺中下极背侧分离寻找喉返神经主干，随后沿神经表面向上全程暴露，注意其沿途发出的分支。此处喉返神经位置变异较大，可能和甲状腺下动脉分支呈网状交叉，并可因牵拉甲状腺或受肿块、肿大的淋巴结推移而改变行进方向，所以在明确喉返神经之前不要轻易离断任何条索状物。另一方法为在喉返神经入喉处，向外侧推开可能存在的上甲状旁腺，向内侧掀起或大或小的 Zuckerkandl 结节（Zuckerkandl tubercle），紧贴甲状腺包膜寻找喉返神经。此处喉返神经位置较为固定，仅少数患者入喉部位偏外侧和下方，但神经表面多有细小的血管网，探查发现了喉返神经后向下方游离，进一步确认它是主干或仅为较粗大的分支，对所有入喉的白色条索状物都应重视，约 0.2% 的患者存在右侧非返性喉返神经，甚至极少数患者同时存在正常的喉返神经分支及非返性分支。近一半患者的喉上神经外支的位置低于甲状腺上极，尤其当甲状腺上极结节肿大突出可紧贴喉上神经，或上极肿瘤侵犯包膜及周围纤维脂肪组织，将神经向下外侧牵拉。大把整块地离断上极时存在较大的损伤喉上神经外支的风险，分离环甲间隙时应紧靠甲状腺包膜，在下一级分支水平结扎切断甲状腺上动脉的前内支、前外支和后支。处理甲状腺上极时，可有意识地在周围辨别有无喉上神经。

（2）神经挫伤、压迫及血供影响：术中钳夹了神经、向内侧掀起甲状腺时过度牵拉了喉返神经、或吸引器比较强力地吸到了神经，都可造成神经挫伤而造成功能障碍。结扎了神经，或结扎甲状腺背侧或上极内侧的血管时线结过于靠近神经，可压迫神经致其水肿缺血。甲状腺癌清扫中央区淋巴结时过度裸化喉返神经，尤其是清扫右侧喉返神经后方淋巴结时，360°游离喉返神经并牵开，可能破坏神经血供而致其麻痹。所以在甲状腺手术过程中的任何操作，包括牵拉、吸引、分离、结扎时都要时时刻刻考虑神经的存在。切除甲状腺及清扫淋巴结时，注意膜解剖，分离喉返神经时连带其所在层面及其血供一起操作。

（3）热损伤：无论是高频电刀或超声刀在工作时都产生热量，如果非常靠近神经，可对其造成完整性良好但功能障碍的热损伤。因为组织温度超过 45℃时，蛋白就开始变性，失去结构完整性，产生不可逆损伤。建议手术中，在高频电刀的电极近段套上绝缘的塑料软管，只露出刀尖，以在凝切时无意灼伤附近组织。在切割或止血时，要将目标组织适度游离提起，使周围组织避开热传导。高频电刀或超声刀的凝烫有直径 1.5～2.5mm 的热传导范围，所以刀头应离开喉返神经或喉上神经 3～5mm 的安全距离为宜，超声刀操作时以保护头靠近神经，可用纱条覆盖保护喉返神经并在功能刀头旁持续负压吸引高温气体或液滴，以防其溅落而损伤神经。避免直接应用能量器械解剖分离紧邻喉返神经的组织。

2. 患者个体因素

（1）再次手术：再次手术时手术野会有瘢痕粘连，造成解剖平面不清和神经位置改变，术野中的纤维条索状物可干扰喉返神经的辨认。文献报道再次手术后暂时性和永久性喉返神经麻痹的发生率至少较首次手术增高 3～4 倍。

（2）甲状腺恶性肿瘤：甲状腺癌原发灶或中央区的转移淋巴结可以包绕、粘连或侵犯喉返神经，有时甚至需要直接切除受侵犯的一段喉返神经，致术后永久性喉返神经损伤发生率明显高于甲状腺良性病变手术。中央区淋巴结清扫可增加暂时性喉返神经麻痹的风险，但对永久性神经损伤无明显影响。

（3）甲亢、巨大甲状腺肿或胸骨后甲状腺肿物：巨大的甲状腺肿物可对周围组织器官进行推压，使喉返神经移位。尤其当肿块向喉返神经后方生长，可将神经主干或某一分支推向前方或外侧，造成辨识困难和分离时损伤。另外，甲亢或巨大甲状腺肿的手术较易出血，在视野不清的情况下盲目钳夹止血，非常容易造成喉返神经损伤。胸骨后甲状腺肿血供丰富，一旦下极出血，往下钳夹可能造成胸段的喉返神经损伤。

无血干净的手术野、清晰的解剖层次和明确的神经暴露是预防神经损伤的关键。术前应常规评估患者声带活动状况，尤其是再次手术和甲状腺癌患者。对于高危和对声音有较高要求的患者，可在术中应用喉返神经监测（IONM），帮助导航搜寻和辨别喉返神经及喉上神经外支、预测神经变异（非返性喉返神经或喉返神经分支），确认和发音功能相关的分支。

（二）临床表现及处理

喉返神经损伤导致声带麻痹，单侧损伤时主要表现为不同程度的声音嘶哑、呛咳和误吸，双侧损伤可导致呼吸困难，活动后加剧，甚至窒息。喉上神经损伤可引起声音低沉和饮水呛咳。

甲状腺术中发现喉返神经离断可立即行端端吻合术，将神经两断充分游离，修剪出正常的神经纤维束，在手术显微镜下尽量按照神经束的形状和排列以及外膜营养血管的走行等将两断端对准，进行无张力吻合。吻合时尽量避免损伤神经的营养血管，保持吻合口处良好的血供；避免扭转，以减少联带运动的发生率。对术后肌电图检查证实神经源性损伤且无望自行恢复的单侧声带麻痹患者，尽早行喉返神经探查术。对神经连续性完整者，在甲状腺术后3个月内者有望通过喉返神经减压术恢复声带生理性运动，甲状腺术后超过5个月者宜行喉返神经端端吻合或颈袢-喉返神经吻合等修复手术。对喉返神经损伤已逾3年的患者，在行神经修复的同时最好联合声带内移手术，以取得更理想的效果。

三、甲状旁腺功能减退

（一）原因

1. 手术操作因素及预防

（1）切除了2枚以上的甲状旁腺：在全甲状腺切除加双侧中央区淋巴结清扫的患者中，暂时性和永久性甲旁减发生率可高达50.0%～56.6%和1.3%～16.2%[2]。甲状腺手术中至少要保留2枚血供完好的甲状旁腺，才能保证术后甲状旁腺功能不受影响。术者应熟悉甲状旁腺的解剖位置，准确识别甲状旁腺，避免误切。甲状旁腺多呈扁圆形，色棕黄，质软，有温润的光泽。它们可藏于甲状腺周围脂肪组织中，可位于甲状腺真假包膜之间，可生长于甲状腺或胸腺内。上甲状旁腺一般位于甲状腺背侧中上1/3交界处或甲状腺上极背侧，位置相对较固定。但前者紧靠喉返神经入喉处，周围有Zuckerkandl结节和密集细小的血管网；后者有时位置偏内侧，在环甲间隙中，或在上极上方。下甲状旁腺多位于甲状腺中下极背侧，或甲状胸腺韧带中，位置变异较大，也可受较大的甲状腺结节推移而位于甲状腺叶的前外侧方。除了肉眼判断，还可通过纳米碳负显影等技术辅助甲状旁腺的术中辨识。

精细化包膜解剖是甲状腺手术中保护甲状旁腺的关键，无论是离断甲状腺上极抑或分离甲状腺背侧包膜，都应紧贴甲状腺精细操作。处理甲状腺下极时，注意解剖的膜层次，最好完整保留甲状胸腺韧带及胸腺组织。如术中未能明确保留甲状旁腺，应在切除标本中仔细寻找有无甲状旁腺组织，证实后予以自体移植，尽可能减少术后甲状旁腺功能减退的发生。术中应用能量器械时，尽量距离甲状旁腺3～5mm，避免对其及营养血管造成热损伤。

对术中确实无法原位保留的甲状旁腺，常规即时行自体移植。研究表明，甲状旁腺离体后，在室温生理盐水中保存30分钟后即可出现染色质固缩、线粒体肿胀变圆等现象，故以置于4℃生理盐水中保存为宜。将甲状旁腺腺体充分剪碎成细小颗粒包埋于胸锁乳突肌内或打成匀浆注射于肌肉内。

（2）甲状旁腺血供损伤：80%的甲状旁腺由甲状腺下动脉的终末支供血，其余20%由甲状腺上动脉或最下血管供血。甲状腺手术中，虽然保留了甲状旁腺腺体，但在将其从甲状腺上分离的过程中，纤细的血管极易痉挛，造成缺血性的"甲状旁腺休克"，不过多可自行缓解。如果在分离止血过程中结扎了甲状旁腺血供，则可造成不可逆的损伤。所以在保留甲状旁腺时，需连同其血供一起保护，紧贴甲状腺固有被膜处理进出甲状腺的三级终末血管，避免结扎甲状腺上下血管主干。

2. 患者个体因素

（1）再次手术：初次手术可能改变了甲状旁腺的正常解剖位置，致再次手术时寻找甲状旁腺困难，易被误切；分离原手术野的粘连，易损伤甲状旁腺血供。有报道再次手术的甲状旁腺功能减退发生率，是初次手术的近2倍。

（2）甲状腺恶性肿瘤：手术范围越大，甲状旁腺功能减退症发生率越高。甲状腺癌行全甲状腺切除并中央区淋巴结清扫，尤其是双侧中央区淋巴结清扫后，超过三分之二的患者可出现暂时性甲状旁腺功能减退。清扫中央区淋巴结时，应仔细解剖并尽量保留甲状腺下动脉主干及最下动脉，在保证清扫彻底的前提下，保留胸腺及甲状胸腺韧带层面。而术后的放射性碘核素治疗，可能对甲状旁腺造成再次损害。

（3）自身免疫性甲状腺疾病：无论是Graves病甲亢，还是桥本甲状腺炎，甲状腺腺体均可能肿大明显，充血、水肿、质地欠佳、且容易粘连，致术后有较高的甲状旁腺功能减退的风险。对甲亢患者，术前应药物控制甲状腺功能正常，并用碘剂准备，使甲状腺腺体变小变硬、血供减少。对甲减的患者，术前也应甲状腺激素替代治疗。

（4）紧密型或甲状腺内甲状旁腺：0.2%患者的上甲状旁腺异位于甲状腺内，无法避免在甲状腺切除中被一并取下。另外，和甲状腺关系紧密的甲状旁腺可紧贴或深陷于甲状腺内，其血供多直接来源于甲状腺体而无法原位保留。

（5）其他：女性、维生素D缺乏、妊娠、哺乳期、和既往有胃旁路手术史的患者，都是术后甲状旁腺功能减退的危险因素。术前应完善血钙、磷、甲状旁腺激素和维生素D等检查，纠正维生素D缺乏及钙吸收不良等状况。

（二）临床表现及处理

患者可在术后当日至数天内出现颜面麻木、手足抽搐等症状，轻度神经肌肉兴奋产生的隐匿性搐搦，可由面神经叩击征（Chvostek征，Chvostek sign）和束臂征试验（Trousseau征，Trousseau sign）引出，严重者可出现支气管痉挛、喉痉挛、心律失常而危及生命。急性症状的产生，与离子钙浓度、下降速度和个体差异有关，症状明显者或校正血钙<1.75mmol/L时需静脉补钙，让血钙回复正常低限。先将1～2g葡萄糖酸钙（约93～186mg元素钙），溶于50ml的5%葡萄糖溶液中，在10～20分钟中内输注。速度不可过快，以免心脏收缩期骤停。症状无缓解者可将10%葡萄糖酸钙稀释于5%的葡萄糖溶液内继续静脉滴注，11支10ml的10%葡萄糖酸钙（1023mg元素钙）约可提高血清钙浓度0.5mmol/L左右。静脉补钙时需密切监测血清钙水平，起始快速补钙时，每1～2小时复查一次，待血钙回复至1.8mmol/L以上后，可减慢补钙速度，每4～6小时复查一次。静脉补钙对服用强心苷的患者有一定危险，对三周内用过洋地黄制剂的患者尤需谨慎。高钙血症时对洋地黄更敏感，易发生心律失常甚至猝死。在静脉补钙同时，尽早开始口服补钙，逐步停用静脉制剂，该过程可能需要24～48小时或更久，使两者无缝衔接。由于PTH对肾脏将25羟维生素D转化为1,25双羟维生素D（骨化三醇）非常重要，甲旁减急性低钙时需及时补充活性维生素D，帮助钙吸收。可予骨化三醇每日两次口服，每次0.25～0.5μg，一般数小时后可起效。低钙时还应关注血镁浓度，低镁血症时需缓慢地静脉补镁，因为镁输得太快或血镁过高时，肾脏可加速丢失镁和钙。

除手术刺激甲状旁腺血管痉挛所致的"甲状旁腺休克"可在数日内缓解外，其他术后甲旁减多为迁延性甚至永久性甲旁减。2015年，AACE/ACE在术后甲旁减指南中，将持续一年以上的甲旁减定义为永久性甲旁减，需长久甚至终身治疗。治疗目标为缓解低钙症状；维持空腹血清钙浓度正常（>2.1mmol/L，8.5mg/dl），或接近低限（2～2.1mmol/L，8～8.5mg/dl）而无症状；维持空腹血磷浓度正常高限或轻度升高；避免或尽可能减少高尿钙；维持钙磷乘积不超过正常高限（$55mg^2/dl^2$或$4.4mmol^2/L^2$）；避免肾结石或肾钙化及其他部位软组织的异位钙化；维持血镁正常范围内；维持维生素D状态良好。增加乳制品摄入，并低钠饮食，以分次口服补钙及活性维生素D为初始治疗方案，并根据临床效果来调整剂量。术后甲旁减患者每日补充元素钙1000～3000mg，分2～3次或更多次服用。钙剂应嚼碎后服用，并且不要和甲状腺素制剂同服。甲旁减患者还需依赖活性维生素D来刺激肠道钙转运和吸收，促进骨重建。骨化三醇每日常规口服剂量为0.25～2μg或更多。由于半衰期仅几个小时，当每日剂量超过0.75μg时，应分次给予。停药后作用在2～3天内完全消失，如果产生副作用及时停用即可。阿法骨化醇的效价约为骨化三醇的一半，常用剂量为每天0.5～4.0μg，半衰期长于骨化三醇，每日一次即可，停药后作用消失约需1周。如果没有活性维生素D，可服用普通维生素D，但往往需要超大剂量，由于其可积聚在脂肪内储存并持续释放，停药后长达数月才失效，有高钙血症的风险。各种维生素D衍生物对钙磷代谢的效果强弱，取决于患者肠道吸收功能、肾排泄功能和骨再吸收功能的总和，不同个体差异很大，所以维生素D的治疗剂量难以准确计算，只能在治疗过程中根据生化指标逐步调整。

术后永久性甲旁减患者需定期监测血清钙、钾、镁、磷、白蛋白、肌酐水平和肌酐清除率，还要测24小时尿钙以防高尿钙，肾结石也是一个关注的重点。只要维持血钙浓度于正常低限，一般不产生症状。更高的血钙，即使在正常范围内，也不合适，因为会增加并发症发生的风险。当患者服用较大剂量钙（每天>1000mg元素钙）而出现尿钙增高时，可酌量增加活性维生素D制剂，减少钙摄入，并限制钠摄入。如尿钙下降不明显，再加用噻嗪类利尿剂,以增加远端肾小管的钙重吸收。如产生高磷血症(>6.5mg/dl),需低磷饮食,可增加钙剂摄入以在肠道结合磷,并减少活性维生素D剂量。如存在低镁血症,可口服补镁。

女性月经期中,血钙可能进一步降低,可根据症状适量增加口服钙剂数日。而妊娠和哺乳期的钙调节较为复杂,应加强血钙监测,根据生化指标,及时调整钙剂及活性维生素D的口服剂量。有些患者补充了大剂量钙和活性维生素D后仍不能达到满意效果,或产生了高尿钙、肾钙化、肾结石、软组织异位钙化等严重并发症。为此,美国FDA分别于2002年11月和2015年1月批准了重组人PTH(1-34)和PTH(1-84)的临床应用,2017年4月欧洲也批准了PTH(1-84)的应用,以帮助甲旁减患者获得更好的钙稳态,但其仍不是一线选择,只有当患者被证实确实无法依靠传统的钙剂及活性维生素D治疗获得良好的血钙控制,且可预测的受益大于潜在的风险时,方考虑应用。

在全甲状腺切除等容易诱发甲状旁腺功能障碍的手术以后,建议早期开始规则监测血钙及血清PTH水平,并常规预防性给予口服钙剂和活性维生素D,不仅可及时判断甲状旁腺功能,预测术后永久性甲状旁腺功能减退的风险,更可指导治疗,避免低钙血症发生,并有利于甲状旁腺功能恢复[3~5]。

四、淋巴漏

(一)原因

1. 手术操作因素及预防 淋巴漏或乳糜漏可发生于甲状腺癌行侧颈或中央区淋巴结清扫术后,侧颈和中央区淋巴漏的发生率分别为1%~3%和0.6%~1.4%。胸导管和右淋巴导管管壁薄、透明,解剖变异较多且可由多个汇流点注入静脉系统,不易被能量器械凝闭,如果牵拉过度或直接用电凝、超声刀清扫此处淋巴结,就容易发生淋巴漏。所以清扫Ⅳ区淋巴结时应动作轻柔,细致地分束结扎锁骨上区近颈内静脉交角处的细小管道,避免直接使用能量器械操作。对中央区位置较深的气管食管沟淋巴结,清扫后的残面宜结扎,因为有些胸导管或右淋巴导管的分支可在颈总动脉内侧上行,或上纵隔的淋巴管被随着中央区淋巴结一同提起、拉扯。术毕若发现术野有清亮液体渗出或粘冻样物积聚,应仔细寻找淋巴管瘘口,妥善结扎或缝合。对不确认或无法明确瘘口的患者,可请麻醉师加压通气以增加胸腔内压力,帮助淋巴漏的辨别。对结扎后少量可疑的淋巴漏,可以生物材料填塞并生物胶封闭。

2. 患者个体因素 如果Ⅳ淋巴结转移严重,可使淋巴回流障碍,局部淋巴管扩张明显并增多,左侧的颈侧区清扫更易发生淋巴漏。如果患者合并桥本或转移厉害,中央区淋巴结肿大明显,并向纵隔延伸,也会增加清扫后淋巴漏的风险。清扫右侧喉返神经后方,或颈总动脉后方淋巴结,也有较高的淋巴漏发生率。有研究表明年龄>45岁、男性、淋巴结清扫的数目与中央区淋巴漏相关。

(二)临床表现及处理

患者引流量持续较多,呈乳白色;无引流管者或引流不畅者可出现切口周围肿胀。轻者切口愈合延迟,严重者可导致血容量减少、电解质紊乱、局部感染和皮瓣坏死,少数患者可出现乳糜胸。给予患者低脂饮食,补液维持水电解质平衡。持续负压引流,避免淋巴液积聚于切口内,局部加压包扎,促进皮瓣贴合。如果引流通畅、局部没有炎症和积液,引流管周围组织可逐渐愈合形成乳糜瘘管,引流量减少,拔除引流管后继续低脂饮食,局部加压包扎,直至完全愈合。对积极保守治疗无效的患者,必要时考虑手术探查,借用邻近肌肉缝合关闭瘘口,旁边仍需充分引流。少数患者可能需要胸腔镜下夹闭淋巴管主干。

五、其他

其他少见并发症,包括严重的气管、食管损伤,或轻微的切口感染、血清肿等。前者多需依靠术前全面评估、术中辨明解剖结构来预防。对肿瘤侵犯气管、食管的患者,术前如已明确,则可制定合理的手术方式;术中探查发现,则可通过一期修补或必要时造瘘、有计划的二期手术处理。只要术后充分引流,预防感染,多数患者可按期愈合。如果术中未发现损伤,术后则可发生手术区域的积液、局部甚至全身的严重感染。如发现手术区域或切口感染,及时打开切口、减压引流是非常重要的,需避免继发颈部蜂窝织炎而危及生命,多数患者可在全身抗感染治疗和积极的换药处理后痊愈。血清肿一般可通过引流、换药、加压包扎而治愈。

六、全腔镜甲状腺手术的并发症

(一) 高碳酸血症、皮下气肿、纵隔气肿和 CO_2 气体栓塞

腔镜手术中需要持续的高流量 CO_2 气体来保持空间的张力及镜头的清晰,如果 CO_2 灌注压过高可能导致高碳酸血症,严重者发生呼吸性酸中毒;还可造成大面积皮下气肿,甚至纵隔气肿,影响呼吸和循环功能。故建腔时可将压力维持于 $3\sim6$mmHg,建腔完成后,将压力酌情调整至 $6\sim8$mmHg。如嫌手术空间暴露不满意,可联合使用拉钩或悬吊装置,不能盲目提高注气压。手术中持续监测呼气末 CO_2 分压($PETCO_2$),如 $PETCO_2$ 过高及时降低 CO_2 灌注压,增加患者吸氧量,增加呼吸频率和肺通气量,并补液纠正酸中毒。术毕用吸引器尽可能吸尽残存 CO_2。术后轻度的皮下气肿多可自行吸收,而纵隔气肿张力过高,则需坐位吸氧,行胸骨上窝穿刺切开排气。术中如果 CO_2 气流压力过大并发生较大的静脉损伤,则可能出现 CO_2 气体栓塞。主要表现为心率先增快后减慢,甚至心律失常,同时伴有呼气末 CO_2 压力升高及血压下降,严重者会出现心跳骤停。术中一旦发现 CO_2 气体栓塞表现,应立即停止注入 CO_2,并停止手术操作,给予患者纯氧吸入,保持左侧卧位和头低脚高位。严重者可能心跳骤停,需立即给予心脏按压等急救措施。

(二) 术后出血

全腔镜甲状腺手术后的出血原因与开放手术一样,多见于甲状腺相关动静脉及分支出血,或甲状腺残面出血。因腔镜手术基本依靠能量器械完成切割及止血,需特别注意血管凝闭的可靠。用超声刀离断较粗血管时,要采用分次移行凝闭法,同时减少组织牵拉的张力,做到低张力、多点凝闭、慢切割的原则。对特别粗大的血管,近心端用钛夹或可吸收夹钳闭后再切断。全腔镜手术因为分离创面大,空间及隧道的肌肉及皮瓣下出血风险更高。预防的关键是保持在深筋膜的浅层间隙中分离皮瓣,避免层次过深造成的肌肉及血管损伤。手术结束前对皮下血管严密止血,尤其是近乳腺内侧的肋间动脉穿支,并仔细检查 trocar 通道。术后用胸带在胸部加压包扎。经口入路者应注意口腔前庭血管,术后可戴面颈颌托压迫止血。当术后发现胸壁、颈前明显肿胀,应及时拆开较大的观察孔,彻底清理积血,加压包扎。如无法通过挤压排尽积血,或通过压迫止血,可再次通过腔镜行血肿清除和止血手术。胸前入路由于皮下分离空间较大,皮瓣下出血不易发生颈部压迫,但如果是颈前肌群深面的出血,依旧易导致窒息,需积极的经腔镜再探查止血。而经口入路的手术空间集中于颈前,切口又位于口腔,一旦出血,有较高的窒息或误吸风险,应秉持更积极的探查止血态度。虽为腔镜手术后出血,当情况危急时,仍应果断在床边直接切开颈部皮肤,打开颈白线,清除血肿,缓解压迫,挽救患者生命。

(三) 术后感染

胸前入路的腔镜甲状腺手术和开放手术一样,均为Ⅰ类切口,但其手术创面大,手术时间相对较长,感染风险高于开放手术。而经口入路的腔镜甲状腺手术为Ⅱ类切口,感染发生率及危险度明显增加。需术前使用浓替硝唑漱口液(1:50稀释)漱口 $2\sim3$ 天以预防感染,围手术期常规联合使用头孢类及奥硝唑抗生素。术毕保持创面通畅引流可减少感染发生率。感染好发于术后 $3\sim7$ 天,如出现颈胸部皮肤红肿热痛,宜全身应用广谱抗生素;如局部积液积脓,需行经皮穿刺或切开引流,以控制感染。

(四) 胸膜损伤

胸膜损伤是经口腔镜甲状腺手术可能发生的并发症。预防关键是清扫中央区淋巴结时切勿过低,避免把胸膜顶连同脂肪组织一起拉扯切除,尤其是清扫右侧喉返神经后方淋巴结时。一旦发现损伤,应尽量缝合破口;对缝合困难者,可采用高负压引流,尽量延迟拔管,避免发生气胸。对可能发生气胸者,术后复查胸片。如胸腔积气量少,可密切观察,待其自行吸收;如肺压缩超过 30%,应行胸腔闭式引流。

(五) 颏神经损伤

经口入路全腔镜甲状腺手术时,切开前庭黏膜、置入 trocar、分离间隙时可能损伤颏神经,主要表现为下唇皮肤感觉麻木不适。如为挫伤,可在 $3\sim6$ 个月后自行恢复;少数为横断伤,则无法恢复感觉功能。避免的关键是两侧操作孔位置的选择,可适当向唇缘偏移,置入 trocar 时避开颏神经。

(六) 肿瘤种植

腔镜通道狭长,如术中肿瘤包膜破裂,或取标本过程中标本袋破裂,均可导致肿瘤种植。其范围不仅可位于甲状腺周围,还可能种植于胸前、

口腔等腔镜通道中。预防的关键是严格遵循无瘤原则，提拉甲状腺时要轻柔且避开肿瘤组织，以防肿瘤撕破。取标本需要用特制的标本袋，不能直接从隧道拉出；标本体积过大时，要适当拓宽隧道，以免标本袋破裂，或在标本袋内将其剪破，纵行排成长条形取出；如标本袋在隧道内破裂，应立即用灭菌蒸馏水反复冲洗隧道及创面，并在关闭腔隙前仔细检查有无残留的肿瘤组织。

（七）皮肤损伤

主要包括皮下积液、皮肤淤斑、皮肤锐器伤、皮肤热电灼伤、和皮肤缺血坏死。全腔镜甲状腺手术需在胸大肌筋膜前方、颈阔肌与颈前带状肌及胸锁乳突肌之间打隧道。分离层次过浅，可致皮下脂肪液化，引发皮下积液、皮肤淤斑，严重者出现皮肤破损。能量器械功率太大、使用不当，也可使皮肤灼伤或热损伤。在经口入路手术中，如果放置 trocar 时角度不对，暴力推进，也可能直接刺穿皮肤。预防的关键是层次的掌握和分离方向的把握，可用可视剥离棒，以及时调整分离层次，保持导引隧道。对锐器损伤，可一期缝合；对小面积的皮肤灼伤，可切除受损皮肤，一期缝合，如面积过大，切除后可能需要二期植皮修复。对胸乳径路的皮下腔隙可通过带侧孔的皮管接负吸球引流，并用胸带加压包扎，促进皮瓣贴合。术后如出现积液，需及时穿刺引流，可加用抗生素，防止继发感染。另外在钝性分离皮瓣建立导引隧道时，需要注入稀释的肾上腺素盐水，以减少局部渗血，保证术野清晰及层次稳定，同时减少 CO_2 的吸收。但如果血管过度收缩，则可引起皮肤暂时性缺血，甚至皮瓣坏死，表现为局部皮肤发白，皮温降低。预防的关键是将肾上腺素盐水的浓度控制在 1:50 万单位以下，切不可用去甲肾上腺素代替肾上腺素，并且膨胀液注射层次为深筋膜浅层，不可过浅。

（八）切口裂开与愈合不良

胸前入路全腔镜甲状腺手术的切口因为双侧乳腺的垂坠牵拉，张力较大，容易裂开。因此，乳腺切口须缝合皮下，避免使用吸收过快的胶原蛋白缝线。拔除引流管后常规佩戴带钢圈的文胸以减少张力，乳腺丰满者术后第一周内 24 小时持续佩戴可减少切口裂开风险。如仅为单纯开裂而无感染，可尽量再次缝合，以减少瘢痕形成。如果胸前皮瓣下积液积血，容易造成切口愈合不良，故术后可予胸带压迫，帮助皮瓣贴合。经口入路的中间观察孔切口也可能裂开，或因为积血下颌皮瓣下积液，而无法与下颌骨良好贴合，更增加了切口愈合不良的风险。建议口腔前庭的切口距离牙龈 1cm 以上，缝合肌层后，再用吸收时间稍长的缝线缝合切口，并注意外翻对合。术后佩戴面颈颌托，有助于皮瓣的贴合和切口的愈合。

（九）创面皮肤异常感觉

胸前入路相应的皮下隧道创面处皮肤术后易发生麻木感或针刺样等异常感觉，一般无需处理，多于术后数月逐渐自行缓解。术后 1 周逐步开始颈胸部功能锻炼，可预防和缓解颈部紧绷不适感。

（廖 泉 陈 曦）

参 考 文 献

1. Liu J, Sun W, Dong W, et al. Risk factors for post-thyroidectomy haemorrhage: a meta-analysis[J]. Eur J Endocrinol, 2017 May, 176(5): 591-602
2. Giordano D, Valcavi R, Thompson GB, et al. Complications of central neck dissection in patients with papillary thyroid carcinoma: results of a study on 1087 patients and review of the literature[J]. Thyroid, 2012, 22(9): 911-917
3. Brendan C Stack, David N Bimston, Donald L Bodenner, et al. American association of clinical endocrinologists and American college of endocrinology disease state clinical review: postoperative hypoparathyroidism-definitions and management[J]. Endocr Pract, 2015, 21(6): 674-685
4. Maria Luisa Brandi, John P Bilezikian, Dolores Shoback, et al. Management of Hypoparathyroidism: Summary Statement and Guidelines[J]. J Clin Endocrinol Metab, June 2016, 101(6): 2273-2283
5. 中华医学会骨质疏松和骨矿盐疾病分会. 维生素 D 及其类似物的临床应用共识 [J]. 中华内分泌代谢杂志, 2018, 34(3): 187-201

第七章 腔镜甲状腺手术

第一节 经胸前入路甲状腺切除术

一、经胸前入路甲状腺切除术的概述和历史

腔镜甲状腺切除术（endoscopic thyroidectomy, ET）始于意大利术者 Hüscher，1997 年他首次报道了腔镜辅助下右侧甲状腺腺叶切除术，自此开启了腔镜甲状腺手术的序幕[1]。至今，腔镜甲状腺手术可以分为两类：腔镜辅助及全腔镜手术。腔镜辅助以 Miccoli 术式为代表，此处不详述。全腔镜甲状腺切除术（totally endoscopic thyroidectomy, TET）开始于 2000 年，Ikeda 及 Ohgami 等分别报道经胸乳入路完成的 TET。在国内，2001 年罗健团队报道 TET，但当时是颈部入路，颈部仍有瘢痕；2002 年仇明团队开展经胸前入路颈部无瘢痕 TET（scarless endoscopic thyroidectomy, SET）；2003 年王存川团队大样本报道经胸前入路 TET 并把手术适应征拓展到甲状腺癌、甲状腺腺瘤及甲亢[2~4]；2007 年王平团队报道经胸前入路 TET 颈侧区淋巴结择区清扫，进一步扩展了 TET 适应证[5]。此后，TET 在亚洲，尤其在中国，进入快速发展期。入路方式多种多样，从颈部入路到近距离入路（耳后入路、Facelip 入路、颏下入路等），再到远距离入路（经胸入路、经腋窝入路、双侧腋乳入路腔镜甲状腺切除术（biaxillo breast approach、BABA）等），以及属于 NOTES 的经口入路；其手术适应证也不断拓展。其中，经胸前入路 TET（TET via chest approach, TET-CA）是目前应用比较广，容易学习的入路方式；可以根据观察孔的位置，细分为经胸乳入路腔镜甲状腺切除术（TET via chest-breast approach, TET-CBA）及全乳晕入路腔镜甲状腺切除术（TET via breast approach：TET-BA）两种。

二、经胸前入路甲状腺切除术的优势及缺陷

不同入路优势和缺陷都是相对的。TET-CA 与传统开放手术及颈部入路 TET 相比，切口位于隐蔽的胸前，实现颈部完全无瘢痕，美容效果佳，适合于有美容需求的患者，但也相对增加了分离皮瓣的范围和创伤；与腋窝及耳后等入路相比，可以同时进行双侧腺叶手术，对于术前手术方式未能完全确定的患者，尤为重要，但相对而言，TET-CA 入喉处的暴露更方便，处理更简单；与经口入路相比，仍为Ⅰ类切口，不增加术后感染的概率，不需要预防性使用抗生素，但由于锁骨胸骨的阻挡，清扫Ⅵ区及Ⅶ区淋巴结难度增大；与 BABA 入路相比，减少了分离创面及创伤，但少了一个操作孔，TET-BA 操作孔与观察孔靠近，增加了手术难度[6]。

三、经胸前入路甲状腺切除术的适应证及禁忌证

随着腔镜手术器械的改进，手术医生操作水平及对颈部精细解剖的认知提高，TET-CA 适应证在逐步拓宽，但始终坚持"治病第一，功能保护第二，美容第三"的原则，杜绝不规范的任意创新和尝试。2017 年中国医师协会外科医师分会甲状腺专业委员会（CTA）发布了经胸前入路腔镜甲状腺手术专家共识（2017 版），推荐手术适应证为有美容需求的患者：①良性肿瘤最大直径≤4cm，囊性为主的良性肿瘤可以适当放宽指证；②需要手术的甲状腺功能亢进患者，甲状腺肿大应小于Ⅱ度，单侧腺体重量评估小于 60g；③分化型甲状腺癌直径≤2cm，未侵犯邻近器官。

手术禁忌证为：①有其他全身重大并发症者；②无颈部美容需求患者；③肌肉发达的男性患者

或是过于肥胖、或合并胸部（包括锁骨）畸形的患者；④术前考虑甲状腺未分化癌或者髓样癌；⑤存在颈部Ⅰ、Ⅴ区，胸锁关节水平以下，上纵隔淋巴结转移者，或转移淋巴结融合固定、有囊性变者；⑥考虑肿瘤浸润食道、气管、颈动静脉或喉返神经，或全身其他部位远处转移的患者；⑦颈部有放射治疗史，或已有增生性瘢痕的患者[7~9]。

四、经胸前入路甲状腺切除术的应用解剖

TET-CA 观察孔及两个操作孔均在胸前壁，在操作空间建立过程中，从浅到深共有五个层次：皮肤、皮下脂肪层、浅筋膜、乳腺组织和深筋膜。建腔时，操作的 Trocar 应处于前胸壁浅筋膜的深层，前胸部到颈前部的浅筋膜是一个连续的筋膜结构，向头侧分离延伸至颈前部颈阔肌的后方。颈阔肌起始于胸部和颈部连接处（即胸骨上凹水平面），位于浅筋膜深面，与浅筋膜紧密相连。在分离胸前间隙过程中，有时会有垂直于胸壁行走于腔隙之间的动脉，为胸廓内动脉穿支或肋间动脉穿支。

进入颈部后，其空间与开放手术分离范围及层次一致，均在颈部颈阔肌深面深筋膜浅层，以保留两侧胸锁乳突肌肌膜及颈前静脉在空间底部为最佳。切开白线后，甲状腺区解剖视角和开放没有差异，不详细说明[10]。

五、经胸前入路甲状腺切除术的术前准备及围手术期处理

术前除了常规评估患者全身脏器功能及禁忌证外，还应尽量能准确评估肿瘤的良恶性，结节大小，行颈部 CT 评估与周围组织器官如气管、食管和动静脉的关系，评估有无桥本病及其全身的基础疾病；如为恶性，尽量术前行细胞学明确其病理类型，有无颈部淋巴结转移及其他部位转移情况等。同时需评估患者自身的颈部及胸部条件，包括乳房大小，有无胸廓（锁骨）畸形，肥胖程度等情况，严格掌握适应证及禁忌证[8,9]。

对于甲亢患者，建议在甲亢症状基本控制后，常规口服 Lugol 氏液 10~14 天，以减少围手术期出血及甲亢危象可能。当腺体较大（超过 130ml）时，手术较为困难，为预防术中大出血，术前可以先行超选择性甲状腺上、下动脉栓塞。

六、经胸前入路甲状腺切除术的操作要点

（一）特殊仪器设备及试剂

30°高清内镜；超声刀；5mm 和 10mm 加长 Trocar，分离棒，如有条件，建议使用可视加长 Trocar 及分离棒。注水针；无损伤抓钳；腔镜用分离钳及持针器等。

膨胀液配制：500ml 生理盐水 +1 支肾上腺素，取其中 80ml+2 支罗哌卡因。共计 100ml 配制后备用。

（二）手术室布局及体位

患者手术时取人字位，肩部垫枕，枕部垫头圈，颈部成轻度过伸位。主刀医师位于患者两腿之间，一助医师坐于患者右侧扶镜头，二助医师根据手术部位选择坐于患者颈部两侧。器械台及洗手护士位于患者左侧。

（三）胸乳、全乳晕入路切口位置选择

TET-CBA：中间切口位于两乳头之间，中线偏右侧约 1 横指，右侧乳腺内侧缘，长约 12mm；两侧切口分别位于左右乳晕边缘，左侧位于 10~11 点位置，右侧位于 1~2 点位置，可根据患者体型略行调整。原则：①尽可能利用原手术疤；②远离胸骨上窝与锁骨；③男性可适当上提一个肋间，采用横切口。

TET-BA：中间切口移到右乳晕边缘 2~4 点位置，右侧切口位于右乳晕边缘 11~12 点位置）。

（四）手术空间的建立

无论胸乳入路还是全乳晕入路，均可使用长隧道小空间的 Y 型隧道导引建腔法。

1. 切开中间观察孔，采用特制长注水针在浅筋膜深层注入膨胀液至胸骨前。

2. 可视剥离器在中间孔刺入，在浅筋膜深层间隙进入至胸骨柄中点，后分别转向两侧锁骨头，在胸前壁形成 y 型导引隧道。卵圆钳适当加扩宽皮下隧道空间，挤出多余膨胀液。

3. 置入观察孔 10mm Trocar，二氧化碳流量至中等 6L/min，压力调至 6~8mmHg，短时间可以 10mmHg。置入镜头，可见"鼻孔状"隧道口。

4. 切开两侧操作孔切口，分别置入 5mm trocar，出口应在"鼻孔状"隧道口近端。

5. 术者左侧操作孔置入吸引器，往上抬皮瓣同时，右侧轮流使用电凝钩或超声刀，在皮下筋

膜间隙建立操作空间。胸前壁为浅筋膜深面，胸大肌筋膜表面，至颈部转至颈阔肌后方，深筋膜浅层，胸锁乳突肌肌膜表面。建立上至甲状软骨上缘，两侧至胸锁乳突肌锁骨头外侧缘的操作空间。必要时可以向两侧上方适当延伸。

（五）甲状腺腺叶切除

推荐术中使用运动神经检测设备，左侧和右侧操作步骤基本相同。

1. 无创抓钳提起白线区域，超声刀逐层切开白线。环状软骨水平手术同侧置入拉钩。
2. 暴露峡部，并使用超声刀紧贴气管前筋膜偏向健侧离断。
3. 分离峡部后显露气管至气管前1/3。
4. 将甲状腺向气管侧翻起，离断中静脉，暴露颈总动脉，测定V1信号；
5. 暴露环甲间隙，紧贴甲状腺上极，离断上极血管。寻找或者利用回避法保护EBSLN。
6. 下方紧贴甲状腺离断下极血管，定位喉返神经并测定R1；
7. 从下到上完整显露喉返神经到入喉处；
8. 完整切除甲状腺并保护上旁腺。使用特制标本袋取出标本。

（六）淋巴结清扫

双侧中央区及颈侧区分开清扫，同一侧尽可能整块清扫，由于分化型甲状腺癌淋巴结转移多数是囊内转移，腔镜下可行分块清扫而不影响治疗效果。

1. 在锁骨上水平置入第二个拉钩，切断气管前脂肪及部分胸腺组织，沿胸腺内侧清扫至颈总动脉表面。
2. 将淋巴脂肪组织向内侧牵开分离，从喉返神经入喉处向下分离神经并清扫淋巴脂肪组织。
3. 右侧中央区根据需要清扫喉返神经后方组织。超声刀沿气管右缘切开，分离钳或直角小弯钳向下方分离，显露神经后方淋巴结并与神经分离，于食管前方将淋巴结自下而上予以清除。
4. 提起椎体叶向上方牵拉，从其下方沿甲状软骨表面切开，沿两侧环甲肌内。侧向上，清扫喉前淋巴结。
5. 根据需要行颈侧区清扫，从胸锁乳突肌胸骨头及锁骨头之间入路，择区清扫。范围和步骤与开放基本相同，从下向上，从内向外清扫需要的区域包括（Ⅱ，Ⅲ，Ⅳ区）。

七、经胸前入路甲状腺切除术的术后管理

TET-CA患者术后需关注胸骨前区有无红肿等症状，排除出血及感染。其余管理与开放甲状腺手术基本相同，一般48小时后引流液较少颜色转浅后拔除引流管；无需特别使用抗生素；甲状腺全切的患者，术后第二天常规监测甲状旁腺素及血钙。

八、经胸前入路甲状腺切除术的特殊情况处理及并发症防治

TET-CA手术的基本原则及范围和开放手术应保持一致。其最需要关注的一个特殊情况是中转开放指征的把握。医生应时刻牢记，腔镜中转开放，是手术安全的保障，不是手术失败。需要中转的情况主要包括：①大出血无法控制，可能危及生命；②食道气管严重受损，需要开放修复；③肿瘤侵犯神经，食道，气管等重要组织，应以疾病治疗及功能保护优于美容。

甲状腺手术的并发症如喉返神经损伤，喉上神经损伤，甲状旁腺功能损伤，淋巴漏等发生和处理原则腔镜手术和开放手术相似，不再赘述。腔镜特有的并发症如高碳酸血症，皮下气肿，与其他需充气的腔镜手术类似，关键在于控制CO_2压力，及时发现，处理原则与其他腔镜手术类似。TET-CA特殊需要关注的并发症防治主要有：

1. 术后出血 由于经胸部皮下空间较大，TET-CA术后出血不易发生窒息，但仍应加强术后观察，一般发生于术后12小时以内，也有3天拔管后及术后2周出血的报道。出血常见部位为皮下空间，尤其常见为内乳动脉穿支及颈部浅静脉；其次为甲状腺窝。发生出血后治疗原则是：如无空间积液，引流通畅，可加压包扎观察；如有皮下血肿，可开放中间切口，尽量缓解压迫，尽早再次腔镜下止血；如危及生命，及时颈部切开减张。止血方法和开放手术类似。预防出血的关键是彻底止血，超声刀使用遵循"低张力，多点凝闭，慢切割"的原则。

2. 气管损伤、食管损伤 这里指意外引起的损伤，是TET比较少见而严重的并发症，处理不当，导致颈部及上纵隔的严重感染。气管损伤预防关键是谨记七步法，气管是TET的航标，首先要暴露气管。食道损伤主要发生在提拉腺体及周

围软组织时，将食道一并提起所致。此类并发症多发生在初学者，一旦发生，我们建议立即中转；对于食管非全层的损伤，可以在腔镜下继续手术。术后发现难以解释的皮下积气（无法维持负压引流）及感染要排除气管与食管的损伤。

3. 异位种植　异位种植可以发生于良性或恶性疾病，开放或腔镜手术。但在腔镜手术中，由于皮瓣范围的缘故，后果更严重。预防的关键是要严格遵守无瘤原则，尤其标本取出时，应在特制标本袋中；创面应常规用蒸馏水冲洗。

4. 皮肤损伤　腔镜空间建立过程中，如分离过浅，可发生皮肤烫伤或灼伤，如有发生，宜及时请相关科室专业处理。预防关键是建腔时要注意层次，初学者，可以采用"宁深勿浅"的原则。

九、经胸前入路甲状腺切除术的展望

经胸前入路甲状腺切除术经过近 20 年的发展，在欧洲萌芽，在亚洲繁荣，在中国鼎盛，有其必然和偶然，当然也离不开我国家大量优秀的外科前辈的开拓。与 LC 手术不同，目前主流观点仍认为，这是一种美容手术，不能代替开放手术成为甲状腺手术的常规术式。由于经济的发展，人们对生活质量和美容要求的提高，经胸前入路 TET 仍有其存在的市场和价值，要想进一步发展与成熟，需要做以下几方面努力：①专用器械研发，解决锁骨及胸骨阻挡死角清扫难题；②大样本随访对照，取得循证学依据，证实在严格掌握手术适应证情况下，其手术安全性、彻底性与有效性与开放手术没有差异。③建立专科医生培训及管理制度，提高手术质量，实现同质化要求，才能实现一个手术方式的长久发展与繁荣。

（王　平　谢秋萍）

第二节　经腋窝甲状腺手术

一、无充气腋窝入路完全腔镜甲状腺手术

（一）发展历程

2003 年，由韩国 Chung 教授首先报道开展"无充气腋窝入路完全腔镜甲状腺手术"（gasless axillary approach with anterior port）。2005 年，韩国 Tae 教授改进该术式，发展为"无充气单侧腋窝入路或腋乳入路完全腔镜甲状腺手术（gasless unilateral axillary（GUA）and axillo-breast（GUAB）approach）"[11]。目前，已有十余年临床历程，取得良好的临床疗效及美容效果[12]。2007 年，韩国 Chung 教授经腋窝入路运用达芬奇机器人进行甲状腺手术，并成为目前国际上运用达芬奇机器人手术系统进行甲状腺癌手术病例数最多的手术入路方式[13]。

（二）手术过程

1. 体位　患者采取平卧头后仰体位，头稍偏向对侧，患侧上肢外展。国外多采取上肢上举体位。由于上肢上举过头体位，患者术后肩、颈及上肢不适感显著，故笔者在不影响暴露及操作的基础上改进为患侧上肢外展 60~90 度。术者及助手坐与患侧上肢两侧。

2. 手术切口及改良　自 Chung 教授首创该术式至今，国外均采用平行于腋前线 5cm 纵切口。此切口的优点是术腔较大，暴露极佳，可有效避免多把手术器械互相碰撞，故现在国际上机器人辅助甲状腺手术，多采用此切口，推荐初学者选择该切口[13]。

近年来，根据腋窝多皱褶的特点，对手术切口进行改良，利用腋窝自然褶皱作腋下弧形切口，长约 4cm，最高点不超过腋前线为宜，此切口术后美容效果极佳。

3. 无充气完全腔镜甲状腺手术空间体系构建　无充气完全腔镜甲状腺手术由于不充入 CO_2 气体，需要运用特殊设备构建手术空间。此套建腔器共 8 件，主要由 L 型支撑架（1）、底座（1）、提吊调节件（1）、手持拉钩（2）、标准提吊拉钩（3）组成。其中 L 型支撑架、提吊调节件及标准提吊拉钩为 3 大关键部件，借助三者相连，机械悬吊，不仅能稳定建腔，而且通过提吊调节件螺纹和位置微调，可灵活调节腔室内空间，可构建稳定水平空间和垂直空间，另外可以通过负压吸引将超声刀等能量器械产生的烟雾及时吸出，保证手术空间的高度清晰，提高手术的连贯性，降低手术风险[14]。

4. 手术空间构建方法　沿腋窝切口，运用电刀切开皮肤、皮下及脂肪层，达胸大肌表面。助手手持拉钩，沿胸大肌膜表面向甲状腺方向分离皮瓣，建立皮下隧道，隧道的宽度等同于切口长度，约 4~5cm。有三个要点：①保持胸大肌表面筋膜完整性，可减少出血风险，并有效缓解术后胸壁瘢痕粘连；②以胸锁乳突肌胸骨头及锁骨头间隙为隧道的中点，注意皮下隧道的方向性；

③皮瓣分离的内侧界为越过锁骨,能暴露胸锁乳突肌为更佳。

越过锁骨后,用特制的建腔拉钩悬吊皮肤,并自切口下方2～3cm处取一5mm辅助切口,置入Trocar。自下而上依次置入抓钳或分离钳、镜头和超声刀。仔细识别胸锁乳突肌胸骨头及锁骨头自然间隙,用超声刀向两边及内侧扩大此间隙。两个要点:①紧贴胸锁乳突肌胸骨头背面分离,可有效避免损伤颈内静脉;②注意识别肩胛舌骨肌,此间隙的上界约环状软骨水平,分离过大容易损伤颈外静脉及锁骨上皮神经,此间隙的下界为锁骨。调整提吊拉钩的位置,将分离好的胸锁乳突肌胸骨头向上拉起。

游离肩胛舌骨肌内侧显露胸骨舌骨肌及胸甲状肌,注意识别并重点保护颈内静脉。分离胸骨甲状肌与甲状腺外科包膜间的自然间隙,运用超声刀紧贴胸骨甲状肌充分扩大此间隙,头端至甲状腺上极水平,腹侧至胸骨上窝水平,内侧至甲状腺峡部。调整提吊拉钩的位置,将分离好的胸骨甲状肌向上拉起。通过提吊调节件螺纹和位置微调,保持良好的水平及垂直空间,向上牵拉的张力以手术腔室够用为宜,不宜过分牵拉,避免不必要的皮肤及肌肉损伤,至此建腔完成(图3-7-1)。

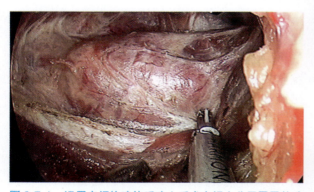

图3-7-1　运用空间构建体系建立手术空间充分显露甲状腺

5. 甲状腺腺叶切除　切除腺体的原则和范围与开放手术基本一致,良性疾病可行腺叶近全切除或者次全切除,对于恶性肿瘤需行腺叶或甲状腺全切除及中央区淋巴结清扫术[15]。

该术式的手术适应证及禁忌证可参考经胸前入路腔镜甲状腺手术专家共识(2017版)。

手术经过:用抓钳将腺体向下牵拉,充分暴露上极血管,分离上极内侧"无血管区",解剖并保护或规避喉上神经,紧贴甲状腺上极用超声刀多点凝闭甲状腺上动脉、静脉,采用脱帽方法原位保留上位甲状旁腺。然后将甲状腺腺体提起,推向对侧,充分暴露气管食管沟,用神经监测仪定位喉返神经后,用分离钳仔细解剖该神经。并超声刀凝闭离断甲状腺侧方及下极血管,此时注意寻找和保护下位甲状旁腺。甲状腺下极离断后可显露气管,沿气管外侧,超声刀离断甲状腺与气管之间的组织及血管,注意保护喉返神经。手术的难点在于喉返神经入喉处,应分离钳仔细分离,超声刀小心凝闭离断甲状腺悬韧带。此后用超声刀离断甲状腺峡部,从而完整切除甲状腺腺叶及峡部。标本送冰冻,若为恶性,则同期行中央区淋巴结清扫术。

6. 中央区淋巴结清扫　根据中国《甲状腺结节和分化型甲状腺癌诊治指南》推荐,甲状腺乳头状癌需要常规行中央区淋巴结清扫,经腋窝腔镜甲状腺手术的清扫范围应与开放手术一致(图3-7-2、图3-7-3)。术前应详细评估,对于如上纵隔淋巴结转移,淋巴结包膜外侵等病例,不应推荐该术式。

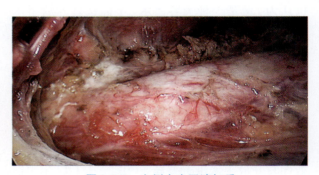

图3-7-2　左侧中央区清扫后

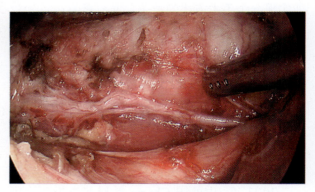

图3-7-3　右侧中央区清扫后

使用淋巴结示踪剂,可同时对甲状旁腺进行负显影,能更好地辨认淋巴结及甲状旁腺,有助于淋巴结清扫和甲状旁腺的保护。

中央区淋巴结清扫方法与开放手术相似，清扫范围外侧界为颈总动脉，内侧界为气管健侧缘，下界为胸骨上切迹，以及喉前淋巴结，右侧包括喉返神经深面淋巴结。

7. 颈侧区淋巴结清扫 完全腔镜下颈侧区淋巴结清扫在经过较长时间的探索后，临床上开展越来越多。无充气腋窝入路完全腔镜甲状腺手术进行颈侧区淋巴结的清扫范围与开放手术一致（图3-7-4）。临床上根据分化型甲状腺癌淋巴结转移的特点，越来越多学者选择进行区域性淋巴结清扫，根据术前的影像学及其肿瘤的位置，结合术中清扫淋巴结的冰冻病理学检查结果，选择性清扫ⅡA区、Ⅲ区、Ⅳ区及ⅤB区或者加ⅤA区、ⅡB区。不过腔镜下进行颈侧区淋巴结清扫难度较大，对手术者技能要求很高，不作为常规推荐。术前评估非常重要，转移淋巴结如位于锁骨上平面1.5cm以下者，淋巴结固定或侵犯重要组织，或者囊性变，不建议行经腋窝腔镜清扫。术中注意保护颈内静脉、副神经，并建议尽量保护胸导管及淋巴导管，如有破损，可使用缝合结扎、一次性可吸收夹或者钛夹夹闭。

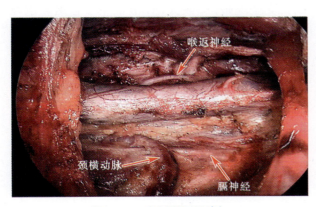

图3-7-4 左侧颈侧区清扫

8. 标本的取出、创面的冲洗及切口缝合 用标本袋完整取出标本是防止甲状腺及其肿瘤异位种植的关键。无菌蒸馏水冲洗，是减少术后异位种植的必要步骤，无论是良性或者恶性病人，都应常规进行。蒸馏水浸泡只能破坏游离单个细胞，主要通过反复冲洗将组织块带出减少种植。放置负压引流并撤出建腔设备，颈部肌肉自然复位，无需缝合，仅需缝合腋窝切口。

二、经腋窝充气腔镜甲状腺手术

2002年，Ikeda等首次报道经腋窝CO_2充气下行甲状腺手术。此后，这一术式在国际上逐渐被应用，并得到一定的认可度[16]。

发展至今，这一术式主要分为完全腔镜腋窝单孔入路和多孔入路两种。大同小异，现以经腋乳三孔甲状腺手术为例，简要介绍下该术式（图3-7-5）。

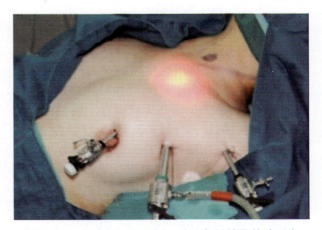

图3-7-5 经腋窝（及乳晕）入路充气腔镜甲状腺手术

患者平卧头后仰体位，患侧上臂上举或外展90度，使患侧腋窝完全暴露。距患侧腋窝顶4cm腋前线与腋中线中点位置做10mm切口，以甲状腺分离棒自此切口经皮下向患侧甲状腺部潜行游离，形成皮下隧道。置入10mm Trocar和30度腹腔镜。注入CO_2维持压力6～8mmHg。距切口上、下方2cm各5mm切口，直视下向隧道内置入5mm Trocar，分别置入无损伤抓持钳及超声刀，在直视下用超声刀在胸大肌浅面及颈阔肌间的疏松结缔组织分离。多采用胸锁乳突肌间的肌间入路，即为胸锁乳突肌胸骨头与锁骨头之间进入，显露颈前肌群。改用超声刀，顺颈前带状肌的肌纤维方向切开颈前肌，即可显露甲状腺及肿块。对胸锁乳突肌不发达者也可将胸锁乳突肌完全分离后，从其内侧与颈前肌群深面进入。从侧后方将甲状腺向前上方提起，用超声刀切断甲状腺中静脉。用超声刀处理甲状腺上、下极时，应紧贴腺体切断，注意勿损伤喉上神经和喉返神经。对于肿瘤位于下极背侧者，应仔细分离甲状腺周围筋膜，紧贴下极分离显露血管后超声刀切断，用无损伤分离钳推开下极脂肪组织多可见喉返神经。在保持与喉返神经一定距离的情况下，用超声刀切断甲状腺下动脉，最后切开腺体及峡部，完成包括肿块在内的大部分腺体的患侧甲状腺叶或次全切除术。将肿物放入取物袋，从正中切口取出。颈前肌无需缝合,创面冲洗干净后,置入负压引流管,从正中切口引出,固定。

三、两种腋窝入路术式的比较

两种术式均为颈部无瘢痕经腋窝完全腔镜下甲状腺手术,手术径路大同小异,区别在于建腔方法是否充气和手术空间的运用。

经腋窝充气腔镜手术需 CO_2 充气维持术腔,随之会带来 CO_2 相关并发症,如皮下气肿,高碳酸血症、气栓等;封闭的空间超声刀产生烟雾容易影响视野;同时由于 CO_2 气体只能将颈部皮肤鼓起形成手术腔隙,但是甲状腺位于颈鞘内侧及颈前带状肌(胸骨舌骨肌和胸骨甲状肌)深面,腔镜下是双手操作,既要分开颈部肌肉又要夹持甲状腺体,难以很好的进行精细化被膜解剖,不利于甲状旁腺、喉上神经、喉返神经的精细保护。

经腋窝无充气甲状腺手术因采用完全机械拉钩建腔,无需 CO_2 充气,术后无 CO_2 相关并发症;且可全程使用最大吸力吸引器清除烟雾,全程保持清晰的术野,极大缩短手术时间的同时又增加了安全性;同时无充气术式借助建腔器的灵活调节,可以获得更好的水平及垂直空间,可有效减少器械碰撞;由于无充气腔镜甲状腺手术空间构建设备能够将甲状腺周围肌肉牵拉,维持稳定的手术操作空间,增加了手术的便利性,从而降低了手术风险,有利于精细化外科操作,利于保护甲状旁腺,特别是在行中央区淋巴结清扫过程中,有利于全程解剖并保护喉返神经。利用颈部自然间隙建腔,颈前无需分离皮瓣,术后不会产生胸骨上窝不适感,不会导致吞咽时皮肤与气管联动,具有更好的术后生活质量[17~19]。

正因无充气腋窝入路完全腔镜甲状腺手术的颇多优势,该术式得到国内外学者的广泛认同。同时,由于机器人辅助甲状腺手术有望越来越广泛运用,该术式也有利于术者灵活便利应用[20]。

(葛明华　郑传铭)

第三节　经口腔前庭内镜甲状腺手术

一、概述

甲状腺恶性肿瘤发病率明显升高,主要类型为分化型甲状腺癌,占 90% 以上,其生物学行为相对惰性,绝大部分采用手术为主的治疗,预后良好。但传统的开放性根治手术常需采取较大切口以获得充分的暴露,在治愈疾病的同时对裸露的颈部造成一定的外观影响,术后可能留下较长、较明显的瘢痕,有时还产生麻木或粘连,引起较大的生理创伤和心理负担,可伴随患者终身。而甲状腺肿瘤多发于中青年女性,因社交、结婚、升迁及隐私保护的需要,术后颈部维护良好的美容效果备受患方重视和渴求,"美容"又"微创"的甲状腺内镜手术应运而生,生机勃勃。

1996 年,Gagner[21] 应用内镜技术完成了世界首例甲状旁腺手术,打开了颈部微创外科的大门,之后得到了迅速发展。通过内镜甲状腺手术技术不断的探索和研究改进,发展了多种手术方法和手术入路,可以充气或不充气悬吊,可以常规腔镜或机器人辅助,从颈前入路的内镜辅助手术到胸乳或腋窝入路的完全内镜甲状腺手术。但这些术式仍不可避免地在人体皮肤表面某些部位留有或大或小的手术瘢痕,给患者带来挥之不去的疾病"手术记忆"和心理阴影。临床上有些患者特别是年轻女性,对手术的美容要求极高,希望手术切口完全隐蔽,体表无疤,故催生了自然腔道内镜外科手术(natural orifice transluminal endoscopic surgery,NOTES)在甲状腺的应用。2009 年德国 Wilhelm 等[22] 首先在世界上进行尸体研究,然后成功地为患者进行了经口底内镜甲状腺切除术。2011 年,我国吴国洋教授、王存川教授先后开展经口底和经口腔前庭入路内镜甲状腺手术[23-24]。我国近百家医院甲状腺外科或头颈外科均先后规模开展经口甲状腺手术,并率先推出中国版经口甲状腺手术专家共识[25]。

二、适应证及禁忌证

手术适应证　主要是针对有强烈美容需求的患者,并符合以下条件[25]:①良性实体肿瘤最大径≤3cm,囊性为主的良性肿瘤可以适当放宽指征至 4cm;② cN_0 分化型甲状腺癌,肿瘤直径≤2cm,无明显周围组织侵犯,无远处转移;③ cN_{1a} 分化型甲状腺癌,无明显淋巴结融合固定,淋巴结直径≤1cm,无明显周围组织侵犯,无侧颈部及远处转移。

手术禁忌证[15]　①口腔畸形、张口受限、口腔局部感染等影响手术操作或感染风险增加者;②髓样癌或未分化癌;③肿瘤侵犯气管、食管、颈动脉静脉、或 RLN；颈侧区淋巴结广泛或严重转移或者全身远处转移；④中央区转移淋巴结融合固定、淋巴结直径>1cm 或存在囊性变、坏死；⑤合并甲亢、或明显桥本甲状腺炎；⑥肿瘤紧靠入喉处；或位于上极者且直径大于 1.5cm；⑦颈部手术史、消融史或者放疗史；⑧不能耐受全身麻醉及手术者，如心肺功能不全、凝血障碍等。

本手术的适应证与禁忌证都不是绝对的，如同其他腹腔镜外科手术一样，其适应证范围也随着术者技术水平的提高和手术器械的改进而不断拓展，但必须坚持"安全和治病第一，美容和微创第二"的原则。

三、手术器械

基本同胸乳入路手术器械，常规器械包括：直径 10mm 的 30°腔镜系统，CO_2 气腹系统，内镜下能量系统、10mm trocar 1 支、5mm trocar 2 支、电凝钩、吸引器×2（腔镜用及开放用）、无损伤抓钳、分离钳、持针器、标本取出袋等。特殊器械包括：注水器、直径 10mm、5mm 皮下剥离棒、专用拉钩 2 支（两个方向）、压舌板、必要时还包括悬吊器械、口腔撑开器等。Trocar 和超声刀尽量使用短的，便于操作，有条件时尽量使用神经监测仪，及神经检测多功能分离钳，便于迅速可靠分离辨认保护神经。

四、手术准备

1. 体位和麻醉　患者体位为仰卧位，肩部垫枕，颈部轻度过伸位。双臂内收于身体两侧，固定。经口或经鼻气管插管全身麻醉，经口插管气管导管需固定于一侧口角。

2. 消毒及站位　麻醉机与患者头部保持一定距离。使用眼贴膜护眼，常规消毒铺巾，消毒范围：上齐眶下水平，下平乳头水平，外至耳屏前、上臂中线及腋中线。手术者站于患者头侧，第一助手站在手术者左侧扶镜，第二助手根据病变位置选择于患者身体一侧持拉钩，视频显示器置于患者尾端，面向主刀医师和扶镜助手。连接电子镜、电凝钩、吸引器、超声刀后置于床沿无菌临时储物袋中。口腔撑开器撑开口腔，碘伏原液及无菌生理盐水反复消毒冲洗口腔 3 遍，碘伏纱布消毒口腔前庭部位 3 遍，无菌盐水冲洗并用吸引器洗净口腔内消毒液。

五、手术方法

1. 均在术前 30 分钟开始使用抗生素滴注。全身麻醉成功后，患者取仰卧位，颈部垫高，头后仰，常规消毒铺巾；

2. 再次以碘伏液消毒口腔 3 次，拉开下唇，显露口腔前庭，在口腔前庭唇后牙前黏膜处切开一 2cm 平行于门齿的横切口，直角拉钩牵拉，电刀沿着骨膜分离至下颌下拐弯处，于口腔前庭中部向下及颈部方向注射由 500ml 生理盐水加 1mg 肾上腺素配成的"膨胀液"20～50ml（也可不注射），分离棒分离至胸骨上切迹（沿颈阔肌下层间隙）；

3. 于切口处穿刺置入 10mm Trocar 为观察孔，注入 CO_2 气体，维持空间压力为 6mmHg，分别在口腔前庭两侧黏膜处切各开一 5mm 切口，放置 5mm Trocar 分别为主操作孔和辅助操作孔；

4. 经观察孔置入 10mm 30°内镜，在直视下用超声刀或电凝钩分离下颌及颈部皮下疏松结缔组织达胸骨上窝，两侧达胸锁乳突肌前缘甚至后缘表面，可以应用充气联合或不联合悬吊的方法完成颈部手术建腔。

5. 使用超声刀或电凝钩（往往更方便）切开颈白线（图 3-7-6），钝性分离颈前肌群，大约平峡部水平，病灶侧外侧皮肤粗针成细孔，导入 V 型拉钩，助手体外牵拉开病灶侧带状肌，清楚显露患侧甲状腺，暴露颈总动脉、气管。也有缝线悬吊或 minilap 协助暴露的经验报道。轻轻分离气管前，从头侧开始离断甲状腺峡部，切勿让超声刀功能杆烫伤气管，向患侧分离峡部与气管前外侧壁之间间隙。推离带状肌（有时可在上端部分切断），暴露甲状腺腺叶，沿颈动脉鞘向足侧分离，离断甲状腺中静脉。分离环甲间隙，显露或避开喉上神经，移行凝闭切断甲状腺上极血管分支（少数医师主张为安全起见采用夹子夹闭血管），保护上位旁腺及其血供。寻找定位暴露辨认喉返神经入喉处后，凝断内侧 Berry 韧带，沿喉返神经"隧道"向足侧分离，精细化被膜解剖，可靠凝断甲状腺下动脉支配甲状腺的分支，注意仔细辨认寻找保护下位甲状旁腺及其血供（图 3-7-7）。需全程保护喉返神经，避免离断、牵引和热损伤（推荐使用小的湿纱条覆盖），除了熟悉解剖、仔细操作外，规范熟练应用神经监测以减少损伤率。

6. 将切除的甲状腺标本装入标本袋内，自观察孔取出，送快速病理学检查。如冰冻为恶性，

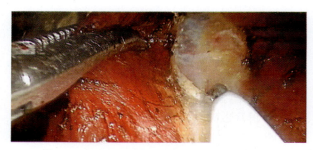

图 3-7-6　经口颈部建腔后,电钩切开颈白线

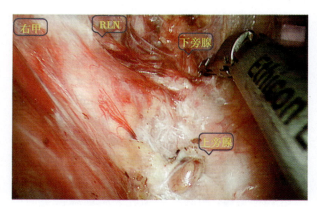

图 3-7-7　经口旁腺 RLN 暴露

或术前穿刺为恶性,沿喉返神经,在颈鞘血管和气管之间,向足侧清扫气管旁淋巴结(右侧含喉返神经后 LN),向下达头臂动脉水平,如发现甲状旁腺误切或变黑,马上剪(切)碎,腔镜下移植入胸锁乳突肌中或注入到前臂[26]。注意切除锥状叶,清扫喉前和气管前淋巴结。蒸馏水冲洗手术创面,检查未见活动性出血和渗血,吸净冲洗液,可吸收线或倒刺线间断缝合颈白线。

7. 放置头端有多个侧孔的细引流管于甲状腺床,直视下从颏下、颈部侧方或锁骨下穿出,固定,接持续负压吸引。拔除各 Trocar,排尽气体,细丝线或可吸收线分层缝合各口腔前庭黏膜切口,碘伏液冲洗口腔 3 遍,结束手术。

8. 术后使用抗生素 2 天,嘱患者进食流质半流质,注意口腔护理,勤用医用漱口液漱口。

六、常见并发症及防治

1. 口唇麻木感　下唇周围皮肤麻木感是经口术后患者常见的主诉,多于术后 3 个月左右逐渐缓解,每天温热敷三次,每次半小时,有助于康复。真正的颏神经损伤极少。

2. 术后出血　出血多发生在术后 12 小时内。术后一旦发生出血需再次手术者,若病情允许,仍首选用腔镜下止血;若出血较多,出现呼吸困难甚至窒息危及生命时,立即快速颈部切开减压后、手术室认真探查仔细止血。

3. 感染　多发生于术后 3～7 天,故术后需密切观察颈部皮肤有无红肿压痛。特别注意有无引流不畅导致积液,应积极在超声引导下经皮局部穿刺引流,最好置管持续通畅引流,一般可较好控制感染。

4. CO_2 气体栓塞　是经口手术非常凶险的并发症。主要与术中颈前静脉破裂出血及 CO_2 压力过大有关。主要表现为心率先增快后减慢,甚至心律失常,同时伴有呼气末 CO_2 压力升高以及血压下降,严重者会出现心跳骤停。术中一旦发现气体栓塞表现,应立即停止注入 CO_2,并停止手术操作,给予患者吸入纯氧,加大呼吸机通气量。我院两例患者因为分离皮瓣,颈前小血管出血,产生上述现象,马上终止注气,拔除 Trocar,心率和 CO_2 迅速正常。然后中转为 Miccoli 成功手术。一旦出现心跳骤停,则立即给予心外按压等急救措施。

5. 胸膜损伤　是可能发生的少见并发症。其预防关键是中央区淋巴结清扫时可视下操作,不可过低,一旦发现损伤胸膜,应尽量缝合破口或者用小的夹子夹闭;对于缝合困难者,可采用高负压引流,延迟呼吸机拔管,避免发生气胸。对怀疑发现气胸者,术后应复查胸片。一旦确诊,请胸外科会诊,决定是否行胸腔闭式引流。

6. 预防并发症　①因为甲状腺无法触摸,术前对甲状腺病变和淋巴结位置和性质通过化验、超声、CT、穿刺等进行准确定位定性,规划好切除范围和手术预案,十分重要;②熟悉甲状腺、口腔前庭及相邻组织的解剖结构;③熟练掌握内镜下操作技术和熟练正确使用超声刀是避免手术出现并发症的主要条件;④在腺体分离时仔细分离暴露神经,最好规范使用神经监测,完整切除腺体时,要紧贴腺体分离,保持腺体被膜完整,检查切下来的腺体,若有甲状旁腺,应植入胸锁乳突肌内;⑤放置负压多孔引流管,确保通畅引流,预防感染。引流管的放置,可以通过 trocar 孔,从颏下穿出,引流口位置隐蔽,不影响美容;⑥在降低手术中转率方面,应根据术者的技术水平、器械设备条件进行严格的病例选择,避免因病例选择不当(如肿块过大)、术中大出血等原因造成不得不中转开放。

七、手术的原则

1. 彻底性 按我国临床指南，甲状腺乳头状癌应该常规行一侧中央区淋巴结清扫（central compartment dissection，CCD）。目前认为，对于有经验的内镜甲状腺外科医生，胸乳途径和开放手术一样能完成腺叶或全甲状腺切除，然而能否完全达到开放手术淋巴结清扫要求，仍有一定争议。主要是Ⅵ区低位（也称Ⅶ区）转移淋巴结，胸乳或腋窝入路因锁骨和胸骨的遮挡可能影响淋巴结的暴露和清扫。对锁骨过高，或低位中央区淋巴结较多，或过低达Ⅶ区，内镜术式宜采用经口途径。

2. 无瘤原则 内镜手术中由于操作器械较长，通过器械抓或推甲状腺肿瘤的过程中，可能因钳夹或牵拉力量过大而引起肿瘤破裂而违反无瘤原则。切除的肿瘤标本宜装入标本袋后取出。标本取出后用蒸馏水彻底冲洗术野。

3. 无血原则 建腔过程中宜顺着潜在解剖间隙仔细分离，防止颈前静脉破裂出血。应用超声刀时需要移行凝闭血管，可靠止血。无血视野有利于确保喉返神经、喉上神经、甲状旁腺及其血运的清晰观察和准确辨认。因为出血干扰腔镜观察，腔镜止血的相对不易，应该尽量自始至终以预防出血、不出血为上策。万一意外遇到较大出血，不要慌张，可以先采用小纱布压迫，或吸引器吸引后，看清出血血管断端，左手夹持后，右手超声刀凝闭。特殊困难出血可予纱布填塞手外压后，及时果断中转止血。

4. 无菌原则 因为甲状腺手术属于无菌手术，一般不用抗生素。所以对腔镜器械的严格灭菌、术者和助手、患者术野的严格无菌消毒、无菌操作同样十分重要。一般主张术野术后通畅引流。经口手术仍建议患者围手术期使用抗生素和漱口液预防感染。

八、经口内镜下甲状腺切除手术存在问题和争议

内镜技术在甲状腺癌的应用有增多趋势，内镜下不但能够完成甲状腺腺叶切除，还可以完成甲状腺癌中央区淋巴结清扫以及部分颈侧区淋巴结择区清扫，从而在根治切除甲状腺癌的同时能够最大限度地保护患者的颈部外观和功能。但内镜甲状腺癌手术的适应证、彻底性、无瘤原则及是否属于微创手术还是单纯的美容手术等方面尚有争议。

由于黄色人种瘢痕增生体质比例高，且年轻女性为甲状腺外科疾病高发人群，尽管由于各种先进设备如专用头灯、头镜、超声刀、悬吊装置等的应用，切口明显缩短，但其瘢痕可能仍明显影响美观，颈部感觉减退与异常，并造成患者心理压力和创伤。经口入路从颈部潜在的间隙直接进入颈部，颈阔肌完整，颈部无瘢痕，颈部感觉异常及吞咽不适感明显减少，经口较胸乳分离面积少，创伤小，疼痛轻，具有更好的美容效果。

内镜甲状腺手术主要优势在于尽量不损害颈部美观，从而减少颈部瘢痕粘连所致的心理负担，符合社会-心理-生物医学治疗模式。开展内镜甲状腺手术，不但需要熟练掌握开放甲状腺手术原则和技能，而且需要良好的内镜基本操作技巧。了解内镜甲状腺手术的美容特性、RLN监测技术及纳米碳的应用可以提高手术的安全性；应用内镜甲状腺的专用特殊设备，可以使手术更安全及进一步扩大甲状腺内镜手术适应证。但是，务必坚持"安全和治病第一，美容和微创第二"的手术原则。培养一个内镜甲状腺手术团队，持之以恒开展，不断改进和研究，根据患者的病情和美容微创个体化需求，结合自己的优势和经验开展内镜甲状腺手术。未来还可以根据3D成像、人工智能、微型机器人、更好的能量器械、内镜、操作器材、神经监测、旁腺显像、模拟培训等，更好的改善内镜甲状腺手术质量和扩大适应证。

经口腔前庭入路的内镜甲状腺手术治疗是安全可行的，只要患者下颌骨颏部不要过度尖翘和过度肥胖，该术式最明显的优点是术后体表完全无瘢痕。但该术式对比其他内镜甲状腺手术，起步较晚，手术操作空间小，倒像操作，对术者的内镜技术要求更高。

九、内镜手术辅助设备的应用

（一）超声刀的正确使用

利用超声刀使得内镜下血管离断及腺体切割止血成为可能，也是内镜甲状腺手术的关键。超声刀的止血效果优于电刀，产热低于电刀。但超声刀仍属于"热兵器"，其功能杆需背离和躲避喉返神经，非功能杆距离喉返神经应保持至少1mm，以免热传导损伤神经。使用超声刀止血时，直径<2mm的血管无需分离，可直接离断；较粗的甲状腺上、下动脉，切断前应于预断处两侧先用慢挡移行凝闭再离断。使用超声刀时，要保证

适当的夹持张力，夹持的组织不要过多，以保证凝固、切割的效果。超声刀不宜使用次数太多，影响血管凝闭。由于超声刀每次持续使用时间越长，温度越高，必须经常清洗刀头，以降低刀头温度，防止侧方神经热损伤，当然也可推荐用湿纱布保护神经。

（二）喉返神经监测的合理应用

由于高清内镜及内镜的照明放大作用，甲状腺内镜手术中寻找 RLN 相对比较容易。同开放手术一样，术中喉返神经监测可以更快和更准确地寻找定位辨认监测 RLN；亦可利用带有探测功能的分离钳在分离 RLN 周围组织的同时，可以进行实时的探寻和监测，比颈外置入探针监测更方便，也可缩短手术时间。正确应用 IONM 不但可以预防喉返神经损伤的发生，特别对于双侧全切除的患者显得尤为重要。如果术中发现一侧 RLN 离断或信号丢失 >50%，可以采取控制性的甲状腺手术，即根据具体情况，另一侧可以分期手术，或者同期谨慎继续完成内镜全切或近全切除，以确保这一侧 RLN 的功能完好，或直接中转手术缝合离断的神经。喉上神经的监测和保护，由于内镜良好的照明和放大，经口手术也时有发现。需提醒，经口患者对美容要求高，对声音质量要求不会低，预防神经离断和损伤十分重要（经口内镜下吻合喉返神经技术要求高），尽量操作规范熟练，尽量使用神经检测仪。

（三）纳米碳的合理应用

在甲状腺内镜手术中，甲状旁腺的辨认相对容易，但下位甲状旁腺及其血供原位保留困难较大。甲状腺内注射纳米碳可使甲状腺及甲状腺周围的淋巴结染成黑色，而甲状旁腺不会被染色（即负显影），使甲状旁腺更易于辨认，同时染色的淋巴结不容易被遗漏，清扫的淋巴结数目增多。如术中甲状旁腺无法原位保留、被意外切下或者失活，应该迅速行自体移植：切碎甲状旁腺组织包埋缝合于胸锁乳突肌中，或制成混悬液，通过注射器注入到胸锁乳突肌中或前臂肌肉内，防止发生永久性甲状旁腺功能减退。

（吴国洋　田　文　樊友本　郭伯敏）

第四节　经耳后甲状腺切除术

通过传统的开放颈部正中 Kocher 切口进行甲状腺切除，经过 100 年时间的考验[27]。虽然手术技术不断改进，使用最小化的切口即可进行，但患者颈部前方正中位置仍留有可见瘢痕，一些患者因自身瘢痕体质原因，瘢痕更为明显，部分患者因为肥胖，颈部皮肤张力大，切口愈合也较差，也留有明显可见瘢痕[28]。因此，更为隐蔽，最大化美观的切口被越来越多的爱美患者所需要。这节我们将阐述经耳后切口入路甲状腺切除手术（retroauricular approach thyroidectomy），又名为面部除皱手术切口甲状腺切除术（facelift approach thyroidectomy）。

一、手术适应证及患者的选择

采用耳后切口，首先要明白这是一个隐蔽切口的手术，不是"无瘢痕"手术，也不是"微创手术"。通过国外文献报道[29]及笔者自身体会，经耳后入路甲状腺切除的手术时间比传统开放手术要长，其中包括分离皮瓣，建立解剖操作空间，切除腺叶，取出标本及冲洗缝合等过程。皮下更广泛的解剖过程使耳后入路比传统的甲状腺手术看起来创伤更大。而且，所有患者术前必须同意在特殊的情况下中转开放手术。手术适应证较其他颈外入路无明显差异，主要包括：①患者有积极的美观需求，对于束发可见的隐蔽瘢痕能接受；②耐受全麻手术，无麻醉禁忌证；③无颈部手术及放射治疗史；④甲状腺肿瘤为初治，无手术史；⑤肿物直径不超过 4cm；⑥无胸骨后甲状腺肿大；⑦甲状腺肿物无明显腺外侵犯；⑧甲状腺癌患者术前应确定为分化型甲状腺癌。

经耳后入路甲状腺手术要求患者既往身体健康无严重基础病，并且能够耐受几个小时的全身麻醉。如果患者过度肥胖，颈部皮肤过厚，切开后可能不利于皮肤的缝合，但不会影响患者的外观，这是耳后切口入路的优势[30]。对于颈部皮肤极薄的患者也同样具有风险，因为过薄皮肤在皮瓣的制作过程中需要非常精细的解剖，增加术后皮瓣坏死的风险，也延长手术时间。患者颈部应该没有既往手术史及放射治疗史，因为先前的瘢痕会损害皮肤完整性。糖尿病不是手术禁忌证，在围手术期需要严格控制血糖，以便最大限度地减少伤口愈合的并发症。对于甲状腺肿物来说，此入路通常用于单侧甲状腺切除，有文献报道[31]，对于女性患者来说，提高术者手术操作技巧后，可尝试行对侧甲状腺腺叶切除，但是，由于此入路的自身原因，及视野盲区，对侧甲状腺腺体有残留的风险,同时对侧喉返神经损伤的风险较高。

二、术前准备

对于耳后切口入路来说,较为特殊的术前准备即耳部术区的备皮。其他围手术期准备基本同前,无特殊。手术体位采用仰卧位,垫肩头后仰,偏健侧,暴露耳后术区。

三、手术入路及操作要点

优点:①文献报道[32],此入路比经腋下入路对于空间解剖减少38%,耳后入路距离术区更接近,需解剖游离的组织结构更少,尤其是不需要分离胸锁乳突肌,减少术后颈部活动的不适感觉;②解剖层次更易于头颈外科医师掌握。此入路是腮腺手术的常规入路,对于头颈外科医生来说,解剖更熟悉,层次掌握更清晰;③对于同侧颈部淋巴结的清扫,有无可比拟的优势。此入路可从上至下行Ⅱ、Ⅲ、Ⅳ区颈部淋巴结清扫,Ⅱb区(副神经后方)淋巴结清扫可以在直视下完成;④理论上可同期行腮腺手术;⑤对于远期预测,此切口可用于头颈部鳞癌的颈部淋巴结转移癌的清扫术,解剖入路更直接,清扫范围与开放手术相同,可以行进一步探究;⑥与腋窝入路相比,减少臂丛神经损伤的风险。与经乳晕入路相比,清扫中央区淋巴结更直观有效。

缺点:①对于对侧甲状腺腺体的切除,初学者需要行对侧耳后切口入路,即双侧切口,创伤较大;②有文献报道[33],女性患者经单侧耳后入路行甲状腺全切,理论上可由助手向下压气管,开放操作空间,使用达芬奇机械臂行对侧甲状腺腺体切除。但术中腺体位于Berry处极易残留。也容易引起对侧喉返神经损伤;③充分建立解剖空间,耳后入路建议尽量使用3个操作臂,但是在狭小空间内机械臂相互之间容易干扰,有时使用2个操作臂更方便,这时需要熟练助手用Yankauer吸引器很好配合,才能很好完成手术。

四、术后并发症及处理

大部分经耳后切口入路的术后并发症与传统甲状腺切除或其他入路的甲状腺切除术后并发症无异[34]。包括:喉返神经损伤、甲状旁腺功能低下、暂时性低钙血症、术后出血,目前罕见有气管损伤、食道损伤的报道。对于此入路的特殊并发症,包括皮瓣坏死及耳大神经损伤引起的耳部周围皮肤感觉麻木。对于常见的术后并发症,对症处理即可。对于达芬奇手术系统来说[35],放大功能可以很好的识别甲状旁腺及辨别喉返神经走行,同时机械臂过滤抖动,可以最大化减少手术过程中的误伤。对于耳后入路皮瓣制备过程中的损伤,应注意游离皮瓣时,对于厚度的把握。对于耳大神经的识别,确认走行及显露保护是关键,而且术后皮肤麻木会逐渐消失[36]。

五、术后随访

目前根据国外较大量的手术例数及术后随访,对于术后的复发,中央区淋巴结清扫的数量及转移的比例,术后并发症,无明显统计学差异[37]。

(张 彬)

第五节　机器人在甲状腺手术中的应用

传统甲状腺手术方式为颈部切口开放手术,开放手术具有操作简单,视野直观宽阔,适用于多种手术切除范围等优点,但会给患者带来永久颈部术后瘢痕。自腔镜技术引入甲状腺领域,Micoli手术及多种颈外入路腔镜手术在甲状腺手术中应用,可以达到颈部小或无瘢痕,美容效果佳等优点,但受腔镜器械和技术限制,手术操作相对复杂,学习曲线长,应用具有一定的局限性[38]。达芬奇机器人系统于2000年获FDA批准,是当今世界最先进的内窥镜手术辅助系统,实现真正3维高清视野成像,具备Endowrist功能机械臂克服了腔镜器械不能弯曲、操作复杂等不足,在泌尿外科、心胸外科、普通外科等领域得到广泛应用。Kang于2009年首次采用腋窝入路完成达芬奇机器人甲状腺全切加颈淋巴结清扫术,机器人在甲状腺手术领域中应用迅速发展,手术入路也不断完善,目前已成为甲状腺疾病重要的手术治疗方式[39~41]。其中双侧腋乳入路腔镜甲状腺切除术(bilateral axillo-breast approach,BABA)术式对于双侧甲状腺癌患者处理优势明显,BABA入路机器人甲状腺手术目前在国内开展最普及[41]。

一、机器人甲状腺手术适应证与禁忌证

机器人手术系统辅助实施甲状腺和甲状旁腺手术专家共识中有具体阐述。随着术者对机器人操作系统熟练度的提高,手术技巧的进步,适应

证必将不断扩大，严格掌握手术适应证是手术成功的关键。

（一）适应证

1. 良性甲状腺疾病　有手术指征的直径≤5cm的甲状腺腺瘤和结节性甲状腺肿或伴囊性病变；Ⅱ度肿大以内的原发或继发性甲状腺机能亢进。

2. 甲状腺癌　肿瘤直径≤2cm；无气管、食管和血管神经等邻近器官侵犯；无颈部淋巴结广泛转移且肿大淋巴结无融合固定；上纵隔无淋巴结肿大；患者知情同意且有强烈的美容愿望。

（二）禁忌证

1. 颈部手术或颈部放疗史；拒绝实施机器人甲状腺手术患者；妊娠期或哺乳期妇女。
2. 颈部短平，胸廓畸形等患者。
3. 胸骨后甲状腺肿。
4. 良性甲状腺肿块直径大于5cm。
5. 分化型甲状腺癌：肿瘤伴甲状腺外侵犯累及周围器官；广泛颈部淋巴结转移或肿大淋巴结融合固定；转移的淋巴结囊性变；转移淋巴结直径大于2cm；甲状腺癌伴远处转移；甲状腺背侧肿瘤突出甲状腺被膜外。
6. 伴有严重凝血功能障碍、心肺功能障碍，不能耐受全身麻醉和手术者。

二、机器人甲状腺手术入路

机器人甲状腺手术入路较多，按有无注气可分为注气和非注气入路。注气入路目前临床应用较多的包括双侧腋窝乳晕入路、胸乳入路及经口入路。非注气入路为腋窝入路和耳后发际线入路。

三、BABA 入路机器人甲状腺手术

（一）BABA 入路机器人甲状腺手术麻醉、手术体位及手术室布局

麻醉采用气管插管全身麻醉，行术中神经监测需备神经监测专用气管插管。

手术体位采取平卧位头稍后仰，充分显露颈部，胸部较凸起患者，适当抬高后背，保持颈部及胸部平面处于水平位。

手术室布局根据手术室大小灵活配置，布局原则以保证台上助手与术者交流方便，器械护士与助手配合方便，助手直视成像系统为原则。

（二）BABA 入路机器人甲状腺手术器械准备、切口选择、通道建立与机械臂对接、建立操作空间

1. 器械准备　梯形头及宽头分离棒各一个，用于皮下游离通道，建立通道后置入达芬奇机器人专用trocar。Trocar配置镜头臂强生12mm加长trocar一个，直径8mm机器人专用trocar两个，根据患者需求，对于身材较高或体型较大患者，左侧乳晕切口距离胸骨上窝较远，需备加长直径8mm机器人专用trocar一个，直径5mm机器人专用trocar一个。达芬奇机器人专用手术器械：机器人专用30度镜头（或0度镜头），机器人专用双极电凝单孔长抓钳一个（推荐），机器人专用超声刀发生鞘一个，机器人专用超声刀芯一个，机器人专用电凝钩（备用），机器人专用电铲（备用），机器人专用电剪刀（备用），机器人专用直径5mm分离钳一个。机器人专用Hom-o-lok（备用）。器械选择根据术者手术习惯可灵活选择。

2. 切口选择　镜头臂切口取右侧乳晕内上切口，一臂切口取左侧乳晕内上切口，取右乳晕内上2～3点位及左乳晕内上10～11点位弧形切口长分别为12mm和8mm；二臂切口取右侧腋前线皱襞处沿腋窝皱襞方向8mm切口；三臂切口取左侧腋前线皱襞处沿腋窝皱襞方向5mm切口。切口选择原则邻近切口距离超过8cm，避免术中机械臂相互碰撞。

3. 通道建立及trocar置入　沿拟定路线取切口为注射点自切口向胸骨上窝稍下约1～2cm用注射器或专用注水针向皮下注入肿胀液（生理盐水500ml＋罗哌卡因40mg＋肾上腺素1mg）约60～100ml，用分离棒自切口在深筋膜浅层向胸骨上窝方向潜行分离皮下，各通道分离棒分离至胸骨上窝稍下汇合后，完成皮下通道建立，吸引、挤压通道内液体。皮下注射肿胀液方法适合初学者，有助于术者对间隙的正确识别与操作，且减少通道出血发生率，但会延长术前准备时间，且通道皮下渗液可能导致术中烟雾过多，熟练皮下间隙操作技术后，可皮下不注射肿胀液，直接分离棒皮下间隙分离至胸骨上窝汇合，目前逾八百例间隙操作经验，未有皮下严重出血发生，通道出血多发生于切口周围乳晕旁皮下血管，皮下深拉钩充分暴露后均可找到出血血管后可靠止血。该方法安全可靠。穿刺过程中注意避免反复操作，尽量穿刺过程找准操作间隙，一次完成，避免反复穿刺导致通道内出血或脂肪坏死的发生。将trocar沿建好通道直接经皮下穿刺潜行至胸骨上窝会师。右乳晕切口置入12mm镜头臂trocar，左侧乳晕切口、右腋窝及左腋窝切口分别置入8mm、8mm、5mm trocar。

4. 机械臂入位及机械臂对接 置入 trocar 后手术助手台上指挥巡回护士完成机械臂泊位，保持机械臂主轴方向与镜头臂方向尽量对齐，机械臂与置入 trocar 位置距离适中后完成机械臂与 trocar 对接。对接完成后置入机器人手术操作器械，一臂连接超声刀，二臂连接机器人专用双极电凝单孔长抓钳或机器人专用无创单孔心包抓钳，三臂连接机器人专用直径 5mm 分离钳。

5. 完成操作空间建立 理想操作空间为置入操作器械后，手术视野内一臂超声刀及二臂和三臂内手术器械均在视野内可见，操作视野呈现"牛鼻"征。

（三）BABA 入路机器人甲状腺手术腺叶切除操作技巧

借助达芬奇机器人三维高清放大作用镜头，EndoWrist 功能可完成各种灵活操作机械臂，具有熟练开放甲状腺手术经验的外科医生，经过专门的机器人操作培训并取得主刀资质后，完成特定学习曲线，适应 BABA 入路机器人手术视野后，可以精巧的完成机器人下甲状腺腺叶切除，因镜头臂置于右侧乳晕切口，甲状腺右叶和左叶切除略有差异。腺叶切除操作目前总结为五步法：①显露气管，切断甲状腺峡部。气管是机器人甲状腺腺叶切除中重要的解剖标志，也是腺叶切除的导航标，气管的正确识别和显露是腺叶切除关键步骤。切断峡部时尤其注意峡部下端的识别，注意峡部切断时气管的识别和保护。其中甲状腺最下静脉是峡部下端重要的解剖标志，术前超声引导下注射纳米碳后，峡部下方蓝染气管前淋巴结也是峡部下端的重要标志；②解离甲状腺侧面。将甲状腺腺叶向气管方向牵拉，解剖游离甲状腺侧方筋膜，切断甲状腺中静脉，显露甲状腺侧面；③解剖甲状腺上极。沿环甲间隙游离甲状腺上极内侧，仔细沿甲状腺被膜分离，解剖甲状腺上极血管，超声刀凝闭甲状腺上极血管，解离甲状腺上极。操作过程紧靠甲状腺被膜操作，注意上极甲状旁腺识别和保护，注意甲状腺上极血管的精细解剖和辨别，可借助术中喉返神经电极辅助，避免喉上神经损伤；④解剖甲状腺下极。将下极腺体向上牵拉，仔细分离甲状腺下极血管，超声刀凝闭甲状腺下极血管，解离甲状腺下极。注意下甲状旁腺的识别与保护；⑤切除甲状腺腺叶。切除腺叶操作过程中一定要向内向上推、牵拉腺体，按照下极-后间隙解剖分离原则。在甲状腺蒂部，该区域喉返神经与腺体解剖关系最恒定，显露喉返神经。充分发挥达芬奇机器人机械臂灵巧操作优势，自喉返神经与腺体关系最紧密处仔细分离钳精细分离辨识并保护好喉返神经直至入喉处后，然后切断 Berry 韧带，完整切除甲状腺腺叶。

（四）BABA 入路机器人甲状腺癌手术淋巴结清扫操作技巧

中央区淋巴结清扫，借助机械臂巨大牵拉力量，镜头尽量上提倾斜后，有效避免传统腔镜对胸骨上窝及中央区下方视野盲区。机器人借助能够弯曲的机械臂，可以尽量将胸骨后及锁骨后方淋巴脂肪组织向上牵拉，从而保证中央区淋巴结清扫的彻底性，也是优于腔镜操作的巨大优势。清扫中注意保持镜头清晰，重要解剖结构尤其是喉返神经、甲状旁腺的识别和保护，在三维高清视野下，喉返神经为白色发亮，有光泽，区别于粥样硬化的白色血管。甲状旁腺位置变异较大，操作技巧注意甲状旁腺识别，上旁腺位置相对恒定，尽量原位保留。下位旁腺变异较大，下位甲状旁腺多位于胸腺上缘脂肪囊内，具有"荷包蛋样"特征。对紧密型可仔细识别切除后胸锁乳突肌自体移植。原位保留甲状旁腺可因缺血变暗，有助于术中识别，注意喉返神经入喉处淋巴结的清扫。特殊情况下手术过程中需要改变术者时，注意旁腺的标记和交接，保证旁腺保护。

颈侧区淋巴结清扫，借助二臂抓钳和三臂分离钳的灵活配合，充分暴露颈侧区清扫视野，清扫中充分发挥机械臂 EndoWrist 功能，彻底清扫颈侧区淋巴脂肪组织。侧颈区皮瓣充分游离，上方直至颌下腺，二腹肌后腹下缘，外侧到胸锁乳突肌外侧缘，下方至锁骨下水平。沿胸锁乳突肌内侧解剖颈动脉三角区域，清扫颈动脉三角内淋巴脂肪组织直至二腹肌水平，注意动脉三角内面静脉保护。Ⅱ、Ⅲ区淋巴结清扫沿胸锁乳突肌与颈前肌群之间间隙显露，Ⅳ区清扫沿胸锁乳突肌胸骨头与锁骨头之间间隙显露。颈侧区淋巴结清扫上方清扫视野显露较好，清扫容易，二区清扫时注意副神经的解剖保护，颈部淋巴结转移较多者注意Ⅱb 区淋巴脂肪组织的彻底清扫。为保证Ⅳ区淋巴结清扫的彻底性，采用抓钳尽量向上方牵拉，囊内切除原则，超声刀助手尽力向上提起离开胸壁，保证Ⅳ区下界清扫彻底性。术前可将颈静脉角处肿大淋巴结术前超声引导下纳米碳标记，有助于下界淋巴结识别及清扫彻底性。颈静脉角处淋巴结清扫采用超声刀多重凝闭，防止乳糜漏的发生，清扫完成后仔细观察术野，术中发现乳糜漏，可应用机器人专用Hom-o-lok夹闭淋巴管[42]。

四、其他入路机器人甲状腺手术

腋窝入路为非注气入路，患者取自然仰卧位，患侧上肢屈曲上悬固定，取腋窝切口，自胸大肌浅面与颈阔肌之间游离皮瓣，下至胸骨柄、锁骨上，上至甲状软骨，内至颈前正中线。将胸锁乳突肌胸骨头与锁骨头之间分离后，腋窝内置入Chung氏拉钩，拉钩将胸锁乳突肌胸骨头肌束向上牵拉，超声刀分离颈前肌群，拉钩将自腋窝至甲状腺床皮瓣、同侧胸锁乳突肌胸骨头及同侧颈前肌群悬吊牵开，建立操作空间。完成腺叶切除及中央区淋巴结清扫。

经口入路机器人甲状腺手术取3孔下唇口角内切口，下唇内侧系带末端取1.5cm倒"U"形切口，口角内侧1cm各取8mm（8mm Trocar）或5mm（5mm Trocar）切口。皮下分离棒自切口向甲状软骨水平方向汇合，各通道彼此汇合后，置入机器人专用Trocar，镜头臂置入机器人专用30°镜头，一臂接超声刀或电凝钩或机器人专用5mm分离钳，二臂连接机器人专用双极电凝单孔长抓钳，操作中，助手可辅助完成一臂不同器械更换，完成手术操作。置入器械后机器人下分离皮瓣，建立操作空间，下界为胸骨切迹，上界为甲状软骨切迹，两侧为胸锁乳突肌前后缘中点。完成腺叶切除及中央区淋巴结清扫。该术式为经自然通道手术，可以达到完全无瘢痕，且处理中央区淋巴结尤其是胸骨后及锁骨后缘水平淋巴结优势明显。但由于把Ⅰ类切口手术转化为Ⅱ类切口手术，存在术后感染的发生，注意围手术期口腔处理，术前预防性应用抗生素。

五、纳米碳和喉返神经监测在机器人甲状腺手术中合理应用

纳米碳的合理应用，利用纳米碳甲状旁腺副显像技术，有助于术中甲状旁腺的识别和保护。同时，利用淋巴结的染色，有助于甲状腺癌手术中区域淋巴结的识别和清扫彻底性，尤其是喉返神经入喉处淋巴结，借助纳米碳的染色技术，大大提高喉返神经入喉处淋巴结的检出率，同时可以避免不必要的繁琐操作[43]。

应用机器人三维高清镜头的放大作用，机器人下寻找喉返神经相对容易，同开放手术一致，术中喉返神经监测（intraoperative neuromonitoring, IONM）可以更快和更准确地定位喉返神经，BABA入路机器人下我们将术中监测针改良为钳夹连接三臂分离钳，从而在三臂分离钳分离操作同时，可以达到实时监测，其他入路可从颈部置入监测探针，完成术中神经监测，大大缩短手术时间。对于初学者，IONM能够明显缩短学习曲线；正确应用IONM不但可以预防喉返神经误切损伤的发生，而且助于术中对热灼伤、牵拉伤等非离断性喉返神经损伤情况的判断，并及时避免[44]。术者需掌握术中神经监测过程中神经信号丢失的判断，明确机械故障原因或是真正术中操作引起的监测信号的丢失。机械臂操作力量巨大，在手术过程中尤其处理甲状腺蒂部时，过度牵拉腺体可能会引起气管内气管插管位置的改变从而导致神经信号丢失，可请求麻醉医师辅助操作后继续神经监测。

对新技术的实用应遵循"合理选择、规范应用"的原则，全面掌握新设备、新技术的原理及应用技巧，优势和不足，确保新技术应用更加安全合理，最终使广大患者获益[45]。

六、机器人甲状腺手术并发症防治

BABA入路机器人甲状腺手术术后并发症防治在双腋窝乳晕径路达芬奇机器人甲状腺癌手术并发症防治论文中详述[46]。并发症需要特别注意皮肤损伤，在建腔游离皮瓣过程中，注意解剖层次的识别，避免皮肤损伤。一定保持视野清晰，皮肤损伤多发生在视野模糊，皮下间隙层次不够清晰时超声刀损伤皮肤。机器人镜头虽然为冷光源，长时间接触皮肤时仍会有皮肤烫伤的发生，注意手术操作过程中避免镜头前端长时间直接接触患者皮下组织。避免甲状腺肿瘤种植，甲状腺腺叶及清扫淋巴脂肪组织完整置于标本袋中，自二臂通道取出体外，术后反复大量温盐水或蒸馏水高压冲洗创面及通道，彻底清除细胞及组织块。建立皮下通道时，在BMI较高肥胖患者操作时，存在脂肪液化感染的风险，操作中注意解剖层次的掌握，穿刺过程尽量一次成功，避免反复操作，减少通道脂肪液化感染的发生率。Kim等教授总结经口入路主要并发症是颏神经损伤，导致下唇和下颌部皮肤短暂或永久性麻痹。

七、机器人甲状腺手术的前景和展望

达芬奇机器人在甲状腺术中的应用，为甲状腺手术治疗带来了新的选择，保证疾病治疗彻底性的同时，满足颈部无瘢痕，充分体现了精准、微创的手术特色，提高美容效果。BABA 入路机器人甲状腺手术由于其视野和开放手术大致相同，有助于术者对手术掌握，学习曲线相对较短。该入路仍然会在患者乳房处留有手术瘢痕，对于年轻女性尤其不愿意破坏乳房区域皮肤的患者 BABA 入路受到挑战。经口入路机器人甲状腺手术可以达到完全无瘢痕手术，但需严格掌握手术适应证，同时注意避免颏神经损伤发生。腋窝入路机器人甲状腺手术处理对侧腺体存在一定困难。耳后发际线入路手术适合女性患者，对于颈侧区清扫具有优势。术者可根据患者病情不同选择合适手术入路。同时机器人操作缺乏力反馈，需要术者长时间的操作后形成视觉反馈，弥补力反馈的不足，保证手术安全性[47]。

机器人甲状腺手术相比腔镜甲状腺手术具有显而易见的技术优势，机器人甲状腺手术必将成为甲状腺癌治疗的标准术式之一，BABA 入路机器人甲状腺手术操作简便，可同时处理双侧腺体及颈部淋巴结，手术视野与常规手术视野相似，给患者带来极佳美容效果的同时，与开放性手术具有相近的手术风险和预后，具有较好的临床应用前景。目前机器人手术较大缺点是费用较高，且不在医保报销范围，给患者带来较大经济负担。机器人手术成本效益方面有待进一步研究。相信，随着机器人手术费用的降低和机器人在国内的普及和应用，该技术在未来会得到更广泛的应用[48]。

（田　文　贺青卿　朱　见）

第六节　腔镜辅助甲状腺手术

一、腔镜辅助甲状腺手术的历史及发展

1996 年，Gagner 等首次将腔镜技术运用于甲状旁腺瘤切除术[49]，随后多种腔镜手术被运用于甲状腺及甲状旁腺外科。1999 年，意大利人 Paulo Miccoli 等首次报道微创腔镜辅助甲状腺手术（minimally invasive video-assisted thyroidectomy，MIVAT）[50]。随后，MIVAT 在全球范围内得到广泛普及和推广。

在中国，MIVAT 也被称为"Miccoli 手术"。2008 年，Miccoli 等报道了两例腔镜辅助侧颈淋巴结清扫术治疗甲状腺乳头状癌，随后国内外少数中心也相继报道了腔镜辅助侧颈淋巴结清扫术治疗甲状腺乳头状癌，但由于关键技术和理念未得到有效解决，腔镜辅助侧颈淋巴结清扫术在全球范围内均进展缓慢。自 2013 年开始，改良 Miccoli 手术拓展运用于甲状腺恶性肿瘤侧颈淋巴结清扫术，获得了良好的手术安全性及肿瘤根治性[51]。一项前瞻性随机对照研究证实在治疗甲状腺乳头状癌伴侧颈淋巴结转移时，腔镜辅助侧颈淋巴结清扫术和传统开放侧颈淋巴结清扫术获得了相同的手术安全性和肿瘤根治性，但腔镜辅助手术显著降低患者术后疼痛、提高切口美观效果，同时腔镜辅助获得了更好的 II 区重要解剖结构的显露，具有显著的微创美容效果[52]。目前，改良 Miccoli 腔镜辅助甲状腺手术在中国得到了很好的推广普及，获得了甲状腺外科医生及甲状腺患者的普遍认可和接受。本文分别介绍改良 Miccoli 腔镜辅助腺叶切除术、中央区淋巴结清扫术、侧颈淋巴结清扫术及上纵隔淋巴结清扫术手术相关要点。

二、改良 Miccoli 腔镜辅助甲状腺手术要点

（一）手术器械

1. 5mm 或 10mm 30° 腹腔镜及腔镜机组、23cm 长度超声刀；

2. 特殊器械：侧颈淋巴结清扫术和上纵隔淋巴结清扫术需要特制全套深长拉钩，建议有条件单位使用专用建腔器（包括 L 形支撑架、提吊器）建立手术操作空间；

3. 常规开放甲状腺手术器械。

（二）麻醉、手术体位

采用气管插管全身麻醉；患者肩部垫高，枕部放置头圈，颈部轻轻后仰，行甲状腺腺叶切除术及中央区淋巴结清扫术时保持颈部处于正中位，行颈侧区淋巴结清扫术时，患者颈部偏向健侧并将下颌轻微抬起；行上纵隔淋巴结清扫术时保持颈部处于正中位。

（三）手术室布局

手术医生包括主刀医生、扶镜助手及拉钩助手。甲状腺腺叶切除术、中央区淋巴结清扫术及侧颈淋巴结清扫术主刀医生位于操作侧对侧，扶镜助手及拉钩助手位于操作侧同侧；上纵隔淋巴

结清扫术主刀医生和扶镜助手位于患者头侧，拉钩助手位于患者尾侧（图3-7-8，图3-7-9）。

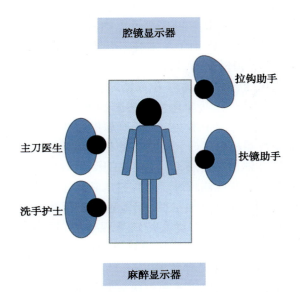

图3-7-8　侧颈淋巴结清扫术（左）手术布局

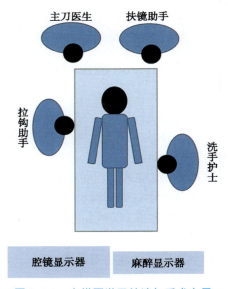

图3-7-9　上纵隔淋巴结清扫手术布局

（四）手术切口的定位、大小及保护

颈部为单一手术切口，位于胸骨切迹上一横指左右，皮纹内横行对称性切口。手术切口过小会明显增加手术操作难度，同时容易造成切口牵拉伤而致术后切口瘢痕增生，推荐甲状腺腺叶切除术和中央区淋巴结清扫术手术切口长度为2~4cm，侧颈淋巴结清扫术手术切口长度为4~6cm，可有效避免术中切口牵拉伤。对于初学者、原发肿瘤或颈部转移淋巴结较大时需适当延长切口，以增加手术操作空间便于手术操作。皮下注射1:20 000肾上腺素生理盐水收缩小血管，减少皮缘出血，用刀片切开（避免用电刀）皮肤表皮层及真皮层，真皮层以下开始用电刀。因手术切口较小，为减少术中牵拉及能量器械的热损伤，切口需常规进行保护，切口保护有两种方法，其一为用裁剪好的敷贴贴在皮缘上，将皮下脂肪组织外翻，可吸收线间断或连续缝合；其二为用大小合适的商品化切口保护套保护切口。

（五）分离皮瓣范围

主要是针对侧颈淋巴结清扫术，择区性淋巴结清扫范围小于或等于Ⅱa/Ⅱb/Ⅲ/Ⅳ/Ⅴb区时，翻瓣范围上界为舌骨水平，下界为锁骨上缘水平，外侧界稍超过胸锁乳突肌前缘，内侧界为颈中线。清扫范围包括Ⅴa区时，外侧界翻瓣范围扩大至斜方肌前缘。结合直视和腔镜混合视野分离皮瓣，为精确翻瓣范围，术前或术中需在体表标记出解剖标志，如舌骨水平、胸锁乳突肌前缘等（图3-7-10）。

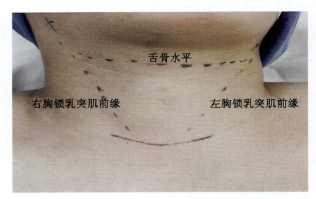

图3-7-10　双侧侧颈淋巴结清扫翻瓣范围及体表标志线

（六）手术操作空间建立

改良Miccoli甲状腺腺叶切除术用两只拉钩维持手术操作空间，一只拉钩将带状肌向上提起，另一只拉钩将带状肌向外侧牵拉。中央区淋巴结清扫术用两只拉钩维持手术操作空间，一只拉钩将带状肌或者颈鞘向外侧牵拉，另一只拉钩将气管向内侧轻轻牵拉。侧颈淋巴结清扫术手术操作空间由三只深长拉钩维持，为便于理解，将手术操作空间分解为垂直操作空间和水平操作空间，垂直操作空间由机械提吊法或人力拉钩在颈阔肌皮瓣下建立，特制的深长拉钩带负压吸引设备接口，可以将手术中超声刀或电刀产生的烟雾及时清除，保证手术操作过程的清晰性和流畅性；运用机械提吊设备比人力拉钩更稳定，避免了人力

拉钩易疲劳和不稳定的缺点，可以长时间维持稳定的手术操作空间，同时运用机械提吊设备牵拉可以减轻切口的牵拉伤，提高术后切口美观效果；水平操作空间在胸锁乳突肌和带状肌之间建立，运用两只特制深长拉钩维持，由助手人力牵拉，根据术中操作需求可自由灵活调节。因此，改良Miccoli腔镜辅助侧颈淋巴结清扫术手术操作空间是由高度稳定的垂直操作空间和可灵活调节的水平操作空间构成。整个手术过程中需要根据操作部位换用不同长度的特制深长拉钩。保证足够的拮抗性牵引，可以提供更好的暴露和更安全的操作，拮抗性牵引贯穿手术全程，维持水平操作空间的两只特制深长拉钩不仅仅是维持手术操作空间，同时也提供足够的拮抗性牵引，以方便超声刀或电刀进行安全的切割操作。上纵隔淋巴结清扫术由两只深长拉钩维持手术操作空间[51,53]。

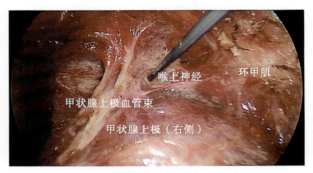

图3-7-11　腔镜下分离喉上神经

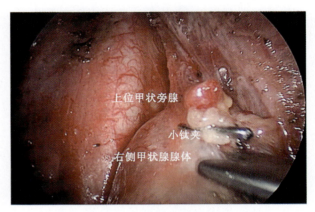

图3-7-12　腔镜下原位保留上位甲状旁腺

（七）具体手术操作步骤

于锁骨上约一横指下颈部皮纹内做切口，切口左右对称，上下翻瓣，切开颈前带状肌。

1. 腺叶切除术　手术步骤基本同开放手术，相对于开放式手术，腔镜辅助下可以更好地解剖保护喉上神经及上位甲状旁腺。

（1）分离甲状腺与带状肌间隙至颈鞘表面，切断峡部，分离甲状腺腺体与气管之间的间隙后向上稍做分离，注意保护环甲肌，避免损伤喉上神经支配的"靶器官"。

（2）一只拉钩将带状肌向外侧牵引，另一只拉钩将胸骨甲状肌与胸骨舌骨肌向上牵拉，在带状肌下建立手术操作空间，在腔镜下解剖甲状腺上极，用扁桃体钳钳夹甲状腺上极，向下外方向稍牵拉，用神经剥离子钝性分离甲状腺上极与环甲肌之间的间隙，发现神经前尽量避免离断该区域的条索状结构。利用神经监测探头刺激环甲肌，以2mA电流沿环甲肌、咽下缩肌及甲状腺上极血管周围探查，通过观察环甲肌震颤定位神经，在环甲肌震颤最强处刺激电流降为1mA进一步探查，解剖显露喉上神经外支（图3-7-11）[54,55]；

（3）明确甲状腺上极血管、喉上神经外支的关系后，用超声刀离断上极血管；

（4）将甲状腺上极向下牵拉，显露甲状腺上极背侧，在腔镜下解剖上位甲状旁腺，当上位甲状旁腺紧贴甲状腺腺体时，避免使用超声刀和电刀，用小钛夹夹闭进入甲状腺腺体的血管，保留甲状旁腺的血供（图3-7-12）[56]；

（5）紧贴甲状腺腺体解剖甲状腺下极，保留下位甲状旁腺；

（6）将甲状腺腺体拖出切口，将腺体向内侧牵引，解剖保护喉返神经和甲状旁腺，切除腺体。仔细检查切除的甲状腺腺体，对于误切的甲状旁腺需冰冻证实后移植于胸锁乳突肌或前臂肱桡肌内[57]。

2. 中央区淋巴结清扫术　范围和步骤同开放手术，清扫胸骨后淋巴组织时主刀医生和扶镜助手位于头侧，可以更安全彻底地清扫胸骨后区域。仔细检查清扫下的淋巴组织，发现疑似甲状旁腺需冰冻证实后移植于胸锁乳突肌或前臂肱桡肌内。

3. 侧颈淋巴结清扫术　改良Miccoli腔镜辅助侧颈淋巴结清扫术操作接近传统开放手术，但由于手术操作空间有限，合理安排手术步骤，可最大程度地利用手术操作空间，提高手术效率，手术过程中需灵活运用混合视野（腔镜视野或直视视野）进行操作。

（1）由于行侧颈淋巴结清扫术时切口相对较大，大多数病例的甲状腺腺叶切除术均可在直视下完成，当甲状腺腺体上极较高时，建议在腔镜辅助下行甲状腺上极解剖，以便更安全地解剖喉上神经及上位甲状旁腺，其余甲状腺腺叶切除术步骤可在直视下完成;所有中央区清扫术均可在直视下完成。

(2)打开胸锁乳突肌前缘及内侧缘:先在直视下打开胸锁乳突肌下段的前缘及内侧缘,解剖至胸锁乳突肌内侧缘的后缘,胸锁乳突肌上段的前缘及内侧缘需在腔镜下解剖,解剖胸锁乳突肌中上1/3处时需防止损伤副神经入胸锁乳突肌处。

(3)二腹肌后腹解剖:定位出颌下腺位置,用一只特制深长拉钩将颌下腺向内上方牵引,显露并解剖二腹肌后腹,解剖二腹肌表面至二腹肌与胸锁乳突肌交界处;此步骤需防止损伤面静脉。

(4)副神经主干解剖:在胸锁乳突肌中上1/3处用单极电刀(能级≤3MA)或神经探测仪定位出副神经入胸锁乳突肌处,当胸锁乳突肌肌肉发生抽动时,用分离钳解剖出副神经入胸锁乳突肌处,逆行解剖副神经主干至二腹肌后腹下缘水平。

(5)颈丛神经解剖:在副神经入胸锁乳突肌处下方约1.5cm胸锁乳突肌后缘处解剖颈丛神经,用超声刀打开颈丛神经表面纤维脂肪组织,逆行解剖颈丛神经至神经根处,注意解剖保护颈丛神经和副神经的吻合支(脊副神经);颈丛和副神经间淋巴结需清扫彻底。

(6)解剖颈内静脉表面:以肩胛舌骨肌为界,将颈内静脉分为下段及上段,直视下用单极电刀打开下段颈内静脉表面筋膜组织,腔镜下用超声刀打开上段颈内静脉表面,骨骼化颈内静脉上界至颈总动脉分叉处或二腹肌后腹下缘,为防止超声刀损伤颈内静脉侧壁,术中要运用特制深长拉钩保持充分的牵张力显露颈内静脉,同时超声刀工作刀头面远离颈内静脉,超声刀的工作刀头头端位置要在腔镜视野下清晰可见,并采取"小口快切"方法可有效避免损伤颈内静脉。

(7)颈动脉三角区(颈内静脉内侧区域)清扫:颈动脉三角区是由部分Ⅱa区及部分Ⅲ区组成。术中应尽量保留甲状腺上动静脉及面静脉,但静脉分支间经常有淋巴结,需注意血管分支周围淋巴结需清扫彻底;对于颈动脉三角区转移淋巴结较多时,细小血管分支可以用超声刀凝断,较粗血管需加用钛夹;注意保护副神经、舌下神经及舌下神经襻(图3-7-13)。

(8)颈内静脉深面淋巴结清扫:用特制深长拉钩将颈内静脉向内侧牵拉,清扫颈内静脉深面淋巴结,需注意解剖保护迷走神经、颈总动脉和颈交感干神经。

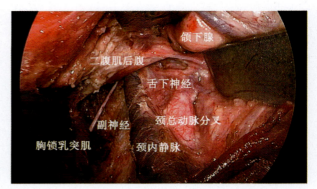

图3-7-13　清扫后颈动脉三角区,三只拉钩维持手术操作空间

(9)Ⅱb区清扫:Ⅱb区位置较深,保护好副神经,用超声刀将Ⅱb区的外侧界分离到胸锁乳突肌后缘,底界是椎前肌(肩胛提肌及头夹肌)。

(10)Ⅲ区、Ⅳ区及部分Ⅴ区在直视或腔镜视野下操作(图3-7-14)。

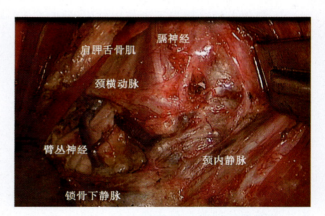

图3-7-14　Ⅳ区及部分Ⅴ区清扫后手术视野

(11)在腔镜下仔细检查创面,对颈动脉三角区、Ⅱb区、颈内静脉深面、锁骨深面及颈静脉角区等需要重点检查,防止淋巴结残留。

(12)检查有无出血点及淋巴漏,冲洗创面,放置引流管。

4. 上纵隔淋巴结清扫术　甲状腺恶性肿瘤上纵隔淋巴结转移并不少见,外科手术仍是治疗甲状腺癌上纵隔淋巴结转移的主要方式,根治性术后患者仍可获得良好的预后。目前临床上并没有专门针对甲状腺癌上纵隔淋巴结转移的分区,根据美国癌症联合委员会(AJCC)肺癌分期系统中的纵隔淋巴结分区,上纵隔分区包括以下6组淋巴结,分别为:①高位气管旁淋巴结:2R区,气管右侧无名动脉上缘上方的淋巴结;②2L区,气管左侧主动脉弓上方淋巴结;③低位气管旁淋巴结:

4R区，气管右侧无名动脉上缘下方至隆突水平的淋巴结；④4L区，气管左侧主动脉弓上缘至隆突水平的淋巴结；⑤前纵隔淋巴结：3a区，纵隔大血管前方淋巴结，其中包括胸腺；⑥后纵隔淋巴结：3p区，气管后方淋巴结。其中2R和2L区属于甲状腺癌中央区清扫范围，腔镜辅助手术主要优势在于上纵隔4R区清扫，其次为2L区清扫，可避免部分患者的开胸手术。当转移淋巴结位于前纵隔3a区时，淋巴结未黏连侵犯血管者，可结合胸腔镜进行前纵隔淋巴结清扫术，仍然可以避免胸骨劈开手术。腔镜辅助4R区清扫步骤如下[58]：

（1）打开右侧颈总动脉表面，向下至无名动脉，游离无名动脉主干，用一根血管牵引带将无名动脉向左上方牵引并固定，充分游离无名动脉。

（2）沿右侧颈内静脉向下解剖至右侧无名静脉，沿右无名静脉向下解剖至上腔静脉；沿无名动脉向下解剖至左无名静脉，沿左无名静脉向下解剖至上腔静脉；显露转移淋巴结。

（3）用长拉钩将上腔静脉向前牵引，显露上腔静脉后方淋巴结；在腔镜视野下于无名动脉分叉处解剖右侧迷走神经主干及喉返神经反折处；沿迷走神经表面打开纤维脂肪组织；沿迷走神经表面打开纤维脂肪组织，防止损伤胸膜及膈神经；清扫下界为奇静脉或气管隆突水平（图3-7-15）。

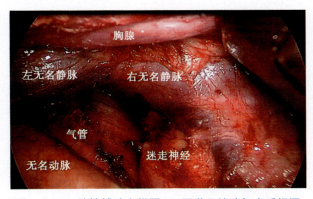

图3-7-15　腔镜辅助上纵隔4R区淋巴结清扫术后视野

（4）冲洗创面，检查出血点，鼓肺检查有无淋巴漏及胸膜破裂，放置引流管，按整形外科要求缝合切口。

三、总结

改良Miccoli腔镜辅助甲状腺手术可以对颈部淋巴结达到无死角清扫，特别适合甲状腺癌的治疗，其手术适应证较广，同时该手术接近传统开放手术、学习曲线短，是甲状腺外科的适宜技术，适合普遍推广和开展。同传统开放手术相比，该手术不仅能提高患者术后美容效果和减轻术后疼痛，同时能提高喉上神经的解剖保护、降低甲状旁腺功能减退概率、侧颈Ⅱ区和上纵隔淋巴结清扫等方面均具有显著优势，能达到广义的微创效果，减少术后并发症的发生。随着手术的成熟和推广，该手术会被更多的甲状腺疾病患者和甲状腺外科医生所接受。

（高　力　章德广　何高飞）

参 考 文 献

1. Huscher CS. Endoscopic right thyroid lobectomy[J]. Surg Endosc, 1997, 11（8）：877
2. 罗健，黄原，陈旭辉，等. 甲状腺良性腔镜下手术切除的临床研究[J]. 腹腔镜外科杂志, 2001, 6（2）：70-73
3. 仇明，丁尔迅，江道振，等. 颈部无瘢痕内镜甲状腺腺瘤切除术一例[J]. 中华普通外科杂志, 2001, 17（2）：127
4. 王晨曦，肖丽玲，王存川. 腔镜甲状腺切除术并发症的防治（附169例报告）[J]. 中国现代手术学杂志, 2003, 7（6）：426-427
5. Li ZY, Wang P, Wang Y, et al. Endoscopic lateral neck dissection via breast approach for papillary thyroid carcinoma: a preliminary report[J]. Surg Endosc, 2011, 25: 890-896
6. Jiang Z G, Zhang W, Jiang D Z, et al. Clinical benefits of scarless endoscopic thyroidectomy: an expert's experience[J]. World J Surg, 2011, 35（3）：553-557
7. Wang M. Effect of endoscopic thyroidectomy via anterior chest wall approach on treatment of benign thyroid tumors[J]. J Laparoendosc Adv Surg Tech A, 2009, 19（2）：149-152
8. 王勇. 经胸乳入路内镜手术治疗甲状腺乳头状癌85例临床分析[J]. 中华普通外科杂志, 2011, 26（6）：4
9. CTA. 经胸入路腔镜甲状腺手术专家共识（2017版）[J]. 中国实用外科杂志, 2017, 37（12）：59-63
10. 李莉洁，李国新，吴涛，等. 经胸前壁径路内镜甲状腺手术的解剖学基础[J]. 解剖学杂志, 2013, 36（6）：1091-1094
11. Kandil E, Hammad AY, Walvekar RR, et al. Robotic Thyroidectomy Versus Nonrobotic Approaches: A Meta-Analysis Examining Surgical Outcomes[J]. Surg Innov, 2016, 23（3）：317-325
12. Wang P, Zhao QZ. Endoscopic thyroid surgery: the past, the present, and the future[J]. Zhonghua Wai Ke Za Zhi, 2016, 54（11）：815-818
13. Tae K, Ji YB, Cho SH, et al. Initial experience with a

gasless unilateral axillo-breast or axillary approach endoscopic thyroidectomy for papillary thyroid microcarcinoma: comparison with conventional open thyroidectomy[J]. Surg Laparosc Endosc Percutan Tech, 2011, 21(3): 162-169

14. Sung ES, Ji YB, Song CM, et al. Robotic Thyroidectomy: Comparison of a Postauricular Facelift Approach with a Gasless Unilateral Axillary Approach[J]. Otolaryngol Head Neck Surg, 2016, 154(6): 997-1004

15. Tae K, Song CM, Ji YB, et, al. Oncologic outcomes of robotic thyroidectomy: 5-year experience with propensity score matching[J]. Surg Endosc, 2016, 30(11): 4785-4792

16. Ji YB, Song CM, Bang HS, et al. Long-term cosmetic outcomes after robotic/endoscopic thyroidectomy by a gasless unilateral axillo-breast or axillary approach[J]. Laparoendosc Adv Surg Tech A, 2014, 24(4): 248-253

17. Song CM, Ji YB, Bang HS, et al. Postoperative Pain After Robotic Thyroidectomy by a Gasless Unilateral Axillo-Breast or Axillary Approach[J]. Surg Laparosc Endosc Percutan Tech, 2015, 25(6): 478-482

18. 郑传铭, 毛晓春, 王佳峰, 等. 无充气腋窝入路完全腔镜下甲状腺癌根治术效果初步评价初期体会[J]. 中国肿瘤临床, 2018, 45(1): 27-32

19. Jin X, Lu B, Cai X, et al. Total endoscopic thyroidectomy via bilateral breast and ipsilateral axillary approach: a clinical feasibility study[J]. J Craniofac Surg, 2014, 25(3): 738-741

20. Aidan P, Arora A, Lorincz B, et al. Robotic Thyroid Surgery: Current Perspectives and Future Considerations[J]. ORL J Otorhinolaryngol Relat Spec, 2018: 1-9

21. Gagner M. Endoscopic subtotal parathyroidectomy in patients with primary hyperparathyroidism[J]. Br J Surg, 1996 Jun, 83(6): 875

22. Wilhelm T, Metzig A. Endoscopic minimally invasive thyroidectomy (eMIT): a prospective proof-of-concept study in humans[J]. World J Surg, 2011, 35(3): 543-551

23. 傅锦波, 陈清贵, 罗晔哲, 等. 经口入路腔镜下甲状腺切除手术五例经验[J]. 中华普通外科杂志, 2012, 27(4): 279-281

24. 王存川, 翟贺宁, 刘卫军, 等. 经口腔前庭腔镜甲状腺切除术6例经验[J]. 中国内镜杂志, 2013, 19(4): 363-366

25. 中国医师协会外科医师分会甲状腺外科医师委员会. 经口腔前庭入路腔镜甲状腺手术专家共识(2018年版)[J]. 中国实用外科杂志, 2018, 38(10): 1104-1107

26. 王平, 王勇, 曹利平. 甲状旁腺自体移植手术方式与功能判断[J]. 中国实用外科杂志, 2012, 32(5): 77-79

27. Miccoli P, Berti P, Materazzi G. Minimally invasive video-assisted thyroidectomy: five years of experience[J]. J Am Coll Surg, 2004, 199(2): 243-248

28. Barlehner E, Benhidjeb T. Cervical scarless endoscopic thyroidectomy: axillo-bilateral-breast approach (ABBA)[J]. Surg Endosc, 2008, 22(1): 154-157

29. Kang SW, Jeong JJ, Yun JS. Gasless endoscopic thyroidectomy using trans-axillary approach: surgical outcome of 581 patients, Endocr J, 2009, 56(3): 361-369

30. Holsinger FC, Kuppersmith RB, Chung WY. Robotic andextracervical approaches to the thyroid and parathyroid glands.In: Randolph GW (ed) Surgery of the thyroid and parathyroidglands. 2nd edn. Philadelphia: Saunders-Elsevier Inc, 2009, 358-366

31. Koh YW, Park JH, Kim JW. Endoscopic hemithyroidectomy with prophylactic ipsilateral centralneck dissection via an unilateral axillo-breast approach withoutgas insufflation for unilateral micropapillary thyroid carcinoma: preliminary report[J]. Surg Endosc, 2010, 24(1): 188-197

32. Konia MR, Reiner M, Apostolido I. Acute persistent brachial plexopathy after robot-assisted transaxillary right thyroidlobe resection[J]. J Clin Anesth, 2013, 25(2): 166-169

33. Terris DJ, Singer MC, Seybt MW. Robotic Facelift Thyroidectomy: II. Clinical feasibility and safety[J]. Laryngoscope, 2011, 121(8): 1636-1641

34. Byeon HK, Holsinger FC, Koh YW. Endoscopic supraomohyoid neck dissection via a retroauricular or modified facelift approach: preliminary results[J]. Head Neck, 2014, 36(3): 425-430

35. Lee HS, Park DY, Hwang CS. Feasibility of robot-assisted submandibular gland resection via retroauricular approach: preliminary results[J]. Laryngoscope, 2013, 123(2): 369-373

36. Park YM, Holsinger FC, Kim WS. Robot-assisted selective neck dissection oflevels II to V via a modified facelift or retroauricular approach[J]. Otolaryngol Head Neck Surg, 2013, 148(5): 778-785

37. Singer MC, Seybt MW, Terris DJ. Robotic facelift thyroidectomy: I. Preclinical simulation and morphometric assessment[J]. Laryngoscope, 2011, 121: 1631-5

38. 王平, 谢秋萍. 腔镜甲状腺手术临床应用争议和共识[J]. 中国实用外科杂志, 2015, 35(01): 76-78

39. Kang SW, Jeong JJ, Yun JS, et al. Robot-assisted endoscopic surgery for thyroid cancer: experience with the first 100 patients[J]. Surg Endosc, 2009, 23(11): 2399-406

40. 贺青卿, 朱见, 范子义, 等. 达芬奇机器人腋乳径路与传统开放手术治疗甲状腺微小癌的对照研究[J]. 中华外科杂志, 2016, 54(1): 51-55

41. He QQ, Zhu J, Zhuang DY, et al. Comparative study between robotic total thyroidectomy with central lymph node dissection via bilateral axillo-breast approach and

conventional open procedure for papillary thyroid microcarcinoma[J]. Chin Med J, 2016, 129(18): 2160-2166

42. 贺青卿, 朱见, 范子义, 等. 达芬奇机器人行甲状腺癌颈侧区清扫的临床研究 [J/CD]. 中华腔镜外科杂志（电子版）, 2016, 9(4): 133-137

43. 中国医师协会外科医师分会甲状腺外科医师委员会, 中华医学会外科学分会甲状腺及代谢外科学组, 中国研究型医院学会甲状腺疾病专业委员会. 甲状腺围手术期甲状旁腺功能保护指南（2018 版）[J]. 中国实用外科杂志, 2018, 38(10): 1108-1113

44. 王丹, 朱见, 周鹏, 等. 喉肌电活动实时监测在 da Vinci 机器人甲状腺手术中的应用 [J]. 国际外科学杂志, 2016, 43(2): 115-117

45. 田文, 费阳, 郗洪庆. 甲状腺手术中新技术的合理应用及展望 [J]. 中国实用外科杂志, 2018, 38(06): 600-604

46. 朱见, 贺青卿, 庄大勇, 等. 双腋窝乳晕径路达芬奇机器人甲状腺癌手术并发症防治 [J]. 国际外科学杂志, 2017, 44(2): 129-132

47. 于芳, 贺青卿. 视觉思维在机器人甲状腺手术中功能保护的探索 [J]. 医学与哲学（B）, 2018, 39(02): 82-84

48. 贺青卿. 规范达芬奇机器人外科手术系统在甲状腺术中的应用 [J]. 中华外科杂志, 2017, 55(08): 570-573

49. Gagner M. Endoscopic subtotal parathyroidectomy in patients with primary hyperparathyroidism[J]. Br J Surg, 1996(6), 83: 875

50. Miccoli P, Berti P, Conte M, et al. Minimally invasive surgery for thyroid small nodules: preliminary report[J]. J Endocrinol Invest, 1999(11), 22: 849-851

51. Chaung K, Duke WS, Oh SJ, et al. Aesthetics in Thyroid Surgery: The Patient Perspective[J]. Otolaryngol Head Neck Surg, 2017, 157(3): 409-415

52. 高力, 谢磊, 李华, 等. 应用高频超声刀实施小切口无气腔室内镜下甲状腺手术 [J]. 中华外科杂志, 2003, 41(10): 733-737

53. 何高飞, 章德广, 高力, 等. 改良 Miccoli 腔镜辅助技术结合神经探测技术解剖保护喉上神经外支 [J]. 中华普通外科杂志, 2019, 34(3): 255-256

54. 甲状腺及甲状旁腺术中喉上神经外支保护与监测专家共识（2017 版）[J]. 中国实用外科杂志, 2017(11): 1243-1249

55. Zhang D, Gao L, He G, et al. Predictors of graft function after parathyroid autotransplantation during thyroid surgery[J]. Head Neck, 2018, 40(11): 2476-2481

56. 章德广, 高力, 谢磊, 等. 改良 Miccoli 手术颈侧区淋巴结清扫术治疗甲状腺乳头状癌 130 例临床分析 [J]. 中华外科杂志, 2016; 54(11): 864-869

57. Zhang D, Gao L, Xie L, et al. Comparison Between Video-Assisted and Open Lateral Neck Dissection for Papillary Thyroid Carcinoma with Lateral Neck Lymph Node Metastasis: A Prospective Randomized Study[J]. J Laparoendosc Adv Surg Tech A, 2017, 27(11): 1151-1157

58. 章德广, 陈剑, 何高飞, 等. 腔镜上纵隔淋巴结清扫术在甲状腺乳头状癌治疗中的运用 [J]. 中国普通外科杂志, 2018, 27(12): 1583-1588

第八章 疑难复杂甲状腺癌的治疗

第一节 侵袭性甲状腺癌、甲状腺癌上纵隔转移、复发性甲状腺癌的外科治疗

侵袭性甲状腺癌、甲状腺癌上纵隔转移和复发性甲状腺癌均属于比较复杂的甲状腺癌，其诊治需要经验丰富的多学科团队共同参与。其外科治疗虽然遵循共同的肿瘤外科学原则，但具体的切除范围、修复手段、术后辅助治疗等需要根据患者的病情进行个体化定制。

一、侵袭性甲状腺癌外科治疗

侵袭性甲状腺癌是指侵犯甲状腺周围结构和器官的甲状腺癌，主要包括侵犯周围肌肉、喉返神经、气管、喉、食管，或伴有血管内瘤栓等。TNM分期中，T分级属于T_3-T_4期。因其侵犯范围较广，又常常伴有颈部淋巴结转移，故手术较为复杂。除了甲状腺全切除、颈部淋巴结清扫（包括中央区和颈侧区）之外，还需要切除相应受累及的结构或器官，以及需要准备切除之后相应的修复手段。手术完成后，常常需要^{131}I治疗、内分泌治疗等辅助治疗，部分可能还需要放疗（外照射）等。因此，这类肿瘤需要综合治疗，需要多学科团队协作完成。这类肿瘤的治疗应由经验丰富的甲状腺诊疗中心来完成。充分评估病情后，制定一套完整的多学科治疗方案，然后开始治疗。应该避免未经多学科讨论而直接开展外科治疗、治疗中或治疗后再寻求其他科室帮助的情况。

1. **流行病学**　根据文献报道，分化型甲状腺癌出现被膜外侵犯的比例约6%~13%[1~3]。一些文献报道的侵袭性甲状腺癌侵犯不同部位的发生率见表3-8-1。

2. **诊断和术前评估**　侵袭性甲状腺癌的患者，可因肿瘤侵犯的不同器官或结构有一些特殊症状。例如：喉返神经受侵犯者可有声音嘶哑，肿瘤侵入气管腔者可有喘鸣、呼吸困难、痰中带血，侵犯食管者可有进食不适、梗阻感等。

诊断和术前评估十分重要。除常规检查之外，甲状腺功能（应包括TG、TG-Ab等）、喉镜、颈部超声、颈胸部增强CT或MR、腹部超声、以及FNA细胞学能够帮助诊断和评估病变范围，有必要时还需要支气管镜和胃镜（食管）检查、骨扫描等。喉镜是甲状腺手术术前的常规检查，主要作用是评估声带活动情况，以帮助外科医师判断术前是否存在喉返神经功能障碍以及手术中是否保留喉返

表 3-8-1　甲状腺癌侵犯不同组织或器官的发生率[4~6]

年份	研究者	单位	肿瘤类型	病例数	侵犯不同组织或器官的发生率(%)*					
					带状肌	气管	喉	食管	喉返神经	其他
1994	McCaffrey TV 等	Mayo Clinic, USA	PTC	262	53	37	12	21	47	30
1997	Czaja JM 等	University of Bergen, Norway	DTC	286	50	38	10	22	46	29
1997	Nishida T 等	Osaka University Medical School	DTC	117	49	59	—	31	60	38#

注：DTC=分化型甲状腺癌，PTC=甲状腺乳头状癌。另需注意，McCaffrey TV 是 Czaja JM 文章的第二作者
* 发生率数值和不是100%，因为多数情况下肿瘤同时侵犯两个或多个组织或器官
\# 侵犯颈内静脉的比例为38%，其余结构详见原文

神经。颈部超声用于评估原发灶和颈部淋巴结情况,还可以引导 FNA。但对于侵袭性甲状腺癌,颈部超声不足以完整评估病情,常常需要增强 CT 帮助明确肿瘤侵犯的范围和是否存在咽旁/咽后或上纵隔淋巴结转移。增强 CT 至少应该包括颈部及胸部。侵袭性甲状腺癌远处转移的可能性增大,术前一并评估肺部和纵隔的情况是合理的。此外,MR 观察软组织情况由于 CT,因此在咽喉或颈段食管受侵时应完善增强 MR。没有远处转移的情况下,局部治疗的目标仍然是追求 R0 切除。但术前评估发现远处转移的情况下,为了手术后更好的生活质量,R1 切除或 R2 切除在一些情况下变得可以接受。腹部评估以除外腹部脏器转移,可通过腹部超声、CT 等检查手段。PET 检查是否作为常规检查有争议。对于分化型甲状腺癌(DTC),通常不推荐 PET 作为术前常规检查。但是对于甲状腺髓样癌(MTC)、未分化癌(ATC)等,PET 检查有价值。术前的细胞学或病理学诊断十分重要,不同类型甲状腺癌的治疗目标和方案可能完全不同,例如局部晚期 DTC 可能仍会寻求根治的可能,但局部侵犯广泛的 ATC 可能需要考虑姑息治疗方案。当患者有上呼吸消化道症状、或影像学检查发现肿瘤侵犯气管、食管时,则需要进步一查支气管镜或胃镜以明确病变侵犯的深度、长度等。来诊时伴有骨痛者应行骨扫描检查以明确有无骨转移。

3. 知情同意 侵袭性甲状腺癌的外科治疗,由于切除范围广泛,患者术后生活质量常常受影响。治疗前的知情同意过程十分重要。应该明确告知患者及家属外科治疗的风险、可能出现的并发症、对术后生活的影响等。尤其应告知术后声音嘶哑、进食呛咳、气管切开或造瘘、鼻饲营养、感染、致命性大出血等可能。患者对于风险和并发症的接受程度以及对于术后生活质量的预期会影响治疗方案的制定。

4. 外科治疗 侵袭性甲状腺癌单独侵犯某一个腺外结构或器官的情况相对好处理。同时侵犯多个腺外结构或器官的情况也比较常见,这将会增加手术的复杂程度,可能需要准备一定的修复手段,包括局部转移皮瓣或游离皮瓣等。下面将以甲状腺乳头状癌为例,并以受侵部位不同分开介绍。

(1)侵犯带状肌:甲状腺腺体腹侧或峡部的恶性肿瘤向前生长可侵犯带状肌,常见胸骨甲状肌受侵。外科治疗时可将受侵肌肉一并切除,侵犯至胸骨舌骨肌时也可一并切除肌肉。AJCC 第 8 版分期中,明显侵犯骨骼肌的病灶分级为 T_{3b}。这类患者推荐全甲状腺切除并辅以术后核素治疗。具体病例可根据治疗中心的经验适当调整方案。

(2)侵犯喉返神经:肿瘤较大或者位于甲状腺背侧的肿瘤易侵犯喉返神经。早期常常是粘连或轻微侵犯,喉返神经仍可维持正常功能。肿瘤逐渐发展可嵌含或包裹喉返神经(见图3-8-1),而神经的功能也逐渐丧失,患者出现声音嘶哑。术前喉镜评估声带活动情况。患侧声带仍然活动的,建议术中尝试保留喉返神经,尽可能削除神经表面的肿瘤,削除达肉眼净。术中连续神经监测有助于喉返神经的连续辨认和手术操作。无法保留神经者,可直接切除神经后 I 期重建。首选用舌下神经降袢修复。

患侧声带已经麻痹者,可一并切除神经。应注意术前告知气管切开或造瘘的可能。

图 3-8-2 为肿瘤侵犯喉返神经分级示意图。其中神经受侵 I~Ⅲ级,喉返神经通常仍有功能,Ⅳ级时部分病例喉返神经仍有功能,Ⅴ级时喉返神经功能多已丧失。I 级仍可能把神经表面肿瘤削除而保留神经。Ⅱ级时保留喉返神经比较困难,很可能需要神经重建。Ⅲ~Ⅴ级几乎都需要神经重建。

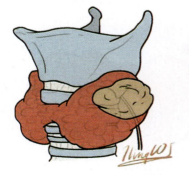
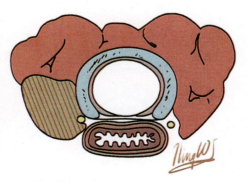

图 3-8-1 喉返神经受侵示意图

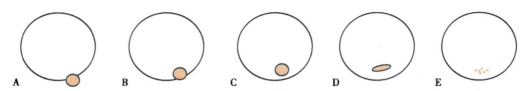

图 3-8-2　肿瘤侵犯喉返神经模式图

图注：根据中国医学科学院肿瘤医院喉返神经受侵程度分级（Ⅰ～Ⅴ级）。A. 神经受侵Ⅰ级：肿瘤侵犯包裹喉返神经不超过180度，神经大体结构完整；B. 神经受侵Ⅱ级：肿瘤侵犯包裹喉返神经>180度但<360度，神经大体结构完整；C. 神经受侵Ⅲ级：肿瘤完全包裹喉返神经，在肿瘤外已无可见神经结构。如果剖开肿瘤仍可辨认比较完整的神经结构；D. 神经受侵Ⅳ级：肿瘤完全包裹神经，神经结构尚可辨认，但已有明显改变，或扁平变宽或增粗瘤化等；E. 神经受侵Ⅴ级：肿瘤完全包裹神经，神经结构已无法辨认，偶可见散在的神经束。

（3）侵犯气管：气管受侵的情况相对比较常见，外科治疗应尽可能达到R0切除。文献报道气管受侵犯者R0切除后长期局部控制率优于非R0切除[13]。

首先应评估气管受侵犯的程度。根据术前CT或MR、支气管镜等检查结果，将气管受侵的程度按照Shin分级分为四级（图3-8-3）。气管受侵Ⅰ级者，手术中可将肿瘤从气管表面削除。气管受侵Ⅱ-Ⅳ级者，需要全层切除部分气管壁，以保证安全界。气管部分切除后，可根据情况考虑Ⅰ期修复或Ⅱ期修复。双侧喉返神经功能保存完好者，尽量进行Ⅰ期修复。已有一侧喉返神经麻痹的情况下，Ⅰ期修复存在一定的风险，Ⅱ期修复相对安全。双侧喉返神经麻痹时，建议Ⅰ期气管造瘘，以后再考虑Ⅱ期修复。一般来说，气管环周均受侵犯的情况少见。从肿瘤切净的角度，气管的窗式切除已足够，不需要行环周切除。为行气管Ⅰ期修复，可选择气管袖状切除作为标准修复方式（图3-8-4）。

在有经验的中心，气管切除的长度可达6cm。修复应在确保切缘阴性后开始。对于2cm以内的气管缺损，可直接拉拢气管残端，行端端吻合。因吻合时，将患者头部由过伸位调整为屈曲位（撤肩垫、垫头垫），可提供额外的约1cm余地。气管端端吻合推荐使用尼龙线连续缝合。吻合从气管膜样部开始，由膜样部正中先向一侧缝合至气管侧面，再缝合另一侧至气管侧面，最后缝合气管的前半部分。间断缝合时，应将线结打在气管腔外。应保证吻合口无张力，否则气管膜样部黏膜易撕豁。气管缺损2~3cm以上，吻合口有张力时，需要适当降喉，以提供额外的长度保证吻合口无张力。在舌骨上肌群在舌骨的附着点处断开后，喉部可下降约2cm左右。在胸外科协助下，将纵隔气管游离，甚或下肺韧带松解后，可进一

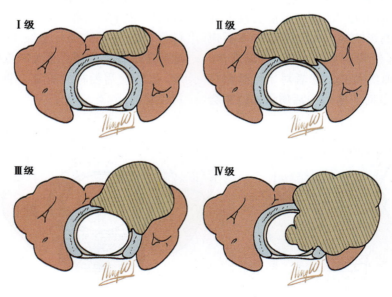

图 3-8-3　气管受侵程度分级

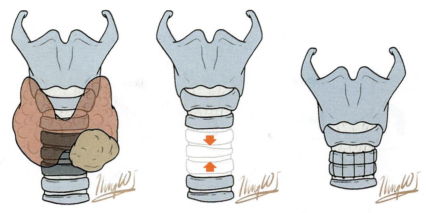

图 3-8-4　气管袖状切除示意图

步提供下段气管游离度 2cm 左右。但打开纵隔或开胸创伤较大，而选择Ⅰ期气管造瘘后Ⅱ期修复可以避免如此大的手术创伤。气管袖状切除完成后，应将患者下颌部与上胸部皮肤穿线固定，防止患者头部后仰导致颈部后伸而增加气管吻合口张力。气管袖状切除时应尽可能保证Ⅰ期愈合，一旦感染或可导致环周裂开，远期易出现气道狭窄，处理比较棘手。

因各种原因（例如：患者颈部短粗，或气管缺损较长等）无法完成气管袖状切除，可以通过设计气管轴向旋转的对位修复方式（图 3-8-5），但此法一般要求切除肿瘤后环周缺损不超过 1/3 气管。或者直接行气管皮肤造瘘，以后再行Ⅱ期修复关闭造瘘口。气管旋转对位修复的方式也适合甲状软骨 - 环状软骨 - 气管复合缺损的情况。

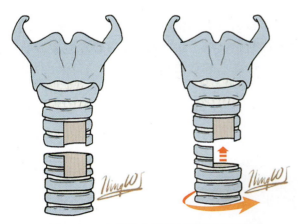

图 3-8-5　气管轴向旋转对位修复示意图

Ⅰ期气管造瘘 +Ⅱ期转移皮瓣关闭造瘘口的修复方式安全简便，可适用于大部分甲状腺癌切除导致的气管窗式缺损。原发灶切除同期气管造瘘后，患者接着完成术后 ^{131}I 等辅助治疗。待术后半年左右复查，病情控制较好（无影像学复发，血清甲状腺球蛋白控制在较低水平）的情况下，即可考虑Ⅱ期局部转移皮瓣修复。Ⅱ期修复之前，应尝试封闭造瘘口观察患者呼吸和发音情况。如果没有出现明显憋气或呼吸困难，可考虑修复封闭造瘘口。Ⅱ期局部转瓣修复气管造瘘手术过程见图 3-8-6。

按照切口设计将造瘘口周围皮肤切开，适当游离皮下形成第一个皮瓣，内翻缝合关闭气管腔（皮肤面在气管腔内）。气管腔关闭后，颈部的皮肤缺损可设计多种局部皮瓣修复，例如：滑行瓣、O-Z 瓣等等，必要时可请整形外科会诊共同完成修复设计。Ⅱ期修复需要注意：第一，缝合需严密，咳嗽时气道压力增加可导致气管分泌物进入切口引起感染，一旦感染会导致修复失败；第二，应注意预防性使用抗生素；第三，由于初次手术在颈部留下瘢痕，其附近纤维增生，皮肤血运不佳，设计皮瓣时应注意避让瘢痕组织，否则可能影响切口的愈合而导致修复失败。偶有患者术后出现呼吸困难，可拆开数针置入气管套管。虽然未能一次修复成功，但原先较大的造瘘口变为较小的造瘘口，适当恢复后可进行再一次修复。Ⅱ期修复虽然适用性较广，但患者完成修复前带气管造瘘口生活，需要注意造瘘口护理，对于发音也有不同程度的影响，因此相比Ⅰ期修复的患者，在修复完成前生活质量受影响。

如何选择气管袖状切除还是造瘘后Ⅱ期转瓣修复，主要应根据气管切除的范围、长度以及所在中心的经验来决定。

（4）侵犯喉和下咽：侵袭性甲状腺癌累及喉和下咽的并不多见，一般多为一侧，双侧侵犯的罕见。肿瘤可直接由甲状软骨板表面呈浸润性生长

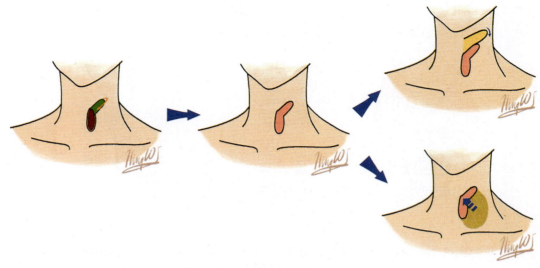

图 3-8-6　气管造瘘口修复示意图

而侵犯喉，可沿甲状软骨板下角处（喉返神经入喉处附近）直接向上侵犯喉部，也可由甲状软骨板表面包绕甲状软骨板后缘向内侵犯下咽（图 3-8-7）。

环状软骨前部、环甲膜和甲状软骨前部下 1/3 受侵的，约相当于喉内声门下部分，切除肿瘤后可通过如上介绍的气管轴向旋转的对位修复方法完成修复。沿甲状软骨板下角处向喉内侵犯的，受侵范围不大时可类似气管造瘘做法行局部皮肤造瘘。喉内侵犯范围较大时可能需要切除全喉，是否选择其他疗法（如靶向治疗等）需跟患者充分沟通后决定。甲状腺癌侵犯下咽多累及梨状窝尖附近前壁或外侧壁，通常可以行部分下咽切除后直接拉拢缝合，周围肌层加固。

（5）侵犯食管：如前介绍，肿瘤与食管关系密切时，应完善增强 CT 和增强 MR 评估病变范围。可疑食管受侵的病例可以行食管镜和内镜超声检查（EUS）。食管严重受侵的病例并不多，食管镜和上消化道造影常常没有明显异常发现，此时 EUS 可以提供有用的信息。CT 和 MR 往往难以明确肿瘤侵犯食管的深度，而 EUS 可以较明确的分出食管结构的各个层次，术前明确肿瘤侵犯的深度有助于制定手术计划。Koike 等报道，EUS 用于诊断食管固有肌层受侵的特异性和准确率均显著优于 MR 和食管造影[7]。此外，术前钡餐造影也能够帮助判断有无食管狭窄以及病变的位置和长度。总的来说，增强 MR 和 EUS 能更好的判断肿瘤是否侵犯食管或侵犯的深度，有助于制定手术方案。

手术中，放置鼻饲管有助于手术医生辨认食管腔。最为常见的情况是肿瘤仅侵犯食管肌层，而未达黏膜下层[4]。此时，可以切除受累的肌层而不直接进入食管腔（图 3-8-8）。切除后局部只

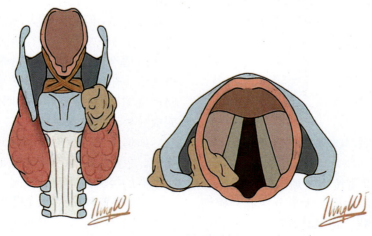

图 3-8-7　咽喉交界部位受侵犯示意图

剩下薄层的黏膜，可以用周围的肌肉加固一层，避免黏膜膨出形成憩室。建议选择带状肌或胸锁乳突肌转瓣与残余食管肌层缝合，注意保留足够的宽度避免缝合后造成食管狭窄。

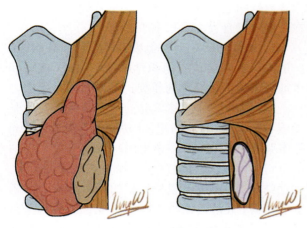

图 3-8-8　食管受侵示意图

如果肿瘤侵犯达黏膜下层或黏膜层，则需要切除全层食管壁。如果切除后缺损较小，可以直接缝合关闭管腔。直接缝合的条件是，上下拉拢没有张力，周围是新鲜的没有经过放疗的组织。应该注意，至少缝合两层，针脚间距保证不漏液体。如果缺损范围较大，无法拉拢缝合时，可考虑局部带蒂皮瓣（如颏下瓣）或游离皮瓣修复（如前臂桡侧皮瓣等）修复。

如果食管近全周或环周受累，则需要行节段切除。切除后形成的环周缺损可以选择多种皮瓣一期修复。大的缺损需要使用游离肌皮瓣、肌筋膜瓣或胃代、空肠代食管。具体选用何种皮瓣修复取决于局部组织和血管条件，以及修复团队的经验。常见的游离皮瓣包括前臂桡侧皮瓣（RF）、股前外侧皮瓣（ALT）、空肠瓣（FJF）。RF 瓣和 ALT 瓣获取后均需自身对缝卷成管状，RF 瓣较薄，相对较小，可用于修复不太长的环周缺损。ALT 瓣略为臃肿，但可以设计比较大的面积，可用于修复较大的缺损。ALT 瓣的另一大特点是可以有多个穿支血管供血，因此可以设计成双瓣同时修复食管和气管缺损。FJF 的优点是具有天然管道结构，而且如果需要的话可以设计很长，例如：同时修复胸段和颈段食管，但其血管蒂相比 RF 瓣和 ALT 瓣较短。此外，胃代食管也是一种十分重要的修复手段。对于一些双颈反复多次手术的患者，颈部血管条件不佳或者既往颈部肿瘤经过放化疗和靶向治疗，又或者合并食管多灶病变的病例，胃代食管的修复手段最为安全有效。但该手术风险相对大，需要胸外科密切协作完成。

术后给予鼻饲，一般需要持续一周左右。手术的近期并发症主要是食管瘘。在尝试经口进食前，应先通过下咽食管造影检查判断有无食管瘘，通常使用碘海醇作为造影剂。需要通过正位和侧位观察有无造影剂溢出，有时还需要增加斜位。如果有造影剂溢出，考虑存在吻合口瘘，应打开切口换药处理，仍需鼻饲营养支持。确认没有食管瘘的情况下尝试经口进食。一般从流食、半流食、小块软食逐渐过度。需嘱患者不可用力吞咽大块较硬食物。开始进食仍需观察 2～3 天。如果出现体温升高、局部切口红肿渗液等，应该考虑食管瘘可能，需要打开切口换药直至愈合。

远期并发症主要是食管狭窄，或者使用游离皮瓣修复者出现吻合口狭窄。食管肌层切除保留黏膜者，如果用自身残余肌层拉拢缝合，可能造成局部狭窄，因此还是建议转周围肌瓣加固肌层。全层缺损者，能够自身拉拢的一般缺损范围小，愈合后也不易形成狭窄。采用此种术式，术前须仔细评估，术中切除食管时也应该小心操作，需要保留足够宽的黏膜，避免黏膜切除过多。手术中由外层起切除食管时，由于牵拉，可能出现外侧肌肉残余较多而内层黏膜缺损较大。此种情况下如果仍然拉拢缝合容易出现狭窄，可考虑带上皮的游离皮瓣修复。食管环周缺损的，使用游离皮瓣卷管或者游离空肠瓣修复，仍有吻合口狭窄的并发症，狭窄多见于下吻合口。出现狭窄后可以通过内镜下球囊扩张治疗缓解症状。但部分患者回反复出现狭窄，需要多次扩张。

对于无手术指征的患者，食管支架可以作为一种姑息疗法[8]。

二、甲状腺癌上纵隔转移外科治疗

甲状腺乳头状癌（PTC）和髓样癌均容易出现淋巴结转移。最常见的是中央区（颈部Ⅵ区）转移。2018 年起正式启用 AJCC 的 TMN 分期第 8 版中，曾经分级为 N1b 的Ⅶ区转移现已重新分级为 N1a。从解剖学的角度看，Ⅶ区是Ⅵ区向下的延伸，新版分期也更为合理。Ⅶ区的下界是无名动脉上缘。此区域出现的淋巴结转移一般可以通过颈部切口行中央区清扫时一并切除。这里讨论的是位于无名动脉以下水平的前上纵隔淋巴结转移的外科治疗,一般都需要经过胸骨劈开入路完成手术。

出现上纵隔淋巴结转移的甲状腺乳头状癌,通过上纵隔的彻底清扫加上术后辅助治疗,一般来说仍可获得较好的疗效。甲状腺髓样癌出现上纵隔转移仍可通过上纵隔清扫治疗,但其转移淋巴结包膜外侵犯更常见,明显增加手术的风险和难度。出现上纵隔转移的MTC属于晚期,治疗效果不佳。

1. 上纵隔的分区　纵隔淋巴结分区主要使用AJCC肺癌分期中的纵隔分区方法。其中与甲状腺癌上纵隔转移相关的主要是上纵隔部分,也就是纵隔分区的1~6区(图3-8-9)。

1区指锁骨上缘、胸骨切迹上方的下颈部淋巴结。此区与颈部淋巴结分区的Ⅵ区重合。

2区指上段主气管两旁的区域,分为2R和2L。

3区包括前纵隔(3a)和后纵隔(3p)。3a指大血管前淋巴结,此区内有胸腺。3p指气管后方淋巴结。

4区指下段主气管两旁的区域,分为4R和4L。

5区为主动脉弓下淋巴结。6区为升主动脉旁淋巴结。

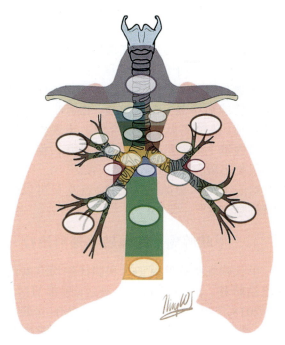

图3-8-9　纵隔淋巴结分区示意图

甲状腺癌上纵隔淋巴结转移的常见部位主要是上段主气管两旁(2L和2R)和前纵隔(3a)。文献报道甲状腺癌上纵隔淋巴结转移分布的规律,2R区73.1%,2L区61.3%,3a区10.9%,3p区0,4R区16.0%,4L区5.0%[9]。因此,对于甲状腺癌上纵隔转移,清扫的重点在于纵隔2区、3a区和4区。2R区的大部分包括在颈部右侧气管食管沟+气管前清扫之中,但2L区由于位置较低一般无法在左侧气管食管沟清扫术中达到。

2. 术前评估　由于上纵隔淋巴结位置较低,一般难以在术前获取组织学确诊。因此,病史和术前的影像学评估尤为重要。除常规术前检查之外,上纵隔淋巴结转移情况的最主要评估手段是增强CT。结合患者病史,上纵隔区域短径>1cm伴有强化的淋巴结,应该考虑转移的可能。评估的可切除性时,重点在于淋巴结与大血管的关系。淋巴结越大,出现包膜外侵犯的概率越高。由于静脉壁薄,大淋巴结与头臂静脉或上腔静脉关系密切时应考虑到无法切净、或者需要切除部分血管壁的可能性。胸骨劈开入路行上纵隔清扫创伤较大,如果颈部肿瘤切除不满意(R2切除)、或者存在无法有效治疗的远处转移时,是否仍值得胸骨劈开上纵隔清扫需要充分考虑。

3. 外科治疗　入路一般选择胸骨正中劈开,请胸外科医师协作。劈开的方式有胸骨全长劈开、倒T形劈开或L形劈开等。胸骨全长劈开显露佳、创伤大、处理纵隔2~4区转移时一般向下至第2~3肋间即可。

胸骨劈开后,首先显露大血管。可沿颈根部大血管向下延伸解剖无名动脉、左颈总动脉、双侧头臂静脉、左锁骨下动脉等,穿橡皮条分别标志和牵引。其次沿双侧喉返神经或迷走神经解剖显露神经,尤其注意追踪双侧喉返神经起始部位。明确以上解剖标志以及气管和食管位置,可开始上纵隔清扫。清扫外侧界为双侧纵隔胸膜。可首先从病变较轻一侧纵隔胸膜开始,向对侧逐渐解剖分离淋巴结脂肪组织,一并切除胸腺组织,完成3a区清扫。此时,大血管基本显露,可继续完成主气管两侧区域(2区和4区)清扫,注意保护神经和大血管。清扫完成后冲洗术区,止血,检查有无胸膜破裂。如有胸膜破裂,缝合修补。放置引流管后胸骨复位,使用钢丝缝合固定。

上纵隔清扫的难点在于转移淋巴结侵犯血管壁的处理,必要时需要血管外科的协助。紧密粘连时,可以尝试精细的锐性分离。侵犯大静脉壁时,一并切除受侵犯的静脉壁并进行缝合修补。侵犯大动脉壁时,可能需要血管置换。

三、复发性甲状腺癌外科治疗

总体来说 PTC 治疗效果很好，在大型治疗中心 20 年生存率可达 90% 以上。因此，对于 PTC 的治疗主要应追求长期的无复发生存。文献报道分化型甲状腺癌的 20 年总体复发率约在 15% 左右[10,11]。PTC 的局部区域性复发仍然首选手术治疗。如果能及时发现疾病复发，并早期介入干预，仍能获得很好的生存结果。MTC 的生存比 PTC 略差，局部区域复发与 PTC 一样首选手术治疗。

1. 复发情况的评估和再次手术前知情同意

一般认为初次外科治疗后 1 年以上出现的影像学可评估病灶属于复发。初次术后短时间以内发现的病灶多是由于初次治疗的遗漏，属于残留（persistent disease），而非复发（recurrence）。复发常见局部区域性复发，也有远处转移的。局部区域性复发即甲状腺床、中央区或颈侧区位置的复发。文献报道，复发的最常见部位为颈侧区（约 78%），其次为甲状腺床或中央区（约 15%），而直接表现为远处转移的较少（约 5%）[12]。大部分复发都在术后 1~3 年间发现（约 57%），1~5 年以内发现的约占 74%。

局部区域性复发首选手术治疗。术前诊断和评估十分重要。对于初次手术全甲状腺切除 + 术后 ^{131}I "清甲"治疗后的患者，术后监测 TG 可帮助判断有无复发。但是血清标志物的变化不能决定是否需要再次手术，再次外科介入的判断应通过组织学结果和影像学检查来评估。细胞学或病理学诊断最为关键，应通过超声引导下穿刺等方法尽可能获取相关结果，明确诊断。术前无明确细胞学或病理学诊断，有导致过度治疗的风险，可能出现手术后病理阴性的情况。影像学评估包括颈部超声、颈胸部增强 CT/MRI 来评估病灶的大小、位置、与周围结构的关系。鼻咽喉镜评估声带活动情况。如果病灶推压侵犯气管食管应安排气管镜、胃镜等检查。此外，再次手术之前应仔细了解患者初次就诊的情况、手术的范围、术后治疗的情况、以及患者期望达到的治疗效果。术前应与患者仔细沟通再次手术的治疗目标和可能带来的副作用，因为再次手术治疗往往会带来更多的并发症或使原有症状加重。例如：既往已经过全甲状腺切除 + 中央区清扫治疗的患者，因中央区复发病灶再次手术时，损伤喉返神经的概率较初次手术增加，术后出现甲状旁腺功能减退的风险也大大增加。这可能会造成患者生活质量的明显下降，而这种结果可能并不一定是患者能够接受的。

2. 甲状腺床或中央区复发灶外科治疗

既往腺叶切除后对侧腺叶复发者，将对侧腺叶切除，并根据病情决定是否清扫患侧中央区。既往一侧腺叶切除后同侧中央区复发或颈侧区淋巴结复发的，除切除复发病灶外，建议行补充性甲状腺全切除。结合患者性别、年龄、以及患者意愿等因素，并不强调一律行补充性甲状腺全切除。既往已经全甲状腺切除中央区清扫后的局部复发，一般应行扩大的复发灶切除，包括带状肌等。中央区的复发病灶或单个淋巴结复发有时难以在术中明确发现，术前染料定位有助于手术的彻底性，例如：可在超声引导下局部注射纳米碳等。应充分考虑到可能出现的喉返神经损伤、甲状旁腺功能减退等并发症。对于局部的可疑微小病灶（<1cm 的尤其是 <5mm 的病灶），也可考虑密切观察。在 TSH 抑制的状态下，微小的肿瘤增长一般较为缓慢。可 3~6 月复查一次超声，如复发灶有明确增大再行积极治疗。但应注意中央区转移淋巴结增大会增加喉返神经受侵犯的风险。因此，方案的选择十分个体化。

手术切除中央区复发病灶的要点有以下三个方面。

（1）入路：由于初次手术行甲状腺切除往往是颈白线入路，再次手术时，带状肌与气管前瘢痕粘连较重，层次不清。带状肌外侧缘入路则相对容易解剖，首先显露颈总动脉和颈内静脉，然后可将带状肌下份横断切开以充分显露中央区。

（2）喉返神经解剖：由于既往手术解剖喉返神经或清扫中央区，再次手术时局部喉返神经走行可能不在常规位置，术中神经监测能够帮助定位喉返神经。找到喉返神经并全程解剖显露后，一并切除中央区淋巴结脂肪组织和带状肌。复发灶与神经粘连或侵犯时，可参照本章节前述原则处理。

（3）甲状旁腺：中央区的再次手术，下甲状旁腺的保留比较困难。首先是辨认较困难，因为无法采用纳米碳负显影的方法。其次是原位保留困难，为保证再次中央区清扫的彻底性，下位甲状旁腺的血供很可能受到影响。因此，中央区标本切下后，应仔细在标本中寻找可能的甲状旁腺，并可通过快速胶体金试纸检测来确认。如确认发现甲状旁腺，应自体移植。

中央区复发侵犯周围器官结构（喉返神经、气管、食管等），其外科治疗可参考侵袭性甲状腺癌的外科治疗。

3. 颈侧区复发（淋巴结转移） 颈侧区是甲状腺癌复发最常见的部位，该区域复发主要是淋巴结转移。颈侧区复发的评估推荐颈部超声、超声引导下细针穿刺/穿刺洗脱液测量 TG、增强 CT/MR。CT 有助于判断超声检查的盲区，如咽旁淋巴结等。

在颈侧区复发的患者中，部分患者既往颈侧区未经过外科治疗，对于这部分患者，应行规范化颈侧区清扫，推荐范围为Ⅱ、Ⅲ、Ⅳ、ⅤB区，不应该行"摘草莓"式的局部淋巴结摘除术。

既往颈侧区经过手术治疗再次出现复发的患者，再次手术前应注意判断既往手术的范围，是规范的清扫还是局部淋巴结切除术。可根据既往手术记录、病理结果等综合判断。既往行局部淋巴结切除术者，仍然需要按照规范的颈侧区清扫范围再次手术。既往已按照规范范围行淋巴结清扫术者，可根据复发的部位行局部的以区域为单位的择区性淋巴结清扫术。既往手术后瘢痕粘连，再次手术时注意解剖颈鞘、保护迷走神经、副神经、膈神经等重要结构。

咽旁或咽后淋巴结转移不常见。如有此位置复发，手术时应注意解剖颈鞘、保护迷走神经、舌下神经、舌咽神经等重要结构。

（刘绍严　朱一鸣）

第二节　无法切除甲状腺癌的非手术治疗

一、碘-131 治疗

碘-131（^{131}I）治疗是分化型甲状腺癌（differentiated thyroid cancer，DTC）术后的重要辅助治疗手段之一，若远处转移灶保持一定的摄碘能力，亦可取得较好疗效，显著降低了高危 DTC 复发、转移及死亡风险，可明显提高其5年及10年生存率。甲状腺近全/全切的患者需行术后评估明确死亡及复发风险，以确定有无 ^{131}I 治疗指征，依据风险分层确定 ^{131}I 治疗目标并选择治疗剂量。

1. ^{131}I 治疗目标和评估标准 ^{131}I 治疗目标包括：①清除残余正常的甲状腺组织（简称"清甲治疗"，remnant ablation）：旨在降低术后残余甲状腺组织新发 DTC 风险。清甲亦常常是清灶治疗的基础，清除残甲后更有助于促进 DTC 复发转移灶摄取 ^{131}I。清甲成功后有利于应用 ^{131}I 全身显像（whole-body scan，WBS）进行评估以及甲状腺球蛋白（thyroglobulin，Tg）作为特异性肿瘤标志物进行随访；②辅助治疗（adjuvant therapy），针对术后未明确而经术后 ^{131}I 治疗后显像等提示残存或转移等潜在病灶的治疗，旨在降低复发及肿瘤相关死亡风险；③清灶治疗（therapy），针对无法手术切除的局部或远处转移病灶的治疗，旨在改善疾病相关生存率及无病生存率[14~20]。

^{131}I 治疗前须围绕病情变化进行术后个体化动态评估，以明确患者对手术治疗的反应（2015年美国甲状腺学会（American Thyroid Association，ATA）成人甲状腺结节及 DTC 管理指南发布的对手术及 ^{131}I 治疗反应的评估体系（response to therapy）），明确 ^{131}I 治疗目的及剂量[17]。^{131}I 治疗后6~12个月应依据疗效反应评估体系对前次 ^{131}I 治疗反应进行动态评估，在明确有获益并有摄碘性病灶时可重复 ^{131}I 治疗。每一次 ^{131}I 治疗均须权衡患者的获益如降低死亡及复发风险与辐射相关副反应，避免治疗不足、过度治疗及无效治疗。

妊娠期、哺乳期患者禁忌 ^{131}I 治疗；计划短期内（6个月）妊娠者及无法依从放射性辐射防护指导者慎用 ^{131}I 治疗。对于接受 ^{131}I 治疗之外的其他治疗方案可获得更大受益者，不宜进行 ^{131}I 治疗。

2. 术后复发风险评估 依据手术前后短期内获得的实时临床病理特征资料可进行 DTC 单时点静态评估，明确有无后续 ^{131}I 治疗指征、制定初始 ^{131}I 治疗剂量。2015版 ATA 指南中将 DTC 分为低危（病灶局限于甲状腺内且≤5个淋巴结转移（<0.2cm））、中危（病理为侵袭性亚型、镜下所见甲状腺外侵、血管侵犯或>5个淋巴结转移（0.2~0.3cm））以及高危（肉眼所见甲状腺外侵、肿瘤未完全切除、淋巴结转移（>3cm））[17]，详见 ATA 指南。

3. ^{131}I 治疗前临床评估及治疗准备

（1）病史采集与查体：对于拟行首次 ^{131}I 治疗者，需要详细记录其发病情况、术前相关检查所见（并需明确增强 CT 时间）、手术术式、病理分期、术后诊疗经过（如服用外源性甲状腺素情况）、症状、既往史等；对于多次 ^{131}I 治疗后的患者除以上内容外，还需要注意评估历次 ^{131}I 治疗疗效反应、治疗相关不良反应、除 ^{131}I 治疗外有无其他治疗（如手术、放化疗等）；体格检查尤其需要注意与复发转移灶相关的体征。

(2) 实验室检查：①甲状腺相关血清学检查：测定血清甲状腺素、促甲状腺激素(thyroid stimulating hormone, TSH)、Tg、Tg抗体(Tg-antibody, TgAg)，评估病情；拟行 ^{131}I 治疗者，因 TSH 有助于刺激 NIS 的表达及摄碘能力，因此，^{131}I 治疗前尽量升高 TSH，一般 > 30mIU/L，升高 TSH 的方法如下：a. 停服外源性甲状腺素[左旋甲状腺素(L-T$_4$)2~4周或左旋三碘甲腺原氨酸(L-T$_3$)至少2周]。通常 TSH 会随着停药时间的延长而升高，TSH 与清甲治疗反应的关系并非完全线性，研究显示 TSH 在 90~120mIU/L 更有助于患者取得最佳治疗反应[21]；但部分远处转移性 DTC 可异位分泌甲状腺激素进而影响 TSH 反馈性升高甚至出现下降，因此，需密切关注此类患者的 TSH 变化，在出现下降的拐点处尽快开始 ^{131}I 治疗，避免停药时间过长反致 TSH 下降、影响 ^{131}I 治疗疗效。b. 注射重组人促甲状腺激素(rhTSH)。目前，rhTSH 目前仅被推荐用于中低危 DTC 患者，对于将其应用于持续/复发及转移性患者目前尚无足够临床证据支持。对于老年、不能耐受甲状腺功能减退患者和停用外源性甲状腺素后 TSH 升高无法达标者可考虑使用 rhTSH；②测定血常规、肝、肾功，初步预测患者对 ^{131}I 治疗的耐受情况；③低碘饮食及碘负荷评估：^{131}I 治疗前应低碘饮食(<50μg/d)2周，避免使用含碘造影剂和药物，必要时于 WBS 或 ^{131}I 治疗前测定尿碘含量以评估体内碘负荷。

(3) 辅助检查：①心电图。心电图异常时可补充心脏超声或动态心电图检查；②诊断性全身显像(diagnostic WBS, Dx-WBS)：协助了解是否存在摄碘性转移灶；预估体内碘负荷对此次 ^{131}I 治疗尤其是清灶治疗的可能影响；与 ^{18}FDG PET/CT 联合预判断"清甲"成功后不摄碘的碘难治性(radioactive iodine refractory, RAIR)病灶，及时终止不必要的 ^{131}I 治疗，为患者后续有效的治疗争取更多时间；辅助计算 ^{131}I 治疗剂量决策("第三节 核医学科检查 甲状腺肿瘤阳性显像"部分)；③颈部超声：主要评估颈部有甲状腺床原位残留、复发及淋巴结转移等；④平扫 CT 检查：a. 颈部 CT 可明确复发转移灶对喉、气管、食管或血管的侵犯程度，以及大的淋巴结转移灶结外侵犯情况，如软组织、肌肉或血管受累等；b. 胸部 CT：主要评估肺转移或纵隔转移情况；如行增强 CT 检查，为避免含碘造影剂的使用对病灶 ^{131}I 摄取的影响，应间隔 1~2 个月待尿碘降低时再行 Dx-WBS 或 ^{131}I 治疗；⑤其他显像：全身骨显像、MRI、^{18}F-FDG PET/CT(详见"第三节 核医学科检查 甲状腺肿瘤阳性显像"部分)等检查亦可在必要时用于病情评估。

(4) 病理学检查：PTC 原发灶分子特征如 BRAF^{V600E} 基因突变及 TERT 启动子突变与其摄碘能力下降有关[22,23]。因此，对于存在远处转移的 PTC 患者，预先检测 BRAF^{V600E} 等基因突变情况，可辅助判断患者远处转移灶的摄 ^{131}I 能力、预测疗效及预后。

4. ^{131}I 治疗指征及治疗剂量的选择

(1) 低危 DTC 患者经甲状腺腺叶切除或甲状腺全切除术及术后评估后，通常不给予 ^{131}I 治疗，包含情况如下：①仅有单发≤1cm 病灶且无其他高危特征(如远处转移、血管浸润、肉眼可见的甲状腺外侵犯、侵袭性较高的组织学亚型)，即使伴有小体积区域淋巴结转移(少于5个淋巴结且直径均小于 2mm)，不给予 ^{131}I 治疗；②多发癌灶但直径均≤1cm 且无其他高危特征；③原发灶直径在 1~4cm 且局限在甲状腺内，且无其他高危特征；④单发或多发 PTMC，未测得 TgAb 且 Tg<1ng/ml。

(2) 清甲治疗：对于有潜在复发风险的少部分低危(如原发灶>4cm)者、存在中危复发风险之一者及术后非刺激性 Tg(1~10ng/ml)者，术后评估明确无残存、复发及转移灶仅为"清甲"者，给予 1.11Bq(30mCi)清甲治疗。对于甲状腺全切术后的低危患者，依据患者意愿、方便随诊等因素考虑，亦可行清甲治疗。研究表明，应用低剂量[1.1GBq(30mCi)]与高剂量[3.7GBq(100mCi)]的 ^{131}I 进行清甲治疗，成功率、5 年及 10 年复发率没有差异，且低剂量组不良反应更少[24-26]。

(3) 辅助治疗：中危及高危非远处转移患者尤其是术后非刺激性 Tg 为 1~10ng/ml 者，应考虑到清甲兼顾清除亚临床镜下残余病灶的辅助治疗目的，^{131}I 剂量不应超过 5.6GBq(≤150mCi)。

(4) 清灶治疗及持续/复发及转移性 DTC 的 ^{131}I 治疗：对于局部及远处转移 DTC 患者，经 ^{131}I 治疗前评估病灶具有摄碘能力者，可行 ^{131}I 治疗，剂量 3.7~7.4GBq(100~200mCi)[20]。①局部病灶：建议首选手术，如拒绝手术且仍具有摄取 ^{131}I 能力的甲状腺床、颈部软组织和淋巴结的局部复发或转移灶，推荐剂量为 3.7~7.4GBq(100~200mCi)该类患者有望从 ^{131}I 治疗中获益，但如经过 RAI 治疗后评估病灶未缓解者不再行 ^{131}I 治疗，建议外科会诊。②肺转移：DTC 肺转移有多种表现包括单发结节、多发小结节（直径≤1cm）、多发大结节、弥漫性转移等。不摄碘肺转移病灶无法从 ^{131}I 治疗中获益。针对有望从 ^{131}I 治疗获益的摄碘性小或微小转移灶（pulmonary micrometastases，最大直径＜2mm）者，可考虑间隔 6~12 个月再次 ^{131}I 治疗，直至达到 ER。针对摄碘性多发大结节转移病灶（macronodular metastases）者，因其常难于从 ^{131}I 治疗达到 ER，经评估对前次 ^{131}I 治疗具有血清学及影像学应答（Tg/TgAb 下降及病灶缩小）者，可考虑再次 ^{131}I 治疗，再次治疗前应评估病灶摄碘能力，以及时发现 RAIR 病灶，及时终止无法获益的 ^{131}I 再次治疗，有关其治疗间隔，目前尚存争议。肺转移者的推荐治疗剂量为 5.6~7.5GBq（150~200mCi）。③骨转移：^{131}I 对骨转移病灶的疗效不如肺转移病灶，但大部分患者经过治疗后病情稳定，部分患者的转移病灶数量可减少或消失。虽然 ^{131}I 很难将骨转移灶治愈，但可以缓解症状，提高生活质量，延长生存期，故对摄碘行骨转移灶应考虑进行 ^{131}I 治疗。孤立、有症状的转移灶应考虑完全性外科手术切除，特别是病情进展缓慢的患者。不能手术切除的病灶可以单独或联合采用如下治疗方法：^{131}I、外照射、血管内栓塞、射频切除、双膦酸盐药物治疗、椎体成形术等。治疗剂量通常为 5.6~7.5GBq（150~200mCi）。④脑转移：外科手术切除和外照射治疗是脑转移的主要治疗手段。不管转移灶是否摄碘，都应当首先考虑外科手术。^{131}I 是治疗脑转移的方法之一，但 ^{131}I 治疗后可引起肿瘤周围组织的水肿，特别是脑内多发转移或肿瘤体积较大时，脑水肿症状明显，严重者可出现脑疝，威胁患者生命。因此，在给予 ^{131}I 治疗时应同时给予糖皮质激素，并密切观察脑水肿病情的变化，给予相应的治疗。目前对于脑转移 ^{131}I 剂量及疗效尚无明确推荐。

（5）有关 Tg（+）^{131}I（-）的 ^{131}I 治疗：Tg（+）^{131}I（-）是指 DTC 清甲治疗后没有结构性病灶存在的影像学证据、^{131}I 全身显像阴性，而 Tg 可疑增高的状态，目前有关 Tg（+）的界值点尚存争议。严格说，这样的情况不属于持续/复发及转移性 DTC 范畴。在 ^{131}I 治疗后动态评估中，Tg（+）^{131}I（-）属于疗效不满意（血清学）（biochemical incomplete response，BIR）（下文"^{131}I 治疗后疗效评估"）。目前有研究证据显示，这类患者中约 30% 自然转归为无瘤生存状态；20% 经治疗后转归为无瘤生存状态；但 20% 发展为结构性病变；总体死亡率＜1%。因其并未发现明确病灶，^{131}I 治疗 Tg（+）^{131}I（-）仍存争议，常称为经验性治疗。若此类患者在经验性 ^{131}I 治疗后，全身显像未见明确病灶、Tg 无明显下降，则不再建议行 ^{131}I 治疗。其治疗策略如下：① TSH＞30mIU/L 状态下，Tg＜10ng/ml，采用 TSH 抑制治疗，定期随访；② TSH＞30mIU/L 状态下，Tg≥10ng/ml，且呈持续增高者，需进行 ^{18}F-FDG PET/CT 进一步明确病灶：若 ^{18}F-FDG PET/CT 发现阳性病灶，无法从 ^{131}I 治疗中获益，考虑手术、放疗、靶向治疗等方法；若 ^{18}F-FDG PET/CT 无阳性发现，则可选择经验性 ^{131}I 治疗，剂量是 3.7~7.4MBq（100~200mCi），若治疗后全身显像（post treatment whole body scan，RxWBS）阳性且病灶缩小和/或 Tg、TgAb 水平下降可重复 ^{131}I 治疗直至病灶完全清除或治疗无效，反之若治疗后 RxWBS 阴性、Tg 及 TgAb 水平持续升高，则应终止 ^{131}I 治疗。

（6）剂量调整：对于青少年、高龄患者（70 岁以上）及肾功能轻中度受损患者应酌情减少 ^{131}I 剂量。其中，70 岁以上患者最大耐受剂量不能超过 5.6GBq（150mCi）。儿童及青少年 DTC 患者需根据体重或体表面积来调整清甲治疗的 ^{131}I 剂量，不可盲目减少剂量，以免影响治疗效果。

（7）终止 ^{131}I 治疗的指征：①若 ^{131}I 治疗前已存在或治疗后出现粒细胞缺乏、严重全血细胞减少等危及患者生命的严重并发症，则应及时终止 ^{131}I 治疗，立即对症处理；②经治疗后达到"疗效满意"（excellent response，ER）（下文"^{131}I 治疗后疗效评估"）；③ ^{131}I 治疗失效，进展为 RAIR-DTC（下文"碘难治性分化型甲状腺癌"部分）。

5. ^{131}I 治疗后管理、随访及疗效评估

（1）Rx-WBS：^{131}I 治疗后 2~10 天应行 RxWBS 显像，可明确病灶的摄碘能力，有利于 DTC 再分期以及持续/复发及转移性 DTC 后续治疗方案的制定。

（2）恢复 TSH 抑制治疗：^{131}I 治疗后 24~72 小时内即应恢复 L-T4 治疗；高龄或伴有基础疾病者补充 L-T4 剂量宜逐步递增至目标剂量。

（3）治疗后长期随访策略：①治疗后 2~3 月：调整甲状腺素剂量，处置 ^{131}I 治疗短期不良反应。通过询问患者临床症状、进行体格检查以及检测血清甲状腺激素、TSH、Tg、TgAb 水平以及血常规、肝肾功等指标，及时了解患者是否存在 ^{131}I 治疗后短期不良反应，及时予以处置，并及时了解 TSH、Tg 变化，调整甲状腺素剂量，将 TSH 控制至相应的抑制水平，确保 TSH 抑制治疗疗效。必要时加做颈部超声监测局部复发病灶或转移性淋巴结经 ^{131}I 治疗后的短期变化；②治疗后 6~8 个月：调整甲状腺素剂量及疗效评估。此次疗效评估一般需在停服 L-T4 2 周以上进行，通过比较治疗前后血清学指标［刺激性 Tg（sTg）、TgAb］以及影像学指标（颈部超声、Dx-WBS、CT、MRI 等）的变化，动态综合评估病灶进展情况，决定下一步诊治措施。若 Tg、TgAb 持续下降，影像学检查提示病灶缩小、减少，Dx-WBS 显示病灶减少、浓集范围缩小或程度减淡，则治疗有效，可重复进行 ^{131}I 治疗，直至病灶消失或无反应；若 Tg、TgAb 仍持续升高，影像学检查提示病灶增大、增多，病灶仍不摄碘或浓集范围增大、程度增浓，则应归为碘难治性 DTC，终止 ^{131}I 治疗，考虑 ^{131}I 之外的其他治疗如化疗、放疗或靶向治疗等；③ ^{131}I 治疗后若达到 ER 或完全缓解，则可继续 TSH 抑制治疗，进入长期随访阶段，随访间隔时间为 6~12 个月，若病情稳定，可逐渐延长随访间隔时间。在长期随访中，以监测血清 TSH、Tg、TgAb 水平变化为主，重点观察 Tg 水平，如抑制性 Tg 水平可疑增高，应行寻找可能存在的复发或转移病灶，重新评估患者病情决定下一步治疗策略。④ ^{18}F-FDG PET/CT、全身骨显像在随访中不作为首选策略推荐应用。

6. 碘难治性分化型甲状腺癌 碘难治性分化型甲状腺癌（radioactive iodine-refractory differentiated thyroid cancer, RAIR-DTC）的诊断主要依据患者治疗后病灶摄碘情况及疗效，而非病理学诊断，其界定仍存争议。目前普遍认为，在无外源性碘负荷干扰的情况下，TSH（>30mIU/L）刺激状态时出现以下情况之一即可判定为 RAIR-DTC：①持续/复发及转移病灶在初次清甲成功后首次 ^{131}I 治疗即不摄碘。此类患者通常无法从 ^{131}I 治疗中获益，对影像学检查提示转移病灶在 DxWBS 阴性者，即使后续 ^{131}I 治疗后 RxWBS 显示病灶摄碘，也难以从 ^{131}I 治疗中获益；②持续/复发及转移病灶经多次 ^{131}I 治疗后逐渐丧失摄碘能力。通常见于多发、体积较大的转移灶，病灶中摄碘较好的细胞被逐渐清除，而摄碘较差的细胞保留下来导致转移灶最终不摄碘，导致碘抵抗状态的发生；③持续/复发及转移病灶经 ^{131}I 治疗后表现为部分病灶摄碘，部分病灶不摄碘。此类患者常表现为多发转移且转移灶体积较大，通过比较 ^{18}F-FDG PET/CT 或 CT 影像学检查与 WBS 结果可发现非摄碘病灶。这些非摄碘病灶，尤其是 ^{18}F-FDG 摄取阳性的病灶，容易在后续治疗过程中出现进展；④持续/复发及转移病灶经 ^{131}I 治疗后摄碘，但在一定时间内疾病进展。经规范的 ^{131}I 治疗后病灶出现进展常导致后续 ^{131}I 治疗无效。

7. ^{131}I 治疗的不良反应

（1）围治疗期不良反应及处置方法：①颈部肿胀。如 DTC 转移灶数量较多、范围较大时，为避免或减轻辐射所致的炎性反应，在 ^{131}I 治疗的同时可考虑应用糖皮质激素。轻者通常无需处理，可逐渐自行恢复；②口干、唾液腺肿胀。舌下含化维生素 C 或进食酸性水果等促进唾液分泌以预防唾液腺放射性损伤。口服维生素 E 也可以起到保护唾液腺的功能。必要时在 ^{131}I 治疗前可考虑采用唾液腺功能显进行评估；③外周血象下降。部分患者在 ^{131}I 治疗后 1 个月可发生一过性骨髓抑制，6 个月后逐渐恢复[27]。血象下降明显者需对症治疗。

（2）^{131}I 的远期不良反应：目前，对于 ^{131}I 远期不良反应的研究十分有限，相关研究显示，主要为大剂量 ^{131}I 治疗对持续/复发及转移性 DTC 患者继发性恶性肿瘤与后代致畸致癌风险的研究。有报道显示经 ^{131}I 治疗后患者的白血病发生率高于未行 ^{131}I 治疗患者。目前，尚没有足够的随访资料分析 ^{131}I 治疗后对后代生长发育和恶性肿瘤患病率及生存率的影响。

二、分子靶向治疗

1. 分子靶向治疗策略 随着甲状腺癌分子病理机制研究的不断进展，以激酶抑制剂为代表的分子靶向治疗逐步在晚期甲状腺癌治疗中得到广泛应用。目前国内外多个指南认为，手术、^{131}I 以及 TSH 抑制治疗无效或存在治疗禁忌的进展性复发或转移性 DTC 患者可考虑接受分子靶向药物治疗。

给患者施行分子靶向治疗前，应考虑以下因素：①目前的研究证据仅展示了分子靶向治疗的无进展生存期（progression free survival, PFS）的延长，而非生存获益；②分子靶向药物可能出现药物相关不良反应，并对生活质量（quality of life,

QoL)有显著影响;③复发转移性 DTC 患者即使进展为 RAIR-DTC,其自然病程亦从几个月到几年各异,应采取不同的治疗策略。

(1)无症状、稳定或缓慢进展的 RAIR-DTC:持续/复发、转移等晚期 DTC 的疾病进展呈现异质性,部分表现为惰性的生长方式,通常采用每 3~6 个月定期随访的策略,密切关注病情变化。

(2)有症状或短期内肿瘤快速进展的 RAIR-DTC:索拉非尼是首个在我国获批用于治疗进展性 RAIR-DTC 的分子靶向药物。在药物使用方法上,大多数临床试验采用每天 2 次,每次 400mg 口服[28]。我国学者发现,应用较低剂量的索拉非尼每天 2 次,每次 200mg 口服也可获得良好的疗效,且副作用相对较轻,提高了患者的依从性并降低了医疗费用[29]。

(3)参加临床试验:对于局部进展或转移的 RAIR-DTC,当 RECIST 标准判定为疾病进展,尤其是经过目前批准的药物或手段治疗后疾病仍持续进展的患者,或无法负担标准治疗时可考虑参加临床试验;患者存在 BRAF、PPARγ 等肿瘤相关基因变异,可考虑参加针对这些特定靶点的临床试验;对于无症状、稳定的转移性 DTC,除非证据显示临床试验的药物有极大的可能性达到完全缓解或可延长生存,否则不予考虑。

(4)其他靶向药物:①乐伐替尼:乐伐替尼与安慰剂相比可显著延长 RAIR-DTC 患者的 PFS。目前甲磺酸乐伐替尼已获美国及欧盟委员会批准,用于治疗侵袭性、局部晚期或转移性 DTC[30];②阿帕替尼:国内进行的一项单臂前瞻性临床试验研究表明,具有我国自主知识产权的靶向药物甲磺酸阿帕替尼可安全用于 RAIR-DTC,且在起始 8 周治疗中即可观察到血清学及结构影像学疗效,客观缓解率高[31]。对于每天口服 750mg 和 500mg 阿帕替尼的患者,500mg 的早期疗效不劣于 750mg,但能显著减少治疗相关不良反应的发生次数[32]。应用反应肿瘤糖代谢的 ^{18}F-FDG PET/CT 显像以及反应新生血管生成的 ^{68}Ga-NOTA-PRGD2 PET/CT 显像,对阿帕替尼治疗 RAIR-DTC 早期疗效评估及预测是有效的[33]。

2. 分子靶向治疗不良反应及处理策略 分子靶向治疗相关不良反应非常普遍,可能导致药物减量甚至停药,极个别病例甚至发生药物毒性相关性死亡。常见不良反应包括皮肤毒性、高血压、胃肠道毒性、蛋白尿、疲乏、促甲状腺激素抑制障碍或甲状腺功能受损等。

治疗过程中出现的不良反应,建议多学科会诊(MDT),采取积极的治疗措施保护重要脏器功能,提高生活质量。如果不良反应程度较轻,重要器官功能良好,应尽可能维持靶向药物的应用,以获得靶向药物的最大暴露,从而获得最大疗效,最终实现患者生存获益;如果出现 G3-4 不良反应,或者重要器官受损,应及时停药或者减量,待不良反应消失或者减弱后再从低剂量开始或者重新开始应用,以保证治疗全。

3. 分子靶向治疗终止指征 RECIST 疗效评估为疾病进展(progression disease,PD)或因严重药物相关不良反应不能耐受继续治疗者应终止分子靶向治疗。治疗后 Tg 上升或未见下降且 RECIST 评估病灶未见缓解应终止分子靶向治疗。

三、放疗

对于高危复发及转移性 DTC 患者,放疗有利于局部区域控制。但由于 DTC 对外放射治疗并不敏感,临床应用主要以局部姑息治疗为目的。当有肉眼可见、无法手术的局部残留或复发肿瘤,或位于关键部位无法手术的远处转移,均可考虑外照射治疗,尤其在肿瘤不摄 ^{131}I,治疗效果差,出现碘难治性状态时。

1. 局部复发及淋巴结转移灶 若复发病灶无法手术切除且摄碘,则 ^{131}I 治疗和外照射均为有效的治疗手段。当病灶不摄碘、或在 ^{131}I 治疗后仍有残留、或其他治疗手段无效时,外照射治疗是重要的治疗选择之一。

(1)照射范围选择:①小野照射:主要包括甲状腺床复发灶或残存肿瘤区;②大野照射:包括甲状腺床复发灶和区域淋巴引流区。

(2)常规分割参考剂量:①大体肿瘤区(gross target volume,GTV,主要包括复发或残存肿瘤区、转移淋巴结区):60~70Gy,建议在保证安全的前提下,外照射给予足够高的剂量;②临床靶区(clinical target volume,CTV,主要包括亚临床灶):50~60Gy。在制定放疗计划时,不但要考虑靶区剂量的覆盖,同时考虑正常组织的耐受量以避免严重的并发症。调强放疗技术具有安全、有效、副作用小等优势,可作为放疗技术首选。

2. 远处转移灶

(1)肺转移:DTC 肺转移时,外照射主要适用于如下情况:①单发或寡转移(寡转移的定义现尚无统一标准，通常认为转移灶数量≤3～4个）；②多发转移灶或大结节病灶，经过系统治疗或^{131}I治疗后仍有残留病灶；③不摄碘的肺转移灶。对于单发或寡转移病灶，立体定向放射治疗在保证充足生物剂量的前提下，可获得不错的临床疗效，但对于弥漫性多发肺转移灶，外照射只做为备选治疗手段。

（2）骨转移：外照射主要适用于有局部疼痛症状或严重骨质破坏的承重骨转移病灶。外照射可以有效缓解疼痛症状、减少及延缓病理性骨折等事件的发生，提高生活质量。对于孤立、有症状的转移灶，外照射还可以作为外科手术切除后的补充治疗，特别是一些位于关键部位、手术无法完全切除的病灶。

（3）脑转移：由于^{131}I治疗可引起肿瘤周围组织的水肿，因此，外照射和外科手术是脑转移的主要治疗手段。且不论转移灶的数量、大小及是否摄碘，外照射均可应用。脑转移的专病死亡率高达67%，但文献报到手术完全切除后其中位生存期可达12.4个月，随着放疗技术的发展，尤其是立体定向放射治疗也可获得与手术近似的疗效。但对于多发转移颅内转移或肿瘤体积大脑水肿症状明显时，应同时加强脱水降颅压等辅助治疗，必要时先行手术辅助降颅压。

（4）其他部位远处转移：外照射主要适用于肿瘤不摄碘或^{131}I治疗效果差出现碘难治性状态时的姑息治疗。可以减轻局部压迫或疼痛等症状，提高患者生存质量。

（5）远处转移的外放射剂量、分割无统一意见。可以采用大分割短疗程，也可以采用常规分割。如果放疗目的为了控制肿瘤生长，剂量可达45～60Gy，每次分割剂量1.8～2.0Gy。如果为了减轻疼痛等症状，剂量可采用20～30Gy，分割剂量3～4Gy/次。或采用大分割的放射外科技术。

（6）外照射相关不良反应：主要包括急性期反应和晚期损伤，常见的有急性黏膜、皮肤反应、喉水肿、吞咽困难和颈部纤维化等。纵隔转移放疗可能产生放射性脊髓炎、放射性肺炎，而骨盆转移放疗产生放射性骨髓抑制、放射性肠炎等。在给予较高剂量的外照射治疗时，可通过积极的护理支持治疗、合理缩小照射范围、使用三维的外照射技术等提高对转移灶的局部控制，尽可能降低治疗不良反应的发生率[20]。

（林岩松　张　鑫）

参 考 文 献

1. Andersen PE, Kinsella J, Loree TR, et al. Differentiated carcinoma of the thyroid with extrathyroidal extension[J]. The American Journal of Surgery, 1995, 170(5): 467-470. doi: 10.1016/S0002-9610(99)80331-6
2. Hay ID, McConahey WM, Goellner JR. Managing patients with papillary thyroid carcinoma: insights gained from the Mayo Clinic's experience of treating 2512 consecutive patients during 1940 through 2000[J]. Trans Am Clin Climatol Assoc, 2002, 113: 241-260
3. Jatin P Shah, Snehal G Patel, Bhuvanesh Singh. Jatin shah's head and neck surgery and oncology. Fourth edition. St Louis: ELSEVIER MOSBY, 2012
4. McCaffrey TV, Bergstralh EJ, Hay ID. Locally invasive papillary thyroid carcinoma: 1940-1990[J]. Head Neck, 1994, 16(2): 165-172
5. Czaja JM, McCaffrey TV. The surgical management of laryngotracheal invasion by well-differentiated papillary thyroid carcinoma[J]. Arch Otolaryngol Head Neck Surg, 1997, 123(5): 484-490
6. Nishida T, Nakao K, Hamaji M. Differentiated thyroid carcinoma with airway invasion: indication for tracheal resection based on the extent of cancer invasion[J]. J Thorac Cardiovasc Surg, 1997, 114(1): 84-92. doi: 10.1016/S0022-5223(97)70120-X
7. Koike E, Noguchi S, Ohshima A, et al. Endoscopic ultrasonography in patients with thyroid cancer: its usefulness and limitations for evaluating esophagopharyngeal invasion[J]. Endoscopy, 2002, 34(6): 457-460. doi: 10.1055/s-2002-32003
8. Conio M, Repici A, Battaglia G, et al. A randomized prospective comparison of self-expandable plastic stents and partially covered self-expandable metal stents in the palliation of malignant esophageal dysphagia[J]. Am J Gastroenterol, 2007, 102(12): 2667-2677. doi: 10.1111/j.1572-0241.2007.01565.x
9. Liu J, Wang X, Liu S, et al. Superior mediastinal dissection for papillary thyroid carcinoma: approaches and outcomes[J]. ORL J Otorhinolaryngol Relat Spec, 2013, 75(4): 228-239. doi: 10.1159/000353549
10. Choi JB, Lee WK, Lee SG, et al. Long-term oncologic outcomes of papillary thyroid microcarcinoma according to the presence of clinically apparent lymph node metastasis: a large retrospective analysis of 5,348 patients[J]. Cancer Manag Res, 2018, 10: 2883-2891. doi: 10.2147/CMAR.S173853
11. Hay ID, Johnson TR, Kaggal S, et al. Papillary Thyroid Carcinoma (PTC) in Children and Adults: Comparison of

Initial Presentation and Long-Term Postoperative Outcome in 4432 Patients Consecutively Treated at the Mayo Clinic During Eight Decades(1936-2015)[J]. World J Surg, 2018, 42(2): 329-342. doi: 10.1007/s00268-017-4279-x

12. Lee J-H, Chung YS, Lee YD. A variation in recurrence patterns of papillary thyroid cancer with disease progression: A long-term follow-up study[J]. Head Neck, 2017, 39(4): 767-771. doi: 10.1002/hed.24684

13. Shindo ML, Caruana SM, Kandil E, et al. Management of invasive well-differentiated thyroid cancer: an American Head and Neck Society consensus statement. AHNS consensus statement[J]. Head Neck, 2014, 36(10): 1379-90. doi: 10.1002/hed.23619

14. 滕卫平,刘永锋,高明,等. 甲状腺结节和分化型甲状腺癌诊治指南[J]. 中华核医学与分子影像杂志, 2013, 33(2): 96-116

15. 中华医学会核医学分会. ^{131}I 治疗分化型甲状腺癌指南(2014版)[J]. 中华核医学与分子影像杂志, 2014, 34(4): 264-278

16. 中国临床肿瘤学会甲状腺癌专业委员会. 复发转移性分化型甲状腺癌诊治共识(2015版)[J]. 中国癌症杂志, 2015, 25(7): 481-496

17. Haugen BR, Alexander EK, Bible KC, et al. 2015 American Thyroid Association Management Guidelines for Adult Patients with Thyroid Nodules and Differentiated Thyroid Cancer: The American Thyroid Association Guidelines Task Force on Thyroid Nodules and Differentiated Thyroid Cancer[J]. Thyroid, 2016, 26(1): 1-133

18. Pacini F, Castagna MG, Brilli L, et al. Thyroid cancer: ESMO Clinical Practice Guidelines for diagnosis, treatment and follow-up[J]. Ann Oncol, 2012, 23(7): 110-119

19. NCCN clinical practice guidelines in Oncology: Thyroid Carcinoma(version 2.2017). NCCN.org

20. 中国临床肿瘤学会(CSCO). 中国临床肿瘤学会(CSCO)持续/复发及转移性甲状腺癌诊疗指南(2018.v1). 北京:人民卫生出版社, 2018

21. Zhao T, Liang J, Guo Z, et al. In Patients With Low- to Intermediate-Risk Thyroid Cancer, a Preablative Thyrotropin Level of 30 μIU/mL Is Not Adequate to Achieve Better Response to ^{131}I Therapy[J]. Clinical Nuclear Medicine, 2016, 41: 454-458

22. Yang K, Wang H, Liang Z, et al. BRAFV600E mutation associated with non-radioiodine-avid status in distant metastatic papillary thyroid carcinoma[J]. Clinical Nuclear Medicine, 2014, 39(8): 675-679

23. Yang X, Li J, Li X, et al. TERT promoter mutation predicts radioiodine refractory in distant metastatic differentiated thyroid cancer[J]. Journal of Nuclear Medicine Official Publication Society of Nuclear Medicine, 2017, 58(2): 258-265

24. Mazzaferri E L. Thyroid remnant ^{131}I ablation for papillary and follicular thyroid carcinoma[J]. Thyroid Official Journal of the American Thyroid Association, 1997, 7(2): 265

25. Rosário PW, Purisch S, Vasconcelos FP, et al. Long-term recurrence of thyroid cancer after thyroid remnant ablation with 1.1 and 3.7 GBq radioiodine[J]. Nuclear Medicine Communications, 2007, 28(6): 507

26. Wang C, Zhao T, Li H, et al. Low activity versus high activity: noninferior response to radioiodine therapy in differentiated patients with extrathyroid extension[J]. Nuclear Medicine Communications, 2017, 38(5): 366

27. 李慧,郭宁,张英杰,等. 分化型甲状腺癌 131I 治疗前后外周血细胞的动态变化[J]. 中华核医学与分子影像杂志, 2015, 35(2): 116-119

28. Brose MS, Nutting CM, Jarzab B, et al. Sorafenib in radioactive iodine-refractory, locally advanced or metastatic differentiated thyroid cancer: a randomized, double-blind, phase 3 trial[J]. Lancet, 2014, 384(9940): 319-328

29. Chen L, Shen Y, Luo Q, et al. Response to sorafenib at a low dose in patients with radioiodine-refractory pulmonary metastases from papillary thyroid carcinoma[J]. Thyroid, 2011, 21(2): 119-124

30. Schlumberger M, Tahara M, Wirth LJ, et al. Lenvatinib versus placebo in radioiodine- refractory thyroid cancer[J]. N Engl J Med, 2015, 372(7): 621-630

31. Lin Y, Wang C, Gao W, et al. Overwhelming rapid metabolic and structural response to apatinib in radioiodine refractory differentiated thyroid cancer[J]. Oncotarget, 2017, 8(26): 42252-42261

32. Zhang X, Wang C, Lin Y. Pilot Dose Comparison of Apatinib in Chinese Patients With Progressive Radioiodine-Refractory Differentiated Thyroid Cancer[J]. J Clin Endocrinol Metab, 2018, 103(10): 3640-3646

33. Wang C, Zhang X, Yang X, et al. PET response assessment in apatinib treated radioactive iodine-refractory thyroid cancer[J]. Endocr Relat Cancer, 2018, ERC-18-0007

第四篇

甲状旁腺及其他钙磷代谢相关疾病

第一章 甲状旁腺概述

一、甲状旁腺生物学

从 40 亿年前原核细胞的原始生命形态到现如今高度分化的高等生物,钙稳态的调节是其中一大主题[1]。据说生命起源于海洋的原始单细胞动物,但海洋的高钙环境并不适于细胞生活,原始细胞为了克服这一环境,必须发展出某种机制来维持细胞内的低钙浓度[2]。由此发展出了可将钙离子跨细胞膜转运及跨胞内特殊结构转运的细胞器,如:高尔基体和内质网,其作用是将钙储藏在细胞内,这就形成了巨大的细胞外和细胞内钙浓度梯度(海洋:10mmol/L vs. 细胞内:0.001mmol/L)。在海洋生物体内,主要由一种垂体激素——鱼催乳素和鱼肾腹侧的斯坦尼小体分泌的"stanniocalcin"(STC)通过鳃进行钙稳态的调节[3,4]。而在进化史上,甲状旁腺首先出现于两栖动物,并随着迁徙至陆地动物长久保留下来。但甲状旁腺激素(parathyroid hormone,PTH)的起源似乎更为久远,已证实硬骨鱼中存在 PTH 受体[5],在斑马鱼和河豚鱼中鉴定出两个 PTH 基因,其肽类产物与人类 PTH 序列具有同源性,如河豚鱼体内的一种肽类片段,与人类 PTH(1-34)的同源性为 56%[6-8]。

二、甲状旁腺的发现

对甲状旁腺腺体的发现及其生理、病理功能的了解始于过去的 150 年。瑞典的解剖学和组织学家 Ivar Sandström 偶然发现了甲状旁腺[9]。1877 年时 25 岁的 Sandström 作为乌普拉萨解剖室的医学生,在一只狗的颈部偶然发现了一个新的结构;他接着在猫、兔、牛、马身上进行解剖研究,发现了这一类似组织;随后,他解剖了 50 具人的尸体,发现大多数尸体上双侧颈部各有 2 个位置、形状和颜色各异的这一类似腺体,将其命名为"甲状旁腺"。10 年后法国的生理学家 Eugene Gley 发现动物在切除甲状腺后有时会发生致命的抽搐,并首次提出甲状旁腺具有重要的生理功能[10]。19 世纪 80 年代,英国医生 Sidney Ringer 用离体蛙心来研究血液中不同物质对心脏收缩的作用,发现没有钙离子时心脏马上停止跳动呈痉挛状态,只有当钙离子存在时,心室才能正常舒张和工作[11]。而约翰霍普金斯大学的一名年轻的病理学家 William MacCallum 首次将钙离子和甲状旁腺联系起来。他和他的同事发现对摘除了甲状旁腺发生痉挛的狗,静脉注释钙剂后痉挛可马上停止;并发现被切除了甲状旁腺的狗,血液中钙离子浓度不足正常狗的一半[12]。法国生理学家 Gustave Moussu 首次发现马的甲状旁腺提取物可用来纠正狗因颈部手术出现的痉挛[13]。由此揭开了甲状旁腺激素认识的篇章。

三、甲状旁腺形态和病理

人类的甲状旁腺一般有上下两对(80% 以上),起源于胚胎发育期的第三和第四对鳃囊,约 80% 的第四对鳃囊向下移动最后定位于甲状腺背侧上极,其位置变异可能出现于后颈部、咽后食管间隙、颈动脉鞘和后纵隔[14-23]。第三对鳃囊随胸腺下降,多定位于甲状腺后外侧表面,但也可停留在下降路程中的任何位置,上至上颈部、下至胸腔入口,甚至有些甲状旁腺可异位于其他器官内,如:胸腺、甲状腺、食管或喉[24-27]。少数人存在 1~12 个甲状旁腺。尸检发现甲状旁腺最常见的数量变异是 3 个(约占 1%~7% 的病例)和 5 个腺体(占 3%~6% 的病例)[24,25,28,29]。

甲状旁腺呈卵圆形或肾形,质软,浅黄棕色;长 2~7mm,宽 2~4mm,厚 0.5~2mm。其颜色取决于脂肪含量、血管充血程度和嗜酸性细胞数量。其重量变异较大,取决于性别、种族和营养状态,可从几毫克至 70mg 不等(平均 35~55mg)。正常男性全部甲状旁腺重约 120mg,女性约 145mg[28,30,31]。

每个甲状旁腺均有一个薄的纤维包膜包裹并

延伸至实质内将其分为多个小叶。甲状旁腺由实质细胞、脂肪细胞和纤维血管基质组成[30,31]。实质细胞多呈巢状和条索状排列，由丰富的毛细血管网滋养，主要包括主细胞和嗜酸性细胞。能合成和分泌PTH的主要是主细胞（透明细胞），呈多边形，含有少量嗜酸性胞浆和小圆核，在10岁前即出现；嗜酸性细胞从青春期前后开始出现，随年龄增加而增多，其高尔基体不发达，含有少量糖原、脂滴和酶类，过去认为既不合成也不分泌PTH[32-34]。但在嗜酸性细胞型甲状旁腺腺瘤病人的嗜酸性细胞中含有丰富的粗面内质网、分泌颗粒及极大的高尔基体，能合成及分泌过量PTH。

四、甲状旁腺激素的合成和分泌调节

（一）PTH的生物合成

PTH是一种含有84个氨基酸的蛋白类物质。*PTH*基因经转录后，甲状旁腺细胞胞质中的核糖体合成含有115肽的前PTH原（preproPTH），随后10～15分钟进入粗面内质网（ER）池间隙经特殊肽酶裂解掉其"前"信号序列（25个氨基酸），形成90肽的PTH原（pro-PTH）[35,36]。接下来5～10分钟pro-PTH进入高尔基体经酪蛋白酶及羧肽酶裂解，去除"原"序列氨基端的6个氨基酸，成为含84个氨基酸残基的成熟分泌型激素PTH（1-84）[36]。PTH（1-84）是激素分泌的主要形式，可储存在胞质的分泌颗粒或微泡中，或被分泌和降解[35]。PTH（1-84）的生物合成多在1小时内完成。约70%～80%的PTH合成后即被降解。储存PTH（1-84）的颗粒中既含有甲状旁腺素也含有蛋白酶（羧基化酶B和H）。故甲状旁腺可分泌PTH（1-84）和C端PTH。PTH（1-84）的生物活性区位于N端1～34的片段，而中间段和C端的片段缺乏生物活性。

（二）PTH分泌及其调节

PTH的分泌主要由激素分泌囊泡通过胞吐作用进行，受血液中钙离子、无机磷、1,25双羟维生素D（1,25-(OH)$_2$-D）和成纤维细胞生长因子23（FGF23）等的调节，其中钙离子浓度是PTH分泌的主要调节因素。

1. 细胞外钙离子浓度 血清钙离子浓度的升高引起PTH分泌的下降。细胞外钙离子浓度和PTH释放存在一个陡峭的"反S形曲线"关系，这一曲线可用四个参数来描述：最大PTH分泌率、最小PTH分泌率、调定点和曲线中点斜率[37,38]。S形曲线揭示了甲状旁腺的一些重要生理特性：最大PTH分泌率反映了甲状旁腺对于低血钙反应的储备能力；最低分泌率不为零；甲状旁腺细胞对于血钙绝对值的下降和下降速率均有反应，而血钙水平突然下降升高PTH水平的刺激效应较血钙水平缓慢下降更为明显。正常情况下，以调定点方式控制PTH分泌来维持血清离子钙在一个很窄的范围内。低于调定点时刺激PTH分泌，高于调定点时抑制PTH分泌。正常人血钙离子浓度的轻微下降（如：0.025mmol/L）即可在数分钟内引起血PTH浓度的显著变化；而血钙离子相同浓度的轻微上升可很快引起血PTH浓度的下降。当血清钙为7mg/dl时，兴奋作用最为显著，当血清钙为10.5mg/dl时，达到最大抑制作用，高于或低于此水平的血钙水平并不能对PTH分泌产生更大的作用。调定点右移是引起PTH依赖性高钙血症的关键因素；相反的，当甲状旁腺细胞对钙离子过度敏感时会引起调定点左移，如：钙敏感受体或其下游的G蛋白的激活突变引起的甲状旁腺功能减退症。

钙离子浓度的变化通过刺激甲状旁腺细胞表面的钙敏感受体（CaSR），来调节PTH的分泌。钙敏感受体是G蛋白耦联受体家族中的成员，为七次跨膜结构，具有细胞外长的氨基端和胞内短的羧基端片段。该受体有一个大的细胞外域，结合钙离子后能够活化磷脂酶C（PLC），通过IP3途径引发胞质储存的钙离子释放和胞外钙离子内流来增加细胞内钙离子浓度。其失活性突变（对钙的敏感性降低）引起家族性低尿钙性高钙血症，而激活性突变导致伴有高尿钙的甲状旁腺功能减退症。

2. 血磷浓度 高磷血症可通过增加PTH的mRNA稳定性及促进甲状旁腺细胞增生而刺激PTH分泌。该作用可能是因为高血磷通过抑制维生素D活化、促进钙离子进入线粒体导致的低钙血症，以及高血磷本身直接调节1,25-(OH)$_2$-D的生成所介导的。在肾功能不全的患者中，高血磷可独立于血钙浓度和1,25-(OH)$_2$-D来直接刺激PTH的分泌。

3. 1,25-(OH)$_2$-D 甲状旁腺细胞上有维生素D受体，*PTH*基因上含有维生素D反应元件。1,25-(OH)$_2$-D通过与维生素D受体结合，抑制*PTH*基因的表达进而抑制PTH分泌。1,25-(OH)$_2$-D也可抑制甲状旁腺细胞增生。

4. FGF23 FGF23可通过直接作用于甲状旁

7. Danks JA, Ho PM, Notini AJ, et al. Identification of a parathyroid hormone in the fish Fugu rubripes[J]. J Bone Miner Res, 2003, 18: 1326-1331
8. McManus JF, Davey RA, MacLean HE, et al. Intermittent Fugu parathyroid hormone 1(1-34)is an anabolic bone agent in young male rats and osteopenic ovariectomized rats[J]. Bone, 2008, 42: 1164-1174
9. Sandström I. Om en ny körtel hos meniskan och åtskilliga däggdjur. Upsala Läkareförenings Förhandlingar 1880, Band XV: 441-471. Sandström's article is available in English: Seipel CM. On a new gland in man and several animals. Baltimore: The Johns Hopkins Press, 1938
10. Gley E. Sur les fonctions du corps thyroid[J]. Compt Rend de Soc de Biol, 1891, 3: 843-842
11. Ringer S. A further contribution regarding the influence of the different constituents of blood on the contraction of the heart[J]. J Physiol, 1883, 4: 29-42
12. MacCallum WG, Voegtlin C. On the relation of the parathyroid to calcium metabolism and the nature of tetany[J]. Bull Johns Hopkins Hosp, 1908, 19: 91-92
13. Moussu G. Sur la function parathyroidienne[J]. Comp de Rend Soc de Biol, 1898, 50: 867-869
14. Summers GW. Parathyroid update: a review of 220 cases[J]. Ear Nose Throat J, 1996, 75: 434-439
15. Roslyn JJ, Mulder DG, Gordon HE. Persistent and recurrent hyperparathyroidism[J]. Am J Surg, 1981, 142: 21-25
16. Iguchi H, Miyagi C, Tomita K, et al. Hypercalcemia caused by ectopic production of parathyroid hormone in a patient with papillary adenocarcinoma of the thyroid gland[J]. J Clin Endocrinol Metab, 1998, 83: 2653-2657
17. Abboud B, Sleilaty G. Parathyroid adenoma localized in the mediastinum. Case report and review of the literature[J]. Le Journal medical libanais, 2001, 49: 234-237
18. Fukumoto A, Nonaka M, Kamio T, et al. A case of ectopic parathyroid gland hyperplasia in the pyriform sinus[J]. Arch Otolaryngol Head Neck Surg, 2002, 128: 71-74
19. Wells Jr SA, Debenedetti MK, Doherty GM. Recurrent or persistent hyperparathyroidism[J]. J Bone Miner Res, 2002, 17(Suppl. 2): N158-162
20. Stephen AE, Milas M, Garner CN, et al. Use of surgeon-performed office ultrasound and parathyroid fine needle aspiration for complex parathyroid localization[J]. Surgery, 2005, 138: 1143-50. discussion 50-51
21. Alexander TH, Beros AD, Orloff LA. Twice-recurrent primary hyperparathyroidism due to parathyroid hyperplasia in an ectopic supernumerary gland[J]. Endocr Pract, 2006, 12: 165-169
22. Iagaru A, Hachamovitch R, Colletti PM, et al. Demonstration of an ectopic mediastinal parathyroid adenoma on Tc-99m sestamibi myocardial perfusion scintigraphy[J]. J Nucl Cardiol, 2006, 13: 719-721
23. Yeh MW, Barraclough BM, Sidhu SB, et al. Two hundred consecutive parathyroid ultrasound studies by a single clinician: the impact of experience[J]. Endocr Pract, 2006, 12: 257-263
24. Wang C. The anatomic basis of parathyroid surgery[J]. Ann Surg, 1976, 183: 271-275
25. Lengele B, Hamoir M. Anatomy and embryology of the parathyroid glands[J]. Acta Otorhinolaryngol Belg, 2001, 55: 89-93
26. Aly A, Douglas M. Embryonic parathyroid rests occur commonly and have implications in the management of secondary hyperparathyroidism[J]. ANZ J Surg, 2003, 73: 284-288
27. Simeone DM, Sandelin K, Thompson NW. Undescended superior parathyroid gland: a potential cause of failed cervical exploration for hyperparathyroidism[J]. Surgery, 1995, 118: 949-956
28. Chigot PL. Surgical anatomy of the parathyroid glands[J]. Rev Prat, 1966, 16(2): 137-147
29. Johnson NA, Carty SE, Tublin ME. Parathyroid imaging[J]. Radiol Clin North Am, 2011, 49: 489-509. vi
30. Grimelius L, Akerstrom G, Johansson H, et al. Anatomy and histopathology of human parathyroid glands[J]. Pathol Annu, 1981, 16: 1-24
31. Dekker A, Dunsford HA, Geyer SJ. The normal parathyroid gland at autopsy: the significance of stromal fat in adult patients[J]. J Pathol, 1979, 128: 127-132
32. Turgut B, Elagoz S, Erselcan T, et al. Preoperative localization of parathyroid adenomas with technetium-99m methoxyisobutylisonitrile imaging: relationship with P-glycoprotein expression, oxyphilic cell content, and tumoral tissue volume[J]. Cancer Biother Radiopharm, 2006, 21: 579-590
33. Akerstrom G, Malmaeus J, Grimelius L, et al. Histological changes in parathyroid glands in subclinical and clinical renal disease. An autopsy investigation[J]. Scand J Urol Nephrol, 1984, 18: 75-84
34. Malmaeus J, Grimelius L, Johansson H, et al. Parathyroid pathology in hyperparathyroidism secondary to chronic renal failure[J]. Scand J Urol Nephrol, 1984, 18: 157-166
35. Morrissey JJ, Cohn DV. Secretion and degradation of parathormone as a function of intracellular maturation of hormone pools. Modulation by calcium and dibutyryl cyclic AMP[J]. J Cell Biol, 1979, 83: 521-528
36. Habener JF, Amherdt M, Ravazzola M, et al. Parathyroid hormone biosynthesis. Correlation of conversion of biosynthetic precursors with intracellular protein migra-

延伸至实质内将其分为多个小叶。甲状旁腺由实质细胞、脂肪细胞和纤维血管基质组成[30,31]。实质细胞多呈巢状和条索状排列，由丰富的毛细血管网滋养，主要包括主细胞和嗜酸性细胞。能合成和分泌PTH的主要是主细胞（透明细胞），呈多边形，含有少量嗜酸性胞浆和小圆核，在10岁前即出现；嗜酸性细胞从青春期前后开始出现，随年龄增加而增多，其高尔基体不发达，含有少量糖原、脂滴和酶类，过去认为既不合成也不分泌PTH[32~34]。但在嗜酸性细胞型甲状旁腺腺瘤病人的嗜酸性细胞中含有丰富的粗面内质网、分泌颗粒及极大的高尔基体，能合成及分泌过量PTH。

四、甲状旁腺激素的合成和分泌调节

（一）PTH的生物合成

PTH是一种含有84个氨基酸的蛋白类物质。*PTH*基因经转录后，甲状旁腺细胞胞质中的核糖体合成含有115肽的前PTH原（preproPTH），随后10~15分钟进入粗面内质网（ER）池间隙经特殊肽酶裂解掉其"前"信号序列（25个氨基酸），形成90肽的PTH原（pro-PTH）[35,36]。接下来5~10分钟pro-PTH进入高尔基体经酪蛋白酶及羧肽酶裂解，去除"原"序列氨基端的6个氨基酸，成为含84个氨基酸残基的成熟分泌型激素PTH（1-84）[36]。PTH（1-84）是激素分泌的主要形式，可储存在胞质的分泌颗粒或微泡中，或被分泌和降解[35]。PTH（1-84）的生物合成多在1小时内完成。约70%~80%的PTH合成后即被降解。储存PTH（1-84）的颗粒中既含有甲状旁腺素也含有蛋白酶（羧基化酶B和H）。故甲状旁腺可分泌PTH（1-84）和C端PTH。PTH（1-84）的生物活性区位于N端1~34的片段，而中间段和C端的片段缺乏生物活性。

（二）PTH分泌及其调节

PTH的分泌主要由激素分泌囊泡通过胞吐作用进行，受血液中钙离子、无机磷、1,25双羟维生素D（1,25-(OH)$_2$-D）和成纤维细胞生长因子23（FGF23）等的调节，其中钙离子浓度是PTH分泌的主要调节因素。

1. 细胞外钙离子浓度 血清钙离子浓度的升高引起PTH分泌的下降。细胞外钙离子浓度和PTH释放存在一个陡峭的"反S形曲线"关系，这一曲线可用四个参数来描述：最大PTH分泌率、最小PTH分泌率、调定点和曲线中点斜率[37,38]。S形曲线揭示了甲状旁腺的一些重要生理特性：最大PTH分泌率反映了甲状旁腺对于低血钙反应的储备能力；最低分泌率不为零；甲状旁腺细胞对于血钙绝对值的下降和下降速率均有反应，而血钙水平突然下降升高PTH水平的刺激效应较血钙水平缓慢下降更为明显。正常情况下，以调定点方式控制PTH分泌来维持血清离子钙在一个很窄的范围内。低于调定点时刺激PTH分泌，高于调定点时抑制PTH分泌。正常人血钙离子浓度的轻微下降（如：0.025mmol/L）即可在数分钟内引起血PTH浓度的显著变化；而血钙离子相同浓度的轻微上升可很快引起血PTH浓度的下降。当血清钙为7mg/dl时，兴奋作用最为显著，当血清钙为10.5mg/dl时，达到最大抑制作用，高于或低于此水平的血钙水平并不能对PTH分泌产生更大的作用。调定点右移是引起PTH依赖性高钙血症的关键因素；相反的，当甲状旁腺细胞对钙离子过度敏感时会引起调定点左移，如：钙敏感受体或其下游的G蛋白的激活突变引起的甲状旁腺功能减退症。

钙离子浓度的变化通过刺激甲状旁腺细胞表面的钙敏感受体（CaSR），来调节PTH的分泌。钙敏感受体是G蛋白耦联受体家族中的成员，为七次跨膜结构，具有细胞外长的氨基端和胞内短的羧基端片段。该受体有一个大的细胞外域，结合钙离子后能够活化磷脂酶C（PLC），通过IP3途径引发胞质储存的钙离子释放和胞外钙离子内流来增加细胞内钙离子浓度。其失活性突变（对钙的敏感性降低）引起家族性低尿钙性高钙血症，而激活性突变导致伴有高尿钙的甲状旁腺功能减退症。

2. 血磷浓度 高磷血症可通过增加PTH的mRNA稳定性及促进甲状旁腺细胞增生而刺激PTH分泌。该作用可能是因为高血磷通过抑制维生素D活化、促进钙离子进入线粒体导致的低钙血症，以及高血磷本身直接调节1,25-(OH)$_2$-D的生成所介导的。在肾功能不全的患者中，高血磷可独立于血钙浓度和1,25-(OH)$_2$-D来直接刺激PTH的分泌。

3. 1,25-(OH)$_2$-D 甲状旁腺细胞上有维生素D受体，*PTH*基因上含有维生素D反应元件。1,25-(OH)$_2$-D通过与维生素D受体结合，抑制*PTH*基因的表达进而抑制PTH分泌。1,25-(OH)$_2$-D也可抑制甲状旁腺细胞增生。

4. FGF23 FGF23可通过直接作用于甲状旁

腺来抑制 PTH 的合成和分泌。

5. 血镁　高镁血症可抑制 PTH 分泌；但低血镁也可抑制 PTH 的分泌和作用，严重镁缺乏还可使 PTH 与受体结合力减弱。镁离子水平对 PTH 的调节作用不如钙离子敏感，只有在重度高镁血症和低镁血症时才可影响 PTH 的分泌。

6. 锶盐与锂盐　锶盐抑制 PTH 释放；锂盐兴奋 PTH 分泌，锂盐还可降低细胞外钙离子抑制 PTH 分泌的敏感性。

7. 昼夜节律性　生理情况下，PTH 的分泌有昼夜节律性，PTH 血浓度在白天平稳，在晚上 20 点及凌晨 4 点有两个高峰，后者可持续到上午 8~10 点才降至基础水平。

(三) PTH 的代谢

甲状旁腺细胞可分泌全段 PTH 及羧基端片段。正常人循环免疫性甲状旁腺激素包括：全段 PTH：占 5%~30%；羧基端片段：占 70%~95%；和氨基端片段：占很小比例。

PTH 经分泌后绝大部分快速从血浆中被肝脏 (70%) 和肾脏 (20%) 摄取清除，PTH (1-84) 被分解成活性氨基酸片段和非活性羧基末端片段，最后从肾脏清除。全段 PTH 的血浆半衰期为 2~4 分钟，羧基端片段半衰期为 5~10 分钟。钙离子水平调控 PTH 的释放、合成和分解。低钙血症时，胞内 PTH 的降解减少，PTH (1-84) 较其他类型分子形式相比分泌量增多；而高钙血症时，胞内全段 PTH 的降解增多，且无生物活性的羧基端片段分泌增多而具有生物活性的 PTH 形式比例下降。正常血钙水平时，PTH (1-84) 占循环中总 PTH 数量的约 20%，低钙血症时增加至 33%，高钙血症时下降至 4%。而 PTH 在外周的代谢不受血钙或 1,25-$(OH)_2$-D 水平变化的影响。在生理状态下，甲状旁腺所分泌的 PTH 中仅有不到 1% 与肝肾组织中的 PTH 受体结合，而大部分被降解。这种特点保证了 PTH 的水平主要取决于甲状旁腺的活性，且循环中 PTH 浓度能对甲状旁腺分泌 PTH 速率的微小变化做出快速反应。

(四) PTH 的作用

1. PTH 的作用途径　哺乳动物体内至少有两种 PTH 受体，即 PTH1R 和 PTH2R。PTH1R 是一种 β 型 7 次跨膜 G 蛋白耦联受体。PTH 通过两种经典的 G 蛋白活化网络——cAMP/PKA 和钙离子 /PKC 途径起作用。在 cAMP/PKA 信号系统，PTH 和 PTH1R 结合引起 Gsα 活化，刺激腺苷环化酶 (AC)，致 cAMP 产生和 PKA 活化。PTH 还提高细胞内焦磷酸盐浓度，前者促使线粒体内贮存的钙离子释放到细胞质中，后者改变细胞膜通透性，促进细胞外钙离子进入细胞质，两者共同提高胞质钙离子浓度。钙离子 /PKC 信号途径是通过 Gq (1 种通过 β 或 γ 亚基兴奋磷脂酶 C 且不受百日咳毒素抑制的 G 蛋白，Gq 或 G11) 活化，刺激磷脂酶 C (PLC) 水解成 IP3 和二酰甘油 (DAG) 产生；IP3 引发胞内钙离子释放，而 DAG 活化 PKC 信号。PTH 的这两种信号转导途径都参与抑制近端管状细胞顶膜的 Na-Pi 协同转运和 Na^+-H^+ 交换，是 PTH 抑制磷和重磷酸盐重吸收的分子基础。近年来，Wnt 信号系统也已成为 PTH 信号系统的主要成分。低密度脂蛋白受体相关蛋白 6 (Lrp6) 与 PTH1R 和 PTH 组成一个三聚体，对 β-连环蛋白 (β-catenin) 和 cAMP/PKA 信号级联活化起重要作用。因为 Lrp/β-catenin 系统活化参与成骨细胞分化和骨形成，这种作用被看做是 PTH 合成代谢的潜在机制。

2. PTH 在钙稳态调节中的作用　在正常个体中，细胞外钙离子水平均保持在一个均值上下 1%~2% 的范围浮动。钙稳态的调节主要依赖甲状旁腺细胞能感受到胞外钙离子浓度的细微变化并做出反应。PTH 保持钙稳态的四个主要机制是：①促进肾脏髓襻升支粗段和远曲小管对钙离子的重吸收；②增加近端小管合成 1,25-$(OH)_2$-D，进而促进肠道对钙磷的吸收；③直接刺激钙离子和磷从骨组织释放；④促进肾磷排泄以缓解从肠道吸收和骨骼释放的过多磷。

(1) 对肾脏的作用：肾脏通过 PTH 及胞外钙离子对维持矿物质稳态起重要作用。经肾脏滤过的钙大多数在近端肾小管通过被动转运被重吸收，而在髓襻升支粗段和远端集合管及其相邻节段钙的转运则通过主动过程完成。PTH 通过作用于远端小管的亨利襻升支 (cTAL) 和 DCT 来刺激钙的重吸收。因此血离子钙浓度升高时，PTH 分泌减少，肾钙重吸收减少而排泄增多。高血钙本身也可通过激活肾脏 CaSR 促进尿钙排泄。

PTH 对维持血磷浓度的稳定也起重要作用。它主要抑制近端和远端肾小管对磷的重吸收。这种作用主要靠介导磷重吸收、位于近端肾小管的钠-磷共转运体 (Npt2A 和 Npt2C) 的活性下降、内化和降解完成。

PTH 也通过刺激近端肾小管 1-α 羟化酶的合

成将 25-(OH)-D 转化成 1,25-(OH)$_2$-D。约 50% 原发性甲状旁腺功能亢进症（原发性甲旁亢）的患者血中 1,25-(OH)$_2$-D 水平升高。PTH 也可降低 24 羟化酶的活性，在维生素 D 缺乏时对维持钙稳态发挥重要作用。

(2) 对骨的作用：目前通常认为是成骨细胞而非破骨细胞表达 PTH 受体。PTH 作用于成骨细胞促进骨重塑。在 PTH 作用下，前成骨细胞分化为成骨细胞并分泌胶原进而矿化成骨基质。因为骨重建单位中骨吸收与骨形成是耦联的过程，一旦前成骨细胞受到刺激，同时会释放细胞因子来活化破骨细胞引起骨吸收。因此破骨细胞的形成需要与成骨细胞系的细胞之间的相互作用，该作用通过细胞-细胞连接、依赖调节破骨细胞形成的细胞因子[如 RANK（核因子 κB 受体活化因子）、骨保护素、RANK 配体（RANKL）]介导。PTH 通过 RANKL 和骨保护素的作用间接提高破骨细胞活性和破骨细胞数量。PTH 对骨的净影响取决于甲状旁腺素过度分泌的严重性和慢性程度。慢性暴露于高甲状旁腺激素水平时以骨吸收为主，而间断注射人重组 PTH 对骨形成的刺激大于骨吸收。PTH 的特定分子结构对骨代谢起重要作用。PTH(1-31) 和 PTH(1-34) 保留了 PTH(1-84) 的所有生物活性；另一方面，去除氨基末端前两个氨基酸的 PTH 则基本不具有激活对骨合成代谢起重要作用的 cAMP 信号通路的作用。

PTH 对于骨钙释放的作用分为快速效应和慢速效应两种。快速效应：动员骨储存的钙离子快速释放，可在注释 PTH 后 1 小时内测出血清钙离子浓度升高；慢效应：PTH 通过促进破骨细胞骨吸收活性，一般在注射 PTH 半小时开始，12~24 小时最明显。

3. PTH 的其他作用 鉴于甲状旁腺功能亢进症的某些临床表现，如：糖耐量受损和脂代谢紊乱、高血压、左心室肥厚和神经肌肉异常等发生率增加，提示甲状旁腺素有作用于其他组织器官的可能性。一些研究已经发现甲状旁腺素对肠、肝、脂肪组织、心血管系统和神经肌肉功能的影响。此外慢性肾脏病（CKD）的患者血 PTH 的长期升高及 FGF23 水平的增加已被证实是 CKD 患者发生血管钙化和高血压的主要机制。

五、PTH 的测定及其临床应用

甲状旁腺激素的检测目前经历了三代方法。第一代的放射免疫法（RIA）在 1963 年被提出。其主要检测羧基端和中段 PTH 片段抗原表位，而较少检测氨基端片段的抗原表位。这种检测方法提出了循环中 PTH 的免疫异质性，循环中 PTH 主要为 20% 的 PTH(1-84) 和 80% 的羧基端片段。用这种检测方法来鉴别原发性甲旁亢和恶性肿瘤相关的高钙血症作用有限，因为恶性肿瘤相关的高钙血症增加的主要为羧基端片段。

第二代 PTH 检测方法免疫测定法首次应用于 1987 年，并由尼克尔斯研究所商业化。这种夹心式检测方法用羧基端抗体来检测 PTH 分子、用 ^{125}I 标记的氨基端抗体来检测完整的 hPTH(1-84)。这种检测方法不能检测出小的不含 N 端结构的羧基端片段，但能检测出大的含有 N 端结构的羧基端片段（非 PTH(1-84) 片段），主要为 PTH(7-84)（失去前 6 个氨基酸的 PTH 片段），其不具有完整的 PTH 分子活性。用第二代检测方法测出的这些片段仅占循环中 PTH 的 20%、占第一代检测方法检出的 5% 的免疫活性。

第三代 PTH 检测方法，即改良的免疫测定法，首次应用于 1999 年。这种检测方法用一个抗体针对 PTH 分子的 C 端区域的靶抗原，另一抗体针对 N 端 1-4 区域表位，且与部分保留氨基末段结构的非 PTH(1-84) 片段不发生反应，故只能检测出完整的 PTH 分子（PTH(1-84)）。

（邢小平）

参 考 文 献

1. Williams RJP. A system's view of the evolution of life[J]. J R Soc Interface, 2007, 4: 1049-1070
2. Jaiswal JK. Calcium—how and why?[J]. J Biosci, 2001, 26: 357-363
3. Wongdee K, Charoenphandhu N. Regulation of epithelial calcium transport by prolactin: from fish to mammals[J]. Gen and Comp Endocrinol, 2013, 181: 235-240
4. Yeung BHY, Law AYS, Wong CKC. Evolution and roles of stanniocalcin[J]. Mol Cell Endocrinol, 2012, 349: 277-280
5. Hoare S, Rubin DA, Jüppner H, et al. Evaluating the ligand specificity of zebrafish parathyroid hormone receptors: comparison of PTH, PTH-related protein, and tuberoinfundibular peptide of 39 residues[J]. Endocrinology, 2000, 141: 3080-3086
6. Okabe M, Graham A. The origin of the parathyroid gland[J]. Proc Nat Acad Sci, 2004, 101: 17716-17719

7. Danks JA, Ho PM, Notini AJ, et al. Identification of a parathyroid hormone in the fish Fugu rubripes[J]. J Bone Miner Res, 2003, 18: 1326-1331
8. McManus JF, Davey RA, MacLean HE, et al. Intermittent Fugu parathyroid hormone 1 (1-34) is an anabolic bone agent in young male rats and osteopenic ovariectomized rats[J]. Bone, 2008, 42: 1164-1174
9. Sandström I. Om en ny körtel hos meniskan och åtskilliga däggdjur. Upsala Läkareförenings Förhandlingar 1880, Band XV: 441-471. Sandström's article is available in English: Seipel CM. On a new gland in man and several animals. Baltimore: The Johns Hopkins Press, 1938
10. Gley E. Sur les fonctions du corps thyroid[J]. Compt Rend de Soc de Biol, 1891, 3: 843-842
11. Ringer S. A further contribution regarding the influence of the different constituents of blood on the contraction of the heart[J]. J Physiol, 1883, 4: 29-42
12. MacCallum WG, Voegtlin C. On the relation of the parathyroid to calcium metabolism and the nature of tetany[J]. Bull Johns Hopkins Hosp, 1908, 19: 91-92
13. Moussu G. Sur la function parathyroidienne[J]. Comp de Rend Soc de Biol, 1898, 50: 867-869
14. Summers GW. Parathyroid update: a review of 220 cases[J]. Ear Nose Throat J, 1996, 75: 434-439
15. Roslyn JJ, Mulder DG, Gordon HE. Persistent and recurrent hyperparathyroidism[J]. Am J Surg, 1981, 142: 21-25
16. Iguchi H, Miyagi C, Tomita K, et al. Hypercalcemia caused by ectopic production of parathyroid hormone in a patient with papillary adenocarcinoma of the thyroid gland[J]. J Clin Endocrinol Metab, 1998, 83: 2653-2657
17. Abboud B, Sleilaty G. Parathyroid adenoma localized in the mediastinum. Case report and review of the literature[J]. Le Journal medical libanais, 2001, 49: 234-237
18. Fukumoto A, Nonaka M, Kamio T, et al. A case of ectopic parathyroid gland hyperplasia in the pyriform sinus[J]. Arch Otolaryngol Head Neck Surg, 2002, 128: 71-74
19. Wells Jr SA, Debenedetti MK, Doherty GM. Recurrent or persistent hyperparathyroidism[J]. J Bone Miner Res, 2002, 17 (Suppl. 2): N158-162
20. Stephen AE, Milas M, Garner CN, et al. Use of surgeon-performed office ultrasound and parathyroid fine needle aspiration for complex parathyroid localization[J]. Surgery, 2005, 138: 1143-50. discussion 50-51
21. Alexander TH, Beros AD, Orloff LA. Twice-recurrent primary hyperparathyroidism due to parathyroid hyperplasia in an ectopic supernumerary gland[J]. Endocr Pract, 2006, 12: 165-169
22. Iagaru A, Hachamovitch R, Colletti PM, et al. Demonstration of an ectopic mediastinal parathyroid adenoma on Tc-99m sestamibi myocardial perfusion scintigraphy[J]. J Nucl Cardiol, 2006, 13: 719-721
23. Yeh MW, Barraclough BM, Sidhu SB, et al. Two hundred consecutive parathyroid ultrasound studies by a single clinician: the impact of experience[J]. Endocr Pract, 2006, 12: 257-263
24. Wang C. The anatomic basis of parathyroid surgery[J]. Ann Surg, 1976, 183: 271-275
25. Lengele B, Hamoir M. Anatomy and embryology of the parathyroid glands[J]. Acta Otorhinolaryngol Belg, 2001, 55: 89-93
26. Aly A, Douglas M. Embryonic parathyroid rests occur commonly and have implications in the management of secondary hyperparathyroidism[J]. ANZ J Surg, 2003, 73: 284-288
27. Simeone DM, Sandelin K, Thompson NW. Undescended superior parathyroid gland: a potential cause of failed cervical exploration for hyperparathyroidism[J]. Surgery, 1995, 118: 949-956
28. Chigot PL. Surgical anatomy of the parathyroid glands[J]. Rev Prat, 1966, 16 (2): 137-147
29. Johnson NA, Carty SE, Tublin ME. Parathyroid imaging[J]. Radiol Clin North Am, 2011, 49: 489-509. vi
30. Grimelius L, Akerstrom G, Johansson H, et al. Anatomy and histopathology of human parathyroid glands[J]. Pathol Annu, 1981, 16: 1-24
31. Dekker A, Dunsford HA, Geyer SJ. The normal parathyroid gland at autopsy: the significance of stromal fat in adult patients[J]. J Pathol, 1979, 128: 127-132
32. Turgut B, Elagoz S, Erselcan T, et al. Preoperative localization of parathyroid adenomas with technetium-99m methoxyisobutylisonitrile imaging: relationship with P-glycoprotein expression, oxyphilic cell content, and tumoral tissue volume[J]. Cancer Biother Radiopharm, 2006, 21: 579-590
33. Akerstrom G, Malmaeus J, Grimelius L, et al. Histological changes in parathyroid glands in subclinical and clinical renal disease. An autopsy investigation[J]. Scand J Urol Nephrol, 1984, 18: 75-84
34. Malmaeus J, Grimelius L, Johansson H, et al. Parathyroid pathology in hyperparathyroidism secondary to chronic renal failure[J]. Scand J Urol Nephrol, 1984, 18: 157-166
35. Morrissey JJ, Cohn DV. Secretion and degradation of parathormone as a function of intracellular maturation of hormone pools. Modulation by calcium and dibutyryl cyclic AMP[J]. J Cell Biol, 1979, 83: 521-528
36. Habener JF, Amherdt M, Ravazzola M, et al. Parathyroid hormone biosynthesis. Correlation of conversion of biosynthetic precursors with intracellular protein migra-

tion as determined by electron microscope autoradiography[J]. J Cell Biol, 1979, 80: 715-731

37. Brown EM. Four-parameter model of the sigmoidal relationship between parathyroid hormone release and extracellular calcium concentration in normal and abnormal parathyroid tissue[J]. J Clin Endocrinol Metab, 1983, 56: 572

38. Haden ST, Brown EM, Hurwitz S, et al. The effects of age and gender on parathyroid hormone dynamics[J]. Clin Endocrinol (Oxf), 2000, 52: 329

第二章 原发性甲状旁腺功能亢进症

甲状旁腺功能亢进症（hyperparathyroidism，甲旁亢）可分为原发性、继发性、三发性。其中，原发性甲状旁腺功能亢进症（primary hyperparathyroidism，PHPT）是由于甲状旁腺本身病变，甲状旁腺素（parathyroid hormone，PTH）自主合成、分泌过多，进而引起钙、磷和骨代谢紊乱的一种全身性疾病，其经典表现包括骨吸收增加为特征的骨骼病变、肾脏钙化或泌尿系结石、高钙血症和低磷血症等。继发性甲状旁腺功能亢进症是由于各种原因刺激甲状旁腺，使之分泌过多的PTH，低钙血症是PTH分泌最主要的刺激因素，维生素D缺乏、高磷血症也可继发PTH分泌增多，常见于肾功能不全、维生素D缺乏或代谢异常性疾病、和小肠吸收不良等。三发性甲状旁腺功能亢进症是在继发性甲旁亢的基础上，由于甲状旁腺受到持久和强烈的刺激，部分增生转变为腺瘤，自主地分泌过多的PTH，可见于慢性肾功能不全、肾脏移植后[1, 2]。

一、流行病学

PHPT在欧美多见，随着血清钙水平筛查的普及，在内分泌疾病中仅次于糖尿病和甲状腺功能亢进症，且临床谱发生很大变化，目前大多为无症状性PHPT。基于美国的一个包含9个医院和13个门诊的大型健康系统，对其2008年1月至2009年12月两年的电子病历进行检索，估算美国总人群中PHPT患病率为0.86%[3]。Yeh MW等调查了美国南加州的3 500万混合种族的受试者人群，从1995到2010年，PHPT的年发病率波动于女性34/100 000～120/100 000（平均为66），男性13/100 000～36/100 000（平均为25），随着年龄增长，发病率的性别差异更为明显，女性发病率更高（50岁以上女性和男性年发病率分别为80/100 000和36/100 000）；在不同种族中的发病率以黑人最高，其次为白人、亚裔、西班牙裔及其他种族。在研究期间，PHPT的患病率增加约2倍，女性从76/100 000增至233/100 000，男性从30/100 000增至85/100 000[4]。丹麦的流行病学数据显示自1977—2010年，PHPT的年发病率呈上升趋势，至2010年其年发病率为16/100 000[5]。我国尚缺乏相关流行病学数据，国内闫双通等2005年调查了健康体检的中老年人群，结果显示北京地区中老年（50岁以上）人群中PHPT的患病率为0.204%[6]，由于该调查中男性比例（82.9%）显著高于一般人群，而PHPT以女性受累居多，整体人群及女性患病率实际更高，提示本病在中国人中并不少见。而就临床谱而言，国内瑞金医院数据显示无症状PHPT比例由2006年以前的20%升高至2007—2010年的50%[7]。

PHPT的发病率随年龄增加而增加，多见于中年，儿童及青少年少见，后者需考虑遗传性PHPT的可能[8]。来自北京协和医院和瑞金医院的数据显示与美国相比，国内PHPT患者的年龄相对较轻[9, 10]。成年患者中以女性居多，男女之比为1:4～1:2。意大利一项回顾性研究（n=417）显示，与女性相比，男性PHPT患者年龄相对更轻［分别为（58.6±14.5）岁和（61.7±12.8）岁］，有症状者比例高于女性（分别为62.3%和47%，$P=0.016$）[11]。

二、病因及病理生理

（一）病因

大部分PHPT为散发性（sporadic PHPT），少数（国外文献报告<10%）病例为家族性（familial PHPT）或综合征性（syndromic PHPT），即有家族史或作为某种遗传性肿瘤综合征的一部分。

1. 家族性/综合征性PHPT 目前已发现了数种单基因的突变导致其发生，包括抑癌基因（*MEN1*、*CDKN1B*、*CDC73*）的失活突变，原癌基因（*RET*）的激活性突变，累及钙敏感受体（calcium sensing receptor，CaSR）信号通路的突变，以及近期报告的与甲状旁腺发育相关转录因子 GCM2 基因的突变等（表 4-2-1），除 NSHPT 为常染色体隐性遗传外，均为常染色体显性遗传方式。其中，在临床表型为多发性内分泌腺瘤病 1 型（MEN1）的患者中，不同研究中有 5%～30% 的病例并未发现 MEN1 基因编码区的突变，国外文献报告其中不足 2% 的病例携带了细胞周期蛋白依赖性激酶抑制因子（cyclin-dependent kinase inhibitors，CDKIs）家族中基因的突变，包括 CDKN1A（OMIM gene 116899，编码 p21Cip1）、CDKN1B（临床表型现命名为 MEN4，OMIM gene 600778，编码 p27Kip1）、CDKN2B（OMIM gene 600431，编码 p15Ink4b）、CDKN2C（OMIM gene 600927，编码 p18Ink4c）等基因的突变[12]。

2. 散发性 PHPT 目前已知甲状旁腺腺瘤或甲状旁腺癌为单克隆性的新生物，但其分子生物学发病机制尚不十分清楚，国外文献报告少数患者发病前有颈部外照射史或锂剂服用史，但缺乏后续报告。目前研究较为明确的致病基因包括：

（1）MEN1：编码 menin 核蛋白，在转录调节、基因组稳定性、细胞分化及增殖中具有发挥作用，menin 与肿瘤转化因子 β（TGF-β）/Smad 信号通路相互作用，为 TGF-β 抑制甲状旁腺细胞增殖及 PTH 分泌所必需[13]。Menin 还可与组蛋白 H3 甲基转移酶相互作用，影响特定类型细胞的基因表达模式、调节细胞增殖[14]。既往研究中，应用 Sanger 测序检测腺瘤组织中 MEN1 基因体细胞突变率约为 12%～25%[15]。其后两项全外显子测序研究显示散发性甲状旁腺腺瘤中 MEN1 体细胞突变率约为 35%，并伴有第 11 号染色体的杂合缺失[16, 17]。

（2）CCND1：位于染色体 11q13，编码大小为 35kDa 的细胞周期蛋白 D1，是最先证实的参与甲状旁腺肿瘤发生的原癌基因，参与调节细胞周期从 G1 期（位于有丝分裂期之后）向 S 期（与 DNA 合成有关）的转化。在部分甲状旁腺腺瘤中，观察到在 11 号染色体着丝粒附近发生插入，使得 PTH 基因 5′ 调节区重排至 CCND1 基因编码区上游，使后者基因表达受到 PTH 启动子/增强子的控制。由于甲状旁腺细胞中 PTH 基因高表达，PTH-CCND1 重排使得 CCND1 基因的表达增强。既往研究显示约 20%～40% 的散发性腺瘤中存在 CCND1 的过表达。

（3）CDC73：早期命名为 HRPT2 基因，亦为肿瘤抑制基因，编码蛋白 parafibromin 为 Paf1 复合物组分，后者为 RNA 聚合酶 II 复合物的一部分，在基因表达通路的多个环节具有关键作用，参与多种调节细胞周期、蛋白合成、脂质及核酸代谢相关基因的表达[18]。研究证实该抑癌基因的失活参与了散发性甲状旁腺癌的发病机制，文献报告 67%～100% 的散发性甲状旁腺癌组织中存在该基因突变；免疫组化研究结果显示 parafibromin 表达的减少在确诊的甲状旁腺癌组织中诊断敏感性及特异性分别为 96% 和 99%[19~23]。孔晶等对北京协和医院收治的 24 例甲状旁腺癌患者进行了 CDC73 基

表 4-2-1 家族性/综合征性 PHPT 的致病基因

	染色体	致病基因	编码蛋白	OMIM	PHPT 以外表现
MEN-1	11q13	MEN1	menin	131100	垂体瘤，胃肠胰腺神经内分泌肿瘤，类癌等
MEN-2	10q11.2	RET	RET	171400	甲状腺髓样癌，嗜铬细胞瘤
MEN-4	12p13	CDKN1B	p27Kip1	610755	垂体瘤，神经内分泌肿瘤
FHH	3q13.3-q21	CaSR	CaSR	145980	—
	19p13.3	GNA11	Gα11	145981	
	19q13.32	AP2S1	AP2σ2	600740	
NSHPT	3q13.3-q21	CaSR	CaSR	239200	—
HPT-JT	1q25-q31	CDC73	Parafibromin	145001	颌骨骨化纤维瘤，肾脏肿瘤等
FIHP	6p24.2	GCM2	GCMB	146200	—
	3q13.3	CaSR	CaSR		
	1q25-q31	CDC73	Parafibromin		
	未知	未知	未知		

OMIM，在线《人类孟德尔遗传》（Online Mendelian Inheritance in Man）；MEN，多发性内分泌腺瘤病（multiple endocrine neonplasia）；FHH，家族性低尿钙性高钙血症（familial hypocalciuric hypercalcemia）；NSHPT，新生儿重症甲状旁腺功能亢进症（neonatal severe hyperparathyroidism）；HPT-JT，甲状旁腺功能亢进症-颌骨肿瘤综合征（hyperparathyroidism-jaw tumors syndrome）；FIHP，家族性孤立性原发性甲状旁腺功能亢进症（familial isolated primary hyperparathyroidism）

因检测及20例组织标本进行了parafibromin免疫组化研究,结果显示其中11例携带该基因突变,85%的组织标本parafibromin蛋白弱表达或表达缺失,也支持该基因的突变及其蛋白表达的降低与甲状旁腺癌发病相关[24]。

此外,近期有文献报告在散发PHPT病例中发现CDKIs,尤其是CDKN2C的体系突变或变异,提示CDKIs的异常可能与某些甲状旁腺肿瘤的发生相关[25]。还有一些可能的候选基因参与了散发性PHPT的发生机制,如CTNNB1(编码原癌基因β-catenin)、全外显子研究中发现的EZH2(组蛋白甲基化转移酶)、POT1(端粒稳定因子1)等基因[16,17],尚需要进一步的人群和动物研究证实。

(二)病理生理

甲状旁腺功能亢进症的基础病理生理改变是甲状旁腺自主分泌过多PTH,PTH作用于骨组织和肾脏,动员骨钙释放入血,肾小管对钙的回吸收增加,并增强肾脏1α羟化酶活性,活性维生素D-1,25双羟维生素D(1,25-dihydroxy-vitamin D,1,25-$(OH)_2$-D)的合成增加,后者促进肠道钙的吸收,导致血钙水平升高。当血钙上升超过正常水平时,从肾小球滤过的钙增多,致使尿钙排量增多。PTH可抑制磷在近端和远端小管的重吸收,对近端小管的抑制作用更为明显。尿磷排出增多,血磷水平随之降低。综上,出现高钙血症、高尿钙症、低磷血症和高尿磷症的生化改变[1]。

PTH对骨组织的作用非常复杂,既促进骨形成,也促进骨吸收,不同的剂量、作用方式以及在不同的骨组织类型(皮质骨、松质骨)产生不同的净效应。PHPT以PTH的持续升高为特点,持续大剂量的PTH与成骨细胞表面受体结合,刺激成骨细胞表达核因子κB受体活化因子配体(receptor activator of nuclear factor κB ligand,RANKL),RANKL与破骨细胞前体细胞表面的受体核因子κB受体活化因子(receptor activator of nuclear factor κB,RANK)结合,刺激破骨细胞生成及其活性。同时,PTH还导致护骨素(osteoprotegerin,OPG)合成减少,OPG也可与RANK结合,从而阻断RANKL与RANK之间的相互作用。高浓度PTH刺激下RANKL/OPG比值的升高导致了骨吸收增强。此外,PTH还可刺激巨噬细胞集落因子(M-CSF)的合成,后者对破骨细胞发生也非常重要[26,27]。PHPT对骨组织的作用长期进展可发生纤维性囊性骨炎的病理改变,骨转换指标水平明显增高。其骨骼病变以骨吸收、骨溶解增加为主,也可呈现骨质疏松或同时并有骨软化/佝偻病,后者的发生可能与钙和维生素D摄入不足有关。

在泌尿系统,由于尿钙和尿磷排出增加,磷酸钙和草酸钙盐沉积而形成泌尿系结石、肾脏钙化,易发生尿路感染。多种因素共同作用导致PHPT患者出现肾功能受损,包括泌尿系结石或肾脏钙化发生比例明显增加,同时合并的肥胖、糖尿病、慢性炎症状态、高血压等疾病状态,PHPT治疗相关药物,以及合并脱水等状态,国外文献报告即使在轻度或无症状PHPT中,eGFR<60ml/(min·1.73m^2)的患者比例可达到13%~19%[28]。晚期可发展为尿毒症,此时血磷水平可不低或高于正常。血钙过高导致迁移性钙化,钙在软组织沉积,引起关节痛等症状。

在消化系统,高钙血症可刺激胃泌素分泌,胃壁细胞分泌胃酸增加,形成高胃酸性多发性胃十二指肠溃疡;还可激活胰腺管内胰蛋白酶原,引起自身消化,导致急性胰腺炎。

PTH还可抑制肾小管重吸收碳酸氢盐,使尿液呈碱性,不仅可促进肾结石的形成,部分患者还可引起高氯性酸中毒,后者可增加骨盐的溶解,加重骨吸收。

三、临床表现及实验室检查

(一)临床表现

自20世纪70年代以来国外随着血清钙筛查的普遍应用,其PHPT临床谱发生很大变化,无症状性PHPT占80%以上。如前所述,国内PHPT临床谱也有一定演变,但有症状性PHPT比例仍显著高于欧美国家。在国内2006年以前的病例总结中,有典型临床症状者可达70%~90%以上,国内文献报告以骨骼病变受累为主者占52%~61%,以泌尿系统受累为主者占2%~12%,骨骼系统与泌尿系统均受累者占28%~36%,生化改变也更为典型[29]。而之后的病例总结显示无症状性PHPT比例明显升高[8]。刘建民等将北京协和医院1958—1993年、上海瑞金医院2001—2010年的PHPT临床数据进行了比较,结果显示这两个不同时期的PHPT患者的临床谱具有明显的变化,无症状患者比例由3%增至40%,血钙及平均PTH水平显著降低;即使是有症状的PHPT患者,临床表现也趋向更轻[9]。

PHPT经典受累的靶器官或系统包括骨骼和

泌尿系统，典型临床表现主要包括骨吸收为特征的骨骼病变、泌尿系统受累、及高钙血症相关症状等三组症状[30]，而无上述典型表现、或虽然有症状但不能确定是由甲状旁腺激素过多或高钙血症引起则称为无症状性PHPT（asymptomatic PHPT）[31]。

1. 骨骼病变 累及骨骼系统时依病情程度不同，临床表现轻重不一。有典型症状者可表现为全身性弥漫性、逐渐加重的骨痛，以承重部位为著，可出现骨畸形和身高变矮、病理性骨折，可出现活动受限。查体可有骨骼压痛，较大的纤维囊性骨炎病变可被触及，严重时可有骨畸形。X线平片可见到颅骨砂粒样变、指骨骨膜下吸收、纤维囊性骨炎等典型骨吸收改变。但也有一部分患者，尤其是轻症或无症状甲旁亢患者中，仅在骨密度（bone mineral density，BMD）检查时发现骨质疏松或低骨量。关于PHPT患者、尤其是无症状PHPT患者的骨折风险，不同研究由于研究设计、受试者特征、病情严重程度、骨折评价方法、种族及样本量等不同，结果并不完全一致。大多结果显示PHPT患者椎体骨折患病率可达到24.6%~47%，显著高于对照人群[32~36]。一项来自丹麦的队列研究纳入674例PHPT及2021名年龄性别匹配的对照，显示PHPT患者不仅总体骨折发生风险增加（与对照人群相比的相对骨折率（relative rate of fractures）为1.8，95%可信区间为1.3~2.3，$P=0.006$），前臂等外周部位骨折风险也增高（相对骨折率1.9，95%可信区间为1.1~3.3，$P=0.029$）[37]。关于髋部骨折风险的数据较少，来自瑞典的一项早期大样本的人群研究在16~17年的随访中并未发现PHPT患者髋部骨折风险的增加[38]。

2. 泌尿系统症状 长期高钙血症可影响肾小管的浓缩功能，尿钙排出增多导致渗透性利尿，患者可出现多饮、多尿症状。发生反复的泌尿系统结石或肾脏钙化（钙磷复合物在肾间质的沉积），表现为肾绞痛、肉眼血尿、尿中排石等，易合并泌尿系统感染。可出现肌酐清除率的下降甚至肾功能不全[39]。

3. 高钙血症相关症状 血钙水平增高引起的症状可影响多个系统。神经肌肉系统的表现包括四肢近端为主的肌无力、肌痛、肌肉萎缩、腱反射减弱等，精神心理方面可出现一些非特异的主观症状，包括淡漠、消沉、烦躁、反应迟钝、记忆力减退、抑郁、神经质、社会交往能力下降、认知障碍等，严重时甚至出现幻觉、躁狂、昏迷[40]。消化系统方面，胃肠道平滑肌张力减低，胃肠蠕动减慢，表现为食欲减退、恶心、呕吐、腹胀腹痛、便秘等；胃泌素分泌增多导致胃酸分泌增多，可引起反酸、消化性溃疡；还可激活胰蛋白酶，引起急、慢性胰腺炎。

4. 心血管系统 PHPT患者中高血压患病率明显升高，国外文献报告可数倍于正常对照，患病率可达到40%~65%[41, 42]。近期一项住院患者的研究显示PHPT是高血压的独立危险因素（OR 1.3，$P<0.0001$）[43]。部分研究显示PHPT患者中左心室肥厚、瓣膜及心肌钙化等心脏结构异常比例高于正常对照，心血管死亡率增加，且死亡风险与高钙血症正相关，轻症者可仅有血管硬化程度加重[44, 45]。高钙血症可导致心电图异常，表现为心动过速，Q-T间期缩短，有时伴心律失常，包括室性早搏等[46]。

5. 其他 软组织钙化影响肌腱和软骨，可引起非特异性关节痛。皮肤钙盐沉积可引起皮肤瘙痒。重症患者可出现贫血，可能系骨髓组织为纤维组织充填所致。重症患者还可出现牙齿松动等。此外，有文献报告PHPT患者中代谢综合征、胰岛素抵抗、2型糖尿病、血脂紊乱、高尿酸血症、肥胖患病率等可增高，Procopio等比较了68例PHPT患者与68名非PHPT对照，结果显示反映胰岛素抵抗程度的HOMA-IR指数在PHPT组显著高于对照，并与血钙相关[47]。

6. 体征 部分患者颈部可触及肿物。可有骨骼压痛、畸形、局部隆起和身材缩短等。部分患者血压升高。

（二）实验室及辅助检查

1. 血清钙 正常人血清总钙参考范围为2.2~2.7mmol/L（8.8~10.9mg/dl），血游离钙值为（1.18±0.05）mmol/L（北京协和医院）。除了正常血钙性PHPT（normocalcemic PHPT，NPHPT）这一特殊类型的PHPT外，PHPT时血清总钙值持续性或波动性增高，合并低白蛋白血症时需要计算白蛋白校正后的血钙以避免漏诊。

血游离钙（ionized calcium，iCa）水平测定更为敏感和准确。1990年孟迅吾等在国内报告了iCa检测在PHPT中的应用，在64例PHPT患者中，8例患者血清总钙水平正常或基本正常，其中6例血浆iCa水平升高[48]。1993年孟迅吾等应用选择性电极法检测了222名正常志愿者及329例包括PHPT在内的7种疾病患者的血浆iCa浓度，结果显示，对于高钙血症患者，血浆 iCa 和血清总钙持续及≥50% 测定次的值增高者分别为 94.5% 和 76.3%，血浆 iCa 水平不受血白蛋白水平的影响，结果支持血 iCa 测定对于高钙血症的诊断更为敏感[49]。Tee MC 等的一项回顾性队列分析中，41 例病理确诊为 PHPT 的患者中血 iCa 水平显著升高，但血清总钙正常或仅稍有升高，iCa 水平与腺瘤体积的线性相关性优于血清总钙[50]。上述结果均支持对于 PHPT 的诊断，血 iCa 测定较总钙更为敏感；此外，iCa 可快速测定，可测定动脉血或静脉血标本，对一些特殊情况（如：临界高血钙症的诊断、快速检测血钙水平等）的处理可能更有价值。

如多次测定血总钙水平正常，除了可进一步检测血 iCa 水平外，还需注意是否合并维生素 D 严重缺乏、碱中毒、肾功能不全、胰腺炎、甲状旁腺腺瘤栓塞、低蛋白血症等因素。

2. 血甲状旁腺素（PTH） 临床通过测定血 PTH 水平并结合血钙水平直接评估甲状旁腺功能。PTH 在蛋白酶的作用下可生成不同的片断，在血中主要以完整（iPTH）、中段、氨基端及羧基端片段存在，其中氨基端具有生物活性。第一代测定方法为应用放射免疫分析法（radioimmunoassay，RIA）测定氨基端（PTH1-34）、中段（PTH44-68）和羧基端（PTH69-84）PTH 等 PTH 片段的水平。第二代测定方法目前临床应用最为广泛，采用两种纯化抗体，分别针对人 PTH39-84 和 PTH13-34，应用免疫放射法（immunoradiometric assay，IRMA）或免疫化学发光法（immunochemiluminometric assay，ICMA）测定完整 PTH（intact PTH）；该方法除了能检测 PTH1-84 外，还会检测到大的羧基端片段（如：PTH7-84），肾功能不全时后者可在血中蓄积。第三代测定方法（whole PTH）的两种抗体分别针对 PTH39-84 和 PTH1-4，因此只检测血中 PTH1-84 的水平。目前对于 PHPT 的临床诊断，第二代检测方法已能满足临床需要[30,51]。PHPT 患者典型的改变为高钙血症同时 PTH 水平升高。PHPT 患者血 PTH 水平多增高，血 PTH 升高的程度与血钙浓度、肿瘤大小具有相关性。但高钙血症时血 PTH 水平位于正常范围内中值或偏高水平者（即不被抑制）也支持 PHPT 的诊断。

3. 血清磷 因尿磷排泄增多可出现血磷水平降低，肾功能不全时血清磷水平可正常或增高。

4. 24 小时尿钙、磷 除了家族性低尿钙性高钙血症（FHH）患者，PHPT 患者尿钙排泄量增加，儿童患者 24 小时尿钙>0.1~0.15mmol/kg（4~6mg/kg），成人尿钙水平可大于 6.25mmol/d（250mg/d，女性）或 7.5mmol/d（300mg/d，男性）。PHPT 合并维生素 D 缺乏甚至骨软化症时尿钙排泄可相对减少，孟迅吾等总结 PHPT 合并骨软化症患者，与不合并骨软化症者相比，后者 100% 尿钙>4.8mmol/24h，前者仅有 61% 尿钙排量>4.8mmol/24h[48]。对于血钙升高同时尿钙排量偏低的患者（24h 尿 Ca<4mmol）者，可测定 24 小时尿钙清除率/肌酐清除率比值，FHH 患者一般该比值<0.01，其他 PHPT 患者通常大于 0.01，但需要除外维生素 D 缺乏对该结果的影响[52]。24 小时尿磷排泄增高，但受饮食因素影响变异较大。

5. 骨转换指标 由于 PTH 促进骨转换，包括骨形成指标（血清碱性磷酸酶或骨特异性碱性磷酸酶、I 型前胶原 N 端肽等）和骨吸收指标（血清 I 型胶原羧基末端肽、抗酒石酸酸性磷酸酶，尿 I 型胶原氨基末端肽、吡啶啉、脱氧吡啶啉和羟脯氨酸排泄量等）在内的骨转换指标水平均可增高。其中，血清碱性磷酸酶主要来源于肝胆系统和骨骼，排除肝胆系统病变后，血碱性磷酸酶增高与骨骼病变相关，骨骼病变愈严重，血清碱性磷酸酶水平愈高。

6. 主要靶器官受累的评估 包括骨骼系统和泌尿系统[53]。

（1）骨骼病变：可以通过 X 线检查、全身骨显像及骨密度检查进行评估。

1）X 线检查：轻者可无显著异常或仅有骨质疏松的表现。骨骼受累明显者 X 线平片表现为骨骼的广泛脱矿质，小梁变粗糙；特征性的骨膜下吸收以指骨最为常见，外侧骨膜下皮质呈不规则锯齿样，可进展为广泛的皮质吸收。皮质骨的侵蚀及脱矿质可导致某些骨在影像上的消失，最为显著的是远端指骨的末端、锁骨外 1/3 的下方皮质、尺骨远端、股骨颈和耻骨下缘以及胫骨近端内侧。纤维囊性骨炎（osteitis fibrosa cystica）为甲旁亢特征性骨骼改变，表现为骨囊性改变，常见于四肢管状骨，也有发生在肋骨和骨盆，如：内含棕色浆液或黏液，即所谓"棕色瘤"，X 线见偏心性、囊状溶骨性破坏，边界清晰锐利，囊内可见分隔。颅骨在影像上可表现为有细小斑点的、砂粒样改变，内外板界限消失。典型的齿槽相表现为牙槽板由于骨膜下吸收而受侵蚀或消失[1,54]。

2）骨显像：是一种灵敏度高的核医学功能影像技术，能够较 X 线更早发现骨骼病变，并能够提示骨骼病变范围。轻症病例可正常，骨骼受累明显者可有典型的代谢性骨病骨显像特征，包括中轴骨、长骨、关节周围示踪剂摄取增高，肾影变淡或消失等。"黑颅"（颅骨和下颌骨示踪剂摄取增加），肋软骨呈"串珠样"，"领带征"（胸骨示踪剂摄取增加）相对常见，有时可见到异位钙化组织的骨外摄取，例如：肺、胃等。

3）骨密度（BMD）测定：PHPT 是引起继发性骨质疏松的重要原因之一，有文献报告 PHPT 在低骨量或骨折人群中的患病率为 0.5%～11.5%[55~57]。由于皮质骨受累较松质骨出现更早、更重，在 PHPT 患者中桡骨远端 1/3 部位的骨密度降低较腰椎部位更为明显，而在皮质骨和小梁骨含量各半的髋部骨密度减低则介于两者之间。分析北京协和医院 1994—2005 年间术前行 DXA 测定中轴骨 BMD 和/或超声测定胫骨超声速率（SOS）的 PHPT 患者，结果显示胫骨 SOS 的 T 分数、Z 分数数值显著低于腰椎、髋部 BMD，也证实在 PHPT 时，皮质骨骨量丢失更早，且受累更为明显[58]。

（2）泌尿系统：可通过 X 线摄片，包括腹部平片、排泄性尿路造影、逆行肾盂造影及经皮肾穿刺造影发现泌尿系统结石。泌尿系统超声也可检出结石或肾脏钙化。必要时还可进行 CT 检查。

四、病理

大部分情况下，正常甲状旁腺分上下各一对，共 4 个腺体，颜色呈黄色、红色或棕红色。其位置多数在甲状旁腺背侧，约 2%～20% 出现解剖位置的变异，可见于纵隔，少数包埋在甲状腺内，偶见于心包。朱预等总结 1974—2009 年间于北京协和医院手术的 368 例 PHPT 患者，病变位于正常解剖位置者 318 例，异常位置者 50 例（13.6%），其中胸锁关节后方 18 例（36%）、前纵隔 13 例（26%）、中纵隔 9 例（18%）、颈总动脉周围 6 例（12%），另有 1~2 例位于右前斜角肌后方、胸锁乳突肌后方及胸骨上凹气管前方[59]。

PHPT 的甲状旁腺病理类型包括腺瘤、增生和甲状旁腺癌，其中以腺瘤最为多见，次为增生，甲状旁腺癌罕见。①腺瘤：国内文献报告占 78%～92%，大多为单个腺体受累，少数有 2 个或 2 个以上腺瘤。由主细胞、嗜酸细胞、或过渡型嗜酸细胞、或上述细胞混合构成的良性甲状旁腺肿瘤，瘤体大小不一，从 <1cm 至 >10cm 不等。肿瘤 <0.6cm 且重量 <100mg 定义为微腺瘤。甲状旁腺腺瘤通常呈卵圆形，外被薄的包膜，部分也可呈双叶或多叶状。切面质软、粉褐色。肿瘤周围可见正常腺体边缘，呈灰褐色或黄色。可有囊性变，尤其是巨大肿瘤。囊肿被草莓色或棕色液体填充。囊性变可伴有纤维化区域和钙化灶。囊性腺瘤的囊壁可显著增厚，粘附于邻近甲状腺或软组织，手术时可被怀疑恶性的可能。腺瘤也可发生自发的梗死。肿瘤大小、症状学以及血钙和 PTH 水平之间具有一定相关性。在镜下绝大多数甲状旁腺腺瘤是有包膜的肿瘤。微腺瘤通常没有包膜。细胞通常在血管周围呈栅栏样排列。肿瘤主细胞一般为圆形或多角形，体积比邻近正常甲状旁腺组织边缘中的细胞略大，偶见梭形细胞，胞浆轻度嗜酸性、透明。细胞核为圆形，位于中央，有致密的淋巴细胞样染色质和不清晰的核仁。可见多核细胞，以及增大、深染的细胞核。多达 80% 的腺瘤具有某种程度的有丝分裂活性，一般 <1 个有丝分裂相/10 个高倍视野。可见滤泡形成或以滤泡结构为主的腺瘤，罕有肿瘤存在乳头样结构。免疫组化：典型腺瘤 PTH、GCM2、GATA3、突触素、嗜铬粒蛋白染色阳性，CDC73 通常染色阳性（除了 HPT-JT 综合征的腺瘤）。RB、APC、CDKN1B、BCL2、MDM2 染色通常阳性，半乳糖凝集素 3、PGP9.5 染色通常阴性；②增生：一般 4 个腺体均增生肥大，也有以一个增大为主，主细胞或水样清细胞增生，间质脂肪、细胞内基质增多，与正常甲状旁腺组织移行，常保存小叶结构，但尚无公认的区分腺瘤和增生形态的标准。③甲状旁腺癌：国外文献中多数西方国家报告不足 1%，印度、意大利及日本的报告中该比例为 5%～7%；1995—2017 年间北京协和医院散发性 PHPT 患者中甲状旁腺癌的比例为 4.3%，上海瑞金医院报告在 2000—2010 年诊断的 249 例 PHPT 中甲状旁腺癌比例为 5.96%，这一比例明显高于欧美国家，与印度、意大利及日本的报道相仿。甲状旁腺癌定义为来源于甲状旁腺实质细胞的恶性肿瘤，大体表现变异很大。通常体积较大，具有不同程度的包膜，重量 1.5~>50g。通常表现为界限不清的包块，与周围软组织和甲状腺紧密相邻。切面质韧或粉褐色，由于存在厚纤维带呈分叶状外观；但部分肿瘤与甲状旁腺腺瘤大体上难以区分。镜下诊断恶性需要符合以下标准：有向邻近结构侵袭性生长的证据，如甲状腺和软组织，包膜外血管或神经周隙，和（或）已证实有转移者。肿瘤细胞多样，常被起自瘤周包膜的宽大纤维结缔组织带所分隔。90%的甲状旁腺癌可存在纤维带，但后者对甲状旁腺癌诊断并不特异。也有甲状旁腺癌具有滤泡形成的表现，罕有癌肉瘤样生长方式的肿瘤。大部分甲状旁腺癌由中等大小的主细胞构成，细胞核呈卵圆形，含有致密的染色质，核仁不明显。可存在不同数量的嗜酸细胞、过渡型嗜酸细胞、透明细胞和梭形细胞，可具有程度不同的多形性。偶有肿瘤仅由嗜酸细胞构成。嗜酸细胞癌的诊断标准与主细胞癌标准一致。在超微结构水平，主细胞癌含有不同数量的致密核分泌颗粒；嗜酸细胞癌还含有很多线粒体。有丝分裂相可见于多达80%的甲状旁腺癌中，但在腺瘤中比例也可以较高，非典型有丝分裂强烈提示恶性诊断。Ki-67增殖指数在甲状旁腺癌中显著高于腺瘤，但两组间有重叠限制了其应用。CDKN1B（p27）表达在甲状旁腺癌中低于腺瘤。甲状旁腺癌通常PTH染色阳性，但程度可能弱于腺瘤。肿瘤细胞中转录因子GCM2、GATA3、细胞角蛋白（CAM5.2）、突触素和嗜铬粒蛋白染色阳性。甲状旁腺癌中RB蛋白染色通常阴性，但部分研究中结果存在差异。约有45%～50%的甲状旁腺癌CDC73染色阴性。其他报告过的辅助指标还包括半乳糖凝集素3和PGP9.5在甲状旁腺癌中染色阳性，而APC、CDKN1B和BCL2阴性或弱表达。但大多数研究样本量有限，需要进一步确证。在甲状旁腺癌中核分裂活性差异较大，与腺瘤和增生有很大的重叠。远处转移以肺部最常见，其次为肝脏和骨骼[7,54,60]。

五、定性诊断、基因检测及鉴别诊断

（一）定性诊断

具有骨骼病变、泌尿系统结石、高血钙的临床表现，血钙、PTH及碱性磷酸酶水平升高，血磷水平降低，尿钙和尿磷排出增多，X线片提示骨吸收增加等均提示甲状旁腺功能亢进症的诊断。典型的PHPT定性诊断不难，高钙血症的同时合并PTH升高可以做出诊断。轻型早期病例需多次测定血总钙及游离钙，必要时行钙负荷甲状旁腺功能抑制试验等检查[54]。对于近10年来提出的PHPT的一个新的亚型——正常血钙性PHPT（normocalcemic PHPT，NCHPT），其诊断标准为：血钙（包括iCa）水平持续正常，同时PTH水平持续性高于正常，需要进行严格的检查除外继发性甲状旁腺功能亢进症，包括：①维生素D缺乏，要求NCHPT患者血清25-OH-D水平≥30ng/ml（75nmol/L）；②肾功能不全，要求NCHPT患者eGFR≥60ml/min；③药物：包括双膦酸盐、呋塞米类利尿剂、抗癫痫药物、磷制剂等；④肾性高钙尿症；⑤影响钙吸收的吸收不良综合征，如乳糜泻、囊性纤维化等；⑥假性甲状旁腺功能减退症Ib型等[61]。

（二）基因检测

由于10%左右的PHPT为单基因突变导致，可考虑在可疑病例中进行表1中基因突变的筛查。通常对于尿钙水平偏低的患者可考虑测定24小时尿钙清除率/肌酐清除率比值（鉴别诊断部分），如降低可考虑进行FHH相关基因的检测。除此以外，通常还建议对以下患者进行基因筛查：起病年龄较轻或者有阳性家族史的患者，发现甲状旁腺多腺体受累，病理类型为甲状旁腺癌或非典型腺瘤，有MEN、HPT-JT综合征其他临床表现者[12,62]。

进行基因筛查具有一定的临床意义，首先可以明确临床诊断，进而制订更为合理的治疗及随访策略，并早期对家系成员进行筛查以发现无症状的突变携带者以给予合理的诊治，并避免无突变家系成员不必要的检查和焦虑。

上述致病基因中，除了RET基因具有基因型-表型相关性因而可以先进行热点外显子筛查外，其他基因均需对整个编码区域进行检测，可以通过Sanger测序分别进行检测，近期也有二代测序方法可以对多个致病基因同时进行筛查。对于MEN1基因和CDC73基因，除了点突变或小片段的突变外，少数病例存在大片段缺失，可通过多重连接依赖探针扩增技术（multiples ligation-dependent probe amplification，MLPA）进行检测[63,64]。

（三）鉴别诊断

1. 高PTH血症的鉴别诊断 ①家族性低尿钙性高钙血症（FHH）：为家族性PHPT中的一个类型，因手术效果不佳，通常需要与其他PHPT进行鉴别以避免不必要的手术。多数为CaSR基因杂合性失活突变导致，表现为轻中度升高的高钙血症，PTH水平可位于正常范围或轻度升高，尿钙相对偏低，可通过测定24小时尿钙清除率/肌酐清除率比值（renal calcium clearance to creatinine clearance ration，Ca_{Cl}/Cr_{Cl}＝[尿Ca×尿量/血钙]/[尿肌酐×尿量/血钙]＝[尿Ca×血肌酐]/[尿肌酐×血钙])鉴别,FHH 通常<0.01,其他 PHPT 通常>0.01,但两者之间有时有重叠,尤其是 PHPT 合并严重维生素 D 缺乏时可出现尿钙排泄减少。基因筛查有利于明确诊断[52];②继发性甲状旁腺功能亢进症(本篇第三章):甲状旁腺受各种原因刺激而增生,PTH 分泌增多,常见于肾功能不全、维生素 D 缺乏和小肠吸收不良等,其生化特点为血钙正常或降低,PTH 水平升高,主要需要与正常血钙的 PHPT 相鉴别;③三发性甲状旁腺功能亢进症:在继发性甲旁亢的基础上,由于腺体受到持久和强烈的刺激,自主分泌过多 PTH,可见于慢性肾功能不全、肾脏移植后、低血磷性骨软化长期不恰当治疗等,生化特点与 PHPT 相似,均为高钙血症伴高 PTH 血症,主要通过病史鉴别;④非甲状旁腺肿瘤异位分泌 PTH:罕见,仅有不足 30 例报告,肿瘤类型包括肺癌(小细胞肺癌、鳞癌、未确定病理类型)、卵巢癌、神经外胚叶肿瘤、胸腺瘤、甲状腺乳头状癌及髓样癌、肝癌、胆囊腺癌、胃癌、胰腺癌、鼻咽部横纹肌肉瘤、颈部神经内分泌肿瘤、颈部副神经节瘤等[65,66];⑤锂中毒:锂剂治疗可导致血钙轻度、持续性的增高,长期治疗可出现血 PTH 水平增高,超声可发现甲状旁腺体积增大。通常在停止锂剂治疗数月后,血钙与 PTH 水平可恢复正常;但也有少数患者发生真正的甲状旁腺功能亢进症,病理多为甲状旁腺增生,偶有腺瘤。

2. 高钙血症的鉴别诊断 除前述 PTH 水平升高的高钙血症外,对以高钙血症为主要表现或就诊原因者需与其他非 PTH 依赖性高钙血症鉴别,包括恶性肿瘤、结节病、甲状腺功能亢进症、维生素 A 或 D 过量等,需要详细了解有无原发病相关表现或用药史,这些患者高钙血症的同时 PTH 分泌受抑制。

3. 骨病的鉴别诊断 以骨痛、骨折、骨畸形为主要表现者需要与其他代谢性骨病(包括骨软化症/佝偻病、肾性骨营养不良、骨纤维异常增殖症、原发性骨质疏松症)、肿瘤性疾病(如:多发性骨髓瘤、骨肿瘤或肿瘤骨转移)等鉴别,可根据临床表现(包括原发病表现)、实验室检查等鉴别。其他代谢性骨病绝大多数血钙水平正常(骨纤维异常增殖症、Paget 骨病、原发性骨质疏松症等)甚至偏低(骨软化症/佝偻病、肾性骨营养不良),骨 X 线各自有特征性的改变,可通过相关检查鉴别。多发性骨髓瘤可有局部和全身骨痛、骨质破坏、高钙血症,但出现高钙血症的患者 PTH 分泌受到抑制,此外有血沉增快、血尿轻链增高、尿本周蛋白阳性,血尿免疫固定电泳有单克隆升高的免疫球蛋白,骨髓涂片有特征性改变,临床上也有 PHPT 与多发性骨髓瘤合并存在的病例,此时 PTH 水平可增高。

4. 泌尿系结石的鉴别诊断 泌尿系结石可见于多种疾病,包括胃肠道疾病或手术、泌尿系畸形或感染、肾小管酸中毒、痛风、结节病、制动、特发性高钙尿症等,一些药物及生活方式也可增加结石风险,除了 PHPT 导致的结石,通常血钙水平正常,可通过特征性的生化检验、影像检查等鉴别[67]。

六、定位检查

获得准确的术前定位诊断,有助于成功切除甲状旁腺病变。术前进行定位检查的方法很多,其中主要有颈部超声、放射性核素检查、颈胸部增强 CT 扫描、磁共振扫描等等。对于选择哪种定位方法,目前学术界尚未达成一致意见。大多数国内外学者认为,甲状旁腺切除术前应完成颈部超声检查和放射性核素检查,在两种检查结果一致的情况下,能获得很好的术前定位诊断,有效地减少手术探查失败的发生[68]。值得注意的是,只有在完成定性诊断后才有必要进行定位诊断,单纯的定位检查发现颈部病变不能代替定性诊断。

北京协和医院选择术前颈部超声和甲状旁腺放射性核素显像双定位的策略,联合检查定位的敏感性和阳性预测值能达到能到 92.39% 和 97.37%。在上述定位检查结果阴性或结果不一致的情况下,可考虑进一步完成颈部增强 CT 或单光子发射型计算机/CT 断层融合成像(SPE/CT,single photon emission computed tomography/CT),通过长期随访发现,综合术前定位诊断成功率在 99% 以上。

建立一支长期合作的多学科协作团队,对于甲状旁腺病变术前定位诊断尤为重要。由于在国内原发性甲状旁腺功能亢进症的发病率较低,而且大多数甲状旁腺病变体积小、位置深,因此,在很多基层医院,无论是超声还是放射性核素检查的准确性均有一定缺陷。而一个长期合作的多学科团队,将会在定位检查的方式选择、实施操作以及结果判读过程中,发挥着关键性作用,明显提高术前定位的准确性。

1. 颈部超声检查 颈部超声检查是临床上最

为常用的甲状旁腺定位诊断方法,具有方便、快捷、无辐射等优点,可以反复进行多次检查。在特殊病例中,例如:妊娠期甲状旁腺功能亢进症中,考虑到电磁辐射对胎儿的影响,颈部超声检查往往是唯一能开展的术前定位诊断方法。在出现高钙危象等重症急诊情况下,颈部超声可能也是全身状况及时间上能允许进行的为数不多的检查手段之一。但是颈部超声检查的准确性与超声医师的经验密切相关,因此,各医疗机构的统计分析数据间存在很大的差异[69]。

在超声检查图像中,典型的甲状旁腺病变多位于甲状腺后方,呈低回声占位,与甲状腺及周围组织之间的边界清楚,内部具有丰富的血流信号(图4-2-1)。国外文献报道:超声对于原发性甲状旁腺功能亢进症的术前定位敏感性为90%以上。我院总结分析902例原发性甲状旁腺功能亢进症手术资料,结果发现术前超声定位诊断的敏感性是94.2%,阳性预测值是98.0%。因此,在有经验的超声科医生的操作下,颈部超声检查不仅是方便有效的筛查方法,而且是重要的定位依据。

术前超声检查的另外一个重要意义在于筛查甲状腺病变,这应该成为甲状旁腺手术前的常规检查项目。甲状腺疾病是一种常见的内分泌疾病,有文献报道35%~67%的原发性甲状旁腺功能亢进症患者同时合并甲状腺病变,其中2%~18%合并甲状腺恶性肿瘤[70-72]。如果发现甲状腺病变,及时行细针穿刺活检将能较为准确地确定甲状腺病变性质,必要时与甲状旁腺同期完成手术治疗,避免二次手术。二次手术不仅增加患者痛苦和治疗费用,同时有文献报道喉返神经损伤和术后永久性甲状旁腺功能低减的概率远高于第一次手术[73,74]。

部分原发性甲状旁腺功能亢进症病变可能会表现为囊性变,即在甲状旁腺病变实质中出现不同比例和形态的囊性成分,从而失去了甲状旁腺病变的典型超声特征,显著的增加诊断的难度。甲状旁腺腺瘤发生囊性变的原因尚不清楚,但大多数学者认为是在已经形成的甲状旁腺腺瘤的实质中发生了出血,从而出现囊性部分。囊内的液体通常为暗红色或铁锈色,病理检查往往可见囊壁上有含铁血色素沉着。在这种情况下,甲状旁腺病变的常见超声特征,例如低回声病变、病变内血流信号丰富、肿物边界清楚等特征均可能不存在(图4-2-2)。如果同时并发甲状腺多发结节和囊肿,诊断更为困难。北京协和医院统计在907例原发性甲状旁腺功能亢进症患者中,37例表现为典型的囊性变(病变实质内50%以上的部分称为囊性),约占4.1%,其比例远高于西方文献报道的低于1%的水平[75]。

术中超声也是甲状旁腺病变定位的重要手段。一方面可以在切开皮肤切口前利用超声对甲状旁腺肿物定位,然后选择合适的切口,这样不仅能缩小手术切口,而且也能缩短手术时间。此外,在切开切口后,也可以用小探头对特殊部位的病变进行检查。值得注意的是,在探查手术中,手术野的解剖结构发生改变,同时还有手术区域的空气会对超声回波产生较大影响,因此,此时需要手术医师和超声科医师密切配合,或由手术医师自行操作超声探头才能获得较好的效果。

在少数情况下,异位的甲状旁腺病变可以分布在颈部及纵隔内各个部位,甚至是甲状腺内,成为异位的甲状旁腺。在胚胎发育上,上极甲状旁腺和甲状腺均来自胚胎时期的第四咽囊,下极甲状旁腺和胸腺都来源于第三咽囊,因此,少量

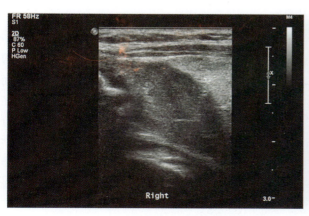 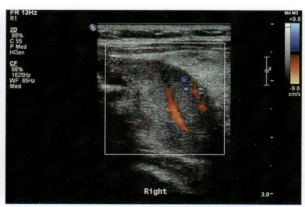

图4-2-1 (左)甲状旁腺病变位于甲状腺后方,呈低回声占位;(右)甲状旁腺病变内部血流信号丰富

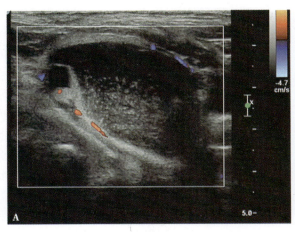 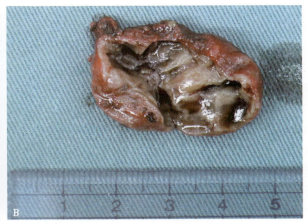

图 4-2-2 囊性甲状旁腺腺瘤
(A)囊性甲状旁腺腺瘤的超声影像,其中大部分均已发生液化,缺乏典型的甲状旁腺病变的典型超声诊断学特征;
(B)手术切除的囊性甲状旁腺腺瘤,内部大部分为囊液,囊液可以是暗红色或铁锈色

上极甲状旁腺可以异位在甲状腺实质内,而部分下极旁腺则可以异位在胸腺内。对于胸骨后的异位甲状旁腺,超声波因为受到胸骨的阻挡,不能有效探查,往往会出现漏诊。同样,对于气管后方异位的甲状旁腺,也会出现声波阻挡而出现漏诊,因此,在这种情况下,进行颈部 CT 检查,特别是颈部增强 CT 检查具有较大的诊断价值。极少数情况下,甲状旁腺可以异位到无名动脉外侧,可能会造成误诊(图 4-2-3)。

后,再次由有经验的超声专家进行定位的策略,为这种情况提供了新的诊断策略[76](图 4-2-4)。

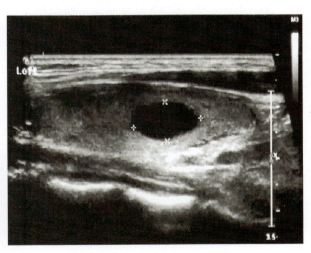

图 4-2-4 超声检查中甲状腺内异位甲状旁腺表现为低回声结节

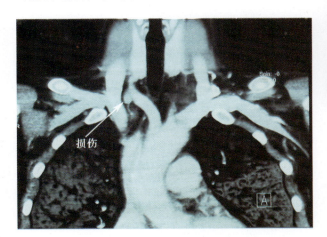

图 4-2-3 颈胸部增强 CT 及三维重建显示:增生的甲状旁腺组织异位到无名动脉和无名静脉之间

甲状腺内异位甲状旁腺是一种比较罕见的情况,是指甲状旁腺病变的大部或全部被甲状腺组织包绕,在诊断上有一定的困难,特别是在同时伴发甲状腺内多发结节的情况下,进行超声诊断定位较为困难。北京协和医院总结诊断和治疗的 15 例病例,提出在放射性核素扫描进行初步定位

超声引导下穿刺活检:对甲状旁腺病变实施穿刺活检,在很多文献中被证实能有效地进行术前诊断,其特异性能达到 100%[77,78]。有报道甲状旁腺细针穿刺活检可能会出现一些其他的不良并发症,例如:穿刺后会出现手术区域的血肿粘连,或者给术后病理诊断带来困难等。因此,2016 年美国内分泌外科协会指南强烈建议细针穿刺活检不作为临床常规定位方法,而仅用于确定甲状腺内异位旁腺或者是复发的甲状旁腺病变。由于细针穿刺活检的细胞学检查不能有效的鉴别甲状旁腺的良恶性质,因此,该指南也不建议在怀疑甲状旁腺癌的患者术前进行穿刺检查。

与实性甲状旁腺病变不同的是,穿刺活检抽吸囊液进行甲状旁腺激素检测,是一种可行的诊断方法。对囊液进行细针穿刺活检,检测囊液PTH和甲状腺球蛋白水平检测可以有效鉴别甲状旁腺和甲状腺囊肿,甲状旁腺来源囊液PTH水平显著升高而甲状腺囊肿的囊液则甲状腺球蛋白水平明显升高。北京协和医院对11例术前其他无创影像学检测无法获得定位诊断的甲状旁腺囊肿病例,进行穿刺抽吸活检,结果发现利用囊液PTH检测,所有患者均获得确诊。对囊液进行病理细胞学检测,仅4例患者发现甲状旁腺细胞,因此,其细胞学诊断价值不高。

2. 放射性核素检查 放射性核素检查也是甲状旁腺病变术前定位的重要手段,最常用的检查方法是 ^{99m}Tc-甲氧基异丁基异腈甲状旁腺显像(99m-technetium sestamibi,^{99m}Tc-MIBI)。甲状旁腺显像的主要方法是静脉注射放射性核素标记的 ^{99m}Tc-MIBI,然后在15分钟和2小时的两个时间点,进行平面放射性显像。其原理是:甲状旁腺组织内含有的线粒体数量要远大于甲状腺组织,而 ^{99m}Tc-MIBI 能富集在线粒体内,随着时间的延长,线粒体内富集的 ^{99m}Tc-MIBI 将会逐步被洗脱。因此,甲状旁腺显像在15分钟时同时显示甲状腺及甲状旁腺,而2小时显像时,甲状腺内的 ^{99m}Tc-MIBI 基本上已被洗脱出来,而甲状旁腺病变中则仍然含有较多的放射性示踪剂。甲状旁腺显像的最大优点在于深颈部及胸部的异位甲状旁腺病变阳性率较高。利用甲状旁腺显像技术,检查甲状旁腺病变的敏感性和特异性可以达到75%及92%。但是,在合并甲状腺疾病及多发甲状旁腺病变时,平面 ^{99m}Tc-MIBI 显像的敏感性及特异性会明显下降。另外,在存在甲状旁腺囊性病变时,也会因为病变中央区囊性变而丧失富集 ^{99m}Tc-MIBI 的特性,呈现不规则的周边强化表现(图4-2-5)。

由于甲状旁腺平面显像不能显示病变的三维

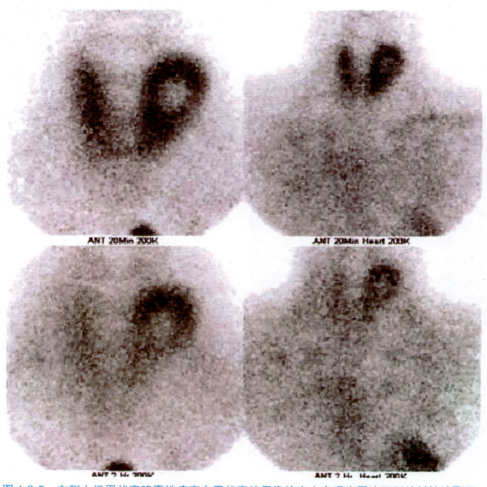

图4-2-5 左侧上极甲状旁腺囊性病变在甲状旁腺显像检查中表现为周边环形放射性浓聚区

位置特征，并且对于体积小的甲状旁腺病变的诊断敏感性低，因此 SPECT-CT 图像融合技术为甲状旁腺显像提供的新的手段。与平面甲状旁腺显像相比较，能更好地进行三维空间定位，具有很高的空间分辨率，提供更为详细的空间解剖信息，特别是对于甲状腺后方及气管后方的异位病变，具有较大的优势（图 4-2-6）。但是 SPECT-CT 的采集时间长，检查费用相对较高，有时也会受到甲状腺结节的影响，在数据解读上也需要相应的经验，因此，在很多基层医院开展起来较为困难。

3. 增强 CT 检查 传统的颈部 CT 平扫对于甲状旁腺病变的术前定位帮助不大，除非病变体积巨大。增强 CT 对于甲状旁腺病变有一定的鉴别诊断意义，在国外文献中强调所谓 4D CT，即在注射 CT 造影剂后，甲状旁腺组织随时间变化而出现的 CT 值变化。与周围组织及甲状腺相比，甲状旁腺组织在增强 CT 扫描中表现为造影剂快速摄取并快速洗脱，这是 4D CT 进行鉴别诊断的基础。国外的研究认为，4D CT 在定位甲状旁腺方面的敏感性和特异性要高于超声及 MIBI[79]。有的研究甚至认为：4D CT 可以用来确定正常旁腺的位置。但我们在临床工作中发现，需要有经验非常丰富的放射学专家进行长期配合，才能使增强 CT 的准确性提高到较好的水平。

4. 颈部磁共振检查及选择性颈静脉取血 颈部磁共振检查在甲状旁腺方面研究报道并不多，国外文献认为其敏感性在 30%～70% 之间，因此，大部分情况下并不是首选的检查方法。磁共振检查的优点是没有辐射的危害，并且是一种非损伤性检查方法。

选择性颈静脉取血是在静脉内放入导管在颈静脉的不同部位收集血液标本，然后进行 PTH 检测，以便确定病变甲状旁腺大致的水平位置。这是一种有创操作方法，并且定位的准确性并不高，因此，该方法很少应用于临床中。值得注意的是：随着 PTH 快速检测技术的发展和推广，国外有专家提出了术中颈内静脉取血测定 PTH 确定甲状旁腺位置的方法。在术中从双侧颈内静脉抽取静脉血检测 PTH 水平，PTH 值高的那一侧可能是病变所在位置。如果双侧的 PTH 均增高，则可能存在双侧多发病变，或者位置在颈部之外。

七、手术指征

适应证：手术治疗是原发性甲状旁腺功能亢

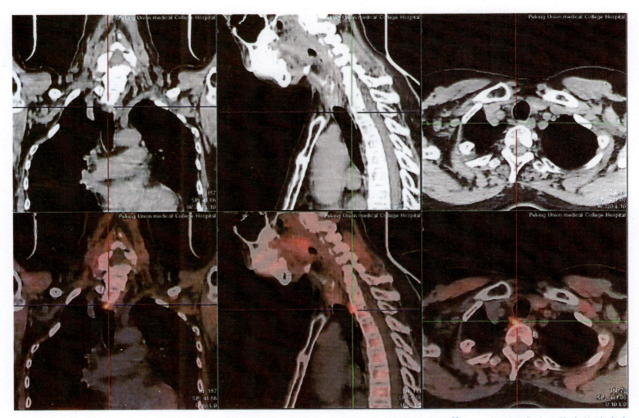

图 4-2-6　SPECT/CT 显示食管右侧的小直径甲状旁腺病变，此前的颈部超声及平面 99mTc-MIBI 显像均不能定位该病变

进症首选也是唯一能够治愈的治疗手段。对于定性诊断明确，血钙水平明显升高、有症状或有并发症的患者均应考虑手术治疗。对于无症状患者，国际专家协作组提出的指南推荐年龄在 50 岁以下、血钙水平高于上限 0.25mmol/L（1mg/dl）、肌酐清除率 <60ml/min、24 小时尿钙排出量大于 400mg、存在泌尿系结石影像学证据、腰椎等部位骨密度 T 值 <-2.5 或腰椎骨折史者也应该积极进行手术治疗[80]。对于有经验的甲状旁腺外科医师，手术成功率在 90%~95% 以上，可通过切除病变甲状旁腺而有效地缓解患者症状，降低血钙及 PTH 水平。

八、手术方式

1. 双侧颈部探查 传统的甲状旁腺探查及切除手术是双侧颈部探查手术，即对双侧颈部的所有甲状旁腺进行检查。在术前定位技术尚不完善的阶段，双侧颈部探查是非常必要的。目前，双侧颈部探查手术仍然是多发甲状旁腺病变的首选手术方式，也在很多医院中用于切除单个旁腺病变。这种方法的优点是视野开阔，探查全面，减少遗漏多发甲状旁腺病变的风险，但缺点是对于单发甲状旁腺腺瘤而言，手术创伤较大，切口不美观。更重要的一点是，双侧颈部甲状旁腺探查往往需要全身麻醉，这对于合并严重并发症、高钙危象及严重骨骼畸形的患者来说，可能会带来更高的麻醉风险和难度。

2. 小切口甲状旁腺切除术 超过 85% 以上的原发性甲状旁腺功能亢进症由单个甲状旁腺腺瘤引起，因此，近年来，国内外学者纷纷提出小切口甲状旁腺切除术（minimally invasive parathyroidectomy，MIP）。据统计在各种文献中 MIP 共有 75 种以上的定义。比较公认的 MIP 定义是切口在 3cm 以下，仅对单个或单侧颈部的甲状旁腺进行切除手术，广义的 MIP 手术还包括腔镜手术。MIP 手术的优点是：减少手术切口和手术创伤，外观更好，同时还可以在局部麻醉或颈丛阻滞麻醉下进行。后者对于全身状况差，并且合并严重并发症的患者，可以避免全身麻醉的气管插管以及静脉用药，具有较大的优势，是单发甲状旁腺腺瘤的首选手术方式。但 MIP 手术需要术前进行准确的定位诊断，同时手术医师需要更多的经验。

显然，MIP 并不适用于所有的甲状旁腺功能亢进症患者。除多发甲状旁腺病变之外，MIP 也不宜用于肿瘤大于 4cm 以上的病变，或者怀疑甲状旁腺恶性肿瘤的病例。对于合并甲状腺病变需要同时进行切除的、特别是甲状腺病变位于对侧的患者，双侧探查可能是更好的选择。

3. 术中 PTH 监测（intraoperative PTH monitoring，IPM） 术中 PTH 监测是指在手术切除甲状旁腺病变前后检测血液中 PTH 水平，从而帮助手术医师在术中确定是否已经切除所有的甲状旁腺病变。因为术前的定位措施并不能完全确定多发甲状旁腺病变，而 MIP 术中并未对其他甲状旁腺进行检查，因此，IPM 在小切口甲状旁腺切除术中更为重要。PTH 在血液中的半衰期仅 3~5 分钟，因此，术中即时的 PTH 检测可以较好地反映手术切除的效果。在 IPM 的辅助下，MIP 手术的成功率可达 99% 以上，被许多西方学者认为是必须的手术步骤。但也有的研究发现：由于目前术前影像学定位技术已经非常成熟，定位准确性很高，不用术中 PTH 检测实施 MIP 也可以获得类似的良好手术效果，因此，有些学者对术中 PTH 检测的作用也提出了异议，特别是从卫生经济学方面考虑，可能会增加治疗的费用。国外已有移动式产品设备利用免疫化学发光法可以在 7~15 分钟内完成血液 PTH 的检测，一般都在手术室内直接完成检测操作，减少了标本传递等中间环节。在我国，由于受到设备的限制，目前开展术中 PTH 监测的医疗中心并不多。

采血部位以及时间点不同会导致术中 PTH 监测的数值出现偏差，因此在操作的过程中需要制定并遵守严格的流程。手术医师在解读术中 PTH 监测结果时，也需要考虑到各种相关情况造成的影响。最为常用也是最早报道的 PTH 监测策略是 Miami 法。这种方法要求在切开皮肤前、处理甲状旁腺血管前、切除病变 5 分钟和 10 分钟这 4 个时间点抽取外周静脉血，进行 PTH 检测。如果外周血 PTH 下降 50% 以上，则可以停止进一步探查，终止手术。如果 PTH 水平下降未达到上述标准，则在 20 分钟时重复抽血并检查 PTH 水平。如果此时仍未达到上述标准，则建议进一步探查，或者改为双侧颈部探查，直到外周血 PTH 水平达到上述标准为止。后来，有学者对上述方法进行了部分改良，例如将取血时间简化为切开皮肤前及切除肿瘤后 10 分钟两个时间点，或者将血 PTH 水平目标值改为切除肿瘤 10 分钟后血液 PTH 水平降到正常范围以内等等。

术中快速 PTH 检测的另外一个用途是确定切除的病变是甲状旁腺组织，也就是对已切除的甲状旁腺组织进行负压吸引穿刺，然后再用生理盐水涮洗，最后将冲洗液送检 PTH，如果 PTH 水平增高则考虑切除的病变为甲状旁腺组织。传统的方法是对切除病变组织进行冰冻切片病理学检查，但由于速度较慢，并且还会受到切片质量、染色水平等一系列因素的影响，因此，在国外的很多医疗结构，已经逐渐被针吸组织 PTH 检测所代替。

4. 核素引导的甲状旁腺切除手术 国外有医疗单位在术中利用核素标记的 MIBI 引导进行甲状旁腺肿物定位，并且评估手术效果。在术前 1~2 小时通过静脉给予患者核素标记的 MIBI，然后在手术中，利用手持的伽马射线探头，可以发现浓聚了 MIBI 的甲状旁腺病变。利用伽马射线探头对切除的组织进行射线检测也可以帮助判断是否是甲状旁腺组织。这种方法也有相应的不足和缺陷。一是尽管使用的放射性同位素剂量不大，但是仍然对手术室有一定的防辐射要求；二是甲状腺结节也可能富集一定的 MIBI，也存在一定比例的假阳性；三是操作过程以及结果判读需要积累一定的经验，才能获得较好的效果，因此，国外各中心报道的成功率并不一致。

5. 视频辅助甲状旁腺切除术与腔镜下甲状旁腺切除术 随着技术的不断进步，视频辅助以及腔镜手术逐渐在甲状旁腺病变的治疗中得以尝试应用。视频辅助下甲状旁腺切除术是在甲状旁腺病变同侧的锁骨上方切开 2cm 的切口，然后将电视探头置入其中进行手术操作，切除病变的甲状旁腺。目前大样本量的研究表明：视频辅助甲状旁腺切除术在疗效上与常规 MIP 技术相当。腔镜下甲状旁腺切除术则与腔镜下甲状腺手术类似，在乳晕上方或腋窝切开皮肤，建立皮下隧道，进入颈部后，充入二氧化碳建立操作空间，进行甲状旁腺探查切除术。机器人手术也是腔镜手术的一种，在国内外均有少数报道用于甲状旁腺切除手术。与腔镜下手术以及机器人手术相比较，视频辅助甲状旁腺切除术具备费用低及学习曲线短等特点，必要时可及时转为开放手术，因此更利于临床应用。但值得注意的是，这些手术方式均应在部分经过选择的患者中开展，而不宜过度的扩大使用。

6. 异位甲状旁腺病变的切除 大部分的人有 4 个旁腺，但有文献报道超过 4 个以上甲状旁腺的人超过 10% 以上。上极旁腺的位置一般比较固定，一般位于甲状腺上极周围或在甲状腺被膜内。值得注意的是，部分上极甲状旁腺在体积增大后，由于吞咽或者是重力的作用，位置发生下降，其主体部分到达甲状腺中下部，并且可以位于食管侧面或后方。这部分甲状旁腺被称作过度下降的甲状旁腺，也是导致甲状旁腺手术切除失败的重要原因之一。这种情况下，肿瘤的血管供应仍然来自甲状腺上极血管的分支。同时，值得注意的是：肿瘤的主体往往位于喉返神经的后方，在手术过程中需要游离喉返神经，才能将肿瘤完整切除。由于下旁腺伴随胸腺发育，因此，下旁腺的位置可能会发生很大的变异。约有一半的下极甲状旁腺位于甲状腺下极周围，四分之一的甲状旁腺位于甲状腺胸腺韧带内，另外一部分可能异位到前纵隔内。尽管有文献报道颈部切口可以切除距离锁骨头上缘 6cm 以内的胸骨后甲状旁腺病变，但是对于位置较低的甲状旁腺病变，特别是位于锁骨后或者胸骨柄后方的甲状旁腺肿瘤，术前需要做好充分评估，是否能利用颈部切口完整切除肿瘤[81]。一方面，完整切除甲状旁腺是甲状旁腺切除手术的基本要求，甲状旁腺包膜破裂将可能导致肿瘤播散，造成肿瘤复发，如果播散范围过大，则再次手术可能无法根治。另一方面，少数体积大的甲状旁腺病变会有血管与锁骨下静脉或无名静脉相连，或者肿瘤与血管发生粘连，如果在术中强行非直视下钝性分离肿物下端时，可能会损伤血管或导致交通血管出血，导致难以控制的大出血。因此，术前进行充分的评估，术中做好开胸探查准备，是保证手术安全的必要措施（图 4-2-7）。对于前纵隔内的异位甲状旁腺病变，使用纵隔镜进行手术将能减少手术创伤。

7. MEN-1 的甲状旁腺手术 90% 以上的 MEN-1 患者会出现甲状旁腺功能亢进症，并且常常会累及多个甲状旁腺。因此，MEN-1 的手术方式主要是双侧颈部探查。至于具体是行甲状旁腺全切及甲状旁腺组织自体移植手术，还是行甲状旁腺次全切除术，目前国际上尚无明确结论。研究表明与切除 3 个或 3.5 个甲状旁腺的次全切除相比较，甲状旁腺全切术后进行自体移植术后复发率低，但是出现永久性甲状旁腺功能低减的概率明显增加。考虑到全切术后的甲状旁腺功能低减，次全切除甲状旁腺可能是一个比较合适的选

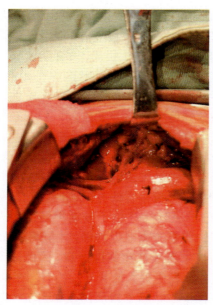

图 4-2-7　劈开胸骨显露位于锁骨后方的异位甲状旁腺病变

择。对于少数患者，特别是年轻患者，在就诊时仅出现单侧或单个甲状旁腺病变，此时也可以采取切除单个或单侧甲状旁腺的方法，对于减少手术风险和维持生活质量有一定的意义。

8. 再次甲状旁腺切除手术　目前，学术界将甲状旁腺再次手术分为三类情况：一是首次手术后血钙未降至正常范围，定义为手术失败；二是术后 6 个月内血钙下降到正常，但此后血钙水平再次上升超过正常上限，定义为复发；三是甲状腺及其他颈部手术后再次实施甲状旁腺手术，部分学者亦将其视为甲状旁腺再次手术。其中，首次手术失败在临床上更常见，其原因可能是术中未能切除单发病灶或未能切除同时存在的多个甲状旁腺病灶。再次手术不仅手术并发症发生率高，同时探查切除失败率也较高。因此，提高首次手术成功率，避免再次手术风险尤为重要。同时，在再次手术前，需要更加准确的定位信息，尽量减少相关并发症。

未能切除正常位置的甲状旁腺病变被称为"可避免的手术失败"，手术失败的原因更多是源于手术医师经验不足。在经验丰富的医疗中心，甲状旁腺切除术的成功率可达 99% 以上，但是在一些经验少的单位，手术失败的发生率可达 15%。一些手术失败的患者在首次手术探查中切除了体积较小的增生旁腺或正常甲状旁腺即终止手术，未进一步进行系统性探查，特别是对食管旁及后方进行探查，从而遗漏了主要病变。甲状旁腺在发育过程中发生复杂的移位，形成各种不同类型的位置变化。下极甲状旁腺在迁移过程中可以停留在甲状腺下极周围、气管食管旁沟、胸膜内，甚至异位至前纵隔内。上极甲状旁腺可能被包裹在甲状腺内成为甲状腺内异位甲状旁腺，也可能进入甲状腺中下部的食管侧面及喉返神经的后方，即过度下降的上极甲状旁腺腺瘤。如果术前影像学检查结果显示甲状旁腺病变位于甲状腺后方深部，则应进一步解剖喉返神经，沿椎前筋膜对食管旁及食管后方，进行彻底探查。

由于瘢痕粘连导致解剖层次的变化，再次手术探查将会比较困难，因此在术前需要仔细复习第一次手术的有关资料，包括手术记录、影像资料和生化检查，寻找手术失败的可能原因。另外，再次手术还需要重新进行准确的定位诊断。MIBI 扫描和颈部超声仍是再次手术前的首选定位方法。食管旁和椎体前的甲状旁腺病变位置深，并且气管会遮挡声波，颈部超声结果往往不准确。此时，颈部 CT 增强扫描或 ^{99m}Tc-MIBI 或 ^{11}C 标记胆碱 PET/CT 将能提供更多的信息。对于上述无创检查仍然无法定位的病变，如果患者病情严重，也可以采用超声引导下细针穿刺活检，明确病变的位置。

甲状旁腺再次手术不是实施 MIP 的禁忌证。常规甲状旁腺探查手术多采用中间入路，沿中线分离并牵开带状肌，显示甲状腺及甲状旁腺后进行操作。然而在再次手术中，颈部中线处粘连往往很严重，而选择侧方入路则可能更为便利。术中先确定颈总动脉位置作为标记，沿胸锁乳突肌前缘，纵行切开带状肌，这样不仅能避开上次手术大部分粘连瘢痕，也可直接进入甲状腺的后方，方便对喉返神经及食管气管旁沟进行探查。尽管在首次甲状旁腺切除术中是否需要进行喉返神经监测，目前尚未达成一致意见，但是在再次手术中，喉返神经监测应该是必须采用的重要措施。同样，如果有条件，术中 PTH 检测也是必要的辅助手段。

九、手术后并发症

甲状旁腺切除手术可能出现的大部分并发症与甲状腺手术类似，如：出血、喉返神经损伤、术后低钙血症、感染、淋巴漏及食管损伤等等，在处理原则上基本类似。与甲状腺手术不同之处，详见术后低钙血症的治疗。

十、药物治疗

包括术前严重高钙血症甚至高钙危象的治疗，不能或拒绝手术患者的长期药物治疗，以及术后的药物治疗。

（一）高钙血症

最根本的办法是去除病因，即切除病变甲状旁腺。对高钙血症的治疗取决于血钙水平和临床症状：通常对轻度高钙血症患者和无临床症状的患者，暂无需特殊处理；对出现症状、体征的中度高钙血症患者，需积极治疗。当血钙>3.5mmol/L时，无论有无临床症状，均需立即采取有效措施降低血钙水平。治疗原则包括扩容、促进尿钙排泄、抑制骨吸收等[53]。

1. 扩容、促进尿钙排泄 高钙血症时由恶心、呕吐及渗透性利尿引起的脱水较为常见，需首先使用口服或静脉生理盐水补充细胞外液容量。充分补液可使血钙降低0.25～0.75mmol/L。补充生理盐水一方面可以纠正脱水，另一方面通过增加肾小球钙的滤过率及降低肾脏近、远曲小管对钠和钙的重吸收，促进尿钙排泄。但老年患者及心肾功能不全的患者使用时需慎重。

细胞外液容量补足后可给予袢利尿剂，呋塞米和依他尼酸钠可作用于肾小管髓袢升支粗段，抑制钠和钙的重吸收，促进尿钙排泄，同时防止细胞外液容量补充过多。呋塞米的应用剂量为20～40mg静脉注射，应用呋塞米治疗时需警惕水、电解质紊乱。由于噻嗪类利尿剂减少尿钙的排泄，加重高钙血症，因此为绝对禁忌。

2. 应用抑制骨吸收药物 早期使用骨吸收抑制剂可显著降低血钙水平，并可避免长期大量使用生理盐水和呋塞米造成的水及电解质紊乱。

（1）双膦酸盐：静脉使用双膦酸盐是迄今为止最有效的治疗高钙血症的药物，起效需2～4日，达到最大效果需4～7日，大部分患者血钙能降至正常水平，效果可持续1～3周不等。国内目前用于临床治疗高钙血症的静脉双膦酸盐包括帕米膦酸二钠（pamidronate）、唑来膦酸（zoledronic acid）和伊班膦酸钠（ibandronate）。帕米膦酸二钠推荐剂量为30～60mg，加入500ml液体中静脉滴注持续4小时以上。唑来膦酸推荐剂量为4mg，通常加入100ml液体中，静脉滴注15分钟以上。伊班膦酸钠推荐剂量为2～4mg，通常加入500ml液体中输注2小时以上。用药前需要检查肾功能，要求肌酐清除率>35ml/min。少数患者患者输液后可出现体温升高、关节肌肉疼痛等流感样的症状，可予以对症处理[82]。

（2）降钙素：起效快，但效果不如双膦酸盐显著。使用降钙素2～6小时内血钙可平均下降0.5mmol/L。常用剂量为：鲑鱼降钙素2～8IU/kg，鳗鱼降钙素0.4～1.6U/kg，皮下或肌内注射，每6～12小时1次。应注意其降低血钙的效果存在逸脱现象（多在72～96小时内发生），长期用药降低血钙水平作用有限。目前降钙素多用于高钙危象患者，短期内可使血钙水平降低，可与静脉双膦酸盐联合，用于双膦酸盐药物起效前的过渡期。

（3）其他：上述治疗无效或不能应用上述药物（例如：肾功能不全）的高钙危象患者，还可使用低钙或无钙透析液进行腹膜透析或血液透析。

此外，卧床的患者应尽早活动，以避免和缓解长期卧床造成的高钙血症。

（二）不能或不接受手术患者的长期治疗

治疗旨在尽量控制高钙血症，减少PHPT相关并发症，如骨质疏松等。注意保证足够的水化，避免制动，尽量避免使用噻嗪类利尿剂及锂剂，伴随明显呕吐或腹泻等可能导致脱水的状态时需要进行积极的处理。饮食钙摄入量以中等度合适，应避免高钙饮食，尤其在血清$1,25-(OH)_2-D$水平增高的患者，可出现血清钙及尿钙水平的升高；而低钙饮食可能进一步刺激甲状旁腺素的分泌[30,53]。药物治疗手段有限，对大多数患者仍缺乏与手术效果相当的有效、安全的治疗药物，主要包括改善骨质疏松的药物（双膦酸盐、雌激素、选择性雌激素受体调节剂）和降低血钙水平的药物（拟钙剂）[83,84]。

1. 双膦酸盐 作用于破骨细胞，抑制法呢酰二磷酸酯合酶活性，后者为参与许多重要信号分子转录后修饰的胆固醇合成通路上的关键酶，对该酶活性的抑制可破坏破骨细胞骨架构成、细胞存活及增殖相关的通路，从而抑制破骨细胞活性并促进其凋亡，是一种骨吸收抑制剂，已被用于包括原发性骨质疏松、糖皮质激素性骨质疏松等多种代谢性骨病的治疗，能够增加骨密度和降低骨折风险。静脉双膦酸盐（包括帕米膦酸盐、伊班膦酸盐及唑来膦酸）被成功用于PHPT相关高钙血症的急诊处理，PHPT的长期药物治疗主要是应用口服双膦酸盐，现有的临床研究结果主要集中于阿仑膦酸钠，还有少数关于利塞膦酸钠的研究。目前报告的随机安慰剂对照或开放临床试验显示阿仑膦酸钠每日或隔日10mg或70mg/周[85]，治疗1~2年，可显著增加腰椎（+3.79~8.6%）、股骨颈或髋部（+4.01~4.8%）骨密度，显著降低骨转换指标水平，对血清钙水平无显著影响或轻度一过性降低，PTH水平可有一过性升高或无显著变化，对尿钙排泄量无显著影响。而关于男性PHPT患者药物治疗以及静脉双膦酸盐的长期治疗，研究很有限[86]。相比于手术对骨密度的改善效果，Sankaran等的荟萃分析显示双膦酸盐与手术对腰椎、股骨颈BMD的改善效果类似，均未显著改善前臂BMD[87]。但Tournis等在一项开放性前瞻性观察中直接比较了口服利塞膦酸钠（35mg/周）与甲状旁腺手术的效果，观察到手术和药物均较基线显著增加腰椎面积BMD（分别为+3.47%和+5.62%）；手术对股骨颈和全髋面积BMD、胫骨体积BMD显著优于利塞膦酸钠[88]。上述结果提示病变甲状旁腺切除术仍为PHPT继发骨质疏松症的首选治疗，双膦酸盐等骨吸收抑制剂有一定的效果，但仍弱于手术。此外，双膦酸盐治疗目前尚不能证实可如手术一样降低骨折风险[89]。

2. 作用于雌激素受体的药物　包括雌激素和选择性雌激素受体调节剂（selective estrogen receptor modulator, SERM）。雌激素可拮抗对PTH介导的骨吸收，目前仅有小样本研究显示雌激素用于绝经后女性PHPT患者可降低骨吸收指标，增加腰椎、股骨近端、前臂和全身BMD。雌激素的副作用包括增加乳腺癌、血栓栓塞性疾病的危险，应用过程中需考虑风险/益处比值。SERM对骨骼的作用与雌激素类似，对乳腺和子宫有拮抗雌激素的作用，在PHPT中的应用更为有限。Akbaba G等的研究对雷洛昔芬和阿仑膦酸钠进行了比较，显示前者在改善BMD的效果方面显著弱于阿仑膦酸钠，腰椎BMD变化百分数分别为+1.1%和+9.0%（$P=0.005$）[85]。雷洛昔芬致乳腺癌的风险显著少于雌激素，血栓栓塞的危险性与之类似。

3. 拟钙剂（calcimimetics）　是钙敏感受体（CaSR）的变构激活剂，通过模拟细胞外液钙离子作用激活CaSR，增强细胞内磷脂酶C、A活性，抑制腺苷酸环化酶活性，增强MAPK信号通路，从而抑制PTH分泌、PTH基因转录及甲状旁腺细胞增殖，降低PTH水平进而降低血钙水平。目前用于PHPT治疗的拟钙剂主要为西那卡塞（cinacalcet），在国外进行了较多PHPT治疗的临床研究。结果显示无论对轻症还是中重度PHPT，前瞻性和回顾性研究均显示其可有效降低血钙水平约10%~18%，部分研究观察到血磷水平升高的趋势或显著升高，部分研究中PTH水平有一定程度的下降（轻症PHPT下降5.1%~29.8%）。绝大多数研究表明单用西那卡塞的轻中度PHPT患者，各部位骨密度（BMD）无改善；将其与阿仑膦酸钠联合治疗，可较西那卡塞单药组显著改善腰椎及全髋BMD，两组血钙水平均较基线改善且无组间差异[90]。一项小样本（n=10）的探索性研究[91]显示西那卡塞治疗10个月可显著减少泌尿系结石数量和直径，但需大样本研究以证实。此外，对于患病率较低的家族性或遗传性PHPT，由于手术复发或不缓解率较高，有个例及样本量8~35例的临床研究显示西那卡塞可有效降低血钙水平，可作为此类PHPT的一种治疗选择[90, 92~95]。药物相关不良反应主要包括恶心、头痛及低钙血症等。目前在欧洲西那卡塞已被批准用于不能或不适合手术的PHPT患者，在美国被批准用于甲状旁腺癌及无法接受手术的重症PHPT患者[90, 94, 96~104]。

4. 随访　对于未手术的患者需要进行随访，至少半年一次，随访过程中应监测症状或体征、血压、血钙水平、血肌酐水平及肌酐清除率等。对于无症状性或轻型PHPT，国外学者多数建议每年监测一次血清钙和肌酐水平，每1~2年行骨密度检查。

（三）术后低钙血症的治疗

病变甲状旁腺切除术后可出现低钙血症，表现为口周和肢体麻木、手足搐搦等，多为一过性。引起低钙血症的原因包括：①骨饥饿综合征：多见于术前骨骼病变较重者，术后PTH水平迅速降低，大量钙磷沉积于骨组织中，出现低钙和低磷血症，并有明显低钙血症相关症状，严重时可危及生命；②剩余的甲状旁腺组织由于长期高血钙抑制而功能减退，多为暂时性；③部分骨骼或肾脏对PTH作用抵抗，见于合并肾衰竭、维生素D缺乏、肠吸收不良或严重的低镁血症。低钙血症的症状可开始于术后24小时内，血钙最低值可出现在手术后4~20天。对于出现低钙血症的患者，需要给予补充钙剂和维生素D制剂。能够吞咽者给予口服钙剂，可用至元素钙2~4g/d；不能口服或症状严重者可给予静脉补钙，可先静脉缓慢推注10%葡萄糖酸钙10~20ml，如不缓解继续予10%葡萄糖酸钙100ml稀释于500~1000ml

葡萄糖或生理盐水中，缓慢静脉点滴，同时监测血钙水平，避免血钙水平过高[105,106]。同时需要给予骨化三醇等起效快的活性维生素D或其类似物，骨化三醇可用至0.25~4μg/d，待血钙水平恢复后及时减量，避免高钙血症和高钙尿症[53]。

十一、预后

手术切除病变的甲状旁腺后高钙血症及高PTH血症即被纠正。骨吸收指标的水平在手术后迅速下降，而骨形成指标的水平下降较为缓慢，表明在甲旁亢手术后骨吸收和骨形成之间的偶联向成骨方向偏移。术后1~2周骨痛开始减轻，6~12个月明显改善。术前活动受限者大都于术后1~2年可以正常活动并恢复工作。骨密度在术后显著增加，以在术后第一年内增加最为明显。文献报告成功的甲旁亢手术后泌尿系统结石的发生率可减少90%，而剩余5%~10%的结石复发的患者可能存在甲旁亢以外的引起解释的因素。已形成的结石不会消失，已造成的肾功能损害和高血压也不易恢复[107]。

（王　鸥　胡　亚）

参 考 文 献

1. Bringhurst FR, Demay MB, Kronenberg HM. Hormones and disorders of mineral metabolism. In: Kronenberg HM., eds. Williams textbook of endocrinology. 11th ed. Philadelphia: Saunders Elsevier, 2008: 1203-1268
2. Bilezikian JP, Cusano NE, Khan AA, et al. Primary hyperparathyroidism[J]. Nat Rev Dis Primers, 2016, 19(2): 16033
3. Press DM, Siperstein AE, Berber E, et al. The prevalence of undiagnosed and unrecognized primary hyperparathyroidism: a population-based analysis from the electronic medical record[J]. Surgery, 2013, 154(6): 1232-1237
4. Yeh MW, Ituarte PH, Zhou HC, et al. Incidence and prevalence of primary hyperparathyroidism in a racially mixed population[J]. J Clin Endocrinol Metab, 2013, 98(3): 1122-1129
5. Abood A, Vestergaard P. Increasing incidence of primary hyperparathyroidism in Denmark[J]. Dan Med J, 2013, 60(2): A4567
6. 闫双通，田慧，李春霖，等. 中老年人群原发性甲状旁腺功能亢进症患病率初步调查[J]. 中华内科杂志，2007，46(8): 651-653
7. Zhao L, Liu JM, He XY, et al. The changing clinical patterns of primary hyperparathyroidism in Chinese patients: data from 2000 to 2010 in a single clinical center[J]. J Clin Endocrinol Metab, 2013, 98(2): 721-728
8. Wang W, Kong J, Nie M, et al. Primary hyperparathyroidism in Chinese children and adolescents: A single-centre experience at Peking Union Medical College Hospital[J]. Clin Endocrinol (Oxf), 2017, 87(6): 865-873
9. Liu JM, Cusano NE, Silva BC, et al. Primary Hyperparathyroidism: A Tale of Two Cities Revisited - New York and Shanghai[J]. Bone Res, 2013, 28(2): 162-169
10. 邢小平，王鸥，孟迅吾，等. 北京与纽约原发性甲状旁腺功能亢进症临床表现的比较[J]. 诊断学理论与实践，2006，5(6): 483-486
11. Castellano E, Attanasio R, Boriano A, et al. Sex Difference in the Clinical Presentation of Primary Hyperparathyroidism: Influence of Menopausal Status[J]. J Clin Endocrinol Metab, 2017, 102(11): 4148-4152
12. Marini F, Cianferotti L, Giusti F, et al. Molecular genetics in primary hyperparathyroidism: the role of genetic tests in differential diagnosis, disease prevention strategy, and therapeutic planning. A 2017 update[J]. Clin Cases Miner Bone Metab, 2017, 14(1): 60-70
13. Davenport C, Agha A. The role of menin in parathyroid tumorigenesis[J]. Adv Exp Med Biol, 2009, 668: 79-86
14. Wu X, Hua X. Menin, histone h3 methyltransferases, and regulation of cell proliferation: current knowledge and perspective[J]. Curr Mol Med, 2008, 8(8): 805-815
15. Lemos MC, Thakker RV. Multiple endocrine neoplasia type 1 (MEN1): analysis of 1336 mutations reported in the first decade following identification of the gene[J]. Hum Mutat, 2008, 29(1): 22-32
16. Newey PJ, Nesbit MA, Rimmer AJ, et al. Whole-exome sequencing studies of nonhereditary (sporadic) parathyroid adenomas[J]. J Clin Endocrinol Metab, 2012, 97(10): E1995-2005
17. Cromer MK, Starker LF, Choi M, et al. Identification of somatic mutations in parathyroid tumors using whole-exome sequencing[J]. J Clin Endocrinol Metab, 2012, 97(9): E1774-1781
18. Yart A, Gstaiger M, Wirbelauer C, et al. The HRPT2 tumor suppressor gene product parafibromin associates with human PAF1 and RNA polymerase II[J]. Mol Cell Biol, 2005, 25(12): 5052-5060
19. Howell VM, Haven CJ, Kahnoski K, et al. HRPT2 mutations are associated with malignancy in sporadic parathyroid tumours[J]. J Med Genet, 2003, 40(9): 657-663
20. Shattuck TM, Valimaki S, Obara T, et al. Somatic and germ-line mutations of the HRPT2 gene in sporadic parathyroid carcinoma[J]. N Engl J Med, 2003, 349: 1722-1729
21. Cetani F, Pardi E, Borsari S, et al. Genetic analyses of

the HRPT2 gene in primary hyperparathyroidism: germline and somatic mutations in familial and sporadic parathyroid tumors[J]. J Clin Endocrinol Metab, 2004, 89: 5583-5591
22. Tan MH, Morrison C, Wang P, et al. Loss of parafibromin immunoreactivity is a distinguishing feature of parathyroid carcinoma[J]. Clin Cancer Res, 2004, 10: 6629-6637
23. Wang O, Wang C, Nie M, et al. Novel HRPT2/CDC73 gene mutations and loss of expression of parafibromin in Chinese patients with clinically sporadic parathyroid carcinomas[OL]. PLoS One, 2012, 7(9): e45567
24. 孔晶, 王鸥, 聂敏, 等. 中国人甲状旁腺癌CDC73基因突变及蛋白表达[J]. 中华医学杂志, 2013, 93(42): 3364-3368
25. Costa-Guda J, Soong CP, Parekh VI, et al. Germline and somatic mutations in cyclin-dependent kinase inhibitor genes CDKN1A, CDKN2B, and CDKN2C in sporadic parathyroid adenomas[J]. Horm Cancer, 2013, 4(5): 301-307
26. Silva BC, Costa AG, Cusano NE, et al. Catabolic and anabolic actions of parathyroid hormone on the skeleton[J]. J Endocrinol Invest, 2011, 34(10): 801-810
27. Marcocci C, Cianferotti L, Cetani F. Bone disease in primary hyperparathyrodism[J]. Ther Adv Musculoskelet Dis, 2012, 4(5): 357-368
28. Verdelli C, Corbetta S. Mechanisms in endocrinology: Kidney involvement in patients with primary hyperparathyroidism: an update on clinical and molecular aspects[J]. Eur J Endocrinol, 2017, 176(1): R39-R52
29. 王鸥, 邢小平, 孟迅吾, 等. 不同病理类型原发性甲状旁腺功能亢进症临床表现的比较分析[J]. 中国实用内科杂志, 2006, 26: 1798-1800
30. Silverberg SJ. Primary hyperparathyroidism. In: Rosen CJ.eds. Primer on the Metabolic Bone Diseases and Disorders of Mineral Metabolism, 8th ed. New Jersey: John Wiley & Sons, Inc., 2013: 543-552
31. Heath H 3rd, Hodgson SF, Kennedy MA. Primary hyperparathyroidism. Incidence, morbidity, and potential economic impact in a community[J]. N Engl J Med, 1980, 302(4): 189-193
32. Vignali E, Viccica G, Diacinti D, et al. Morphometric vertebral fractures in postmenopausal women with primary hyperparathyroidism[J]. J Clin Endocrinol Metab, 2009, 94(7): 2306-2312
33. Eller-Vainicher C, Filopanti M, Palmieri S, et al. Bone quality, as measured by trabecular bone score, in patients with primary hyperparathyroidism[J]. Eur J Endocrinol, 2013, 169(2): 155-162
34. De Geronimo S, Romagnoli E, Diacinti D, et al. The risk of fractures in postmenopausal women with primary hyperparathyroidism[J]. Eur J Endocrinol, 2006, 155(3): 415-420
35. Cipriani C, Romagnoli E, Scarpiello A, et al. Phalangeal quantitative ultrasound and bone mineral density in evaluating cortical bone loss: a study in postmenopausal women with primary hyperparathyroidism and subclinical iatrogenic hyperthyroidism[J]. J Clin Densitom, 2009, 12(4): 456-460
36. Cipriani C, Biamonte F, Costa AG, et al. Prevalence of kidney stones and vertebral fractures in Primary Hyperparathyroidism using imaging technology[J]. J Clin Endocrinol Metab, 2015 Apr, 100(4): 1309-1315
37. Vestergaard P, Mollerup CL, Frokjaer VG, et al. Cohort study of risk of fracture before and after surgery for primary hyperparathyroidism[J]. BMJ, 2000, 321(7261): 598-602
38. Larsson K, Ljunghall S, Krusemo UB, et al. The risk of hip fractures in patients with primary hyperparathyroidism: a population-based cohort study with a follow-up of 19 years[J]. J Intern Med, 1993, 234(6): 585-593
39. Walker MD, Nickolas T, Kepley A, et al. Predictors of renal function in primary hyperparathyroidism[J]. J Clin Endocrinol Metab, 2014, 99(5): 1885-1892
40. Bandeira L, Bilezikian J. Primary Hyperparathyroidism. F1000Res, 2016, 5. pii: F1000 Faculty Rev-1
41. Tuna MM, Doğan BA, Arduç A, et al. Impaired endothelial function in patients with mild primary hyperparathyroidism improves after parathyroidectomy[J]. Clin Endocrinol (Oxf), 2015, 83(6): 951-956
42. Concistrè A, Grillo A, La Torre G, et al. Ambulatory blood pressure monitoring-derived short-term blood pressure variability in primary hyperparathyroidism[J]. Endocrine, 2018, 60(1): 129-137
43. Kalla A, Krishnamoorthy P, Gopalakrishnan A, et al. Primary hyperparathyroidism predicts hypertension: results from the National Inpatient Sample[J]. International Journal of Cardiology, 2017, 227: 335-337
44. Walker MD, Fleischer JB, Di Tullio MR, et al. Cardiac structure and diastolic function in mild primary hyperparathyroidism[J]. J Clin Endocrinol Metab, 2010, 95(5): 2172-2199
45. Wetzel J, Pilz S, Grübler MR, et al. Plasma parathyroid hormone and cardiovascular disease in treatment-naive patients with primary hyperparathyroidism: The EPATH trial[J]. Clin Hypertens (Greenwich), 2017, 19(11): 1173-1180
46. Pepe J, Curione M, Morelli S, et al. Arrhythmias in primary hyperparathyroidism evaluated by exercise test[J]. Eur J Clin Invest, 2013, 43(2): 208-214
47. Procopio M, Barale M, Bertaina S, et al. Cardiovascular

risk and metabolic syndrome in primary hyperparathyroidism and their correlation to different clinical forms[J]. Endocrine, 2014, 47(2): 581-589

48. 孟迅吾, 姚央, 刘书勤, 等. 原发性甲状旁腺机能亢进症合并骨质软化症 [J]. 中华医学杂志, 1990, 70(11): 636-638

49. 孟迅吾, 邢小平, 覃舒文, 等. 血游离钙浓度测定的初步临床应用 [J]. 中华内科杂志, 1993, 32(10): 664-667

50. Tee MC, Holmes DT, Wiseman SM. Ionized vs serum calcium in the diagnosis and management of primary hyperparathyroidism: which is superior?[J]. Am J Surg, 2013, 205(5): 591-596

51. Bilezikian JP, Khan AA, Potts JT Jr. Third International Workshop on the Management of Asymptomatic Primary Hyperthyroidism[J]. J Clin Endocrinol Metab, 2009, 94(2): 335-339

52. Arnold A, Marx SJ. Familial primary hyperparathyroidism. In: Rosen CJ.eds. Primer on the Metabolic Bone Diseases and Disorders of Mineral Metabolism, 8th ed. New Jersey: John Wiley & Sons, Inc., 2013: 553-561

53. 中华医学会骨质疏松和骨矿盐疾病分会, 中华医学会内分泌分会代谢性骨病学组. 原发性甲状旁腺功能亢进症诊疗指南 [J]. 中华骨质疏松和骨矿盐疾病杂志, 2014, 7(3): 187-198

54. 孟迅吾, 沙利进. 原发性甲状旁腺功能亢进症 // 史轶蘩. 协和内分泌代谢学. 北京: 科学出版社, 1999: 1464-1477

55. Bours SP, van den Bergh JP, van Geel TA, et al. Secondary osteoporosis and metabolic bone disease in patients 50 years and older with osteoporosis or with a recent clinical fracture: a clinical perspective[J]. Curr Opin Rheumatol, 2014, 26(4): 430-439

56. Misiorowski W, Zgliczynski W. Prevalence of primary hyperparathyroidism among patients with low bone mass[J]. Adv Med Sci, 2012, 57(2): 308-313

57. Bergstrom I, Landgren BM, Freyschuss B. Primary hyperparathyroidism is common in postmenopausal women with forearm fracture and low bone mineral density[J]. Acta Obstet Gynecol Scand, 2007, 86(1): 61-64

58. 王鸥, 邢小平, 孟迅吾, 等. 原发性甲状旁腺功能亢进症患者骨密度及胫骨超声速率的改变 [J]. 诊断学理论与实践, 2006, 5: 499-502

59. 董建宇, 管珩, 朱预. 368例甲状旁腺功能亢进症的外科治疗 [J]. 中华普通外科杂志, 2011, 26(4): 289-291

60. DeLellis RA, Larsson C, Arnold A, et al. WHO classification of tumors of the parathyroid glands. in: WHO classification of tumors of endocrine organs. 4th ed. Lyon, France: International agency for research on cancer, 2017: 146-159

61. Eastell R, Arnold A, Brandi ML, et al. Diagnosis of asymptomatic primary hyperparathyroidism: proceedings of the third international workshop[J]. J Clin Endocrinol Metab, 2009, 94(2): 340-350

62. Eastell R, Brandi ML, Costa AG, et al. Diagnosis of asymptomatic primary hyperparathyroidism: proceedings of the Fourth International Workshop[J]. J Clin Endocrinol Metab, 2014, 99(10): 3570-3579

63. Kong J, Wang O, Nie M, et al. Familial isolated primary hyperparathyroidism/ hyperparathyroidism-jaw tumour syndrome caused by germline gross deletion or point mutations of CDC73 gene in Chinese[J]. Clin Endocrinol (Oxf), 2014, 81(2): 222-230

64. Kong J, Wang O, Nie M, et al. Clinical and Genetic Analysis of Multiple Endocrine Neoplasia Type 1-Related Primary Hyperparathyroidism in Chinese[OL]. PLoS One, 2016, 11(11): e0166634

65. Kandil E, Noureldine S, Khalek MA, et al. Ectopic secretion of parathyroid hormone in a neuroendocrine tumor: a case report and review of the literature[J]. Int J Clin Exp Med, 2011, 4(3): 234-240

66. Nakajima K1, Tamai M, Okaniwa S, et al. Humoral hypercalcemia associated with gastric carcinoma secreting parathyroid hormone: a case report and review of the literature[J]. Endocr J, 2013, 60(5): 557-562

67. Worcester EM, Coe FL. Clinical practice. Calcium kidney stones[J]. N Engl J Med, 2010, 363(10): 954-963

68. Mcintyre C J, Allen J L, Constantinides V A, et al. Patterns of disease in patients at a tertiary referral centre requiring reoperative parathyroidectomy[J]. Ann R Coll Surg Engl, 2015, 97(8): 598-602

69. Wilhelm S M, Wang T S, Ruan D T, et al. The American Association of Endocrine Surgeons Guidelines for Definitive Management of Primary Hyperparathyroidism[J]. JAMA Surg, 2016, 151(10): 959-968

70. Milas M, Mensah A, Alghoul M, et al. The impact of office neck ultrasonography on reducing unnecessary thyroid surgery in patients undergoing parathyroidectomy[J]. Thyroid, 2005, 15(9): 1055-1059

71. Erbil Y, Salmaslioglu A, Kabul E, et al. Use of preoperative parathyroid fine-needle aspiration and parathormone assay in the primary hyperparathyroidism with concomitant thyroid nodules[J]. Am J Surg, 2007, 193(6): 665-671

72. Riss P, Kammer M, Selberherr A, et al.Morbidity Associated with Concomitant Thyroid Surgery in Patients with Primary Hyperparathyroidism[J]. Ann Surg Oncol, 2015, 22(8): 2707-2713

73. Hardman JC, Smith JA, Nankivell P, et al.Re-operative thyroid surgery: a 20-year prospective cohort study at a

tertiary referral centre[J]. Eur Arch Otorhinolaryngol, 2015, 272(6): 1503-1508
74. Udelsman R, Donovan PI. Remedial parathyroid surgery: changing trends in 130 consecutive cases[J]. Ann Surg, 2006, 244(3): 471-479
75. Ya Hu, Ming Cui, Yu Xia, et al. The Clinical Features of Cystic Parathyroid Adenoma in Chinese Population: A Single-Center Experience[J]. Int J Endocrino, 2018, 2018: 3745239
76. Ye T, Huang X, Xia Y, et al. Usefulness of preoperative ultrasonographic localization for diagnosis of a rare disease: Intrathyroid parathyroid lesions[J/OL]. Medicine (Baltimore), 2018, 97(23): e10999
77. Bancos I, Grant C S, Nadeem S, et al. Risks and benefits of parathyroid fine-needle aspiration with parathyroid hormone washout[J]. Endocr Pract, 2012, 18(4): 441-449
78. Kendrick M L, Charboneau J W, Curlee K J, et al. Risk of parathyromatosis after fine-needle aspiration[J]. Am Surg, 2001, 67(3): 290-293, 293-294
79. Rodgers SE, Hunter GJ, Hamberg LM, et al. Improved preoperative planning for directed parathyroidectomy with 4-dimensional computed tomography[J]. Surgery, 2006, 40(6): 932-940; discussion 940-931
80. Bilezikian J P, Brandi M L, Eastell R, et al. Guidelines for the management of asymptomatic primary hyperparathyroidism: summary statement from the Fourth International Workshop[J]. J Clin Endocrinol Metab, 2014, 99(10): 3561-3569
81. Callender GG, Grubbs EG, Vu T, et al. The fallen one: the inferior parathyroid gland that descends into the mediastinum[J]. J Am Coll Surg, 2009, 208(5): 887-893; discussion 893-885
82. 韩桂艳,王鸥,邢小平,等. 静脉用双膦酸盐在原发性甲状旁腺功能亢进症并高钙危象中的作用[J]. 中华内科杂志, 2009, 48(9): 729-733
83. Khan A, Grey A, Shoback D. Medical management of asymptomatic primary hyperparathyroidism: proceedings of the third international workshop[J]. J Clin Endocrinol Metab, 2009, 94(2): 373-381
84. Bollerslev J, Marcocci C, Sosa M, et al. Current evidence for recommendation of surgery, medical treatment and vitamin D repletion in mild primary hyperparathyroidism[J]. Eur J Endocrinol, 2011, 165(6): 851-864
85. Akbaba G, Isik S, Ates Tutuncu Y, et al. Comparison of alendronate and raloxifene for the management of primary hyperparathyroidism[J]. J Endocrinol Invest, 2013, 36(11): 1076-1082
86. Rossini M, Viapiana O, Kalpakcioglu B, et al. Long-term effects of neridronate and its discontinuation in patients with primary hyperparathyroidism[J]. Calcif Tissue Int, 2011, 89(1): 21-28
87. Sankaran S, Gamble G, Bolland M, et al. Skeletal effects of interventions in mild primary hyperparathyroidism: a meta-analysis[J]. J Clin Endocrinol Metab, 2010, 95(4): 1653-1662
88. Tournis S, Fakidari E, Dontas I, et al. Effect of parathyroidectomy versus risedronate on volumetric bone mineral density and bone geometry at the tibia in postmenopausal women with primary hyperparathyroidism[J]. J Bone Miner Metab, 2014, 32(2): 151-158
89. Yeh MW, Zhou H, Adams AL, et al. The Relationship of Parathyroidectomy and Bisphosphonates With Fracture Risk in Primary Hyperparathyroidism: An Observational Study[J]. Ann Intern Med, 2016, 164(11): 715-723
90. Faggiano A, Di Somma C, Ramundo V, et al. Cinacalcet hydrochloride in combination with alendronate normalizes hypercalcemia and improves bone mineral density in patients with primary hyperparathyroidism[J]. Endocrine, 2011, 39(3): 283-287
91. Brardi S, Cevenini G, Verdacchi T, et al. Use of Cinacalcet in nephrolithiasis associated with normocalcemic or hypercalcemic primary hyperparathyroidism: results of a prospective randomized pilot study. Arch Ital Urol Androl, 2015, 87(1): 66-71
92. Luque-Fernandez I, Garcia-Martin A, Luque-Pazos A. Experience with cinacalcet in primary hyperparathyroidism: results after 1 year of treatment[J]. Ther Adv Endocrinol Metab, 2013, 4(3), 77-81
93. Arranz MA, Azcarate VA, Luque RM, et al. Low-dose cinacalcet reduces serum calcium in patients with primary hyperparathyroidism not eligible for surgery[J], Endocrinol Nutr, 2011, 58(1): 24-31
94. Peacock M, Bolognese M. A, Borofsky M, et al. Cinacalcet treatment of primary hyperparathyroidism: biochemical and bone densitometric outcomes in a five-year study[J]. J Clin Endocrinol Metab, 2009, 94(12): 4860-4867
95. Iglesias P, Ais G, Gonzalez A, et al. Acute and one-year effects of cinacalcet in patients with persistent primary hyperparathyroidism after unsuccessful parathyroidectomy[J]. Am J Med Sci, 2008, 335(2): 111-114
96. Khan A, Bilezikian J, Bone H, et al. Cinacalcet normalizes serum calcium in a double-blind randomized, placebo-controlled study in patients with primary hyperparathyroidism with contraindications to surgery[J]. Eur J Endocrinol, 2015, 172(5): 527-535
97. Peacock M, Bilezikian JP, Klassen PS, et al. Cinacalcet hydrochloride maintains long-term normocalcemia in patients with primary hyperparathyroidism[J]. J Clin

Endocrinol Metab, 2005, 90(1): 135-141

98. Cetani F, Saponaro F, Banti C, et al. Cinacalcet efficacy in patients with moderately severe primary hyperparathyroidism according to the European Medicine Agency prescription labeling[J]. J Endocrinol Invest, 2012, 35(7): 655-660

99. Saponaro F, Faggiano A, Grimaldi F, et al. Cinacalcet in the management of primary hyperparathyroidism: post marketing experience of an Italian multicentre group[J]. Clin Endocrinol(Oxf), 2013, 79(1): 20-26

100. Peacock M, Bilezikian JP, Bolognese MA, et al. Cinacalcet HCl reduces hypercalcemia in primary hyperparathyroidism across a wide spectrum of disease severity[J]. J Clin Endocrinol Metab, 2011, 96(1): E9-18

101. Falchetti A, Cilotti A, Vaggelli L, et al. A patient with MEN1-associated hyperparathyroidism, responsive to cinacalcet[J]. Nat Clin Pract Endocrinol Metab, 2008, 4(6): 351-357

102. Moyes VJ, Monson JP, Chew SL, et al. Clinical Use of Cinacalcet in MEN1 Hyperparathyroidism[J]. Int J Endocrinol, 2010, 2010: 906163

103. Giusti F, Cianferotti L, Gronchi G, et al. Cinacalcet therapy in patients affected by primary hyperparathyroidism associated to Multiple Endocrine Neoplasia Syndrome type 1(MEN1)[J]. Endocrine, 2016, 52(3): 495-506

104. Filopanti M, Verga U, Ermetici F, et al. MEN1-related hyperparathyroidism: response to cinacalcet and its relationship with the calcium-sensing receptor gene variant Arg990Gly[J]. Eur J Endocrinol, 2012, 167(2): 157-164

105. Shoback D. Clinical practice. Hypoparathyroidism[J]. N Engl J Med, 2008, 359: 391-403

106. Cooper MS, Gittoes NJ. Diagnosis and management of hypocalcaemia[J]. BMJ, 2008, 336: 1298-1302

107. 孟迅吾,邢小平,刘书勤,等. 原发性甲状旁腺功能亢进症的诊断(附134例分析)[J]. 中国医学科学院学报, 1994, 16(1): 14-19

第三章 继发性甲状旁腺功能亢进症与三发性甲状旁腺功能亢进症

继发性甲状旁腺功能亢进症(secondary hyperparathyroidism，SHPT)是由于各种原因刺激甲状旁腺，使之分泌过多的甲状旁腺激素(parathyroid hormone，PTH)，低钙血症是PTH分泌最主要的刺激因素，维生素D缺乏、高磷血症也可继发PTH分泌增多，常见于肾功能不全、维生素D缺乏或代谢异常性疾病、和小肠吸收不良等。三发性甲状旁腺功能亢进症(tertiary hyperparathyroidism，THPT)是在继发性甲旁亢的基础上，由于甲状旁腺受到持久和强烈的刺激，部分增生转变为腺瘤，自主地分泌过多的PTH，可见于慢性肾功能不全、肾脏移植后以及成纤维细胞生长因子23相关性低血磷性佝偻病/骨软化症长期磷制剂治疗后[1]。

一、流行病学

1. 继发性甲状旁腺功能亢进症 导致低钙血症、维生素D缺乏、或高磷血症等的疾病或状态均可导致SHPT，因此本病并不罕见。来自挪威的一项健康人群调查纳入7954名受试者，其中96人被诊断为SHPT(血清PTH>6.4pmol/L且血清钙<2.40mmol/L)，该人群中SHPT的患病率为1.2%，其主要原因为低钙摄入(占18%)和低的25羟维生素D(25-hydroxyl vitamin D，25-OH-D)水平(占18%)[2]。Grant AM等在一项对有既往脆性骨折史的老年人群中进行的析因设计研究中对其中部分受试者测定了基线25-OH-D及PTH水平，显示基线时SHPT的患病率可达到19%[3]。维生素D缺乏非常普遍，如以血清25-OH-D<20ng/ml为界值定义维生素D缺乏，美国内分泌学会维生素D缺乏评估及防治指南(2011年)中的数据显示美国、加拿大以及欧洲的社区老年人群中维生素D缺乏的患病率约为20%～100%，其他年龄段人群同样具有维生素D缺乏的高风险[4]。国内宁志伟等报告了北京地区城区体检人群(n=5531)的血清25-OH-D水平，维生素D缺乏(血清25-OH-D<20ng/ml)的患病率可达到87.1%，女性和男性的患病率分别为89.0%和84.9%($P<0.001$)[5]。章振林等在随机抽样的上海社区人群(男性649人，女性1939人，年龄20～89岁)中测定血清25-OH-D水平，冬季男性和女性中维生素D缺乏(血清25-OH-D<20ng/ml)的患病率分别为30%和46%[6]。张巧等在2009年11月至2010年2月间进行的横断面研究中纳入1510名年龄20～79岁的受试者，结果显示贵阳城区的社区成年人群中血清25-OH-D<20ng/ml及<30ng/ml的比例分别为52.3%和84.6%[7]。Wat WZ等的观察显示在华南香港地区50岁以上社区人群中血清25-OH-D<30ng/ml者占62.8%[8]。上述研究同时观察到血PTH水平与25-OH-D水平呈负相关，在贵阳和香港人群中SHPT的患病率分别为5.4%和6.3%[7,8]。

慢性肾功能不全也是SHPT的常见病因。Fliser等在不同分期的227例慢性肾病(chronic kidney disease，CKD)患者中观察到，CKD 2期[GFR 60～89ml/(min·1.73m²)]即可出现PTH水平高于正常[9]。Hedgeman E等的系统综述复习了正式发表的相关文献，与多个国家的肾脏病学会联系，调查了全球范围内CKD以及SHPT的患病率，结果显示包括中国在内的25个国家中，成年人群中CKD3～5期的患病率约为1%～9%，参考KDOQI指南(PTH>300pg/ml)，在不同国家和地区CKD5期的肾脏替代治疗人群中，SHPT的患病率为11.5%～54%[10]。

维生素D需要在肝脏进行25位羟化以生成25-OH-D，Corey等在158例不同基础疾病所导致的终末期肝病患者中测定了血清25-OH-D及PTH水平，其中55.1%的患者存在维生素D缺乏(25-OH-D<20ng/ml)，SHPT的患病率为1.9%[11]。

胃肠吸收不良或炎症性疾病也可导致维生素D缺乏或不足，并继发甲旁亢。不同文献报告胃旁路减肥手术后维生素 D 缺乏的比例为 50%～80%，Costa 等将手术患者与未手术患者进行比较，手术组术后出现维生素 D 缺乏导致的 SHPT 比例为 41.7%，而对照组中仅有 5.6% 血 PTH 高于正常[12]。Kuwabara A 在 70 例炎症性肠病（克罗恩病 29 例，溃疡性结肠炎 41 例）中测定了血清 25-OH-D 和 PTH 水平，血 25-OH-D<20ng/ml 的比例在克罗恩病和溃疡性结肠炎患者中分别为 100% 和 60%，PTH>55pg/ml 者分别占 40% 和 20%[13]。

2. 三发性甲状旁腺功能亢进症 相关流行病学数据很少，导致 SHPT 的病因如持续存在，长时间后可导致 THPT，但目前文献报告几乎仅见于长期慢性肾功能不全（肾移植术后仍然存在）及低血磷性佝偻病/骨软化症长期服用磷制剂的患者，以及 5 例假性甲状旁腺功能减退症患者长期 PTH 控制不佳出现 THPT 的病例报告[14]。在慢性肾功能不全肾移植术后，文献报告不同中心术后 1 年甲旁亢的发生率可为 25%～50%，但其中真正 THPT 的比例变异范围很大。

低血磷性佝偻病/骨软化症本身即为少见疾病，尚无其中 THPT 的患病率或发病率的确切数据，几乎均为个例报告。姜艳等总结了北京协和医院 1982—2014 年间成年起病的低血磷性骨软化患者出现 THPT 并行手术治疗者 5 例，占同期 230 例低血磷性骨软化症病例的 2.2%[15]。

二、病因及病理生理

1. 病因 血液和细胞外液钙磷稳态的维持不仅对于骨骼矿化、维持骨量具有重要意义，同时对人体多种生理功能的正常进行也发挥重要作用。细胞外液中的钙磷浓度受到精密的调控，人体内甲状旁腺激素与 1,25 双羟维生素 D（1,25-(OH)$_2$-D）、成纤维生长因子 23（fibroblast growth factor 23，FGF23）等钙磷调节激素共同作用于骨骼、肾脏、胃肠道等器官，维持钙磷稳态。而甲状旁腺激素的分泌、基因表达及细胞增殖也受到该系统中钙磷离子浓度、1,25-(OH)$_2$-D 以及 FGF23 等激素的调节[1]（本篇第一章）。细胞外液钙离子与甲状旁腺细胞表面的钙敏感受体（calcium sensing receptor，CaSR）结合发挥作用，低钙血症可直接、快速刺激甲状旁腺激素的分泌，并可增加 PTH 基因 mRNA 表达，增加甲状旁腺细胞数量，导致血 PTH 水平的升高。1,25-(OH)$_2$-D 可显著抑制甲状旁腺激素基因的转录以及甲状旁腺细胞增殖，因此维生素 D 不足或作用抵抗时亦可导致继发性甲旁亢。血磷水平的增高一方面可通过降低血钙及 1,25-(OH)$_2$-D 水平而刺激 PTH 的分泌，另一方面研究也证实高血磷可以直接增加 PTH 的分泌，其作用主要是通过对 PTH 基因 mRNA 水平进行调节。

因此，多种疾病状态或因素均可导致血钙磷水平及维生素 D 水平或作用的异常，从而刺激甲状旁腺，出现继发性甲旁亢（表 4-3-1）[1,16]，其中以维生素 D 相关疾病以及 CKD 更为常见。

表 4-3-1 继发性甲状旁腺功能亢进症的病因

维生素 D 相关	肾脏相关
维生素 D 缺乏	慢性肾功能不全
日照不足（习俗、高纬度、皮肤色素等）	急性肾功能不全
	利尿剂
严格素食	尿钠排泄增多
吸收不良	特发性高钙尿症
维生素 D 代谢或丢失加速	肾小管酸中毒
肠肝循环加速	胃肠道疾病
抗癫痫药物	乳糜泻
25 羟化异常	炎症性肠病
肝脏疾病	胰腺疾病
25 羟化酶缺陷	囊性纤维化
异烟肼	胃旁路手术
1α 羟化异常	骨饥饿综合征
假性维生素 D 缺乏性佝偻病	双膦酸盐治疗
FGF23 相关性低血磷性佝偻病/骨软化	哺乳
	前列腺癌骨转移
维生素 D 受体抵抗	其他：横纹肌溶解、败血症、烧伤等
遗传性维生素 D 抵抗性佝偻病	

THPT 发生在长期 SHPT 的基础上，甲状旁腺长期受到刺激，功能自主，血钙水平升高。最常见于长期慢性肾功能不全，肾移植术后 THPT 仍可存在。慢性肾功能不全时多种刺激因素持续存在的情况下，甲状旁腺由 SHPT 时的弥漫增生进展为单克隆细胞的增生，CaSR 表达减少，导致甲状旁腺分泌调定点的上调，VDR 表达也减少，升高的血钙水平及维生素 D 制剂不能抑制 PTH 的分泌，出现高钙血症性甲旁亢。此类患者在肾移植后，由于其甲状旁腺功能已自主，虽然高磷血症可缓解，1,25-(OH)$_2$-D 合成可增加，但在甲状旁腺已明显增生的患者中并不足以抑制 PTH 的合成与分泌，因此 THPT 并未缓解[17]。

THPT 还可见于低血磷性佝偻病/骨软化长期服用磷制剂治疗的患者，包括 X 连锁显性遗传性低血磷性佝偻病（X-linked hypophostaemic rickets, XLH）以及成年起病的低血磷性骨软化症均有报告[17]。其发病机制为：大剂量的口服磷制剂可升高血磷水平，导致一过性的低钙血症及 1,25-$(OH)_2$-D 合成减少，刺激 PTH 的分泌与合成；长期服用磷制剂可促进钙磷向骨骼的沉积，降低血钙水平以刺激甲状旁腺激素分泌；口服磷制剂后血磷水平增高本身也可刺激 PTH 的分泌[18]。同时，对于 FGF-23 相关的低磷血症患者中，包括 XLH 以及肿瘤相关性骨软化症（tumor-induced osteomalacia），FGF-23 本身可通过抑制 1α-羟化酶活性而抑制 1,25-$(OH)_2$-D 合成，进一步促进甲状旁腺的增生[19]。

此外，Neary NM 等报告了 5 例假性甲状旁腺功能减退症（pseudohypoparathyroidism, PHP）1B 型患者，由于长期相对的低钙血症和低 1,25-$(OH)_2$-D 水平，甲状旁腺慢性增生，逐渐形成功能自主的甲状旁腺肿瘤，在 PHP1B 诊断 21～42 年后出现高钙血症（THPT）[14]。

2. 病理生理 SHPT 和 THPT 的病因较多，其病理生理改变为原发疾病相关的病理生理改变，在此不赘述。而从长期的高 PTH 血症可导致骨骼的损害，类似 PHPT（原发性甲状旁腺功能亢进症章节），甚至可出现纤维囊性骨炎等 PHPT 的特征性骨骼病变[20]。血钙磷水平的异常，包括高钙血症、钙磷乘积升高等改变，可导致组织异位钙化、PHPT 类似临床表现等。高 PTH 血症还可通过激活肾素-血管紧张素-醛固酮系统、血钙磷水平的异常通过作用于血管内皮等多种机制导致血压升高及心血管疾病风险增加[21,22]。

三、临床表现及实验室检查

1. 临床表现 如前所述，多种疾病或病因可导致 SHPT，临床表现主要为原发疾病相关表现。骨骼系统可出现骨痛、骨骼压痛、骨畸形、身高缩短等症状和体征。CKD 合并 SHPT 患者还可出现软组织钙化的相关症状，心血管系统可表现为血管硬化程度增加，心肌、瓣膜及血管钙化，高血压患病率及心血管疾病死亡率增加。

THPT 症状及体征与 PHPT 类似，由高 PTH 血症和高钙血症导致，可出现骨痛、病理性骨折、皮肤瘙痒、泌尿系结石、消化性溃疡、胰腺炎等相关症状，以及软组织和血管钙化、肌肉无力、精神神经异常等表现，具体见原发性甲状旁腺功能亢进症章节。姜艳等总结北京协和医院成人起病的低血磷性骨软化症经过长期中性磷制剂治疗后出现 THPT 的 5 例患者，均有骨痛、活动障碍，3 例出现骨折（腰椎、肋骨、足趾及踝部），4 例出现身高变矮；这些患者在给予中性磷制剂及活性维生素 D 治疗低血磷性骨软化症的过程中骨痛有明显改善，但在出现 THPT 时又出现骨痛加重[15]。

2. 实验室及辅助检查

（1）继发性甲旁亢：①血钙：血总钙及游离钙水平正常或低于正常范围；②血清 PTH 高于正常水平；③血清磷：因原发病不同而不同，维生素 D 缺乏、代谢异常或受体抵抗者多降低，慢性肾脏疾病（肾功能不全）者多升高；④骨转换指标：可增高，反映骨骼病变活动程度；⑤ X 线及骨密度：可有原发疾病特征性的骨骼 X 线表现，治疗前可有骨密度减低。

（2）三发性甲旁亢：与 PHPT 类似，血总钙及/或游离钙水平高于正常范围，同时血 PTH 高于正常水平。

四、病理

在 SHPT 中，长期对甲状旁腺的刺激导致甲状旁腺组织体积的增大，初期为均质、多克隆性的弥漫性增生（diffuse hyperplasia），组织中 CaSR 及 VDR 受体表达减少；随疾病进展逐渐发展为单克隆性的结节样增生（nodular hyperplasia），组织中上述受体表达进一步减少[23]。

在 THPT 患者中，多数为四个甲状旁腺的增生，也有少数为腺瘤（14%～40%）[15,16,24,25]，罕有腺癌[26]。

五、定性诊断及鉴别诊断

对于 SHPT，临床上见到多次测定血钙水平正常或偏低的同时合并高甲状旁腺激素血症时应考虑该诊断，要注意进一步寻找原发疾病。鉴别诊断方面，对于血总钙水平正常的患者，有条件应测定血浆游离钙水平或计算清蛋白校正后的血钙水平明确是否确实血钙水平正常，如游离钙水平高于正常应考虑原发或三发性甲状旁腺功能亢进症。血钙水平正常的患者还应与 PHPT 中的一种特殊类型，即正常血钙性 PHPT（normocalcemic PHPT, NCHPT）进行鉴别，可通过钙负荷试验、氢氯噻嗪试验、纠正维生素 D 缺乏/不足后观察血 PTH 水平等方法进行鉴别诊断[27~30]。

对于三发性甲旁亢，在长期继发性甲旁亢病史的基础上，出现骨痛加重，生化检查提示高钙血症合并高 PTH 血症时，应考虑本病的可能。鉴别诊断：①与 PHPT 鉴别：两者均有高钙血症同时伴有高 PTH 血症，鉴别主要依赖于病史，THPT 最常见于长期 CKD 患者，但应注意 CKD 合并 PHPT 的情况；②药物因素：CKD 患者出现 SHPT 时经常需要应用活性维生素 D 制剂和钙剂的补充，可能导致高钙血症，必要时可停药观察；少数患者可能因精神疾病同时长期服用锂剂，也可出现类似生化改变[17]。

六、定位检查

准确的术前定位是 SHPT 手术的前提，不仅可以增加术中探查的效率，而且可以减少遗漏切除增生甲状旁腺的概率。常用的定位检查方法包括：

甲状旁腺超声：简单、无创、价格低，是 SHPT 的首选定位手段。除常规甲状旁腺超声之外，还有弹性成像、细针穿刺等检查，可以使超声检查的正确率在 90% 以上。

甲状旁腺核素显像（^{99m}Tc-MIBI）：是 SHPT 的另一个常用定位手段，术前甲状旁腺超声和 ^{99m}Tc-MIBI 显像联合定位，可以大大增加准确率。对于 MIBI 阴性的患者，可使用 ^{11}C-choline PET/CT 检查，其敏感性可达 92%[31]，高于传统的 MIBI。对于计划性分次手术，MIBI 和 PET/CT 还可以协同评估每个甲状旁腺的病变程度，帮助制定具体的手术方案。

对于异位甲状旁腺、定位不清以及再次的患者，除了超声、MIBI、PET/CT 之外，还需要颈部 CT、MRI、术中超声、术中 PTH 检测等手段共同进行术前及术中定位。多学科协作在寻找病变旁腺的过程中发挥着重要的作用。

七、手术指征

部分 SHPT 及 THPT 患者即使接受了最优化的内科治疗，血 PTH 浓度仍明显偏高。PTH 水平显著升高、内科治疗无效且有相关临床症状和体征的 CKD 患者常需行甲状旁腺切除术（parathyroidectomy，PTX）。目前，国内外对 SHPT 患者行 PTX 治疗的手术指征仍存在一定的争议。不同指南或共识定义 PTH 显著升高的阈值不同，对于 PTH 显著升高且治疗无效但无相关临床症状和体征的患者是否需行 PTX 更具有争议。日本指南（2013 年版）中推荐持续性血清 PTH＞500pg/ml，存在高磷血症和（或）高钙血症且对药物治疗无效的 SHPT 患者行 PTX 治疗[32]。2015 年欧洲内分泌外科专家共识推荐的指征中 PTH 阈值为 800pg/ml[33]。中国医师协会外科医师分会 2016 年发布的专家共识中推荐的 PTX 指征如下[34]：① iPTH 持续＞800pg/ml（正常值 16～62pg/ml）；②药物治疗无效的持续性高钙和（或）高磷血症；③具备至少一枚甲状旁腺增大的影像学证据，直径大于 1cm 并且有丰富的血流；④以往对活性维生素 D 及其类似药物治疗抵抗。

PTX 的目的主要有两个方面，一是降低死亡风险，延长生存期；二是改善生活质量。已有研究证实 PTX 能降低全因死亡风险 33%，心血管死亡风险 37%[35]。多项研究均提示 PTX 能有效降低 PTH、改善钙磷代谢，从而可以有效缓解骨痛、肌无力、瘙痒等症状，减少骨折风险，改善血清生化指标异常，以及改善心率变异性，提高生活质量[36]。随着新型药物的出现，尤其是新型维生素 D 受体激动剂，新型拟钙剂的应用普及，使得近年来患者出现严重 SHPT 的概率大幅度降低，接受 PTX 的数量下降、时机延后，其手术指征也需要重新制定：优化后的药物治疗使得 PTX 带来的生存获益逐渐缩小；而按照目前指南的标准，达到手术指征患者的平均年龄逐渐升高，接受手术的风险逐渐增大[36,37]；因此，手术带来的症状改善越来越多地被纳入指征讨论中。综合考虑卫生经济学等因素，近年来不少学者提倡对有/无症状患者采取不同的手术指征标准，并对肾移植人群和医疗条件受限的人群单独进行讨论：

1. 有症状的患者 高 PTH 血症的伴随症状和体征包括：①严重的高钙血症；②进行性的、严重影响日常活动能力的甲状旁腺功能亢进症性骨病，包括骨痛和病理性骨折；③顽固性瘙痒；④进行性骨外钙化或钙化防御；⑤其他原因无法解释的肌病[38]。

尽管药物的进步，仍有部分患者的高 PTH 伴随症状无法用药物控制。而 PTX 可有效缓解 SHPT 引起的高钙血症、高磷血症、骨痛、瘙痒和肌病[38,39]。PTX 术后骨痛和无力的缓解率达 95%[38]。相关研究也证实了 PTX 术后血清钙磷状况得到明显改善[39]。目前尚未最终证实甲状旁腺切除术对钙化防御有效，但观察性研究发现，PTX 改善了钙化防御患者的生存情况。尽管需行 PTX 的 PTH 阈值尚不明确，但综合最近的数据及各国指南[37]，多数专家建议对伴有上述相关临床症状和体征的 SHPT 患者，若血清全段 PTH 浓度 >800pg/ml，应考虑行 PTX。

须注意的是，非 SHPT 的 CKD 患者中也常伴有上述类似症状（如：疼痛、无力和瘙痒）；只有排除了伴随症状的其他已知原因时，才可行 PTX。因为患者的手术获益中，很大一部分是生活质量的获益。

2. 无症状的患者 对于内科治疗无效，但是无症状的严重 SHPT 患者，PTX 的指征甚至必要性目前有争议。尚无随机对照试验比较此类患者接受内科和外科治疗的长期效果。主张手术治疗的学者认为，无症状的高 PTH 血症患者接受 PTX 可以降低心血管死亡风险和全因死亡风险，延长生存期。至少已有 2 项观察性研究提示，此类患者接受 PTX 可改善生存[35,40]。还有其他研究报道 PTX 能改善骨密度，降低骨折风险；改善促红细胞生成素抵抗性贫血等。然而也有学者认为，之前的研究证据发表年份较早，在最新优化的药物治疗基础上，无症状 SHPT 患者接受手术的生存获益很小，生活质量又得不到明显改善，因此手术指征需要和有症状的患者区别讨论。

各国指南，包括 2017 年 KDIGO 指南[37]，对无症状性患者接受 PTX 手术的 PTH 阈值均无明确的推荐。综合笔者的经验和文献报道，建议对血清全段 PTH 浓度持续性 >1 000pg/ml 的无症状患者行 PTX[41]；尤其对较年轻（<65 岁）且并发症较少的患者应更加积极手术，此类患者可耐受手术，且长期获益的可能性最大。

3. 等待肾移植及肾移植后的患者 由于肾移植术后大多数患者的甲状旁腺功能亢进症会好转[42]，因此等待肾移植的患者的 PTX 手术指征和时机需考虑更多的因素，需要 MDT 讨论。最新的研究显示：PTX 应在肾移植术前，或者移植术后 1 年以后进行；肾移植术后 1 年内行 PTX 是远期肾功能恶化的独立危险因素[43]。因此，除非立即进行肾移植手术，大多数专家建议对符合指征的患者行 PTX 手术治疗。

部分移植前存在严重甲状旁腺功能亢进症的患者在肾移植术后仍存在持续的甲状旁腺功能亢进症伴高钙血症，持续的甲状旁腺功能亢进症和高钙血症可导致移植肾功能下降[43]。因此，若肾移植术后存在持续的高 PTH 血症，亦应考虑 PTX 手术治疗；但若条件允许，建议等到肾移植术后 1 年以后进行。

4. 医疗条件受限的患者 我国幅员辽阔，尽管发达地区和城市享有的医疗条件已接近发达国家水平，欠发达地区的患者仍享受不到优质的透析管理、手术指征评估和最优化的药物治疗。新型药物往往价格昂贵，部分地区透析管理质量控制差，导致我国仍有大量具备手术指征的 SHPT 患者。PTX 和药物治疗相比具有更经济、更快速起效的优势，考虑到尿毒症背景促进 SHPT 的进展，且药物治疗的权衡和选择在临床实践中难以平衡，对内科医生有较大的挑战，因此 PTX 在医疗条件受限的地区治疗 SHPT 的优势十分明显。

国内外科医生一部分尚未掌握该手术，一部分掌握手术技巧的外科医生所采取的手术指征，往往取决于术者的经验和疾病严重程度，接受手术的患者大都是持续性血清 PTH >1 000pg/ml 甚至更高，伴高钙血症和高磷血症药物难以控制的临床症状较严重的患者。在这类患者中，如果手术干预时机适当前移，可能提高手术安全性（患者手术时的身体状况较好）、延长患者生存时间、提高患者生活质量、节约大量医疗及社会服务费用。

八、手术方式

SHPT 有多种手术方式，目前学术界尚无统一的意见。手术方式的选择除考虑降低手术并发症发生率及复发率外，还要考虑保留患者足够的甲状旁腺功能及潜在肾移植的可能。目前临床上应用较广泛的三种术式包括：甲状旁腺次全切除术（subtotal parathyroidectomy, sPTX），甲状旁腺全切术（total parathyroidectomy, tPTX），以及甲状旁腺全切术 + 自体移植术（total parathyroidectomy with autotransplantation, tPTX+AT）。还有一些其他手术/操作治疗方式的报道，包括北京协和医院提出的颈丛阻滞麻醉下的小切口计划性分期手术，以及微波消融、射频消融、高强度聚焦超声、酒精注射、乙酸注射等，均有文献报道。

1. 甲状旁腺次全切除术（sPTX） 指在手术中切除绝大多数的甲状旁腺组织（通常是 3.5 个），同时保留少许甲状旁腺组织，以便将甲状旁腺功能维持在相对正常的水平。对于患者来说，各种手术治疗的最终目的是缓解高 PTH 血症的症状，同时又能维持全身钙磷代谢的稳定。因此，手术治疗措施既要切除多余增生的甲状旁腺组织，同时又要避免术后出现永久性甲状旁腺功能低减和低钙血症。在手术计划、手术决策和手术实施过程中，维持上述平衡是保证患者生活质量的关键。

经典的 sPTX 是在全身麻醉情况下，采用颈部弧形切口，行双侧颈部探查术，将增大的 3 个甲状旁腺予以切除。如果第 4 个甲状旁腺体积接近正常，例如：最大径在 4mm 以下，可以予以保留；如果体积超过正常，则予以切除 50% 的腺体，将大约 50mg 的甲状旁腺于保留在原位。由于甲状旁腺的血管往往纤细，如在切除第 4 个旁腺的过程中，发现剩余的甲状旁腺因血供不佳而出现颜色变暗，则可考虑改行 tPTX 或 tPTX＋AT。

2. 甲状旁腺全切除术（tPTx） 指手术中切除所有可见的甲状旁腺而不移植。tPTX 可有效降低复发和颈部再次手术探查的风险，术中应仔细探查，根据患者情况及手术探查情况确定是否行胸腺切除。有研究显示 tPTX 后因血清肌酐水平的变化可能影响肾移植术后移植肾的功能[43]。因此，如患者有肾移植可能，不宜选择 tPTX。此外，tPTX 术后导致永久性甲状旁腺功能减退、术后早期严重低血钙和再生不良性骨病的发生率也较高。早年该术式较少在国内常规使用，在我国指南中亦不推荐[34]，但在国际文献中作为一种常规术式推荐，原因是在实际操作过程中完全切除所有甲状旁腺常常无法实现；而无论是 sPTX 还是 tPTX＋AT 均有较高的复发率[44,45]。

3. 甲状旁腺全切除加自体移植术（tPTx＋AT） 即切除全部甲状旁腺，同时合并胸腺切除加微量的甲状旁腺组织自体移植。移植的甲状旁腺应尽可能选择正常或接近正常的旁腺组织；移植部位宜遵循方便术后功能监测、复发后取出的原则，可选胸锁乳突肌、未接受动静脉内瘘术的前臂肱桡肌等，以蚊式钳顺肌纤维方向钝性分离，制作 1 个或多个无血肿形成的"肌肉囊"，将细小甲状旁腺组织块置于其中，使之与肌肉充分接触。移植部位应以金属夹或其他不可吸收材料标记。移植的时机包括即时移植及延迟移植，无论移植时机如何，有条件时建议低温无菌贮存部分切除的甲状旁腺组织，推荐保存时间最多为 2 年。移植腺体组织量与术后复发率密切相关，但目前尚无统一标准，按文献报道并被广泛接受的是保留最小且非结节状增生的甲状旁腺组织 30～60mg，切成大小 1mm×1mm×1mm 埋植于无血肿形成的肌肉内[34]。

4. 其他手术／操作方式 颈丛阻滞麻醉下的小切口计划性分期手术：随着对小切口下 PTX 的认识不断加深，北京协和医院提出对 SHPT 患者，特别是合并严重并发症和全身麻醉风险的患者，实施颈丛阻滞麻醉下分期手术的治疗策略，其目的是降低手术风险，特别是减少术后严重低钙血症引发的并发症[46]。在我国，尚有大量的 SHPT 患者需要进行 PTX 手术，而且病情多较重，并发症较多。结合我国目前的医疗现状，提高手术安全性，实施适度的手术治疗成为我们的关注点。利用术前超声及核医学影像学检查结果，我们根据增大甲状旁腺的位置，将患者分为单侧优势型和双侧均衡型，以便于在术前确定手术策略。我们认为：对于单侧优势型（Ⅰ型）分布的甲状旁腺，特别是Ⅰa 和Ⅰb 型，在颈丛阻滞麻醉下实施单侧甲状旁腺切除术可能取得较好的阶段性疗效。对于双侧均衡型（Ⅱ型）分布的甲状旁腺，在条件允许的情况下，可以选择全身麻醉下双侧甲状旁腺探查切除术；如果患者全身状况较差，术前评估难以耐受全身麻醉手术，分期手术策略也可以作为个体化治疗方案的一种选择。对于合并慢性肾功能不全的Ⅰb 型分布的患者，应该除外原发性甲状旁腺功能亢进症的可能性，如果合并泌尿系结石及血钙升高，行单侧切除术后进行长期随访，可能会降低过度治疗的风险。

还有其他一些微创的治疗方式，例如：微波消融、射频消融、高强度聚焦超声、酒精注射、乙酸注射等，均有文献报道，但大都是单臂的回顾性研究，难以评估和比较其实际疗效。在有经验的中心，可以在合适的患者中选择性地开展。

5. 不同手术方式的比较和选择 针对 SHPT，不同手术方式的比较由来已久。2017 年发表的 Meta 分析提示，与 tPTX＋AT 相比，tPTX 复发率低，术后 SHPT 持续状态发生率低，手术时间短，但易发生甲旁减；两种术式在症状改善、手术并发症、住院天数方面无差异[44,45]。另一项 2017 年发表的 Meta 分析比较了 tPTX＋AT 和 sPTX 两种术式，结果发现两者在症状改善、复发率、再手术率等方面均无差异[47]。

目前已有的结果大都来自回顾性病例分析，存在偏移在所难免；而大规模的前瞻随机对照研究结果暂时难以获得。临床医师需要根据自身经验和患者特点来选择。总体来说，一般情况好的患者可考虑上述三种常用术式，优选 sPTX 或 tPTX；而一般情况差、全麻风险极高的患者可以考虑计划性分次颈丛阻滞麻醉下手术，或者其他微创方式。

九、药物治疗

1. 继发性甲状旁腺功能亢进症 多种疾病或状态可导致 SHPT，其治疗因原发疾病的不同而有所差异。

（1）维生素 D 缺乏/不足导致的 SHPT：建议增加日照和富含维生素 D 及钙食物的摄入。同时，需要给予普通维生素 D 制剂，不同年龄段及疾病状态纠正维生素 D 缺乏所需的普通维生素 D 剂量有所不同，依据国内维生素 D 及其类似物临床应用共识：对 18 岁以下维生素 D 缺乏的婴幼儿、儿童和青少年，可给予维生素 D 2 000IU/d 或 50 000IU/周，服用 6 周以使血清 25-OH-D 水平达到 30ng/ml 以上，随后以 400～1 000IU/d 维持；对于成年人，可给予 50 000IU/周或 6 000IU/d 的维生素 D 8 周以使血清 25-OH-D 水平达 30ng/ml 以上，继而以 1 500～2 000IU/d 维持；对肥胖患者、小肠吸收不良综合征患者和正在使用影响维生素 D 代谢的药物的患者，建议应用高剂量（可为常规剂量的 2～3 倍）的维生素 D，以达到血清 25-OH-D 水平在 30ng/ml 以上，继而以 3 000～6 000IU/d 维持。应用维生素 D 治疗过程中可监测血清 25-OH-D 及血尿钙水平，以判断疗效和调整剂量[48]。补充足量的维生素 D 及充足的钙摄入可有效降低 PTH 水平。

（2）CKD 患者的 SHPT：通常建议保证足够钙和维生素 D 的摄入，低磷饮食联合口服磷结合剂以协助控制高磷血症。由于此类患者肾脏活性维生素 D 合成的能力下降，在很长的时期以来，作用于 VDR 的活性维生素 D 或其类似物是 CKD 患者的主要药物治疗，以抑制 PTH 的合成与分泌。骨化三醇是最早合成的 VDR 激动剂并用于临床，除了可抑制 PTH 水平外，因其促进肠道钙磷的吸收，可能导致高钙血症或钙磷乘积过高，增加血管钙化和心血管疾病的风险。较新的 VDR 激动剂，例如：帕立骨化醇、马沙骨化醇等，选择性更好，升高血钙的作用弱于骨化三醇，但仍然存在高钙血症的风险[49]。

近十余年来，作用于 CaSR 的拟钙剂（calcemimetics）在动物及临床前研究中均以被证实可抑制甲状旁腺细胞的增殖，其中盐酸西那卡塞（cinacalcet）已被批准用于 CKD 患者 SHPT 的临床药物治疗。多项大样本的临床研究，包括一项来自中国的多中心随机对照研究[50]，均显示西那卡塞可较安慰剂组显著降低血 PTH 水平，降低血钙水平和钙磷乘积。在日本，随着盐酸西那卡塞进入临床，CKD 患者因 SHPT 行甲状旁腺切除术的比例显著降低[51, 52]。Sekercioglu N 等对西那卡塞及传统治疗在 CKD-MBD 中的疗效及安全性进行了系统综述及荟萃分析，纳入 1996—2015 年间 24 项临床研究，8311 例患者，结果显示西那卡塞显著降低甲状旁腺切除手术的需要（RR 0.30，95%CI 0.22～0.42），每治疗 1 000 例减少 55 例手术[53]。

但在一项大样本评估西那卡塞对心血管疾病死亡率的随机对照研究（EVOLVE 研究）及随后的系统综述中，并未证实西那卡塞治疗能够降低全因或心血管疾病死亡率；而关于骨折风险，EVOLVE 研究的后续分析中也仅在基线存在多发骨折等特点的亚组人群中显示西那卡塞可降低临床骨折发生率 16%～29%[54-56]。前述的荟萃分析中也未显示西那卡塞有明确的降低心血管死亡率及骨折风险的作用[53]。

关于西那卡塞的安全性，在文献报告的临床研究中耐受性良好，主要不良反应包括轻到中度的胃肠道症状，包括恶心、呕吐、腹泻、便秘等，并有一过性低钙血症的报告，严重的低钙血症或低磷血症罕见。在肾衰透析的患者中，西那卡塞的使用并不升高血磷水平，甚至可减轻高磷血症，但在 CKD3～4 期（透析前）患者的临床研究中，血磷水平可较对照组进一步升高。

近期，一个新的肽类拟钙剂 Etecalcetide 进入临床研究，并在美国、欧洲及日本获批治疗透析患者的 SHPT。新近发表的随机双模拟对照非劣效临床研究显示，Etecalcetide 组（340 例），在降低 PTH 水平的主要终点方面不劣于西那卡塞组（343 例），PTH 水平降低 30% 的比例分别为 68.2% 和 57.7%，且降低 50% 的比例显著高于西那卡塞组，不良反应两组相当[57]。但对于心血管死亡率、骨折等的影响还需要进一步的研究证实。

对于药物治疗无效的病例，可考虑甲状旁腺手术，但手术方式及适应证仍存在争议[58]。

（3）其他：对于肾脏1α羟化酶缺陷的患者，如PDDR患者，应选择不需要1α羟化的维生素D制剂，包括骨化三醇（0.25～1μg/d）、阿法骨化醇或二氢速固醇（0.2～1mg/d）；而对维生素D受体抵抗的患者，通常需要大剂量的维生素D制剂；治疗过程中需要监测血尿钙磷水平等调整用药。特发性高钙尿症患者可应用氢氯噻嗪减少尿钙排泄，同时联合严格的低盐饮食。

2. 三发性甲旁亢 关于三发性甲旁亢的治疗尚无统一指南或大样本的临床研究结果。用于治疗SHPT的西那卡塞可通过激活甲状旁腺细胞表面的CaSR抑制PTH的分泌、降低血钙水平，自其2005年上市以来，甲状旁腺手术不再是THPT的唯一治疗手段，但该药物用于THPT治疗尚属于超适应证治疗，相关研究非常有限，观察时间也较短。

有限的回顾性研究提示西那卡塞对于降低THPT患者的血钙水平有一定效果，但需要大规模、长时间的前瞻性对照研究加以证实。

（王　鸥　廖　泉　花苏榕）

参 考 文 献

1. Bringhurst FR, Demay MB, Kronenberg HM. Hormones and disorders of mineral metabolism. In: Kronenberg HM., eds. Williams textbook of endocrinology. 11th ed. Philadelphia: Saunders Elsevier, 2008: 1203-1268
2. Saleh F, Jorde R, Sundsfjord J, et al. Causes of secondary hyperparathyroidism in a healthy population: the Tromsø study[J]. J Bone Miner Metab, 2006, 24(1): 58-64
3. Grant AM, Avenell A, Campbell MK, et al; RECORD Trial Group. Oral vitamin D3 and calcium for secondary prevention of low-trauma fractures in elderly people (Randomised Evaluation of Calcium Or vitamin D, RECORD): a randomised placebo-controlled trial[J]. Lancet, 2005, 365(9471): 1621-1628
4. Holick MF, Binkley NC, Bischoff-Ferrari HA, et al; Endocrine Society. Evaluation, treatment, and prevention of vitamin D deficiency: an Endocrine Society clinical practice guideline[J]. J Clin Endocrinol Metab, 2011, 96(7): 1911-1930
5. Ning Z, Song S, Miao L, et al. High prevalence of vitamin D deficiency in urban health checkup population[J]. Clin Nutr, 2016, 35(4): 859-863
6. Lu HK, Zhang Z, Ke YH, et al. High prevalence of vitamin D insufficiency in China: relationship with the levels of parathyroid hormone and markers of bone turnover[OL]. PLoS One, 2012, 7(11): e47264
7. Qiao Z, Li-Xing S, Nian-Chun P, et al. Serum 25(OH)D Level and Parathyroid Hormone in Chinese Adult Population: A Cross-Sectional Study in Guiyang Urban Community from Southeast of China[J]. Int J Endocrinol, 2013, 2013: 150461
8. Wat WZ, Leung JY, Tam S, et al. Prevalence and impact of vitamin D insufficiency in southern Chinese adults[J]. Ann Nutr Metab, 2007, 51(1): 59-64
9. Fliser D, Kollerits B, Neyer U, et al. Fibroblast growth factor 23 (FGF23) predicts progression of chronic kidney disease: the Mild to Moderate Kidney Disease (MMKD) Study[J]. J Am Soc Nephrol, 2007, 18(9): 2600-2608
10. Hedgeman E, Lipworth L, Lowe K, et al. International burden of chronic kidney disease and secondary hyperparathyroidism: a systematic review of the literature and available data[J]. Int J Nephrol, 2015, 2015: 184321
11. Corey RL, Whitaker MD, Crowell MD, et al. Vitamin D deficiency, parathyroid hormone levels, and bone disease among patients with end-stage liver disease and normal serum creatinine awaiting liver transplantation[J]. Clin Transplant, 2014, 28(5): 579-584
12. Costa TL, Paganotto M, Radominski RB, et al. Calcium metabolism, vitamin D and bone mineral density after bariatric surgery[J]. Osteoporos Int, 2015, 26(2): 757-764
13. Kuwabara A, Tanaka K, Tsugawa N, et al. High prevalence of vitamin K and D deficiency and decreased BMD in inflammatory bowel disease[J]. Osteoporos Int, 2009, 20(6): 935-942
14. Neary NM, El-Maouche D, Hopkins R, et al. Development and treatment of tertiary hyperparathyroidism in patients with pseudohypoparathyroidism type 1B[J]. J Clin Endocrinol Metab, 2012, 97(9): 3025-3030
15. 许莉军, 夏维波, 姜艳, 等. 成人起病低血磷性骨软化症长期补充磷制剂致三发性甲状旁腺功能亢进症：5例报告并文献复习[J]. 中华骨质疏松和骨矿盐疾病杂志, 2015, 8(3): 196-202
16. Fraser WD. Hyperparathyroidism[J]. Lancet, 2009, 374(9684): 145-158
17. Jamal SA, Miller PD. Secondary and tertiary hyperparathyroidism[J]. J Clin Densitom, 2013, 16(1): 64-68
18. 何晓东, 夏维波, 姜艳, 等. 低血磷性佝偻病/骨软化症患者急性磷负荷对血磷和甲状旁腺激素水平的影响[J]. 中华骨质疏松和骨矿盐疾病杂志, 2009, 2(4): 243-248
19. Shimada T, Hasegawa H, Yamazaki Y, et al. FGF-23 is a potent regulator of vitamin D metabolism and phosphate homeostasis[J]. J Bone Miner Res, 2004, 19(3): 429-435
20. Murray TM, Rao LG, Wong MM, et al. Pseudohypopar-

athyroidism with osteitis fibrosa cystica: direct demonstration of skeletal responsiveness to parathyroid hormone in cells cultured from bone[J]. J Bone Miner Res, 1993, 8(1): 83-91

21. Alon US, Monzavi R, Lilien M, et al. Hypertension in hypophosphatemic rickets--role of secondary hyperparathyroidism[J]. Pediatr Nephrol, 2003, 18(2): 155-158

22. 李悦芃, 王鸥, 邢小平. 甲状旁腺素与醛固酮的相互作用及其对心血管疾病的影响[J]. 中华骨质疏松和骨矿盐疾病杂志, 2014, 1: 95-100

23. Cunningham J, Locatelli F, Rodriguez M. Secondary hyperparathyroidism: pathogenesis, disease progression, and therapeutic options[J]. Clin J Am Soc Nephrol, 2011, 6(4): 913-921

24. Nichol PF, Starling JR, Mack E, et al. Long-term follow-up of patients with tertiary hyperparathyroidism treated by resection of a single or double adenoma[J]. Ann Surg, 2002, 235(5): 673-8; discussion 678-680

25. Somnay YR, Weinlander E, Alfhefdi A, et al. Radioguided parathyroidectomy for tertiary hyperparathyroidism[J]. J Surg Res, 2015, 195(2): 406-411

26. Nasrallah MP, Fraker DL, LiVolsi VA. Parathyroid carcinoma in the setting of tertiaryhyperparathyroidism after renal transplant[J]. Endocr Pathol, 2014, 25(4): 433-435

27. Invernizzi M, Carda S, Righini V, et al. Different PTH response to oral peptone load and oral calcium load in patients with normocalcemic primary hyperparathyroidism, primary hyperparathyroidism, and healthy subjects[J]. Eur J Endocrinol, 2012, 167(4): 491-497

28. Jin J, Mitchell J, Shin J, et al. Calculating an individual maxPTH to aid diagnosis of normocalemic primary hyperparathyroidism[J]. Surgery, 2012, 152(6): 1184-1192

29. Souberbielle JC, Lawson-Body E, Hammadi B, et al. The use in clinical practice of parathyroid hormone normative values established in vitamin D-sufficient subjects[J]. J Clin Endocrinol Metab, 2003, 88(8): 3501-3504

30. Eisner BH, Ahn J, Stoller ML. Differentiating primary from secondary hyperparathyroidism in stone patients: the "thiazide challenge"[J]. J Endourol, 2009, 23(2): 191-192

31. Orevi M. Localization of parathyroid adenoma by 11C-choline PET/CT: preliminary results[J]. Clin Nucl Med, 2014, 39(12): 1033-1038

32. Fukagawa M. Clinical practice guideline for the management of chronic kidney disease-mineral and bone disorder[J]. Ther Apher Dial, 2013, 17(3): 247-288

33. Schneider R, DK. Bartsch, Role of surgery in the treatment of renal secondary hyperparathyroidism[J]. Br J Surg, 2015, 102(4): 289-290

34. 慢性肾功能衰竭继发甲状旁腺功能亢进外科临床实践专家共识[J]. 中国实用外科杂志, 2016, 36(05): 481-486

35. Sharma J. Improved long-term survival of dialysis patients after near-total parathyroidectomy[J]. J Am Coll Surg, 2012, 214(4): 400-7; discussion 407-408

36. Polistena A. Surgical treatment of secondary hyperparathyroidism in elderly patients: an institutional experience[J]. Aging Clin Exp Res, 2017, 29(Suppl 1): 23-28

37. Ketteler M. Executive summary of the 2017 KDIGO Chronic Kidney Disease-Mineral and Bone Disorder (CKD-MBD) Guideline Update: what's changed and why it matters[J]. Kidney Int, 2017, 92(1): 26-36

38. Punch JD, Thompson NW, Merion RM. Subtotal parathyroidectomy in dialysis-dependent and post-renal transplant patients. A 25-year single-center experience[J]. Arch Surg, 1995, 130(5): 538-542; discussion 542-543

39. Sato T. Total parathyroidectomy reduces elevated circulating fibroblast growth factor 23 in advanced secondary hyperparathyroidism[J]. Am J Kidney Dis, 2004, 44(3): 481-487

40. Kestenbaum B. Survival following parathyroidectomy among United States dialysis patients[J]. Kidney Int, 2004, 66(5): 2010-2016

41. Moorthi RN, Moe SM. CKD-mineral and bone disorder: core curriculum 2011[J]. Am J Kidney Dis, 2011, 58(6): 1022-1036

42. Ferreira GF. Parathyroidectomy after kidney transplantation: short-and long-term impact on renal function[J]. Clinics(Sao Paulo), 2011, 66(3): 431-435

43. Littbarski SA. Timing of parathyroidectomy in kidney transplant candidates with secondary hyperparathyroidism: effect of pretransplant versus early or late post-transplant parathyroidectomy[J]. Surgery, 2018, 163(2): 373-380

44. Liu ME. To assess the effects of parathyroidectomy (TPTX versus TPTX+AT) for Secondary Hyperparathyroidism in chronic renal failure: A Systematic Review and Meta-Analysis[J]. Int J Surg, 2017, 44: 353-362

45. Li C. Total parathyroidectomy versus total parathyroidectomy with autotransplantation for secondary hyperparathyroidism: systematic review and meta-analysis[J]. Ren Fail, 2017, 39(1): 678-687

46. 胡亚, 花苏榕, 王梦一, 等. 颈丛阻滞麻醉下分期手术治疗继发性甲状旁腺功能亢进症的初步探索[J]. 中华外科杂志, 2018, 56(7): 528-532

47. Chen J. Total parathyroidectomy with autotransplantation versus subtotal parathyroidectomy for renal hyperparathyroidism: A systematic review and meta-analysis[J]. Nephrology(Carlton), 2017, 22(5): 388-396

48. 中华医学会骨质疏松和骨矿盐疾病分会. 维生素 D 及其类似物临床应用共识 [J]. 中华骨质疏松和骨矿盐疾病杂志, 2018, 1: 1-19

49. Komaba H, Kakuta T, Fukagawa M. Management of secondary hyperparathyroidism: how and why?[J]. Clin Exp Nephrol, 2017, 21 (Suppl 1): 37-45

50. Mei C, Chen N, Ding X, et al. Efficacy and safety of Cinacalcet on secondary hyperparathyroidism in Chinese chronic kidney disease patients receiving hemodialysis[J]. Hemodial Int, 2016, 20 (4): 589-600

51. Tominaga Y, Kakuta T, Yasunaga C, et al. Evaluation of parathyroidectomy for secondary and tertiary hyperparathyroidism by the Parathyroid Surgeons' Society of Japan[J]. Ther Apher Dial, 2016, 20: 6-11

52. Tentori F, Wang M, Bieber BA, et al. Recent changes in therapeutic approaches and association with outcomes among patients with secondary hyperparathyroidism on chronic hemodialysis: the DOPPS study[J]. Clin J Am Soc Nephrol, 2015, 10: 98-109

53. Sekercioglu N, Busse JW, Sekercioglu MF, et al. Cinacalcet versus standard treatment for chronic kidney disease: a systematic review and meta-analysis[J]. Ren Fail, 2016, 38 (6): 857-74

54. Chertow GM, Block GA, Correa-Rotter R, et al. Effect of cinacalcet on cardiovascular disease in patients undergoing dialysis[J]. N Engl J Med, 2012, 367: 2482-2494

55. Palmer SC, Nistor I, Craig JC, et al. Cinacalcet in patients with chronic kidney disease: a cumulative meta-analysis of randomized controlled trials[OL]. PLoS Med, 2013, 10: e1001436

56. Moe SM. Effects of Cinacalcet on Fracture Events in Patients Receiving Hemodialysis: The EVOLVE Trial[J]. J Am Soc Nephrol, 2015, 26 (6): 1466-1475

57. Block GA, Bushinsky DA, Cheng S, et al. Effect of Etelcalcetide vs Cinacalcet on Serum Parathyroid Hormone in Patients Receiving Hemodialysis With Secondary Hyperparathyroidism: A Randomized Clinical Trial[J]. JAMA, 2017, 317 (2): 156-164

58. Cunningham J, Locatelli F, Rodriguez M. Secondary hyperparathyroidism: pathogenesis, disease progression, and therapeutic options[J]. Clin J Am Soc Nephrol, 2011, 6 (4): 913-921

第四章　特殊类型的原发性甲状旁腺功能亢进症

第一节　妊娠期原发性甲状旁腺功能亢进症

由于妊娠期PHPT存在症状不典型、易被妊娠期生理性改变所掩盖的特点，且明确病灶定位的检查手段受到限制，PHPT很难在妊娠期被明确诊断，其诊断方法和处理原则尚未形成共识。

一、流行病学

原发性甲状旁腺功能亢进症在人群中的年发病率波动于女性34~120/100 000（平均为66），男性13~36/100 000（平均为25）[1]。女性的发病率为男性的2~3倍，尤以绝经后的中年女性多见，但仍有5%~10%的患病者为育龄期女性。PHPT也是造成妊娠期高钙血症的最常见病因，67%的患病孕妇可出现并发症，而胎儿并发症的发病率高达80%。

二、病理生理

妊娠期体内的钙调节会发生一系列改变，以满足胎儿生长所需的钙质。这些特有的生理变化包括：血容量增加造成的血液稀释、母胎间的钙转运、肾小球滤过率提高引起高尿钙、低清蛋白血症，造成孕妇的血钙（血清总钙）测值降低，影响妊娠合并PHPT的诊断。妊娠过程中，共有25~30g左右的钙通过胎盘从孕妇转运至胎儿体内，用于胎儿的发育和骨骼形成。这种母胎之间的钙转运不受母体PTH水平调节，而是由胎儿和胎盘产生的PTH相关蛋白（PTHrP）所介导。同时，PTH活化1α羟化酶的作用也由PTHrP所替代，肾脏和胎盘的1α羟化酶活性上升，使妊娠期的1,25-(OH)$_2$-D水平升高至非妊娠期的两倍。所以，PTHrP是妊娠期钙调节的主要介质。妊娠期PHPT患者的血清PTH升高可能不明显。

三、临床表现

大部分妊娠期PHPT的临床表现无特异性，如：恶心、呕吐、疲劳，其症状易被妊娠期的生理变化所掩盖，导致对PHPT较难做出全面性的诊断。患者的临床表现与血清钙水平有直接的相关。肾石症是最常见的母体并发症，其他还包括精神神经症状、便秘、骨折、心律失常、胰腺炎、高钙危象、妊娠剧吐、妊娠高血压、先兆子痫等。PHPT孕妇如未接受适当治疗，最常见的胎儿并发症是新生儿低钙血症。其他包括早产、胎儿宫内发育迟缓、死胎、先天性甲状旁腺缺如等[2,3]。

四、诊断

妊娠合并PHPT的症状与妊娠期间的不适相互干扰，实验室指标受妊娠状态的影响，都加大了临床诊断的难度。妊娠期的血清离子钙水平升高，或血清白蛋白校正至正常时血清总钙水平升高，伴血清PTH水平升高，同时排除其他引起高钙血症的原因时，考虑PHPT诊断成立。鉴别诊断方面需排除家族性低尿钙高血钙症、家族性甲状旁腺增生综合征、多发性内分泌腺瘤病等。在定位诊断中，妊娠期间的影像学诊断主要依赖颈部超声，普通患者常用的^{99m}Tc-MIBI显像和颈部CT在妊娠期间都受到限制。尽管有病例报道提出妊娠期使用^{99m}Tc-MIBI显像检查不应作为禁忌，尤其在急需明确病灶定位时，因为放射性核素的半衰期较短，可以保证^{99m}Tc-MIBI显像检查的安全性。但由于临床资料较少，对^{99m}Tc-MIBI显像的使用仍应持审慎的态度。

五、治疗

1. 保守治疗　血清钙轻微升高的PHPT，可采取保守治疗，如减少钙的摄入，加强水化，袢利尿剂的使用。维生素D缺乏的情况下，可以适当地补充维生素D治疗。补充维生素D可能会降低患者的PTH水平，但过度地补充还是可能会导致高钙危象。为安全起见，在治疗过程中需要监测血钙和尿钙水平[4]。密切监测母亲和胎儿状态，预防恶化和高钙危象的发生。有研究指出，轻症妊娠合并PHPT不会提高包括流产在内的产科并发症风险，且与新生儿的身长、体重、Apgar评分无关。

2. 药物治疗 妊娠期PHPT可使用的药物非常有限。降钙素（妊娠C级），目前未见到胎儿不良影响的报道，但疗效不理想；双膦酸盐类（妊娠C或D级），一般仅在危及孕妇生命时使用。有研究观察到双膦酸盐通过干扰胎儿软骨内成骨导致胎儿骨畸形。近年来的报道中，也提出了妊娠期使用西那卡塞纠正高钙血症的可能性。有报道了一位甲状旁腺癌患者，在两次妊娠期间均长期服用西那卡塞，最高剂量达到每日120mg，对控制血钙水平有很好的效果，患者两次均顺利生产，未见胎儿不良影响。然而，目前西那卡塞在妊娠期使用的研究仅有极少量病例报道，其安全性仍待进一步验证。

3. 手术治疗 当患者存在严重高钙血症，保守治疗无法控制且有定位依据时，甲状旁腺切除术作为所有治疗方案中唯一的治愈手段，应作首选。Norman J等人的研究指出，妊娠期PHPT孕妇的流产风险为正常孕妇的3～5倍，流产率与孕妇血钙水平相关（R=0.972），当血钙高于2.85mmol/L时，流产风险显著增加，应及时采取手术治疗。孕中期通常被视为手术的首选时间窗，许多研究已证明了孕中期手术的安全性。有报道提出，及时的手术治疗对减少母胎并发症的发生率、改善妊娠结局有重要作用，当孕晚期患者存在无法控制的高钙血症时，手术仍应作为首选方案。若因各种原因，妊娠期间无法手术，可以考虑在生产当天手术切除病灶，或是在生产后尽快手术治疗。

4. 新生儿的管理 母亲妊娠期确诊为PHPT的新生儿需特殊管理。孕妇妊娠晚期需补充维生素D，新生儿需补充维生素D 400～800IU/d，来防止新生儿维生素D的缺乏。胎儿出生后需每天测量血清钙水平2～3次，谨防低钙血症的发生。新生儿血清总钙水平低于1.75mmol/L，或早产儿低于1.5mmol/L时，需静脉补钙和维生素D类似物；新生儿血清总钙水平在1.75～2.15mmol/L水平时，需口服补钙和维生素D类似物。母乳喂养不应中断。

妊娠期PHPT非常少见，绝大多数病例未被确诊或较轻微。早期诊断和适当的管理与治疗可明显减少母胎并发症的发生。当孕妇出现任何与高钙血症相关的临床表现时，PHPT的相关检查是很有必要的。

（刘建民　孙立昊）

第二节　甲状旁腺癌

甲状旁腺癌是一种罕见的内分泌恶性肿瘤，患者常出现高钙危象。甲状旁腺癌的死亡率，特别是术后2年内复发患者的死亡率高达46%～65%[5]。早期诊断，完整切除肿块可能是彻底治愈的唯一手段。然而相当一部分患者在初次手术时未能确立甲状旁腺癌的诊断，未能完整切除病变组织。因此，早期确立甲状旁腺癌诊断对提高治愈率，降低复发死亡率非常重要。

一、流行病学

甲状旁腺癌非常罕见，在所有恶性肿瘤中仅占0.005%。在多数西方国家中，甲状旁腺癌占散发性原发性甲状旁腺功能亢进症1%不到，亚洲国家略高，约为5%～8%[6, 7]。甲状旁腺癌好发于40岁左右，起病年龄低于良性患者[8]。虽然良性甲状旁腺肿瘤多见于女性，但在甲状旁腺癌中并无明显的性别差异[9]。

二、分子病因

甲状旁腺癌的病因并不十分清楚。既往一些研究发现某些甲状旁腺癌组织中Rb基因缺失或者突变导致Rb蛋白缺失，也有研究提示P53基因染色体一条等位基因缺失与甲状旁腺癌有关。许多关于细胞周期、增生以及肿瘤抑制基因等免疫组化标志物改变可提示甲状旁腺癌，如：Ki-67、Cyclin D1、p27kip1、Rb、bcl2、mdm2、CaSR、HRPT2以及gealectin-3等。但是目前仍缺乏一个能够确切提示甲状旁腺癌的特异性免疫组化指标[10]。

甲状旁腺肿瘤表达谱芯片研究发现Cyclin D1基因在甲状旁腺腺瘤中的表达明显高于正常甲状旁腺[11]。在18%～40%的甲状旁腺腺瘤中存在有cyclin D1原癌蛋白的过表达。而在甲状旁腺癌中可以发现有高达91%的cyclin D1蛋白过表达[12]。然而有文献认为在甲状旁腺癌中Cyclin D1的过表达与甲状旁腺腺瘤因为CCND1基因转位导致 PTH 基因过表达不同,并不是导致甲状旁腺癌的根本原因,而仅是由于 HRPT2 基因编码的 parafibromin 蛋白表达缺失,进而 Cyclin D1 的负调控缺失,导致 Cyclin D1 过表达。上海瑞金医院的 MLPA 结果从另一个侧面解释了甲状旁腺癌组织中 Cyclin D1 过表达是由于 CCND1 基因拷贝数增加所致。运用 Western Blot 技术以及免疫组化技术,证实甲状旁腺腺癌组织中确实存在 Cyclin D1 蛋白过表达。因此,甲状旁腺癌组织中 CCND1 基因拷贝数增加可能是甲状旁腺癌发生的机制之一[13]。

HRPT2/CDC73 基因位于 1q24-32,是一种抑癌基因,其编码产物为 parafibromin。在散发性甲状旁腺癌中,该基因突变高达 76%,但很少发生于甲状旁腺腺瘤。北京协和医院内分泌科的研究发现 46.2% 的甲状旁腺癌患者存在 HRPT2/CDC73 基因突变,其编码产物 parafibromin 也在甲状旁腺癌组织中完全(8/13,61.5%)或部分(5/13,38.5%)表达缺失,而良性患者无此类异常[14]。北京协和医院和国外的研究都提示 PI3K/AKT/mTOR 通路参与甲状旁腺癌的分子发病机制,这为未来药物干预提供了可能的靶点。此外,非编码 RNA 包括 miRNA 和 lncRNA 的异常表达也可能参与了甲状旁腺癌的发生,lncRNA PVT1 和 GLIS2-AS1 可能成为诊断甲状旁腺癌的标志物。

三、病理改变

甲状旁腺癌的组织学诊断需要有明确的浸润性生长或转移的证据,包括侵及周围组织结构(甲状腺、软组织)、包膜浸润、累及包膜外血管、神经浸润以及远处转移等。血管浸润要求必须累及包膜间或周围组织中的血管。90% 的甲状旁腺癌中能够见到粗大的纤维组织分隔,但这并不足以判断肿瘤的良恶性。肿瘤可以出现滤泡样结构,甚至呈癌肉瘤样生长。在甲状旁腺癌中,癌细胞多为主细胞,同时可混有数量不等的嗜酸性细胞、过渡型细胞、水样清细胞以及梭形细胞。肿瘤胞核深染致密,核仁不明显,核浆比升高,有时可见到异型性明显的肿瘤细胞,甚至瘤巨细胞。一些病例中肿瘤可完全由嗜酸性细胞构成,诊断标准与主细胞型的甲状旁腺癌一致。80% 的肿瘤可见到核分裂象,有时可见到不典型核分裂象。有时在镜下可见到局灶的凝固性坏死。

术前就发现淋巴结或远处转移能够明确甲状旁腺癌的诊断。术中发现有周围组织浸润也能确立诊断。但是未出现远处转移或者局部浸润时,单纯依靠术中冰冻切片病理有时很难确定是否为甲状旁腺癌。

免疫组织化学检测可能有助于甲状旁腺肿瘤的良恶性鉴别。甲状旁腺癌中细胞周期相关蛋白(Ki-67,cyclin D1)的标记明显增加,癌组织中的 Ki-67 标记指数(LI)较腺瘤高,而 p27(一种细胞周期蛋白依赖的激酶抑制剂)标记指数较腺瘤低,联合测定 Ki-67 和 p27 可以帮助鉴别甲状旁腺腺瘤和甲状旁腺癌。parafibromin 免疫组化阴性患者术后预后明显较免疫组化阳性患者差。

需要指出的是,一般不推荐对疑似甲状旁腺癌的病灶进行细针穿刺活检,以避免肿瘤包膜破裂造成针道扩散。

四、临床表现

甲状旁腺癌的患者常伴随有明显的高钙血症以及高钙血症所导致的临床症状,如:多饮、多尿,乏力等。骨骼和肾脏受累很常见。在西方国家,大部分原发性甲旁亢患者无症状,因此对于严重高钙血症的患者要警惕甲状旁腺癌的可能。然而国内的数据提示无症状的原发性甲旁亢患者仅占 34%,接近半数的患者有多饮多尿等高钙血症的临床表现。进一步比较甲状旁腺癌和甲状旁腺腺瘤的血钙发现,虽然两者均有明显的高钙血症,但是甲状旁腺癌的患者血钙更高(良性 vs. 恶性:2.89 vs. 3.28mmol/l)。来自北京协和医院的报道,69% 的甲状旁腺癌患者因高钙危象入院。因此,尽管我国原发性甲旁亢患者的高钙血症很常见,对于出现高钙危象的患者仍需高度警惕甲状旁腺癌的可能。国内资料提示甲状旁腺癌患者骨骼和肾脏病变的程度与良性甲状旁腺肿瘤的患者无明显差异,这可能与我国原发性甲旁亢患者仍以有症状为主有关。

文献报道甲状旁腺癌的患者血清 PTH 水平常超过正常上限 10 倍以上,而甲状旁腺良性肿瘤的患者仅升高 2 倍[15,16]。上海瑞金医院的资料显示,甲状旁腺癌的患者血清 PTH 中位水平超过正常上限 20 倍,甲状旁腺腺瘤的患者血清 PTH 中位水平高于正常上限 5 倍[6]。虽然我们原发性甲旁亢患者血清 PTH 水平高于西方国家的报道,但是在良恶性患者间的差异仍十分显著。

75% 以上的甲状旁腺癌患者在颈部可以触及

一个明显的肿块,临床上出现喉返神经麻痹的表现要高度警惕甲状旁腺癌的可能。颈部如可触及质硬肿块,则高度提示甲状旁腺癌,在良性甲状旁腺肿瘤中颈部常无明显包块。甲状旁腺癌患者的肿块要显著大于甲状旁腺腺瘤的患者。另一个值得注意的方面是甲状旁腺癌患者病程更短,良性患者从起病到诊断的中位时间为13个月,而甲状旁腺癌的患者约4个月,提示甲状旁腺癌患者病情进展很快。病情的迅速发展也与肿块分泌大量的PTH有关[8]。

甲状旁腺癌的转移多见于肺部、骨骼和肝脏。北京协和医院的资料显示,在平均6.6年的随访中,30%患者出现远处转移。

五、影像学检查

对甲状旁腺癌的影像学检查包括超声、^{99m}Tc-MIBI显像、CT、MR和PET/CT。颈部超声出现下列特点时考虑甲状旁腺癌可能,包括:肿瘤直径>3cm;不均匀分叶结构;极低回声;钙化灶;不规则晕圈。但是这些特点不具有特异性。^{99m}Tc-MIBI显像是定位诊断功能亢进的甲状旁腺组织(包括异位及远处转移灶)的一项高特异性检查,但其区分肿瘤良恶性的特异性较弱。对于初发或者复发的肿瘤,CT和MRI有助于明确是否存在邻近组织浸润和颈部淋巴结转移。

六、治疗

外科手术是治疗甲状旁腺癌的重要手段,很多患者需要多次手术,国内资料显示234例甲状旁腺癌患者,共手术329例次,平均1.41次[17]。需强调的是,第一次手术时根治性整块切除病灶是甲状旁腺癌患者取得最佳预后的决定性因素。如果在第一手术时未能完整切除病灶,应该尽可能在一个月内再次手术,这仍然能改善预后。而手术方式选择的最大困难在于甲状旁腺癌术中冰冻病理诊断准确率低,除非发现明显的包膜、血管侵犯或区域淋巴结转移,一般很少术中冰冻直接报告甲状旁腺癌,在没有明确病理学依据的时候外科医生对可能导致明显功能障碍的广泛而激进的切除心存顾虑。经验丰富的外科医师可根据肉眼对大体标本的判断而怀疑甲状旁腺癌,进而选择合适的手术方式。甲状旁腺癌可呈分叶状,形态不规则,常被厚实的灰白色纤维包裹和分隔,致其呈黄白色而质硬,切面有钙化和囊性变,与甲状腺或周围肌肉等软组织致密粘连,可侵犯喉返神经。与良性的甲状旁腺瘤迥然不同,后者多为椭圆或水滴状、色棕红、包膜完整、质地柔软而均一、与周围组织界限分明。

虽然在(良性)甲状旁腺肿瘤患者手术时,PTH下降50%~80%以上提示手术成功,但这在甲状旁腺癌中似乎并非如此。有些术中PTH呈现断崖式下降的甲状旁腺癌患者仍然可能残余甲状旁腺肿瘤组织。因此,对甲状旁腺癌患者进行术中PTH的检测,可能意义有限。对外科医生而言,对怀疑恶性的病灶进行根治性切除是减少复发、降低死亡率的保证。当术中大体观察及冰冻报告均提示良性,仅行病变腺体摘除,而术后石蜡病理确诊甲状旁腺癌时,宜按甲状旁腺癌及时补充手术。对于不典型甲状旁腺腺瘤患者,建议持续随访,一旦复发,则按甲状旁腺癌再次手术。

对携带CDC73基因胚系突变的甲状旁腺癌患者,不推荐预防性甲状旁腺全切除,毕竟不是所有携带CDC73基因突变的患者都罹患甲状旁腺癌,且术后永久性甲状旁腺功能减退对患者生活质量影响很大。

即使进行了根治性切除,甲状旁腺癌的复发率仍高。一旦复发,几乎不再可能手术根治,但肿瘤减负荷后,可帮助缓解高钙血症,延长生存时间,改善生活质量。对于可切除的颈部复发病灶可再次行相关组织及区域淋巴结的广泛切除,由于甲状旁腺癌容易直接蔓延和局部播散,颈部复发病灶可散落于切口旁、颈阔肌下、颈前肌群中、对侧甲状腺叶上,有对侧中央区及颈外侧区淋巴结转移,并侵犯喉、气管、食管等重要结构。再次手术前需权衡对患者的影响及收益。对相对孤立的肺、肝或骨的转移病灶,可行微创的肿瘤摘除、消融、灭活等减负荷处理。

对甲状旁腺癌患者的内科治疗,尤其是肿瘤广泛转移,无法手术或不能耐受手术时,其治疗方法同原发性甲旁亢患者高钙血症的处理,需大量补液,辅以呋塞米,同时给予降钙素、静脉给予双膦酸盐。此外,也可以试用RANKL抑制剂和拟钙剂。

有关对甲状旁腺癌患者化疗和放疗的资料很少,而且疗效有限。

七、预后

甲状旁腺癌的复发率为22.6%~65%,甲状旁腺癌复发多发生于术后4~5年内。国内资料显示，初次复发时间最长132个月，平均24个月，80%的患者在第一次手术后的1~7年内复发，提示应该在此期间，严密随访患者。

死亡率特别是术后2年内复发患者的死亡率高达46%~65%。早期诊断，完整切除肿块是彻底治愈的唯一手段。然而相当一部分患者在初次手术时未能确立甲状旁腺癌的诊断，未能完整切除病变组织。因此早期确立甲状旁腺癌诊断对提高治愈率，降低复发死亡率非常重要。

（刘建民）

第三节　正常血钙的原发性甲状旁腺功能亢进症

原发性甲状旁腺功能亢进症（PHPT）是由于甲状旁腺组织本身分泌过多的甲状旁腺激素（PTH）所致的高血钙、高PTH及其相关临床表现。随着血钙筛查的日益普及，PHPT的发病率明显升高。在西方国家，无症状的原发性甲旁亢是PHPT中最常见的类型，随着社会经济的发展，我国无症状的原发性甲旁亢的发病率亦呈显著的上升趋势。原发性甲旁亢中更为特殊的一种类型是正常血钙的原发性甲状旁腺功能亢进症（NPHPT）。正常血钙的甲旁亢的定义为血钙（总钙及离子钙）正常伴随有持续的高PTH血症。诊断NPHPT必须除外其他病因导致的继发性甲旁亢如：慢性肾病、维生素D不足、高尿钙、吸收不良综合征或某些影响钙磷代谢药物的使用（如锂剂、噻嗪类利尿剂等）。

一、流行病学

NPHPT在2003年首次提出，并被正式确认为原发性甲旁亢的一种特殊类型[18]。文献报道不同人群NPHPT患病率为0.4%~3.1%[19,20]。

国内也有部分甲旁亢患者血钙正常的描述，但由于不清楚这些患者维生素D营养状态、肾功能以及用药史，或者维生素D水平不能符合NPHPT的严格标准，即血清25-OH-D持续≥30ng/ml（75nmol/L），因此并不符合严格意义上的正常血钙甲旁亢定义。

我国还未见NPHPT正式报道的原因可能与以下因素有关：①中国人群中极高的维生素D不足患病率使得NPHPT诊断更为复杂。在一项有1443位男性和1819位女性50~70岁中国人参与的人群研究中，近70%的人血清25-OH-D水平低于20ng/ml，25%的人介于20~30ng/ml之间。在没有补足维生素D的情况下，无法诊断NPHPT；②中国患者接受PTH和双能X线骨密度（DXA）检查的比例仍然较低。

二、病理生理学

关于NPHPT的病理生理学存在几种假设[21~24]：

NPHPT可能是经典的原发性甲旁亢的疾病早期或程度较轻，其唯一明显的生化异常是血PTH水平升高。值得注意的是，NPHPT患者仍然伴有一个相对的血钙升高，虽然这样的升高仍在正常参考范围内，但对于患者个体而言，可能仍然是处于相对"高钙血症"状态。

NPHPT可能是高钙血症的前期。Silverberg等对排除继发性因素后的22例正常血钙甲旁亢患者随访12个月，其中3例出现高钙血症，这些患者基础血钙水平同PTH呈正相关，其他生化检查结果与血钙升高的PHPT患者相似。因此，PHPT的疾病演变过程很可能首先表现为PTH升高，此时并不伴随血钙增高以及PHPT经典的临床表现，继而逐渐出现血钙增高。对正常血钙的高PTH血症患者进行及时检查和随访，可以为早期诊断和治疗提供了一个很好的契机。Lowe等对38例NPHPT患者平均随访3年，最长随访时间达8年，其中7例出现高钙血症，1例发生肾结石，2例出现明显高尿钙，6例骨密度下降＞1%。此类患者相较于无症状原发性甲旁亢的骨密度更低，在随访过程中出现更多的骨折及其他并发症。因此NPHPT可能最终将转归为有症状的原发性甲旁亢。

另外还有一个值得注意的假设，有研究认为NPHPT是部分组织对甲状旁腺激素的抵抗引起的，可能是PHPT的"顿挫型"。Tordjman等在平均随访未经手术的20例NPHPT患者4.1年后，无血钙升高病例。这种顿挫型的表现是由于骨及肾小管对PTH抵抗造成的。Maruani等发现，和相同年龄性别匹配的经典的PHPT患者相比，NPHPT患者在相同PTH的作用下，进入细胞外液的钙更少，肾脏对钙的重吸收也较少。

三、临床表现

NPHPT临床表现较为非特异，生化异常处于比较温和的状态，仅在正常参考范围内的上限或下限。通常是由于实验室检查发现骨密度降低，骨折或者反复发生肾结石而进一步检查提示诊断，因此，NPHPT 漏诊率较高。但许多文献提出，NPHPT 临床表现却更重。

骨骼：在目前原发性甲旁亢趋向于无症状的时代，NPHPT 患者中骨质疏松的发生率达 55%，更有高达 11% 的患者发生脆性骨折。对骨折部位及骨密度的分析提示这些患者骨量的丢失可以发生在任何部位，并没有像经典的 PHPT 那样以桡骨远端为代表的皮质骨骨量丢失最为显著。与经典的 PHPT 患者相比，NPHPT 患者骨转换指标较低。但也有不同的结果，在一项社区队列研究中，NPHPT 患者的骨密度值与具有正常甲状旁腺激素水平的受试者相当。这些不同的观点可能是与 NPHPT 患者人群的选择偏倚有关，正是由于这些患者生化改变的不显著，才造成了大量患者漏诊，得以诊断的患者均为出现严重骨骼症状的患者，因此这些患者的临床表现似乎要严重于经典的 PHPT 患者。

肾脏：NPHPT 患者尿钙排泄与经典的 PHPT 相似。肾结石的发生率为 14%~18%，也与经典的 PHPT 相似。

其他：NPHPT 与经典的 PHPT 患者一样，存在心血管危险因素，如：高血压、高血脂、糖调节受损和动脉硬化等。

四、影像学检查

对于 NPHPT 患者术前也常规进行颈部超声及甲状旁腺 MIBI 检查。但是有文献提示，NPHPT 术前超声及 MIBI 的阳性率均低于经典的 PHPT，这可能是与 NPHPT 患者的肿瘤体积较小有关。有文献报道运用 4D CT 能够更好地为 NPHPT 患者术前定位[25]。也有文献报道运用 ^{18}F（氟）标记的胆碱或 ^{11}C（碳）标记的胆碱进行 PET/CT 显像对 NPHPT 患者术前定位[26]。

五、诊断标准

诊断 NPHPT 有较为严格的标准：患者清蛋白校正的总血钙或离子钙需持续正常；必须排除引起继发性甲状旁腺功能亢进症的原因，尤其是维生素 D 不足和肾功能减退。患者的血清 25-OH-D 水平需持续≥30ng/ml（75nmol/L）；eGFR 高于 60ml/min。还需排除其他可能造成血清 PTH 升高的用药和疾病：如：应用噻嗪类利尿剂和锂制剂、高尿钙和存在与钙吸收不良有关的胃肠道疾病等。

之所以在诊断 NPHPT 时将血清 25-OH-D 浓度划在 75nmol/L（30ng/ml）是因为在低 25-OH-D 状态时，PTH 的分泌同血清 25-OH-D 浓度负相关，直至血清 25-OH-D 水平达 75~100nmol/L 时 PTH 分泌达到谷值。与此同时，当血清 25-OH-D 水平由 50nmol/L 增至 80nmol/L 时，肠钙转运增加 45%~65%。据此，血清 25-OH-D 水平在 52~72nmol/L 仍被视为 VitD 不足，只有当达到 75nmol/L 时才认为 VitD 储备充足。

六、治疗

对于那些有靶器官受累的 NPHPT 患者，如：骨质疏松、有脆性骨折史、存在肾结石，即使血钙一直处于正常水平，仍建议这些患者手术治疗。对于那些无症状的患者，应每年随访，包括血钙、血清 PTH 和双能 X 线检测骨密度等以随访并发症情况。若随访过程中患者血钙升高，发展成经典的 PHPT 患者，可参照共识中无症状的原发性甲旁亢进行随访。

药物治疗：双膦酸盐被证实能提高 NPHPT 患者骨密度。一项在 30 名绝经后骨质疏松的 NPHPT 患者中的研究发现，这些患者被随机分配到每周服用 2 800IU 维生素 D 组或每周 2 800IU 维生素 D 加阿仑膦酸钠组，一年后与基线相比，阿仑膦酸钠治疗组骨密度显著增加（腰椎增加 4.7%，全髋关节增加 4.0%），而对照组在所有部位均表现出骨量持续丢失。每隔 3 个月的检测显示，维生素 D 治疗并未升高血钙也未增加尿钙排泄，也证明了相对低剂量维生素 D 治疗的安全性。另一项在 6 名 NPHPT 与 4 名经典 PHPT 患者中应用西那卡塞减少患者肾结石数量和大小的研究显示，治疗 10 个月后西那卡塞显著减少了 PHPT 患者肾结石的数量和直径[27]。

手术治疗：在 NPHPT 患者中，甲状旁腺切除术与高钙血症患者一样安全有效。在存在症状和/或靶器官疾病的情况下，甲状旁腺切除术可能对 NPHPT 患者产生积极影响。一项纳入 16 名 NPHPT 的患者的研究发现，术后一年，患者腰椎骨密度增加 2.3%，股骨颈骨密度增加 1.9%。44% 的 NPHPT 患者术后骨密度升高。血清总钙、离子钙和 PTH 的基线值不能预测术后骨密度的增加；然而，基线碱性磷酸酶水平与术后骨密度的增加呈正相关[28]。也有文献提出术中应考虑 NPHPT 患者存在多腺体病变的可能性，可在术中进行 PTH 检测来帮助判断是否行双侧甲状旁腺探查[29]。

七、转归

对 NPHPT 的自然病程目前有着不同的描述。有研究发现部分 NPHPT 患者的病情是会演变的。随访研究中 20%~40% 的患者进展为高血钙，甚至需要手术治疗。因此有学者认为正常血钙的原发性甲旁亢最终将转归为有症状的 PHPT。但也有人报道对没有手术的 NPHPT 平均随访 4.1 年后，无一患者出现血钙升高。

关于 NPHPT 仍有许多悬而未决的问题，有待后续更大规模的临床和流行病学研究进一步确认。

（刘建民　赵　琳）

参 考 文 献

1. Yeh MW, Ituarte PH, Zhou HC, et al. Incidence and prevalence of primary hyperparathyroidism in a racially mixed population[J]. J Clin Endocrinol Metab, 2013, 98: 1122-1129
2. Felger EA, Kandil E. Primary hyperparathyroidism[J]. Otolaryngol Clin North Am, 2010, 43(2): 417-432
3. Diaz-Soto G, Linglart A, Sénat MV, et al. Primary hyperparathyroidism in pregnancy[J]. Endocrine, 2013, 44(3): 591-597
4. 中华医学会骨质疏松和骨矿盐疾病分会；中华医学会内分泌分会代谢性骨病学组. 原发性甲状旁腺功能亢进症诊疗指南 [J]. 中华骨质疏松和骨矿盐疾病杂志, 2014, (3): 187-198
5. Harari A, Waring A, Fernandez-Ranvier G, et al. Parathyroid carcinoma: a 43-year outcome and survival analysis[J]. J Clin Endocrinol Metab, 2011, 96(12): 3679-3686
6. Zhao L, Liu JM, He XY, et al. The changing clinical patterns of primary hyperparathyroidism in Chinese patients: data from 2000 to 2010 in a single clinical center[J]. J Clin Endocrinol Metab, 2013, 98(2): 721-728
7. Schulte KM, Talat N. Diagnosis and management of parathyroid cancer[J]. Nat Rev Endocrinol, 2012, 8(10): 612-622
8. Xue S, Chen H, Lv C, et al. Preoperative diagnosis and prognosis in 40 Parathyroid Carcinoma Patients. Clin Endocrinol(Oxf), 2016, 85(1): 29-36
9. Schaapveld M, Jorna FH, Aben KK, et al. Incidence and prognosis of parathyroid gland carcinoma: a population-based study in The Netherlands estimating the preoperative diagnosis[J]. Am J Surg, 2011, 202(5): 590-597
10. Asare EA, Sturgeon C, Winchester DJ, et al. Parathyroid Carcinoma: an update on treatment outcomes and prognosic factors from the National Cancer Data Base (NCDB)[J]. Ann Surg Oncol, 2015, 22(12): 3990-3995
11. Cui M, Hu Y, Bi Y, et al. Preliminary exploration of potential molecular therapeutic targets in recurrent and metastatic parathyroid carcinomas[J]. Int J Cancer, 2019, 144(3): 525-532
12. Zhang X, Hu Y, Wang M, et al. Profiling analysis of long non-coding RNA and mRNA in parathyroid carcinoma. Endocr Relat Cancer, 2018: pii: ERC-18-0480.R1. doi: 10.1530/ERC-18-0480. [Epub ahead of print]
13. Zhao L, Sun LH, Liu DM, et al. Copy Number Variation in CCND1 Gene Is Implicated in the Pathogenesis of Sporadic Parathyroid Carcinoma[J]. World J Surg, 2014, 38: 1730-1737
14. Wang O, Wang C, Nie M, et al. Novel HRPT2/CDC73 gene mutations and loss of expression of parafibromin in Chinese patients with clinically sporadic parathyroid carcinomas[OL]. PLoS One, 2012, 7(9): e45567
15. Dobrinja C, Santandrea G, Giacca M, et al. Effectiveness of Intraoperative Parathyroid Monitoring(ioPTH) in predicting a multiglandular or malignant parathyroid disease[J]. Int J Surg, 2017, 41 Suppl 1: S26-S33
16. Rajaei MH, Bentz AM, Schneider DF, et al. Justified follow-up: a final intraoperative parathyroid hormone (ioPTH) Over 40 pg/ml is associated with an increased risk of persistence and recurrence in primary hyperparathyroidism[J]. Ann Surg Oncol, 2015, 22(2): 454-459
17. 王培松, 薛帅, 王硕, 等. 中国甲状旁腺癌 234 例分析 [J]. 中华内分泌外科杂志, 2017, 4: 334-337
18. Silverberg SJ, Bilezikian JP. "Incipient" primary hyperparathyroidism: a "forme fruste" of an old disease[J]. J Clin Endocrinol Metab, 2003, 88(11): 5348-5352
19. Udelsman R1, Åkerström G, Biagini C, et al. The surgical management of asymptomatic primary hyperparathyroidism: proceedings of the Fourth International Workshop[J]. J Clin Endocrinol Metab, 2014, 99(10): 3595-3606
20. Cusano NE, Maalouf NM, Wang PY, et al. Normocalcemic hyperparathyroidism and hypoparathyroidism in two community-basednonreferral populations[J]. J Clin Endocrinol Metab, 2013, 98(7): 2734-2741
21. Tuna MM, Çalışkan M, Ünal M, et al. Normocalcemic hyperparathyroidism is associated with complications similar to those of hypercalcemic hyperparathyroidism[J]. J Bone Miner Metab, 2016, 34(3): 331-335
22. Anastasilakis DA, Makras P, Polyzos SA, et al. Part of

the COMBO ENDO TEAM: 2017. Asymptomatic and normocalcemic hyperparathyroidism, the silent attack: a combo-endocrinology overview. Athens: Hormones, 2018 Sep 25. [Epub ahead of print]

23. Yener Ozturk F, Erol S, Canat MM, et al. Patients with normocalcemic primary hyperparathyroidism may have similar metabolic profile as hypercalcemic patients[J]. Endocr J, 2016, 63(2): 111-118

24. Kiriakopoulos A, Petralias A, Linos D. Classic Primary Hyperparathyroidism Versus Normocalcemic and Normohormonal Variants: Do They Really Differ?[J]. World J Surg, 2018, 42(4): 992-997

25. Cunha-Bezerra P, Vieira R, Amaral F, et al. Better performance of four-dimension computed tomography as a localization procedure in normocalcemic primary hyperparathyroidism[J]. J Med Imaging Radiat Oncol, 2018 Apr 15. doi: 10.1111/1754-9485.12728. [Epub ahead of print]

26. Bossert I, Chytiris S, Hodolic M, et al. PETC/CT with 18F-Choline localizes hyperfunctioning parathyroid adenomas equally well in normocalcemic hyperparathyroidism as in overt hyperparathyroidism[J]. J Endocrinol Invest, 2018 Aug 9. doi: 10.1007/s40618-018-0931-z. [Epub ahead of print]

27. Pawlowska M, Cusano NE. An overview of normocalcemic primary hyperparathyroidism[J]. Curr Opin Endocrinol Diabetes Obes, 2015, 22(6): 413-421

28. Traini E, Bellantone R, Tempera SE, et al. Is parathyroidectomy safe and effective in patients with normocalcemic primary hyperparathyroidism?[J]. Langenbecks Arch Surg, 2018, 403(3): 317-323

29. Trinh G, Rettig E, Noureldine SI, et al. Surgical Management of Normocalcemic Primary Hyperparathyroidism and the Impact of Intraoperative Parathyroid Hormone Testing on Outcome[J]. Otolaryngol Head Neck Surg, 2018, 159(4): 630-637

第五章 肿瘤相关性骨软化症

肿瘤相关性骨软化症（tumor-induced osteomalacia，TIO）是一种罕见的副肿瘤综合征，由于肿瘤分泌成纤维细胞生长因子 23（fibroblast growth factor 23，FGF-23），导致尿磷排除增多，血磷降低，$1,25-(OH)_2-D_3$ 低下或异常，从而出现骨矿化不良，表现为骨软化症或佝偻病。

一、流行病学

目前全球已报道约 500 例 TIO 病例，但尚无基于人群的流行病学调查[1]。根据现有报道，TIO 更多表现在成人，平均诊断年龄为 40~45 岁，但这种综合征可出现于任何年龄，最小患病者仅 9 个月大。患病情况尚未见种族、性别差异。

二、病理生理

磷对人体有重要的生理功能，在细胞内信号传导，细胞膜功能的维持，能量代谢和骨骼矿化等过程中都发挥关键作用。血磷的急性降低可导致肌病，心脏功能障碍，中性粒细胞和血小板和红细胞膜脆性增大，而慢性低血磷则会导致骨质矿化不全，在生长板闭合前的患者表现为佝偻病，生长板已闭合的患者中表现为骨软化症。

人体磷的平衡主要取决于饮食摄入、体内利用及肾脏排泄情况。通过肠道吸收，骨的贮存和释放入血以及肾脏重吸收的协同作用进行调节。生理状态下，磷经肠道摄入后，大部分以磷酸盐的形式储存在骨骼（约 85%），14% 在其他组织细胞，1% 存在于细胞外液，参与体内的各种代谢。磷的排泄主要通过肾脏，经肾小球滤过后绝大多数可在近端肾小管被重新吸收。人体内磷的代谢受多种因素调控，起主要作用除了传统已知的甲状旁腺激素（parathyroid hormone，PTH）、$1,25-(OH)_2-D_3$，还有近年来认识逐渐成熟的以 FGF-23 为代表的调磷因子（phosphatonin）[2]。

调磷因子最早于 1994 年由 Cai 从 TIO 患者的肿瘤细胞培养物中发现，因其在肾磷酸盐调节中的作用而得名。目前已发现的调磷因子包括 FGF-23，成纤维细胞生长因子 7（fibroblast growth factor 7，FGF-7），胞外基质磷酸糖蛋白（matrix extracellular phosphoglycoprotein，MEPE）和分泌型卷曲相关蛋白 4（secreted frizzled-related protein 4，sFRP-4）等。

作为调磷因子的代表，FGF-23 在生理情况下由骨骼合成和释放，通过与 Klotho-FGFR 复合物（目前发现主要是 Klotho-FGFR1）结合发挥作用，对磷代谢的调节作用主要表现在两方面：①降低了近端肾小管钠-磷共转运体 Na-Pi 2a 和 Na-Pi 2c 的表达水平，抑制磷的重吸收；②抑制 25-羟基维生素 D-1α-羟化酶的表达，但增强 25-羟基维生素 D-24-羟化酶的表达，使血 $1,25-(OH)_2-D_3$ 降低，抑制肠道磷吸收。

引起 TIO 的是一组间叶源性肿瘤——磷酸盐尿性间质肿瘤（phosphaturic mesenchymal tumours，PMT），FGF-23 是 TIO 发生的关键因素，绝大多数 PMT 异位表达、分泌 FGF-23，增加肾脏磷的排泄，降低肠道磷吸收，导致慢性低磷血症，最终引起骨软化症或佝偻病。

PMT 过度表达 FGF-23 的机制尚不明确，最新研究发现其可能相关的分子学基础包括 *FN1-FGFR1*、*FN1-FGF1* 融合基因引起 FGF-23 过度表达并形成自分泌/旁分泌循环[2,3]，以及缺氧诱导因子-1α（Hypoxia-inducible factor-1α，HIF-1α）共表达引起 FGF-23 活性增加，但仍需较大数量病例进一步探究。

除了 FGF-23 外，少数 PMT 也高度表达、分泌其他调磷因子，如：MEPE、sFRP4，但是受限于相关病例的数量及研究进展，这些调磷因子的确切作用尚不清楚。

三、临床表现

TIO 是由于肿瘤分泌调磷因子引起肾小管磷重吸收减少、肾排磷增加、血 1,25-$(OH)_2$-D_3 水平降低的获得性低血磷性骨软化症。TIO 肿瘤多是来源于间叶组织的良性肿瘤，位于骨或软组织内，常见于肢端，该类肿瘤生长缓慢，位置隐匿，体积较小，部位表浅时患者可因发现局部肿物就诊，位于口腔、鼻窦等处可因肿瘤压迫出现鼻塞、出血等症状就诊[5]。

TIO 患者临床表现多样，缺乏特异性，主要临床特征为进行性加重的骨痛、乏力，严重者可有骨折、骨骼畸形、活动障碍等。骨痛是最常见的症状，往往首先出现于下肢。病理性骨折最常见于椎骨、肋骨、股骨和骨盆，是 TIO 致残、致死主要原因。

生化方面典型的特点是血清磷降低、尿液中磷酸盐排泄增加，在低磷血症时本应升高 1,25-$(OH)_2$-D_3 水平降低或维持在不恰当的正常水平，碱性磷酸酶（alkaline phosphatase，ALP）升高，钙和 PTH 通常不受影响。大多数 TIO 患者循环 FGF-23 水平显著升高（44.1～14 922.3pg/ml），手术切除肿瘤后迅速下降。

TIO 患者骨活检表现为骨矿化时间延长和类骨质增生引起骨软化症/佝偻病。双能 X 射线吸收测定法（dual energy x-ray absorptiometry，DXA）提示骨密度（bone mineral density，BMD）降低，病情严重者骨骼 X 线可见脊椎双凹变形、假骨折以及骨盆畸形等典型骨软化症/佝偻病表现。目前尚无对于 PMT 影像学特点的专门研究。

四、病理诊断

1987 年 Weidner 等提出 TIO 肿瘤病理是磷酸盐尿性间叶组织肿瘤 PMT，分为混合结缔组织亚型，成骨细胞瘤样亚型，非骨化性纤维瘤样亚型，骨化性纤维瘤样亚型，目前报道的病例以混合结缔组织亚型最多见。世界卫生组织在 2013 年软组织和骨肿瘤分类中将 PMT 定义为"具有一定形态学特点，通常通过产生 FGF-23 在大多数受影响的患者中诱发肿瘤性骨软化症（TIO）的肿瘤"[4]。其组织成分复杂，镜下表现为大量的间质细胞，以梭形细胞为主，血管丰富，其中存在大量畸形血管，肿瘤组织中钙化现象多见，亦可形成骨样结构，成熟与不成熟骨样组织皆可见，部分肿瘤组织中可见破骨样多核巨细胞。肿瘤组织常有侵袭性生长的倾向，与周围界限不清，但并不提示恶性。PMT 形态谱广泛，个体 PMT 在细胞类型、血管分布和基质组成方面可有明显差异，传统免疫组织化学染色后依靠形态学进行诊断难度较大，易造成误诊/漏诊。

PMT 在转录及翻译水平均高度表达 FGF-23，对肿瘤中 FGF-23 的检测可辅助诊断 PMT，其价值受检测方法的准确性和特异性影响。现有的在不同水平检测 FGF-23 的方法包括免疫组织化学染色（IHC），反转录 - 聚合酶链反应（reverse transcription-polymerase chain reaction，RT-PCR）和 RNA 显色原位杂交（RNA-scope chromogenic in situ hybridization，RNA-CISH）。市售 FGF-23 抗体往往不具有足够的特异性和可靠性来诊断 PMT，限制了免疫组化检测 FGF-23 意义，后两种方法目前仍主要应用于科研[2, 5]。

与其他间叶肿瘤类似，PMT 也表达生长抑素受体（somatostatin receptor，SSTR），这是临床上用生长抑素受体显像进行定位诊断的基础。

PMT 多为良性，因其向周围浸润生长分界不清的特点，手术切除不尽可能会出现复发；恶性 PMT 肿瘤少见，病理查见肿瘤性坏死、明显核异型性，核分裂象增多时需考虑恶性可能，大多数情况下恶性 PMT 与多形性未分化肉瘤相似，目前尚无对良恶性 PMT 分类的病理统一标准，Ki-67 有助于了解肿瘤细胞增殖能力。恶性 PMT 可发生转移，肺和骨骼是最多报道的转移部位[2~5]。

五、定性诊断

当患者临床和生化检查表现为因肾磷丢失过多导致的低血磷性骨软化症/佝偻病的表现时须考虑 TIO 的可能，成人患者既往血磷水平正常明确支持 TIO 的诊断，但直到发现潜藏的肿瘤，否则不能除外其他可以导致肾磷丢失的综合征。生化检查结合家族史、对 *PHEX*、*FGF-23*、*DMP1*、*ENPP1* 等基因突变的基因检测有助于排除遗传的低血磷性骨软化症/佝偻病，当怀疑范可尼综合征时，应查动脉血气，血及尿钠、钾、氯、碳酸氢盐和免疫球蛋白的水平，以及尿氨基酸水平以进行鉴别诊断[5, 6]。

六、定位诊断

当临床表现及实验室检查提示 TIO 时，须进一步进行肿瘤的定位检查。PMT 多为单发，多灶性少见，理论上可发生于软组织和骨组织的任何部位，最常见于四肢和肢端，但尚未有肝脏或心脏等软组织器官受累报道。因其常起病隐匿，瘤体较小，分布广泛，且尚无特征性影像学表现，发现困难。定位诊断需通过全面仔细的体格检查以排查位于表浅部位或口腔、鼻窦等处的肿瘤，并结合逐步渐进的影像学检查，必要时可行静脉采血（venous sampling, VS）[1, 6]。

影像学检查分为功能性和解剖性两部分。推荐首先进行全身性功能成像，得到阳性发现后再进行解剖成像进一步明确[2]。

功能成像包括生长抑素受体成像、^{99m}Tc-MIBI SPECT/CT 融合显像以及 ^{18}F-FDG PET/CT。生长抑素受体成像利用 PMT 表达 SSTR 的特点，将放射性核素标记的生长抑素类似物（somatostatin analogs, SSTA）引入体内，与肿瘤表面的 SSTR 结合，联合单光 SPECT 或 PET/CT，从而达到肿瘤显像的目的。常用的放射性核素有铟 -111（^{111}In）、锝 -99m（^{99m}Tc）、镓 -68（^{68}Ga），奥曲肽（octreotide）是最常用的生长抑素类似物。目前不同中心应用的生长抑素受体成像有：^{111}In-octreo-SPECT，^{99m}Tc-octreo-SPECT，^{68}Ga-DOTA-TOC PET/CT，^{68}Ga-DOTA-NOC PET/CT，^{68}Ga-DOTA-TATE PET/CT 等。北京协和医院进行的一项回顾性研究显示，^{68}Ga-DOTA-TATE PET/CT 在 TIO 肿瘤的诊断中有高达 97.7%（42/43）的准确率，显著高于其他的检测手段[7, 8]。这可能得益于 ^{68}Ga-DOTA-TATE 对 SSTR 更高的亲和力以及 PET/CT 的更好的空间分辨率。

^{99m}Tc-MIBI SPECT/CT 融合显像和 ^{18}F-FDG PET/CT 都是基于肿瘤的高代谢特性，前者因其准确性较低逐渐被淘汰，生长抑素受体成像阴性的病例中 ^{18}F-FDG PET/CT 有时可有阳性发现，故而条件许可的情况下可将两者结合检查[5]。

解剖成像包括 X 线、超声、CT 和 MRI，CT 和 MRI 具有较高分辨率，一般作为首选。

当影像学检查提示多个可疑病灶时，因分泌 FGF-23 的肿瘤附近存在 FGF-23 浓度梯度，可通过对静脉采血分析 FGF-23 浓度梯度进一步定位责任病灶。不同部位的随机静脉采血成功定位肿瘤的病例也有报道，但静脉采血作为有创检查，存在发生导管相关并发症的风险，且对器械设备及医生操作水平要求很高，并不作为定位 TIO 肿瘤的常规检查手段。

七、治疗

1. 手术治疗 切除是治疗病原体肿瘤的 TIO 患者的最佳治疗方法。位于骨骼和肌肉等部位的肿瘤通常需要骨科手术，在肿瘤手术切除时，需要尽量将肿瘤完整切除[9, 10]。北京协和医院的资料显示位于软组织的肿瘤易于完整切除，达到根治的目的，位于骨组织的肿瘤，特别是脊柱位置的肿瘤，切除难度较大，易于复发。位于长骨的肿瘤采用肿瘤刮除手术的复发率显著高于截骨手术者[10]。

鼻腔鼻窦的 PMT 多见于筛窦和前颅底，可累及筛顶、筛板和鼻中隔。手术原则是彻底切除软组织肿瘤及周围受累的骨组织。由于肿瘤血供丰富，故鼻内镜下手术具有一定挑战。近年来，随着经鼻内镜手术技术的不断提高，大部分位于鼻腔、筛窦、蝶窦及前颅底的肿瘤可以经鼻内镜彻底切除（图 4-5-1）。与内镜下切除其他鼻腔、鼻窦良性肿瘤不同，由于 PMT 血供丰富，在切除肿瘤前，要尽可能内镜下开放正常鼻窦，充分显露肿瘤边界后，再沿安全界开始切除肿瘤，可以沿骨面切除软组织肿瘤，最后去除受累的骨组织。由于肿瘤常累及前颅底，为达到彻底切除的目的，需去除前颅底骨质，若有硬脑膜受累或颅内受累，需切除硬脑膜甚至颅内病变，再行颅底缺损修复。颅底缺损修复建议使用自体筋膜和（或）人工硬脑膜进行多层修补以避免术后脑脊液鼻漏，术后患者需平卧 7 天左右并预防性使用可透过血脑屏障的抗生素。但当 PMT 肿瘤体积较大或位置不适于使用内镜切除时，需行鼻侧切开等开放式手术。通常肿瘤累及位置过于靠前（额窦后壁以前）或过于靠外侧（眼眶上方），则不适于内镜下手术。

到目前为止国际上报道的原发于颌面部 PMT 病例总数仅 23 例[11~15]，我院近 30 年中累计收治原发于上下颌骨的 TIO 病例共 32 例。发生于颌骨的 PMT 肿瘤具有一定共性，其被发现的时间全部晚于全身症状出现的时间，平均为 6.23 年（1～30 年）。原发灶常常累及上下颌牙龈，再由游离龈向附着龈方向延伸，也有个别病例肿瘤原发灶位于远离游离龈的下颌骨下缘或上颌骨体部（图 4-5-2）。病变位于牙龈者表现为局限性的牙龈增厚、膨隆，或形成类牙龈瘤样包块。黏膜表面完整、无糜烂及溃疡，颜色正常，质地较韧。病变多位于唇、颊侧牙龈，也有部分累及舌、腭侧牙龈，

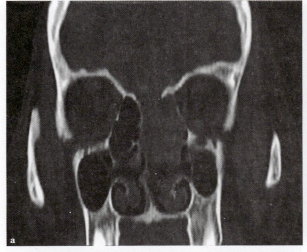
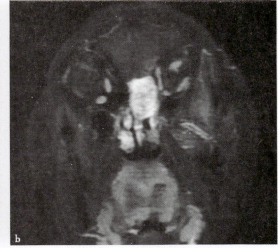
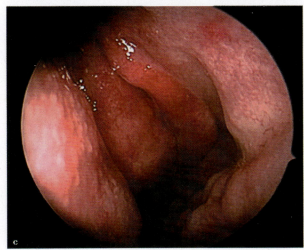

图4-5-1 所示为左侧鼻腔前颅底PMT，肿瘤主要位于左侧筛窦，CT可见颅底骨质有缺损，鼻中隔骨质受累（图1a）；增强MRI示肿瘤未明显突入前颅窝（图1b）；内镜下可见肿瘤呈淡红色，表面黏膜无明显溃烂（图1c）

包块最大径2～5cm不等，与周边正常组织之间无明显界限。病变区域内一般有2～4颗牙齿，受累牙齿常因为牙槽骨质地变软而出现松动及脱落。病变偶会累及下齿槽神经管，但一般不会出现下唇麻木等神经受累症状。影像学检查对于判断肿瘤原发灶部位及其累及范围有很大帮助，其中奥曲肽骨扫描是最早用于定位PMT原发灶的方法，准确性较高，但敏感度不足；口腔科曲面断层片以及CBCT可以帮助检查病变导致骨质破坏的程度；由于PMT受累区域血供异常丰富，因此增强CT对于此类病灶的检查常具有独特优势，^{68}GA DOTA-TATE PETCT被认为是到目前为止特异性显像能力最强的检查方法（图4-5-3）。

原发于颌骨的PMT均可以通过外科手术切除原发病灶，由于原发灶多数位于牙槽突附近，因此主要采用口内入路，对于累及下颌骨下缘以及下颌骨体的病例，可以采用颌下口外入路完成手术。手术方式应选择在肿瘤范围外0.5cm处做局部块状截骨，但由于病变常常在颌骨骨松质内累及范围更广，因此截骨后也可以进一步搔刮骨壁直至硬度正常为止（图4-5-4）。病灶范围内的牙齿需要拔除或与截骨块一并去除，如果病变累及下齿槽神经管，应采用搔刮技术彻底去除病灶，但尽可能保留下齿槽神经血管束。如果病变累及

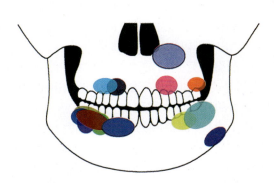

图4-5-2 发生于上下颌骨PMT原发病灶示意图

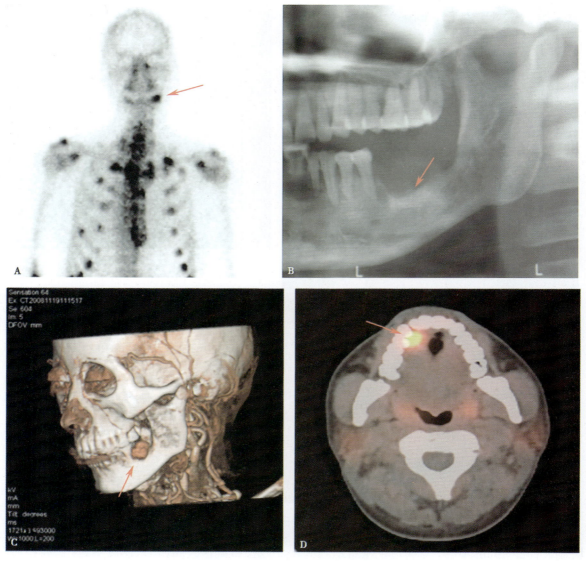

图 4-5-3　原发于颌骨 PMT 影像学检查

A. 奥曲肽骨扫描显示左下颌骨原发灶高浓聚吸收影像；B. 曲面断层片显示左侧下颌骨原发灶处的骨密度变化；C. 增强 CT 显示左侧下颌骨原发灶血供丰富；D. ^{68}GA-DOTA-TATE PET/CT 扫描显像显示右下颌骨原发灶高浓聚吸收影像

整个下颌骨体，彻底去除病灶可能导致下颌骨遗留骨壁薄弱或折断者，应以成型钛板进行固定和加强。

原发于颌骨的肿瘤病灶摘除术可能导致一系列的功能和外形变化，例如：牙齿缺失、牙槽骨缺失、上颌窦暴露、下唇麻木等。由于此类患者骨质并不正常，一般不在一期手术同时修复硬组织，可以采用带血管蒂的颊侧黏膜肌肉复合瓣覆盖骨组织创面，一方面避免骨质暴露影响愈合，另一方面可以为二期植骨手术提供充足的软组织覆盖，提高植骨成功率。二期手术可以采用游离块状髂骨移植修复骨缺损，待植骨成功后再行种植或其他修复技术恢复咬合关系。上颌窦瘘尽量以粘骨膜瓣修补，如果由于缺损较大导致上颌窦开放于口腔内，可以采用赝复体进行修复。

2. 消融治疗　消融治疗较手术治疗侵入损害较小，与补充磷和骨化三醇相比，副作用更少。在成像技术的指导下，利用热（微波，超声波，激光或射频），冷（冷冻消融）或化学制剂（经皮乙醇滴注），通过直接引起细胞损伤，中断血液供应，诱导细胞凋亡等机制来达到破坏肿瘤组织的目的。当 TIO 患者不愿意或情况不许可接受手术治疗

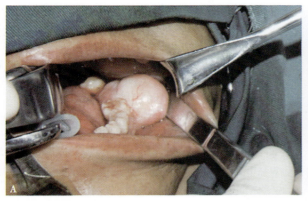
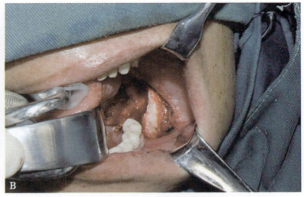
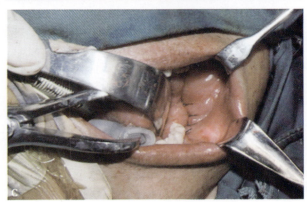

图 4-5-4　原发于下颌骨 PMT 手术摘除
A. 左下颌 PMT（摘除前）；B. 左下颌 PMT（摘除后）；
C. 左下颌 PMT（缝合后）

时可选用消融，也可用于手术后肿瘤无法彻底切除干净时的辅助治疗以避免复发。使用射频热消融，冷冻消融和乙醇滴注消融进行治疗后，生化和临床表现均有明显改善，但长期疗效仍有待观察。报道的主要不良反应是在射频消融中因摩擦加热引起的疼痛，其他消融手段治疗的病例中尚无类似情况发生。

3. 药物治疗　当肿瘤不能被定位或无法彻底切除时，可进行药物治疗。

目前最广泛采用的是口服中性磷和活性维生素 D（骨化三醇或阿法骨化醇）治疗。建议给予元素磷 1~4g/d，分为 4~6 次服用，活性维生素 D 剂量为 0.5~1.0μg/d。治疗目标是将血磷升至正常下限以减轻临床症状并控制血清 ALP 水平。常见不良反应包括肾结石，肾钙质沉着，肾功能受损和继发/三发甲状旁腺功能亢进症，故药物治疗过程中须监测血清钙、磷、PTH、肌酐浓度，尿钙及肾脏超声，建议每 3~6 个月进行一次相关检查，每年进行一次骨骼 X 线检查和 BMD 测量以观测对骨软化症的疗效。根据检查结果及时调整治疗方案[1,6]。

对于无法耐受口服中性磷和活性维生素 D 的患者，有报道使用拟钙敏感受体激动剂西那卡塞（cinacalcet）治疗后可观察到血清 PTH 降低和磷酸盐管吸收持续增加，可纠正 TIO 患者的低磷血症，但是接受治疗的两名患者均出现明显的高钙尿症，临床应用须谨慎。

PMT 表面 SSTR 的表达使奥曲肽治疗 TIO 具有可行性，但其减少肾磷排泄、升高血磷的疗效在不同的研究中表现出了不同的结果。这可能与肿瘤表面 SSTR 的水平以及存在不同的细胞间调节通路有关[5]。

考虑到 FGF-23 在 TIO 发病中的重要作用，抑制 FGF-23/Klotho/FGFR 通路的任一环节以及其下游信号的传导均可用于治疗 TIO。经过 3 期临床试验，FGF-23 抗体 KRN23 在 XLH 患者中显示了良好的疗效及安全性，在 TIO 患者中的治疗也已经在国外上市。FGFR 抑制剂 NVP-BGJ398 和丝裂原活化蛋白激酶（mitogen-activated protein kinase，MAPK，FGFR 激活的下游信号之一）抑制剂 PD0325901 在动物试验中均显示了提高血磷的潜力，将来有望运用于 TIO 的治疗[5]。

（夏维波　吕　威　周　炼）

参 考 文 献

1. Jiang Y, Xia WB, Xing XP, et al. Tumor-induced osteomalacia: an important cause of adult-onset hypophosphatemic osteomalacia in China: Report of 39 cases and review of the literature[J]. Journal of bone and mineral research: the official journal of the American Society for Bone and Mineral Research, 2012, 27(9): 1967-1975
2. Minisola S, Peacock M, Fukumoto S, et al. Tumour-induced osteomalacia[J]. Nat Rev Dis Primers, 2017, 3: 17044
3. Chong WH, Molinolo AA, Chen CC, et al. Tumor-induced osteomalacia[J]. Endocrine-related cancer, 2011, 18(3): R53-77
4. Fletcher CDM, Bridge JA, Hogendoorn P, et al. WHO Classification of Tumours of Soft Tissue and Bone. Geneva, Switzerland: WHO Press; 2013
5. Yin Z, Du J, Yu F, et al. Tumor-induced osteomalacia[J]. Osteoporos Sarcopenia, 2018, 4(4): 119-127
6. Feng J, Jiang Y, Wang O, et al. The diagnostic dilemma of tumor inducedosteomalacia: a retrospective analysis of 144 cases[J]. Endocr J, 2017, 64(7): 675-683
7. Zhang J, Zhu Z, Zhong D, et al. 68Ga DOTATATE PET/CT is an Accurate Imaging Modality in the Detection of Culprit Tumors Causing Osteomalacia[J]. Clin Nucl Med, 2015, 40(8): 642-646
8. Shi X, Jing H, Li F, et al. 99mTc-HYNIC-TOC in the Evaluation of Recurrent Tumor- Induced Osteomalacia[J]. Clin Nucl Med, 2019, 44(3): 209-213
9. Wang H, Zhong D, Liu Y, et al. Surgical Treatments of Tumor-Induced Osteomalacia Lesions in Long Bones: Seventeen Cases with More Than One Year of Follow-up[J]. J Bone Joint Surg Am, 2015, 97(13): 1084-1094
10. Sun ZJ, Jin J, Qiu GX, et al. Surgical treatment of tumor-induced osteomalacia: a retrospective review of 40 cases with extremity tumors[J]. BMC Musculoskelet Disord, 2015, 16: 43. doi: 10.1186/s12891-015-0496-3
11. Kim YG, Choi YS, Lee SC, et al. Tumor-induced osteomalacia associated with lesions in the oral and maxillofacial region: report of two cases[J]. Journal of oral and maxillofacial surgery: official journal of the American Association of Oral and Maxillofacial Surgeons, 1996, 54(11): 1352-1357
12. Luo L, Low N, Vandervord J. Mandibular phosphaturic mesenchymal tumor-mixed connective tissue variant in a young girl[J]. The Cleft palate-craniofacial journal: official publication of the American Cleft Palate-Craniofacial Association, 2013, 50(6): 751-753
13. Nitzan DW, Marmary Y, Azaz B. Mandibular tumor-induced muscular weakness and osteomalacia[J]. Oral surgery, oral medicine, and oral pathology, 1981, 52(3): 253-256
14. Woo VL, Landesberg R, Imel EA, et al. Phosphaturic mesenchymal tumor, mixed connective tissue variant, of the mandible: report of a case and review of the literature[J]. Oral surgery, oral medicine, oral pathology, oral radiology, and endodontics, 2009, 108(6): 925-932
15. Uramoto N, Furukawa M, Yoshizaki T. Malignant phosphaturic mesenchymal tumor, mixed connective tissue variant of the tongue[J]. Auris, nasus, larynx, 2009, 36(1): 104-105

第六章 手术治疗

第一节 甲状旁腺及钙磷代谢相关疾病的围术期处理

一、甲状旁腺手术的术前准备

由于甲状旁腺及钙磷相关疾病的病因及病程非常复杂，引起高钙血症和高甲状旁腺激素血症的原因也很多，因此，在实施甲状旁腺手术之前，均应对患者进行系统检查，明确甲状旁腺疾病的定性诊断，以便选择不同的手术策略和手术方式。

对于定性诊断明确的原发性甲状旁腺功能亢进症患者，手术治疗是其主要的治疗方式，也是唯一可能获得治愈的治疗方式。良好的术前定位诊断能有效提高手术成功率，降低盲目探查导致的并发症，特别是在小切口甲状旁腺切除手术逐步成为主流的情况下，术前定位更为重要。术前定位诊断的手段包括：颈部超声、MIBI甲状旁腺显像或计算机断层显像、颈部增强CT以及颈部磁共振检查等等。目前，国内外学者对于选择何种定位检查手段尚没有达成统一意见，有很多国外医疗机构仅依靠超声检查或核医学检查即开展手术。但更多的学者认为同时完成术前颈部超声和核医学检查能提供更为准确的定位信息。

甲状旁腺手术的术前准备措施与甲状腺手术类似，但也有其特殊性。例如：对于处于高钙血症或高钙危象状态时，需要及时采取补液、利尿、降钙素、双膦酸盐、拟钙剂等药物治疗措施，降低血钙水平，维持电解质平衡。对于上述治疗无效的患者，还可以进行血液净化治疗，尽快降低血钙水平，为手术创造条件。对于继发性甲状旁腺功能亢进症患者，还需要在手术前评估患者对麻醉及手术的耐受能力，调整血液净化方案，为手术创造更为有利的条件。

二、甲状旁腺手术的术后处理

甲状旁腺手术后常见并发症与甲状腺手术基本类似，如：出血、喉返神经损伤、术后低钙血症、感染、淋巴漏及食管损伤等等，在处理方法上也基本类似。与甲状腺手术相比较，甲状旁腺手术后低钙血症是一种比较常见的现象。大多数情况下，这种低钙是无症状的，或者仅有轻微症状。但少数术前骨钙流失严重的患者会出现明显的临床症状，表现为口周和肢体麻木、手足搐搦，甚至是心率失常及心肺功能衰竭等。引起低钙血症的主要原因是术前长期骨骼系统大量脱钙导致的骨饥饿综合征。因此，甲状旁腺手术后，利用血清PTH检测证实成功切除肿瘤，则需要及时给予口服钙剂和维生素D治疗。对于术前临床症状严重而且生化指标严重异常的患者，以及行甲状旁腺全切或行双侧甲状旁腺探查的患者，需要警惕术后有可能会出现持续性的甲状旁腺功能低减和严重低钙血症，需要及时给予静脉补钙治疗。此外，由于术前、术中甚至是术后均很难鉴别甲状旁腺肿瘤的良恶性质，因此，对于临床上或病理诊断上不能除外甲状旁腺癌的病例，需要长期进行严密随访。

(廖 泉 胡 亚)

第二节 原发性甲状旁腺功能亢进症的手术治疗

原发性甲状旁腺功能亢进症的主要病因包括甲状旁腺腺瘤、甲状旁腺增生以及甲状旁腺癌。传统的甲状旁腺切除手术主要是对双侧颈部的甲状旁腺进行全面探查，切除病变的甲状旁腺组织。由于85%的原发性甲状旁腺功能亢进症都是由单发的甲状旁腺腺瘤导致的，因此，随着术前定位技术的不断进步，包括腔镜手术在内的小切口甲状旁腺切除手术逐步成为主流手术方式[1]。

一、双侧甲状旁腺探查切除术

（一）手术适应证和禁忌证

适应证：双侧甲状旁腺探查术适用于大部分的甲状旁腺功能亢进症患者。对于术前考虑多发甲状旁腺病变、甲状旁腺癌或伴有甲状腺恶性肿瘤的病例，双侧颈部探查手术仍然是首选手术方式。对于术前定位诊断不确切，同时患者临床症状明显的患者，也可以进行双侧颈部探查。这种方法的优点是视野开阔，探查全面，减少遗漏多发甲状旁腺病变的风险，但缺点是手术切口较大，影响外观。

禁忌证：全身状况差、无法耐受全身麻醉的患者。双侧颈部甲状旁腺探查往往需要全身麻醉，这对于合并严重并发症、高钙危象及严重骨骼畸形等患者来说，可能会带来一定的麻醉风险和难度。

（二）手术步骤

1. 切口选择　尽量沿患者颈部皮肤纹路，选择颈部下 1/3 处弧形切口，具体长度根据患者体形及皮下脂肪层的厚度进行调整。

2. 甲状旁腺的显露　常规消毒铺巾后，逐层切开皮肤、皮下及颈阔肌，充分游离颈阔肌皮瓣，沿中线切开带状肌，并向两侧拉开，显露甲状腺的外侧缘，切断并结扎甲状腺中静脉及下极血管，游离甲状腺外侧，将甲状腺向上及内侧牵引，充分显露甲状腺背侧，寻找甲状旁腺。

3. 甲状旁腺的探查　大部分的甲状旁腺位于甲状腺上下极周围，但甲状旁腺在胚胎发育过程中，会发生移位，因此，其位置和数量变化很大。上极甲状旁腺位置较为固定，一般都在甲状腺上极后方，也有可能异位到喉返神经入喉点周围、喉返神经后方，甚至是甲状腺内。下极甲状旁腺的位置变化更为复杂，可以移位到胸腺内、上纵隔或颈动脉外侧等位置。探查过程中需要结合术前定位检查结果，先进行有针对性的探查，如未找到明确的甲状旁腺病变，则需要进行系统性检查，包括胸腺、食管后方以及动脉鞘后方等少见位置[2]。探查前确定喉返神经位置被认为可以显著降低喉返神经损伤的风险。探查过程中注意避免破坏甲状旁腺被膜，造成甲状旁腺细胞的播散，这一点对于甲状旁腺癌尤为重要。

4. 甲状旁腺的切除

（1）甲状旁腺腺瘤：腺瘤一般为单发，其他甲状旁腺呈萎缩状态甚至看不到。冰冻切片证实为甲状旁腺腺瘤，可终止手术。有条件的单位，结合术中快速 PTH 测定，有助于确定无其他甲状旁腺病变，可以获得更好的治疗效果。

（2）甲状旁腺增生和 MEN 伴发甲状旁腺功能亢进症：这种情况下往往会有两个或两个以上甲状旁腺发生病变，切除的原则是保留 50～100mg 甲状旁腺组织。可以保留一个大小接近正常的甲状旁腺，或者保留对一个较小的甲状旁腺行部分切除，保留 50～100mg 于原位，注意保存其血运。也可将所有甲状旁腺组织全部切除，从切除标本中留取约 50mg 甲状旁腺组织自体移植到胸锁乳突肌或前臂肌肉纤维内，但移植的甲状旁腺组织在术后仍有复发的可能。因此，也有学者提出不进行自体移植，而在术后通过口服补钙治疗维持血钙水平。

（3）甲状旁腺癌：如在术前疑诊甲状旁腺癌，或是术中探查发现甲状旁腺病变与周围组织粘连严重，肿瘤周围广泛纤维化，肿瘤体积大且质地硬，则应实施根治性手术。甲状旁腺癌的治疗最重要的原则是整块切除肿瘤组织，避免肿瘤破裂，导致肿瘤细胞残留或播散。手术要求整块切除甲状旁腺肿瘤、同侧甲状腺、甲状腺峡部以及周围粘连的带状肌及其他软组织[3]。对于体积大的甲状旁腺癌，如从中线分离时发现肿瘤和带状肌粘连严重，可考虑直接从颈总动脉表面切开带状肌，然后打开颈动脉鞘，沿椎前间隙及食管表面游离甲状旁腺肿瘤及甲状腺。术中发现气管及食管部分受累，可同时切除。术中尽量保留右侧喉返神经，如强行分离可能导致肿瘤破裂，则建议切除喉返神经，尽量同期做神经修复。

二、颈丛阻滞麻醉直视下小切口甲状旁腺切除术

（一）手术适应证和禁忌证

适应证：术前定性定位明确的单发或单侧甲状旁腺良性病变。特别适合无法耐受全身麻醉的患者行单侧甲状旁腺探查切除术。

禁忌证：甲状旁腺恶性肿瘤或需要双侧探查的病例。

（二）手术步骤

1. 麻醉　可在颈丛阻滞麻醉、局部麻醉或全身麻醉下实施手术，配合静脉镇静药物，能取得较好的效果。

2. 切口 根据术前定位诊断结果，选择病变侧颈部弧形切口，麻醉成功后常规消毒铺无菌巾，可以进一步使用局部麻醉药物加强麻醉效果（图4-6-1）。切口长度一般在3cm左右，可根据甲状旁腺病变的位置和解剖关系进行调整（图4-6-2）。

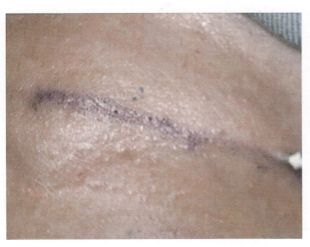

图4-6-1 在颈丛阻滞麻醉成功后，配合静脉镇静药物，局部加用长效局麻药，便于术后镇痛。患者平卧颈部后伸位，常规消毒铺无菌巾

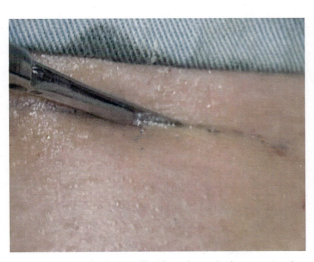

图4-6-2 沿颈部皮纹取弧形切口切开皮肤3～4cm，切口位置可根据肿瘤位置进行相应调整

3. 显露 切开颈阔肌，充分游离皮瓣。向上到达甲状软骨水平，向下达到锁骨水平（图4-6-3）。使用能量平台游离解剖胸锁乳突肌前缘，使用拉钩将胸锁乳突肌向外侧拉开，显露带状肌。沿肌纤维方向纵行切开带状肌，注意在分离过程中彻底止血，以免术后形成血肿（图4-6-4）。到达甲状腺表面，注意不要撕破甲状腺表面血管导致出血，影响视野。游离甲状腺外侧缘，注意处理甲状腺中静脉，可吸收线缝合甲状腺组织，牵引缝合线悬吊甲状腺，将甲状腺向中线方向牵开，显露甲状腺后方。

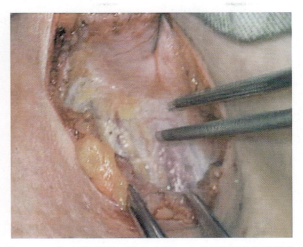

图4-6-3 切开颈阔肌，游离皮瓣。向上到达甲状软骨水平，向下达到锁骨水平

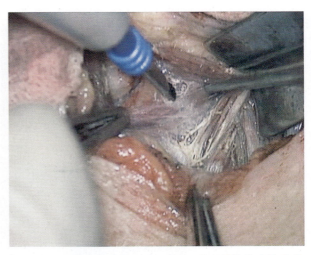

图4-6-4 游离解剖胸锁乳突肌前缘，使用拉钩将胸锁乳突肌向外拉开，显露带状肌。沿肌纤维方向纵行切开带状肌

4. 切除 逐步分离解剖显露甲状腺后方的甲状旁腺病变，如术中探查发现甲状旁腺病变不能除外恶性，则需要及时更改麻醉方式，实施甲状旁腺癌根治手术。可沿肿瘤表面钝性分离，注意钳夹甲状旁腺肿瘤时不要撕破肿瘤被膜，以免肿瘤播散（图4-6-5）。对于位于气管食管旁沟的甲状旁腺病变，需要注意确定喉返神经的位置，少数情况下肿瘤可位于喉返神经后方，需要小心分离保护喉返神经。确定肿瘤供血血管，再次辨别

喉返神经位置。钳夹甲状旁腺供血血管后,予以切断并结扎,或用能量器械予以处理(图4-6-6)。

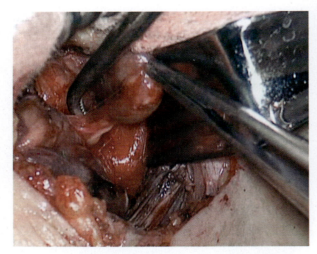

图4-6-5 分离解剖显露甲状腺下极后方甲状旁腺腺瘤,沿肿瘤表面钝性分离,注意钳夹甲状旁腺肿瘤时不要撕破肿瘤被膜,以免肿瘤播散

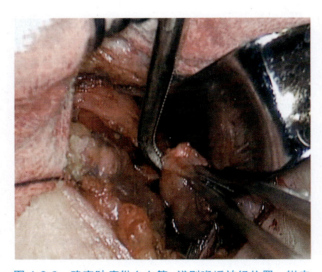

图4-6-6 确定肿瘤供血血管,辨别喉返神经位置。钳夹甲状旁腺供血血管后,予以切断并结扎,或用能量器械予以妥善处理

5. 关闭切口 切除的甲状旁腺病变送冰冻病理检查,经过病理诊断为甲状旁腺腺瘤后,可终止手术。有条件的单位,也可开展术中PTH检测,进一步排除其他甲状旁腺病变存在的可能性。检查手术野,彻底止血,逐层缝合皮下组织后,使用皮肤粘合胶闭合皮肤切口,也可行皮下缝合闭合切口(图4-6-7)。

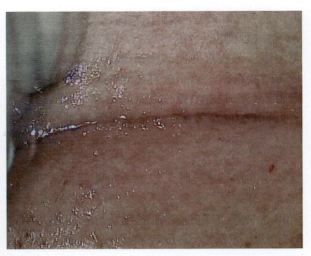

图4-6-7 检查手术野,彻底止血,逐层缝合皮下组织后,使用皮肤粘合胶闭合皮肤切口

三、视频辅助下甲状旁腺切除术(Miccoli手术)

视频辅助下甲状旁腺切除术是由意大利Miccoli等人开创的,是在颈部切开2cm以下的小皮肤切口,利用电视探头放大术野,进行甲状旁腺探查和切除操作[4]。作为小切口甲状旁腺切除手术的一种,虽然在颈部仍有手术切口,但是切口能控制在2cm以下,同时,与全腔镜下甲状旁腺手术相比较,不需要增加过多的设备,手术方法简单,学习曲线相对较短,更为重要的是,不需要建立从乳腺或腋下到颈部的皮下隧道,实际上的手术创伤更小。

(一)手术适应证和禁忌证

适应证:术前定性定位明确的单发或单侧甲状旁腺良性病变。

禁忌证:甲状旁腺恶性肿瘤。

(二)手术步骤

1. 麻醉 可在颈丛阻滞麻醉或气管内插管全身麻醉下实施手术。

2. 切口 沿颈部皮纹方向取病变控制同侧下颈部1.8cm切口,切开颈阔肌(图4-6-8)。在电视探头视频辅助下放大视野,使用能量手术器械游离颈阔肌皮瓣,逐步建立空间,注意在分离过程中彻底止血(图4-6-9)。

3. 显露 游离同侧胸锁乳突肌前缘,纵行切开带状肌,显露甲状腺。使用特制深拉钩,将带状肌向外侧牵引,游离病变侧甲状腺外侧缘,使用拉钩将甲状腺向内侧翻起,根据术前定位的位置,钝性分离甲状腺后方,探查甲状旁腺病变(图4-6-10)。双极电凝或其他能量器械处理血管(图4-6-11),移除甲状旁腺病变。如术中怀疑甲状旁腺病变为恶性肿瘤,则应及时转为全身麻醉下根治性手术。如探查发现甲状旁腺病变靠近喉返神经,也可以对喉返神经进行解剖,确定位置,以便予以保护(图4-6-12)。

4. 关闭切口 摘除肿瘤送冰冻病理检查,经过病理诊断为甲状旁腺腺瘤后,可终止手术。有条件的单位也可开展术中PTH水平监测,进一步排除其他甲状旁腺病变存在的可能性。检查手术野,彻底止血,缝合颈阔肌切口,使用皮肤粘合胶或皮下缝合的方法闭合皮肤切口(图4-6-13)。

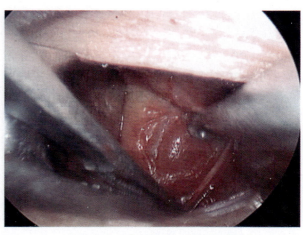

图 4-6-10　将甲状腺向内侧拉起,在甲状腺后方,钝性分离探查甲状旁腺病变

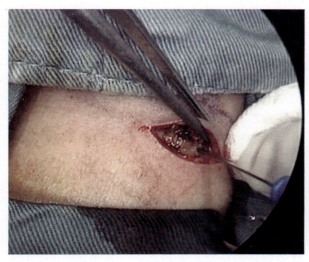

图 4-6-8　根据术前定位检查确定的位置,在下颈部取弧形切口长约1.8cm

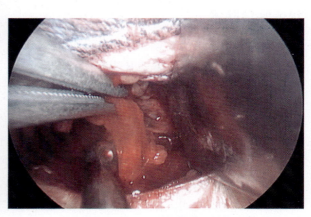

图 4-6-11　游离甲状旁腺腺瘤血管蒂,然后使用能量手术器械予以处理。移出甲状旁腺病变标本,送冰冻病理检查

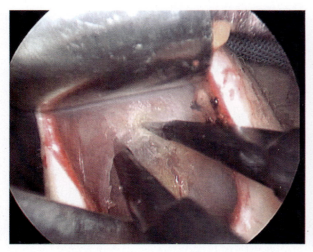

图 4-6-9　在电视探头视频辅助下放大视野,使用能量手术器械游离颈阔肌皮瓣,逐步建立空间,注意在分离过程中彻底止血

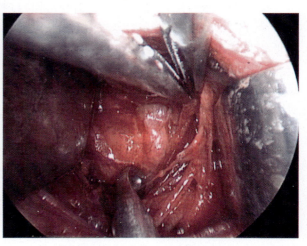

图 4-6-12　甲状旁腺病变位于气管食管旁沟时,可显露喉返神经位置,以避免损伤

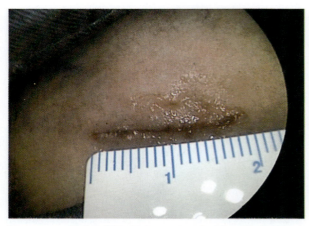

图 4-6-13　缝合颈阔肌及皮下组织，皮肤切口使用粘合胶予以闭合

四、腔镜下甲状旁腺切除术及机器人甲状旁腺切除术

腔镜下甲状旁腺切除术与腔镜下甲状腺手术类似，在乳晕上方或腋窝切开皮肤，置入 Trocar，然后建立皮下隧道，进入颈部后，充入二氧化碳建立操作空间，进行甲状旁腺探查切除术。机器人手术也是腔镜手术的一种，在国内外均有少数报道用于甲状旁腺切除手术[5]。这两种手术方式的主要适应证是术前定性定位明确的甲状旁腺良性病变，同时对颈部外观具有特殊要求的患者。

（廖　泉　胡　亚）

第三节　继发性及三发性甲状旁腺功能亢进症的手术治疗

继发性甲状旁腺功能亢进症是指因慢性肾功能不全、肾小管酸中毒、维生素 D 缺乏等原因导致低钙血症或高磷血症，长期刺激甲状旁腺，导致甲状旁腺组织增生，从而过多分泌 PTH，以便提高血钙水平所产生的一系列临床表现。一般情况下，继发性甲状旁腺功能亢进症会同时累及多个甲状旁腺，而且往往是所有的甲状旁腺均出现组织增生和功能亢进。尽管近年来随着血液净化技术的进展，特别是拟钙剂（西那卡塞）等药物的不断进步，需要手术治疗的继发性甲状旁腺功能亢进症的患者大幅减少，但是在国内，由于补钙和血液净化措施不规范以及药物治疗价格昂贵，仍有大量患者需要接受甲状旁腺切除术治疗。目前认为血浆全片段甲状旁腺激素（intact PTH，iPTH）超过 800pg/ml 以上伴有高钙血症或高磷血症，经严格内科保守治疗无效，可考虑手术治疗。如果患者出现骨折、严重骨痛、皮肤瘙痒等严重表现，也可以考虑手术治疗[6]。长期的继发甲状旁腺功能亢进症可进一步促使甲状旁腺形成自主增生的腺瘤，即使纠正了原有刺激因素，仍会继续过度分泌 PTH，从而成为三发性甲状旁腺功能亢进症。三发性甲状旁腺功能亢进症的手术治疗与继发甲状旁腺功能亢进症类似，在此不再赘述。

继发性甲状旁腺功能亢进症的手术方式较多，大体上可以分为三大类，其中包括：甲状旁腺全切术（total parathyroidectomy，TPTX），甲状旁腺全切 + 甲状旁腺自体移植术（total parathyroidectomy with autotransplantation，TPTX + AT），以及甲状旁腺次全切除术（subtotal parathyroidectomy，sPTX）。具体手术操作在前一章已有介绍。关于三种手术方式的优缺点，目前国内外专家仍在争论之中。与甲状旁腺全切术相比，甲状旁腺次全切除术后，甲旁亢患者永久低钙血症的发生率低，而复发二次手术的发生率高[7]。但相关 meta 分析发现：两种手术方式在术后低钙以及复发率方面的差异并无统计学差异[8]。对于患者来说，各种手术治疗的最终目的是缓解甲状旁腺功能亢进症的症状，同时又能维持全身钙磷代谢的基本稳定。因此，手术策略的选择既要切除多余增生的甲状旁腺组织，同时又要避免术后出现永久性甲状旁腺功能低减和低钙血症。在手术计划、手术决策和手术实施过程中，需要结合我国国情以及患者自身的经济社会情况，维持上述平衡，以便尽可能地保持患者的生活质量。

在实施甲状旁腺次全切除术时，常规采用颈部弧形切口，对双侧颈部的 4 个甲状旁腺进行全面探查，将增大的 3 个甲状旁腺予以切除。如果第 4 个甲状旁腺体积接近正常，可以予以保留；如果体积超过正常，则予以切除部分腺体，将大约 50mg 的甲状旁腺于保留在原位。在实施甲状旁腺全切手术时，则将所有甲状旁腺均予以切除。如行甲状旁腺全切 + 自体移植术，则从手术切除的甲状旁腺组织中留取 50mg 非结节性增生的组织，分多处进行自体移植，常用的部位是胸锁乳突肌及前臂的肌肉纤维内。

继发性甲状旁腺功能亢进症术后并发症与原发性甲状旁腺功能亢进症及甲状腺手术后并发症类似，但也有其自身特点。

1. 术后继发甲状旁腺功能亢进症持续或复发 约有10%左右的患者在术后出现甲状旁腺功能亢进症状不能缓解或症状暂时缓解后复发,主要原因是术中未能发现并切除所有的增生的甲状旁腺组织,导致剩余的甲状旁腺组织过多,包括可能存在超过4个以上的隐匿甲状旁腺。异位或过多的甲状旁腺可能会出现在胸腺内、气管后方或前纵隔内,甚至是在甲状腺实质内,往往会在术中被遗漏。术后甲状旁腺功能亢进症状复发是指在术后短时间内患者症状缓解,并且血PTH下降到正常范围内,但6个月后症状复发,且血PTH水平再次上升。其主要原因是由于导致继发甲状旁腺功能亢进症的外在病因并未去除,例如:患者肾功能不全和血液净化治疗仍在持续,剩余的或移植的甲状旁腺组织继续增生。在症状严重的情况下,再次手术是可行的方案之一。

2. 术后低钙血症 继发性甲状旁腺功能亢进症患者长期处于钙流失和骨饥饿状态,在切除增生的甲状旁腺组织后,血浆中PTH迅速下降,血浆中的钙将会迅速进入骨组织,从而引发低钙血症,并出现相应的症状。如果术中剩余或移植的甲状旁腺能存活,通过积极补钙及活性维生素D治疗,低钙症状一般会在2周后缓解。如果术中保留或移植的甲状旁腺组织未能存活,患者将会出现永久性的甲状旁腺功能低减,术后低钙血症及相应症状将会更为严重,需要长期充分补钙和活性维生素D。

3. 术后心肺功能不全 继发性甲状旁腺功能亢进症患者,特别是慢性肾衰竭患者,往往伴有多种严重并发症,例如:高血压、冠心病、脑血管意外及凝血功能障碍等等,给麻醉及手术过程带来很大的风险。在术后,由于血钙水平显著下降,可能会引发或加重心肺功能不全、心律失常、心衰、呼吸肌无力、呼吸衰竭,需要在术后加强观察监护。

(廖 泉 胡 亚)

参 考 文 献

1. Wilhelm SM, Wang TS, Ruan DT, et al. The American Association of Endocrine Surgeons Guidelines for Definitive Management of Primary Hyperparathyroidism[J]. JAMA Surg, 2016, 151(10): 959-968
2. Duke WS, Vernon HM, Terris DJ. Reoperative Parathyroidectomy: Overly Descended Superior Adenoma[J]. Otolaryngol Head Neck Surg, 2016, 154(2): 268-271
3. Salcuni AS, Cetani F, Guarnieri V, et al. Parathyroid carcinoma[J]. Best Pract Res Clin Endocrinol Metab, 2018, 32(6): 877-889
4. Bakkar S, Materazzi G, Biricotti M, et al. Minimally invasive video-assisted thyroidectomy (MIVAT) from A to Z[J]. Surg Today, 2016, 46(2): 255-259
5. Arora A, Garas G, Tolley N. Robotic Parathyroid Surgery: Current Perspectives and Future Considerations[J]. ORL J Otorhinolaryngol Relat Spec, 2018, 80(3-4): 195-203
6. Schneider R, Bartsch DK. Role of surgery in the treatment of renal secondary hyperparathyroidism[J]. Br J Surg, 2015, 102(4): 289-290
7. Lau WL, Obi Y, Kalantar-Zadeh K. Parathyroidectomy in the Management of Secondary Hyperparathyroidism[J]. Clin J Am Soc Nephrol, 2018, 13(6): 952-961
8. Chen J, Jia X, Kong X, et al. Total parathyroidectomy with autotransplantation versus subtotal parathyroidectomy for renal hyperparathyroidism: A systematic review and meta-analysis[J]. Nephrology (Carlton), 2017, 22(5): 388-396

第五篇

胰腺神经内分泌肿瘤

第一章 胰腺神经内分泌肿瘤概述

一、胰腺的神经内分泌细胞和调节机制

(一) 胰腺内分泌细胞的基本结构

胰腺内分泌部的基本单位是胰岛，又称朗格汉斯细胞岛 (islets of Langerhans cell)，有 170 万~200 万个，均匀分布于胰腺内，总重量仅占胰腺重量的 1%~2%。胰岛主要由三种不同的细胞类型组成：大约 15% 的胰岛细胞是 α (A) 细胞，分泌胰高血糖素 (glucagon)；70%~80% 是 β (B) 细胞，分泌胰岛素 (insulin)；5%~10% 是 δ (D) 细胞，分泌生长抑素 (somatostatin, SS)。还有其他较少的细胞：PP (F) 细胞，分泌胰多肽 (pancreatic polypeptide, PP)；$δ_1$ (D_1) 细胞，分泌血管活性肠肽 (vasoactive intestinal peptide, VIP)；以及 G 细胞，分泌促胃液素 (gastrin) 等。啮齿类动物的胰岛包含一个由 β 细胞组成的核心，核心周围被其他类型胰岛细胞围绕；而在人的胰腺中，各种类型的胰岛细胞互相混合。胰岛富含毛细血管网，血供极为丰富。

胰岛的神经调节受交感和副交感神经的双重支配。刺激迷走神经，既可通过 M 受体直接促进胰岛素释放，也可通过刺激肠降血糖素 (incretin) 的释放而间接促进胰岛素的分泌。迷走神经的刺激作用，在头期的胰岛素释放过程中起着关键作用 (如葡萄糖的甜味刺激机体引起胰岛素释放)。交感神经兴奋时，其末梢释放去甲肾上腺素，后者作用于胰岛 β 细胞的 $α_2$ 受体，抑制胰岛素的分泌。

(二) 胰岛素的合成和储存

胰岛素是由 51 个氨基酸构成的小分子蛋白质，由 21 肽的 A 链和 30 肽的 B 链借两个二硫键相连组成，A 链还有一个链内二硫桥。1965 年，中国科学家历经数年艰苦努力，采取人工方法成功合成牛胰岛素，在国际上产生了重要影响，受到国际知名研究机构和相关领域著名科学家的高度评价。1973 年北京大学生物系和中国科学院生物物理所的科学家首次完成了分辨率为 0.18nm 的猪胰岛素晶体三维结构测定，获得了诺贝尔化学奖获得者霍奇金的盛赞，1975 年她在《自然》杂志上发表文章评论说 "北京图谱目前是 (也许永远是) 胰岛素最精确的图谱"。

胰岛素在内质网中由前胰岛素原组装合成。前胰岛素原信号肽经剪切后生成中间产物胰岛素原 (preproinsulin)。其编码基因位于 11 号染色体的短臂上，含有 3 个外显子，分别编码前胰岛素原上的信号肽，B 链和部分 C 肽以及其余 C 肽部分和 A 链。胰岛素原包裹在高尔基体微囊泡中，最终将未成熟的颗粒转变为成熟的分泌颗粒。在分泌颗粒成熟的过程中，胰岛素原的蛋白水解过程同步进行。一分子的胰岛素原经蛋白酶切后，裂解成一分子的胰岛素和一分子的 C 肽片段。成熟胰岛素、C 肽片段和其他中间产物一起储存在胰岛 β 细胞分泌颗粒中，胰岛素以锌胰岛素六聚体的形式储存。最后从细胞表面释放。胰岛素分泌进入外周血后，六聚体迅速解离形成胰岛素单体。循环血中 C 肽与胰岛素的分泌量呈平行关系，因此测定 C 肽含量可反映内源性 β 细胞的分泌功能。一般情况下，分泌颗粒的释放常为外部刺激所致 (如受调分泌)，并受到机体的调控。但是功能性胰腺神经内分泌肿瘤 (pancreatic neuroendocrine tumors, pNETs) 中的胰岛素瘤可持续释放胰岛素，并不需要外部刺激 (如固有分泌) 以及机体的调控，胰岛素持续不断地分泌，导致胰岛素水平升高和血糖下降[1~3]。

正常成年人在空腹状态下，外周血清胰岛素浓度为 35~145pmol/L，C 肽为 1 000pmol/L。血液中的胰岛素通常以与血浆蛋白结合和游离的两种形式存在，二者之间保持动态平衡。只有游离形式的胰岛素才具有生物学活性。胰岛素在人体血液中的半衰期仅为 5~6 分钟。

(三) 胰岛素分泌的调节机制

葡萄糖、氨基酸、乙酰胆碱、肠降血糖素如肠

抑胃肽（gastric inhibitory peptide，GIP）和胰高血糖素样肽-1（glucagon-like peptide，GLP-1）是影响胰岛β细胞释放胰岛素最重要的调节因素。胰岛β细胞能够整合这些调节因子的信号作用，使胰岛素水平能适应机体各种不同状态的需要和保持稳态[3~5]。

胰岛素的分泌可直接受外源性营养成分的调节。血中葡萄糖水平是刺激胰岛素释放最重要的因素，葡萄糖通过一个高效的葡萄糖转运体-2（glucose transporter 2，GLUT-2）进入β细胞，这个转运体能维持β细胞内外葡萄糖浓度相等。被细胞摄取的葡萄糖随即被葡萄糖激酶磷酸化。由于葡萄糖激酶的米氏常数 K_m 较高，可作为葡萄糖感受器，葡萄糖激酶催化葡萄糖形成葡萄糖-6-磷酸并聚集在细胞内。生成的葡萄糖-6-磷酸的细胞内浓度与葡萄糖的浓度呈平行关系。葡萄糖-6-磷酸代谢最终产生腺苷三磷酸（adenosine triphosadenine，ATP），导致ATP/ADP（adenosine diphosphate）比值增高，从而引起胰岛β细胞细胞膜上ATP依赖的钾离子通道关闭，进一步导致细胞膜的去极化，去极化引起电压依赖的L型钙离子通道开启触发钙离子内流，进而造成胞浆中钙离子浓度的升高，最终触发β细胞表面的分泌颗粒大量胞吐胰岛素[1]。与起始阶段胰岛素分泌相反，后期胰岛素的持续分泌与ATP依赖的钾离子通道的关闭无关。

很多氨基酸都能刺激胰岛素的分泌，其中混合氨基酸、精氨酸与赖氨酸的作用最强。氨基酸通过机体代谢引起ATP水平升高也能上调胰岛素的分泌，提高ATP/ADP比值，引起钙离子内流。氨基酸和葡萄糖对胰岛素分泌的刺激有协同作用，两者同时升高时，可使胰岛素分泌量呈指数增长。人类脂肪对胰岛素分泌的刺激作用较弱，可间接通过GIP实现。饥饿时，酮体增加可刺激胰岛素分泌。肠降血糖素，包括GIP和GLP-1，通过活化腺苷酸环化酶（adenylate cyclase）上调胰岛素的分泌，增加环腺苷一磷酸（cyclic adenosine monophosphate，cAMP）水平和活化蛋白激酶A（protein kinase A，PKA），导致胞吐相关蛋白的磷酸化活化。第二信使cAMP也能促进胰岛素的分泌，通过活化的L型钙离子通道加速钙离子内流。乙酰胆碱能神经释放的乙酰胆碱同样能刺激胰岛素的分泌，乙酰胆碱与细胞表面受体结合，引起磷酸酯酶C的活化，产生肌醇三磷酸（inositol triphosphate，IP3）和甘油二酯（diacylglycerols，DAG），

第二信使IP3引起 Ca^{2+} 从细胞内的储存池释放至胞浆并改变膜对 Ca^{2+} 的通透性，通过增加胞浆内 Ca^{2+} 水平引起胰岛素的释放；第二信使DAG结合活化蛋白激酶C（protein kinase C，PKC），与PKA的过程类似，通过磷酸化和活化胞吐相关蛋白来促进胰岛素的释放[3~7]。胰岛α细胞分泌的胰高血糖素和δ细胞分泌的生长抑素，可分别刺激和抑制β细胞释放胰岛素。

肠降血糖素是小肠下段细胞分泌的若干种能促进胰岛素分泌的激素，其中包括促胃液素、胰泌素（促胰液素）、胆囊收缩素（cholecystokinin，CCK）、GLP-1和GIP等激素。口服葡萄糖或其他营养物质所引起的胰岛素的分泌量要比静脉输入相应物质引起的胰岛素分泌量增加约25%~50%，这种效应提示与肠降血糖素的作用有关[8~10]。但目前认为，只有GLP-1和GIP才是葡萄糖依赖的胰岛素分泌刺激因子，而其他胃肠激素则可能是通过升高血糖而间接刺激胰岛素分泌的。GLP-1是由胰高血糖素原基因翻译后经特异性剪切生成的，主要在十二指肠、回肠和结直肠的朗格汉斯细胞内合成，朗格汉斯细胞还合成YY肽。GIP由位于十二指肠和空肠上段的K细胞产生，在小肠摄取营养物质之后被释放进入血液循环。在这两种激素中，GLP-1目前被认为是最重要的生理性肠降血糖素类物质，发挥约70%的肠降血糖素活性，可有效降低机体的血糖水平，并改善胰岛细胞的生理状态。虽然葡萄糖和氨基酸被认为是最主要的和直接刺激胰岛素分泌的物质，但是胰岛素的分泌也受肠降血糖素的调节。在缺乏葡萄糖和氨基酸的情况下，肠降血糖素不能或仅能引起少量胰岛素的释放，但当存在葡萄糖或氨基酸时，肠降血糖素促进胰岛素释放的作用将发生巨大的变化。口服葡萄糖引起的高血糖与GIP的分泌增加是平行的，这种平行关系的维持，导致胰岛素分泌显著且迅速增加。进食葡萄糖后，由于肠黏膜分泌GIP，因而可以在血糖水平升高前就能刺激胰岛β细胞释放胰岛素，由此可见，这是一种前反馈调节。除葡萄糖外，在小肠处吸收的氨基酸和脂肪酸均能刺激GIP的分泌，进而促进胰岛素的释放。这些肠降血糖素与胰岛素分泌之间的关系被称为肠-胰岛轴（entero-insular axis），该轴的活动还受到支配胰岛的副交感神经的调节[3~5]。

（四）胰高血糖素

胰高血糖素，由胰岛α细胞释放，是另一种具

有重要功能的激素，正常人血清胰高血糖素浓度为 50～100ng/L。其分泌紊乱会导致临床可识别的功能改变，比如功能性 pNETs 中的胰高血糖素瘤，常表现为皮肤坏死松解性游走性红斑、糖尿病、贫血、舌炎及口角炎等。胰高血糖素是一个含有 29 个氨基酸的激素，其功能为调节肝脏的葡萄糖输出。通过门静脉系统进入肝，作用于腺苷酸环化酶和 cAMP，胰高血糖素刺激肝细胞加速糖原分解（glycogenolysis）和糖异生（gluconeogenesis），增加肝糖输出，使血糖水平升高，从而维持空腹血糖水平及应对应激状态。但其对肌糖原的促分解作用不明显。在一些物种中，胰高血糖素还有其他的功能效应，包括加速脂肪分解、促进胃的排空和刺激胰岛素的分泌。胰高血糖素对胰岛 β 细胞胰岛素分泌的调节作用可能通过先与细胞膜上的胰高血糖素受体相结合，引起腺苷酸环化酶活化，从而使 ATP 环化为 cAMP，再通过 cAMP-PKA 第二信使信号途径实现[6]。

血中葡萄糖可通过感知 - 传导 - 效应系统控制胰高血糖素的胞外分泌速度从而直接调控胰高血糖素的水平。低血糖促进胰高血糖素释放；相反，高血糖则抑制胰高血糖素释放。胰岛素可通过旁分泌途径直接抑制胰高血糖素的分泌，故胰岛素分泌增加可使胰高血糖素分泌减少，反之则增加。胰岛中自主神经的激活也可促进胰高血糖素分泌。在 1 型糖尿病中，胰岛素/胰高血糖素比值普遍偏低，这使肝脏输出的葡萄糖增加从而加剧高血糖程度。在 2 型糖尿病中，胰高血糖素的分泌似乎是增加的，而且不能被高血糖抑制，结果血浆胰高血糖素水平为正常或升高。全胰腺切除术后的患者因为体内不再产生胰高血糖素，出现完全性胰高血糖素缺乏，从而倾向于出现低血糖，这导致了所谓的"脆性糖尿病（难治性糖尿病）"，表现为血糖在显著的高血糖和显著的低血糖水平之间波动。

糖尿病的发病机制主要是胰岛素抵抗和胰岛素分泌不足所致。胰岛 β 细胞分泌胰岛素的过程主要包括近端调节步骤（第二信使物质水平）和末端调节步骤（钙非依赖性胞吐分泌）。目前的胰岛素促泌剂主要作用于近端调节步骤，通过与胰岛 β 细胞上的特异性受体结合，导致 ATP/ADP 比值增高，关闭了 ATP 依赖的钾离子通道，从而抑制钾外流，引发细胞膜去极化，进而引起钙离子通道开启并触发钙离子内流，最终促进胰岛素的释放。但这一过程并不具有血糖依赖性，所以患者应用此类药物时容易出现外源药物性低血糖。新型降糖药物 GLP-1 类药物（包括 GLP-1 受体激动剂与类似物）能与胰岛素 β 细胞膜上的 GLP-1 特异性受体结合，从理论上实现葡萄糖依赖性的促进胰岛素分泌，但从目前研究结果显示 GLP-1 对胰岛素分泌的调节主要是通过近端调节步骤，即通过 cAMP 途径激活 PKA 来调节胰岛素的分泌，而在末端步骤中还没有合适的药物作用于特定的调节点来实现胰岛素分泌的有效调节。

（五）促胃液素

促胃液素是第一个结构被阐明的胃肠激素，由 17 个氨基酸组成的多肽，主要由胃窦、小肠上部黏膜和胰岛中的 G 细胞分泌。促胃液素的生理作用包括：促进胃肠运动，破坏自发和胃动素所致的移行性运动复合波（migrating motor complex，MMC）Ⅲ相活动，使空腹样胃肠运动转变为餐后样运动；刺激壁细胞分泌胃酸，促胃液素对壁细胞的作用是通过细胞壁内钙离子传递系统，钙内流与钙调节蛋白结合，后者转而激活磷酸化酶；刺激胃蛋白酶和胰酶分泌。此外，促胃液素还可以促进胃肠黏膜生长，具有营养胃肠及胰腺等器官的作用，促胃液素刺激胃肠黏膜生长需要多胺的合成，其中涉及鸟氨酸脱羧酶的参与。

促胃液素的释放是其刺激物质和抑制物质的相互作用和调节的过程。在胃腔内，蛋白质、氨基酸、碱性物质和钙离子起刺激作用，pH 值低于 3 的酸起抑制作用。进餐时，氨基酸在胃内水解成小肽片段，这是促胃液素释放的最重要刺激剂，其中色氨酸和苯丙氨酸的作用最强。摄入的葡萄糖和脂肪则无刺激作用。当摄入食物的酸化使胃腔内 pH 值低于 3 时，促胃液素释放即被抑制，pH 值超过 3 时即刺激促胃液素分泌，如恶性贫血或萎缩性胃炎所伴发的胃酸缺乏，常使空腹促胃液素水平升高和进餐反应增强。胃内钙离子可刺激 G 细胞释放促胃液素，咖啡和酒类也是强力的刺激因素。迷走神经对促胃液素的释放作用很复杂，迷走神经刺激纤维支配胃窦，而抑制纤维支配胃底。生长抑素对促胃液素的释放具有调节作用，它不但抑制 G 细胞释放促胃液素，还抑制促胃液素对壁细胞的作用。胰高血糖素、PP 和 VIP 均可抑制促胃液素释放，它们通过刺激生长抑素的释放，转而抑制促胃液素分泌。胆囊收缩素的结构与促胃液素相关，可以抑制促胃液素释放[3]。

功能性 pNETs 中胃泌素瘤（gastrinoma）产生高促胃液素血症，临床上称为佐林格 - 埃利森综合征（Zollinger-Ellison syndrome，ZES），引起下列胃肠道功能紊乱：①胃酸过度分泌，引起胃、十二指肠或空肠顽固性溃疡；②胃泌酸黏膜肥厚；③大量胃酸流入小肠导致腹泻；④酸性的十二指肠内容物灭活脂肪酶导致脂肪泻；⑤促胃液素刺激平滑肌导致胃窦和小肠动力亢进；⑥胃食管反流病。正常人和十二指肠溃疡患者的血清促胃液素浓度为 20~120pg/ml，而当存在胃酸分泌过多和胃十二指肠溃疡时，如果血清促胃液素浓度超过 500pg/ml，则强烈提示功能性胃泌素瘤的诊断。确诊为 ZES 的患者血清促胃液素值常超过 1 000pg/ml。

（六）其他胰岛内分泌激素

胰岛 δ（D）细胞分泌的生长抑素是一种 14 肽激素，主要通过旁分泌及血液循环的方式发挥作用。生长抑素通过旁分泌抑制 β 细胞释放胰岛素，并对促胃液素、组胺等引起的胃酸分泌具有紧张性抑制作用。临床上，除了功能性 pNETs 中的生长抑素瘤，胰腺疾病一般并不与生长抑素紊乱相关，这是因为生长抑素可由很多胰腺外器官合成和分泌。

大部分 PP 细胞分布在起源于腹胰芽（如胰头和钩突）的胰腺组织内，散在分布在背胰芽组织内（如胰颈、胰体和胰尾）；PP 是胰腺在食物刺激下由腹侧胰腺发育区域 PP 细胞释放的，目前尚未发现其具有特殊的生理功能，因此 PP 的异常分泌并无特异的临床症状，胰多肽瘤的患者可能仅有轻微腹泻。胰多肽瘤与无功能性 pNETs 两者的生物学行为相似，临床上不需要严格区分。

正常情况下，胰岛 $δ_1$（D_1）细胞可以少量分泌 VIP，VIP 是一种由 28 个氨基酸残基组成的一种直链结构的小分子碱性多肽。VIP 是一种神经递质，分布于中枢神经和消化系统。消化系统的所有部位都存在 VIP，其主要分布于胃肠道黏膜的内分泌细胞和黏膜下的神经丛和平滑肌层。VIP 主要作用是舒张胃肠平滑肌、舒张血管和刺激腺体分泌。VIP 通过促进靶细胞合成一氧化氮而使平滑肌舒张。VIP 也能促进胰岛素分泌。因功能性 VIP 瘤引起的 VIP 分泌异常导致的一系列症状，被称作弗纳 - 莫里森综合征（Verner-Morrison syndrome），也称胰性霍乱。水样腹泻是 VIP 瘤典型的临床表现，患者因频繁腹泻出现电解质紊乱和脱水。水泻、低钾血症和胃酸缺乏症被称作 VIP 瘤三联症或 WDHA 综合征[11]。

二、胰腺内分泌相关检查

（一）影像学检查

由于 pNETs 以非特异性的消化道症状和全身症状为主，临床表现多样。影像学检查是协助诊断和术前进行肿瘤定位诊断的首选和最重要的手段。有研究显示，磁共振成像（magnetic resonance imaging，MRI）在 pNETs 的检测中有重要的作用，病灶表现为不同时期不同形式的强化征象，MRI 检测 pNETs 的灵敏度取决于扫描序列[12]。特别是使用弥散加权成像（diffusion-weighted imaging，DWI）和表观弥散系数（apparent diffusion coefficient，ADC）测量，具有较高的阳性诊断率；同时 MRI 在检出肝转移灶方面也是最敏感的手段，较生长抑素受体显像和计算机体层摄影（computed tomography，CT）具有更高的检出率，并且 DWI 对肝转移灶也具有较高的阳性诊断率。CT 动态增强后肿瘤及其包膜多明显强化，此征象为 pNETs 较具有特征性的影像学表现[13]。MRI 和 CT 在评估肿瘤是否侵犯邻近脏器和大血管，发现肝脏或其他部位转移灶，评价肿瘤的分期，评估手术的可切除性及预后等方面具有十分重要的意义，两者诊断敏感性可达 73%~85%。超声和超声造影也是重要的诊断方法，超声造影常提示 pNETs 病灶在动脉期以高增强为主，静脉期呈高增强或等增强，少部分呈稍低增强[14]。国外文献报道超声内镜（endoscopic ultrasonography，EUS）对于 pNETs 定位具有独特的优势，其诊断的敏感性和特异性能分别达到 89% 和 90%，可以检测出 CT、MRI 和超声无法检测出的直径小于 1cm 的胰岛素瘤，并且可以评估血管侵犯和局部淋巴结情况，必要时也可行穿刺活检。但 EUS 在检测 pNETs 上是否具有超越 MRI 和 CT 的独特优势仍有待更多资料的证实[15]。总的来讲，pNETs 的影像学表现与其分化程度和病灶大小紧密相关，小的肿瘤大部分为同质性的实性成分，而大的肿瘤常存在异质性，且合并有钙化和囊性坏死变性。

（二）核医学显像

大部分神经内分泌肿瘤（neuroendocrine tumors，NETs）具有生长抑素受体（somatostatin receptor，SSTR）表达增高的特点，故可用放射性核素标记（如 ^{111}In、^{99m}Tc）的合成生长抑素类似物与这些受体相结合，根据这一原理设计的生长抑素受体显像（somatostatin receptor scintigraphy，SRS）可对pNETs作出定位诊断[16]。SRS可以确定"功能性"的SSTR，将放射性核素聚集在SSTR高表达的整个肿瘤中，所以SRS常用于分化良好的pNETs而非分化较差的胰腺神经内分泌癌（pancreatic neuroendocrine carcinomas，pNECs）。对于功能性和非功能性pNETs来说，SRS这种定位诊断技术的敏感性和特异性均较强。特别对那些难以发现的微小病灶使用SRS的定位诊断意义更大，对pNETs转移灶的检出率也往往超过其他常规诊断方法。例如：对于小于1cm和大于2cm的促胃液素瘤，敏感性为30%～90%；对于胰岛素瘤，敏感性接近50%；对于其他类型的pNETs，敏感性约为73%。

^{18}F-氟代脱氧葡萄糖-正电子发射计算机体层显像（^{18}F-fludeoxyglucose positron emission tomography and computed tomography，^{18}F-FDG PET/CT）是判断pNETs是否发生肿瘤扩散与转移的首选方法，特别是对于那些SRS结果呈阴性和肿瘤病灶呈未分化状态的患者，肿瘤去分化程度与^{18}F-FDG的摄取增高程度具有正相关性。此外，^{68}Ga-DOTA-TATE（^{68}Gallium-labeled[1，4，7，10-tetraazacyclododecane-1，4，7，10-tetraacetic acid]-Phe^1-Tyr^3-octreotide）和^{68}Ga-DOTA-TOC（^{68}Gallium-labeled[1，4，7，10-tetraazacyclododecane-1，4，7，10-tetraacetic acid]-Tyr^3-octreotate）是用于PET研究的新型核素标记的生长抑素类似物，可以特异地被体内NETs中含SSTR（主要是SSTR2和SSTR5）的组织摄取。^{68}Ga-DOTA-TATE PET/CT和^{68}Ga-DOTA-TOC PET/CT在pNETs的诊断和定位方面相对于传统的^{18}F-FDG PET/CT更加特异和敏感[17,18]；另一方面，^{68}Ga-DOTA-TATE/TOC相比SRS具有一系列显著的优越性。作为大型核素检查项目，由于一系列因素制约，SRS、^{68}Ga-DOTA-TATE PET/CT和^{68}Ga-DOTA-TOC PET/CT在国内均未成熟开展。

（三）血清学肿瘤标志物

外周血的内分泌激素和肿瘤标志物常作为大规模筛查pNETs最为简便和有效的手段。对于功能性pNETs来说需要检测胰岛素、促胃液素、胰高血糖素等血清特异性激素的水平有无升高，对于无功能性pNETs患者来说循环CgA的监测至关重要。特异的外周血肿瘤标志物的检测对pNETs的发现、诊断、治疗和随访都具有重要价值。嗜铬粒蛋白A（chromogranin A，CgA），又称嗜铬素蛋白A，是目前国际上最常用的NETs外周血标志物。嗜铬粒蛋白是广泛存在于各种内分泌和神经内分泌细胞分泌颗粒中的水溶性酸性糖蛋白，CgA是该家族主要成员，由439个氨基酸组成的酸性可溶性蛋白，分子量48kDa，属于调节分泌蛋白家族，广泛存在于神经内分泌细胞内，并分泌、释放入外周血循环中。循环CgA水平与pNETs的多种临床病理因素相关，循环CgA不仅能够辅助诊断无功能性pNETs，预测无功能性pNETs的复发、转移，还能够评估原发灶及肝转移肿瘤负荷，对治疗结局的预测也具有很好效果[19,20]。另外循环CgA升高还可以提示多发性内分泌腺瘤病1型（multiple endocrine neoplasia type 1，MEN1）中存在胰腺肿瘤，以及其他肿瘤具有神经内分泌特性，而且CgA在患者随访的动态监测中具有重要作用。病理组织切片中CgA染色阳性提示肿瘤具有神经内分泌特性，是目前NETs病理诊断中最特异的指标之一。此外，血突触素（synapsin，Syn）和神经元特异性烯醇化酶（neuron-specific enolase，NSE）、尿5-羟吲哚乙酸（5-hydroxyindole acetic acid，5-HIAA）也是重要的pNETs肿瘤标志物，有文献提示对于高分化pNETs，较好的生物标志物是CgA和尿5-HIAA；而对低分化的pNECs，NSE的敏感性较高，CgA与NSE联合应用能提高pNETs诊断和预后评估的效能[19,20]。近几年来，循环肿瘤细胞（circulating tumor cells，CTCs）在pNETs诊断中的应用价值也成为新的研究热点。

三、胰腺神经内分泌肿瘤概述

NETs是一组起源于具有胺前体摄取及脱羧（amine precursor uptake and decarboxylation，APUD）能力的神经内分泌细胞且具有显著异质性和复杂性的肿瘤。人体神经内分泌细胞的分布极为广泛，包括胃肠道、胰腺、肝胆、支气管、肺、肾上腺、副神经节、甲状腺以及其他部位的神经内分泌细胞。NETs主要分布在消化道，占75%左右。消化道NETs根据其胚胎起源可分为前肠、中肠或后肠肿瘤。pNETs指源于胰腺多能神经内分泌干细胞的一类肿瘤，亦指由胰岛朗格汉斯细胞增生发展而成的肿瘤，pNETs临床表现具有显著异质性，从表现为惰性、缓慢生长的低度恶性到具有高转移性的显著恶性。pNETs 是胰腺肿瘤的一个独特分支，是消化道 NETs 中常见的类型，占胃肠胰神经内分泌肿瘤（gastroenteropancreatic neuroendocrine neoplasms, GEP-NENs）的 38%[21~24]。

pNETs 生长缓慢，潜在恶性，占胰腺肿瘤的 2%~4%，其发病率约为 5/1 000 000~10/1 000 000。男女发病率无明显差异，在任何年龄段均可发病，在 30~60 岁之间出现高峰。近年的流行病学调查发现 NETs 并不罕见，与其他恶性肿瘤相比，NETs 总体发病率呈迅速增长。NETs 的患病率已在消化道恶性肿瘤中位居第二。在过去 30 年间，NETs 的发病率和患病率提高约 500%[21~24]。Hwang 等报道中东和亚太地区报告的发生率高于预期，pNETs 占 NETs 总体的 49%[25]。大多数 pNETs 为散发性，其致病因素尚不明确；少部分 pNETs 由遗传性内分泌病导致，包括多发性内分泌腺瘤病 1 型和 2 型、VHL 综合征（von Hippel-Lindau syndrome, VHL）、结节性硬化症及多发性神经纤维瘤等[26~28]。随着国内生活水平的不断提高和人口老龄化，以及诊出率的不断提高，pNETs 的发病率和患病率呈明显上升趋势，临床医师对这类疾病的认识也逐渐加深。2010 年，WHO 对于 pNETs 重新予以分级，根据核分裂象、Ki-67 增殖指数和分化程度将其分为胰腺神经内分泌瘤（pNETs，G1，G2，G3）和胰腺神经内分泌癌（pNECs，G3）。特别划分出了一组 pNETs G3，就是之前被定义为高增殖活性的 pNETs G2。这个亚组通常形态学分化和生物学行为均较好，因此从分化差的 pNECs G3 中分离出来。在 pNECs G3 中，通常 P53 蛋白表达呈强阳性，RB1 缺失，SSTR 缺失和 DAXX/ATRX（death domain associated protein，DAXX；alpha-thalassemia/mental retardation syndrome, nondeletion type, X-linked，ATRX）缺失；相反，在 pNETs G3 中，通常 P53 蛋白不表达或弱阳性表达，RB1 无缺失，SSTR 高表达和 DAXX/ATRX 无缺失。近年来，pNETs 新的肿瘤分级和治疗规范不断更新，相关研究在国际上越来越受到重视，在今后一段时间内是肿瘤研究的热点与难点。

发病时间较长、集中于单个基因位点的热点驱动突变较少和具有显著的肿瘤异质性是 pNETs 的典型特征。目前研究发现对染色质结构起调控作用的 DAXX/ATRX 和 MEN1 基因，哺乳动物雷帕霉素靶蛋白（mammalian target of rapamycin, mTOR）信号通路相关基因的突变共同参与了 pNETs 的发生和发展[26~28]。这些突变基因主要通过 DNA 甲基化、组蛋白乙酰化修饰、染色体重塑和替代性端粒延长机制激活等表观遗传学的异常改变使染色体变异以及 PTEN/PI3K/Akt/mTOR（phosphatase and tensin homolog deleted on chromosome 10, PTEN；phosphatidylinositol 3′ kinase, PI3K；protein kinase B, PKB or Akt）信号通路的异常激活引起 pNETs 肿瘤形成和侵袭，还有表皮生长因子受体（epidermal growth factor receptor, EGFR）、胰岛素样生长因子 1 受体（insulin-like growth factor 1 receptor, IGF1R）等信号通路异常激活也参与了 pNETs 的形成。MEN1 基因编码蛋白——多发性内分泌腺瘤蛋白（menin）参与转录调控，维持基因组稳态和参与增殖，MEN1 具有高外显率，即突变导致高发病风险；90% 带有 MEN1 基因胚系突变的患者在其一生中终会发展为 MEN1 综合征。另外，多条染色体区域存在杂合性缺失（loss of heterozygosity, LOH）也在 pNETs 发生发展中也起着重要作用。高分化 pNETs 和低分化 pNECs 的遗传学特征具有差异，在分化差的 pNECs 中，主要以 TP53 和 RB1 基因突变为主，这两个基因的显著异常让 pNECs 具有很高的侵袭和转移能力。

pNETs 的生物学行为通常属于潜在恶性或恶性，易发生远处转移，肝脏是 pNETs 最常见的转移部位[29~32]。流行病学分析指出超过 54%~88% 的 pNETs 在诊断时已属于晚期。有研究提示 pNETs 患者五年总生存率约为 40%~60%，其中胰岛素瘤五年生存率为 97%，而转移性无功能性 pNETs 仅为 30%。无功能性 pNETs 较功能性 pNETs 临床上容易出现侵袭性转移，部分原因是因为无功能性 pNETs 一般不会出现血清特异性激素水平升高引起的相应的激素综合征，所以临床不易早期发现；另一方面，无功能性 pNETs 的生物学行为可能更为恶性。此外，功能性 pNETs 除了胰岛素瘤，其他类型肿瘤的生物学行为也常为恶性，术后仍易发生肝转移。行 R0/R1 切除术后的无功能性 pNETs 患者也易出现复发转移，复发转移高峰约在术后 2 年。

pNETs 具有多样的生物学行为和肿瘤异质性，该类疾病复杂、发病时间长，并有不同的疾病进程，在 pNETs 患者的诊断、分期和治疗过程中，单个医师可能缺少经验或资源用于 pNETs 的诊断和优化治疗，这需要涉及多学科的各项专业技能来指导。因此，针对 pNETs 的治疗策略应该是精准、个体化和多学科协同诊疗。近年来，多学科诊疗（multiple disciplinary team，MDT）理念正越来越多被广大医师接受并应用到临床实践中，MDT 不仅意味着多种治疗手段，更意味着在 pNETs 患者的每个治疗阶段，通过多学科合作，选择最为合理的个体化治疗策略。国外资料显示 MDT 中心与 GEP-NENs 患者生存期改善相关。在"优秀中心"治疗的转移性 GEP-NENs 患者中位生存期更长。

pNETs 是一组具有显著异质性和复杂性的肿瘤，pNETs 不仅具有肿瘤间的异质性，还具有肿瘤内部的异质性。pNETs 的异质性为准确判断肿瘤分级分期、正确评价预后和选择最适当的个体化治疗均带来了巨大的挑战。笔者认为未来对 pNETs 的临床和基础研究方向可能聚焦在以下方面：①发现高转移复发人群。通过基因组学、转录组学和蛋白组学结合临床病理学大数据分析，评估术后复发风险，指导预后，对术后辅助治疗/靶向治疗进行优化，达到真正意义上的"精准医疗"；②转移/晚期患者治疗顺序。晚期 pNETs 肝转移患者的综合治疗方案仍存在争议，对先出现远处转移灶但原发灶不明、后明确为胰腺来源的 pNETs 的治疗方案值得探索，另外 pNECs 的综合治疗方案仍需探索；③转移复发机制的研究，探索基于驱动突变的靶向治疗。现阶段尚未阐明基因进化和肿瘤异质性的机制，需要探索基于驱动突变的靶向治疗，并进行相应的临床转化。

（楼文晖）

参 考 文 献

1. Henquin JC. ATP-sensitive K$^+$ channels may control glucose-induced electrical activity in pancreatic B-cells[J]. Biochemical and biophysical research communications, 1988, 156(2): 769-775
2. Prentki M, Matschinsky FM. Ca^{2+}, cAMP, and phospholipid-derived messengers in coupling mechanisms of insulin secretion[J]. Physiological reviews, 1987, 67(4): 1185-1248
3. Konturek SJ, Zabielski R, Konturek JW, et al. Neuroendocrinology of the pancreas: role of brain-gut axis in pancreatic secretion[J]. European journal of pharmacology, 2003, 481(1): 1-14
4. Steiner DF, James DE. Cellular and molecular biology of the beta cell[J]. Diabetologia, 1992, 35 Suppl 2: S41-S48
5. Doyle ME, Egan JM. Mechanisms of action of glucagon-like peptide 1 in the pancreas[J]. Pharmacology & therapeutics, 2007, 113(3): 546-593
6. Thoeni RF, Mueller-Lisse UG, Chan R, et al. Detection of small, function islet cell tumor in the pancreas: Selection of MR imaging sequences for optimal sensitivity[J]. Radiology, 2000, 214: 483-490
7. Unger RH. Glucagon physiology and pathophysiology in the light of new advances[J]. Diabetologia, 1985, 28(8): 574-578
8. Holst JJ, Gromada J. Role of incretin hormones in the regulation of insulin secretion in diabetic and nondiabetic humans[J]. American journal of physiology Endocrinology and metabolism, 2004, 87(2): E199-E206
9. Gozes I, Furman S. Clinical endocrinology and metabolism. Potential clinical applications of vasoactive intestinal peptide: a selected update[J]. Best practice & research Clinical endocrinology & metabolism, 2004, 18(4): 623-640
10. Dockray GJ. Clinical endocrinology and metabolism. Gastrin[J]. Best practice & research Clinical endocrinology & metabolism, 2004, 18(4): 555-568
11. Ranganath LR. The entero-insular axis: implications for human metabolism[J]. Clinical chemistry and laboratory medicine, 2008, 46(1): 43-56
12. Kim DW, Kim HJ, Kim KW, et al. Neuroendocrine neoplasms of the pancreas at dynamic enhanced CT: comparison between grade 3 neuroendocrine carcinoma and grade 1/2 neuroendocrine tumour[J]. European radiology, 2015, 25(5): 1375-1383
13. D'Onofrio M, Mansueto G, Falconi M, et al. Neuroendocrine pancreatic tumor: value of contrast enhanced ultrasonography[J]. Abdominal imaging, 2004, 29(2): 246-258
14. Rosch T, Lightdale CJ, Botet JF, et al. Palazzo L, Dancygier H, Schusdziarra V, et al. Localization of pancreatic endocrine tumors by endoscopic ultrasonography[J]. The New England journal of medicine, 1992, 326(26): 1721-1726
15. Zimmer T, Stolzel U, Bader M, et al. Endoscopic ultrasonography and somatostatin receptor scintigraphy in the preoperative localisation of insulinomas and gastrinomas[J]. Gut, 1996, 39(4): 562-568
16. Frilling A, Sotiropoulos GC, Radtke A, et al. The impact of 68Ga-DOTATOC positron emission tomography/computed tomography on the multimodal management of patients with neuroendocrine tumors[J]. Annals of surgery, 2010, 252(5): 850-856
17. Eriksson B, Bergstrom M, Orlefors H, et al. Use of PET

in neuroendocrine tumors. In vivo applications and in vitro studies[J]. The quarterly journal of nuclear medicine: official publication of the Italian Association of Nuclear Medicine, 2000, 44(1): 68-76

18. Elias D, Lefevre JH, Duvillard P, et al. Hepatic metastases from neuroendocrine tumors with a "thin slice" pathological examination: they are many more than you think[J]. Annals of surgery, 2010, 251(2): 307-310

19. Lv Y, Han X, Zhang C, et al. Combined test of serum CgA and NSE improved the power of prognosis prediction of NF-pNETs[J]. Endocrine connections, 2018, 7(1): 169-178

20. Yao JC, Hassan M, Phan A, et al. One hundred years after "carcinoid": epidemiology of and prognostic factors for neuroendocrine tumors in 35, 825 cases in the United States[J]. J Clin Oncol, 2008, 26(18): 3063-3072

21. Modlin IM, Lye KD, Kidd M. A 5-decade analysis of 13,715 carcinoid tumors[J]. Cancer, 2003, 97(4): 934-959

22. Garcia-Carbonero R, Capdevila J, Crespo-Herrero G, et al. Incidence, patterns of care and prognostic factors for outcome of gastroenteropancreatic neuroendocrine tumors(GEP-NETs): results from the National Cancer Registry of Spain(RGETNE)[J]. Ann Oncol, 2010, 21(9): 1794-1803

23. Lepage C, Bouvier AM, Phelip JM, et al. Incidence and management of malignant digestive endocrine tumours in a well defined French population[J]. Gut, 2004, 53(4): 549-553

24. Hwang T, Lang B, Ovartlarnporn B, et al. An Observational Registry Collecting Data on Gastroenteropancreatic Neuroendocrine TumorPatients(GEP-NET Registry)in the Middle East and Asia. In: Abstracts of the 8th Annual ENETS(European Neuroendocrine Tumor Society) Conference for the Diagnosis and Treatment of Neuroendocrine Tumor Disease(March 9-11, 2011). Lisbon, Portugal[J]. Neuroendocrinology, 2011, 94 Suppl 1: S27

25. Halfdanarson TR, Rabe KG, Rubin J, et al. Pancreatic neuroendocrine tumors(PNETs): incidence, prognosis and recent trend toward improved survival[J]. Ann Oncol, 2008, 19(10): 1727-1733

26. Jiao Y, Shi C, Edil BH, et al. DAXX/ATRX, MEN1, and mTOR pathway genes are frequently altered in pancreatic neuroendocrine tumors[J]. Science, 2011, 331(6021): 1199-1203

27. Chandrasekharappa SC, Guru SC, Manickam P, et al. Positional cloning of the gene for multiple endocrine neoplasia-type 1[J]. Science, 1997, 276(5311): 404-407

28. Chandrasekharappa SC, Guru SC, Manickam P, et al. Positional cloning of the gene for multiple endocrine neoplasia-type 1[J]. Science, 1997, 276(5311): 404-407

29. Han X, Zhang C, Tang M, et al. The value of serum chromogranin A as a predictor of tumor burden, therapeutic response, and nomogram-based survival in well-moderate nonfunctional pancreatic neuroendocrine tumors with liver metastases[J]. European journal of gastroenterology & hepatology, 2015, 27(5): 527-535

30. Zerbi A, Falconi M, Rindi G, et al. Clinicopathological Features of Pancreatic Endocrine Tumors: A Prospective Multicenter Study in Italy of 297 Sporadic Cases[J]. Am J Gastroenterol, 2010, 105(6): 1421-1429

31. Han X, Xu X, Jin D, et al. Clinicopathological characteristics and prognosis-related factors of resectable pancreatic neuroendocrine tumors: a retrospective study of 104 cases in a single chinese center[J]. Pancreas, 2014, 43(4): 526-531

32. Scarpa A, Chang DK, Nones K, et al. Whole-genome landscape of pancreatic neuroendocrine tumours[J]. Nature, 2017, 543(7643): 65-71

第二章 胰岛素瘤

胰岛素瘤（insulinoma）起源于胰腺 β 细胞，是最常见的功能性 pNETs，持续的高胰岛素血症、发作性低血糖为本病的突出特点，是器质性低血糖症中的常见病因。

一、流行病学

作为最常见的功能性 pNETs，胰岛素瘤约占年住院患者的 1/250 000，且近年来发病率有逐渐增加的趋势。其可发生于任何年龄组，平均发病年龄约 50 岁，男女发病比例为 2:1。胰岛素瘤 90% 以上为良性，90% 为单发，约 80% 的肿瘤直径 <2cm，发生于胰头、体和尾部的比例约各占 1/3。在北京协和医院一组病例报道中，10.3% 的肿瘤为多发，4.5% 为恶性，5.8% 属于 MEN1。

二、病因及发病机制

胰岛素瘤以高胰岛素血症、阵发性低血糖为特点。既往研究认为胰岛素瘤是由胰腺 β 细胞组成的肿瘤，现有证据表明胰岛素瘤也可能起源于胰腺小管/腺泡系统的细胞。胰岛细胞的粗面内质网可产生胰岛素原，后者可裂解为胰岛素和 C 肽。胰岛素原裂解为 C 肽和胰岛素后贮存在 β 细胞颗粒中，当血糖升高时，C 肽与胰岛素一起被释放出来。正常人在低血糖时胰岛素停止释放，但胰岛素瘤患者不受此种机制的约束，胰岛素持续不断地进入血流，导致血胰岛素水平升高，进而导致血糖继续下降。胰岛素原转化为胰岛素的过程发生于高尔基复合体和分泌颗粒中，但胰岛素瘤细胞的胰岛素含量少于正常胰岛细胞，说明其贮存能力障碍，另外，血清中胰岛素原的增加也反映了胰岛素瘤细胞贮存能力下降。

三、临床表现

胰岛素瘤的临床表现多样，主要分为低血糖导致的神经系统症状及继发于低血糖的交感神经兴奋症状。低血糖常发生于餐前数小时，最常见于晚餐前或清晨时。活动、酗酒、低糖饮食及磺脲类药物治疗等可诱发低血糖发作，约 20% 患者由于依靠进食缓解症状而体重增加。由于中枢神经系统的能量几乎全部由糖代谢提供，因此大脑是最易受累且累及程度最重的器官。常见的临床表现有头痛、复视、焦虑、行为异常、神志不清、昏睡以至昏迷，甚至癫痫发作，部分可表现为脑瘤症状。长期低血糖则可导致永久性中枢神经系统障碍。交感神经兴奋可引起出汗、心慌、震颤、面色苍白、脉速等。胰岛素瘤的临床表现复杂多样，易误诊误治，国外曾有报道从发病到确诊的平均时间为 3 年。其中，最常见的是误诊为精神疾病，患者因此长期接受抗精神病药物甚至电休克治疗。由于长期低血糖会造成中枢神经系统不可逆的损害，即使摘除了胰岛素瘤，仍将遗留精神神经症状。

四、诊断及鉴别诊断

胰岛素瘤相对罕见，临床表现各异，易误诊误治，定性诊断困难。此外，胰岛素瘤术前定位难度较大，给手术带来一定的挑战。因此，明确胰岛素瘤的定性和定位诊断是规范化治疗的重要前提，并注意与其他疾病的鉴别。

（一）定性诊断

1. Whipple 三联症 自发性或诱发性低血糖发作时血清胰岛素浓度异常升高是胰岛素瘤的典型表现，当患者出现如下症状时，基本可确立诊断：①空腹时低血糖症状发作；②空腹或发作时血糖低于 2.8mmol/L（50mg/dl）；进食或静脉推注葡萄糖可迅速缓解症状[1]。该标准于 1935 年由 Whipple 提出，称为 Whipple 三联症（Whipple triad）。90% 患者根据 Whipple 三联症可得到正确诊断，但影响血糖的因素较多，仍有少部分胰岛素瘤患者血糖可在正常范围内。Whipple 本人也意识到这一点，这些标准可用来诊断各种原因造成的空腹低血糖，但并不一定是特异性内源性的高胰岛素血症所致。

针对 Whipple 三联症在诊断上的不足，有人提出更为严格的四项标准，即：①发作时血糖 <2.2mmol/L（40mg/dl）；②发作时胰岛素水平 ≥6IU/ml；③ C 肽水平 ≥200pmol/L；④血中不含磺脲类药物。通常符合以上四项诊断标准的病例，很少出现误诊。

2. 血清胰岛素原及胰岛素 正常人空腹免疫反应性胰岛素（immune reactive insulin, IRI）几乎检测不到，而 90% 的胰岛素瘤患者空腹血清 IRI 水平 >15～20IU/ml。如空腹血清 IRI >6IU/ml，同时空腹血糖水平 <4.4～5.0mmol/L（80～90mg/dl），则诊断胰岛素瘤的准确性可达 98%。正常人 IRI 与血糖比值 <0.3，而胰岛素瘤患者在进行 72 小时饥饿试验和甲苯磺丁脲试验时该比值可大于 1。

胰岛素原测定也有助于胰岛素瘤诊断。胰岛素原可裂解为胰岛素和 C 肽，其中胰岛素和 C 肽为等摩尔浓度释放。C 肽由 31 个氨基酸组成，它是胰岛素原分子中连接胰岛素 A 链和 B 链的重要部分。胰岛素原裂解后，C 肽和胰岛素都贮存在 β 细胞颗粒中，当血糖升高时，一起被释放出来。直接测定循环中 C 肽可反映胰岛素水平，不受外源性胰岛素的干扰。正常人胰岛素原不超过总 IRI 的 20%，胰岛素瘤患者几乎都有胰岛素原水平及胰岛素原与胰岛素比例的升高，当胰岛素原超过 IRI 的 50%，多提示恶性胰岛素瘤。部分胰岛素原也可从分泌颗粒中直接分泌入血。Guettier 等人[2]指出：在 48 小时饥饿试验后，将胰岛素原水平 ≥27pmol/L 作为胰岛素瘤的诊断标准能够达到 100% 的敏感性与特异性。此外，给予外源性胰岛素时，胰岛素原水平并不升高也有诊断意义。

3. 72 小时饥饿试验 本试验主要针对临床表现不典型患者，禁食期间仍可进食少量无热量液体，根据患者对禁食耐受程度决定采血次数。开始时可每 6 小时采血一次，测定血糖、胰岛素及 C 肽。当血糖水平接近低血糖时，可每小时采血一次。可采用简单的数学运算判定患者的智力状态。一般情况下，男性血糖在 2.2mmol/L（40mg/dl）、女性血糖在 1.7～1.9mmol/L（30～35mg/dl）时可无症状。在禁食期间，女性比男性更易出现低血糖症状。

需要提出的是，对肿瘤较大或肿瘤分泌胰岛素较多的患者，可能无法耐受 72 小时饥饿试验。对于能够耐受 72 小时禁食的患者，可进行适当活动，若存在胰岛素瘤，血糖可降至更低，而正常人则可升高。一般情况下，胰岛素在血糖低于 5.0mmol/L（90mg/dl）时停止释放，血糖降至 2.2～2.8mmol/L（40～50mg/dl）时应检测不到。

在一项纳入 95 例胰岛素患者饥饿试验的研究中，29% 的患者在禁食 12 小时后出现 Whipple 三联症，71% 的患者在 24 小时后出现症状，79% 的患者为 36 小时，92% 的患者为 48 小时，97% 的患者为 60 小时，72 小时后出现症状的可达 98%，但仍有个别患者在禁食至 96 小时也未产生低血糖症状。

饥饿试验在一些特殊患者群体中仍有应用限制，在一项研究中，18% 的胰岛素瘤患者具有餐后低血糖症状，其中 21% 有 2 型糖尿病或糖耐量减低病史。因此，这类患者应依靠 OGTT 诱导低血糖过程中出现的胰岛素分泌节律异常而不是经典的 72 小时饥饿试验来诊断胰岛素瘤。

4. 静脉注射甲苯磺丁脲试验 本试验通常用于胰岛素瘤患者的筛选，试验前血糖必须大于 3.3mmol/L（60mg/dl），也有学者认为应大于 2.8mmol/L（50mg/dl）。已禁食数天、营养不良、肝病和垂体功能低下、肾上腺皮质功能低下患者早晨未服用替代药物等为该试验禁忌。试验应在 2 分钟内静脉注射甲苯磺丁脲 1g，试验过程中应仔细监测，警惕低血糖的风险。如出现低血糖状态（即血糖 <2.8mmol/L）和高胰岛素血症（即胰岛素 >20IU/ml）并持续 120～180 分钟，则提示存在异常的内源性胰岛素，该试验特异性为 95%。若将诊断标准定为较瘦者血糖 <3.1mmol/L（55mg/dl），较胖者血糖 <3.4mmol/L（62mg/dl），则敏感性分别为 95% 和 100%。

5. 胰高血糖素试验 本试验适用于婴幼儿患者，小于 1 岁的婴儿，病变常为弥漫性，此类患者的肝糖原贮存丰富，在低血糖发作时肌注胰高血糖素 1mg 可使肝糖原迅速分解，血糖迅速上升，有助于诊断。

6. 血清游离脂肪酸和酮体测定 低血糖发作时测定血中游离脂肪酸和酮体，若游离脂肪酸和酮体水平较低，说明脂肪组织分解仍被抑制。当血糖 <2.2mmol/L（40mg/dl）时，如游离脂肪酸 <0.46mmol/L，β-羟基丁酸 <1.1mmol/L，则提示胰岛素水平较高。也有研究发现低血糖时血浆支

链氨基酸下降,也应高度怀疑高胰岛素血症。

7. 钙及其他激发试验 胰岛素瘤患者在注射葡萄糖酸钙后,可产生胰岛素水平升高、血糖下降等高血钙反应,而胰岛素瘤摘除后恢复正常的患者则无此反应。其他药物如糖化血红蛋白精氨酸、精氨酸、人胰多肽、静脉注射用酒精、二氮嗪、普萘洛尔、肾上腺素和生长抑素等均可激发胰岛素释放,但效果欠佳,大多数已弃之不用。

8. C肽抑制试验 内源性胰岛素和C肽的产生是等量的,循环C肽变化反映了β细胞分泌功能及内源性胰岛素的变化。给患者注射商品用胰岛素可产生低血糖,但商品用胰岛素不含C肽。当血糖<2.2mmol/L(40mg/dl)时,正常人内源性胰岛素分泌受到抑制,血清C肽可被抑制50%~70%。但胰岛素瘤患者不会产生这种抑制反应,通过测定C肽,可检测出内源性胰岛素分泌水平。若患者使用胰岛素,则通过测定低血糖时血清胰岛素和C肽水平,就可以区分内源性和外源性胰岛素的水平。

(二)定位诊断

准确的定位诊断是胰岛素瘤有效治疗的重要前提。胰岛素瘤定位诊断方法众多,可大致分为术前非侵入性检查、术前侵入性检查和术中定位诊断三类,需根据术者的经验和所在医院的设备条件合理选择。

1. 术前非侵入性检查

(1)超声、CT和MRI:由于胰岛素瘤患者往往在肿瘤较小时就会出现较为明显的临床症状和血清学改变,因此胰岛素瘤的术前定性诊断往往会早于定位诊断。超声、CT和MRI是胰岛素瘤常用的定位诊断方法,但超过80%的胰岛素瘤直径小于2cm,且多位于胰腺实质内,因此常规影像学检查准确率较低。约70%~80%的胰岛素瘤有较为典型的强化特征,即在CT增强扫描及磁共振动态增强扫描(dynamic contrast-enhanced MRI,DCE-MRI)中,可以观察到胰腺实质内动脉期高强化的结节影。但仍有约20%的胰岛素瘤由于肿瘤强化峰短暂,在普通增强扫描中被漏诊。

近年来,胰腺薄层多期增强CT通过早期灌注、薄层扫描、三维重建等技术(图5-2-1~图5-2-3)可将胰岛素瘤的检出率提高至90%以上,并能够反映肿瘤与血管及胰管的关系,对手术方案的制订具有重要意义,目前已成为北京协和医院首选的术前定位诊断方法[3]。

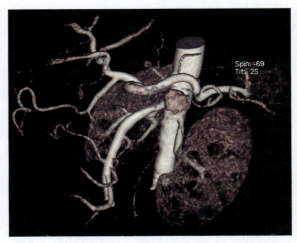

图5-2-1 胰腺三维重建CT

在多个磁共振序列中,T1加权像(T1 weighted image,T1WI)和DWI对于胰岛素瘤的显示能力最佳,DCE-MRI对于胰岛素瘤的检出能力与结合灌注CT的胰腺薄层多期增强CT相似[4]。

该胰岛素瘤患者胰腺三维重建CT示胰体尾交界处圆形高强化影,清晰显示肿瘤与脾动脉位置关系。

(2)生长抑素受体显像:胰岛素瘤细胞表面表达生长抑素受体,因此可利用核素标记的生长抑素与生长抑素受体结合显示胰岛素瘤。常用的标记方法有^{99m}Tc和^{111}In标记,阳性率约30%~50%,还可发现未知转移灶。

(3)胰高血糖素样肽受体显像:胰岛素瘤起源于胰岛β细胞,在胰岛素瘤的核医学影像诊断技术中,以胰腺β细胞为靶点的GLP-1受体显像是近年来胰岛素瘤影像研究的亮点。采用^{68}Ga标记的exendin-4进行PET/CT显像,能够敏感、准确的诊断胰岛素瘤。在北京协和医院一项纳入43名患者的前瞻性队列研究中,^{68}Ga-exendin-4 PET/CT对胰岛素瘤的检出率可达97.7%[5],明显优于CT、MR和EUS但由于该检查成本较高,目前仅用作临床试验或用于常规检查无法确诊的病例。

2. 术前侵入性检查 EUS曾用于小胰腺癌的诊断,近年来开始用于较小或多发的pNETs的定位。一项纳入33例胰岛素瘤患者的回顾性研究表明:术前超声、CT、MRI对病灶的检出率分别为22%、72%、75%,而EUS对病灶的检出率为80%[6]。然而,EUS的准确率受操作者的经验及操作水平影响较大。

由于胰岛素瘤为富血供肿瘤,选择性血管造

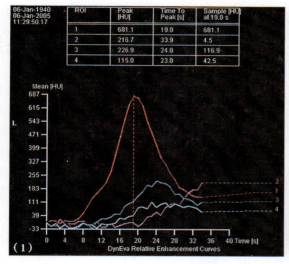
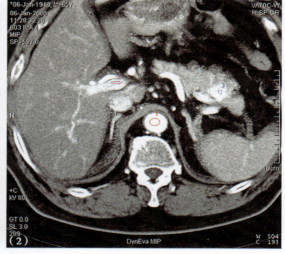

图 5-2-2 胰岛素瘤患者的灌注曲线
红色：主动脉；粉色：门脉；深蓝色：胰岛素瘤；浅蓝色：正常胰腺实质

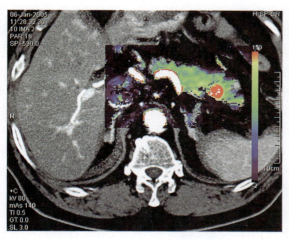

图 5-2-3 胰岛素瘤的血流量图

3. 术中定位诊断 术中定位方法主要有术者触诊及术中超声检查。经验丰富的外科医师术中探查的准确率可达 90% 以上，是各种辅助检查措施缺乏时期的重要定位诊断方法。但随着腹腔镜及机器人胰岛素瘤切除术的开展，该方法已较少采用。术中超声可发现隐匿的胰岛素瘤，特别是胰头及钩突部的胰岛素瘤，弥补术中触诊的不足，并能够与腹腔镜或机器人手术系统配合使用。此外，术中超声还可探查肿瘤与血管、特别是与主胰管的关系，这对减少、避免术中出血及术后胰瘘的发生和手术方式的选择有重要意义。尽管如此，胰岛素瘤应尽量在术前获取定位诊断，这有助于手术切口及术式的选择和降低手术风险等。对

影如数字减影血管造影（digital substraction angiography，DSA）具有一定诊断价值，不同文献报道阳性率为 36%～88%。北京协和医院选择性动脉造影诊断阳性率为 84.6%（图 5-2-4）。术前侵入性检查还包括：经皮经肝门静脉插管（percutaneous transhepatic portal vein catheterization，PTPC）采血测定胰岛素、选择性动脉内葡萄糖酸钙激惹试验（arterial calcium stimulation with hepatic venous sampling，ASVS），但由于这些检查创伤大、花费高，且胰腺 CT 灌注成像、EUS、^{68}Ga-exendin-4 PET/CT 等技术可完成 95% 以上的术前定位诊断，因此北京协和医院已弃用 DSA、PTPC、ASVS 等有创检查。

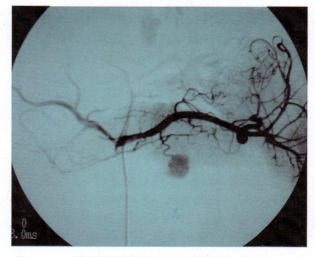

图 5-2-4 选择性动脉造影显示位于胰体部多血运胰岛素瘤

于术前定位诊断中的一些位置表浅肿瘤，可行腹腔镜下肿瘤剜除术，将有助于缩短手术时间和减少手术创伤。同时明确术前定位诊断还可消除患者对治疗方案的顾虑，提高患者的依从性，避免因术前无法定位而出现患者拒绝手术治疗的情况。

综上所述，由于胰岛素瘤普遍较小，胰岛素瘤的定位诊断方法均有一定局限性。EUS、PET/CT及术中超声定位等可弥补常规影像学检查的不足。目前侵入性定位检查已基本弃用，无创的胰腺CT灌注成像是首选。胰腺CT灌注成像应强调使用薄层、多期、增强扫描技术。此外，还应依据肿瘤位置、类型、转移情况等选择不同的检查手段。

（三）鉴别诊断

与胰岛素瘤相鉴别的疾病主要包括有低血糖症状，伴有高胰岛素血症的其他疾病。

1. 婴儿持续性高胰岛素血症性低血糖症 本病也称家族性高胰岛素血症，大多数为染色体隐性遗传，但已有染色体显性遗传的报道，是一种先天性高胰岛素血症伴原发性胰岛素细胞增生（胰岛细胞增生症）的疾病。

2. 非胰岛素瘤胰源性低血糖综合征 本病多见于成人，伴有胰岛增大和胰岛细胞增生症，低血糖多发生于餐后2～4小时，可与胰岛素瘤空腹低血糖相鉴别。

3. 胰岛素自身免疫性低血糖症 本病患者体内存在抗内源性胰岛素或抗胰岛素受体的抗体。低血糖症状在餐后、空腹或两种状态下均可发作。对于伴胰岛素自身抗体阳性的患者，进食后胰岛素分泌增加并与抗体结合，随后胰岛素与抗体解离导致高胰岛素血症和低血糖。对于伴胰岛素受体抗体阳性的患者，抗体的激活可导致低血糖的发生。血液中胰岛素抗体或胰岛素受体抗体的存在可与胰岛素瘤相鉴别。

4. 误诊 胰岛素瘤虽然是最常见的功能性pNETs，但仍是一种罕见病，多数医院及医师对此缺乏足够的认识，易造成误诊误治。根据北京协和医院的资料，仅有7%的患者在初诊时作出怀疑胰岛素瘤的诊断。

胰岛素瘤的临床表现复杂多样，多数患者既有交感神经兴奋的症状，又有中枢神经系统受抑制的精神神经症状，因此易与癫痫、脑瘤、脑血管病，甚至精神病等相混淆。其中，误诊为癫痫的患者比例最高，其他易误诊为的疾病包括颅内病变和脑血管病、精神病等疾病[7]。因此对具有低血糖的症状与体征，以及阵发性精神异常和不明原因昏迷的患者，要考虑到胰岛素瘤的诊断可能，及时检测血糖。

由于中枢神经系统主要靠葡萄糖供给能量，长期、反复的低血糖发作可造成不可逆的中枢神经系统损害，如神经细胞坏死、脑软化等。部分患者即使通过手术切除了胰岛素瘤，但中枢神经系统的损害无法恢复。此外，30%以上的患者为缓解症状加餐，易出现中至重度肥胖，从而增加了手术难度和术后并发症的发生风险。因此，对胰岛素瘤应尽早诊断，及时手术。

五、治疗

（一）手术切除

1. 手术方式选择 手术切除是胰岛素瘤首选治疗方法。胰岛素瘤大多为直径1～2cm的单发良性肿瘤，呈圆形或卵圆形，一般和周围胰腺界限清楚，在胰头、体部和尾部等各部位的发病率基本相近。胰岛素瘤可呈有包膜和无包膜，无包膜的肿瘤呈"浸润性"生长，但这并不是判断恶性胰岛素瘤的依据，临床有无转移才是判断良恶性的主要依据。手术切除胰岛素瘤的根治率高达98%～100%，临床上常用切除胰岛素瘤的方法包括单纯摘除、包括肿瘤周围一部分正常胰腺组织在内的局部切除、胰体尾切除及胰十二指肠切除术。80%的胰岛素瘤直径<2cm，常有清楚边界，可行单纯摘除。腹腔镜和术中超声的配合不但可用于胰岛素瘤的诊断和定位，还可增加局部摘除的成功率，减少胰管损伤。利用达芬奇机器人手术系统、腹腔镜摘除或切除良性胰岛素瘤，具有术后恢复快、可缩短住院时间的优点，是开腹手术较好的替代手段[8]。主要适用于胰体尾部的表浅胰岛素瘤，成功率可达90%左右。根据北京协和医院胰腺外科中心的经验，较大的单个或少数多发肿瘤以胰体尾切除为宜，而不宜采用肿瘤局部切除方法，因为肿瘤局部切除易损伤邻近较大的胰管或血管，出现胰瘘、出血等相应并发症。如为恶性肿瘤则可考虑作较广泛的胰腺切除。对于少数胰头区多发或恶性胰岛素瘤，可行胰十二指肠切除术。

对散在、多发且胰头肿瘤数目较少并可局部剜除的胰岛素瘤，建议行保留或不保留脾脏的远端胰腺切除联合胰头部的胰岛素瘤剜除术，胰体尾建议从门静脉-肠系膜上静脉处离断。

2. 合并 MEN1 患者的处理　合并 MEN1 的胰岛素瘤具有发病早、潜在恶性率高等特点，多发肿瘤常散在分布胰腺、十二指肠，可能有家族史，约 90% 患者有 *MEN1* 基因突变，因此治疗策略与散发型胰岛素瘤不同[9]。因胰腺内存在多个病灶，术前应准确判断手术时机及手术方式。术前定位诊断方式中首选 EUS，能够发现直径 < 1cm 的肿瘤，并结合术中超声，尽可能发现并切除所有病灶。根据北京协和医院胰腺外科中心的经验，推荐行保留或不保留脾脏的远端胰腺切除联合胰头部的胰岛素瘤剜除术，以尽量保留一部分胰腺功能（图 5-2-5），不建议单纯的多个肿瘤局部剜除术。如果肿瘤位于胰头大部分，推荐行保留幽门的胰十二指肠切除术。术中监测血糖水平联合术中超声有助于判断肿瘤是否完全切除。

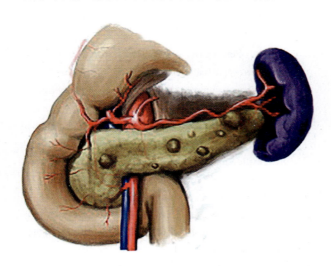

图 5-2-5　多发胰腺神经内分泌肿瘤

3. 术后并发症　胰瘘是胰岛素瘤切除后最常见的并发症，可引起腹腔内感染，组织坏死，延迟愈合，通常采用的预防措施有：①术后禁食并予抑酸、生长抑素类药物可减少胰液的分泌，有助于胰瘘的愈合；②保持胰床引流的通畅。尚未完全愈合的胰腺创面仍有可能渗出微量胰液，如过早将引流拔除，有可能发生胰液积聚。此外应密切关注引流液的性质和量，一般应隔日测定引流液淀粉酶。而且决定拔管时应逐步退管，分次拔除，避免因引流管位置不佳引起的胰液积聚，甚至形成胰腺假性囊肿。

（二）肝转移的治疗

肝脏和局部淋巴结是恶性胰岛素瘤最常见的转移部位，术中应尽量切除原发病灶和转移淋巴结，以及肝表面易摘除的转移灶。对于无法切除的肝转移灶，可采用肝动脉栓塞、放射性栓塞、射频消融及冷冻消融等治疗方法，使肿瘤缩小并减轻症状。有文献报道术后反复行肝动脉栓塞而存活超过 8 年的病例。对于肝转移灶，行超声引导下射频消融、冷冻治疗或通过腹腔镜行热凝固治疗，同样可缓解症状，延长存活期。另一种肝转移灶局部治疗的方法是将放射性核素（^{90}Y）与玻璃微球或树脂微球结合进行标记，并通过肝动脉选择性地运送至肿瘤部位。有病例报道放射性栓塞疗法改善了难治性低血糖达 3 个月。肝移植也是治疗肝转移的方法之一，但病例非常少，普及度低，同时随访证据不足，难以判断其治疗效果。

（三）放射治疗及化疗

针对术中无法彻底切除，或有转移的恶性胰岛素瘤，以及无法手术的病例，可采用放射治疗（简称放疗）及化学疗法（简称化疗）。虽然既往认为 pNETs 具有抗辐射性，但部分病例报告和小规模的病例体系研究数据显示，放疗可获得较高的症状缓解和肿瘤无局部进展率。传统化疗方案是链佐星（streptozotocin or streptozocin, STZ）和多柔比星，常用药物有二氮嗪和链佐星，以及 5- 氟尿嘧啶（fluorouracil, 5-Fu）、多柔比星、干扰素等。尽管目前的研究尚不支持生长抑素有抗肿瘤作用的观点，但生长抑素可使症状明显缓解。由于价格昂贵并可加重低血糖症状，生长抑素的长期应用受到了诸多限制。

（四）靶向治疗及其他

由于晚期胰岛素瘤对传统化疗药物不敏感，靶向治疗及放射性核素肽受体介导治疗（peptide receptor radionuclide therapy, PRRT）便应运而生，前者主要包括血管生成抑制剂和 PI3K/Akt/mTOR 通路抑制剂。

舒尼替尼（sunitinib）是一种口服的小分子多靶点受体酪氨酸激酶抑制剂，是抑制肿瘤血管生成的代表性药物，已于 2011 年被 FDA 批准应用于 pNETs 的治疗。另一种代表药物贝伐单抗（bevacizumab）则已被用于联合治疗。虽然目前舒尼替尼和贝伐单抗在控制胰岛素瘤生长及复发等方面具有一定的疗效，但能否实质性延长总生存期产生仍有待进一步研究证实。

PI3K/Akt/mTOR 通路对细胞存活及繁殖的调节至关重要，依维莫司（everolimus）是近期批准的治疗转移性 pNETs 的 mTOR 抑制剂。虽然研究表明其能在一定程度上缩小肿瘤，但在疾病缓解率方面暂无实质性研究结论。MET 受体和 CD47 也是近期发现的 pNETs 的治疗靶点，相关靶向药物如卡博替尼（cabozantinib）正处于 II 期临床研究阶段。

PRRT 可以通过靶向结合生长抑素受体治疗无法手术切除的 pNETs，能够控制肿瘤生长及激素分泌症状。如果 SRS 提示病灶有放射性摄取时，PRRT 可作为一种治疗选择。目前欧洲已批准应用该疗法，其治疗相关不良反应的发生率较低，主要为血液学毒性和肾毒性。多项小样本回顾性研究数据显示客观缓解率（objective response rate，ORR）在 0%～37%，但目前仍缺乏其作为一线治疗的前瞻性研究数据[10]。

（五）血糖监测与控制

胰岛素瘤有 8%～13% 为多发，切除所有的肿瘤并无残留是手术成功的关键。血糖监测仍是目前一种简便有效的判断肿瘤是否切除彻底的方法。一般应在手术当日测空腹血糖，待手术探查找到肿瘤后再测血糖，以此为基础值。然后分别在肿瘤切除 30 分钟、45 分钟、60 分钟后测定血糖，如血糖升高达术前基础值的一倍或上升到 5.6mmol/L（100mg/dl），则可认为切除完全。根据北京协和医院胰腺外科中心的经验，在术中不输注葡萄糖的情况下，绝大多数病例的血糖可出现明显上升。但仍有 5% 左右的病例血糖上升不满意，即虽然已完全切除肿瘤，但血糖上升缓慢。

对于症状性低血糖，内科治疗也很重要。二氮嗪可减少胰岛素分泌，分剂给药（最大剂量 1 200mg/d）可用于控制低血糖，但可引起显著水肿和多毛症。此外，大剂量的奥曲肽（octreotide）也会抑制促甲状腺素、胰岛素和胰高血糖素的分泌，可作为二氮嗪难治性的持续性低血糖患者的另一种治疗方式。

胰岛素瘤患者术后还可能发生"反跳性高血糖"。胰岛素瘤患者由于胰岛素瘤细胞不断分泌大量的胰岛素，造成正常 β 细胞长期处于抑制状态，一旦肿瘤切除，正常 β 细胞的分泌尚未及时恢复，加之有手术创伤刺激，易出现术后高血糖反应。术后出现的持续高血糖状态将不利于患者的恢复，并增加术后并发症的风险。因此，患者术后应常规应用胰岛素，将血糖控制在正常范围内，使患者胰岛细胞功能平稳恢复。术后连续查晨起空腹血糖，至血糖降至正常范围后即可停用胰岛素。

六、预后与随访

除恶性胰岛素瘤患者及老年患者的生存率显著降低外，胰岛素瘤患者的总体生存率与一般人群无明显差别。不同患者的随访计划如下：① 行根治术患者，每 6～12 个月随访 1 次，连续 10 年，出现症状随时复查；② 未行手术的低危患者，第 1 年应每 3 个月随访 1 次，以后每半年随访 1 次，至少 3 年，此后随访间隔延长至每年 1 次；③ 有远处转移者，应每 3～6 个月随访 1 次，接受治疗的患者随访时间应当相应缩短；④ pNECs 按照导管腺癌的要求进行随访。随访内容至少应包括血清 CgA 和 NSE、胰腺 CT 或 MRI。

（张太平 曹 喆）

参 考 文 献

1. Fottner C, Ferrata M, Weber MM. Hormone secreting gastro-entero-pancreatic neuroendocrine neoplasias（GEP-NEN）: When to consider, how to diagnose?[J]. Rev Endocr Metab Disord, 2017, 18（4）: 393-410
2. Guettier JM, Lungu A, Goodling A, et al. The role of proinsulin and insulin in the diagnosis of insulinoma: a critical evaluation of the Endocrine Society clinical practice guideline[J]. J Clin Endocrinol Metab, 2013, 98（12）: 4752-4758
3. Zhu L, Xue H, Sun H, et al. Insulinoma Detection With MDCT: Is There a Role for Whole-Pancreas Perfusion?[J]. AJR Am J Roentgenol, 2017, 208（2）: 306-314
4. Zhu L, Xue H, Sun Z, et al. Prospective comparison of biphasic contrast-enhanced CT, volume perfusion CT, and 3 Tesla MRI with diffusion-weighted imaging for insulinoma detection[J]. J Magn Reson Imaging, 2017, 46（6）: 1648-1655
5. Luo Y, Pan Q, Yao S, et al. Glucagon-Like Peptide-1 Receptor PET/CT with 68Ga-NOTA-Exendin-4 for Detecting Localized Insulinoma: A Prospective Cohort Study[J]. J Nucl Med, 2016, 57（5）: 715-720
6. Wei J, Liu X, Wu J, et al. Diagnosis and surgical management of insulinomas in 33 consecutive patients at a single institution[J]. Langenbecks Arch Surg, 2016, 401（7）: 1019-1025
7. Aggarwal S, Nand N, Damle N, et al. Insulinoma Presenting with Neuropsychiatric Symptoms[J]. J Assoc Physicians India, 2017, 65（6）: 95-96
8. 韩显林, 吴文铭, 王梦一, 等. 达芬奇机器人手术系统

联合术中超声定位对胰岛素瘤精准切除50例经验总结[J]. 中华外科杂志, 2016, 54(1): 30-33

9. Liang M, Jiang J, Dai H, et al. Robotic enucleation for pediatric insulinoma with MEN1 syndrome: a case report and literature review[J]. BMC Surg, 2018, 18(1): 44

10. Zandee WT, Brabander T, Blazevic A, et al. Symptomatic and Radiological Response to 177Lu-DOTATATE for the Treatment of Functioning Pancreatic Neuroendocrine Tumors[J]. J Clin Endocrinol Metab, 2019, 104(4): 1336-1344

第三章 胃泌素瘤

一、概述 - 流行病学

胃泌素瘤是一类来源于胃窦、小肠及胰腺 G 细胞的 NETs，发病位置以胰腺及十二指肠居多。1955 年，Robert M. Zollinger 及 Edwin H. Ellison 发表了 2 例以非胰岛 β 细胞来源、空肠近端溃疡、过量胃酸分泌为主要特点的特殊肿瘤，即胃泌素瘤最早的报道。胃泌素瘤分泌大量促胃液素，造成持续高胃酸的分泌状态，最终导致顽固性、多发性消化性溃疡，临床上称之为佐林格 - 埃利森综合征。胃泌素瘤既可散发，亦可继发于 MEN1。约 1/3 的患者就诊时已伴有淋巴结、肝脏及其他远处转移，凸显其恶性潜能。近年来，随着检出率的不断增加，胃泌素瘤的诊断与治疗已逐渐引起各国学者的广泛重视[1]。

目前我国尚无胃泌素瘤的临床流行病学统计数据。在美国，胃泌素瘤年发病率为 1/1 000 000～3/1 000 000[2]，在功能性 pNETs 群体中占比约 20%，仅次于胰岛素瘤，位居第二[3]。胃泌素瘤多发于 20～50 岁的人群，男女性别比例介于 1.5:1～2:1 之间。来自瑞典的一项临床研究显示，约 0.1%～1% 的消化性溃疡是由胃泌素瘤引起的[4]。遗传背景方面，大部分胃泌素瘤为单纯的散发型病变，但约 20% 的患者具有 MEN1 相关家族史。与此同时，MEN1 综合征患者群体中约 50% 的个体同时出现胃泌素瘤[5]。

二、病因及发病机制

胃泌素又名促胃液素，属多肽类激素，主要由胃窦 G 细胞分泌。促胃液素的合成步骤分为促胃液素原（progastrin）、甘氨酸延伸型促胃液素（glycine-extended gastrin，G-Gly）及成熟促胃液素三个环节。促胃液素可直接作用于胃壁细胞表面胆囊收缩素 B 型受体（cholecystokinin B receptor，CCKBR/CCK2R），并激活以磷酸肌醇/蛋白激酶 C 为代表的第二信使系统，进而促使壁细胞分泌胃酸；也可间接作用于位于胃内肠嗜铬样细胞，诱导其释放组胺，促进胃酸分泌。此外，促胃液素可营养胃肠黏膜细胞，增加胃肠黏膜细胞蛋白、DNA 合成量，促进胃肠黏膜生长。促胃液素的分泌受到多重因素的调控，胃容量扩张、胃内蛋白质及氨基酸的存在、迷走神经兴奋，均可刺激胃窦 G 细胞促进释放促胃液素。血钙水平升高也可刺激促胃液素释放增加，因此甲状旁腺功能亢进也是 MEN1 相关性高促胃液素血症的潜在发生机制之一。胃酸、生长抑素、VIP、GIP、胰高血糖素及降钙素（calcitonin）等物质均发挥负反馈调控作用，抑制促胃液素的分泌和释放。

胃泌素瘤患者因过量分泌释放促胃液素，导致高促胃液素血症。在刺激胃壁细胞大量分泌胃酸的同时，还可促进胃壁细胞增生、细胞容量增加，进而使胃酸过度分泌进一步加重，最终导致顽固性消化性溃疡、腹泻等典型的 ZES 症状。胃泌素瘤发病过程中可能涉及一系列的遗传因素异常，但多数尚不明确，仍处于探索验证的研究阶段。目前已发现并验证的与胃泌素瘤相关的遗传学改变主要为 MEN1 基因突变。

MEN1 基因是位于人类染色体 11q13 上的抑癌基因，通过编码核蛋白 menin，进而调控细胞生长过程。①胚系突变：MEN1 基因的胚系突变会导致 MEN1 综合征的发生。该基因突变呈常染色体显性遗传，突变人群中有 36%～42% 的个体发生胃泌素瘤；②体细胞突变：散发型胃泌素瘤的发病机制中同样涉及 MEN1 基因的突变。该类患者虽无 MEN1 基因胚系突变的家系遗传背景，但存在 17%～58% 的患病个体存在 MEN1 基因体细胞突变。MEN1 突变类型多为基因缺失，尤其以发生在外显子 2 的基因缺失最为常见；③杂合子丢失：93% 的散发型胃泌素瘤患者体内可发现杂合子丢失所致的 MEN1 基因单拷贝现象。

MEN1 基因突变在散发型胃泌素瘤、MEN1 综合征相关胃泌素瘤两类群体中均被认为是发病进程中的早期事件。无论胃泌素瘤患者的病变位于十二指肠还是胰腺、是否伴有远处转移，*MEN1* 基因突变的发生率均无显著差异。目前尚无证据提示 *MEN1* 基因突变对胃泌素瘤远处转移及术后复发风险存在影响。

此外，胃泌素瘤也可能存在其他的遗传致病机制。目前学界有证据提示 IGF1R、多肿瘤抑制基因（multiple tumor suppressor，MTS or P16）、内皮生长因子（epidermal growth factor，EGF）、肝细胞生长因子（hepatocyte growth factor，HGF）及人类表皮生长因子受体 2（human epidermal growth factor receptor 2，HER-2）等相关基因也可能参与该疾病的发生发展过程[6-9]，但其可靠性仍需进一步的探索和验证。

三、临床表现

胃泌素瘤的主要临床表现包括消化性溃疡、腹泻等典型症状。合并 MEN1 综合征患者往往还会伴发其他多发性腺瘤相关症状。

（一）消化性溃疡

超过 90% 的胃泌素瘤患者以消化性溃疡症状为主要的临床表现，其直接原因为胃泌素水平升高引起的胃酸过量分泌，黏膜损伤。该类型溃疡的直径通常在 1cm 以内，多为独立性溃疡。75% 的病灶位于十二指肠的第一部分，位于十二指肠远端和空肠的病灶比例分别为 14% 及 11%。与单纯的散发性消化性溃疡相比，胃泌素瘤患者的溃疡具有明显的顽固性特征，常反复发作，久治不愈。部分患者可能在此基础上进一步继发穿孔、出血、反流性食管炎等严重并发症。

（二）腹泻

约 75% 的胃泌素瘤患者具有显著的腹泻表现，约 3%~10% 的患者单纯以腹泻症状起病，该疾病特点为分泌性腹泻，引起腹泻的原因包括：①容量失衡。小肠和结肠重吸收速度不及胃酸分泌速度，肠道内容量负荷过大导致腹泻；②酸碱失衡。胃酸分泌过量，肠内液体环境酸性过强，胰腺分泌的 HCO_3^- 中和能力不足。一方面，肠内较低的 pH 环境影响了肠内各类消化酶活化的状态，其活性较低，因而胆汁酸乳化脂肪作用显著下降，造成消化不良。另一方面，较强的酸性条件会损伤小肠上皮细胞及小肠绒毛，导致吸收不良。两者共同导致脂肪泻；③激素调控。血清胃泌素浓度升高，对小肠吸收水、钠等物质产生抑制作用，进一步促使分泌性腹泻的发生。

（三）MEN1 综合征相关表现

部分 MEN1 患者的临床首发症状即为 ZES。MEN1 综合征的其他相关症状包括甲状旁腺功能亢进所致骨痛、骨折、高钙血症；垂体瘤或肾上腺瘤相关的高泌乳素血症的症状或库欣综合征等。与此同时，约 1/3 的 MEN1 患者可能仅有高胃泌素血症的症状和体征，而无其他内分泌腺疾病的表现。

四、诊断及鉴别诊断

（一）病理诊断

胃泌素瘤为 pNETs 中的一类，属 G 细胞腺瘤或腺癌。根据 2017 年 WHO 最新 NETs 病理分型指南，胃泌素瘤属于"功能性高分化 pNETs"子类中的亚型之一。其 G 分级系统以分化程度、Ki-67 增殖指数及核分裂象为依据，分为 G1、G2、G3 三个级别[10]。

在显微镜下，胃泌素瘤呈巢状、岛状、梁状、管泡状及假腺样等方式排列，细胞异型性不明显，核浆比不高，细胞核圆形，染色质细腻，呈点彩状，其内核仁不明显。胃泌素瘤具有典型 pNETs 常见的免疫组化标记，CgA、NSE、Syn 等抗体免疫组化染色呈阳性表达。与此同时，区别于其他 pNETs，胃泌素瘤细胞呈弥漫性胃泌素染色阳性。一般而言，能够分泌胃泌素的细胞大多分化良好。超微显像下观察肿瘤细胞结构，可见细胞内类型各异的分泌颗粒，既可类似于正常胃窦 G 细胞内存在的特征性颗粒，也可能是类似于胰岛 α 细胞、δ 细胞、异常 δ 细胞内存在的颗粒。

（二）定性诊断

胃泌素瘤的定性诊断主要包括空腹胃泌素测定、胰泌素激发试验和胃酸分泌试验。

1. 空腹促胃液素测定 对于所有可疑诊断胃泌素瘤的患者，均应进行空腹血清促胃液素（fasting serum gastrin，FSG）的筛查。美国国立卫生研究院（National Institution of Health，NIH）的研究显示，如果使用得当，此项检查的敏感性在 98% 以上，少数首次结果正常的胃泌素瘤患者在重复筛查后也会出现阳性结果[11]。正常血浆促胃液素水平的上限为 110ng/L，一般的消化性溃疡患者的 FSG 水平通常小于 150ng/L，若患者促胃液素水平超过1 000ng/L,就可以诊断促胃液素分泌异常。通过测定胃液pH值,可以排除胃酸缺乏导致的继发性高促胃液素血症(如恶性贫血或萎缩性胃炎)。对于胃泌素瘤患者,肿瘤体积越大,发生转移的可能性越大,FSG水平越高。但约2/3的胃泌素瘤患者的FSG水平并未超过1 000ng/L,因此还需要综合考虑其他检查及影像学结果以明确诊断。

2. 胰泌素激发试验 胰泌素(促胰液素)能够刺激胃泌素瘤细胞分泌促胃液素,同时抑制正常G细胞分泌促胃液素。超过90%的胃泌素瘤患者接受胰泌素注射15分钟后,其血浆的促胃液素浓度会有显著升高;其他原因导致的高促胃液素血症患者则不会有显著变化。在进行本试验时,首先测定患者的血浆促胃液素基础值,之后按0.4μg/kg的剂量静脉注射胰泌素,在注射后2分钟、5分钟、10分钟、15分钟、20分钟分别测定血浆促胃液素浓度。若注射胰泌素后血浆促胃液素浓度较基础值升高>200ng/L,则试验结果为阳性。胰泌素激发试验具有敏感性及特异性高(分别为83%和100%)、操作简单和副反应少的特点,因而用作临床一线激发试验。但在我国,由于其价格相对较高,因而难以在广大基层医院中推行,有部分地区使用胰高血糖素进行替代,但其结果的敏感性和特异性还有待进一步证实。

3. 钙输注试验 输注试验的敏感性和特异性都不如胰泌素激发试验高,操作起来也比较复杂,但在胰泌素激发试验阴性的胃泌素瘤患者中,38%~50%的钙输注试验结果为阳性。因此钙输注试验可以与胰泌素激发试验结果相互补充。进行钙输注试验时,将葡萄糖酸钙按5mg/(kg·h)连续静脉输注3小时,每30分钟测定血浆促胃液素浓度。血浆促胃液素一般在第120~180分钟时达到高峰,80%的胃泌素瘤患者在注射葡萄糖酸钙之后血浆促胃液素浓度可以升高400ng/L。

4. 血浆嗜铬粒蛋白A测定 血浆CgA是NETs的血浆标志物,在大多数胃泌素瘤患者中也有增高,且增高的程度与肿瘤大小呈正相关。一项纳入了112例ZES患者的前瞻性研究表明,CgA的敏感性高于FSG(92% vs. 80%),但特异性只有67%[12]。CgA浓度升高虽然无法将胃泌素瘤患者与其他NETs患者相区别,但可以作为以上检查结果的参考,协助诊断。

5. 胃酸分泌试验 在20世纪,胃酸分泌试验对于胃泌素瘤的诊断具有重要指导作用。但如今在大部分国家,由于其操作方法复杂,这项检查已不再作为常规临床应用。

(三)定位诊断

在做出明确的定性诊断之后,需要行定位诊断以明确肿瘤部位及浸润范围。目前用于定位诊断辅助检查分为无创检查和有创检查。大多无创的影像学方法不能发现直径在1cm以下的胃泌素瘤。胃泌素瘤的大小与位置相关,胰腺内肿瘤直径通常大于1cm,在十二指肠中通常小于1cm,因而大部分胰腺的胃泌素瘤是可以通过影像学方法明确定位的。

1. 生长抑素受体显像 约90%的胃泌素瘤存在生长抑素受体,因此其在目前所有检测方法中具有最高的敏感性。通过将放射性核素标记的奥曲肽进行单光子发射计算机断层成像(single photon emission computerized tomography,SPECT)或PET/CT,可以同时检出原发灶和转移灶(如肝转移和骨转移)。

2. 超声内镜 EUS对于体积较小的肿瘤具有独特的优势,并可以在检查的同时进行肿瘤穿刺活检,从而获取病理学结果。

3. 胰腺CT灌注成像+薄层扫描+三维重建 相比于普通腹部CT,胰腺CT灌注成像+薄层扫描+三维重建可以更清晰地显示胰腺部分的组织密度变化,从而发现体积更小的病灶(图5-3-1,图5-3-2)。

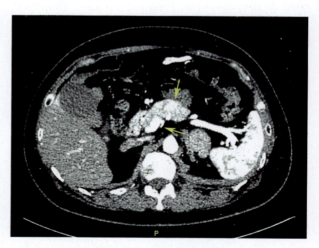

图5-3-1 胰腺薄层扫描

如果能够合理使用上述检查方法,通常可以定位90%以上的胃泌素瘤。当临床上高度怀疑胃泌素瘤,而上述两种定位检查手段却没有找到瘤体,可以考虑采用其他方法进一步检查,如薄

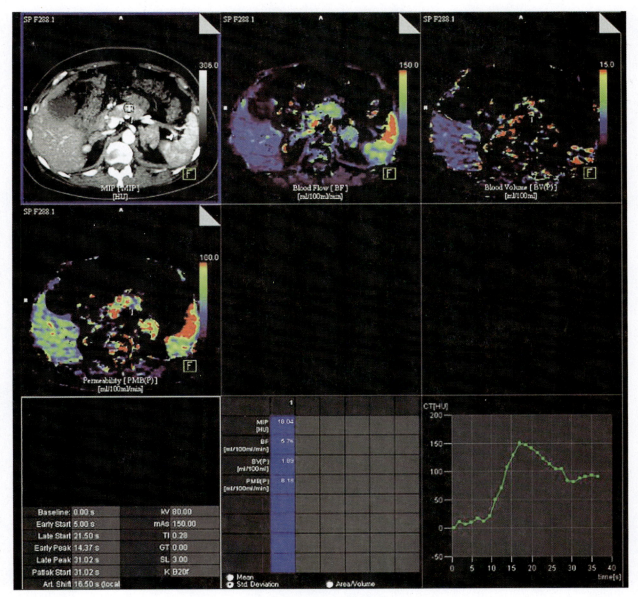

图 5-3-2 胰腺灌注成像

层多期增强 CT 扫描、多参数序列 MRI、血管造影等等。尽管方法繁多，但有些时候，仍然只能通过剖腹探查、术中直接触诊、十二指肠透照以及术中超声对肿瘤进行精准定位。

五、治疗

（一）治疗目标

胃泌素瘤的治疗目标主要包括以下两方面：①对促胃液素自发释放引起的并发症的控制；②对肿瘤本身的控制。

（二）治疗方法

胃泌素瘤的治疗方式主要包括手术治疗和药物治疗。该疾病可散发出现，亦可作为 MEN1 综合征的一种表现而伴随出现。目前，大多数散发型胃泌素瘤患者需接受手术治疗，相反，大多数作为 MEN1 伴随疾病出现的患者，不常规推荐手术，而将药物治疗作为标准的处理方式。一般而言，药物治疗可在一定程度上减轻所有胃泌素瘤患者的临床症状，但唯有手术治疗才有可能彻底治愈本病。

1. 手术治疗 外科治疗是胃泌素瘤的主要治疗方法之一，可有效地减轻激素过量引起的全身症状、局部占位效应引起的压迫状态，同时还可有效预防肿瘤恶变或出现转移。一般而言，对于临床分期为Ⅰ期、Ⅱ期的患者，推荐常规行手术治疗，而Ⅲ期和Ⅳ期患者是否进行开腹探查应视具体情况而定。手术的首要目的是彻底切除肿瘤达到治愈，治愈标准可定义为：手术切缘阴性、FSG水平正常、胰泌素激发试验阴性，以及 CT 和 SRS 等影像学检查阴性。其中，胰泌素激发试验是监测肿瘤复发敏感性最高的试验，可先于影像学检查发现肿瘤复发。

肿瘤的功能状态、分级和分期是明确手术指征和手术方式的重要因素。对于无转移证据的散发型胃泌素瘤患者，手术切除是首选的治疗方法。彻底切除散发的胃泌素瘤可以阻止因肿瘤转移而导致的复发和死亡。经过具有丰富临床经验外科医生治疗，超过 50% 的患者可得到根治。对于胰腺外胃泌素瘤（如位于胰周淋巴结或十二指肠的胃泌素瘤），手术治愈的可能性更大。同时，因 MEN1 起病的胃泌素瘤患者，临床上并不常规推荐行剖腹探查术，因为 MEN1 的多灶特征会使得胃泌素瘤引起的高促胃液素血症难以治愈。但对于已出现肿瘤转移的患者，若内科治疗效果欠佳，则可考虑行减瘤手术。此外，如果 MEN1 同时合并原发性甲状旁腺功能亢进，那么高钙血症通常会使得高促胃液素血症进一步恶化，因此甲状旁腺切除术可能显著减少促胃液素分泌[13]。

胃泌素瘤可能为单发或多发，通常位于十二指肠（约 2/3 起源于十二指肠壁）或胰腺外。这些肿瘤通常好发于由胆囊管与胆总管连接处、十二指肠第二段与第三段连接处，以及胰体与胰颈连接处界定而成的三角区内，通常将之称为"胃泌素瘤三角"（gastrinoma triangle）。手术时，需全面探查腹腔及肝脏。应打开小网膜囊，双手触诊胰体和胰尾，还应用 Kocher 手法触诊胰头及钩突后方淋巴结。必要时应切开十二指肠，以观察和触诊十二指肠壁和黏膜下的微小肿瘤。此外，还应对多个淋巴结进行活检以获得病理学诊断。

对于恶性散发性胃泌素瘤患者，推荐的治疗方法如下：①无转移的肿瘤病灶。对于无肿瘤远处转移证据的患者，可行剖腹探查和以治愈为目的的切除术。区域性淋巴结受累对总体生存获益不利，但不是手术切除的禁忌。对于晚期肿瘤患者，可局部行血管切除及重建，还可扩大切除周围受累的器官，其手术并发症的发生率和死亡率尚在可接受范围内；②可切除的转移性病灶。对于转移病灶可能被切除（多为孤立性肝转移灶）的患者，为实现患者术后长期生存，需积极切除原发灶和转移灶；③不可切除的转移性病灶。对于该类患者，内科治疗是最常用的一线治疗方法，其他可延长生存期和改善生活质量的治疗措施包括射频消融术、栓塞术、激素治疗和化疗等。

手术方式及切除范围的选择主要取决于胃泌素瘤的位置。理想情况下应尽可能切除所有胃泌素瘤组织，术前或术中对肿瘤进行精准定位有助于更好地确定术中需采取的手术方式。具体的手术方式如下：①胰十二指肠切除术。对于位于胰头、胰颈或钩突的肿物，大多首选胰十二指肠切除术；②胰体尾切除术。对于位于胰体尾的病灶，可行胰体尾切除术。若病灶为良性，可尝试保留脾脏；若疑似恶性病灶，应行胰体尾联合脾脏切除术，同时还需清扫胰周淋巴结。部分小病灶可行胰腺中段切除或剜除术；③全胰切除术。对于较为罕见的多灶性病变，若累及整个胰腺，则需行全胰切除术；④剜除术。未毗邻胰管的直径 < 2cm 的胃泌素瘤可能是良性的，因此可尝试剜除术。剜除术不适用于十二指肠壁的胃泌素瘤，也禁用于体积较大（即肿瘤直径 > 2cm），存在淋巴结转移，或者紧邻胆总管或胰管的胃泌素瘤。

在胃泌素瘤切除术后，因仍会残留过量的壁细胞，因此胃酸的分泌可能无法恢复到正常水平，从而导致胃酸水平持续性增高。胃泌素瘤切除术后，大约 40% 的患者还需要继续服用抗胃酸分泌的药物来控制胃酸过多，并且同时需要对胃酸的过量分泌进行长期密切监测。

为了避免术后继续用药（尤其当无法完整切除全部肿瘤组织时），有临床医师推荐术中行迷走神经切除术。然而，随着质子泵抑制剂（proton pump inhibitors，PPIs）类药物的问世，该操作的必要性大大下降，目前也鲜有外科医师施行此类手术了。

虽然手术确实可以降低肝转移的发生率并延长患者的生存期，但在分子生物学水平达到远期治愈的比例仍不足 30%。如果复发的胃泌素瘤能够被明确地定性及定位诊断，再次手术也许是一个较好的治疗手段。据报道，对于复发的胃泌素瘤患者，通过再次手术获得完全治愈的比例可达 30% 左右。

肿瘤转移是胃泌素瘤患者最常见的死亡原因，肝脏是胃泌素瘤转移最常见的部位，其次为骨骼系统，且几乎所有骨转移患者也同时存在肝转移[14]。对于已经发生肝转移的患者，可考虑行肝段切除术、经肝动脉栓塞治疗以及灌注化疗。对于条件允许的医疗机构，还可考虑行肝移植治疗。其中，肝脏切除术的手术指征包括：肝脏无弥漫性受累、肝功能未严重受损及不存在广泛的肝外转移（如合并腹膜转移、肺转移、骨转移等）。对于不具备手术指征的肝转移患者，常采用经肝动脉栓塞术（联合或不联合经肝动脉灌注化疗），其反应率常超过50%。此外，还可单独应用或与手术联合应用射频消融术和冷冻消融术，但这两项技术仅适用于较小的病灶，且长期疗效尚不确切。极少数患者还可接受原位肝移植（orthotopic liver transplantation，OLP），但供体肝源有限且缺少长期随访数据，使得该治疗手段受到了极大限制。大部分临床医师认为OLP在肝转移性胃泌素瘤的治疗中尚处于探索阶段。

2. 药物治疗 药物治疗的主要目的是控制胃泌素瘤患者的临床症状和消化性溃疡所产生的并发症。NIH的研究表明，在下一次给药前将胃酸分泌维持在10mmol/h（10mEq/h）以下［接受过胃部手术的患者则应小于5mmol/h（5mEq/h）］，可以促进消化性损伤愈合，并防止新的胃酸分泌带来的损伤。目前最常用的药物为PPIs。PPIs（包括奥美拉唑、兰索拉唑、埃索美拉唑、雷贝拉唑等）通过不可逆地与胃壁细胞特异性结合，抑制H^+/K^+-ATP酶的活性，从而有效抑制胃酸分泌。这些药物的疗效持续超过24小时，因此许多患者采用口服PPIs每日1~2次的治疗方案便可很好地控制胃酸的分泌，在围术期等患者不能经口给药的情况下，亦可采取间歇性静脉注射给药的方式。此外，PPIs很少出现快速耐药反应，且对于大多数人而言每年给药方案变化不到1次，也无需通过剂量滴定来测量胃酸分泌速率，因此成为药物治疗胃泌素瘤的首选方案。胃泌素瘤患者刚开始接受药物治疗时，通常需从大剂量开始，如奥美拉唑60mg/d，一旦胃酸分泌量得到控制，便可逐渐减少药物剂量，近50%的患者能够将维持剂量逐渐下调至20mg/d。PPIs已经被证明在超过10年的治疗过程中是安全有效的；除了造成部分患者体内维生素B_{12}水平降低外，并无其他严重限制PPIs应用的不良反应[15]。组胺H_2受体拮抗剂曾在PPIs广泛应用之前是治疗胃泌素瘤的主要药物选择，但因其需要大剂量、频繁给药，还需评估胃酸分泌速率以确定给药剂量，现在已很少应用。然而，对于不能使用PPIs的极少数患者，组胺H_2受体拮抗剂仍然有效。

生长抑素类似物（如奥曲肽）能够抑制促胃液素分泌。在胰高血糖素瘤、VIP瘤等其他类型的pNETs中，能够非常有效地控制症状并抑制相关激素的过量分泌，但在胃泌素瘤的治疗中，效果却不尽如人意。尽管奥曲肽能够降低促胃液素水平，在一定程度上抑制肿瘤生长，但在抗肿瘤活性方面，仍缺乏客观证据。在最近的相关临床诊疗指南［欧洲神经内分泌肿瘤协会（European Neuroendocrine Tumor Society，ENETS）2016年指南，美国国家综合癌症网络（National Comprehensive Cancer Network，NCCN）2016年指南，北美神经内分泌肿瘤学会（North American Neuroendocrine Tumor Society，NANETS）2013年指南，和欧洲肿瘤内科学会（European Society for Medical Oncology，ESMO）2012年指南］中，生长抑素类似物被报道可能适用于低度转移风险、肿瘤负荷较低的稳定期或进展期胃泌素瘤，但没有关于其具体指征的报道。因此，对于有症状的高胃泌素血症患者而言，生长抑素类似物不属于一线药物。

对转移性胃泌素瘤进行全身性化疗治疗经验尚有限。传统的首选治疗方案是链佐星、和多柔比星。但是该方案疗效不确切，且随着内分泌机能亢进的降低，化学反应率会随之下降。加之该化疗方案具有一定的化疗毒性，包括恶心、骨髓抑制、肾功能不全等，因此在转移性胃泌素瘤中一直无法推广。在卡培他滨（capecitabine）和替莫唑胺（temozolomide）的联合化疗方案中，部分化疗反应率可达70%，并且54%的患者经治疗后有明显的影像学改善[16~17]。依维莫司和舒尼替尼通过Ⅲ期药物试验已经获准注册，用于治疗包括胃泌素瘤在内的进展期pNETs[18~19]。

3. 其他治疗 既往经验认为pNETs具有抗辐射特性，对体外放射治疗反应性差，因此应用体外放疗治疗胃泌素瘤的经验非常有限。迄今为止，仅有小型病例系列研究数据及少数个案报道显示，对于无法手术切除的患者，放疗可抑制局部病灶的进展并带来较高的症状缓解率。

与其他pNETs类似，对于无法接受外科治疗的恶性胃泌素瘤患者，一般建议采用生长抑素类似物、化疗、靶向治疗或PRRT等综合治疗手段来控制肿瘤生长及疾病进展。

六、预后与随访

胃泌素瘤患者的生存期主要与肿瘤的良恶性、

原发灶的大小和是否发生转移相关。目前认为,胃泌素瘤致死原因多为恶性肿瘤广泛转移生长。此外,对于散发的胃泌素瘤患者,初诊时 FSG 水平的高低,可以提示疾病发展的程度,并在一定程度上有助于预测患者的预后。对于就诊时 FSG 轻度(0~499pg/ml)、中度(500~1 000pg/ml)和重度(>1 000pg/ml)升高的患者,其 5 年和 10 年生存率分别为 94% 和 86%、92% 和 87%、86% 和 73%。

目前胃泌素瘤切除术后随访推荐意见所能依据的证据有限。NCCN 指南基于专家共识,提出了包括以下针对 pNETs 切除后随访的推荐意见:切除术后 3~12 个月进行详细的病史采集和体格检查,并根据临床需要检测血清促胃液素、实施腹部 CT 多期扫描或 MRI 以及胸部 CT(平扫或增强扫描)。长期随访则应进行病史采集、体格检查以及肿瘤标记物检测,每 6~12 个月 1 次,最长持续 10 年。

(吴文铭　王维斌)

参 考 文 献

1. Chambers AJ, Pasieka JL. Gastrinoma[J]. Cancer Treat Res, 2010, 153: 213-233
2. Grobmyer SR, Hochwald SN. Reoperative surgery for the Zollinger-Ellison syndrome[J]. Adv Surg, 2010, 44: 327-346
3. Anlauf M, Garbrecht N, Henopp T, et al. Sporadic versus hereditary gastrinomas of the duodenum and pancreas: distinct clinico-pathological and epidemiological features[J]. World J Gastroenterol, 2006, 12(34): 5440-5446
4. Eriksson B, Oberg K, Skogseid B. Neuroendocrine pancreatic tumors. Clinical findings in a prospective study of 84 patients[J]. Acta Oncol, 1989, 28(3): 373-377
5. Krampitz GW, Norton JA. Pancreatic neuroendocrine tumors[J]. Curr Probl Surg, 2013, 50(11): 509-545
6. Serrano J, Goebel SU, Peghini PL, et al. Alterations in the p16INK4a/CDKN2A tumor suppressor gene in gastrinomas[J]. J Clin Endocrinol Metab, 2000, 85(11): 4146-4156
7. Furukawa M, Raffeld M, Mateo C, et al. Increased expression of insulin-like growth factor I and/or its receptor in gastrinomas is associated with low curability, increased growth, and development of metastases[J]. Clin Cancer Res, 2005, 11(9): 3233-3242
8. Peghini PL, Iwamoto M, Raffeld M, et al. Overexpression of epidermal growth factor and hepatocyte growth factor receptors in a proportion of gastrinomas correlates with aggres- sive growth and lower curability[J]. Clin Cancer Res, 2002, 8(7): 2273-2285
9. Goebel SU, Iwamoto M, Raffeld M, et al. Her-2/neu expression and gene amplification in gastrinomas: correlations with tumor biology, growth, and aggressiveness[J]. Cancer Res, 2002, 62(13): 3702-3710
10. Guilmette JM, Nose V. Neoplasms of the Neuroendocrine Pancreas: An Update in the Classification, Definition, and Molecular Genetic Advances[J]. Adv Anat Pathol, 2019, 26(1): 13-30
11. Berna MJ, Hoffmann KM, Serrano J, et al. Serum gastrin in Zollinger-Ellison syndrome: I. Prospective study of fasting serum gastrin in 309 patients from the National Institutes of Health and comparison with 2229 cases from the literature[J]. Medicine (Baltimore), 2006, 85(6): 295-330
12. Rehfeld JF, Bardram L, Hilsted L, et al. An evaluation of chromogranin A versus gastrin and progastrin in gastrinoma diagnosis and control[J]. Biomarkers in medicine, 2014, 8(4): 571-580
13. Norton JA, Venzon DJ. Prospective study of surgery for primary hyperparathyroidism (HPT) in multiple endocrine neoplasia-type 1 and Zollinger-Ellison syndrome: long-term outcome of a more virulent form of HPT[J]. Ann Surg, 2008, 247(3): 501-510
14. Gibril F, Doppman JL, Reynolds JC, et al. Bone metastases in patients with gastrinomas: a prospective study of bone scanning, somatostatin receptor scanning, and magnetic resonance image in their detection, frequency, location, and effect of their detection on management[J]. J Clin Oncol, 1998, 16(3): 1040-1053
15. Ito T, Igarashi H, Uehara H, et al. Pharmacotherapy of Zollinger-Ellison syndrome[J]. Expert Opin Pharmacother, 2013, 14(3): 307-321
16. Strosberg JR, Fine R.L, Choi J, et al. First-line chemotherapy with capecitabine and temozolomide in patients with metastatic pancreatic endocrine carcinomas[J]. Cancer, 2011, 117(2): 268-275
17. Cives M, Ghayouri M, Morse B, et al. Analysis of potential response predictors to capecitabine/temozolomide in metastatic pancreatic neuroendocrine tumors[J]. Endocr Relat Cancer, 2016, 23(9): 759-767
18. Yao JC, Shah MH. RAD001 in advanced neuroendocrine tumors, third trial (RADIANT-3) study group. Everolimus for Advanced Pancreatic Neuroendocrine Tumors[J]. N. Eng. J. Med, 2011, 364(6): 514-523
19. Raymond E, Dahan L, Raoul JL, et al. Sunitinib malate for the treatment of pancreatic neuroendocrine tumors[J]. N. Eng. J. Med, 2011, 364(6): 501-513

第四章 胰高血糖素瘤

一、概述-流行病学

胰高血糖素瘤（glucagonoma）是一种少见的NETs，其发病率占pNETs的1%～2%。1942年由Becker首次报道1例合并特异性皮肤红斑、糖尿病、体重减轻与贫血的胰腺肿瘤患者。1973年Wilkinson将这种特异性皮肤病变命名为"坏死松解性游走性红斑"（necrotic migratory erythema，NME）。1974年Mallinson等证明了上述症状与胰高血糖素瘤之间的关系。胰高血糖素瘤可以分泌胰高血糖素，产生胰高血糖素瘤综合征。

二、病因及发病机制

与胰岛素瘤不同，大多数胰高血糖素瘤确诊时瘤体较大，平均直径5～10cm（范围0.4～35cm）[1]。与其他pNETs一样（胰岛素瘤除外），胰高血糖素瘤通常是恶性的。最常见的转移部位是肝脏和淋巴结，此外还可以转移至骨和肠系膜。胰高血糖素瘤绝大多数（>97%）来源于胰腺，通常（88%～90%）表现为单发性肿瘤。胰高血糖素瘤通常为散发病例，但大约13%～17%见于MEN1。

胰高血糖素瘤综合征的病理生理与胰高血糖素已知的作用有关。高血糖由肝糖原分解和糖异生增加导致。由于胰高血糖素还会刺激胰岛素的分泌，可以减少脂肪分解，维持正常的血游离脂肪酸水平，一般不会发生血酮升高。胰高血糖素对肾小管的直接作用可以导致肾性糖尿。体重减轻主要是由胰高血糖素的促分解代谢作用导致，GLP-1（7-36酰胺）抑制食欲的作用可能也有部分影响。NME是否是由胰高血糖素血症本身造成尚有争议。持续输注胰高血糖素造成持续的胰高血糖素血症并不会造成典型的皮疹。低氨基酸血症（见于80%～90%患者）或部分必需脂肪酸缺乏可能是造成皮损的原因，因为纠正氨基酸或必需脂肪酸的缺乏可以在不改变血胰高血糖素水平的情况下改善NME的症状。皮损的特点与锌缺乏患者有类似之处，有研究试用补充锌剂也有一定的效果。因此，在不同患者中NME可能由不同的原因造成。高胰高血糖素血症可能引起贫血，有动物研究表明输注胰高血糖素可以减少红细胞生成。胰高血糖素造成静脉血栓和精神异常的原因尚不清楚。

胰高血糖素瘤的免疫组化和组织学特点同典型的pNETs。胰高血糖素是pNETs免疫组化染色时最常见的肽类，但是大多数时候并不导致胰高血糖素瘤综合征。与其他的pNETs类似，胰高血糖素瘤在免疫组化研究中可有多种胃肠激素染色阳性。大多数产生胰高血糖素的肿瘤在形态学上并不能与其他pNETs区分。即使胰高血糖素瘤通常是恶性的，有丝分裂象和核异型性并不常见。在电镜下，许多pNETs细胞都会有典型的含有胰高血糖素的颗粒，染色结果可有胰高血糖素阳性，但是它们通常不会引起胰高血糖素瘤综合征。在有胰高血糖素瘤综合征表现的患者中，通常可见到不典型的颗粒。

三、临床表现

胰高血糖素瘤患者多为50～70岁，目前尚无19岁之前患病的报道。胰高血糖素瘤综合征包括称为NME的典型皮疹（见于82%患者）、疼痛性舌炎、唇炎、口角炎、正细胞正色素性贫血（61%）、体重减轻（90%）、轻度糖尿病（80%）、低氨基酸血症、低锌血症、深静脉血栓（50%）和抑郁（50%）。典型的临床表现通常见于肿瘤超过4～5cm的患者，并且多数患者在发现时已经有远处转移，尤其是肝转移。NME是常见临床表现，在70%的患者中皮损是最早出现的症状，并可以在肿瘤确诊之前的3年出现。皮损可以间断出现，因此有可能被误诊为其他多种皮肤病，如落叶性天疱疮、类天疱疮、血管炎、肠病性肢端皮炎（锌缺乏）、疱疹性银屑病、脂溢性或接触性皮炎、湿疹、糙皮病或化学烫伤。NME 典型表现为：开始时身体摩擦部位（如腹股沟、臀部、大腿或会阴部）出现红斑，以后向四周移行扩散，随后病变中央上皮分离形成浅层水泡，破溃后糜烂结痂。病变中央愈合时，周边仍可继续发展，愈合后可遗留色素沉着。整个过程约 1~2 周，由于新旧病变不断交替，使正常皮肤红斑、大疱、剥脱、结痂及色素沉着多种皮损并存。皮肤组织学特点是中毒性上皮坏死性溶解，表现多种多样，为浅层皮肤海绵层细胞间水肿、坏死及皮下水疱，常可见到如单核细胞、有固缩核的梭状角质化细胞，这种特征性组织学改变只能见于皮肤病变的早期。舌炎或口角炎见于 34%~68% 的患者。有些患者可以出现指甲营养不良、质地变脆。很多患者并无典型的皮肤病变或其病理学表现不典型，使得胰高血糖素瘤难以得到早期诊断。

糖耐量异常或糖尿病可以在胰高血糖素瘤确诊之前多年就已经出现。切除肿瘤可使胰高血糖素恢复正常，糖代谢可恢复正常，但也可能无法恢复正常。明显低氨基酸血症（常常低于正常值 25%，特别是生糖氨基酸）很常见，有时也可有必需氨基酸缺乏。大多数患者有明显的体重减轻，同时可伴食欲下降，这在病灶尚小及尚未转移时可以出现。

与其他 pNETs 患者相比，静脉血栓更常见于胰高血糖素瘤综合征的患者。轻度贫血通常正细胞正色素性贫血，血清铁、叶酸和维生素 B_{12} 水平多数正常，肿瘤得到有效治疗后贫血可以改善。

四、诊断及鉴别诊断

在具有皮疹、NME 表现的患者中应该考虑胰高血糖素瘤的诊断可能。皮损容易被误诊为落叶性天疱疮，也要注意避免被误诊为前文提及的多种皮损。NME 并不仅见于胰高血糖素瘤，亦可见于骨髓增殖异常性疾病、短肠综合征、乙肝、肝硬化、麦胶性肠病、吸收不良综合征、营养不良、炎症性肠病和其他恶性疾病。不到 20% 的患者可以伴有佐林格-埃利森综合征，13%~17% 患者可存在 MEN1，但是 MEN1 很少出现胰高血糖素瘤。

血浆胰高血糖素水平增高有助于胰高血糖素瘤的诊断，正常血浆胰高血糖素水平通常低于 200pg/ml。国外报道大多数胰高血糖素瘤患者在诊断时即有血浆胰高血糖素明显升高，平均血胰高血糖素浓度 2 110pg/ml（范围 550~6 600pg/ml）。北京协和医院有 1 例患者入院时已发生骨骼和肝转移，22 次空腹血胰高血糖素浓度为 227~1 065pg/ml，平均为 460pg/ml，其中 13 次低于 500pg/ml[2]。所以对临床高度怀疑胰高血糖素瘤的患者，即使血胰高血糖素低于 500pg/ml，也不应放弃诊断，应结合其他的临床特点综合分析。轻度的高胰高血糖素血症（200~500pg/ml）也可见于其他多种疾病，如肝硬化、慢性肾脏疾病、糖尿病酮症酸中毒、长期饥饿、急性胰腺炎、肢端肥大症、高皮质醇血症、败血症、严重烧伤、严重应激（如创伤、运动）、麦胶性肠病、达那唑治疗和家族性高胰高血糖素血症。由于尚无可靠的方法，目前不推荐进行胰高血糖素瘤的兴奋试验。

由于大多数胰高血糖素瘤较大，影像学检查首选腹部超声和腹部增强 CT。也可以选用选择性动脉造影、内镜逆行胰胆管造影（endoscopic retrograde cholangiopancreatography，ERCP）、PTPC 等。EUS 对本病的早期诊断优于 CT 和超声。基于生长抑素类似物的核医学显像技术对肿瘤定位有很大帮助。

五、治疗

（一）手术治疗

由于胰高血糖素瘤通常是恶性的，所有患者都需要考虑手术切除。遗憾的是 50%~90% 的患者在确诊时已经有远处转移。对于无转移的患者应当尝试手术切除，但低于 20% 的患者可以通过手术切除治愈。一部分此前认为肿瘤已经完全切除的患者可出现复发伴血浆胰高血糖素水平升高。然而，即使出现术后复发或仅接受减瘤手术，接受手术的患者仍可获得更长的生存期。如患者伴广泛转移，手术治疗原则同其他的 pNETs。

（二）药物治疗

药物治疗的主要目标是缓解症状、恢复营养状态和控制高血糖，同时可以进行肿瘤的定位检查。通常胰高血糖素瘤患者进行手术的风险高。胰高血糖素具有增强分解代谢的作用，如同时伴有糖耐量异常或糖尿病，可以显著地影响患者的营养状态。静脉血栓风险增加可以增加围术期并发症的风险。术前推荐对合并重度贫血的患者给予输血治疗，并且可以进行一段时间的静脉高营养治疗。经过一段时间的胃肠外营养，使血氨基酸水平和/或必需脂肪酸水平恢复正常，这可能促进皮损愈合。

长效生长抑素类似物可以控制胰高血糖素瘤患者的症状。大多数伴有皮疹的患者使用奥曲肽治疗后皮疹得以改善，低于30%的患者的皮疹可以痊愈。奥曲肽治疗还可能改善其他症状，但糖尿病一般无法得到改善。接受奥曲肽治疗的患者血浆胰高血糖素水平可以降低80%～90%，但仅有10%～20%降至正常范围。既往使用短效奥曲肽治疗，每日100～400μg，目前奥曲肽或兰瑞肽的长效制剂已经被广泛使用。

六、预后及随访

合并远处转移的胰高血糖素瘤患者预后较差，约40%～50%的患者生存期为5～10年。

胰高血糖素瘤具有恶性潜能，应进行长期随访。根治性切除术后每6～12个月1次，至少需随访7年；若出现症状，应随时复查。对于未行手术切除的低危患者，第1年应每3个月随访1次，以后每半年1次，至少3年；之后每年随访1次。对于已有远处转移的患者，应当每3～6个月随访1次。正在接受治疗的患者随访时间需相应缩短，pNECs患者应按照腺癌的随访要求进行。随访项目推荐CT或MRI检查及血浆胰高血糖素、血清CgA、NSE等水平测定，对于有生长抑素受体表达的患者也可结合SRS进行随访[3]。

（朱惠娟　张化冰）

参 考 文 献

1. Feldman M, Friedman LS, Brandt LJ. Sleisenger and Fordtran's Gastrointestinal and Liver Disease. 10th ed. Philadelphia, PA: Elsevier Saunders, 2016: 501-541
2. 史轶蘩. 协和内分泌和代谢学. 北京：科学出版社，1999: 1417-1419
3. 中国临床肿瘤学会神经内分泌肿瘤专家委员会. 中国胃肠胰神经内分泌肿瘤专家共识（2016年版）[J]. 临床肿瘤学杂志，2016，21（10）：927-946

第五章 生长抑素瘤

一、概述 - 流行病学

生长抑素瘤（somatostatinoma）是比较罕见的 pNETs，发病率不足 pNETs 的 1%，多发于胰腺和十二指肠。胰腺生长抑素瘤最早于 1977 年由 Ganda 等和 Larsson 等分别报道，这 2 例患者均是在行胆囊手术时偶然发现的。1979 年 Kaneko 等报道了 1 例十二指肠生长抑素瘤。生长抑素瘤可分泌大量的生长抑素引起一系列临床症状，包括糖尿病、胆囊结石、腹泻和（或）脂肪泻、消瘦和低胃酸等。

二、病因及发病机制

生长抑素瘤通常是指经免疫组化染色生长抑素阳性的内分泌肿瘤，患者表现或未表现出生长抑素过度分泌的症状。在一篇综述中报道了 173 例生长抑素瘤患者，仅有 17% 具有生长抑素瘤综合征的表现。另一篇综述纳入了 42 例胰腺或十二指肠的 NETs，其中肿瘤细胞主要由生长抑素细胞组成，无 1 例患者表现为完全性的生长抑素瘤综合征，这提示生长抑素瘤综合征在临床是非常罕见的。因此一般将有生长抑素表达的肿瘤称为生长抑素瘤，而生长抑素瘤综合征是指伴有生长抑素过度分泌临床表现的生长抑素瘤相关综合征[1]。

约 46%～75% 的生长抑素瘤位于胰腺，超过 90% 的胰腺外肿瘤位于十二指肠，特别是壶腹部位。生长抑素瘤还可发生于其他部位如空肠、胆囊管、直肠、肝脏、肾脏等。位于胰腺的生长抑素瘤以胰头部多见。90%～96% 的生长抑素瘤为单发，直径在 1.5～10cm（平均 4cm）。胰腺生长抑素瘤瘤体一般大于肠道生长抑素瘤。大多数生长抑素瘤为恶性，43%～90% 的生长抑素瘤在确诊或手术时已有转移。转移部位多在肝及局部淋巴结，其次为骨、肺、肾上腺等。与十二指肠生长抑素瘤相比，胰腺生长抑素瘤更易合并肝和骨转移，前者肝及骨转移比例分别为 11% 和 0%，后者分别为 40% 和 6%，淋巴结转移的比例两者相似，分别为 35% 和 25%。在十二指肠生长抑素瘤中，淋巴结转移与肿瘤大小相关。肿瘤大小可作为肿瘤恶性程度的预测因素，肿瘤大小超过 2cm 对恶性程度预测的敏感性为 78%，特异性为 87%。

光镜下生长抑素瘤的形态与其他功能性 pNETs 相同，大多数生长抑素瘤分化良好伴不同程度的纤维间隔。对于免疫组织化学染色，除有 NETs 的共同标记外，生长抑素免疫反应呈强阳性。此外还可能含有胰岛素（13%）、降钙素（27%）、胃泌素（13%）、胰高血糖素和其他激素如促肾上腺皮质激素（adrenocorticotropic hormone，ACTH）、胃泌素释放肽（gastrin releasing peptide，GRP）等[2]。有一项研究发现，所有的十二指肠生长抑素瘤均为单纯的生长抑素瘤，而胰腺生长抑素瘤通常为混合性，其他激素的染色亦可呈阳性。生长抑素 -14（somatostatin 14，SS-14）通常并不是肿瘤中含量最多的生长抑素形式，而生长抑素 -28（somatostatin 28，SS-28）和更大分子量的生长抑素含量会更高，其原因可能是肿瘤中前体肽的不完全水解。电镜下在 52%～89% 的肿瘤中能找到 δ 细胞样的神经内分泌颗粒。

生长抑素的生物学作用是生长抑素瘤临床症状的病理生理基础。生长抑素抑制胰岛素的释放，或肿瘤破坏了正常的胰腺组织，均能使胰岛素分泌减少，进而使患者出现糖尿病。生长抑素不仅可抑制胆囊收缩素的释放，导致胆囊排空和胆汁排泄障碍，还可抑制胰酶和碳酸氢盐的分泌，引起胆石症或胆囊内泥沙样沉积物，导致消化及吸收不良、腹泻和脂肪泻。腹泻、消化吸收不良和恶性肿瘤消耗等又是患者消瘦的主要原因。另外，生长抑素对胃酸分泌的抑制使患者出现低胃酸或无胃酸。

三、临床表现

本病患者多为 40~65 岁,女性稍多见。糖尿病、胆囊结石和腹泻构成了所谓的生长抑素瘤综合征。生长抑素瘤大致可以分为两大类:位于胰腺者以糖尿病、腹泻/脂肪泻、胆囊疾病、低胃酸和消瘦为主要表现;位于十二指肠或空肠者较少有上述症状或症状较轻,症状多与肿瘤部位有关,可表现为黄疸、胰腺炎和消化道出血等。

分析症状是由 NETs 本身还是异位生长抑素释放(生长抑素瘤综合征)所致具有重要意义。许多生长抑素瘤的患者可以出现腹痛、体重减轻、黄疸、腹泻和恶心/呕吐等症状,但是这些症状更有可能是由 NETs 的局部影响造成的,而不是肿瘤分泌的生长抑素所致。

生长抑素瘤患者的糖尿病一般程度较轻,使用口服降糖药或小剂量胰岛素即可控制,酮症酸中毒的情况少见。部分生长抑素瘤患者可以低血糖作为首发症状,有可能被误诊为胰岛素瘤。胆囊疾病包括胆石症、无胆石的胆囊扩张和肿瘤压迫所致的黄疸。腹泻的特点是每日 3~10 次有恶臭的大便,粪脂肪量每日 20~76g。本病患者的基础胃酸和刺激后胃酸均减低。约 1/3 的胰腺生长抑素瘤和 1/5 的肠道生长抑素瘤患者可出现显著消瘦,部分患者可出现轻至中度贫血。生长抑素瘤亦见于 7% 的神经纤维瘤病 1 型(neurofibromatosis type 1, NF1)和不足 1% 的 MEN1 患者,但极罕见于 VHL 综合征患者。

四、诊断及鉴别诊断

生长抑素瘤的症状一般较轻且不特异,患者通常并无典型的生长抑素瘤综合征,所以术前根据症状而确诊的病例很少,大多生长抑素瘤是在手术时偶然发现,或因其他主诉如腹痛或腹泻而行胃肠道影像检查时发现。50% 的十二指肠 NETs 可以含有生长抑素,但是十二指肠生长抑素瘤很少导致生长抑素瘤综合征,一般仅在血浆生长抑素水平很高(肿瘤巨大、病程晚期)时才会出现典型的生长抑素瘤综合征。因而,早期诊断主要依靠对本病的认识和警惕。

生长抑素瘤的确诊主要依靠肿瘤组织的生长抑素免疫组织化学染色。生长抑素瘤综合征的诊断则有赖于血浆生长抑素水平的升高,因为生长抑素瘤经常出现肿瘤组织生长抑素免疫组化染色阳性(特别是十二指肠肿瘤)而血浆生长抑素水平并未升高的情况。正常人空腹血浆生长抑素水平一般低于 100pg/ml,生长抑素瘤患者可高达 0.16~107ng/ml,但亦有患者的生长抑素水平正常。对于胰腺生长抑素瘤,患者的血浆生长抑素水平通常明显升高,在一组 23 例胰腺生长抑素瘤患者中,94% 的术前生长抑素水平高于正常。但十二指肠或小肠的生长抑素瘤患者的血浆生长抑素水平可以升高不明显甚至正常。血浆生长抑素水平升高还可以见于胰腺或小肠外的肿瘤,如甲状腺髓样癌、小细胞肺癌、嗜铬细胞瘤和其他合成和分泌儿茶酚胺的副神经节瘤,故对血浆生长抑素水平轻度升高的患者,应审慎诊断。由于胰腺生长抑素瘤多较大,定位诊断常常并不困难,常用的影像学检查包括腹部超声、CT 和 MRI 等。而胰腺外肿瘤较小,且多发于十二指肠,则可使用 EUS 协助诊断。随着超声内镜引导下细针抽吸活检(endoscopic ultrasound-guided fine-needle aspiration, EUS-FNA)应用的增加,更多的生长抑素瘤可通过十二指肠活检或细胞学检查诊断。基于生长抑素类似物的核医学显像技术对肿瘤定位有很大帮助。

近年来发现越来越多的含生长抑素的十二指肠 NETs 与 NF1 相关。这些生长抑素瘤类似于散发的十二指肠生长抑素瘤。比胰腺生长抑素瘤相比,十二指肠生长抑素瘤更常合并 NF1(十二指肠 43%,胰腺 17%)。与散发生长抑素瘤(69%)相比,NF1 中发现的生长抑素瘤(47%)为恶性的可能性更低。

五、治疗

(一)手术治疗

手术治疗是生长抑素瘤的最佳方案。50%~90% 的生长抑素瘤患者可行手术探查,其中大多数(65%)患者进行了肿瘤切除。由于诊断偏晚,生长抑素瘤很少能够治愈。对于直径 ≤1cm 的十二指肠生长抑素瘤可行内镜下切除,而直径在 1~2cm 的肿瘤推荐行肿瘤局部切除术。直径 >2cm 者应该考虑行胰十二指肠切除(Whipple 切除)联合局部淋巴结清扫术。

(二)药物治疗

虽然患者血浆生长抑素水平有可能已经很高,但仍有文献认为使用生长抑素类似物仍可控制病情。在这些报道中,患者的空腹血浆生长抑素水平在药物治疗后有所下降,且近半数生长抑素瘤综合征的患者的临床症状有所改善。另外,对症和支持治疗也很重要,如控制糖尿病、治疗胆囊疾病以及纠正营养缺乏等。化学治疗可作为辅助治疗,由于生长抑素瘤少见,尚无充分资料用于评价化疗药物的作用。

六、预后及随访

无远处转移的生长抑素瘤患者的五年生存率可达 100%,如合并转移则降至 33～60%。

生长抑素瘤具有恶性潜能,应进行长期随访。根治性切除术后每 6～12 个月 1 次,至少需随访 7 年;若出现症状,应随时复查。对于未行手术切除的低危患者,第 1 年应每 3 个月随访 1 次,以后每半年 1 次,至少 3 年;之后每年随访 1 次。已有远处转移的患者,应当每 3～6 个月随访 1 次[3]。

正在接受治疗的患者随访时间需相应缩短,pNECs 患者应按照腺癌的随访要求进行。随访检测项目推荐行 CT 或 MRI 检查及血浆生长抑素、血清 CgA 和 NSE 等水平测定,对于有生长抑素受体表达的患者也可结合 SRS 进行随访。

(朱惠娟　张化冰)

参 考 文 献

1. Feldman M, Friedman LS, Brandt LJ. Sleisenger and Fordtran's Gastrointestinal and Liver Disease. 10th ed. Philadelphia, PA: Elsevier Saunders, 2016: 501-541
2. 史轶蘩. 协和内分泌和代谢学. 北京: 科学出版社, 1999: 1414-1415
3. 中国临床肿瘤学会神经内分泌肿瘤专家委员会. 中国胃肠胰神经内分泌肿瘤专家共识(2016 年版)[J]. 临床肿瘤学杂志, 2016, 21(10): 927-946

第六章 血管活性肠肽瘤

一、概述 - 流行病学

血管活性肠肽瘤（VIPoma）可以引起 VIP 瘤综合征，是由过度分泌 VIP 的 NETs 导致。该综合征主要表现为大量水泻、严重低血钾、无胃酸或低胃酸等症状。Priest 和 Alexander 于 1957 年首次描述。1958 年 Verner 和 Morrison 首次确定了胰岛细胞肿瘤和水泻、低血钾及最终肾衰竭死亡的相关性，本病被命名为弗纳-莫里森综合征，又称胰性霍乱、水泻-低血钾-低胃酸综合征或 WDHA 综合征（watery diarrhea-hypokalemia-achlorhydria syndrome，WDHA）。VIP 被怀疑是造成该综合征的病因，1973 年 Bloom 等通过实验证实在人体中输注 VIP 使受试者血 VIP 水平达到与 VIP 瘤相同的水平后可以产生分泌性腹泻，最终证实了 VIP 与本病的关系。

二、病因及发病机制

本病的确切发病机制尚不清楚，估计人群年发病率约 1/1 000 000，至今文献报道病例已超过 200 例，女性多于男性，平均发病年龄 47 岁。大多数（80%～90%）的 VIP 瘤位于胰腺，其中 42%～75% 位于胰腺尾部。肿瘤多单发，直径多大于 3cm。胰腺外产生 VIP 的肿瘤包括小肠 NETs（类癌）、肺癌或嗜铬细胞瘤等，均很罕见。胰腺外的 VIP 瘤还可发生于腹膜后、肝脏和食管。与胃泌素瘤和胰高血糖素瘤类似，VIP 瘤在确诊或手术时多已合并转移。VIP 瘤综合征可以由胰腺外的神经节瘤或神经母细胞瘤导致，这些肿瘤仅有 10% 为恶性[1]。

在 NETs 的免疫组化染色中发现 VIP 阳性对诊断 VIP 瘤很有帮助，因为 VIP 很少见于其他 pNETs。接近半数的 VIP 瘤可以产生多种激素，包括 PP、胰高血糖素、生长抑素、胰岛素、促胃液素和组甲硫肽（peptide histidine methionine 27，PHM-27）、降钙素和前列腺素 E 等。原位杂交证实 VIP 瘤组织中也有这些肽类激素原 mRNA 的表达。

VIP 瘤组织学特征与典型的 pNETs 相同，有丝分裂象不常见。电镜下，肿瘤内通常可以看到多种类型的内分泌细胞：含有一些散在、不明显分泌颗粒的细胞，小的无颗粒细胞和含有成熟颗粒分化良好的内分泌细胞。分泌颗粒较小（120～180nm），类似于正常肠道中的 δ_1 或 P 细胞。但是电镜检查并不能明确鉴别 VIP 瘤和其他类型的 pNETs。

VIP 瘤的主要症状是由于循环中 VIP 水平增高所致。在正常人个体中持续静脉输注 VIP，使血浆 VIP 水平达到和 VIP 瘤综合征相似水平，可以在 6～7 小时内产生水泻。循环血中 VIP 可以与小肠上皮细胞的特异受体结合，刺激小肠分泌大量的水和电解质（主要为 K^+ 和 Cl^-），并抑制钠的吸收。同时可促进胰液和胆汁的分泌，造成严重的分泌性腹泻。

由于 VIP 强大的舒血管作用，可致患者出现皮肤潮红。尽管 VIP 瘤综合征患者的血浆 VIP 水平持续升高，仅少部分患者会出现潮红，提示可能存在对 VIP 舒血管作用的快速耐受。

严重低血钾主要是因为腹泻导致钾丢失，钾离子作为小肠分泌液的组成部分被动进入肠腔。此外，结肠的主动分泌、容量不足和 VIP 直接刺激肾素分泌引起的继发性醛固酮增多，可以加重肾脏对钾离子的排泄，造成患者体内钾的严重丢失，可有严重低血钾并出现相应的症状。

某些患者出现高钙血症可能与 VIP 的溶骨作用导致钙释放增加有关。另外，VIP 具有抑制胃酸和促进肝糖原分解的作用，可致患者出现低胃酸或无胃酸及糖耐量异常。

三、临床表现

VIP 瘤患者的平均年龄是 42～51 岁（范围

32~81岁）。儿童患者的平均年龄是 2~4 岁（范围 10 月~9 岁）。VIP 瘤综合征的主要症状是严重的分泌性腹泻，伴低钾血症和血容量不足。

（一）水样腹泻

为特征性症状，表现为大量分泌性腹泻，间断发作，每日超过 1L（通常大于 3L/d），腹泻液渗透压全部由电解质构成。若每日准确定量的大便量 <700ml，可排除本病。腹泻液可以呈浅茶色，禁食后腹泻仍持续存在。绝大多数患者（90%）每天肠蠕动≥5 次。很少见脂肪泻，体重减轻常见。

（二）低血钾

患者一般都有严重的低血钾，血清钾平均 2.2mmol/L 左右，甚至可低至 1.2mmol/L。超过 90% 的患者有血钾低于 2.5mmol/L 的病史。患者一般不伴有碱中毒而伴有代谢性酸中毒，这和大量 HCO_3^- 经肠道丢失有关，是本病的一个特点。患者可有肌无力、嗜睡、恶心、呕吐及腹胀、腹部绞痛等不适。严重低钾可致低钾性肾病，肾小管的浓缩功能降低，可引起肾性尿崩症症状。北京协和医院有 1 例患者尿量达 13 400ml/d 以上。补钾后症状可迅速减轻或消失[2]。腹泻引起低血镁，可以导致患者发生抽搐。

（三）无胃酸或低胃酸

为本病的另一特征性表现，多数 VIP 瘤综合征患者合并有低胃酸。低胃酸比无胃酸常见，后者约占 1/3。

（四）其他症状

约 50% 患者可出现高钙血症和糖耐量异常。还可伴有皮肤潮红，主要见于头面和躯干，多呈红斑样改变。

四、诊断及鉴别诊断

诊断 VIP 瘤综合征的基本要求：患者有大量的分泌性腹泻、进食后不缓解及血浆 VIP 水平升高。诊断前可有腹泻持续较长时间。

（一）确定腹泻的性质

首先确定分泌性腹泻的性质，其具有的特点为：①每日大便 >1L，或≥20ml/kg；②腹泻与饮食无关，禁食 48~72 小时后大便量仍在 500ml/d 以上；③大便为水样，无脓血；④大便中含有大量 K^+、Na^+、HCO_3^- 等电解质，渗透压与血浆相近；⑤大便 pH 偏碱或中性。

（二）血浆 VIP 测定

正常人空腹血浆 VIP 的浓度低于 190pg/ml。患者空腹血浆 VIP 浓度一般高于 200pg/ml。由于患者血浆 VIP 常有波动，故应多次测定，特别是在患者有腹泻表现时测定。单纯血浆 VIP 浓度升高不应作为腹泻患者诊断 VIP 瘤的唯一依据，因为其他情况（如长期禁食、炎症性肠病、小肠切除、放射性肠炎、慢性肾病、胰岛细胞增生）亦可造成 VIP 水平升高。胰多肽、前列腺素 E_2 和 PHM-27 的水平升高对本病有辅助诊断意义。

（三）定位诊断

由于大部分 VIP 瘤直径 >3cm，定位诊断首选腹部超声和腹部 CT。也可以选用选择性动脉造影、ERCP 或 PTPC 等。EUS 对本病的早期诊断优于 CT 和超声。基于生长抑素类似物的核医学显像技术对肿瘤定位有很大帮助。

（四）鉴别诊断

除 VIP 瘤外，需与其他神经内分泌肿瘤或其他肿瘤和疾病引起的腹泻进行鉴别诊断，如胃泌素瘤、甲状腺髓样癌、嗜铬细胞瘤、类癌、系统性肥大细胞增多症、结肠绒毛腺瘤、AIDS 肠病、慢性泻药滥用或原因未明的特发性分泌性腹泻等，这类腹泻一般较轻，有各自的临床表现，血浆 VIP 不增高。此外，血浆促胃液素、降钙素、去甲肾上腺素、5-羟色胺（5-hydroxytryptamin，5-HT）或 5-HIAA、组胺等测定及结肠镜检查可协助鉴别诊断。

五、治疗

（一）手术治疗

血容量和电解质紊乱纠正后，患者应行影像学检查以评估肿瘤的可切除性。对于没有远处转移的患者，首选手术切除，因为手术切除是唯一能治愈 VIP 瘤的方法。手术切除胰腺 VIP 瘤可以使 1/3 的患者症状完全缓解，但是仅有 1/3 的患者可以尝试根治性切除。另外，50% 的 VIP 瘤是恶性的，因而在手术时要注意探查除胰腺外其他部位存在病灶及淋巴结转移的可能。这是因为虽然 VIP 瘤大部分发生在胰腺，但亦可发生于肾上腺、腹膜后、神经节或其他部位。在儿童（罕见于成人）分泌 VIP 的神经节母细胞瘤中，外科切除可以使 78% 的患者的所有症状缓解。由于肿瘤切除后患者可出现高胃酸，在术中或术后可适当应用抑制胃酸分泌的药物加以控制。

（二）药物治疗

急性期首先给予大量补液、补钾及纠正酸中

毒。患者可能需要每天 5L 以上的液体和超过 350mmol（350mEq）的钾。严重的患者可以发生低钾性肾病伴重度肾功能不全。应该密切监测患者的液体和电解质需要量。对轻症患者采用口服补液盐和钾盐即可纠正脱水和低钾状态。药物治疗主要采用生长抑素类似物奥曲肽。奥曲肽是一种八肽生长抑素类似物，是 VIP 介导的腹泻最有力的拮抗剂。可根据病情调整用药量，最大剂量可达 1 200μg/d。奥曲肽可以控制 78%～100% 的患者的腹泻症状。至 6 个月时控制腹泻的持续有效率可以达到 56%～100%，但有 22% 的患者需要增加剂量。奥曲肽治疗后 80%～89% 的患者血浆 VIP 浓度会下降，但血浆 VIP 水平的降低不一定总是与临床症状的缓解平行。奥曲肽的不良反应虽少，但可随剂量的增加而增多。对于手术难以完全切除和（或）病变部位有疼痛者，应考虑化疗。

六、预后及随访

血管活性肠肽瘤具有恶性潜能，应进行长期随访。根治性切除术后每 6～12 个月 1 次，至少需随访 7 年；若出现症状，应随时复查。对于未手术切除的低危患者，第 1 年应每 3 个月随访 1 次，以后每半年 1 次至少 3 年，之后每年随访 1 次。已有远处转移的患者，应当每 3～6 个月随访 1 次[3]。正在接受治疗的患者随访时间需相应缩短，pNECs 患者应按照腺癌的随访要求进行。随访项目推荐 CT 或 MRI 检查和血浆 VIP、血清 CgA、NSE 等测定，对于表达生长抑素受体的患者也可结合 SRS 进行随访。

（朱惠娟　张化冰）

参 考 文 献

1. Feldman M, Friedman LS, Brandt LJ. Sleisenger and Fordtran's Gastrointestinal and Liver Disease. 10th ed. Philadelphia, PA: Elsevier Saunders, 2016: 501-541
2. 史轶蘩. 协和内分泌和代谢学. 北京: 科学出版社, 1999: 1411-1413
3. 中国临床肿瘤学会神经内分泌肿瘤专家委员会. 中国胃肠胰神经内分泌肿瘤专家共识（2016 年版）[J]. 临床肿瘤学杂志, 2016, 21（10）: 927-946

第七章 无功能性胰腺神经内分泌肿瘤

一、概述-流行病学

pNETs 是起源于胰腺神经内分泌细胞的少见肿瘤,根据是否分泌肽类激素,可分为功能性和无功能性两类,其中无功能性胰腺神经内分泌肿瘤(non-functioning pancreatic neuroendocrine tumors,NF-pNETs)可分泌一些肽类激素(如 PP 等),但这些激素因为无明显功能,不会导致激素分泌过多的相关症候群。因此,NF-pNETs 患者往往难以获得早期诊断,多因肿瘤巨大产生压迫症状、扪及腹部包块甚至出现远处转移时始获诊断。近年来随着人们健康意识的提高,以及 CT、MRI 等影像学检查方法的广泛应用,越来越多的无症状性NF-pNETs 患者由于体检或其他原因在进行腹部影像学检查或内镜检查时得以发现,导致近年来 pNETs 总体发病率呈明显上升趋势[1]。

pNETs 为少见肿瘤,其年发病率在美国约为 0.48/100 000,约占所有胰腺肿瘤的 1%~2%,其中 NF-pNETs 所占的比例约为 50%~90%[1~3]。虽然 pNETs 在任何年龄段均可发病,但以 51~65 岁最为多见,男性略多于女性[3]。

二、病因及发病机制

目前尚未阐明 pNETs 的确切发病机制,可能与遗传、基因改变及环境等因素相关。大多数 NF-pNETs 为散发性,但约 10% 合并有家族遗传性综合征,包括 MEN1、VHL 综合征、NF1 以及结节性硬化症等。超过 80% 的 MEN1 患者、约 20% 的 VHL 患者、10% 的 NF1 患者以及 1% 的结节性硬化症患者会发生包括 NF-pNETs 在内的 pNETs[4]。这些家族遗传性综合征患者均存在明确的突变基因,导致包括胰腺在内的器官发生肿瘤性病变。

近年研究显示,一些散发性 pNETs 的发病也与基因突变有关。Jiao 等研究显示在所有 pNETs 患者中,*MEN1* 基因突变发生率高达 44%,*DAXX/ATRX* 基因的突变频率为 43%,mTOR 通路相关基因的突变率为 15%,进一步研究发现合并 *MEN1* 和 *DAXX/ATRX* 突变的患者预后相对较好[5]。Yachida 等也发现 *DAXX/ATRX* 基因的突变与 pNETs 肿瘤细胞分化程度相关,合并 *DAXX/ATRX* 基因突变的 pNETs 通常分化较好,预后好于无 *DAXX/ATRX* 基因突变的患者[6]。此外,研究还发现,分化差的 pNETs 肿瘤中更多存在抑癌基因 *P53* 和 *RB* 的表达减低或缺失,而 *BCL2* 呈过表达状态[7]。

上述基因变异造成 pNETs 发病的具体分子机制仍不明确。目前研究结果显示,*MEN1* 基因编码的核蛋白 menin 参与调控细胞增殖、凋亡并维持基因组的稳定性;DAXX 和 ATRX 形成的二聚体可与组蛋白 H3 结合并优先作用于着丝粒,参与维护端粒功能,与染色质重塑和维持基因组稳定相关[4, 8]。其他基因异常,如 mTOR 通路相关基因发生突变,可导致 PI3K/Akt/mTOR 通路异常激活,从而激活蛋白激酶 B(即 Akt),进而促进 pNETs 细胞增殖、抑制凋亡、增强肿瘤侵袭能力甚至导致化疗耐药[4, 9]。

除上述基因变异外,与 pNETs 发病相关的其他潜在危险因素包括吸烟、糖尿病和慢性胰腺炎病史,但这些因素与 pNETs 之间的因果关系并不明确[10, 11]。

三、临床表现

由于 NF-pNETs 无激素综合征相关症状,大多数患者无任何临床症状,多由于其他原因进行腹部影像学检查时意外发现。或者到病程晚期出现临床症状时才就诊,此时主要表现为局部压迫或肿瘤转移等症状,常见者如腹痛(35%~78%)、体重减轻(20%~35%)、厌食和恶心(45%)等,其他临床表现包括梗阻性黄疸(17%~50%)、腹腔内出血(4%~20%)或可触及肿块(7%~40%)等。

约32%～73%的pNETs患者在确诊时已发生转移,此时可合并转移相关症状,pNETs最常见的转移部位为肝脏[12]。偶有初诊为NF-pNETs患者,在病程后期出现激素分泌症状[13]。

四、诊断及鉴别诊断

(一) 诊断

由于不具备分泌功能性肽类激素的特征,NF-pNETs的术前诊断主要包括定性诊断和定位诊断。定性诊断即明确病变的性质,包括血清标志物检测、特征性影像学表现和组织穿刺活检病理学检查等。pNETs常用的血清标志物有CgA和NSE,其异常升高提示有神经内分泌肿瘤的可能,还可作为根治术后监测肿瘤复发、转移的重要手段[14]。影像学检查如腹部增强CT和MRI对pNETs有重要的诊断价值,典型表现是动脉相早期强化的富血供病灶。组织病理学检查是确诊NF-pNETs的金标准,可进行EUS-FNA,也可在超声或CT引导下进行细针穿刺活检,但对于可切除胰腺肿瘤,并不要求术前一定取得病理学证据。对pNETs的手术治疗来说,定位诊断是关键环节,除了可明确原发肿瘤的部位外,还可评估肿瘤周围淋巴结的状态及有无远处转移。常用的定位检查手段有增强CT和/或MRI、EUS、SRS、PET/CT和术中超声等。

1. 实验室检查 神经内分泌标志物不仅是诊断pNETs的重要手段,也是后期随访的重要工具,最常用的标志物包括CgA、NSE、Syn、PP和胰抑释素或称为胰抑肽(pancreastatin)等。CgA是由神经内分泌细胞囊泡储存和分泌的糖蛋白,50%～70%的NF-pNETs患者可出现外周CgA水平升高,其升高水平与肿瘤负荷程度相关,在转移性pNETs患者中的诊断敏感性(60%～100%)显著高于局限性pNETs患者(29%～64%),因此国内外指南中都推荐将CgA作为pNETs诊断和随访的必要检查[14,15]。一些特殊情况如使用PPIs,合并慢性肾功能不全、肝功能异常、风湿性疾病或嗜铬细胞瘤等疾病时,则会出现血清CgA的假阳性[15]。另一方面,血清CgA的水平会受到生长抑素类似物治疗的影响,当患者接受生长抑素类似物治疗后,血清CgA水平会迅速下降,从而不能真实反映肿瘤复发和转移情况。因此,推荐联合多个标志物进行评估[16]。

血清NSE是神经元和神经内分泌细胞所特有的一种酸性蛋白酶,约34%的NETs患者血清NSE水平升高。Syn是一种突触囊泡的肽组成部分,在所有的NETs中几乎都是阳性的。PP是NF-pNETs的另一种生化标志物,单独应用时对NF-pNETs的诊断敏感性和特异性分别为63%和81%,若与CgA联合检测,诊断NF-pNETs的敏感性可达93%[17]。胰抑肽是CgA的肽构成单位,其表达不受PPIs的影响,弥补了CgA检测的缺陷,胰抑肽的检测可使诊断NF-pNETs的敏感性和特异性分别达到64%和100%[18]。

2. 影像学检查 所有确诊或怀疑pNETs的患者均需行CT或MRI等影像学检查以明确肿瘤分期并确定病灶范围。有时患者在检查中发现转移性病灶(如肝转移、腹膜后淋巴结转移和骨转移等),此时需进行特殊检查确定疾病扩散范围,从而制定合适的治疗方案。

(1) CT: CT扫描是应用最为广泛的无创性影像学检查方法,推荐采用螺旋多期增强CT来评估pNETs患者,特征性表现是动脉期肿瘤呈明显强化。典型pNETs表现为圆形或类圆形肿瘤,边界清楚,CT平扫表现为胰腺内稍低密度影,增强扫描表现为动脉早期高密度均匀强化,边界清晰,门静脉期则可呈高密度、低密度甚至等密度表现。约10.8%的NF-pNETs呈囊性变,此时CT可表现为胰腺内厚壁的囊性病灶,囊液无强化,囊壁则呈动脉期均匀强化。部分pNETs患者可继发远端胰管扩张。

螺旋多期增强CT扫描检测pNETs的准确度很高,总体敏感性超过80%,可发现直径小至4mm的肿瘤,但直径<2cm的肿瘤的敏感性明显低于直径较大的肿瘤。此外,CT检查还有助于发现腹腔淋巴结转移和肝脏转移病灶。由于pNETs血供丰富,CT平扫时肝转移灶可能表现为等密度灶,增强扫描时pNETs肝转移灶多在动脉早期明显增强,在门静脉期则造影剂已廓清而呈低密度病灶。但对直径<1cm的肝转移灶,增强CT的敏感性不如增强MRI。

(2) MRI: 典型pNETs的MRI特征为T1加权像低信号、T2加权像等或高信号的结节,静脉注射造影剂后,表现出与增强CT相同的动脉期明显强化的特点。研究显示增强MRI诊断pNETs的敏感性为85%,特异性为100%,阳性和阴性预测值分别为100%和73%[19]。结合磁共振胰胆管成像(magnetic resonance cholangiopancreatography,

MRCP）检查，MRI还有助于评估病灶的囊性变、远侧胰管扩张情况、病灶与胰管位置关系和胆管扩张情况等，为pNETs的诊断和鉴别诊断提供更多信息。另一方面，增强MRI对肝脏转移灶的诊断敏感性明显高于增强CT和SRS，因此应作为评估肝脏转移病灶的首选[20]。

（3）EUS：由于避免了胃肠道气体的干扰，EUS可提供高分辨率的胰腺影像，可检出直径小至2～3mm的病灶，其对pNETs的诊断敏感性达97%，并可能发现增强CT、MRI检查时遗漏的较小病灶[21]。由于EUS对胰腺多发病灶的检出率优于增强CT或MRI，因此对合并遗传综合征（如MEN1、VHL综合征等）的患者，术前除常规进行增强CT或MRI扫描外，还应进行EUS检查，以免遗漏直径较小的多发病灶。EUS还有助于发现胰腺周围淋巴结转移。EUS属于有创检查，需要由非常熟练的内镜医师进行操作。EUS对胰尾部病灶的显示效果不如胰腺头及胰体部病灶，因此其应用受到一定限制。

（4）SRS和PET/CT：多数NF-pNETs表达高水平的生长抑素受体，因此可采用放射性核素标记的生长抑素类似物奥曲肽（如 ^{111}In-喷曲肽）进行SRS检查。其优点是进行全身性扫描，除原发病灶外，还可发现其他影像学检查难以发现的远处转移病灶，同时这些摄取放射性核素标记奥曲肽的病灶可预测生长抑素类似物治疗和PRRT的临床效果。缺点是其空间分辨率不高，同时无法显示生长抑素受体表达水平不高的pNETs病灶（如分化不良的pNECs）。近年来出现了几种用于功能成像的PET示踪剂（如 ^{68}Ga-DOTA-TATE）与高分辨率PET/CT联用可改善对NF-pNETs的检出效能和分期，其空间分辨率显著高于传统的使用 ^{111}In-喷曲肽的SRS，且对小病灶检出的敏感性更高。^{68}Ga-DOTA-TATE PET/CT也需要病灶生长抑素受体高表达，所以对生长抑素受体表达水平较低的病灶仍然无法显示。因此对于分化较差、恶性程度高的pNECs，上述功能显像检查往往无法做出诊断和发现远处转移灶，此时 ^{18}F-FDG PET/CT检查更具优势。

（5）术中超声：随着微创（腹腔镜或机器人）胰腺手术技术的广泛应用，尤其对位于胰腺实质内小病灶的NF-pNETs，由于无法进行直接触诊，术中超声的应用越来越重要。术中超声检查可直接对胰腺实质进行高分辨率检查，开腹手术时与脏器触诊联合应用，检出肿瘤的敏感性可达83%～100%，同时还有助于发现术前影像学检查遗漏的多发病灶。因此在有条件的单位，尤其是进行微创手术时，可考虑应用术中超声检查以免遗漏多发病灶。需注意术中超声检查不能取代术前影像学检查。

3. 组织病理学检查 pNETs的确诊需要活检标本的组织病理学、免疫组化甚至基因检测来进行综合评估。术前可通过EUS-FNA、超声或CT引导下细针穿刺活检，对pNETs病灶进行组织学诊断。EUS-FNA需由经验丰富的内镜医师完成，可减少穿刺导致的胰瘘及出血风险，但在获取组织标本量较少时难以进行免疫组化检测。细针穿刺活检可在超声或CT引导下经腹腔穿刺进行，具有获取组织量多的优势，但肿瘤较小时难以穿刺成功，且有造成腹腔出血、胰瘘的风险。获取组织标本后除常规进行病理学检查外，对所有可疑的pNETs标本都必须应用免疫组化检测CgA、Syn、CD56、NSE、细胞角蛋白等表达情况以帮助确诊，同时通过Ki-67增殖指数及核分裂象计数确定肿瘤分级[22]。对于可手术切除的病例，术前不需取得病理学诊断。当NF-pNETs发生远处转移（如肝脏转移）无法手术切除时，进行药物治疗前应进行穿刺病理学检查确诊并确定肿瘤分级，根据肿瘤分化程度和分级结果制定治疗方案。发生远处转移时，有可能出现原发病灶与转移灶的组织学分级不同的现象，这也体现出pNETs异质性强的特点，此时应按照分级高的肿瘤类型选择治疗手段，因此应分别对原发病灶和转移灶进行穿刺活检，或者选择易于穿刺且风险低的部位进行活检。

（二）鉴别诊断

NF-pNETs需与胰腺癌、胰腺囊性肿瘤、胃肠间质瘤、胰腺转移癌等疾病鉴别。

1. 胰腺癌 是最常见的胰腺恶性肿瘤，好发于胰头部位，可导致胆总管受压梗阻导致梗阻性黄疸，常伴肿瘤标志物癌胚抗原（carcinoembryonic antigen，CEA）和糖类抗原19-9（carbohydrate antigen 19-9，CA19-9）升高。典型胰腺癌的影像学表现是胰腺实性低强化肿瘤，边界欠清，常伴随肿瘤远端胰腺实质萎缩及胰管扩张。

2. 胰腺囊性肿瘤 NF-pNETs通常为实性肿瘤，但约18的病例可呈囊性变，此时需与胰腺囊性肿瘤相鉴别，如胰腺实性假乳头状肿瘤（solid pseudopapillary tumor, SPT)、黏液性囊腺瘤（mucinous cystic neoplasm, MCN）等。发生囊性变的 NF-pNETs 多表现为厚壁囊肿，囊壁光滑无结节样或乳头状改变，增强 CT 或 MRI 扫描可见囊壁于动脉早期呈现明显强化的特点。

3. 胃肠间质瘤 发生于胃窦后壁或十二指肠降部巨大间质瘤，在增强 CT 或 MRI 扫描时也呈现早期强化的特点，当肿瘤与胰腺关系密切时可被误诊为 pNETs。

4. 胰腺转移癌 临床上罕见胰腺转移性癌，多为肾透明细胞癌或乳腺癌转移至胰腺，可发生于原发肿瘤切除术后数年甚至十余年后，其影像学特点与 pNETs 相似。因此当患者有上述恶性肿瘤病史且发现胰腺明显强化结节时，应注意鉴别。

5. 其他 其他可被误诊为 NF-pNETs 的疾病包括胰腺内副脾、脾动脉瘤等。此外，对所有 pNETs 患者均应注意除外遗传综合征的可能，如 MEN1、VHL 综合征等，尤其对多发病灶患者。

五、治疗

所有的 NF-pNETs 均具有恶性潜能，因此一旦确诊，均应考虑手术切除。然而 NF-pNETs 具有较强的异质性，不同的肿瘤可能具有完全不同的生物学行为，同时由于胰腺手术具有创伤大、术后并发症发生率高的特点，因此制定治疗方案时应综合考虑遗传背景、肿瘤特征、临床表现以及患者整体健康状况和意愿。准确的病史回顾、相关实验室检查和完善的影像学检查对于 NF-pNETs 的治疗策略是非常必要的。

（一）手术治疗

1. 手术适应证 患者病史、家族史和基因检测结果有助于判断肿瘤是散发性的还是与遗传综合征相关。与遗传综合征（如 MEN1 和 VHL 综合征）相关的 NF-pNETs 病灶通常为多发，切除后仍有一定复发风险，且与散发性肿瘤相比，此类患者的肿瘤通常更为惰性，因此进行手术决策时应全面考虑肿瘤功能状态、患者症状、肿瘤恶性潜能以及手术风险。

散发性 NF-pNETs 的肿瘤特征是确定手术治疗时机和方式的最重要因素，关键是判断肿瘤是否存在恶性特征。可靠的恶性特征包括肿瘤浸润性生长、侵犯邻近脏器、周围淋巴结转移或远处转移、肿瘤复发等，其他有助于判断恶性特征的指标包括肿瘤大小和生长速度等。仅根据肿瘤大小预测 NF-pNETs 的恶性特征非常困难，即使直径＜2cm 的肿瘤，亦有发生淋巴结或远处转移的可能，因此必须结合肿瘤部位、侵袭情况及生长速度等综合判断[23, 24]。18F-FDG PET/CT 检查可反映肿瘤细胞代谢活性，呈明显高代谢的 NF-pNETs 病灶亦提示恶性可能。此外，已行组织病理学检查的患者可根据肿瘤细胞分化状态、病理分级判断恶性特征。具有恶性特征和出现临床症状的 NF-pNETs 患者均应接受手术切除。对高龄、合并症较多的 NF-pNETs 患者应充分考虑手术风险和术后并发症。

2. 手术方式 散发 NF-pNETs 的手术方式选择需综合考虑肿瘤大小、部位、侵袭情况、淋巴结及远处是否发生转移等因素[25]。

对于肿瘤直径＜2cm 且无周围组织器官浸润，术前影像评估如无周围淋巴结肿大及远处转移者，可行肿瘤局部切除术，如节段性胰腺切除或保留脾脏的胰体尾切除术，当肿瘤距主胰管超过 3mm 进亦可行肿瘤剜除术，此时可不必行淋巴结清扫。

当肿瘤直径≥2cm 时，手术治疗除完整切除肿瘤外，还应包括周围淋巴结清扫。位于胰头部者应行胰十二指肠切除术并行标准范围的淋巴结清扫，亦可根据病灶大小、局部浸润范围等行保留器官的各种胰头切除术。位于胰体尾部的 NF-pNETs 应行远端胰腺切除术，可保留或联合脾脏切除。位于胰体的肿瘤可行节段性胰腺切除术，但术前应充分评估肿瘤周围浸润及淋巴结转移情况。

对于可切除的局部复发病灶和/或可切除的远处转移灶（如可切除的肝转移灶），若患者身体状况允许，亦应考虑手术切除。当 NF-pNETs 出现不可切除的肝多发转移时，有研究显示切除原发性肿瘤的患者生存期明显长于未接受手术的患者，即切除原发灶可能有利于对肝转移灶的治疗，因此如原发灶为可切除，可考虑手术切除原发灶，即行减瘤手术[26]。局部晚期或转移性 G1/G2 级 NF-pNETs 患者，为预防或治疗出血、急性胰腺炎、黄疸、消化道梗阻等严重危及生命和影响生活质量的并发症，亦可行姑息性原发灶切除术。当然，此类患者的术后复发、转移的风险极高，需进行积极的全身治疗并严密随访监测。

随着微创技术的进步，腹腔镜或机器人手术已成为治疗胰腺低度恶性肿瘤的重要方式。目前研究结果均认为,对于 NF-pNETs 的手术治疗,微创手术在肿瘤根治效果和手术安全性(术后并发症发生率和病死率)方面均达到与传统开放手术相同的效果[27]。因此,在技术上可行的前提下,上述各种术式既可行开腹手术,也可采用微创手术完成。

3. 术后辅助治疗 对 G1 级和 G2 级 NF-pNETs 患者,目前尚无高级别的循证医学证据支持术后辅助治疗能使根治性切除术后的患者获益。具有肿瘤复发高危因素的患者,如淋巴结转移、血管内癌栓、切缘阳性及联合肝转移灶切除的患者,可考虑进行术后辅助治疗,其中 G1 和 G2 级 NF-pNETs 患者可考虑使用长效生长抑素、化疗或分子靶向药物治疗,但目前尚无指南对辅助治疗具体方案作出明确推荐。对根治术后病理报告为 G3 级的患者,可参照胰腺导管腺癌的治疗原则给予辅助化疗和/或局部放疗[14,28]。

(二)无法切除的 NF-pNETs 的综合治疗

1. 针对无法切除的肝转移灶 可以采用经导管动脉栓塞化疗(transcatheter arterial chemoembolization,TACE)、射频消融、内放射治疗等局部治疗手段,控制肝内转移灶的进展,减轻肿瘤负荷,与全身治疗联合使用适用于原发灶无法切除或存在肝外转移灶的患者。如原发灶可根治性切除的 NF-pNETs 患者出现无法切除的肝脏多发转移,在除外肝外转移后,对无肝移植禁忌者可考虑行肝移植治疗,一般认为肿瘤 Ki-67 增殖指数 <10% 的患者进行肝移植的预后更好[14,29]。

2. 晚期 NF-pNETs 的药物治疗 主要包括生长抑素类药物、分子靶向药物和化疗药物。

(1)生长抑素类药物:除用于控制功能性 pNETs 的激素分泌症状外,长效生长抑素类似物可用于进展缓慢的 G1 和 G2 级 NF-pNETs 的长期治疗,抑制肿瘤生长,生长抑素受体阳性的 pNECs(G3 级)也可应用长效生长抑素治疗,具有不良反应小的优点[25]。

(2)分子靶向药物:常用靶向治疗药物包括依维莫司和舒尼替尼,前者是 mTOR 抑制剂,后者为多靶点酪氨酸激酶抑制剂,前瞻性临床研究结果表明二者对晚期和转移性 NF-pNETs 均有较好的疗效及耐受性,可显著延长 pNETs 患者的无进展生存期[25]。

(3)化疗药物:主要药物有链佐星和替莫唑胺,其中链佐星联合 5-氟尿嘧啶和/或表柔比星治疗转移性 G1 和 G2 级 pNETs 的客观有效率达到 35%~40%,替莫唑胺单药或联合卡培他滨对转移性 pNETs 也有一定疗效,5-氟尿嘧啶或卡培他滨联合奥沙利铂或伊立替康等方案可以作为 NF-pNETs 二线治疗的选择,分化差的 G3 级 NF-pNETs 可参照胰腺导管腺癌选择化疗药物及方案[14]。

3. PRRT PRRT 采用放射性核素标记的生长抑素类似物,通过识别肿瘤细胞表达的生长抑素受体治疗转移性 NF-pNETs,属于全身性治疗。目前常用放射性核素为 ^{90}Y(如 ^{90}Yttrium labeled-[1,4,7,10-tetraazacyclododecane-1,4,7,10-tetraacetic acid]-Tyr^3-octreotide,^{90}Y-DOTA-TOC)和 ^{177}Lu(如 ^{177}Lutetium labeled-[1,4,7,10-tetraazacyclododecane-1,4,7,10-tetraacetic acid]-Tyr^3-octreotate,^{177}Lu-DOTA-TOC),适用于 SRS 阳性的转移性 NF-pNETs 患者,其对晚期患者的中位生存期和生活质量的改善作用尚待大规模前瞻性临床研究证实[30]。

总之,手术切除是根治 NF-pNETs 唯一有效的治疗方法。对肿瘤直径较小、病理学分级较低的 NF-pNETs 患者,可考虑定期随访监测,但具体指征仍存在争议。对不可切除的局部晚期或转移性 NF-pNETs,应根据肿瘤部位、分化程度、病理分级、生长抑素受体表达情况、患者身体状况及意愿等因素,通过 MDT 模式制定个体化综合治疗方案,从而改善患者预后。

六、预后与随访

(一)NF-pNETs 的预后和影响预后的因素

总体而言,pNETs 患者的预后明显优于胰腺癌,与功能性 pNETs 相比,NF-pNETs 的预后略差于前者,总体五年生存率约为 52.6%,接受手术切除的患者五年生存率高达 78.7%[3]。肿瘤分期和病理分级是决定 pNETs 患者预后的最重要因素。研究显示不同 TNM 分期的 pNETs 患者总体五年生存率分别为:Ⅰ期 92%,Ⅱ期 84%,Ⅲ期 81%,Ⅳ期 57%;不同病理分级的 pNETs 患者总体五年生存率分别为:G1 级 75%,G2 级 62%,G3 级 7%[31]。其他影响 pNETs 预后的危险因素还包括年龄、肿瘤大小、性别、有无神经浸润及微血管浸润和是否接受手术切除等,高龄、肿瘤较大、男性、肿瘤发生神经浸润或微血管浸润和无法接受手术切除的患者预后较差。此外,是否接受积极的全身治疗、肿瘤生长抑素受体表达情况等也是影响晚期 NF-pNETs 患者预后的危险因素。

(二) NF-pNETs 的随访策略

所有 NF-pNETs 均有恶性潜能，即使根治性切除术后亦可能出现肿瘤复发或远处转移，因此所有患者均应进行长期随访。根治性切除术后患者每 6~12 个月随访 1 次，随访 10 年，若出现症状随时复查。病理分级为 G3 级的患者应按照导管腺癌的随访要求进行随访。对于未行手术切除的低危患者，第 1 年应每 3 个月随访 1 次，之后每半年随访 1 次，至少 3 年，之后每年 1 次。无法切除或有远处转移的 NF-pNETs 患者，应每 3~6 个月随访 1 次，接受治疗的患者随访时间应相应缩短。随访内容应包括血清 CgA 和 NSE，影像学检查包括 CT 或 MRI 检查，对于表达生长抑素受体的 NF-pNETs 患者，也可联合 SRS 进行随访。

（杨尹默　田孝东）

参 考 文 献

1. Dasari A, Shen C, Halperin D, et al. Trends in the Incidence, Prevalence, and Survival Outcomes in Patients With Neuroendocrine Tumors in the United States[J]. JAMA Oncol, 2017, 3(10): 1335-1342
2. Hallet J, Law CH, Cukier M, et al. Exploring the rising incidence of neuroendocrine tumors: a population-based analysis of epidemiology, metastatic presentation, and outcomes[J]. Cancer, 2015, 121(4): 589-597
3. Kasumova GG, Tabatabaie O, Eskander MF, et al. National Rise of Primary Pancreatic Carcinoid Tumors: Comparison to Functional and Nonfunctional Pancreatic Neuroendocrine Tumors[J]. J Am Coll Surg, 2017, 224(6): 1057-1064
4. Stevenson M, Lines KE, Thakker RV, et al. Molecular Genetic Studies of Pancreatic Neuroendocrine Tumors: New Therapeutic Approaches[J]. Endocrinol Metab Clin North Am, 2018, 47(3): 525-548
5. Jiao Y, Shi C, Edil BH, et al. DAXX/ATRX, MEN1, and mTOR pathway genes are frequently altered in pancreatic neuroendocrine tumors[J]. Science, 2011, 331(6021): 1199-1203
6. Yachida S, Vakiani E, White CM, et al. Small cell and large cell neuroendocrine carcinomas of the pancreas are genetically similar and distinct from well-differentiated pancreatic neuroendocrine tumors[J]. Am J Surg Pathol, 2012, 36(2): 173-184
7. Marinoni I, Kurrer AS, Vassella E, et al. Loss of DAXX and ATRX are associated with chromosome instability and reduced survival of patients with pancreatic neuroendocrine tumors[J]. Gastroenterology, 2014, 146(2): 453-460.e5
8. Zhang J, Francois R, Iyer R, et al. Current understanding of the molecular biology of pancreatic neuroendocrine tumors[J]. J Natl Cancer Inst, 2013, 105(14): 1005-1017
9. Wolin EM. PI3K/Akt/mTOR pathway inhibitors in the therapy of pancreatic neuroendocrine tumors[J]. Cancer Lett, 2013, 335(1): 1-8
10. Leoncini E, Carioli G, La Vecchia C, et al. Risk factors for neuroendocrine neoplasms: a systematic review and meta-analysis[J]. Ann Oncol, 2016, 27(1): 68-81
11. Halfdanarson TR, Bamlet WR, McWilliams RR, et al. Risk factors for pancreatic neuroendocrine tumors: a clinic-based case-control study[J]. Pancreas, 2014, 43(8): 1219-1222
12. Riihimäki M, Hemminki A, Sundquist K, et al. The epidemiology of metastases in neuroendocrine tumors[J]. Int J Cancer, 2016, 139(12): 2679-2686
13. de Mestier L, Hentic O, Cros J, et al. Metachronous hormonal syndromes in patients with pancreatic neuroendocrine tumors: a case-series study[J]. Ann Intern Med, 2015, 162(10): 682-689
14. 中华医学会外科学分会胰腺外科学组. 胰腺神经内分泌肿瘤治疗指南（2014 版）[J]. 中华外科杂志, 2014, 52(12): 888-890
15. Wang YH, Yang QC, Lin Y, et al. Chromogranin A as a marker for diagnosis, treatment, and survival in patients with gastroenteropancreatic neuroendocrine neoplasm[J]. Medicine (Baltimore), 2014, 93(27): E247
16. 中国临床肿瘤学会神经内分泌肿瘤专家委员会. 中国胃肠胰神经内分泌肿瘤专家共识（2016 年版）[J]. 临床肿瘤学杂志, 2016, 21(10): 927-946
17. Oberg K. Circulating biomarkers in gastroenteropancreatic neuroendocrine tumours[J]. Endocr Relat Cancer, 2011, 18 Suppl 1: S17-S25
18. Raines D, Chester M, Diebold AE, et al. A prospective evaluation of the effect of chronic proton pump inhibitor use on plasma biomarker levels in humans[J]. Pancreas, 2012, 41(4): 508-511
19. Thoeni RF, Mueller-Lisse UG, Chan R, et al. Detection of small, functional islet cell tumors in the pancreas: selection of MR imaging sequences for optimal sensitivity[J]. Radiology, 2000, 214(2): 483-490
20. Dromain C, de Baere T, Lumbroso J, et al. Detection of liver metastases from endocrine tumors: a prospective comparison of somatostatin receptor scintigraphy, computed tomography, and magnetic resonance imaging[J]. J Clin Oncol, 2005, 23(1): 70-78
21. James PD, Tsolakis AV, Zhang M, et al. Incremental benefit of preoperative EUS for the detection of pancreatic neuroendocrine tumors: a meta-analysis[J]. Gastrointest Endosc, 2015, 81(4): 848-856

22. 2013年中国胃肠胰神经内分泌肿瘤病理诊断共识专家组. 中国胃肠胰神经内分泌肿瘤病理诊断共识（2013版）[J]. 中华病理学杂志, 2013, 42(10): 691-693
23. Gorelik M, Ahmad M, Grossman D, et al. Nonfunctioning Incidental Pancreatic Neuroendocrine Tumors: Who, When, and How to Treat?[J]. Surg Clin North Am, 2018, 98(1): 157-167
24. Finkelstein P, Sharma R, Picado O, et al. Pancreatic Neuroendocrine Tumors (panNETs): Analysis of Overall Survival of Nonsurgical Management Versus Surgical Resection[J]. J Gastrointest Surg, 2017, 21(5): 855-866
25. Falconi M, Eriksson B, Kaltsas G, ENETS Consensus Guidelines Update for the Management of Patients with Functional Pancreatic Neuroendocrine Tumors and Non-Functional Pancreatic Neuroendocrine Tumors[J]. Neuroendocrinology, 2016, 103(2): 153-171
26. Watzka FM, Fottnet C, Miederer M, et al. Surgical therapy of neuroendocrine neoplasm with hepatic metastasis: patient selection and prognosis[J]. Langenbecks Arch Surg, 2015, 400(3): 349-358
27. Han SH, Han IW, Heo JS, et al. Laparoscopic versus open distal pancreatectomy for nonfunctioning pancreatic neuroendocrine tumors: a large single-center study[J]. Surg Endosc, 2018, 32(1): 443-449
28. Garcia-Carbonero R, Sorbye H, Baudin E, et al. ENETS Consensus Guidelines for High-Grade Gastroenteropancreatic Neuroendocrine Tumors and Neuroendocrine Carcinomas[J]. Neuroendocrinology, 2016, 103(2): 186-194
29. Pavel M, O'Toole D, Costa F, et al. ENETS Consensus Guidelines Update for the Management of Distant Metastatic Disease of Intestinal, Pancreatic, Bronchial Neuroendocrine Neoplasms (NEN) and NEN of Unknown Primary Site[J]. Neuroendocrinology, 2016, 103(2): 172-185
30. Werner RA, Ilhan H3, Lehner S, et al. Pre-therapy Somatostatin Receptor-Based Heterogeneity Predicts Overall Survival in Pancreatic Neuroendocrine Tumor Patients Undergoing Peptide Receptor Radionuclide Therapy[J]. Mol Imaging Biol, 2019, 21(3): 582-590
31. Strosberg JR, Cheema A, Weber J, et al. Prognostic validity of a novel American Joint Committee on cancer staging classification for pancreatic neuroendocrine tumors[J]. J Clin Oncol, 2011, 29(22): 3044-3049

第八章 胰腺神经内分泌肿瘤的外科治疗

pNETs 的首选治疗方式为根治性手术切除，除非存在广泛转移或伴有危及生命的严重并发症及手术高危因素。基于 pNETs 的显著异质性，可依据肿瘤性质、直径、部位、与胰管关系及周围脏器的侵犯情况等综合判断，个体化选择手术方式。

一、肿瘤分期及可切除性评估

（一）肿瘤分期

ENETS 及美国癌症联合会（American Joint Committee on Cancer，AJCC）分别提出 pNETs 的分期系统，两者基本一致，差异不大，以 AJCC 分期应用更为广泛。

第 8 版 AJCC 胰腺神经内分泌肿瘤 TNM 分期系统，对既往 T 及 M 的分期标准有所调整，Ⅱ期和Ⅲ期不再细分为 A、B 亚组，同时提出该系统仅适用于高分化 pNETs（G1/G2 级），G3 级及低分化 pNETs 则以胰腺癌分期系统为标准。

（二）肿瘤可切除性评估

推荐在 MDT 模式下，依据患者年龄、一般状况、并发症、临床症状及定性、定位检查结果，必要时行肿瘤穿刺活检获取病理学诊断，评估肿瘤生物学特性，综合评估 pNETs 病灶的可切除性及有无切除的必要性。针对术前可切除性评估，目前缺乏专门针对 pNETs 的指南与共识，临床上多以胰腺癌术前可切除性评估作为判断标准，其中以 NCCN 指南的标准应用最为广泛。

最近 ENETS 提出针对 pNETs 的可切除性判断标准[1]，与前述 NCCN 指南标准近似。鉴于 pNETs 生物学行为有别于胰腺外分泌导管腺癌，恶性程度相对较低，周围脏器及大血管侵犯的比例及程度相对较轻，位于胰腺的原发肿瘤多有完整被膜及明显境界，切除率较高。故在治疗策略上，对 pNETs 原发灶甚或转移灶的切除较胰腺癌更为积极，特别是对 G1/G2 级的肿瘤，即使存在主要血管侵犯和（或）肝脏转移，仍提倡行原发灶联合血管及转移灶的切除。然而，由于 pNETs 发病率低且异质性明显，在评价联合血管及脏器切除对改善患者预后的作用方面，尚缺乏高质量的临床研究结果，已有的研究由于样本量及入组标准问题等，存在一定偏倚，导致结论不一致甚或矛盾。

综上，目前可切除性评估多以胰腺癌作为参考标准，由于 pNETs 的特殊性及异质性，临床实践中应秉持个体化原则，一方面从外科技术层面评价（即肿瘤可否切除），更为重要的是从肿瘤学角度评价（即肿瘤应否切除）。对于 G1/G2 级肿瘤，应持较为积极的治疗态度，提倡联合血管及脏器切除；对 G3 级肿瘤，采用胰腺癌相关评估标准更具有合理性。

二、胰腺神经内分泌肿瘤原发病灶的外科治疗原则

（一）可切除的胰腺神经内分泌肿瘤

经术前准确定性、定位诊断及 MDT 讨论后，对于病灶局限、不合并血管及周围脏器侵犯的 pNETs，提倡在根治基础上行保留器官的切除术式，病灶位于胰头部者可行保留十二指肠的胰头切除（Beger 手术）或保留幽门的胰十二指肠切除术（pylorus-preserving pancreatoduodenectomy，PPPD）；位于胰体尾可行保留脾脏的胰体尾切除术；肿瘤位于胰颈部及体部者，可行胰腺节段切除，近端封闭，远端行胰肠或胰胃吻合；对于直径较小的胰岛素瘤或 <2cm 的 NF-pNETs，也可考虑肿瘤摘除术。有文献报道胰腺节段切除及肿瘤摘除术后胰瘘发生率高于标准术式，但多不致严重并发症，充分引流即可，一般无需特别干预。应强调保留功能应以根治为基础，对于存在局部浸润或周围淋巴结转移者，应行标准术式。

近年来，腹腔镜外科发展迅速。Domenico 等

人[2]对手术切除的907例pNETs患者的临床资料进行荟萃分析，414例接受肿瘤摘除术，369例接受保留或不保留脾脏的胰体尾切除术，55例接受胰十二指肠切除术（pancreaticoduodenectomy，PD），18例接受胰腺节段切除术。其中298例（32.8%）施行腹腔镜胰腺手术（laparoscopic pancreatic surgery，LPS），609例（67.2%）施行开放胰腺手术（open pancreatic surgery，OPS）。对比后发现，LPS的术后胰瘘发生率、疾病复发情况及死亡率与OPS相当，但能显著住院时间。因此，通过腹腔镜实施肿瘤摘除术、节段切除术或保留脾脏的胰体尾切除术等，具有安全性及可行性，临床上可依据患者一般情况、术者技术水平等综合评价后适当选择，应特别注意学习曲线对手术质量的影响。

1. 功能性胰腺神经内分泌肿瘤 功能性pNETs以胰岛素瘤和胃泌素瘤最为常见，其他如胰高血糖素瘤、VIP瘤、生长抑素瘤、ACTH瘤等较为罕见。对于功能性pNETs，无论肿瘤大小，均应考虑原发病灶切除，以缓解因激素过度分泌所致的代谢症状。

胰岛素瘤是最常见的功能性pNETs，常具备典型的Whipple三联症表现。首诊时80%~90%的胰岛素瘤直径<2cm，且性质多为低度恶性。术前定性诊断多不困难，定位诊断偶有一定难度。术前应行MRCP或EUS，充分评估肿瘤与主胰管的关系。对于直径较小、距主胰管有一定距离的胰岛素瘤，可行肿瘤摘除术；对于肿瘤直径较大、位置深在、毗邻主胰管者，根据肿瘤部位可选择行PPPD、胰腺中段切除术、保留脾脏的胰体尾切除术等。需警惕病灶多发所致的漏诊，必要时可行术中超声辅助诊断。

胃泌素瘤发病率仅次于胰岛素瘤，由于血促胃液素水平升高，临床表现为顽固性消化性溃疡即佐林格-埃利森综合征。术前通过腹部CT、MR或PET/CT等多可对病灶进行准确定位，80%以上的胃泌素瘤发生在"胃泌素瘤三角"。部分患者存在术前影像学难以定位的隐匿性病灶，仔细探查结合术中超声，可对95%病灶准确定位，仍有5%~8%的患者术中难以定位，可行高选择性迷走神经切除，以减少术后抗酸治疗的需求。由于PPIs疗效显著，目前已不推荐施行靶器官切除（即胃大部切除）作为缓解症状的手段。

术中需特别注意的是，胃泌素瘤可发生于胰外器官，以十二指肠最为常见，无论术中超声对胰腺检查的结果如何，应常规切开十二指肠检查，以期发现肠壁内病灶，其他可能受累区域还包括病灶周围淋巴结、肝脏及卵巢等。Chen等人[3]通过对39例胃泌素瘤患者的病理进行回顾性研究证实，11例（28.2%）合并淋巴结转移。因此，胃泌素瘤患者应注意区域淋巴结的清扫。

其他功能性pNETs相对少见，根治性切除是唯一治愈手段。此类肿瘤多为恶性，就诊时往往肿瘤较大或已合并肝脏转移，保留器官的各种胰腺切除术式在根治性方面存在不足，应审慎应用。如原发灶和（或）转移灶仍具有可切除性，应努力做到R0切除。姑息性切除在减瘤的同时，或可改善患者的生活质量，甚至使患者在一定程度上生存获益。

2. 无功能性胰腺神经内分泌肿瘤 对于偶然发现且直径<2cm的NF-pNETs，选择持续随访观察还是手术切除，存在一定争议。Gaujoux等[4]对46例经穿刺活检或核素显像等明确诊断的直径<2cm NF-pNETs患者的自然病程进行回顾性分析，提示对一些特定患者（经影像学证实病灶局限，无淋巴结及远处转移），每半年一次影像学规律随访是安全可行的。Lee等人[5]对77例平均直径为1.0cm的NF-pNETs患者进行回顾性分析，在中位时间45个月的随访中并未发现肿瘤进展。然而，亦有与上述结论相反的研究报告，Sharpe等人[6]对380例≤2cm的NF-pNETs患者的临床病理资料进行回顾性分析，发现手术切除组患者总生存期（overall survival，OS）显著长于随诊观察组患者（$P<0.05$），进一步分析发现即使为低级别、高分化的肿瘤患者，手术切除仍有生存获益。Regenet等人[7]通过一项多中心研究，对80例直径<2cm的NF-pNETs患者的临床资料进行回顾性分析，其中66例接受手术切除，14例接受随访观察，恶性者定义为存在淋巴结及肝脏转移，随访发现肿瘤直径同预后显著相关，区分良恶性病变的直径界值为1.7cm。

不同研究结论相悖，可能与发病率低、样本量普遍偏小及肿瘤异质性明显等因素相关，导致上述研究的可比性不强。目前多数研究认为，界定pNETs"惰性"及"侵袭性"的直径界值为1.5~2cm，在上述界值以下者生物学行为呈惰性表现，可随访观察，但由于缺乏长期随访结果，仍存较大争议。ENETS推荐[1]，对于偶然发现且直径<2cm的NF-pNETs，建议手术切除，可选择肿瘤

摘除或节段切除等保留器官的相应术式,随访观察仅适于存在严重并发症不宜手术者。对于存在主胰管受累和(或)其他局部侵袭征象[如主胰管扩张、黄疸、血管和(或)淋巴结受累]的患者应尽早手术。NCCN 指南[8]推荐对肿瘤直径为 1~2cm 的 pNETs 行手术切除并清扫局部淋巴结;对于偶发的直径＜1cm 的低级别肿瘤可规律随访。综上,直径＞2cm 的 NF-pNETs,生物学行为具有侵袭性,建议行标准术式切除,以根治为主要目的;1~2cm 者亦推荐手术切除,可行摘除术或保留器官的切除术式;对于直径＜1cm 者,NCCN 指南提出可随访观察,推荐穿刺活检,明确肿瘤分级,以增加随访观察的安全性。

(二)交界可切除胰腺神经内分泌肿瘤

对于非转移性 pNETs,可切除性评估的主要依据为肿瘤与血管之间的解剖学关系及其是否可切除重建。不同于对胰腺癌联合血管切除的多量临床研究,pNETs 相关研究较少。合并血管侵犯者生物学行为较差,且往往伴有肝脏转移。既往研究多主张在 R0 切除的前提下,积极行联合血管切除重建及肝脏转移病灶的切除以改善预后。部分入组患者因同时合并血管侵犯及肝脏转移,往往难以单独评价受累血管切除重建对改善预后的意义。Norton 等人[9]对 273 例 pNETs 患者进行回顾性分析,术前影像学发现 46 例合并血管侵犯,以门静脉(portal vein,PV)(n=20,43%)及肠系膜上静脉(superior mesenteric vein,SMV)/肠系膜上动脉(superior mesenteric artery,SMA)(n=16,35%)受侵为主,42 例(91%)患者行病灶切除,其中联合肝脏转移病灶切除 18 例(41%),SMV/PV 切除重建 8 例(17%),SMA 切除重建 1 例(2%),结果显示联合血管切除重建/肝脏转移病灶切除有助于改善预后,并未增加围术期并发症的发生率及死亡率。Haugvik 等人[10]对 7 例联合血管切除重建的 pNETs 患者进行回顾性分析,术前影像学证实 4 例合并肝脏转移。7 例患者均行门静脉切除重建,其中 2 例患者同时行肝动脉切除重建,1 例患者同时行左肝动脉切除重建,1 例患者联合肝脏切除。研究结果亦证实联合血管切除重建可改善预后。

pNETs 伴有周围脏器侵犯(胃、脾、结肠、肾上腺等)者,往往合并有肝脏等远处转移,扩大切除对改善预后的意义有限。ENETS 指南[1]推荐,多脏器联合切除仅适用于低级别肿瘤(G1/G2 级)。Cornelius 等人[11]对接受 PD 的 95 例 pNETs 患者进行回顾性研究,其中 26 例因合并周围脏器侵犯或肝脏转移行联合脏器切除,包括 8 例 SMV/PV 切除重建、2 例肝动脉切除重建及 12 例肝脏转移病灶切除/消融等,余 69 例患者行标准 PD,术后随访发现,标准术式或联合术式均可显著改善预后,低级别(G1/G2 级)pNETs 患者实施联合脏器切除后生存更为获益。

综上,鉴于 pNETs 恶性程度一般低于胰腺外分泌导管腺癌,特别是对 G1/G2 级的交界可切除患者,外科层面应持更为积极的治疗理念,只要有 R0 切除可能,应力争联合血管或脏器切除。

三、胰腺神经内分泌肿瘤切除术的淋巴结清扫范围

淋巴结转移是影响 pNETs 患者预后的独立危险因素,一定范围的淋巴结清扫不仅是肿瘤根治的需要,同时也可评估预后。由于 pNETs 生物学行为的显著异质性,对淋巴结清扫的指征、范围及数量等尚无共识。

肿瘤直径与病理分级为预测 pNETs 淋巴结转移的风险因素,即使肿瘤直径＜2cm,即所谓"惰性"肿瘤,仍然存在淋巴结转移风险。Toste 等人[12]对 116 例 NF-pNETs 患者的临床资料进行回顾性分析,发现术前影像学提示病灶直径＜2cm 及≥2cm 患者淋巴结转移率分别为 7.4% 及 38.5%。Curran 等人[13]对 1915 例 pNETs 手术患者的临床资料进行回顾性分析,发现肿瘤直径同淋巴结转移显著相关,在不考虑病理分级的情况下,肿瘤直径＜1cm、1cm~1.9cm、2~4.9cm 及≥5cm 时的淋巴结转移率分别为 17%(8/47)、25%(43/173)、51%(342/665)及 56%(302/544),对于 G1、G2 级患者,肿瘤直径＜1cm 时淋巴结转移阳性率为 0(0/20)。Jutric 等人[14]通过对 2 735 例 pNETs 患者临床资料进行回顾性研究后发现,即使是直径＜1cm 的 G1 级肿瘤,其淋巴结阳性率仍可达 24%。

NCCN 指南[8]推荐,对于 1~2cm 的 NF-pNETs,术前需仔细进行影像学评估。由于其存在 7%~26% 的淋巴结转移概率,应考虑行区域淋巴结清扫术。依照 AJCC TNM 分期区域淋巴结定义(图 5-8-1),如肿瘤位于胰头及胰颈部,区域淋巴结群包含沿胆总管、肝总动脉、门静脉、十二指肠腹侧及背侧、肠系膜上静脉以及肠系膜上动脉右侧分布的淋巴结。如肿瘤位于胰体及胰尾部,区域淋

巴结群为肝总动脉、腹腔干、脾动脉及脾门处淋巴结。侵犯胰周淋巴结则定义为 N1。如合并腹主动脉周围淋巴结转移，则定义为 M1，一般不建议再行切除术式。

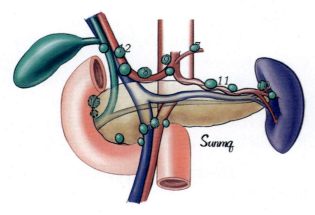

图 5-8-1　AJCC TNM 分期区域淋巴结定义

ENETS 指南[1]建议对直径 >2cm 的 pNETs 患者应常规行淋巴结清扫；对于直径较小的肿瘤，施行肿瘤摘除术时，术中可行淋巴结活检，如合并淋巴结转移，应实施标准切除术式及区域淋巴结清扫。上述两份指南对于清扫数量并无统一标准，ENETS 指南[1]认为可参考胰腺癌标准，清扫数目应不少于 12 个，至少包括胰周（第 13 组及 17 组）及肠系膜上动脉（第 14 组）淋巴结。目前关于 pNETs 淋巴结清扫范围，尚无前瞻性的临床研究。

四、局部进展期及转移性胰腺神经内分泌肿瘤的外科治疗原则

参考胰腺癌可切除性评估标准，术前影像学提示肿瘤包裹 SMA 和（或）腹腔干（celiac axis, CA）和（或）肝总动脉（common hepatic artery, CHA），为局部进展期表现，无手术指征。对于局部进展期或转移性 pNETs，无法行 R0 切除的患者，姑息性切除原发灶或者行减瘤手术（切除 >90% 的病灶）或可缓解部分患者症状，能否可延长患者生存尚存争议。ENETS 指南[1]提出，如肝脏转移病灶不可切除，姑息性切除原发灶仅适用于低级别（G1/G2 级）的胰体尾部肿瘤，如肿瘤位于胰头，并不推荐行姑息性胰十二指肠切除术。对功能性 pNETs 患者，姑息手术有助于减少激素分泌，可缓解症状。对于 NF-pNETs 患者，应权衡利弊，审慎手术，以内科及对症治疗为主。

（一）局部进展期胰腺神经内分泌肿瘤的新辅助治疗

NCCN 指南[8]建议，不可切除的 pNETs 经新辅助治疗降期后转变为可切除病灶，如患者一般状况允许，应予以手术切除，但相关研究较少。Perysinakis 等人[15]进展期 pNETs 新辅助治疗的 12 项研究进行荟萃分析，这些研究多为小样本回顾性研究或个案报告，入组患者治疗方案差异较大，包含化疗、放疗、靶向治疗、PRRT 等，研究结论显示新辅助治疗对进展期 pNETs 有降期作用，但治疗方案亟待规范。由于在原发灶可切除性判断标准方面，不同研究中心在临床实践中存在较大差异，导致入组患者异质性明显，加之治疗方案及药物剂量、周期等方面无统一标准，致使各研究之间可比性不强，循证等级较低，新辅助治疗的作用仍面临诸多质疑。

为避免偏倚，提高研究质量，Partelli 等人[16]设计一项基于肿瘤大小、分级和分期匹配的对照试验，研究对象为伴有高复发风险（定义为肿瘤直径较大、存在血管侵犯或肝脏转移等）的可切除或交界可切除 pNETs 患者。研究组 23 例患者先接受 PRRT 新辅助治疗，后行手术切除；对照组 23 例患者则直接行手术切除。结果显示研究组患者肿瘤直径有显著缩小（$P=0.047$）。经中位时间为 61 个月的随访后，两组的无进展生存期（progression free survival, PFS）无差异，但研究组新辅助治疗后 R0 切除的 15 例生存期显著长于对照组的 16 例 R0 切除患者（$P<0.05$）。研究结果显示 PRRT 可能改善伴有高复发风险 pNETs 患者的预后。

（二）合并肝转移的胰腺神经内分泌肿瘤的外科治疗

肝脏是 pNETs 最常见的远处转移部位，50%～75% 的患者在明确诊断时已合并肝转移，几乎所有发生远位转移的患者都存在肝转移病灶，其中仅 7%～15% 的患者可行肝转移病灶的完全切除。Birnbaum 等人[17]对多中心 134 例 pNETs 患者的临床资料进行回顾性研究，有 43 例（32%）为进展期表现，其中的 27 例行同期或分期肝转移病灶切除，在这 27 例患者中有 18 例肝脏转移病灶被完全清除。通过 5 年随访后发现，无肝转移及周围脏器受累者五年生存率为 87%，但即使存在肝转移，如能实现 R0 切除，五年生存率仍可达 66%。因此，对于合并肝转移的 pNETs，联合肝转移病

灶切除应为治疗的首选。2016年中国胃肠胰神经内分泌肿瘤专家共识[18]建议，如pNETs仅合并肝脏转移，术前穿刺病理证实病灶为G1/G2级肿瘤，应行联合转移病灶的切除术式。如肿瘤单发或虽然多发但局限于一叶肝脏，可行肝段或肝叶切除，存在手术禁忌时可行转移灶消融治疗。如为双叶多发肝转移，可考虑同期或分期切除，或联合术中射频消融。如弥漫性肝脏转移，经严格筛选，符合指征者可考虑肝移植。对于无手术指征者，针对肝转移病灶可选择射频消融、动脉栓塞及放射治疗等局部治疗手段，以控制病灶，减轻肿瘤负荷及激素分泌。

五、胰十二指肠切除术

胰十二指肠切除术是治疗壶腹周围肿瘤的经典术式，切除范围包括胆囊、胆总管远端、胰头部、全部十二指肠和近段空肠，常规清扫胰头周围淋巴结（包括第6、8、12、13、14、17组淋巴结），之后顺序完成胰肠、胆肠、胃肠重建。胰十二指肠切除术围术期死亡率约为3%，其适应证包括：①壶腹周围良恶性肿瘤；②慢性胰腺炎伴难治性疼痛、胰头部肿块以及不能除外胰腺癌者；③其他消化道肿瘤，如胃癌、结肠癌、胆囊癌等累及胰头或十二指肠而无远处转移者，在切除原发病灶的同时可行胰十二指肠切除术。

pNETs生物学行为不同于胰腺癌，对病灶小而局限者，更提倡行保留器官的切除术式如PPPD甚或保留十二指肠的胰头切除等；对于合并周围脏器侵犯或累及血管甚或合并转移的部分"交界可切除"或"不可切除"pNETs，在可能实现R0切除的前提下，也提倡行扩大胰十二指肠切除术或联合转移灶切除，以缓解症状及改善预后。

开放胰十二指肠切除术的主要步骤及传统手术入路如下所述：

（一）切口

一般多采用右上腹经腹直肌切口或上腹正中切口，上自剑突，向下绕脐至脐下2～3cm。

（二）探查

进入腹腔后，首先探查腹腔、盆腔、肝脏及肝周淋巴结有无转移，其次初步探查肿瘤部位，是否累及周围脏器，是否侵及下腔静脉、横结肠系膜根部、十二指肠悬韧带或称为Treitz韧带（suspensory ligament of duodenum or ligament of Treitz）等，初步评估可切除性。

1. Kocher切口　沿十二指肠右侧切开后腹膜，并向右侧离断肝结肠韧带，充分游离十二指肠及胰头背侧的疏松间隙，直至腹主动脉左侧水平，并切开部分Treitz韧带。进一步明确胰头或壶腹部占位与下腔静脉及横结肠系膜根部、肠系膜上血管的相关性，再次评估可切除性。探查过程也是逐步游离、切除肿瘤的步骤（图5-8-2）。

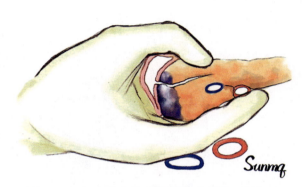

图5-8-2　Kocher切口及探查胰头和十二指肠

2. 探查肠系膜上静脉

（1）充分Kocher切口并显露十二指肠水平部后，易于在胰腺下缘、肠系膜根部右侧显露SMV。可见胃网膜右静脉与右结肠静脉会合成胃结肠静脉干，汇入SMV外侧壁，可视其为显露SMV的标志，其内侧即为SMV主干。于根部离断胃结肠静脉干后，可显露SMV主干并评估其受累情况。

（2）探查SMV是否受侵：SMV前壁与胰颈部后方为疏松间隙，正常情况下易于分离。若SMV无肿瘤侵犯，可沿此疏松间隙分离至胰腺颈部上缘。若分离受阻，或见SMV与病灶紧密粘连且质硬，表明已经受侵犯，不可强行分离以免大出血。此时可采取动脉优先入路，先解剖SMA，并在其前方离断胰腺，最后连同标本一并切除受累SMV，并行血管重建。

3. 探查门静脉　解剖肝十二指肠韧带，分别显露肝总管、胆总管、肝总动脉、肝固有动脉，清扫第12组淋巴结。切除胆囊，分别于根部离断胃右动脉及胃十二指肠动脉，离断肝总管，显露门静脉前壁及右侧壁，并与胰后隧道贯通（图5-8-3）。解剖此部位时，注意有肝动脉变异的可能，其可能源于肠系膜上动脉，注意保护；其次，此处有胰十二指肠静脉属支汇入门静脉，应小心离断；胃十二指肠动脉残端建议结扎后再以Prolene线缝合，以防止其术后因胰瘘形成假性动脉瘤导致大出血。肝十二指肠韧带淋巴结清扫宜在肝动脉血管鞘内进行,可以超声刀作为解剖器械。

辨认胃十二指肠动脉并充分游离、结扎切断,显露门静脉前壁。胃十二指肠动脉紧邻门静脉前壁,分离时应小心紧贴动脉后壁分离,避免损伤门静脉。

5. 离断钩突 于十二指肠横部水平打开肠系膜上动脉右侧血管鞘,于鞘内操作,以超声刀离断肠系膜上动脉右侧纤维及神经组织,遇有血管分支宜结扎后离断,使 SMA 右侧骨骼化,完整切除标本。

6. 联合 SMV/PV 切除

(1)联合 SMV/PV 侧壁切除:若肿瘤侵及门静脉或 SMV 侧壁,浸润范围不超过半周,则可将受侵侧壁切除,用 5-0 Prolene 线连续往返缝合门静脉和 SMV 切口。若侧壁切除超过 1/3 周径,可用自体静脉(如颈内静脉、大隐静脉或肠系膜下静脉)补片修补(图 5-8-4)。

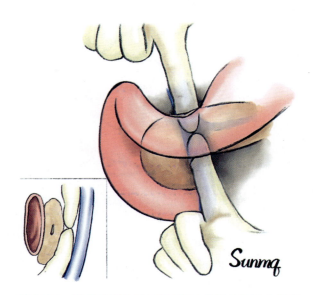

图 5-8-3 胰颈后门静脉与肠系膜上静脉表面完全游离

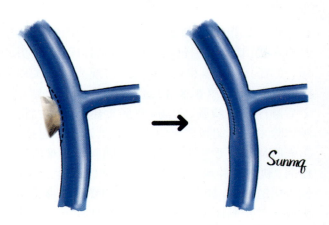

图 5-8-4 联合肠系膜上静脉/门静脉侧壁切除

(三)切除

1. 断胃 处理胃右血管及胃大弯血管,以直线切割缝合器断胃,切除远侧胃约 30%~50%。如拟行 PPPD,注意保留胃大弯侧血管弓。

2. 游离空肠 距 Treitz 韧带约 10~15cm 处处理空肠系膜,可以使用超声刀沿肠壁逐一凝闭、离断血管属支,完全离断 Treitz 韧带并与右侧 Kocher 切口贯通。离断空肠,将近段空肠经 SMA 和 SMV 后方拉至右侧。

3. 离断胰腺颈部 于预离断位置左侧之胰腺上下缘分别缝合,以止血及牵引,离断位置应距肿瘤边缘 2cm 以上。经胰后隧道插入血管钳以保护其后方的 SMV,可以使用电刀切断胰腺,注意显露胰管。

4. 分离胰头部与 SMV 和门静脉之间的疏松间隙 逐一离断胰十二指肠上静脉和胰十二指肠下静脉等静脉属支。注意空肠第一支静脉与胰十二指肠下静脉常有共干,汇合方式与位置多有变异,离断胰十二指肠下静脉时,应注意对空肠第一支静脉的保护。

(2)联合 SMV/PV 节段切除:若肿瘤侵及 SMV 或与脾静脉汇合部,且周径超过半周,多需节段切除部分 SMV。切除长度 <3cm 者,切除后一般可直接行对端吻合。若 >3cm 而难以直接吻合者,可充分游离肠系膜根部,甚至切断肝脏韧带将肝游离,以进一步缩短血管两端的距离。若仍不能直接吻合,可用自体静脉或人造血管替代。SMV 切断前应充分游离病变两侧静脉,尤其是远端 SMV,以便对端吻合。若肿瘤浸润部位跨越脾静脉汇入处及门静脉,则应将受累门静脉、SMV 一并切除,脾静脉予以结扎切断,切除后根据上述原则吻合血管或以人造血管替代(图 5-8-5)。尽量保留胃冠状静脉,以利于脾静脉离断后胃的静脉回流。脾静脉在离断后一般无需重建使之与 SMV 的汇合,因角度及张力问题,重建的可行性有限。部分患者可致左侧门静脉高压,但多可代偿,出现术后消化道出血的可能不大。

胆肠与胃肠吻合口距离空肠吻合口的长度应均为40～50cm（图5-8-7）。

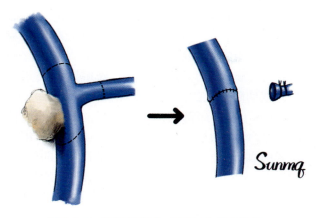

图5-8-5　切除门静脉、SMV，结扎脾静脉
SMV：肠系膜上静脉

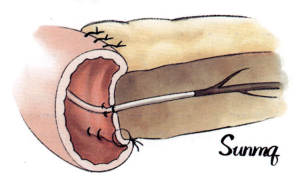

图5-8-6　胰管-空肠导管对黏膜吻合

（3）血管对端吻合，以5-0 Prolene线连续外翻缝合，打结时距离血管壁应留出0.5cm的距离以便吻合口继续膨胀，避免狭窄。

（四）消化道重建

1. 胰肠吻合　胰肠吻合包括端端套入、端侧套入、胰管-黏膜等重建方式，在具体缝合方式上不断有各种改良，本文将详述胰管空肠吻合，因其应用更为广泛，也更具有合理性。

（1）连续或间断缝合空肠侧壁与胰腺后切缘后，在胰管相对应的部位将空肠全层切开，口径宜小于胰管。

（2）后壁缝合：用5-0或6-0 Prolene线或PDSⅡ线间断缝合空肠创口全层与胰管后壁，在吻合口外打结。可先从中点开始缝合，再向两侧缝合，宜最后一并打结。

（3）后壁缝合结束后，胰管内插入引流管，另一端经空肠创口置入空肠腔内。继续前壁间断缝合，于吻合口外打结。根据胰管直径前后壁一般需缝合6～8针。

（4）连续或间断缝合空肠浆肌层及胰腺前壁，将胰管吻合口封闭在胰腺实质与肠壁间（图5-8-6）。

2. 胆管空肠吻合

（1）距离胰肠吻合口5～10cm，在空肠对系膜缘肠壁做一相应胆管直径大小的切口，Prolene线或PDSⅡ线（polydioxanone synthetic absorbable suture）连续或间断缝合空肠和胆管后壁，如为间断缝合，宜缝合完成后一并打结。

（2）同理缝合空肠胆管前壁，完成胆肠吻合。吻合口无需放置支架管。

3. 胃空肠吻合　于结肠前完成胃空肠吻合。

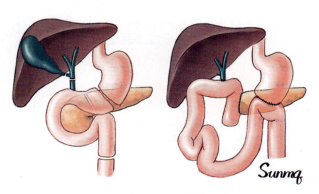

图5-8-7　胰十二指肠吻合示意图

（五）保留幽门的胰十二指肠切除术

对于胰头部交界或低度恶性肿瘤、十二指肠乳头部或胆管下段肿瘤，提倡行PPPD，在幽门远侧2～3cm离断十二指肠，保留全胃，重建时依次完成胰肠、胆肠吻合后，于结肠前行十二指肠空肠端侧吻合。施行PPPD有助于改善患者术后营养状态。术中胃右动脉可以离断，但应注意保留胃大弯侧血管弓，以免出现十二指肠缺血（图5-8-8）。

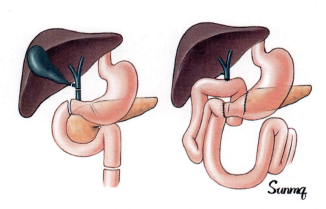

图5-8-8　保留幽门的胰十二指肠切除术

六、胰体尾切除术

胰体尾切除术的范围包括胰腺体尾部及周围淋巴结。对于胰体尾部恶性肿瘤,选择联合脾脏切除是确保根治的重要基础(图 5-8-9);对于胰体尾部良性、交界性及低度恶性肿瘤,提倡行保留脾脏的胰体尾切除术,其适应证为:①位于体尾部的囊性肿瘤如浆液性囊腺瘤、黏液性囊性肿瘤、实性假乳头状瘤、导管内黏液性乳头状瘤等;②某些无法局部切除的 pNETs;③胰腺体尾部非肿瘤性病变如假性囊肿及慢性胰腺炎等。

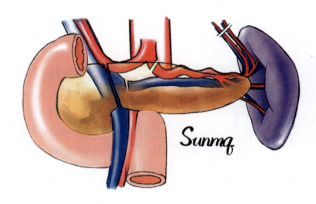

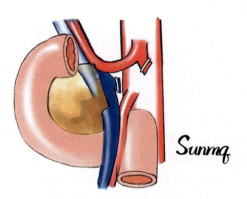

图 5-8-9 胰体尾联合脾脏切除术

由于胰体尾部背侧无腹膜覆盖,胰体尾部肿瘤易侵及腹膜后组织如左肾上腺,甚或突破肾前筋膜(Gerota 筋膜)累及肾脂肪囊。经典联合脾脏切除的胰体尾切除术为由左向右的"逆行"切除方式,解剖层面位于 Gerota 筋膜浅面,一般不切除该筋膜及肾脂肪囊,故胰体尾腹膜后切缘有肿瘤残留可能。Yamamoto 等人[19]对 73 例行胰体尾联合脾脏切除的胰腺癌患者的病理标本进行回顾性分析,发现 12 例患者腹膜后切缘镜下有微小残留病灶,另有 3 例为 R2 切除。为提高根治性,Strasberg 等人[20]提出根治性顺行模块化胰脾切除术(radical antegrade modular pancreatosplenectomy,RAMPS),由胰颈部开始解剖胰腺下缘,显露 SMV,先离断胰腺颈部,处理脾动、静脉后,由右向左"顺行"切除胰体尾部、脾脏及腹膜后组织。据切除层次的不同,RAMPS 可分类为:①前RAMPS。胰体尾部背侧切除层面位于 Gerota 筋膜深侧,即切除该筋膜及肾脂肪囊,显露左肾静脉及肾门血管,适于肿瘤未侵犯胰腺后包膜的患者;②后 RAMPS。适于肿瘤侵犯胰腺后包膜的患者,背侧切除层面位于 Gerota 筋膜及肾上腺后侧,切除左肾上腺,必要时可联合左肾切除(图 5-8-10)。

与传统胰体尾切除术比较,RAMPS 有下述优势:①根治性。彻底清扫第 1 站淋巴结;②顺行性。解剖自右向左,术中可较早控制动脉、静脉及淋巴回流;③模块化。RAMPS 更强调术中更深层面的切除,包括腹腔动脉干及肠系膜上动脉起始部神经丛、Gerota 筋膜、肾前脂肪囊及左肾上腺等,提高 R0 切除率进而改善预后;④顺行方式更适于腔镜下完成胰体尾切除术。

对于 pNETs 而言,可视肿瘤直径、位置、与脾血管的相关性、有无周围淋巴结转移、对肿瘤生物学行为的预测、是否保留脾脏、拟行腹腔镜抑或开放手术等选择不同入路、不同切除层面的切除术式。对于无周围淋巴结转移及脏器侵犯、直径较小的 pNETs,提倡行腹腔镜下顺行切除胰体尾部,保留脾脏及脾血管(Kimura 术式,图 5-8-11);如脾血管保留困难,亦可切除部分脾血管,保留胃网膜左血管和胃短血管(Warshaw 术式,图 5-8-11)。对于瘤体较大、疑有周围淋巴结转移者,提倡 RAMPS术式。

开放术式的手术步骤如下:

1. 切口及探查 自剑突至脐下正中或 L 型切口,充分暴露脾脏与胰体尾部。进入腹腔后,探查肝脏和腹膜有无转移病灶,明确肿瘤部位,评估可切除性。

2. 游离胰腺

(1)切开网膜囊后充分暴露胰腺前侧,切开胰体尾部下缘后腹膜,分离后探查胰腺背侧,正常情况下胰腺背面为疏松结缔组织,易于分离,若肿瘤穿过胰腺侵及腹膜后组织,则分离困难。此处应仔细解剖显露脾静脉、肠系膜下静脉。于胰腺下缘结扎并切断肠系膜下静脉,以便更充分显露胰腺下后方。如肿瘤累及 Gerota 筋膜或腹膜后组织,则需在其深面进行解剖,视周围组织受累

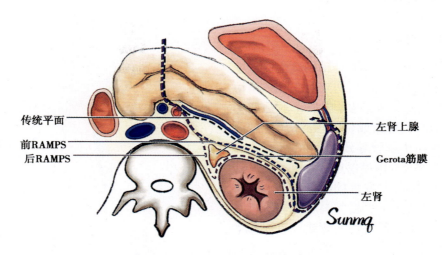

图 5-8-10　RAMPS 切除层面示意图
RAMPS：根治性顺行模块化胰脾切除术

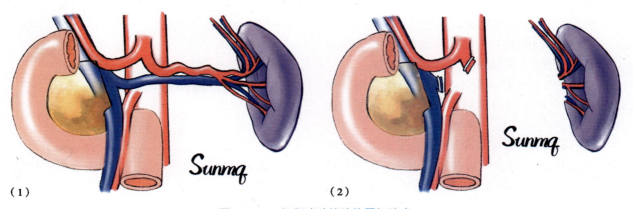

图 5-8-11　保留脾脏的胰体尾切除术
(1) Kimura 术式；(2) Warshaw 术式

情况可切除肾脂肪囊、肾上腺甚或联合左肾及肾上腺切除等（RAMP 术式）。

（2）切开胰腺上缘后腹膜，充分游离胰腺体尾部上、下缘。显露胃左血管，如有必要，可结扎离断胃左动、静脉，显露肝总动脉及脾动脉，清扫淋巴结。在脾动脉起始部将其结扎离断。如在根部显露脾动脉困难，可先游离胰腺颈部上下缘，显露 SMV，离断胰腺颈部，显露脾静脉与 SMV 汇合部，离断脾静脉，向左侧切除胰体尾及其后方的腹膜后组织，再直视下离断脾动脉（顺行切除）。

（3）向患者左上方搬移脾脏，切开脾肾韧带。向上延伸至膈肌水平，向下切断脾结肠韧带，以及粘连于脾脏下极的大网膜。通过锐性分离将脾脏及胰体尾部自肾脂肪囊前层及左肾上腺上分离，直至胰颈部。显露胰腺后方的脾静脉。分离结扎并切断胃网膜左血管及胃短血管。亦可如前述采取顺行切除术式，沿 SMV 水平离断胰颈部，分别显露脾静脉与 SMV 汇合部及脾动脉起始部，分别予以离断，由右向左切除胰体尾部及腹膜后组织。

（4）距脾静脉与肠系膜下静脉汇合处约 2cm 水平游离并结扎切断脾静脉。

3. 离断胰颈

（1）完全游离胰体尾部和脾脏后，可于胰腺颈部、SMV 左侧，离断胰腺，仔细检查胰腺断端并精细止血。也可以器械进行离断及闭合。

（2）结扎或缝扎胰管断端，以减少术后胰瘘的发生。间断横褥式缝合胰腺断端。

4. 静脉切除　如果靠近胰腺颈部之肿瘤侵及 SMV，可在 SMV 和门静脉的右侧切断胰腺颈部，节段切除受累的 SMV 或门静脉的一部分并予以重建。

七、胰腺节段切除术

对于部分位于胰颈部及胰体部的良性或低度恶性肿瘤，如施行胰十二指肠切除术或胰体尾切除术，可致胰腺组织损失过多，降低术后远期生存质量。如肿瘤直径较大或位置较深，施行肿瘤摘除术则存在损伤主胰管导致术后胰瘘的风险。胰腺节段切除术因较大限度保留胰腺组织而受到重视，但其术后胰瘘等并发症的发生率高于胰体尾切除术，临床实践中应严格掌握胰腺节段切除术的应用指征，对于胰腺恶性病变或疑有周围淋巴结转移者，不适合该术式。胰腺节段切除术的步骤如下：

1. 可选择自剑突至脐下正中切口，以充分暴露胰腺。入腹腔后，探查肝脏和腹膜有无转移病灶，明确肿瘤部位，评估可切除性。

2. 切开网膜囊充分暴露胰腺前侧，切开胰腺上、下缘后腹膜，从胰腺前、后方探查胰腺。

3. 适当游离肿瘤所在的中段胰腺背侧。胰腺背侧多为疏松结缔组织，易于分离。注意结扎切断汇入脾静脉的数支胰腺背侧小静脉。

4. 按照尾侧预定胰腺切断线，呈鱼嘴形切断尾侧胰腺。仔细检查断端并充分止血。离断胰腺导管时，胰管应尽量留长，以便于进一步行胰肠吻合。

5. 游离胰腺背侧至左侧预定胰腺切断线，注意勿损伤其深侧的 SMV、门静脉及肝动脉等，使用电刀去除中段胰腺，并将主胰管妥善结扎缝闭，再缝闭左侧胰腺断端。也可用直线切割闭合器离断左侧胰腺。

6. 离断标本后，远侧胰腺断端可行胰管空肠黏膜对黏膜或套入式吻合，以 Roux-en-Y 方式重建（图 5-8-12）。

八、胰腺肿瘤摘除术

胰腺肿瘤摘除术相较上述术式而言，手术创伤较小，可最大程度保留正常胰腺组织，维持正常胃肠道结构，适于肿瘤直径不超过 2～3cm 且与主胰管存在一定距离的良性或低度恶性肿瘤，因术后胰瘘的发生率较高，应严格把握手术指征，术前应行 EUS 或 MRCP 明确肿瘤与主胰管的关系。摘除肿瘤后，应仔细检查胰腺创面，如不能排除主胰管损伤可能，单纯缝合修补常常无效，还可导致主胰管梗阻，增加术后胰瘘的发生率，

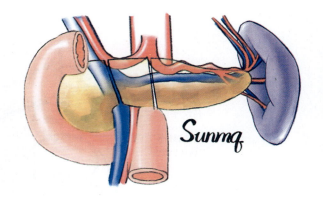

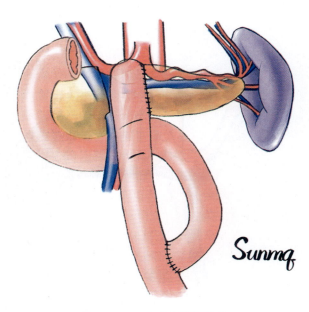

图 5-8-12　胰腺中段切除术

此时宜改变术式，如肿瘤位于胰体尾者可行保留脾脏的胰体尾切除；创面位于胰头或钩突时，可行创面与空肠 Roux-en-Y 重建，以防止术后经久不愈的胰瘘。如难以进行重建，可行 PPPD 甚至扩大为胰十二指肠切除术。手术步骤如下：

（一）切口选择

可选用上腹正中切口，上端可切除剑突，下端可绕过脐部。

（二）探查

1. 首先探查腹腔，尤其是肝脏，明确有无肝脏转移，评估可切除性。

2. 详细探查胰腺及其区域淋巴结，此时若配以术中超声则效果更佳。以 Kocher 切口切开十二指肠外侧腹膜，充分游离胰头及十二指肠至中线水平，显露下腔静脉与腹主动脉。此过程注意勿损伤精索内静脉或卵巢静脉。胰头部较厚，术者以左手仔细反复扪摸胰头以明确肿瘤位置及其毗

邻关系。钩突部的探查较为困难，因为此处解剖复杂，多有细小血管分支，所有探查应格外小心。

3. 沿横结肠上缘切开胃结肠韧带、脾结肠韧带，再切断胃脾韧带，将胃及大网膜向上牵开，充分显露整个胰腺。如肿瘤位于胰腺前表面，且血运丰富，可见瘤体呈粉红色或棕色，质地较硬，有完整包膜。如肿瘤血供较少，则瘤体与正常胰腺颜色相似。如肿瘤位置深在或位于胰腺背侧，还需切开胰腺表面及下缘的腹膜。胰腺背侧常有数支小静脉汇入脾静脉，为防止探查时损伤这些血管导致出血，常可预先结扎切断。之后将手指伸入胰腺后面，自肠系膜上血管向左至脾门仔细扪摸。

4. 如一开始探查即发现肿瘤，切不可放弃进一步的探查，应警惕多发肿瘤的可能性，仔细探查全胰腺、胰腺周围和脾门等处。如经过仔细扪诊仍未发现肿瘤，则应考虑采用术中超声，不仅可以提高探查阳性率，并且可了解肿瘤与主胰管、血管等重要结构的关系，有助于手术方式及入路的选择。如仍未发现肿瘤，则需注意隐匿部位发生肿瘤或异位胰腺的存在，如脾门、钩突、十二指肠后、腹腔动脉周围、肠系膜根部等部位。

（三）切除

单发肿瘤可行摘除术，先切开瘤体表面的胰腺组织，用无齿组织钳牵引肿瘤或于肿瘤部位以缝线作为牵引，采用钝性及锐性分离交替的方法，沿肿瘤界面与周边胰腺组织分离，逐一结扎瘤床血管。分离过程中注意勿损伤主胰管。切除后之胰腺创面可以 Prolene 线间断或连续缝合，亦可不予缝合，以网膜组织覆盖并放置腹腔引流。

九、腹腔镜保留脾脏的胰体尾切除术

腹腔镜及机器人手术系统在胰腺外科的应用发展迅速，目前几乎所有的胰腺手术均可在腹腔镜及机器人手术系统下完成，尤其是腹腔镜保留脾脏的胰体尾切除术（Kimura 术式）已成为治疗良性或交界性胰腺肿瘤的标准手术方式。机器人胰十二指肠切除术近年来亦多有应用报告。较多的回顾性研究表明，腹腔镜或机器人胰腺手术在根治性评价如淋巴结清扫数目及围术期并发症方面与开腹手术无异，在术后恢复如住院时间等方面优势显著。手术步骤如下：

1. 患者平卧、分腿，左侧垫高约 15~20°，左臂妥善固定。术者位于右侧，助手位于左侧。于脐部切口穿刺建立气腹，气腹压力维持于 1.73kPa（13mmHg），经脐部穿刺放入腹腔镜，在直视下分别于左右上腹部置入腹腔镜器械，探查腹腔及肝脏。

2. 用超声刀切开胃结肠韧带，进入小网膜囊，显露胰腺，此时可清晰探查肿瘤部位、大小和周围脏器关系。切开胰腺体尾部下缘后腹膜，于 Georta 筋膜前方充分分离胰腺后方疏松的腹膜后间隙，显露肠系膜下静脉，必要时可夹闭切断，于胰颈部轻柔游离，根据肿瘤部位可显露 SMV 与脾静脉汇合部。距肿瘤 3cm 全周显露脾静脉、脾动脉，必要时可置入血管吊带，以供牵引或控制出血。

3. 轻柔分离脾静脉或 SMV 与胰腺之间的间隙，显露脾动脉或肝动脉，于其前方置入直线切割闭合器，距肿瘤大于 2cm 处离断胰体或胰颈，注意闭合器尖端勿损伤周围重要血管，采用预挤压技术离断胰腺组织可以使胰腺组织更好塑形，减少胰腺断端的压榨性损伤及术中出血和术后胰瘘的发生率。仔细检查断端，必要时电凝止血或 Prolene 线缝合止血。

4. 远侧胰腺断端向左侧牵拉，逐支分离脾动脉分支及脾静脉属支：小血管可用超声刀直接切断，大血管可用血管夹夹闭后切断，如遇出血可暂时收紧脾血管吊带阻断血流，钛夹夹闭止血或缝合止血，使用超声刀游离、切断胰尾与结肠、脾脏之间的韧带组织，移除标本。

十、胰腺术后并发症及其处理原则

胰腺手术特别是胰十二指肠切除术，具有手术复杂性高、难度大、术后并发症多等特点，近年来随着手术理念的更新、技术水平的提高及围术期处理的进步，胰腺手术的安全性较前有很大的提高，胰十二指肠切除术作为腹部最为复杂的术式之一，围术期死亡率已降至不足 3%，但术后并发症发生率仍高达 20%~50%，仍显著高于其他腹部手术，也是困扰临床广泛开展胰腺手术的主要因素。pNETs 术后常见并发症[21,22]与其他胰腺疾患类似，主要包括胰瘘、术后出血、胃排空延迟、乳糜瘘及胰腺内、外分泌功能不全等。

（一）胰瘘

胰瘘是胰腺术后最为常见的并发症，胰十二指肠切除术后胰瘘发生率为 10%~50%，胰体尾切除术后更高，胰瘘严重者可致腹腔感染、出血等其他并发症，甚或危及患者生命。pNETs 患者多不合并慢性胰腺炎，胰腺质地柔软，胰管无扩张，术后胰瘘的风险高于胰腺癌手术。

1. 胰瘘的诊断和分级 国际胰腺外科研究组（International Study Group on Pancreatic Surgery，ISGPS）提出的胰瘘诊断标准得到广泛认可与普遍应用，其定义为：术后≥3天任意量的引流液中淀粉酶浓度高于正常血清淀粉酶浓度上限3倍以上，同时必须有相应的临床表现。具体分级依据及治疗措施详见《胰腺术后外科常见并发症诊治及预防的专家共识（2017）》[21]。

2. 胰瘘的分类 胰十二指肠切除术后消化道重建多采用Child方式，胰肠吻合与胆肠吻合口距离较近，术后发生的胰瘘混合有胆汁，胰酶处于活化状态，具有较强的腐蚀及消化作用，属于混合瘘，往往需要禁食、抑制胰液分泌、静脉营养等处理措施，治疗周期长，处理不当可导致后续感染、出血等并发症；远端胰腺切除术后发生的胰瘘，仅有胰液漏出，胰酶处于非活化状态，属于单纯瘘，处理相对简单，患者可以清淡饮食或保留引流管出院，如引流通畅，一般不会导致其他后续并发症，预后相对较好。

3. 胰瘘的预防和治疗

（1）胰瘘的危险因素：胰瘘的危险因素包括胰腺质地、胰管直径、术中出血（>400ml）及病理类型（除胰腺癌或慢性胰腺炎外的其他疾病）等。胰瘘风险评分系统可于术后量化评估胰瘘的风险，为术后引流管管理、饮食、静脉营养支持等提供参考及指导。该评分系统总分为10分，分为无危（0分）、低危（1~2分）、中危（3~6分）、高危（7~10分）。胰瘘风险评分详见《胰腺术后外科常见并发症诊治及预防的专家共识（2017）》[21]。

（2）胰瘘的预防：胰腺术后胰瘘与否及严重程度方面，其影响因素可归纳为术前患者一般状况、术中因素（如胰腺质地、胰管直径、吻合方式）和术者技术性因素等三个方面。术前应改善患者营养状况、纠正贫血和低蛋白血症；术中因素如胰腺质地、胰管直径为客观不可控指标，合并慢性胰腺炎者胰腺质硬伴胰管扩张，胰瘘发生率明显低于正常胰腺患者；吻合方式为可控指标，术者据习惯及熟悉程度可选择套入式或胰管-黏膜胰肠吻合。复习既往文献，不同吻合方式对术后胰瘘的影响并无显著性差异。因此，尤应重视术者技术水平及吻合质量对术后胰瘘的影响，这些虽难以进行量化评价，但却是影响术后胰瘘的最主要因素。

生长抑素及其类似物对减轻胰瘘严重程度有一定作用，可促进胰瘘愈合，但在降低胰瘘发生率方面仍缺乏高级别循证证据支持，高危患者可考虑预防性应用生长抑素或其类似物。

胰腺术后推荐常规留置胰周引流管，即使有胰瘘，通畅的引流是减少胰瘘相关并发症及促进愈合的重要基础。若术后患者白细胞计数、降钙素原、体温均正常、无生化漏、腹部影像学检查结果显示胰周无积液，推荐尽早拔除引流管。

胰体尾切除术后胰腺残端的关闭，可采用器械、缝合或吻合的方式。使用器械离断及闭合胰腺时，宜根据胰腺质地及厚度选择合适的钉仓，避免压榨性损伤所致的胰瘘。如闭合不满意，宜手工缝合加以补充；如使用手工缝合方式，建议使用Prolene缝线，可采用连续缝合方式，收紧缝线时张力适宜，避免组织切割。如主胰管可见，需单独结扎后再缝闭胰腺断端，可显著降低胰瘘的发生率。胰体尾断端与空肠吻合以降低胰瘘的术式，目前已基本废弃。

（3）胰瘘的治疗：①通畅引流是治疗胰瘘的基础，胰瘘导致腹腔包裹性积液出现引流不畅时，应通过超声或CT引导下穿刺，建立通畅引流；②必要时禁食，予以肠内或肠外营养支持治疗，纠正低蛋白血症和贫血，维持水和电解质平衡；③广谱抗生素控制感染，并留取引流液做培养，根据药物敏感试验结果调整抗生素的使用；④建议使用生长抑素或其类似物，减少胰瘘量，为限制胰瘘发展及促进愈合提供基础。

（二）术后出血

胰十二指肠切除术后围术期出血的发生率为1%~8%，占各种术后死亡原因的11%~38%。尽管总体发生率不高，但为最严重的并发症，临床表现多较凶险，常需紧急处理。

1. 定义 胰腺手术后发生的出血，通常表现为腹腔引流管或胃肠减压管内出现血性液体，亦可表现为便血，可伴有心率、血压等生命体征的改变及血红蛋白浓度的下降。

胰腺术后出血应从以下三个方面予以评价：①出血部位。腹腔内出血来自于腹腔内手术创面、动静脉断端或假性动脉瘤等部位，表现为腹腔引流管内出现血性液体；消化道内出血来自胰肠、胰胃、胆肠、胃肠吻合口或应激性溃疡所致的出血，表现为鼻胃管、T形管、空肠造瘘管内出现血性引流物，亦可表现为便血；②出血时间。手术结束后 24 小时内发生的出血称为早期出血,手术结束 24 小时后发生的出血称为迟发性出血;③严重程度。根据估计出血量、临床症状及是否需要侵入性治疗分为轻度、中度和重度。

2. 术后出血的分级 术后出血具体分级详见《胰腺术后外科常见并发症诊治及预防的专家共识(2017)》[21]。

3. 术后出血的诊断、治疗和预防

(1) 术后出血的诊断:胰腺术后应密切观察患者生命体征变化,包括血压、心率、尿量等生命体征以及引流物性状和引流量等,实验室检查包括血红蛋白、血细胞比容、红细胞计数等指标。其他辅助检查包括超声、CT、血管造影及内镜等。值得注意的是,术后出血的严重程度是动态变化的,因而对早期轻度出血患者亦应密切监测病情及生命体征变化。临床怀疑有术后出血或表现为哨兵出血时,应迅速完善辅助检查并给予及时的针对性治疗。

(2) 术后出血的治疗:轻度早期出血可考虑非手术治疗,同时密切观察患者临床表现;对于中重度早期腹腔出血,建议积极手术探查。如疑为胃肠道出血,可据技术条件选择血管介入、内镜等治疗,必要时应积极再次手术止血。迟发性出血多表现为中重度出血,在采取措施稳定血流动力学的前提下,首选血管介入、内镜等诊疗措施,如高度怀疑由严重腹腔感染、吻合口瘘腐蚀血管造成的出血,在积极的非手术或血管介入治疗手段不能控制的情况下,应行手术探查。

(3) 术后出血的预防:早期出血常与术中止血不确切导致结扎线或吻合钉脱落,或者患者凝血功能异常有关。精细的术中操作和完善的术前准备是重要的预防措施,术中应确切止血,关腹前仔细检查手术野。迟发性出血多继发于吻合口瘘、腹腔感染、吻合口溃疡等,高质量的消化道重建、通畅的腹腔引流及积极预防消化道溃疡形成是预防迟发性出血的关键。

(三) 术后胃排空延迟

胃排空延迟是胰十二指肠切除术后最为常见的并发症之一,虽然多数患者预后良好,但会显著延长患者住院时间。部分患者虽然表现为胃肠道功能恢复,但拔除胃管或进食后出现呕吐,不得已再次行胃肠减压。

1. 术后胃排空延迟的定义、诊断和分级

(1) 定义:经上消化道造影证实未见胃蠕动并伴有胃扩张,出现以下情况之一者,可诊断为术后胃排空延迟:①术后需置胃管时间超过 3 天;②拔除胃管后因呕吐等原因需再次置管;③术后 7 天仍不能进食固体食物。诊断胃排空延迟还需排除肠梗阻、吻合口狭窄、吻合口水肿等机械性因素。

根据病因,胃排空延迟可分为原发性和继发性,以继发性更为多见,合并胰瘘、腹腔感染、出血等并发症时,手术区域炎性反应、组织水肿可致继发性胃排空延迟,应侧重并发症的防治。

(2) 分级:术后胃排空延迟的分级标准详见《胰腺术后外科常见并发症诊治及预防的专家共识(2017)》[21]。

2. 术后胃排空延迟的预防 消化道重建方式可能是影响胃排空延迟的因素之一,但尚缺乏大样本量的多中心随机对照研究证实。有文献报告,胰十二指肠切除术行结肠前胃肠吻合、毕Ⅱ式吻合的术后胃排空延迟的发生率分别低于行结肠后胃肠吻合及 Roux-en-Y 式吻合。此外,胃肠吻合口宜大不宜小。采用胰肠吻合或胰胃吻合对术后发生胃排空延迟的影响并无显著差异。PPPD 是否增加胃排空延迟的发生率尚存争议,对于胰头部低度恶性肿瘤,更倾向于施行 PPPD,大量研究证实,其并未增加胃排空延迟的发生率。

3. 术后胃排空延迟的治疗 目前针对术后胃排空延迟尚无成熟的治疗模式和方法,常规治疗包括维持水电解质平衡、营养支持、应用胃肠动力药物、鼓励患者早期下床活动等。鉴于继发性胃排空延迟更为多见,应注意术后胰瘘、感染等术后并发症的防治。

(四) 乳糜瘘

乳糜瘘是胰腺术后常见并发症,既往对乳糜瘘的诊治重视不足,近年来随着手术根治水平的提高特别是肠系膜上动脉、腹腔动脉干周围神经、淋巴组织的骨骼化清扫,术后乳糜瘘的发生率呈上升趋势。

1. 乳糜瘘的定义 依据 ISGPS 定义,术后≥3 天腹腔引流出现乳糜样液体,无论引流量大小,只要甘油三酯的浓度 > 1.2mmol/L(1 100mg/L),即可诊断为乳糜瘘。

2. 乳糜瘘的分级 根据临床表现、治疗策略和住院时间分为三级。A 级为自限性,不需特殊处理或仅需限制饮食,不延长住院时间。B 级通常需要下述治疗之一:①限制肠内营养或全肠外营养；②需长时间保留外引流管或需经皮穿刺引流；③需要药物治疗（生长抑素类似物）。C 级则症状严重，需介入、手术等侵入性治疗或需要转入重症监护室治疗，甚至导致死亡。若 B 级乳糜瘘需再入院行介入、手术等侵入性治疗，也归类为 C 级[21]。

3. 乳糜瘘的预防 胰腺术后乳糜瘘重在预防，包括以下方面：①明确乳糜瘘的高危人群，如女性、肿瘤侵犯后腹膜或主要血管、慢性胰腺炎、接受新辅助治疗等；②手术范围及操作与乳糜瘘的发生具有明确的相关性，术中应避免盲目扩大淋巴结清扫范围，动脉周围神经、淋巴组织清扫后的可疑管道断端，应予结扎或缝扎；③术后早期进食可能存在诱发乳糜瘘的风险，但利大于弊，可根据临床实际情况权衡应用；④术后门静脉和肠系膜上静脉血栓形成可能诱发乳糜瘘，采用合理的预防性抗凝方案可降低乳糜瘘的风险。

4. 乳糜瘘的治疗

（1）饮食控制：乳糜瘘的非手术治疗方式主要为饮食控制，必要时联合全肠外营养支持治疗，可有效减少乳糜瘘的引流量并缩短其持续时间。

（2）生长抑素及其类似物：生长抑素及其类似物对乳糜瘘可能有一定治疗效果，但尚缺乏高级别证据支持。

（3）介入及手术治疗：包括穿刺引流、淋巴管硬化栓塞、腹腔静脉转流术及淋巴管造影联合手术结扎等方法，穿刺引流适于引流不畅伴有腹腔积液及其他临床症状的乳糜瘘患者，后三者在胰腺术后乳糜瘘治疗中的应用较少，疗效尚待明确。

（五）术后外分泌功能不全

pNETs 预后明显好于胰腺癌，患者多可长期生存，术后胰腺外分泌功能不全（pancreatic exocrine insufficiency，PEI）等指标对于患者远期生存质量至关重要，严重者甚或危及生命。术前应审慎评估手术获益与术后中远期并发症对生活质量的不良影响；术中应秉持根治基础上尽可能保留脏器功能的理念，个体化选择手术方式；术后则应注重长期随访和管理，对出现胰腺外分泌功能不全征象的患者及时开始替代治疗，尽可能改善 pNETs 患者远期生存质量和功能结局。

1. 术后外分泌功能不全的定义与诊断标准 胰腺术后外分泌功能不全指因各种疾病接受胰腺部分或全部切除，导致胰酶分泌水平不足或活性降低不足以维持消化功能的正常状态。诊断标准包括：①确诊标准。72 小时粪便脂肪含量（fecal fat excretion，FFE）>7g/d。粪便弹性蛋白酶-1（fecal elastase-1，FE-1）检测及 ^{13}C-混合甘油三酯呼气试验可作为 FFE 的替代检查，但尚需进一步研究；②临床疑似病例及试验性治疗。上述确诊实验临床开展不多，可行性不高，结合我国实际情况，可依据患者主诉、脂肪泻、体重减轻等症状综合评估胰腺术后外分泌功能。疑似胰腺术后 PEI 的患者，可进行胰酶替代试验性治疗，如症状改善可支持诊断。

2. 术后外分泌功能不全的治疗 胰酶替代治疗（pancreatic enzyme replacement therapy，PERT）是 PEI 的首选治疗方法。对于接受全胰切除的患者，术后应长期行 PERT。对于接受其他胰腺手术的患者，在确诊或临床疑诊为 PEI 时应立即开始 PERT。但是对于具体治疗时机仍缺乏高质量研究。PERT 首选肠溶包衣超微微粒胰酶胶囊。正餐给予 72 000～75 000Ph.U. 脂肪酶，少量进食可服用 36 000～50 000Ph.U. 脂肪酶。

胰腺术后 PEI 患者应摄入足量的脂肪、碳水化合物和蛋白质以维持基本营养状况，防止营养素缺乏。对于接受足够剂量 PERT 的患者无需限制脂肪摄入，可接受正常饮食。膳食纤维可抑制脂肪酶活性，因此推荐食用富含碳水化合物、少膳食纤维的食物。

3. 术后外分泌功能不全的随访 胰腺术后应常规对患者的营养状况进行评估随访，包括体重及检测营养状态的相关指标。随访频率应结合患者的临床症状和营养状态综合判断。血浆蛋白是反映蛋白质-能量营养不良的敏感指标，白蛋白、血红蛋白可反映人体内蛋白质的情况，前白蛋白和视黄醇结合蛋白是反映膳食中蛋白质摄取情况的较灵敏指标。脂溶性维生素、血清镁浓度可作为衡量 PEI 患者营养素和微量元素状况的客观指标。但是目前尚无专用于评价胰腺术后患者营养状况的生活质量评分标准及随访量表。

（杨尹默　赵旭东）

参 考 文 献

1. Partelli S, Bartsch DK, Capdevila J, et al. ENETS Consensus Guidelines for Standard of Care in Neuroendocrine Tumours: Surgery for Small Intestinal and Pancreatic Neuroendocrine Tumours[J]. Neuroendocrinology, 2017, 105(3): 255

2. Tamburrino D, Partelli S, Renzi C, et al. Systematic review and meta-analysis on laparoscopic pancreatic resections for neuroendocrine neoplasms (PNENs)[J]. Expert Rev Gastroenterol Hepatol, 2017, 11(1): 65-73
3. Chen Y, Deshpande V, Ferrone C, et al. Primary lymph node gastrinoma: A single institution experience[J]. Surgery, 2017, 162(5): 1088-1094
4. Gaujoux S, Partelli S, Maire F, et al. Observational study of natural history of small sporadic nonfunctioning pancreatic neuroendocrine tumors[J]. J Clin Endocrinol Metab, 2013, 98(12): 4784-4789
5. Lee LC, Grant CS, Salomao DR, et al. Small, nonfunctioning, asymptomatic pancreatic neuroendocrine tumors (PNETs): Role for nonoperative management[J]. Surgery, 2012, 152(6): 965-974
6. Sharpe SM, In H, Winchester DJ, et al. Surgical resection provides an overall survival benefit for patients with small pancreatic neuroendocrine tumors[J]. J Gastrointest Surg, 2015, 19(1): 117-123
7. Regenet N, Carrere N, Boulanger G, et al. Is the 2-cm size cutoff relevant for small nonfunctioning pancreatic neuroendocrine tumors: A French multicenter study[J]. Surgery, 2016, 159(3): 901-907
8. Shah MH, Goldner WS, Halfdanarson TR, et al. NCCN Guidelines Insights: Neuroendocrine and Adrenal Tumors, Version 2.2018[J]. J Natl Compr Canc Netw, 2018, 16(6): 693-702
9. Norton JA, Harris EJ, Chen Y, et al. Pancreatic endocrine tumors with major vascular abutment, involvement, or encasement and indication for resection[J]. Arch Surg, 2011, 146(6): 724-732
10. Haugvik SP, Labori KJ, Waage A, et al. Pancreatic surgery with vascular reconstruction in patients with locally advanced pancreatic neuroendocrine tumors[J]. J Gastrointest Surg, 2013, 17(7): 1224-1232
11. Thiels CA, Bergquist JR, Laan DV, et al. Outcomes of Pancreaticoduodenectomy for Pancreatic Neuroendocrine Tumors: Are Combined Procedures Justified[J]. J Gastrointest Surg, 2016, 20(5): 891-898
12. Toste PA, Kadera BE, Tatishchev SF, et al. Nonfunctional pancreatic neuroendocrine tumors < 2 cm on preoperative imaging are associated with a low incidence of nodal metastasis and an excellent overall survival[J]. J Gastrointest Surg, 2013, 17(12): 2105-211
13. Curran T, Pockaj BA, Gray RJ, et al. Importance of lymph node involvement in pancreatic neuroendocrine tumors: impact on survival and implications for surgical resection[J]. J Gastrointest Surg, 2015, 19(1): 152-160
14. Jutric Z, Grendar J, Hoen HM, et al. Regional Metastatic Behavior of Nonfunctional Pancreatic Neuroendocrine Tumors: Impact of Lymph Node Positivity on Survival[J]. Pancreas, 2017, 46(7): 898-903
15. Perysinakis I, Aggeli C, Kaltsas G, et al. Neoadjuvant therapy for advanced pancreatic neuroendocrine tumors: an emerging treatment modality[J]. Hormones (Athens), 2016, 15(1): 15-22
16. Partelli S, Bertani E, Bartolomei M, et al. Peptide receptor radionuclide therapy as neoadjuvant therapy for resectable or potentially resectable pancreatic neuroendocrine neoplasms[J]. Surgery, 2018, 163(4): 761-767
17. Birnbaum DJ, Turrini O, Vigano L, et al. Surgical management of advanced pancreatic neuroendocrine tumors: short-term and long-term results from an international multi-institutional study[J]. Ann Surg Oncol, 2015, 22(3): 1000-1007
18. 徐建明, 梁后杰, 楼文晖, 等. 中国胃肠胰神经内分泌肿瘤专家共识(2016年版)[J]. 临床肿瘤学杂志, 2016, 21(10): 927-946
19. Yamamoto J, Saiura A, Koga R, et al. Improved survival of left-sided pancreas cancer after surgery[J]. Jpn J Clin Oncol, 2010, 40(6): 530-536
20. Strasberg SM, Drebin JA, Linehan D. Radical antegrade modular pancreatosplenectomy[J]. Surgery, 2003, 133(5): 521-527
21. 中华医学会外科学分会胰腺外科学组, 中国研究型医院学会胰腺病专业委员会, 中华外科杂志编辑部. 胰腺术后外科常见并发症诊治及预防的专家共识(2017)[J]. 中华外科杂志, 2017, 55(5): 328-334
22. 中华医学会外科学分会胰腺外科学组, 中国研究型医院学会胰腺疾病专业委员会. 胰腺术后外分泌功能不全诊治的中国专家共识(2018)[J]. 中华外科杂志, 2018, 56(9): 641-645

第六篇

肾上腺疾病

第一章 肾上腺解剖生理

第一节 肾上腺概述

肾上腺（adrenal gland）于16世纪中叶由Bartholomaeus Eustachius进行解剖描绘，因其位于肾上极被Piccolomineus和Baunin等起初命名为"suprarenal glands"。Thomas Addison等于1894年发现肾上腺的重要作用，肾上腺是人体重要的内分泌腺体器官，其分泌的多种激素在人体正常生理活动中发挥重要作用，如盐皮质激素参与调节水电解质平衡，糖皮质激素参与调节糖代谢、脂代谢以及蛋白代谢，肾上腺分泌的雄激素参与青春期性腺和性征发育，儿茶酚胺可以影响血压心率。因此肾上腺相关疾病不仅涉及腺体本身和良恶性鉴别，还可能通过相应的激素水平紊乱，导致全身性系统性的病变。1886年Manasse报道并命名嗜铬细胞瘤，Alezais和Peyronin于1908年将副神经节来源的嗜铬细胞瘤命名为副神经节瘤（paraganglioma，PGL）；Harvey Cushing于1932年报道库欣病[1]。

肾上腺及肾上腺肿瘤切除是治疗肾上腺相关内分泌疾病的重要手段之一。肾上腺切除术治疗非促肾上腺皮质激素依赖性库欣综合征于1934年报道，继而Jerome Conn于1955年成功切除右侧肾上腺腺瘤治疗原发性醛固酮增多症[1,2]。随着微创技术的发展，Gagner等于1992年报道了3例腹腔镜下成功切除肾上腺肿瘤，标志着肾上腺外科治疗进入微创时代[3]。北京协和医院泌尿外科于1993年便在国内开展了肾上腺疾病的腹腔镜手术治疗，相关文章发表于1994年第6期《中华外科杂志》[4]。1994年开始尝试开展腹腔镜嗜铬细胞瘤切除术，自2000年以后即将腹腔镜手术作为肾上腺各种肿瘤治疗的标准手术方式并广泛开展。随着技术的不断发展，泌尿外科也逐渐进入机器人手术时代，Desai等于2002年报道了机器人辅助腹腔镜下肾上腺切除术[5]，目前应用最成熟、最广泛的是达芬奇机器人手术系统。与普通腹腔镜手术相比，机器人手术能提供高清晰度的3D视野，多关节组成的机械手活动度高，操作更灵活精细，同时还可以消除人手自然颤动对操作的影响，更加安全。值得注意的是，嗜铬细胞瘤切除术是泌尿外科风险最大的手术之一，术中刺激肿瘤释放儿茶酚胺可导致血压急剧升高，而肿瘤切除后儿茶酚胺水平锐减，又会使微循环迅速扩张造成有效循环血量急剧减少引起低血容量性休克。Roux等于1926年开展嗜铬细胞瘤切除术，20世纪50年代以前的嗜铬细胞瘤围术期死亡率可高达20%~45%，随着手术技术、麻醉监护条件的提高，尤其是认识到术前α受体阻滞剂等药物准备扩容的重要性，以及围术期对血流动力学监测等使嗜铬细胞瘤手术死亡率明显下降[6]。

因此，充分了解肾上腺的正常解剖、生理功能，以及肾上腺皮质、髓质各种疾病的病理生理特点，有助于肾上腺疾病的外科治疗。

第二节 肾上腺解剖和毗邻关系

肾上腺左右各一，位于腹膜后肾上极内上方，约11肋或12肋水平，右侧肾上腺位置略高于左侧，左肾上腺位置可延伸至第1腰椎，肾上腺被肾周筋膜内的肾周脂肪囊包裹，与肾脏间隔有少许脂肪组织和疏松结缔组织。正常肾上腺呈淡黄色，质地较脆，长约4~6cm，宽约2~3cm，厚约0.3~0.6cm，重量约为4~6g，左侧肾上腺呈半月形，右侧为三角形，在CT影像上大致呈"人"字形。新生儿肾上腺相对较大，可达肾脏的三分之一，容易被误诊为肾上腺增生或肿瘤。

肾上腺有三个面，即腹面、背面和肾面。肾面即肾上腺底部，呈凹陷状和肾上极相吻合；腹面靠近内缘处有一凹陷，称为肾上腺门，肾上腺静脉

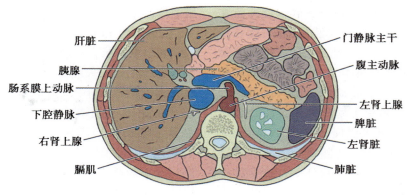

图 6-1-1　肾上腺相关解剖

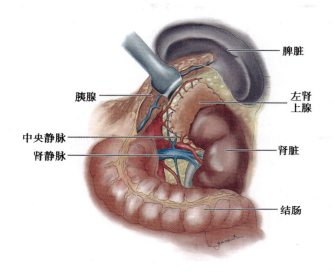

图 6-1-2　左肾上腺位置、血管及毗邻关系

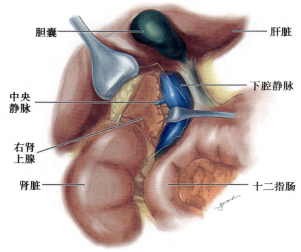

图 6-1-3　右肾上腺位置、血管及毗邻关系

自此穿出；背面邻近膈肌脚和腰大肌（图 6-1-1）。左右肾上腺的周围毗邻关系有所不同：左侧肾上腺通常位于左肾上极内侧，其外侧面即与左肾上极相吻合的肾面，内侧缘靠近腹主动脉，内侧缘最下方靠近左肾动静脉，前上方经网膜囊与胃后壁相隔，前下方毗邻胰尾和脾血管（图 6-1-2）；右侧肾上腺通常直接位于右肾上极的上方，前方外侧为肝脏裸区，前方内侧为十二指肠，内侧靠近下腔静脉、右膈肌脚，肝裸区、下腔静脉和右膈肌脚组成了右肾上腺三角，是横断面上寻找右肾上腺的解剖标志（图 6-1-3）[1]。

第三节　肾上腺的血供、神经支配和淋巴回流

一、肾上腺动脉

肾上腺的血供很丰富，动脉血供主要来源于三部分，即肾上腺上动脉、肾上腺中动脉和肾上腺下动脉。左肾上腺主要由肾上腺中动脉和肾上腺下动脉供应，右肾上腺主要由肾上腺上动脉和肾上腺下动脉供应。除此之外，还有一些从肾上极到肾上腺的细小动脉支参与供血。

肾上腺上动脉主要由膈下动脉发出，极少情况下也可来源于腹主动脉、腹腔干或肋间动脉，最少 1 支，最多达 6 支，多分为 3～4 支，外径 0.5～2.0mm，由肾上腺上缘中部进入腺体。肾上腺上动脉进入腺体的方式主要有三种，约 70% 呈扇形行至肾上腺上缘后再分支进入腺体，约 25% 先在肾上腺上方形成相互吻合的动脉弓后再分支进入腺体，约 5% 为膈下动脉远端发出一支较为粗大的动脉直接斜向内下进入腺体。

肾上腺中动脉长 1.5～2.0cm，外径 1.0～1.5mm，主要由腹主动脉侧方发出，来源于膈下动脉或肾动脉的罕见，有时肾上腺中动脉可发生缺如。

肾上腺下动脉长 1.5～2.0cm，外径 1.0～2.0mm，

主要发自于肾动脉上方，斜向外上走行至肾上腺中下缘分支进入腺体，供应肾上腺肾面部分。

上述动脉分支为多支小动脉，穿透被膜进入肾上腺皮质（图6-1-2，图6-1-3），发出众多分支形成被膜下动脉丛，部分包膜动脉不进入肾上腺组织，而只供应被膜。被膜下动脉丛的大部分分支进入皮质，形成毛细血管供应皮质，形成环绕皮质网状带的窦状毛细血管，与髓质毛细血管网相通，被膜下动脉丛的部分小动脉分支直接穿过皮质直达髓质，为髓质毛细血管网供血。因此总结起来，肾上腺髓质血供方式分为两种：一种为静脉型血供，即供应肾上腺皮质的窦状毛细血管向髓质延伸，与髓质的窦状毛细血管相通，血流中含有肾上腺皮质分泌的激素；另一种为动脉型血供，由被膜下动脉丛穿过皮质直达髓质的小动脉提供血供[1,2]。

二、肾上腺静脉

肾上腺的静脉不与动脉伴行，仅靠单支中央静脉引流整个腺体血液。肾上腺皮质无静脉回流，皮质的窦状毛细血管作为髓质的静脉型血供，延伸入髓质血窦。髓质毛细血管汇成数条小静脉，再汇入肾上腺中央静脉。

右侧肾上腺中央静脉靠近下腔静脉，较左侧短粗，平均长度为12mm（0.5～15.0mm），平均直径为4mm（2～7mm），右肾上腺中央静脉大多数直接汇入下腔静脉（图6-1-3），少数与右下肝静脉汇合后再汇入下腔静脉（4%～22%），汇入右肾静脉则更为少见，多汇入右肾静脉近下腔静脉开口处上壁；有时会有多支肾上腺静脉，可分别或同时汇入右下肝静脉、下腔静脉或右肾静脉。

左侧中央静脉平均直径为5mm（3～8mm），通常与膈下静脉汇合后再汇入左肾静脉，汇入部位与左精索静脉汇入部位相对应（图6-1-2），有时可多支静脉汇合成主干与膈下静脉汇合，随后注入左肾静脉；左肾上腺中央静脉与膈下静脉也可分别汇入左肾静脉，也可与副肾静脉汇合后汇入左肾静脉或直接汇入下腔静脉，但较少见；更为罕见的情况下，左肾静脉环形包绕腹主动脉，左侧中央静脉汇入环形袢的上支，或直接汇入下腔静脉[1,2]。

正确辨认和处理肾上腺血管是腹腔镜肾上腺切除术的重要步骤，尤其是右侧肾上腺中央静脉的处理较为重要，因为右侧中央静脉直接汇入下腔静脉，较短较粗，最短者仅约0.5mm，直径最粗可达7mm，一般建议用Hem-o-lok或钛夹夹闭中央静脉，不主张直接用超声刀离断，以避免术后出血。肾上腺中央静脉发生变异会增加手术难度和出血风险，右侧中央静脉可发生与右下肝静脉汇合的变异，在处理中央静脉时可能损伤右下肝静脉而导致出血；左侧中央静脉如果与左肾静脉夹角过小，手术操作时可能会误伤肾静脉，或者误将膈下静脉当作中央静脉处理，而未夹闭中央静脉；如果肾上腺肿瘤靠近肾门，可将肾动静脉先行游离显露，避免误伤。

三、肾上腺神经支配

肾上腺神经分布较丰富，T_{10}～L_2水平的脊髓神经元发出交感神经节前纤维，进入交感神经干换元，再从交感神经干发出节后神经纤维，通过腹腔神经丛进入肾上腺髓质，神经末梢呈突触形式包绕嗜铬细胞。少许副交感神经以相同的路径进入肾上腺髓质[2]。

四、肾上腺淋巴回流

肾上腺被膜深面、肾上腺皮质和髓质间的结缔组织内有毛细淋巴管网，发出的淋巴管至肾上腺被膜下汇合，沿肾上腺血管伴同肾的淋巴管，可回流至主动脉旁淋巴结、腰淋巴结，部分可上行注入膈下淋巴结，左肾上腺淋巴管有时沿左内脏大神经上行注入纵隔后淋巴结。

第四节 肾上腺的胚胎发育

一、肾上腺皮质胚胎发育

肾上腺皮质和髓质的胚胎发育起源不同，因此肾上腺虽是皮质包绕髓质形成的整体，但各自的组织学结构和生理功能不同。皮质起源于尿生殖嵴的体腔内层的中胚层细胞，肾上腺髓质源于外胚层的神经嵴（neural crest）组织。肾上腺皮质的胚胎发育始于第5～6周，中肾头端和肠系膜间的间皮细胞开始增殖，深入下方的间充质形成原始皮质，两周后中胚层的腔上皮细胞再次增殖，包绕原始皮质形成密集薄层的永久肾上腺皮质，第8周时肾上腺皮质逐渐被结缔组织包裹，与其他间皮组织分离。在发育过程中，原始皮质逐渐退化体积缩小，永久皮质逐渐增大。胚胎时期的原始皮质可占整个肾上腺皮质的80%,此时肾上腺的体积可超过肾脏,原始皮质逐渐退化,至出生前约占皮质的75%,出生后8周缩小至占25%,一般在1岁以后原始皮质完全消失。肾上腺皮质球状带和网状带出生时即存在,束状带出生后3岁时才分化完成,6~8岁时,网状带才达到成人肾上腺的水平。出生时肾上腺体积是成人的10~20倍,相当于胎儿肾的1/3,成人肾上腺体积相当于其肾脏的8%[2,7]。

二、肾上腺髓质胚胎发育

肾上腺髓质与交感神经节细胞同源,起源于外胚层神经嵴组织。胚胎第7周时,一部分神经嵴细胞迁移到肾上腺皮质,沿中央静脉穿过皮质聚集于肾上腺中央部位,形成肾上腺髓质原基,原基细胞进而分化成嗜铬细胞,因细胞中含有儿茶酚胺的嗜铬性颗粒,铬盐染色呈黄色或棕色,因此得名。胚胎中期时,移形到皮质中心的嗜铬细胞逐渐发育成肾上腺髓质,髓质逐渐被皮质完全包裹形成完整的腺体,该过程至胚胎晚期才完成,原始皮质也逐渐消退,肾上腺体积逐渐缩小。还有部分没有进入皮质中心的嗜铬细胞迁移到椎旁或主动脉前交感神经节处,形成肾上腺外嗜铬细胞群或嗜铬体。出生后2~3年,除大血管周围的交感神经节以外,大部分肾上腺外嗜铬细胞基本消失,如未消失,则可能成为形成异位嗜铬

细胞瘤的胚胎学基础。胚胎第8周,原始肾脏开始上升,向肾上腺靠拢,同样起源于尿生殖嵴的性腺开始向盆腔下降。该迁徙过程可能使部分肾上腺组织与腺体分离而残留于上述路径的某个位置,称为肾上腺残留组织,或异位肾上腺或肾上腺附属组织(图6-1-4)。异位肾上腺组织多数为皮质组织,也可同时包含皮质和髓质。异位肾上腺在新生儿的发生率为7.5%~15%,但很快退化,成人的发生率约为1%[2,7]。

第五节 肾上腺组织学

肾上腺表面有结缔组织包绕形成包膜,肾上腺实质由皮质和髓质构成。外层为肾上腺皮质,约占整个腺体的90%,中央为肾上腺髓质组,前者起源于中胚层,后者起源于外胚层,因此两者虽然共同组成肾上腺,但皮质和髓质在胚胎发生、组织结构与生理功能上均不相同,实际上是两个独立的内分泌腺体。

一、肾上腺皮质

肾上腺皮质由外向内可分为球状带、束状带和网状带共三部分。皮质由上皮细胞组成,细胞核位于中央,有1~2个核仁,细胞质呈嗜碱性,含有数量不等的脂滴。

1. 球状带 球状带(zona glomerulosa)紧邻肾上腺被膜,约占皮质的15%,细胞排列成球状或团块状的细胞团,周围有窦状毛细血管包绕。球状带细胞较小,呈圆形、低柱状或立方形,细胞质较少,富含脂质,轻度嗜碱,显微镜下呈空泡样,细胞核着色深,核仁明显,核浆比例大。电镜下的特点是,细胞质内含有大量的滑面内质网、粗面内质网、游离核糖体和高尔基体。球状带主要分泌以醛固酮为代表的盐皮质激素,通过调节体内钾离子、钠离子,维持水电解质平衡。醛固酮的分泌主要受肾素-血管紧张素系统的调节。

2. 束状带 束状带(zona fasciculata)位于球状带深层,约占皮质的75%~80%,细胞呈束状排列,周围血窦丰富。细胞体积较大,呈立方形或多边形,细胞核大,核染色浅,位于细胞质中央,可见双核细胞。细胞质内富含脂质,染色时脂滴溶解,光镜下见细胞质留下许多小空泡,使束状带细胞呈透明样、泡沫状。电镜下,滑面内质网较球状带更多,环绕脂滴和线粒体排列,粗面内质

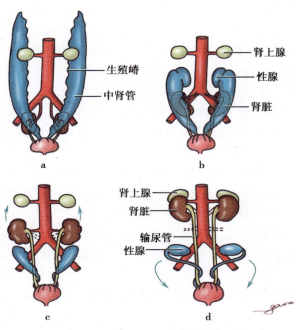

图6-1-4 肾上腺胚胎发育示意图

网发达。束状带主要合成分泌以皮质醇（cortisol）为代表的糖皮质激素，调节糖、脂肪和蛋白质的代谢，也可保钠排钾、调节水盐代谢。束状带的皮质醇分泌受ACTH调节。

3. 网状带 网状带（zona reticulavis）位于皮质最内层，约占皮质的5%~7%，细胞排列成不规则的条索状，交织成网状，周围有窦状毛细血管。网状带细胞体积较束状带小，呈多边形或低柱状，胞核小并且偏于一侧，核染色深，核仁明显，细胞质弱嗜酸性，含有少量脂滴和较多脂褐素。电镜下可见细胞质内含有大量滑面内质网。网状带主要分泌以雄激素为代表的性激素，雄激素的分泌效力相当于睾丸的1/5，网状带也可分泌糖皮质激素。网状带分泌功能也受ACTH调控。

二、肾上腺髓质

肾上腺髓质位于肾上腺中央，周围有皮质包绕，与皮质的网状带相接交错。髓质主要由嗜铬细胞构成，其胞质内颗粒经铬盐氧化后呈棕褐色，细胞形态不一，呈多边形，嗜铬细胞排列成条索或相互连接吻合成网，细胞索间有毛细血管和小静脉。此外，髓质内还有少量交感神经节细胞。嗜铬细胞根据胞质内颗粒的不同可分为两种：一种为肾上腺素能细胞，胞体大，数量较多，约占全部嗜铬细胞的85%，电镜下含肾上腺素的颗粒较小，电子密度低；另一种为去甲肾上腺素能细胞，胞体小，数量较少，电镜下含去甲肾上腺素的颗粒内有电子致密中心，与颗粒包膜间有一浅色区域。肾上腺髓质的嗜铬细胞主要分泌肾上腺素和去甲肾上腺素，前者可作用于心肌，发挥正性肌力，使心肌收缩力加强、心跳加快、心排出量增加；后者的主要作用是收缩小动脉，升高血压。

第六节　肾上腺生理功能

一、肾上腺皮质

肾上腺皮质可以合成多种具有重要生理功能的激素，为机体维持正常生理活动所必需，包括盐皮质激素、糖皮质激素和性激素三种。球状带合成的盐皮质激素主要为醛固酮，是作用最强的盐皮质激素；束状带合成的糖皮质激素主要以皮质醇为代表；网状带合成的性激素主要是具有弱雄性激素作用的脱氢表雄酮和雄烯二酮，仅有极少量的睾丸酮和雌激素，脱氢表雄酮和雄烯二酮在脂肪和肌肉组织中可转化为雌激素，是绝经后女性的雌激素主要来源。束状带和网状带还可以合成少量的皮质酮和去氧皮质酮，连同皮质醇，可具有弱盐皮质激素样作用。

1. 肾上腺皮质激素的化学结构 肾上腺皮质激素的合成以胆固醇为共同的前体物质，经过一系列的酶促反应合成，因此肾上腺皮质激素都称为类固醇激素，又称甾体激素。其基本结构是环戊烷多氢菲，由3个六碳环和1个五碳环构成，不同的类固醇激素在此基础之外还有不同的侧链和功能基团。按结构来分，类固醇激素可分为21碳、19碳和18碳三种，其母体分别为雌烷、雄烷和孕烷，糖皮质激素、盐皮质激素和孕激素均为21碳，雄激素和雌激素分别为19碳和18碳[8]。

2. 肾上腺皮质激素的生物合成过程 肾上腺皮质激素需通过一些列复杂的酶促反应完成，胆固醇为共同的前体物质，大部分为肾上腺皮质细胞从血液中以低密度脂蛋白的形式摄取，小部分为肾上腺皮质细胞自行合成，激素合成场所为线粒体和滑面内质网。胆固醇C20和C22位点在线粒体内羟化，随后在碳链酶作用下生成含21个碳的Δ5-孕烯醇酮，随后孕烯醇酮被转运至滑面内质网进行进一步的激素合成。后续的激素合成分为三条途径：球状带进行盐皮质激素合成，最终产物为醛固酮，18-羟脱氧酶仅存在为球状带，是合成醛固酮所必需；束状带进行糖皮质激素合成，终产物为皮质醇；网状带和束状带进行雄激素和雌激素合成，终产物是睾酮和雌二醇，但合成量非常小，大部分脱氢表雄酮和雄烯二酮等中间产物则分泌入血。束状带和网状带的17α-羟化酶是合成皮质醇和性激素过程所必需[1,8]。

3. 肾上腺皮质激素的分泌、转运和代谢 大部分肾上腺皮质激素分泌入血后与血浆蛋白结合，结合型皮质激素无生物活性，需转化为有生物活性的游离型皮质激素才能发挥作用。肾上腺皮质激素主要在肝内分解清除，血浆半衰期大多在20分钟以内，结合型皮质激素在血浆中的半衰期明显延长，因此结合型可作为外周血中皮质激素的贮存形式，避免在血液中过快被清除。外周血中90%以上的皮质醇为结合型，其中约80%与皮质类固醇结合球蛋白（CBG）相结合，另外10%与血浆白蛋白结合，皮质醇结合型的比例较高，在血浆中半衰期约为60分钟。醛固酮在血浆中的结合型仅占55%，并且与血浆蛋白的结合较松散，因此醛固酮的血浆半衰期为15分钟。脱氢表雄酮在外周血中大部分与硫酸根结合，这种形式下与血浆白蛋白结合较牢固，清除率低，血液中浓度较高且波动很小。

肾上腺皮质激素的降解途径主要分两种：一是通过还原反应将双键还原为单键，将酮基还原为羟基；二是与葡萄糖醛酸或硫酸结合成脂类。代谢产物水溶性增加，易于通过尿液排出，也有少量肾上腺皮质激素未经代谢即经尿中排出。

4. 肾上腺皮质激素的生物功能 肾上腺皮质激素是类固醇激素，很容易穿透靶细胞的细胞膜，与细胞质中的特异受体结合，形成的复合物并进入细胞核，与位于染色质上的特异核受体相结合，影响相关基因的转录表达过程，通过影响效应细胞内某种蛋白质的合成，发挥生物学效应。

（1）糖皮质激素：皮质醇最初被发现时仅知道对血糖有影响，因此被命名为糖皮质激素，实际上皮质醇的作用非常广泛，是维持机体代谢、维持正常生理活动、维持内环境平衡所必需的。在非应激状态下，皮质醇对其他激素起允许作用，如胰高糖素、生长激素和儿茶酚胺等发挥作用的过程中都必须有皮质醇的参与。应激状态下皮质醇的分泌可明显增加至十几倍，增加儿茶酚胺的升压作用，使心肌收缩力加强、心排出量增加。皮质醇促进脂肪和蛋白质的分解代谢，动员游离脂肪酸提供能量，为糖异生作用提供氨基酸，为机体增加能量供给。但皮质醇并不会增加心脏、肝脏、脑等重要脏器的蛋白质分解代谢，以保护重要脏器的功能。应激状态下大量分泌的皮质醇或外源性药物性的糖皮质激素，有抗炎性反应、抗过敏反应和免疫抑制作用，而生理量的皮质醇则无明显上述作用。如果糖皮质激素分泌不足，会出现纳差、乏力、低血压、低血钠、低血容量等肾上腺皮质功能低下的表现，严重者出现肾上腺危象，甚至可危及生命。

（2）盐皮质激素：醛固酮是效应最强的盐皮质激素，此外皮质醇、皮质酮、11-脱氧皮质酮也有弱盐皮质激素作用。醛固酮主要作用于肾脏远曲小管和集合管上皮细胞，促进尿液中钠离子的重吸收，促进钾离子的排出，维持正常的血容量、体钠总量和血钾浓度。

（3）肾上腺皮质分泌的雄激素：肾上腺皮质分泌的主要是活性较低的脱氢表雄酮和雄烯二酮，而睾酮（testosterone）的分泌量很少。肾上腺分泌的少量雄激素对青春期的发动有重要的启动作用，在肾上腺皮质来源的雄激素作用下，青春期男女的阴毛和腋毛开始出现，骨骼肌肉的生长开始加速，这种较弱雄激素作用通过正反馈机制，促进下丘脑促性腺激素释放激素的分泌，促进腺垂体分泌黄体生成素和卵泡刺激素，从而促进性腺的发育成熟，开始青春期的生长发育。在某些疾病中，肾上腺皮质大量自主分泌雄激素，可导致儿童的假性性早熟和成人的女性男性化表现。

5. 肾上腺皮质激素分泌的调节 肾上腺皮质激素的分泌受促肾上腺皮质激素（ACTH）的调节。ACTH是由腺垂体分泌的蛋白质多肽类激素，可增加肾上腺的血供，促进肾上腺皮质细胞增生，促进肾上腺皮质激素的合成分泌，主要是皮质醇，ACTH是促进皮质醇合成分泌的最重要的激素。ACTH与肾上腺皮质细胞膜上的特异受体结合，激活腺苷环化酶，通过cAMP的第二信使作用，激活细胞内一系列磷酸化作用，促进蛋白质和酶的活化，从而促进肾上腺皮质激素的合成。对皮质醇合成的影响主要作用于胆固醇向孕烯醇酮的转化过程。在ACTH的作用下，数分钟内皮质醇的血浓度即明显增加。ACTH对皮质醇分泌的促进作用具有饱和性，在达到最大兴奋值前，ACTH浓度与皮质醇浓度有线性关系，超过最大兴奋值后，皮质醇的分泌不再随ACTH浓度的增加而增加。

ACTH分泌受下丘脑调节，主要受促肾上腺皮质激素释放激素（corticotropin-releasing hormone，CRH）的调节。分泌CRH的细胞主要分布于下丘脑室旁核，CRH合成后经过下丘脑-垂体门脉系统转运至腺垂体，与ACTH细胞膜上的受体结合发挥作用，促进ACTH的分泌。CRH也是蛋白质多肽激素，其作用机制与ACTH类似。CRH的分泌释放呈脉冲式，使ACTH和皮质醇的分泌也相应的呈脉冲式。下丘脑合成的垂体加压素（arginine vasopressin，AVP）也具有促进ACTH释放的作用，作用较CRH弱，与CRH有一定的协同作用。皮质醇通过负反馈对下丘脑和垂体CRH和ACTH进行调节。

因此，肾上腺皮质醇的分泌受下丘脑-垂体-肾上腺轴（hypothalamic-pituitary-adrenal，HPA）的调控，这是一个直接作用和负反馈抑制相结合的复杂调控轴，是神经内分泌系统的重要部分，参与应激反应，调控消化系统、免疫系统以及能量代谢等生理活动。下丘脑室旁核合成分泌的抗利尿激素和促肾上腺皮质激素释放激素 (corticotropin releasing hormone, CRH)，作用于腺垂体，促进促肾上腺皮质激素 (corticotropin, ACTH) 的释放；促肾上腺皮质激素进而作用于肾上腺皮质，促进糖皮质激素的合成与分泌（主要是皮质醇）。而肾上腺皮质分泌的糖皮质激素可以负反馈作用于下丘脑和垂体，抑制 CRH 和 ACTH 的合成与分泌，形成负反馈调节。皮质醇对垂体 ACTH 的抑制作用与对下丘脑 CRH 的抑制作用均较明显，其中可能以抑制 ACTH 的作用为主。

下丘脑 CRH 的释放受多种中枢神经递质的调控。乙酰胆碱、5- 羟色胺可促进下丘脑合成和释放 CRH，中枢的去甲肾上腺素可抑制 CRH 的释放，还有多巴胺 (dopamine, DA)、γ- 氨基丁酸、内源性阿片肽、前列腺素、血管紧张素 -Ⅱ、褪黑素等多种神经递质，都对 CRH 的合成释放有不同程度的调控作用。

神经系统对下丘脑 CRH 的调控使皮质醇的分泌具有明显的昼夜节律，早上 8 时左右血皮质醇的浓度达到峰值，午夜时分达到谷值。该节律的形成是因为 CRH 受乙酰胆碱和 5- 羟色胺等中枢神经系统调控呈脉冲式释放，从而导致 ACTH、皮质醇也相应的呈脉冲式分泌，形成昼夜节律，也与生物钟和黑暗 - 光照（睡眠 - 醒觉）的周期性变化有关。应激状态下，机体的交感神经兴奋，也会导致 CRH 分泌增加，从而使 CRH-ACTH- 皮质醇分泌短时间内急剧增加，显著高于基础水平，作为机体应激状态下的主要表现[1, 2, 8]。

醛固酮的分泌主要受肾素 - 血管紧张素系统调节，肾小球入球小动脉压力下降、血容量不足、血钠下降可刺激肾素的分泌，促进血管紧张素 -Ⅱ 的合成，从而促进醛固酮的分泌。肾小球旁的远曲小管的致密斑，通过感受肾小管内钠离子、氯离子浓度的改变，调节肾素的分泌。血钾升高可直接刺激醛固酮的分泌，相反血钾下降可抑制醛固酮的分泌。ACTH 对醛固酮的分泌也有一定的调节作用，但作用不强。肾上腺皮质网状带分泌性激素也受 ACTH 调节。

二、肾上腺髓质

肾上腺髓质主要分泌儿茶酚胺，包括肾上腺素和去甲肾上腺素和很少量的多巴胺，此外也可分泌多种微量多肽激素，如髓质素、脑啡肽、CRH、ACTH 等。儿茶酚胺的合成原料是酪氨酸，酪氨酸在酪氨酸羟化酶的作用下进行羟化转变为多巴，多巴经脱羧变为多巴胺，多巴胺经羟化变为去甲肾上腺素 (NE)，NE 经甲基化转变为肾上腺素。酪氨酸羟化酶的活性受细胞内肾上腺素浓度影响，细胞内的儿茶酚胺被释放时，细胞内浓度下降，酪氨酸羟化酶的活性增加，从而促进儿茶酚胺的合成，反之，细胞内儿茶酚胺贮存时则抑制儿茶酚胺的合成。交感神经系统主要分泌去甲肾上腺素，中枢神经系统分泌肾上腺素、去甲肾上腺素和多巴胺，在肾上腺髓质则主要合成肾上腺素（约占 70%）。肾上腺素和去甲肾上腺素的降解代谢主要受单胺氧化酶和儿茶酚 -O- 甲基转移酶的作用，其中间产物为甲氧基肾上腺素 (metanephrine, MN) 和甲氧基去甲肾上腺素 (normetanephrine, NMN)，最终产物为 3- 甲氧基 -4- 羟基扁桃酸，简称 VMA。

肾上腺髓质分泌的肾上腺素和去甲肾上腺素主要与肾上腺素能受体结合发挥作用。肾上腺素能受体分为 α、β 两种，β 受体又可分为 β1、β2 和 β3 三种类型。α 受体主要存在于血管、平滑肌，α 受体兴奋时表现为血管收缩，肠管平滑肌松弛，收缩压和舒张压都升高。β1 受体主要存在于心脏，β2 受体主要存在于支气管平滑肌和血管，β3 受体主要存在于脂肪组织。β 受体兴奋时骨骼肌的血管扩张，支气管平滑肌松弛，心率增快，心肌收缩力增强，收缩压升高而舒张压升高不明显。肾上腺素和去甲肾上腺素对两种受体都有作用，但去甲肾上腺素对 β2 受体的作用较弱，去甲肾上腺素激活 α 受体，表现为外周血管收缩，收缩压和舒张压升高。小剂量肾上腺素激活骨骼肌血管和心脏的 β 受体，舒张外周血管，增加心肌收缩力和心率，血压可升高或下降。当应用大剂量肾上腺素时，可同时激活 α 和 β 受体，收缩外周血管，收缩压和舒张压都升高[9, 10]。

肾上腺髓质受神经体液调节，刺激下丘脑后部交感神经中枢引起肾上腺髓质分泌。支配肾上腺髓质的内脏大神经属交感节前纤维，它直接刺激髓质嗜铬细胞释放肾上腺素和去甲肾上腺素。肾上腺髓质既是交感神经系统的组成部分，又是一个十分复杂的多功能内分泌腺体。当支配肾上腺髓质的交感神经兴奋时，释放的去甲肾上腺素和肾上腺素增多。在正常情况下，肾上腺髓质释放的肾上腺素与去甲肾上腺素的量之比为 4∶1，但后者的清除慢于前者,故肾上腺髓质兴奋时的主要反应是血压升高。肾上腺素增加氧耗量,糖原分解,血糖升高,并可刺激下丘脑和垂体引起促肾上腺皮质激素和促甲状腺素的分泌。情绪激动、强烈物理刺激、流血、窒息、特殊药物如组织胺等均可引起髓质分泌。

充分理解肾上腺的解剖、生理以及复杂的神经内分泌调控网络,对于肾上腺疾病的诊断、鉴别诊断、手术方案的制定与实施以及围术期的处理等都具有重要的意义。

(孙颖浩　李汉忠　张学斌)

参 考 文 献

1. Collins, RBR. Adrenal glands: diagnostic aspects and surgical therapy[J]. Mayo Clinic Proceedings. 2005, 80(9): 8-347
2. W Scott McDougal. Campbell-Walsh Urology 11th Edition Review. Philadelphia: Elsevier Saunders, 2012
3. Gagner M, Lacroix A, Bolté E. Laparoscopic adrenalectomy in Cushing's syndrome and pheochromocytoma[J]. N Engl J Med. 1992, 327(14): 1033
4. 李汉忠,臧美孚,徐大华. 腹腔镜肾上腺肿瘤切除 [J]. 中华外科杂志. 1994(06): 345-347
5. Desai MM, Gill IS, Kaouk JH, et al. Robotic-assisted laparoscopic adrenaleclomy[J]. Urology, 2002, 60: 1104-1107
6. 李汉忠. 中国泌尿外科疾病诊断治疗指南——肾上腺外科疾病诊断治疗指南. 北京:人民卫生出版社,2009: 198-360
7. Barwick TD, Malhotra A, Webb JA, et al. Embryology of the adrenal glands and its relevance to diagnostic imaging[J]. Clinical radiology, 2005, 60(9): 953-959
8. 吴阶平. 吴阶平泌尿外科学. 济南:山东科学技术出版社,2004: 39-42
9. 曾正陪. 肾上腺髓质激素的生化生理 // 陈家伦. 临床内分泌学. 上海:上海科学技术出版社,2012: 630-633
10. Melmed S, Polonsky KS, Larsen PR. Williams Textbook of Endocrinology. 12th ed. Philadelphia: Elsevier Saunders, 2011

第二章 肾上腺性皮质醇增多症

第一节 概　述

皮质醇增多症（hypercortisolism）也称为库欣综合征（Cushing syndrome，CS）是由多种病因导致机体组织长期暴露于异常增高糖皮质激素引起的多系统异常的一系列临床症状和体征。在第二篇"垂体促肾上腺皮质激素腺瘤"章节中列出了皮质醇增多症的病因，其中肾上腺性皮质醇增多症占比约10%，主要包括肾上腺皮质醇腺瘤、皮质腺癌、大结节增生和原发性色素结节性肾上腺病等。

一、流行病学

库欣综合征的年发病率为2~5/1 000 000[1]，在高血压人群中占0.5%~1%；在2型糖尿病的肥胖患者、血糖控制不佳且合并高血压者，其发病率可达2%~5%，高发年龄为20~40岁，女多于男。

二、病理生理

糖皮质激素是由肾上腺皮质束状带细胞合成并分泌的，受下丘脑（CRH）-腺垂体（ACTH）-肾上腺（皮质醇）轴的调控。ACTH刺激肾上腺皮质细胞分泌皮质醇，同时过量皮质醇也可负反馈调节抑制ACTH的分泌。ACTH和皮质醇的分泌具有节律性，午夜最低，晨起清醒后于6~8点达高峰。库欣综合征患者的皮质醇分泌失去这种昼夜节律，表现为午夜皮质醇水平升高。

CS可分为外源性（医源性）和内源性，其中医源性CS最常见。内源性CS分为促肾上腺皮质激素（adrenocorticotropic hormone，ACTH）依赖性和非依赖性。有一些特殊情况如妊娠、精神疾病（抑郁、焦虑、强迫性障碍）、酒精性依赖、肥胖症、控制不良的糖尿病、生理应激等可引起下丘脑-垂体-肾上腺轴出现功能过度活跃，导致皮质醇升高，伴或不伴CS的临床症状或体征，称之为假性CS或类CS。

ACTH依赖性皮质醇症占80%~85%，ACTH非依赖性皮质醇症约占皮质醇症的15%~20%，主要包括肾上腺皮质腺瘤（adrenocortical adenoma，ACA）、肾上腺皮质癌（adrenocortical carcinoma，ACC）、原发性肾上腺皮质增生如ACTH非依赖性肾上腺大结节增生（ACTH-independent macronodular adrenocortical hyperplasia，AIMAH）、原发性色素沉着性结节性肾上腺皮质病（primary pigmented nodular adrenocortical disease，PPNAD）。McCune-Albright综合征（MAS）可引起婴幼儿的AIMAH，其他一些罕见遗传综合征也与CS相关，如Carney综合征可以引起PPNAD，多发内分泌肿瘤综合征Ⅰ型（multiple endocrine neoplasia typeⅠsyndrome，MENⅠ），Li-Fraumeni综合征（Li-Fraumeni syndrome）及Beckwith综合征等可伴发肾上腺腺瘤或者腺癌导致的CS。

三、临床表现

由于长期的、过多的皮质醇作用，引起机体蛋白质、脂肪、糖、电解质等代谢紊乱，同时可以出现部分盐皮质激素引起典型的库欣综合征的症状和体征。症状的轻重取决于相关激素分泌的严重程度和持续的时间。

满月脸、水牛背、皮肤紫纹为最经典表现；体重增加和向心性肥胖是最常见的体征。主要由于过量皮质醇引起脂肪代谢和脂肪分布异常，胰岛素过量分泌与胰岛素抵抗，内脏脂肪堆积，蛋白质代谢异常、负氮平衡所致。少数患者表现为均匀性肥胖。肌肉萎缩、四肢乏力，骨质疏松、腰背痛常见。严重的骨质疏松可使患者丧失行走和劳动能力。皮质醇促进糖原异生增加，脂肪和肌肉细胞对胰岛素的敏感性下降，糖尿病常见。皮质醇潴钠排钾作用，以及皮质酮和脱氧皮质酮等弱盐皮质激素的分泌也增加,导致钠水潴留、血压升高、血钾多偏低,特别是异位ACTH综合征多伴有严重的、难以纠正的低血钾和碱中毒。下肢水肿或眼睑、结膜水肿常见。

高皮质醇血症可直接影响性腺功能,还可抑制下丘脑促性腺激素释放激素的分泌。女性多有月经不规则或停经、不育、性欲低下、乳腺萎缩、阴蒂增大。男性有性欲减退、勃起功能障碍及睾丸萎缩等。不同程度的雄性激素分泌增加,痤疮、多毛较为常见。

部分患者可能以精神心理异常为主诉,少数甚至可出现类似躁狂、忧郁或精神分裂症样的表现。过量皮质醇抑制生长激素的分泌以及对性腺的影响,造成少年儿童患者生长停滞、青春期延迟、身材矮小。

皮质醇症患者的免疫功能低下,易合并致命性的细菌或真菌感染,进展迅速,特别是重症库欣病和异位ACTH综合征患者合并肺部感染者。

四、定性诊断和功能定位

皮质醇增多症的定性诊断主要根据上述典型的临床表现和生化检测。但有些患者症状和体征不明显,比如表现为代谢综合征、儿童过度肥胖并发育迟缓、女性月经紊乱和不育、男性性欲减退和勃起功能障碍以及与年龄不相符的骨质疏松,对这些可疑者也要进行生化检测。用于定性诊断的生化检查包括24小时尿游离皮质醇(24h-UFC,至少2次)、午夜血浆或唾液皮质醇(至少2次)、过夜1mg小剂量地塞米松抑制试验(过夜1mg-LDDST)、48h-2mg/d-小剂量地塞米松抑制试验(48h-2mg-LDDST)。用于功能定位诊断的生化检查包括血浆ACTH水平测定、经典大剂量地塞米松抑制试验、CRH兴奋试验、岩下窦静脉插管分段取血(BIPSS)测ACTH(第二篇)。

五、定位诊断

根据皮质醇增多症的病因类型,下丘脑-垂体-肾上腺轴病变以及异位ACTH分泌瘤均可引起皮质过度分泌。鞍区磁共振成像是诊断垂体腺瘤的首选方法,而CT是异位ACTH分泌瘤和肾上腺肿瘤的首选检查方法。PET/CT和生长抑素受体显像对于异位分泌ACTH病灶的检出有帮助。高皮质醇血症可下调肿瘤SSTR2的表达,增加生长抑素受体显像假阴性结果的可能性;某些病例可能在药物控制高皮质醇症后,显像结果由阴性变为阳性。GA-SSA PET/CT显像可能提高病灶检出率,但尚需要进一步研究。^{18}F-FDG PET PET/CT显像有助于确定转移性疾病的范围,但在肿瘤定位方面价值有限,因为这类肿瘤大多代谢活性低,生长缓慢。

肾上腺性皮质醇增多症首选检查为CT,进行肾上腺薄扫CT及三维重建会清晰显示病变的大小及范围,其次为磁共振显像。

六、治疗

多种病因均可导致皮质醇增多症,针对病因的手术是一线治疗。其基本内容和目标是:①原发肿瘤的切除;②高皮质醇血症及其并发症的及早有效控制;③减少永久性内分泌缺陷或长期的药物替代。分泌皮质醇的肾上腺腺瘤行腹腔镜肾上腺肿瘤切除术,可治愈。肾上腺皮质癌首选开放的根治性切除,对于出现远处转移者也应尽量切除肿瘤及转移病灶,术后辅以密妥坦等药物治疗或放疗。对于AIMAH及PPNAD可行双侧肾上腺切除或一侧肾上腺全切及对侧肾上腺次全切除术,目前尚有争议,无标准方案,对于库欣症状明显者,双侧全切可能更为合理。垂体肿瘤手术无效或复发,并且不能再次手术者,放疗无效者以及异位ACTH综合征原发灶寻找困难或难以切除者,腹腔镜双侧肾上腺切除是此类ACTH依赖性皮质醇症的最后手段。

肾上腺皮质肿瘤自主分泌大量皮质醇,使下丘脑-垂体-肾上腺轴受到抑制,致肿瘤以外的同侧和对侧的正常肾上腺都处于萎缩状态,故术中、术后应补充肾上腺糖皮质激素,以防术后出现急性肾上腺危象。

第二节 肾上腺皮质醇腺瘤

肾上腺皮质腺瘤(adrenocortical adenoma,ACA)是指来源肾上腺皮质细胞的良性上皮性肿瘤。皮质醇腺瘤(cortisol-producing adenoma,CPA)则指来源于分泌皮质醇(cortisol)的肾上腺皮质细胞的腺瘤。皮质醇的过度分泌导致库欣综合征。

一、流行病学

随着CT等影像检查的普及,肾上腺意外瘤发病率明显增加,在进行腹部CT检查的患者中约

10%可以检出肾上腺结节,发生率随年龄增加,且大部分是肾上腺皮质腺瘤。2015 年,Korivi BR 等报道,尸检发现肾上腺皮质腺瘤的发生率为 2%~9%。皮质醇腺瘤的年发病率约为 0.6/1 000 000[1]。

二、病理生理

皮质醇的分泌是肾上腺皮质细胞在 ACTH 刺激下与其受体 MC2R 结合,经蛋白激酶 A 信号通路,完成皮质醇的合成与分泌。CPA 以蛋白激酶 A 信号通路失调为特征。GNAS 的功能性突变或蛋白激酶 A 的 α 亚单位 PRKAR1A 的失活突变可导致皮质醇合成信号的持续激活。近期多项全外显子测序研究表明蛋白激酶 A 的催化亚单位(catalytic subunit of protein kinase A,PRKACA)的激活突变也可引起皮质醇的过量分泌[2,3]。2016 年,Ronchi 等报道,在没有 PRKACA 突变的 CPA 中,CTNNB1 的激活突变更为常见,特别是激素分泌相对不活跃者[4]。

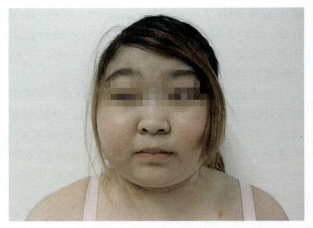

图 6-2-1 皮质醇腺瘤患者"满月脸"体征,与库欣病相比,呈"白里透红"。锁骨上脂肪垫

三、临床表现

皮质醇瘤的典型临床表现是 ACTH-非依赖性库欣综合征的症状和体征(本章第三节),比如体重增加、向心性肥胖、紫纹、多毛、皮肤瘀斑、肌肉萎缩无力、高血压、血糖升高、骨质疏松、腰痛等,抵抗力下降容易合并机会性感染。激素分泌相对不活跃者表现为亚临床库欣综合征,症状多不典型,如肥胖、高血压、糖尿病等。但相比 ACTH 依赖性皮质醇增多症的患者而言,除了上述症状以外,皮质醇瘤通常表现为肤色变浅(图 6-2-1、图 6-2-2)。

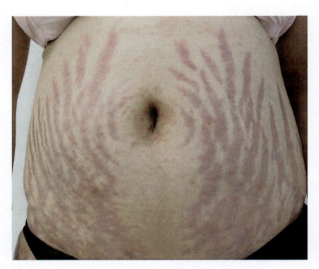

图 6-2-2 皮质醇腺瘤患者宽大紫纹体征

四、病理诊断

皮质醇腺瘤直径多<5~6cm,而直径大于 3cm 以上者需怀疑恶性可能,重量多<50~100g。肿瘤包膜完整,切面多呈黄褐色(图 6-2-3)。黑色腺瘤与细胞内脂褐质(有时罕见黑色素)沉积有关。邻近肾上腺组织束状带和网状带显著萎缩。肿瘤由富含脂质的束状带细胞和致密的缺乏脂质的网状带细胞组成,束状带细胞的包浆内有大量脂滴聚集沉积。两种细胞组成的比例差别较大。皮质细胞被丰富的脉管系统和窦状结构分隔成索状、巢状、岛状方式生长,细胞核小而一致,尽管孤立的极度核异型常见,但无或罕见有丝分裂活性。可以见到脂肪瘤样或髓脂肪瘤样病灶。通常没有肾上腺皮质癌常见的血管和包膜侵犯、坏死、

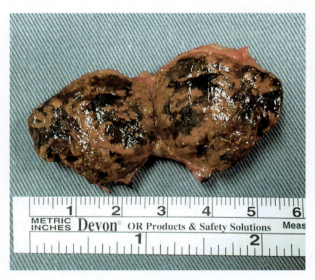

图 6-2-3 肾上腺皮质腺瘤切面呈黄褐色

不典型核分裂等。免疫组化显示肾上腺皮质腺瘤细胞对 SF、抑制素-α、突触素、melan-A 反应阳性。

五、定性和定位诊断

根据典型的库欣综合征症状结合内分泌生化检查如午夜血浆皮质醇及 24 小时尿皮质醇升高，ACTH 被抑制 <10pg/ml，小剂量及大剂量地塞米松抑制试验均不被抑制等，可以定性诊断 ACTH-非依赖性皮质醇增多症。皮质醇腺瘤多为单侧，双侧者罕见。超声检查瘤体一般较小，呈圆形或类圆形肿块，直径 1～3cm，边界清楚，内部回声均匀；右侧肾上腺腺瘤与肾和肝之间的分界形成"海鸥征"，呼吸运动时与肝之间出现不同步运动。CT 扫描可见密度均匀肾上腺肿物，直径多 <3cm，圆形或椭圆，边界清楚（图 6-2-4），由于肿瘤富含脂质成分，平扫 CT 值多 <10H，符合者基本可以诊断皮质腺瘤，无需进一步检查。但是约有 10%～40% 的肾上腺皮质腺瘤为乏脂性，如 CT 值 >10Hu，则需增强，其特点是快速强化，但快速洗脱，这与恶性病变不同，后者洗脱缓慢。绝对洗脱百分比 ≥60%，相对洗脱百分比 ≥40%，诊断肾上腺皮质腺瘤的敏感性和特异性可达 88%～96% 及 96%～100%[5]。双源 CT 对肾上腺皮质腺瘤有较高的特异性，80Kv 和 140Kv 下均呈现低 CT 值是其特点，特异性可达 100%，但敏感性低，为 50%～78.6%[6]。MRI 的诊断价值不优于 CT，可用于儿童及孕妇或对造影剂过敏者。PET-CT 仅用于鉴别良恶性困难者。

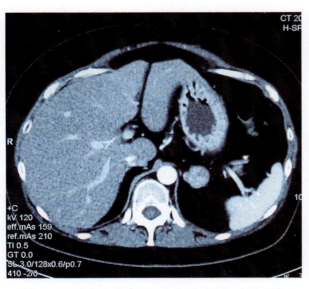

图 6-2-4　左肾上腺边界清楚类圆形肿瘤，轻度强化

六、治疗

肾上腺皮质醇腺瘤为良性病变，手术可几乎 100% 治愈。一旦诊断明确，如全身状态允许，推荐手术治疗。

（一）手术方式、手术指征及术前准备

1. 手术方式　腹腔镜肾上腺切除目前已成为金标准。推荐腹腔镜单侧肾上腺切除术。保留肾上腺与否存在一些争议，肿瘤体积偏大，>3cm 者，存在恶性可能，可考虑患侧肾上腺全切。术中注意保持肿瘤包膜的完整性，避免破裂，防止可能的恶性病变种植转移。

2. 手术指征　腹腔镜手术：腹腔镜手术创伤小、恢复快，显露良好，已成为肾上腺肿瘤的首选手术方式，可以经腹腔或经腹膜后腔，疗效及并发症方面二者并无差异。腹腔镜手术适合大部分皮质醇腺瘤，病例的选择需考虑到以下几个因素：①肿瘤的大小；②病变形态及界限；③既往手术史；④患者全身状况及手术意愿。肿瘤体积偏大者，特别是 >6cm 者，考虑肾上腺皮质癌的可能，尽量开放手术。既往手术史，病灶周围粘连严重，容易损伤临近器官，并发症机会增加，但经验丰富的术者也可尝试腹腔镜手术。

开放手术：目前较少应用，仅在下列情况：①肿瘤体积巨大者；②高度怀疑肾上腺皮质癌患者；③既往手术，粘连严重者。

手术禁忌证：①库欣症状严重，合并感染，特别是肺部感染者，可待感染控制后再手术；②全身情况差，心肺功能不全者；③凝血功能显著异常，需先纠正再行手术治疗。

3. 术前准备　①充分术前评估，除常规检查外，还需了解骨质疏松和可能的骨折，为手术方式及术中体位的规划提供依据；②尽可能将血压控制在正常范围，改善心脏功能；血糖控制在 10mmol/L 以下，纠正电解质和酸碱平衡紊乱，特别是皮质醇水平极高者，低血钾严重；③库欣综合征患者抵抗力差，容易合并感染，严重的肺部感染可危及生命。术前应用广谱抗生素预防感染，为手术创造条件；④注意少数患者存在精神心理障碍，术前疏导以预防或减少术后不良事件。

（二）术后并发症及处理

1. 术后并发症　并发症主要包括以下几个方面：

目前腹腔镜微创手术，与手术操作相关的并

发症与术者的经验相关,主要是出血、感染、肾上腺临近脏器的损伤、肠瘘、胰瘘等,还有罕见的肾血管损伤。

与高皮质醇血症相关的并发症主要包括:①感染如肺部感染、切口感染、皮肤真菌感染等;②患者皮肤菲薄,容易出现皮肤破损,有时黏性的医用胶条或敷料即可撕裂皮肤,相关操作时需谨慎;③骨质疏松,容易并发骨折。

与全身状态相关的并发症:患者高血压、糖尿病、高血脂、电解质紊乱,易出现心脑血管事件,同时处于高凝状态,可能下肢深静脉血栓甚至肺栓塞,危及生命。

2. 术后并发症的处理 术后出血:患者蛋白代谢异常,负氮平衡,血管及组织脆弱,创面容易出血,术中操作轻柔,避免钝性分离,以能量平台锐性分离为主,手术结束前创面的全面检查和彻底止血,必要时喷洒或填压止血材料,对于预防出血有帮助。如术中发生血管损伤,大出血,术者需要冷静,压迫出血点,吸引器辅助缓慢寻找出血点,合理钳夹处理。重要血管损伤不常见,下腔静脉损伤,小的破口可予钳夹,较大破口需血管缝线缝合;重要动脉损伤,腔镜下处理困难者,应及时开放处理。有时肾上腺切除过程中,手术器械容易损伤肾脏,特别是腹膜后腹腔镜者,小的裂口可压迫止血,较大裂口需用可吸收线缝合。术后发生出血者,需积极判断出血的量与程度,予以补液、输血等处理,活动性出血者,需及早再次手术探查。

术后感染:由于抵抗力低下,容易出现感染,包括切口感染和肺部感染,应静脉预防性应用抗生素,一旦发生感染,应寻找感染部位,进行细菌培养,选用敏感抗生素进行治疗。如发生术野积液、脓肿者,及时穿刺或切开引流。肺部感染应高度重视,及早识别处理,避免进展引起呼吸功能衰竭。

肾上腺皮质功能低下:皮质醇腺瘤术后,同侧及对侧正常肾上腺皮质萎缩,应常规给予以氢化可的松为代表的糖皮质激素替代治疗。

七、术后随访

(一)预后

CS 导致高血压、糖耐量降低、高脂血症和高凝状态等,心、脑血管疾病风险增加,并成为主要死因。重度 CS 者感染发生率可达 50%,严重者可致死。骨质疏松、病理性骨折、精神认知障碍等难于完全恢复正常。CS 有效治疗皮质醇恢复正常后标化死亡率可接近正常人群,但 5 年内仍有较高的心脑血管疾病发生率,而治疗后皮质醇症未纠正者,标化死亡率是正常人群 3.8~5.0 倍。5 年生存率肾上腺皮质腺瘤为 90%。儿童 CS 早期治疗可改善身高,但最终矮于正常人群。

(二)随访

1. 随访原因 随访原因包括:①肿瘤有无残留;②监测下丘脑-垂体-肾上腺轴功能状态,调整激素替代剂量;③并发症的监测与控制;④高分化肾上腺皮质癌有时与肾上腺皮质腺瘤病理上难以鉴别,复查早期发现复发或转移。

2. 随访内容 包括临床表现、生化指标(血常规、血糖、电解质、血脂等)、激素水平(ACTH、午夜血浆或唾液皮质醇、24h-UFC、LDDST、ACTH 兴奋试验)、CT/MRI 扫描等。

3. 随访方案 ①推荐术后 10~14 天复查血尿生化及激素指标(激素替代者停药 24 小时),术后 2 周内血浆皮质醇低于 50nmol/L(1.8μg/dl)可能是垂体性库欣病缓解的最佳指标;②每 3 个月检查激素水平,并结合临床症状判断下丘脑-垂体-肾上腺轴分泌功能恢复情况,决定糖皮质激素剂量及停用与否,激素替代一般需 >6 个月;此后每 6~12 个月复查 1 次;③随访期限:肾上腺腺瘤 5 年以上。

第三节 原发性双侧肾上腺大结节样增生

原发性双侧肾上腺大结节样增生(primary bilateral macronodular adrenal hyperplasia, PBMAH),为库欣综合征的一种,临床较罕见,占内源性库欣综合征不到 2%。由于病变特点为高皮质醇水平,低 ACTH 激素水平,大结节样增生的双侧肾上腺,也曾被广泛称之为 ACTH-非依赖性肾上腺大结节样增生(adrenocorticotropic hormone independent macronodular adrenal hyperplasia, AIMAH),1964 年被首次报道。2013 年,Louiset E 等发现本病增生的腺体中存在异位 ACTH 的异常表达,异位产生的 ACTH 以旁分泌和自分泌的形式诱导肾上腺皮质增生和皮质醇分泌,而并非 ACTH-非依赖性,因此 AIMAH 的命名不能反应病变的实际情况,而建议更名为 PBMAH 更为合理[7]。

一、流行病学

目前国内外暂缺乏 PBMAH 的发病率数据，大部分患者发病年龄多在 50～60 岁之间，极少患者于出生后 1 年发病且伴随纤维性骨营养不良综合征（McCune-Albright 综合征）。男女比例大致为 1∶1。PBMAH 可为散发，近年来家族发病者常见，提示与遗传有关[8]。

二、病理生理

PBMAH 的发病机制暂不十分明确。异位受体表达是分子机制之一，抑胃肽（GIP）、抗利尿激素、儿茶酚胺、LH/HCG、5-羟色胺、血管紧张素等受体可以介导产生 PBMAH，分泌高皮质醇血症[9~11]。但目前仍不清楚这是肾上腺结节样增生的主要发病机制，还是细胞增殖和去分化后结果，而非驱动因素。编码对 G 蛋白起刺激作用的 α 亚基的基因 -GNAS 基因发生杂合突变也称为 gsp 突变，可导致 GTP 酶失活，从而影响腺苷酸环化酶活性，是 McCune-Albright 综合征引起婴幼儿的 AIMAH 的主要机制。其特征在于肾上腺结节携带 gsp 体细胞突变和未受影响的肾上腺皮质的萎缩，gsp 体细胞突变影响了 GNAS 基因 201 密码子精氨酸残基，GNAS 的体细胞突变可能是大结节形成和高皮质醇水平的必要条件[12]。2013 年，Assié G 等 ARMC5 基因的胚系突变存在于近 50% 的散发肾上腺大结节样增生患者，同时在家族性患者中也有发现。ARMC5 基因位于染色体 16p11.2，为未知功能区。可能为抑癌基因，体外试验中 ARMC5 转染可诱导肾上腺皮质癌细胞系 H295R 凋亡。但其失活能够降低 MC2R 和多种类固醇合成酶的表达[13]。

三、临床表现

PBMAH 的临床表现主要为库欣综合征的相关症状和体征，与其他类型库欣综合征相比，其症状和体征较轻，部分患者表现为亚临床库欣或者高血压、糖尿病甚至无任何症状。主要体现在以下几个方面：

1. 肥胖 肥胖是库欣综合征最常见的体征，但在儿童患者和成人患者存在区别，儿童多为均匀肥胖，成人为向心性肥胖，都伴有体重增加；此外，水牛背和锁骨上脂肪垫也是常见体征，为脂肪在后背及锁骨上异常堆积；另外一个具有代表性的体征"满月脸"，为脂肪在面颊和颞部的异常堆积（图 6-2-5a～b）。高皮质醇水平对脂肪组织作用机制十分复杂，其刺激内脏及中心脂肪累积。向心性肥胖的原因可能在于，相对皮下脂肪组织，网膜的糖皮质激素受体以及 11β-HSD1 的表达相对增高。

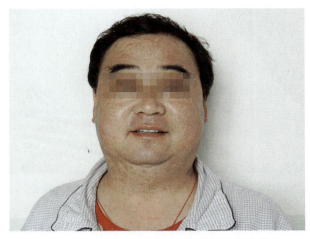

图 6-2-5a　PBMAH 患者"满月脸"面容，伴痤疮

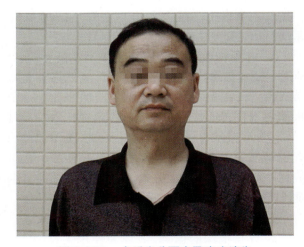

图 6-2-5b　术后库欣面容及痤疮消失

2. 皮肤系统 常见症状和体征为紫纹、痤疮、皮下瘀斑、多血质面容、体毛增多、脱发、皮肤伤口不易愈合。高皮质醇水平将导致皮肤变薄以及皮下血管组织的分离和显露，轻微的碰撞就能导致瘀斑，多血质症继发于皮肤变薄，合并有皮下脂肪丢失，皮质醇介导的皮肤萎缩使皮肤变得薄和脆弱，所有皮肤部分都涉及到，包括表皮和真皮，女性皮肤变薄似乎比男性严重。痤疮和丘疹样病变能够在面部、胸部和背部出现。紫纹多见

于腹部，也可出现在大腿、胸部及手臂，典型紫纹宽度超过 1cm（图 6-2-6），紫纹在年轻患者中常见。

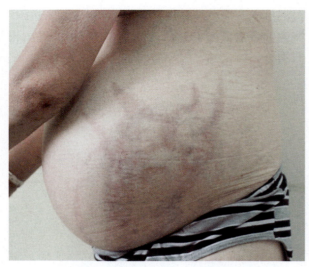

图 6-2-6　向心性肥胖（上肢变细、悬垂腹）与紫纹

3. 眼睛　球结膜水肿是库欣患者一个很有特异性的体征，大约有三分之一库欣患者有眼球突出，这是由于眶后脂肪堆积。库欣患者出现眼内压增高主要是由于眼房水产生增多，以及小梁网基质堆积，抑制房水排泄。

4. 中枢神经系统　糖皮质激素增多使下丘脑-垂体-肾上腺轴出现异常，导致 5-羟色胺系统调节异常，5-羟色胺受体表达抑制在抑郁生理病理机制中发挥核心作用，库欣患者常存在精神方面异常，生活质量明显下降，50%～70% 的库欣患者存在抑郁症状，12%～79% 患者存在焦虑。睡眠障碍、认知障碍以及记忆力减退等精神症状常伴随库欣患者，经治疗后，精神状态将会明显好转。

5. 骨骼和肌肉系统　高皮质醇水平对儿童的生长发育有很深的影响，表现为停止生长；糖皮质激素抑制成骨细胞的增殖和活性来影响骨骼的成型，通过抑制破骨细胞凋亡和增加成骨细胞的凋亡来减少骨细胞的数量，导致骨质疏松、骨坏死，肱骨头和股骨头坏死为内源性库欣综合征的特征性表现。库欣导致的肌肉萎缩主要表现在下肢的近端肌肉和肩胛部。糖皮质激素抑制骨骼肌摄取葡萄糖，这将导致肌肉蛋白的分解；糖皮质激素通过刺激蛋白降解和抑制蛋白合成来直接影响肌肉蛋白含量。临床上，肌无力导致爬不上楼梯或无法起立并不常见，但为了测试近端肌肉可以让患者做深蹲后起立。

6. 内分泌系统　库欣综合征患者糖尿病的发病率为 30%～40%。糖皮质激素的过量分泌将导致 β 细胞减少分泌胰岛素以及胰岛素抵抗；降低胰岛素抑制肝糖原产生的作用，增加肌肉和脂肪组织摄取糖原，糖皮质激素还使葡萄糖磷酸化酶失活，激活糖原合成酶，这些机制加强了葡萄糖合成，增加了肝脏糖原储存，导致血糖升高。

7. 心血管系统　高血压、血脂异常、血栓。库欣综合征患者高血压的发病率接近 80%，高血压、高血脂、溶解纤维蛋白潜力的下降为糖皮质激素对心血管系统的主要危害。同样，库欣患者的血栓事件也很常见。糖皮质激素导致高血压的机制包括系统性血管抵抗增加、循环容量的增加、心脏收缩力的增加。11β 羟基类固醇脱氢酶 2（11β-HSD2）的发现很大程度上揭示了库欣导致高血压的机制。皮质醇与糖皮质激素受体和盐皮质激素受体都能结合，盐皮质激素受体为非选择性，然而血浆中皮质醇水平为醛固酮的 100～1 000 倍，这提示盐皮质激素受体主要由糖皮质激素激活；而事实上，由于 11β-HSD2 的存在，阻止皮质醇与盐皮质激素受体结合。11β-HSD2 使皮质醇转化为无活性的皮质酮，其在肾脏、结肠、唾液及汗腺中广泛表达。正常浓度的皮质醇在局部 11β-HSD2 的作用下不会与盐皮质激素受体结合，在库欣患者，由于皮质醇水平高超出了 11β-HSD2 的作用能力，因此皮质醇与盐皮质激素受体结合产生盐皮质样激素作用。MR 激活后导致肾小管钠重吸收和血管内容量扩大。

8. 免疫系统　糖皮质激素有强大的抑制炎症反应和免疫系统的作用，因此库欣综合征患者感染比较常见，且通常无明显症状。皮肤和指甲的真菌感染也能见到，多为机会感染。糖皮质激素能够急剧地减少淋巴细胞数量（T 淋巴细胞＞B 淋巴细胞），重新分布血管内淋巴细胞到脾脏、淋巴结和骨髓。相反的，中性粒细胞会增加，而嗜酸性粒细胞计数会明显下降，这是应用糖皮质激素治疗的典型生化表现。

9. 性腺系统　库欣综合征患者性腺功能异常主要体现在女性月经失调，男女性性欲缺失。

四、病理诊断

原发性双侧肾上腺大结节样增生病理标本可见肾上腺失去正常形态，呈大小不等结节改变，结节切面金黄（图 6-2-7），无色素沉着，与 PPNAD

有明显区别。增生结节镜下主要由 2 种细胞组成，一种细胞质清亮（富含脂质），呈束带巢状，一种细胞质致密（缺乏脂质），呈岛状（图 6-2-8），免疫组化显示 3β- 类固醇脱氢酶仅表达于透明细胞，17α- 羟化酶主要表达于致密细胞，这种特有的酶分布特点致使肾上腺细胞的糖皮质激素分泌功能低下，其高皮质醇症的原因在于增生结节细胞数量众多，与引起库欣综合征的肾上腺腺瘤有显著不同。

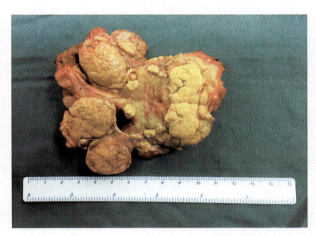

图 6-2-7　肾上腺呈大小不等、多发结节，切面金黄

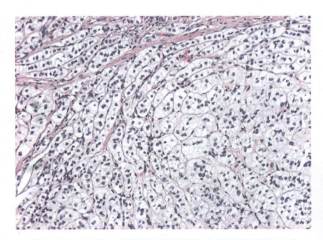

图 6-2-8　结节由大的透明细胞和小的致密细胞组成

五、定性诊断

PBMAH 作为皮质醇增多症的一种罕见类型，其下丘脑 - 垂体 - 肾上腺轴的功能试验同皮质醇腺瘤，表现为皮质醇节律消失，24 小时尿皮质醇升高，小剂量和大剂量地塞米松抑制试验不被抑制。但与其他肾上腺病变不同的是，此病存在异常受体的表达，因此可以通过异常受体的检测试验来作为支持 PBMAH 的辅助诊断。

当库欣综合征定性诊断明确后，需完善血浆 ACTH 浓度检测，PBMAH 的高皮质醇水平将抑制垂体分泌 ACTH，因此患者血 ACTH 降低，症状明显的肾上腺大结节样增生患者 ACTH 明显降低至 <10pg/ml，亚临床症状患者 ACTH 可表现为轻度降低或者在 10～20pg/ml 之间[14]。

六、定位诊断

当内分泌相关检查结果提示为低 ACTH 水平的库欣综合征，需进一步完善肾上腺影像学检查明确定位诊断。

超声检查：肾上腺呈大小不等的多结节状改变，形态不规则，多呈分叶状，内部均匀低回声，与周围组织分界清晰，CDFI：病灶周边及内部未探及明确血流信号。

CT 检查：平扫可发现肾上腺正常形态消失，双侧可见软组织密度影结节，可为多个大小不等结节，直径可至 5cm，呈"生姜样"改变（图 6-2-9）。在一些病例中，仅表现为弥漫性增生而结节样改变不明显，也有文献报道家族性肾上腺大结节样增生患者只出现单侧肾上腺病变，但需要更多病例数明确。CT 增强扫描显示肾上腺腺体均匀轻度强化，可与肾上腺腺瘤等病变肿瘤与正常肾上腺组织强化程度不同相鉴别。

MRI 检查：表现为 T1 加权期双侧肾上腺组织与肌肉等信号，低于肝脏；T2 加权期高于肝脏信号。MR 增强后表现与 CT 相似，肾上腺轻度均匀强化（图 6-2-10）。

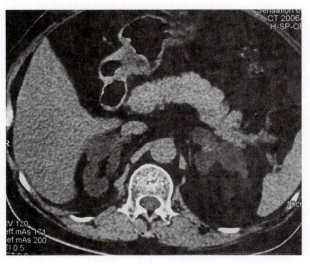

图 6-2-9　CT 显示双侧肾上腺不规则结节样外观

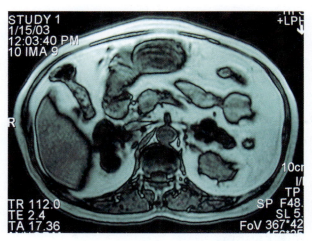

图 6-2-10　MRI（T1WI）显示双侧肾上腺多发结节，低信号与肌肉相当

七、治疗

（一）治疗目标

PBMAH 的治疗目标：①通过治疗将皮质醇水平控制在正常范围内，如手术保留了肾上腺组织，术后能恢复正常的皮质醇节律；② ACTH 升高至正常水平；③改善糖皮质激素增多对身体各器官和系统的影响，能够平稳地控制血压、血糖，减少药物用量，恢复正常的内分泌及代谢状态；④对于行肾上腺全切的患者，术后根据个体差异制定相应的激素替代方案。

（二）治疗方法

1. 手术治疗　手术切除大结节样增生的肾上腺是治疗 PBMAH 首选方案，通过手术切除增生的肾上腺，降低皮质醇水平，能够达到治愈库欣综合征的目的。但手术时机的选择及是否保留肾上腺目前还存在争议，对于皮质醇水平升高，ACTH 相应下降，同时影像学提示肾上腺大结节样增生的患者，即使库欣症状及体征不重，处于亚临床库欣状态，目前认为也应该积极手术干预，消除高皮质醇水平对机体的损伤。手术方案的选择上，对于仅内分泌化验异常而无明显库欣症状的患者，可先切除一侧肾上腺，术后密切监测内分泌指标变化及临床表现，必要时行对侧肾上腺手术治疗[15]。库欣症状典型的患者，可选择一侧肾上腺全切+一侧肾上腺次全切或双侧肾上腺全切，保留肾上腺的手术方案优势在于术后可少量补充或不需补充激素，但患者需面临保留肾上腺组织体积不恰当，手术治疗效果欠佳或库欣症状复发需再次或第三次手术切除的风险[16]。而双侧肾上腺全切对于原发性双侧肾上腺大结节样增生患者来说，存在库欣治愈可能，但术后需终身补充激素，且缺少自我调节能力，应激状态下存在皮质功能低下甚至危象可能，也可能因为盐皮质激素补充不足，引起高血钾，肾功能不全等，术后需注意监测，及时处理。

2. 药物治疗　PBMAH 的药物治疗可分为原发病的治疗和皮质醇增多引起相应机体损害的对症治疗两方面。原发病的治疗主要是通过药物降低皮质醇水平，主要药物包括：①类固醇合成抑制剂：常见药物为米托坦、酮康唑、依托咪酯、美替拉酮和氨鲁米特等，可抑制皮质醇合成，但不能恢复下丘脑-垂体-肾上腺轴（HPA 轴）的正常生理功能，这类药物起效较慢，副作用大，因此限制了临床上的应用；②糖皮质激素受体拮抗剂：米非司酮，主要作用为拮抗肾上腺糖皮质激素及抑制 21-羟化酶的活性，适用于缓解库欣综合征患者的精神症状，少数患者出现类 Addison 病样改变；③其他：异常肾上腺激素受体的确定为肾上腺大结节样增生药物治疗提供了机会，奥曲肽作为餐后 GIP 释放阻断剂，能够明显改善库欣综合征的临床症状，降低皮质醇水平，但持续时间较短，LH/hCG 相关性的患者，应用醋酸亮丙瑞林可以有效控制糖皮质激素及雄激素分泌，避免行双侧肾上腺切除，但这些药物的应用都缺少临床大样本的资料。

八、手术方式、手术指征及术前准备

（一）手术方式

腹腔镜肾上腺切除术、机器人辅助腹腔镜肾上腺切除术以及开放肾上腺切除术。

（二）手术指征

腹腔镜肾上腺切除术／机器人辅助腹腔镜肾上腺切除术：随着腔镜技术的发展，腹腔镜肾上腺切除术是治疗肾上腺疾病安全有效的方法，分为经腹腔和后腹腔两个入路，在入路的选择上可根据术者的习惯和患者的具体情况决定；相对其他肾上腺疾病，肾上腺大结节样增生病变体积大，形态不规则，经腹腔入路手术操作空间更大，视野更好，相比经后腹腔入路具有一定优势。既往有过腹部手术史的患者，可选择经后腹腔途径避免手术粘连导致解剖困难。在有条件的中心，已开展机器人辅助腹腔镜肾上腺切除术，在机器人设备和器械的辅助下，术野的显露更好，对于复杂病例能够减少并发症的发生。

开放肾上腺切除术：同样也分为经腹腔和后腹腔两个入路途径，在腔镜技术成熟的中心，开放手术已不作为肾上腺病变切除的常规选择，作为良性病变，肾上腺大结节样增生即使病变体积较大，但腔镜操作下，气腹对血运丰富的肾上腺组织渗血的止血和空间显露都较开放手术有优势。开放手术多为腔镜手术中较难控制的出血或粘连严重导致周围脏器损伤被迫改开放。

（三）术前准备

1. 术前库欣状态的整体评估 任何一类库欣综合征患者行手术治疗前都需对疾病状态进行全面评估，包括：①内分泌相关检查和化验的完善，2次甚至更多次数的24小时尿游离皮质醇及血浆ACTH的检测是有必要的，内分泌指标是对疾病状态的一个客观评估，也是手术干预的依据；②对皮质醇升高可能影响的各个系统进行细致评估，临床上一些较隐匿的症状和体征容易被忽视，如眼压高、骨质疏松、机会感染等，外科医生术前对疾病认识或评估不充分有可能导致严重术后并发症，术前可请内分泌科医生帮助评估疾病状态。

2. 控制或改善高皮质醇对机体的影响 库欣患者高血压、糖尿病往往较难控制，需多种药物或治疗方案联合应用，部分患者还会出现顽固性低血钾，由于高皮质醇水平的免疫抑制作用，因此术前建议对肺部进行细致评估，除外肺部感染。术前尽量将血压、血糖、电解质、感染、骨质疏松等控制在相对平稳状态，但重症库欣患者，药物对症治疗效果差，疾病持续恶化，只能选择一个相对较好的疾病状态行手术治疗，不能寄希望于各项指标或症状都能控制在理想范围内，以免失去手术机会。

九、术后并发症及处理

（一）术后并发症

PBMAH患者如在术前对疾病有充分的评估和准备，相应的高皮质醇对机体的影响能有效控制或改善，能有效降低术后并发症的发生。肾上腺大结节样增生由于病变体积大且肾上腺血运丰富，相比一般肾上腺腺瘤手术难度要高，主要并发症为出血及邻近脏器的损伤，目前绝大部分肾上腺手术由腔镜完成，因此腔镜技术的熟练程度也直接影响患者术后的恢复。

（二）术后并发症的处理

1. 术后出血 肾上腺血运丰富，供应血管较多，术中若止血不彻底，术后引流会偏多，如果血色素和生命体征稳定，可密切观察，一般会缓慢减少；如果损伤大的血管术中未发现或术后继发大出血，需积极处理，多需要二次手术止血。

2. 感染 PBMAH患者由于高皮质醇水平，围手术期感染风险高，常见的感染部位为肺部，应鼓励患者早下地，予雾化吸入，拍背咳痰对对症处理，围手术期可应用光谱抗生素预防感染。

3. 胰瘘/肠瘘 由于肾上腺大结节样增生患者多肥胖且病变体积大，术中损伤相邻的胰腺及肠管的可能性增大，如术中发现可一期行修补；如术中未发现，术后患者出现发热、腹部压痛等症状，引流液淀粉酶升高，需高度怀疑胰瘘或肠瘘可能，特别是对于同侧术后复发再次手术者；需完善腹部CT进一步明确，根据损伤情况决定保守对症治疗或二次手术治疗。

4. 肾上腺皮质功能低下 行单侧肾上腺切除者除少数对侧肾上腺体积增大不明显者外，多数患者术后一般不会发生肾上腺皮质功能低下，如行一侧全切+一侧次全切或双侧肾上腺切除患者，术后需补充足量的皮质激素，术后第一天和第二天建议静脉滴注琥珀酸氢化可的松，逐渐过渡到口服氢化可的松；如出现乏力、淡漠、食欲缺乏、心率快等症状，提示皮质激素不足，需加量。

十、术后随访

单侧肾上腺切除的患者，术后1个月、3个月和6个月复查ACTH、24小时尿游离皮质醇、血皮质醇节律，结合患者术前激素水平，评估是否需行对侧肾上腺手术治疗，如激素下降至正常水平控制在相对理想状态，可每3个月至半年复查内分泌指标来监测疾病状态。每隔1年复查腹部CT了解术区及对侧肾上腺病变的变化。

对于一侧全切+一侧次全切和双侧肾上腺全切的患者，术后根据激素水平和临床表现决定激素是否补充及合理的量，术后每月复查内分泌指标，调整激素用量，剂量合理，内分泌指标稳定后，可每半年复查一次，每隔1年复查腹部CT。

第四节　原发性色素沉着性结节性肾上腺皮质病与 Carney 综合征

原发性色素沉着性结节性肾上腺皮质病（primary pigmented nodular adrenocortical disease，PPNAD）是 ACTH- 非依赖性库欣综合征的一种罕见的病因类型，原发性双侧肾上腺皮质结节性病变自主分泌，致高皮质醇血症。

最早关于 PPNAD 所引起 CS 的报道大概可以追溯到 50 多年以前，但是作为一种特殊的疾病报道是在 1967 年，Meador 等[17]描述 1 例 14 岁男孩由于肾上腺多发黑色微小结节（直径 <2mm）导致的 CS，称之为"原发性肾上腺皮质结节性发育不良"（primary adrenocortical nodular dysplasia），此后有多篇类似报道。

1978 年，Acreet 等[18]首次描述了家族性库欣综合征的 4 个胞亲，其中 3 例组织学分析显示肾上腺体积增大伴有许多黄色的皮质结节，大小不等，0.3~1.5cm，并含有脂色素。"原发性色素沉着性结节性肾上腺皮质病"一词于 1984 年由 Shenoy 和 Carney 等[19]提出用于描述本病，他们报道了 4 例由于自主功能性双侧肾上腺皮质肿瘤所致的 CS 的患者，肾上腺切除术后的病理特点为：肾上腺重量减轻、正常或略有增加，多发的小结节（<4mm），呈黑色、褐色、深绿色、红色或黄色，正常的皮质萎缩，结节之间区域的正常组织结构紊乱，大多数增大的皮质细胞内均可见脂褐素。1985 年，Carney 等[20]根据上述 4 个病例和类似病例的文献分析，发现这种罕见原因的 CS 与心脏黏液瘤等相关，提出了 Carney 复合征（Carney complex，CNC）的概念。PPNAD 是 CNC 的主要内分泌表现之一。

一、病因及发病机制

PPNAD 罕见，占 CS 的 <1%。少数发生于 2~3 岁，大多数都发生于 20~30 岁。病因不明，可能与遗传因素有关。PPNAD 可以散发，但 90% 以上的 PPNAD 合并 CNC，临床上仅 25%~60% 的 CNC 伴发 PPNAD，而尸检显示 PPNAD 是 CNC 的恒定特征（100%）。具有家族发病倾向，最大的家系连续 5 代受累；约 30%~50% 的 CNC 没有家族史。北京协和医院 2005—2017 年收治 24 例[21]。CNC 是一种常染色体显性遗传的多发肿瘤综合征，以内分泌、心脏、皮肤、神经系统肿瘤以及各种皮肤黏膜的色素沉着为特征。1985 年 Carney 等描述了 40 例 CNC 患者，其中 10 例呈家族性，提示遗传起源和常染色体显性遗传病的可能。10 年后，连锁分析鉴定出 2 个基因位点：2p16 和 17q22-24。

位于 17q22-24 蛋白激酶 A 调节亚单位 -1α（protein kinase A regulatory subunit 1-alpha，PRKAR1A）基因突变。PRKAR1A 是 cAMP 信号通路的关键组分，约 45%~65% 的 CNC 患者有 PRKAR1A 基因的杂合性突变。PRKAR1A 基因由 11 个外显子组成，绝大多数突变类型包括碱基替换、小缺失、插入或联合重组。>90% 的突变使未成熟终止密码子出现，通过无义密码子介导的 mRNA 蜕变（nonsense mediated mRNA decay，NMD）导致突变 mRNA 降解，预期突变蛋白产物的缺失。几乎所有的突变都是失活突变。细胞内 cAMP 水平的升高时，cAMP 分子与调节亚基结合，导致调节亚基的活化，蛋白激酶 A（protein kinase A，PKA）全酶的分解和催化亚基的释放。因此，失活突变可能会导致受累组织内过量的 cAMP-PKA 信号刺激。CNC 中 PKA 对 cAMP 反应增强也可能是 PKA 四聚体中 I- 型调节亚单位（1A）缺失，II- 型调节亚单位上调所致。

在 CNC 病灶中正常 17q22-24 等位基因的杂合子缺失（loss-of-heterozygosity，LOH）暗示 PRKAR1A 作为一个典型的抑癌基因起作用。正常 PRKAR1A 蛋白质和突变等位基因在 CNC 患者的肿瘤中均无表达提示 CNC 的肿瘤发生是由于功能性的 PRKAR1A 完全缺失所致。

尽管罕见，逃避 NMD 机制的基因突变，并表达异常的有缺陷的突变的 PRKAR1A 蛋白质已被证实。表达的突变可导致特定的表型，如剪接变异导致的外显子 7 的缺失，主要与散发性 PPNAD 相关；而外显子 3 的缺失导致 CNC 的大部分严重表现得以表达。

在对双侧肾上腺皮质的早期发病（出生~5 岁）研究中，对 PRKAR1A 基因未突变的 10 个家系的基因组学筛查，发现位于染色体 2q31.2 上的磷酸二酯酶 11A（PDE11A）基因失活突变。部分患者的表现与经典 PPNAD 不同，肾上腺弥漫性增生伴结节，显微镜结节无色素沉着，但电子显微镜可见脂褐素颗粒和以产皮质醇为特点的肾上腺皮质增生。

PDE11A 可催化水解 cAMP 和 cGMP，有四个不同的亚型 A1、A2、A3、A4，其中 PDE11A4 显示出高肾上腺特异表达。在独立发病的 PPNAD 人群中，已鉴定出 5 个不同的 PDE11A 突变位点，其中 3 个位点突变可导致未成熟终止密码子的生成；其余的 2 个突变则是在基因蛋白催化域，此改变显著影响 PDE11A 在体外降解 cAMP 的活性 [22,23]（图 6-2-11）。CNC2 基因可能位于 2p16，但尚需证实。CNC 肿瘤内有 2p16 的扩增，提示 CNC2 可能是癌基因。

二、病理诊断

PPNAD 的肾上腺大体病理标本可见肾上腺大小形态基本正常，灰褐色，呈弥漫性多发结节状改变（图 6-2-12），结节直径 0.1～0.4cm，切面灰黑色。肾上腺重量减轻、正常或增加，重量 4～17g（正常肾上腺重 5～6g）。HE 染色，光镜下见肾上腺皮质为大小不等之增生结节充满，结节间皮质萎缩，结节主要由两种细胞构成，较大的、胞质丰富的、泡沫状的束状带样细胞和体积相对较小的、胞质呈嗜酸性的类似网状带的细胞；细胞三五成群，细胞群之间有丰富的血窦；两种细胞均有不同程度的色素沉着（图 6-2-13）。免疫组化显示突触囊泡蛋白（一种正常肾上腺皮质无表达的神经内分泌标志物）呈阳性。电镜下肾上腺皮质结节由多角形细胞构成，细胞膜平直或呈指状、交叉状。不常见连接复合体，细胞器中最常见的是画面内质网、线粒体、溶酶体和脂泡。在大多数细胞中色素小体多见（图 6-2-14）。

CNC 受累部位：皮肤、黏膜广泛受累，包括雀斑病和其他色素性病变如蓝痣（blue nevus）等色素痣、咖啡牛奶色斑（cafe-au-laitspots），雀斑组织学可见表皮基底层色素增多，伴或不伴黑色素细胞增多，也可整个表皮层粗大的黑色素颗粒，表皮增生。蓝痣是以伸长的、充满黑色素的树突状和黑色素细胞位于真皮胶原束之间为特点。色素性病变通常为复合痣。皮肤黏膜的黏液瘤可发生于任何年龄，特征性部位包括眼睑、外耳道、乳头、女性外生殖器；心脏和乳腺的黏液瘤常见。睾丸和卵巢的特征性病变是大支持细胞钙化的支持细胞瘤和囊肿。甲状腺可发生无功能腺瘤，偶

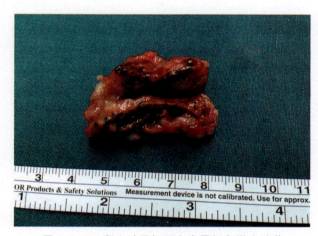

图 6-2-12 肾上腺及切面多发黑褐色微小结节

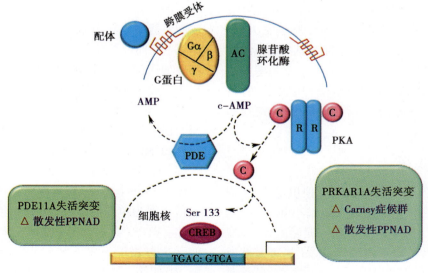

图 6-2-11 cAMP 信号通路与 PPNAD

细胞外配体结合于跨膜受体，激活 Gs 蛋白异源性三聚体（α、β、γ 亚单位），α 亚单位（αs）与 β、γ 聚合体解离，刺激腺苷酸环化酶（AC），产生 cAMP，蛋白激酶 A 被激活

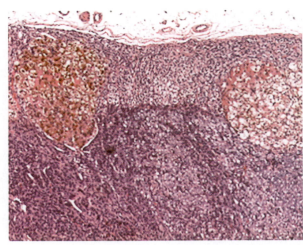
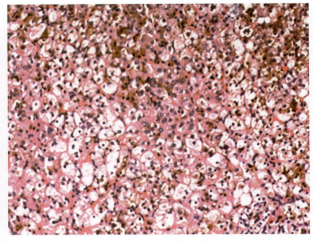

图6-2-13　显微镜下肾上腺小结节（40×），显微镜下肾上腺结节细胞内可见脂褐素沉积（100×）

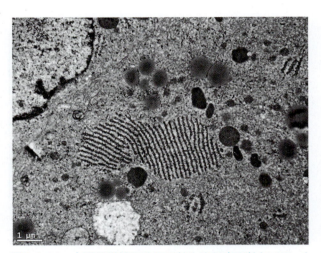

图6-2-14　电子显微镜下分泌颗粒和脂褐素颗粒（2 000×）

尔也可发生甲状腺癌；大多数CNC患者垂体受累，但仅10%因生长激素瘤表现为肢端肥大症。约10%的CNC患者发生独特的周围神经系统肿瘤砂砾样黑色素性神经鞘瘤（PMS），常为多中心性，沿脊柱在食道或胃后方、纵隔、腹膜后、骨盆分布，具有恶性行为，可转移到肺、中枢神经系统、心脏、胃、肝等。

三、临床表现

PPNAD多发生于20～30岁，但也于2～3岁发病。女性多见。无论在成人或是小儿，主要表现为库欣综合征（图6-2-15）。特点是隐匿起病，皮质醇增多症可以在数年内缓慢进展；也可突然发生，然后自行缓解；或间歇性或周期性发作，给诊断带来困难。CS表现与肾上腺瘤等所致者基本相同，向心性肥胖、体重增加仍是多数患者的表现，分解代谢增加的体征如紫纹、瘀斑、肌肉虚弱乏力常见。长期延误诊断者骨质疏松常见。发育迟缓、身材矮小者约29%。小儿还可表现为性早熟、多毛等。

PPNAD患者还可表现为"非典型"库欣，特点是虚弱，而不是肥胖和体型变化。是由严重的骨质疏松症，身材矮小，肌肉和皮肤组织的严重消耗所造成的。患者往往有正常或接近正常的24h-UFC，但缺乏正常的皮质醇昼夜节律。儿童和青少年的PPNAD常表现为周期性库欣。少数患者PPNAD家系筛查发现有的受累亲属虽有肾上腺皮质激素分泌异常，但没有明显CS症状，这表明PPNAD患者皮质激素异常的临床症状谱很广，甚至没有任何症状，尸检发现。女性伴有月经紊乱或停经，并为首诊原因[24]。

90%的PPNAD伴有Carney综合征（CNC），皮肤黏膜斑点状色素沉着多见，分布于唇部黏膜、鼻梁、眼部内外眦及眼周（图6-2-15a～b），其他部位如面部、躯干、外生殖器等。cafe-au-lait斑在出生时便可见到，但多被认为是"胎记"而未被重视。色素沉着随年龄可能变浅或消褪，脱色素病变有时也可见于CNC，类似白癜风。除PPNAD以外，CNC最常见的肿瘤是黏液瘤，心脏黏液瘤主要症状是心功能不全、心血管意外，或肺、脑、四肢的动脉栓塞等，猝死率可达16%。皮肤黏液瘤常表现为单纯的皮赘，可分布于阴茎、乳头、颈部、手脚指、会阴部等，临床上与神经纤维瘤类似。也可表现为皮下结节分布于面部、躯干、四肢、臀部等。其他如垂体病变者可能出现肢端肥大症，罕见的砂砾样黑色素性神经鞘瘤转移至肺脑者可致阻塞性肺病或颅内压增高甚至死亡。

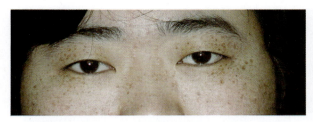

图 6-2-15a　眼睑周围、鼻梁部多发雀斑样痣，左眼内眦色素沉着

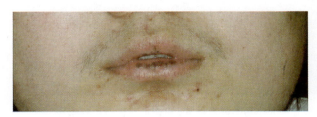

图 6-2-15b　唇部 cafe-au-lait 斑

睾丸肿瘤可能分泌激素，导致青春期前或青春期男子乳腺发育。黑色素性许旺瘤可能影响自主神经或其他神经的功能，取决于肿瘤的部位，也可因占位效应引起症状。肺或脑的转移性 PMS 可引起阻塞性肺病或颅内压增高甚至死亡。

骨软骨黏液瘤是 CNC 罕见的肿瘤，主要是长骨受累，表现为肿胀、局部炎症、不适等，需手术切除。也有部分 CNC 患者是死亡后被诊断，死因多为致命性的栓塞、心脏黏液瘤所致卒中、高皮质醇血症或转移性黑色素性许旺瘤并发症等。

四、定性诊断

多数患者 24 小时尿皮质醇（UFC）增高，但增高的程度不同患者差异很大；皮质醇节律消失，即使在周期性 CS 的患者也是如此；ACTH 被抑制，多 <10pg/ml，也有学者认为低水平的 ACTH 与正常范围或轻度升高的皮质醇水平的"不一致性"是典型的 PPNAD 内分泌生化特点。LDDST 和 HDDST 均不被抑制，并且服用地塞米松后皮质醇反常性升高为其特点。Liddle 试验包括 2 天对照日 24h-UFC，然后服 2 天低剂量地塞米松（0.5mg，每 6 小时 1 次），再服 2 天大剂量地塞米松（2mg，每 6 小时 1 次），每天留 24h-UFC，第 6 天 UFC 升高 1 倍以上者，对诊断 PPNAD 有特异性。对无症状的、周期性 CS 或不典型 CS 的 PPNAD，反常性升高反应同样有意义。这表明 PPNAD 皮质醇分泌的正反馈调节，体外培养的 PPNAD 的肾上腺组织对地塞米松的刺激也有增加分泌皮质醇的反应，可能与 PPNAD 的肾上腺结节皮质细胞表面表达过量的糖皮质激素受体有关。同时细胞表面还表达过量的孕激素受体，这可能是孕期 CS 症状加重的原因。CRH 试验中，CRH 不刺激皮质醇或 ACTH 分泌的增加，但在周期性 CS 的正常皮质醇阶段，皮质醇和 ACTH 对 CRH 有反应。10% 的 CNC 临床表现肢端肥大症，但约 75% 的患者出现无症状性生长激素、胰岛素样生长因子 -1 升高和轻度的高泌乳素血症。

五、定位诊断

PPNAD 的病理特点是较小或正常大小的腺体，腺体含有多个黑色或褐色结节，伴有周围皮质的萎缩。这种"萎缩"是疾病特有的，反映结节的自主功能性，以及垂体 ACTH 处于抑制水平。尽管结节的尺寸很小（<6 mm），CT 扫描或 MRI 也可发现，最有可能原因就是结节周边的萎缩。萎缩与结节组合，形成腺体的不规则轮廓，这为 PPNAD 的诊断提供线索，尤其是在患有 CS 的年轻患者。

影像学肾上腺基本"正常"或萎缩者约占 50%，其他可略增粗或略呈小结节状（图 6-2-16a～b），但是 18 岁以上者也可见单侧 2～3cm 的结节。北京协和医院报道约 47% 的患者双侧肾上腺 CT 扫描"未见明显异常"，切除单侧肾上腺标本平均重 5.3g，也支持影像学表现[24]。碘胆固醇显像显示双侧肾上腺摄取。

超声检查可筛查睾丸肿瘤如 LCCST（多中心，双侧的睾丸微钙化）、Leydig 细胞瘤、肾上腺残余组织肿瘤等，甲状腺肿瘤或结节、卵巢囊肿或囊腺瘤等。心脏黏液瘤的发生率是 53%，超声心动图检查是常规检查。MRI 可显示垂体腺瘤。如果有可疑 PMS 的表现应行脑、脊柱、胸部、腹部、盆腔的影像学检查，以助诊断。

六、诊断和鉴别诊断

临床上对于典型库欣症状、ACTH 非依赖性内分泌学生化检查特点、肾上腺 CT 基本"正常"者应首先考虑 PPNAD，有面部特征性色素沉着者则可能为 CNC。这是诊断 PPNAD 的基本特点，有利于和 ACTH 非依赖性肾上腺大结节增生、库欣病、肾上腺库欣腺瘤、异位 ACTH 综合征等鉴别。怀疑 CNC 者应行可能累及的相关系统器官的影像学及实验室检查，寻找可能的受累部位及病变。

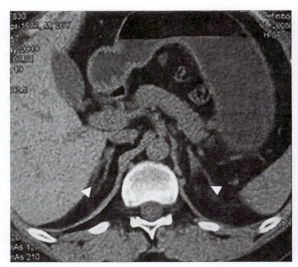 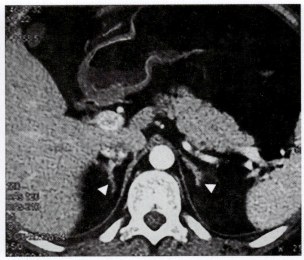

图 6-2-16a　PPNAD 的肾上腺 CT 表现，左图示双侧肾上腺大小形态基本正常；右图示双侧肾上腺增粗

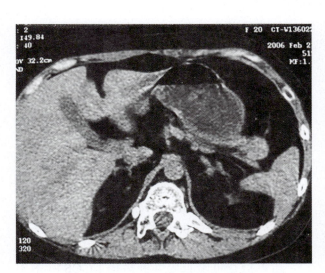

图 6-2-16b　CT 示 PPNAD 肾上腺呈小结节样

Carney 综合征的诊断标准包括主要诊断标准和辅助诊断标准[25]。主要诊断标准包括典型分布的斑点状皮肤色素沉着、皮肤和黏膜黏液瘤、心脏黏液瘤、乳腺多发黏液瘤、PPNAD、生长激素腺瘤导致的肢端肥大症、睾丸大细胞钙化型支持细胞瘤（LCCSCT）、甲状腺癌、沙样瘤黑色素性神经鞘瘤、多发性蓝痣、上皮样蓝痣、多发乳腺导管腺瘤、骨软骨黏液瘤。辅助标准包括受累的一级亲属，存在 PRKAR1A 基因失活突变。确诊 CNC，患者必须具备以下其中之一：①至少两项主要诊断标准；②一项主要诊断标准 + 符合至少一项次要诊断标准；

80% 的 CNC 患者有皮肤病变，其中 75% 有雀斑样痣，43% 有蓝痣，31% 有皮肤黏液瘤，这 3 种皮肤病变都是 CNC 的主要诊断标准，为 CNC 的早期诊断提供了重要线索。对于仅有皮肤色素沉着表现，但是没有心脏黏液瘤或典型 CS 表现者，建议超声心动图和地塞米松抑制试验。另外，鉴别诊断方面尚需考虑异位肾上腺肿瘤的可能，腹盆 CT 有助诊断。

七、治疗

PPNAD 是一种非恶性的病变，但其引起的 CS 应予外科手术治疗。本病系双侧病变，双侧肾上腺全切是最常用的治疗方式，可治愈。但是终身激素替代和可能发生肾上腺危象为其不足。Carney 等[26] 报道 88 例 PPNAD，48 例双侧肾上腺全切者均治愈；单侧肾上腺切除和肾上腺次全切除者复发率分别为 41%（7/17）和 33%（2/6）。北京协和医院 14 例行单侧肾上腺切除，库欣症状复发率 21%（3/14），其他 11 例随访 8 个月～17 年，无 CS 症状复发（79%），月经紊乱者基本恢复正常，但 8 例行内分泌检查者提示提示皮质醇症的存在，即亚临床库欣。这表明单侧肾上腺切除可缓解 PPNAD 的库欣症状，但不能完全缓解其皮质醇高分泌状态[24]，患者可出现严重骨质疏松、骨骼变形或其他 CS 相关并发症。而肾上腺次全切除可能是较好的选择，但这需长期随访及大宗病例的证实。北京协和医院 3 例术后 CS 症状复发者，行对侧肾上腺次全切除后症状缓解，皮质激素替代半年后停药，随访 1～5 年，症状无复发，无糖皮质激素不足表现，1 例术后 1 年复查 UFC、ACTH 正常。也有一些病例采用密妥坦、酮康唑等治疗。

PPNAD 患者应当进行 CNC 的筛查。心脏黏液瘤需手术切除。CNC 其他表现可与患者商榷决定治疗，处理方式包括随访观察、手术、药物治疗，取决于肿瘤的部位、大小、肿块或激素异常造成的临床症状以及良恶性倾向等因素。恶性肿瘤常见于甲状腺癌、黑色素性许旺瘤（恶性比例约10%），应手术治疗。

八、遗传咨询

对于所有的 CNC 先证者应行基因分析。一旦 PRKAR1A 基因突变被鉴定，应该对一级亲属基因分析。对一级亲属基因分析时应同时行超声心动图检查。基因突变携带者也应与 CNC 患者进行同样的随访和处理。对于无症状的儿童进行基因筛查，其家长需知晓阳性结果患儿应进行正规的 CNC 相关表现的筛查和随访。

九、预后和随访

PPNAD 的主要死因是与 CS 相关的并发症。与多数 CNC 有关的肿瘤的特征是生长缓慢、恶性潜能低。然而 CNC 患者的寿命缩短，主要由于心脏黏液瘤或其合并症导致猝死的机会增加。CNC 患者早期死亡的其他原因包括 CS 的并发症、恶性黑色素性许旺瘤和转移性胰腺、卵巢、甲状腺癌。因此 PPNAD 术后患者应长期或终身随访，目的在于监测患者术后皮质醇水平变化和发现可能 CNC 其他器官病变，半年或 1 年 1 次，内容包括 UFC、ACTH 等内分泌检查、超声心动图、睾丸和甲状腺超声等。

对 CNC 以及 CNC 遗传易感性（PRKAR1A 基因突变携带者）患者应规律的筛查其相关表现。对 CNC 所有表现，从婴儿期就开始全面的临床检查，应每年进行 1 次。心脏黏液瘤是 CNC 的主要特征之一，应每年进行 1 次超声心动图检查以早期诊断，始于出生后 6 个月以内；对既往有心脏黏液瘤手术病史者应每 6 个月筛查 1 次。而对于其他 CNC 表现（体格检查即可发现者）应在 5 岁以前开始筛查。小儿应监测生长和发育情况。生化和激素检查包括：血糖、尿皮质醇、皮质醇节律、血浆 ACTH、GH、PRL、IGF-I 等。影像学检查应包括：肾上腺 CT、甲状腺超声、睾丸或卵巢超声、垂体 MRI、脊柱 MRI（可疑黑色素性神经鞘瘤时）等，这些检查无需每年进行，取决于病史、既往的检查结果、现在的症状和生化检查。

第五节　肾上腺皮质癌

肾上腺皮质癌（adrenocortical carcinoma, ACC）也称肾上腺皮质腺癌或皮质癌，是肾上腺皮质细胞来源的上皮性恶性肿瘤。

一、流行病学

皮质癌发病率较低，国内外文献数据报道的总体年发病率约为 0.5~2 人次/1 000 000，约占恶性肿瘤的 0.02%，癌症死因的 0.2%。皮质癌发病率不同地区差异较大，巴西南部儿童发病率可高达 3.4~4.2/1 000 000，10 倍于全球平均水平，可能与种系特异 TP53 基因 10 号外显子的 R377H 突变有关。成人皮质癌发病高峰在 40~60 岁，女性皮质癌发病率略高于男性，男女比例约 1∶2.5。皮质癌多为单侧，双侧发病者约占 2%~10%，可能与遗传有关。小儿皮质癌与成人者不同，12 岁以下者的男女比例相等，13 岁到 20 岁之间，女性患者显著增加，男女比例增加至 1∶6 左右[27]。90%以上的小儿皮质癌具有有功能性，临床表现以男性女性化最常见，约占总患者的 55%~70%，且低级别的皮质癌比成人多见，预后也比成人患者略好。

二、病因与病理

（一）病因与发病机制

极少数皮质癌患者与家族性遗传疾病相关，如 Li-Fraumeni 综合征与 17 号染色体 p13 上 TP53 基因突变有关，多发性内分泌肿瘤综合征-1 型（MEN-1）与 11 号染色体 q13 的 MEN-1 基因突变相关，Beckwith-Wiedeman 综合征（Beckwith-Wiedeman syndrome）与 11 号染色体 p15 上的 IGF-2、H19、P57 基因突变有关，神经纤维瘤病 1 型与常染色体 17q11.2 位点缺失有关，家族性腺瘤性息肉病与 Wnt/β-catenin 信号通路异常有关。儿童 ACC 患者中大约有 50%~80% 发生 TP53 肿瘤抑癌基因胚系突变[27]。绝大部分肾上腺皮质癌为散发性，发病的具体分子机制尚不明确，可能与获得性基因突变相关。研究发现皮质癌可能与 TP53 基因、CTNNB1 基因、MEN1 基因、CDKN2A 基因、PRKAR1A 基因、ZNRF3 基因等多种基因突变有关。近年来关于拷贝数变异的研究发现，皮质癌组织中存在 TERT（5p.15.33）、ZNRF3（22q12.1）、TERF2 等多种基因的异常水平扩增或删失，以及染色体臂水平的拷贝数改变或者全基因组倍增事件等，提示可能与皮质癌的发生有关。皮质癌相关的多种基因突变涉及到 Wnt/β-catenin 信号通路、p53 细胞凋亡/Rb1 细胞周期通路、端粒酶相关通路、组蛋白修饰基因和染色质重塑基因等多条信号通路的功能改变。约有 3.2% 的皮质癌患者病因和错配修复基因发生种系突变有关，该基因突变是 Lynch 综合征（Lynch syndrome）致病基因之一。其他与 ACC 发病相关的可能机制还有 Notch 信号通路改变以及肾上腺皮质 microRNA 谱修饰[28, 29]。

（二）病理学

皮质癌通常体积较大，肾上腺常无正常形态，肿瘤呈球形或分叶状，包膜完整，瘤体最大径一般超过 5cm，平均最大径约 10cm 左右，最大者可达 25cm 以上；瘤体重量最大可达 4 500g 以上，平均约为 800g 左右（图 6-2-17）。肿瘤切面由于富含脂质成分多呈褐色或黄褐色，切面有时因瘤体生长过快而出现出血、坏死、钙化等表现。肿瘤侵袭性生长，可侵犯肿瘤包膜、肾上腺周围脂肪、周围淋巴系统和血管等，肾静脉或下腔静脉受侵可形成癌栓，也可侵犯肾脏、肝脏、胰腺等周围脏器。远处器官转移以肺转移最为常见，其次是肝脏、骨、脑。

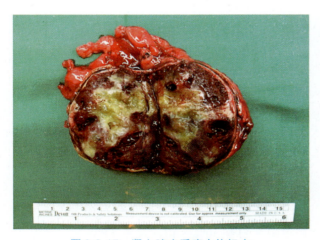

图 6-2-17　肾上腺皮质癌大体标本

显微镜下皮质癌的典型表现为肿瘤细胞大小不一，瘤细胞形成实体性、宽大的小梁状或者大的巢状，腺体结构缺失，可以出现纤维束。可见细胞核异形和病理性核分裂象。肿瘤坏死常见，特别是高级别肿瘤。皮质癌主要的病理类型为嗜酸性，因为细胞质富含线粒体和内质网，也可因富含脂质而表现为空泡状的细胞质，脉管内有时可见癌栓。其他较少见的亚型包括：嗜酸细胞性肾上腺皮质癌、黏液样型肾上腺皮质癌、肾上腺癌肉瘤。免疫组化方面，目前并没有皮质癌相关的特异性较强的标志物，目前常用的有 α-inhibin、synaptophysin、melanA、calretinin 和 SF1（Steroidogenic factor 1）等，特异性不强，仅可提示为肾上腺皮质来源，主要用于鉴别肾上腺皮质与肾上腺髓质肿瘤以及其他腹膜后肿瘤。其中 SF1 是皮质癌重要的参考标志物之一，95% 以上的肾上腺皮质来源的肿瘤组织中 SF1 表达呈阳性，而在髓质来源的肿瘤无表达。Ki-67 指数是一项重要的参考指标，Ki-67 指数 >5% 提示恶性生物学行为，并且 Ki-67 指数越高，患者的无疾病进展生存和总体生存也越差。基于核分裂频数，可将肾上腺皮质癌分为低级别（≤20 个核分裂/50 高倍视野）和高级别（>20/50 高倍视野）。

皮质癌有时很难通过病理检查与良性的皮质腺瘤准确鉴别，Weiss 评分系统是目前公认最有效的鉴别体系，诊断肾上腺皮质癌的敏感性和特异性可达 90% 以上，被 2017 年第 4 版《WHO 内分泌器官肿瘤分类》所推荐[30]，Weiss 评分包括 9 项指标，每项指标各赋值 1 分，分数≥3 分则考虑恶性行为。指标包括：细胞核高级别（基于 Fuhrman 标准）、核分裂指数≥5/50 高倍视野、不典型核分裂像、透明细胞 <25%、弥漫性结构、肿瘤坏死、静脉侵犯、窦状样结构浸润、包膜浸润。组织变异包括不常见的肾上腺皮质癌亚型包括：嗜酸细胞性肾上腺皮质癌、黏液样型肾上腺皮质癌、肾上腺癌肉瘤，Weiss 评分系统不能直接应用，儿童肾上腺皮质癌有其特殊性，也不适合。

三、临床分期

临床上通常采用 2004 年 UICC/WHO 肾上腺皮质肿瘤 TNM 分期系统，由于该系统存在一定的缺陷，2016 年作了更新（TNM Classification of Malignant Tumors，第 8 版）[31]，新版分期 T、N、M 分期标准没有大的变化，区别在于临床分期Ⅲ、Ⅳ期，有淋巴结转移的 T1~T2 和无论有无淋巴结转移的 T3~T4 均属于Ⅲ期，而Ⅳ期仅指有远处转移者。其修改的理由可能也与 2008 年欧洲肾上腺肿瘤研究网络（European Network for the Study of Adrenal Tumors，ENSAT）提出的 ENSAT 分期系统有关。这种分期能够区分不同患者的预后，Ⅰ-Ⅳ期 5 年独立生存期分别为 81%、61%、

50%和13%。2015年提出了修正的mENSAT分期，以便更准确判断进展期的皮质癌，新的Ⅲ期定义是侵犯周围组织/器官或者侵犯肾静脉/下腔静脉，Ⅳ期的定义根据肿瘤转移的器官数目分为Ⅳa（2个）、Ⅳb（3个）、Ⅳc（>3个），包括淋巴结转移[32]。

四、临床表现

皮质癌可因肿瘤的功能状态和体积的不同而表现复杂多样。具有内分泌功能者约占50%～80%，无内分泌功能者约占30%～50%。分泌皮质醇的约占40%～60%，表现为库欣综合征如满月脸、水牛背、四肢纤细等向心性肥胖体征，皮肤紫纹、血管脆性增加、肌肉萎缩、多血质面容等蛋白质分解代谢亢进的负氮平衡表现，糖代谢异常导致糖耐量减低或糖尿病；骨质疏松，严重者出现骨折；水钠潴留和电解质异常出现水肿、高血压、低钾血症；多毛、痤疮、脱发常见；免疫力下降，容易反复感染等。

分泌雄激素的约占30%～44%，同时分泌皮质醇和雄激素的约占20%～24%，分泌雌激素的皮质癌较为少见，约占6%～10%。主要表现为性欲或性征异常，雄激素过量分泌可导致女性男性化表现，如皮肤痤疮、多毛、男性型阴毛分布、月经紊乱或闭经，阴蒂肥大，乳房萎缩、声音低沉、喉结明显等；儿童患者可表现为假性性早熟及女性男性化。雌激素过量者表现为男性女性化，如睾丸萎缩，可伴有性欲减退或性功能下降，乳腺发育成女性型，儿童患者则出现性早熟、乳房早期发育，女童还可表现为阴道不规则出血。分泌醛固酮的皮质癌极为罕见。

无内分泌功能的皮质癌起病隐匿，临床表现与肿瘤局部进展相关：如腰腹部胀痛、低热、食欲缺乏、恶心、消瘦等非特异性症状，20%～30%的患者表现为偶发瘤，肾上腺偶发瘤约2%～3%为皮质癌。22%～50%可表现为转移症状。约50%可及腹部肿块。

皮质癌容易转移，进展快，预后差。肺转移最为常见，其次是肝脏、骨、脑，可出现相应转移器官的症状如咳嗽、咯血、腹胀、腹痛、骨痛、病理性骨折以及神经系统症状等。

五、定性诊断

患者如表现库欣综合征或合并性激素异常的女性男性化，男性性早熟或女性化等需要高度怀疑皮质癌的可能，肾上腺区偶发的巨大肿块也应考虑皮质癌，需要进行相关的内分泌检查和影像检查，确诊则需依靠病理检查。

所有可疑皮质癌者，均需内分泌检查评估：①了解肿瘤的内分泌功能状态，分泌皮质醇的皮质癌，术后需补充糖皮质激素。皮质醇相关检查包括24小时尿游离皮质醇、血清皮质醇、午夜唾液或血浆皮质醇、小剂量地塞米松抑制试验、血浆ACTH。醛固酮增多症相关检查包括血浆肾素、血管紧张素Ⅱ、醛固酮；②激素分泌方式可能提示恶性病变，同时分泌性激素和皮质醇者高度怀疑皮质癌。性激素相关检查：血硫酸脱氢表雄酮（dehydroepiandrosterone sulfate，DHEAS）、血浆睾酮，血浆或尿液如雄烯二酮、17α-羟孕酮、17β-雌二醇以及其他的17-酮类固醇（17-KS）等，出现女性化者，应进行雌激素相关检查如雌酮、雌二醇、雌三醇以及血LH、FSH等；③异常的内分泌指标还可以作为肿瘤标志物，有助于判断治疗效果，以及在随访过程中监测肿瘤是否复发、转移；④皮质癌需要与肾上腺嗜铬细胞瘤及其他肿瘤鉴别。包括24小时尿儿茶酚胺（肾上腺素、去甲肾上腺素、多巴胺）、血浆游离甲氧基肾上腺素或甲氧基去甲肾上腺素等。巨大肿瘤右侧需查AFP以与肝癌鉴别，左侧者需查CA199等与胰腺肿瘤作鉴别。

六、定位诊断

影像学检查包括超声、CT、MRI，是皮质癌诊断、鉴别诊断以及分期的重要手段。主要有必要时可行PET-CT及其他功能影像检查。

1. 超声 肾上腺皮质癌一般体积较大，肿块呈圆形或椭圆形，也可为分叶状，内部回声不均匀，可出现液性无回声区。CDFI：肿瘤内部血流信号较丰富。

2. CT平扫+增强 首选的影像学检查，其特征是密度不均匀的团块状或分叶状软组织密度影，肿瘤最大径多超过5cm，平均为10～12cm。平扫CT值约为10～39Hu，病灶内常可见出血、坏死以及钙化灶，肿瘤呈不均匀强化，动态增强CT对比剂相对洗脱率常低于40%，绝对洗脱率常低于60%（图6-2-18、图6-2-19）。而良性腺瘤因含有脂质成分，平扫CT值一般低于10Hu，出血坏死、钙化等表现少见，增强扫描时强化较均匀，

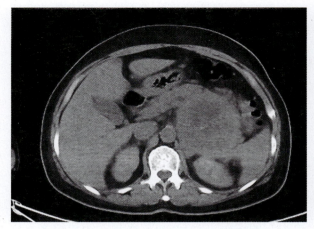

图 6-2-18　平扫 CT，左肾上腺皮质区肿瘤密度不均匀，与胰腺等周围组织界限不清

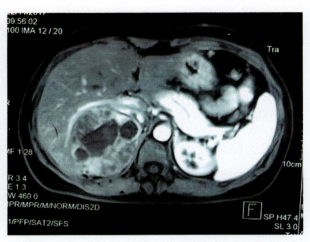

图 6-2-20　MRI 增强，右肾上腺强化信号不均匀肿块

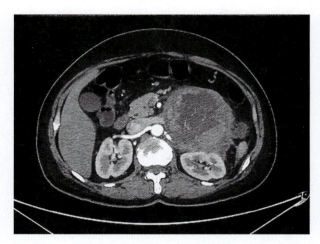

图 6-2-19　增强 CT 左肾上腺肿瘤中等程度不均匀强化，与十二指肠水平段及降结肠界限不清

相对洗脱率常高于40%，绝对洗脱率常高于60%。增强 CT 检查还可以发现局部或远处淋巴结转移、肾静脉或下腔静脉癌栓、周围脏器受累等，胸、腹、盆腔 CT 可以覆盖常见转移部位如肺、肝脏、骨、盆腔等。

3. MRI 检查　其敏感性与特异性与 CT 类似，尤其对于碘对比剂过敏、造影剂过敏、妊娠期的患者，可替代增强 CT。T1 加权影像上为类似于肝脏的低信号软组织影，T2 加权影像表现为中高信号，DWI 信号明显升高，增强扫描可见明显不均匀强化（图 6-2-20）。

4. PET-CT　FDG-PET-CT 上表现为体积较大、密度不均匀、代谢增高的软组织肿块，鉴别诊断皮质癌的敏感性为97%，特异性为91%。当以 SUV_{max} 值3.4为界，与皮质腺瘤作鉴别时，敏感性为100%，但特异性下降为70%。对于转移癌、淋巴瘤、嗜铬细胞瘤等同样有放射性摄取增高的肿瘤，鉴别能力有限。PET-CT 不仅有助于判断良恶性，还可以显示常规 CT 不能有效显示的小肿瘤病灶，同时还能发现全身其他部位有无转移灶。PET-CT 并不推荐作为常规检查，但对于高度怀疑皮质癌或随访过程中高度怀疑肿瘤进展的患者，有一定的价值。

5. 其他检查　对于不能排除嗜铬细胞瘤或副神经节瘤者可选择间碘苄胍（metaiodobenzylguanidine，MIBG）显像和生长抑素受体奥曲肽显像。肿瘤巨大与肾脏关系密切，需行动脉造影或 CTA，了解是否肾脏来源，如术中可能切除同侧受累肾脏的患者，术前进行核素肾血流功能检查，了解分肾功能。怀疑骨转移的患者可进行核素骨显像检查。对于无法手术切除晚期患者或全身多发转移患者或身体状况不能耐受手术的疑似皮质癌患者，可选择经皮穿刺活检，为米托坦治疗、放疗等提供组织病理学诊断依据。

七、鉴别诊断

典型的病例根据其库欣综合征及性激素异常等临床表现，结合影像学检查特征，诊断并不困难，但不典型病例需要与以下几种疾病鉴别。

（一）肾上腺皮质腺瘤

常见的肾上腺良性肿瘤，临床症状可类似皮质癌。其体积较小，一般直径3cm左右，少数可达6cm以上。皮质癌的体积也是逐渐长大的，体积较小的肿瘤也不能完全排除皮质癌的可能。皮质癌常呈混合性内分泌功能异常，比如皮质醇增多的同时伴有性激素异常增多。肾上腺皮质腺瘤多表现为单一激素分泌特征如皮质醇、醛固酮、性激素等。二者的鉴别困难时,应该按照皮质癌的原则进行手术,术后病理多能够确诊,少数病理上也不能与肾上腺皮质腺瘤区别,需要密切随访,观察有无复发和转移。

(二)肾上腺转移癌

肾上腺转移癌影像学上形态多不规则,边界不清楚。最常见的原发病灶是肺癌,其次为乳腺癌、甲状腺癌、结肠癌、黑色素瘤、肝癌、胃癌、肾癌、淋巴瘤等。有原发癌病史者,需考虑转移可能。双侧肾上腺转移癌可表现为肾上腺皮质功能不足的表现如乏力、食欲缺乏、萎靡等。

(三)嗜铬细胞瘤

鉴别诊断意义在于是否需要术前药物准备,难以鉴别时可按照嗜铬细胞瘤术前准备。体积巨大的功能静止型嗜铬细胞瘤有时难以与皮质癌鉴别,二者内分泌特点不同,影像学上嗜铬细胞瘤在 CT 或 MRI 上强化更加明显,MIBG 显像阳性有助于嗜铬细胞瘤的诊断。

(四)其他肿瘤

当腹膜后肿瘤体积巨大时往往难以鉴别肿瘤的来源,需与肝癌、肾癌、胃肠间质瘤、胰腺肿瘤或腹膜后其他肿瘤鉴别,特别是无明显症状或无内分泌功能者,临床上首先需要考虑的相关肿瘤的可能,然后根据生化检查特点如 AFP、CA199 等与肝癌、胰腺癌等鉴别,CTA、MRA 或血管造影对鉴别肿瘤来源有帮助。有时需行胃肠造影。

八、治疗

(一)手术治疗

手术切除是是皮质癌的主要治疗方法,如患者全身状态允许,尽早行手术。肿瘤完整的,切缘阴性的切除(R0)是唯一可能治愈皮质癌的方法,是影响皮质癌患者生存预后的重要因素,完整切除者的总体生存率高于非完整切除者,R0 切除者术后肿瘤复发率约为 23%,而 R1 或 R2 切除者复发率 >51%[33]。因此肿瘤的 R0 切除是延长皮质癌患者术后的无复发生存期的关键。

临床分期Ⅰ~Ⅲ期肿瘤行 R0 切除以期达到根治目的;Ⅳ期肿瘤原发灶和转移灶能切除者尽量完全切除。不能完整切除者根据可行姑息减瘤,能达到姑息缓解皮质醇高分泌相关症状的目的,并利于其他治疗发挥作用,但预后差。术后复发、转移者再次手术切除者,如复发或转移距第一次手术时间大于 12 个月以上者,预后较好,R0 切除者预后好,如肉眼可见肿瘤残留(R2),则与不手术者预后无差别[34]。

完全切除(R0)是获得长期生存的基础,切除的范围应包括完整的肿瘤及其周围脂肪组织,以及可疑肿瘤受累区域如邻近组织脏器(淋巴结、肝脏、脾脏、胰腺、肾脏、肠管),如肾脏没有受累,预防切除并无生存获益。如存在肾静脉或下腔静脉瘤栓也应一并切除。局部淋巴结清扫术可显著延长患者无病生存时间和中位生存时间,至少清扫肾门部淋巴结、腹主动脉旁淋巴结。多个器官受累无法完全切除者,不必勉强手术。

开放性肾上腺切除术被认为皮质癌标准的手术方案,应作为首选[35]。经腹途径手术视野和肿瘤显露良好,能降低肿瘤包膜破裂和肿瘤种植转移播散的风险,对于有效控制腹主动脉、下腔静脉、肾蒂血管等重要血管,以减少术中大出血,受累腹腔脏器的良好显露等,均有助于肿瘤的完整切除,提高肿瘤切除率。腹腔镜肾上腺切除术用于治疗皮质癌的价值仍存在争议,可能增加手术后复发风险。对于直径小于 6cm、无周围浸润和远处转移的局限性皮质癌,可以考虑腹腔镜,但是应保证肿瘤的 R0 切除,避免肿瘤破裂,如腹腔镜下难以完成,及时中转开放手术。也有研究认为对于 ENSAT 分期Ⅰ-Ⅱ期者,开放手术优于腹腔镜手术,而Ⅲ期者开放手术与腹腔镜手术疗效无差别。手术后长期随访发现,手术切除范围和术者经验是预后的关键因素,建议由有经验的医师实施腹腔镜手术。即便如此,60%~80% 接受根治性手术治疗的患者仍会逐渐出现复发或转移,因此需要辅助综合治疗。

(二)药物治疗

1. 米托坦药物治疗 米托坦(mitotane),即双氯苯二氯乙烷,能与肾上腺皮质细胞的线粒体内蛋白结合,抑制线粒体内的有氧呼吸作用,导致细胞坏死,选择性破坏肾上腺皮质的束状带和网状带细胞,是目前治疗皮质癌的最常用、最有效的口服药物。一般不影响球状带醛固酮等盐皮质激素的分泌。此外,米托坦的代谢产物还能抑制肾上腺皮质激素生成过程中的酶(如 CYP11A1、CYP11B1),减少糖皮质激素、性激素的分泌。主要用于皮质癌术后的辅助治疗,也可单药治疗或联合化疗治疗晚期皮质癌。对于Ⅰ-Ⅱ期 R0 切除的皮质癌,并且病理 Ki67≤10% 者,不需要辅助米托坦治疗。除此以外者,米托坦辅助治疗能明显改善患者的无复发生存期[36]。对于非完整切除的皮质癌、转移性皮质癌、复发性皮质癌,米托坦治疗后约 1/3 的患者疾病稳定或部分缓解。米托坦治疗有效性预测指标包括血浆药物浓度和 RRM1 基因表达水平。RRM1 基因的低水平的表达预示对米托坦治疗可能有效,而且无肿瘤生存期更长。米托坦治疗过程中推荐监测血药浓度。主要的不良反应主要有胃肠道症状如恶心、呕吐、食欲缺乏、腹胀、腹泻、肝功能异常、药物性肝炎甚至肝衰竭;神经系统相关症状如轻微的乏力、困倦、平衡功能紊乱、共济失调、记忆力减退、语言障碍、嗜睡甚至昏迷;用药期间可能出现肾上腺皮质功能减低,需要根据情况补充糖皮质激素。其他抑制肾上腺功能的药物还有酮康唑、美替拉酮、氨鲁米特、依托米酯等。

2. 化疗 皮质癌对化疗的敏感性较差,单用化疗效果较差,但近年来化疗在米托坦治疗中的地位逐渐被重视,多用于与米托坦的联合治疗。2012 年 Fassnacht 等[37]一项多中心Ⅲ期临床研究比较依托泊苷、阿霉素、顺铂联合米托坦治疗(EDP-M 方案)与链脲霉素联合米托坦(Sz-M 方案)的疗效,EDP-M 方案的客观有效率显著高于后者(23.% vs. 9.2%),无进展生存获得延长(5.1 个月 vs. 2.1 个月),但总生存期也无明显差异。EDP-M 方案被推荐为晚期 ACC 全身系统治疗的一线方案。也有研究将米托坦与 IGF-1R 受体抑制剂或舒尼替尼等靶向药物联合应用于晚期皮质癌的治疗,但都没有取得理想的效果。

(三) 放射治疗及其他

放射治疗对皮质癌的有效性证据不足,其应用价值存在争议。根据 2018 年欧洲内分泌协会的肾上腺皮质癌治疗指南[38],对于Ⅰ-Ⅱ期 R0 切除的皮质癌,不建议放疗;但对于根治术后切缘阳性者或Ⅲ期以上者,在米托坦治疗的基础上,辅助放疗可能有助于降低局部肿瘤复发率,不改善总生存。对于无法手术切除的肿瘤或晚期的转移性皮质癌,放疗有助于局部控制和缓解症状,但并不改善生存。射频消融及介入栓塞对于无法手术或多发转移病灶有帮助,缩小肿瘤体积,减少皮质醇等分泌,缓解症状,提高其生活质量。

(张学斌 卢 琳 连鹏鹄 李汉忠)

参 考 文 献

1. Lindholm J, Juul S, Jørgensen JO, et al. Incidence and late prognosis of Cushing's syndrome: a population-based study[J]. J Clin Endocrinol Metab. 2001, 86 (1): 117-123
2. Beuschlein F, Fassnacht M, Assié G, et al. Constitutive activation of PKA catalytic subunit in adrenal Cushing's syndrome[J]. N Engl J Med 2014, 370: 1019 -1028
3. CaoY, HeM, GaoZ, etal. Activating hotspot L205R mutation in PRKACA and adrenal Cushing's syndrome[J]. Science, 2014, 344: 913-917
4. Onchi CL, Di Dalmazi G, Faillot S, et al. Genetic landscape of sporadic unilateral adrenocortical adenomas without PRKACA p.Leu206Arg mutation[J]. J Clin Endocrinol Metab, 2016, 101: 3526-3538
5. Park BK, Kim CK, Kim B, et al. Comparison of delayed enhanced CT and chemical shift MR for evaluating hyperattenuating incidental adrenal masses[J]. Radiology, 2007, 243 (3): 760-765
6. Shi JW, Dai HZ, Shen L, et al. Dual-energy CT: clinical application in differentiating an adrenal adenoma from a metastasis[J]. Acta Radiol, 2014, 55 (4): 505-512
7. Louiset E, Duparc C, Young J, et al. Intraadrenal corticotropin in bilateral macronodular adrenal hyperplasia[J]. New England Journal of Medicine, 2013, (369): 2115-2125
8. 张学斌,李汉忠,孙昊. 4 个家族性 ACTH 非依赖性双侧肾上腺大结节增生家系的临床及遗传学分析 [J]. 临床泌尿外科杂志, 25 (6): 424-428
9. Bourdeau I. Clinical and molecular genetic studies of bilateral adrenal hyperplasias[J]. Endocrine Res, 2004, 30 (4): 575-583
10. El Ghorayeb N, Bourdeau I, Lacroix A. Multiple aberrant hormone receptors in Cushing's syndrome[J]. Eur J Endocrinol, 2015, 173 (4): M45-60
11. Juliá-Sanchis MLL, Navarro-Téllez MDP, Falcones-Gracia KV, et al. Two cases of Cushing's syndrome due to primary bilateral macronodular adrenal hyperplasia secondary to aberrant adrenal expression of hormone receptors[J]. Clin Biochem, 2018, 59: 86-89
12. Almeida MQ, Harran M, Bimpaki EI, et al. Integrated genomic analysis of nodular tissue in macronodular adrenocortical hyperplasia: progression of tumorigenesis in a disorder associated with multiple benign lesions[J]. Journal of Clinical Endocrinology and Metabolism, 2011, (96): E728-E738
13. Assié G, Libé R, Espiard S, et al. ARMC5 mutations in macronodular adrenal hyperplasia with Cushing's syndrome[J]. N Engl J Med, 2013, 369 (22): 2105-2114

14. 中华医学会内分泌学分会. 库欣综合征专家共识（2011年）[J]. 中华内分泌代谢杂志, 2012, 28（2）: 96-102
15. 张学斌, 李汉忠. 肾上腺大结节增生的外科治疗[J]. 中华泌尿外科杂志, 2007, 28（2）: 80-83
16. 张学斌, 李汉忠, 纪志刚, 等. 单侧肾上腺切除治疗肾上腺大结节增生的临床分析（附82例报告）[J]. 中华泌尿外科杂志, 2017, 38（4）: 248-251
17. Meador CK BB, Owen WC FTA. Primary adrenocortical nodular dysplasia: a rare cause of Cushing's syndrome[J]. The Journal of Clinical Endocrinology & Metabolism, 1967, 27: 1255-1263
18. Arce B, Licea M, Hung S, et al. Familial Cushing's syndrome[J]. Acta Endocrinol (Copenh), 1978, 87（1）: 139-147
19. Shenoy BV, Carpenter PC, Carney JA. Bilateral primary pigmented nodular adrenocortical disease. Rare cause of the Cushing syndrome[J]. Am J Surg Pathol. 1984, 8（5）: 335-344
20. Carney JA, Gordon H, Carpenter PC, et al. The complex of myxomas, spotty pigmentation, and endocrine overactivity[J]. Medicine (Baltimore), 1985, 64（4）: 270-283
21. 周宇政, 文进, 张学斌, 等. 原发性色素结节性肾上腺皮质病的外科治疗[J]. 中华泌尿外科杂志, 2017, 38（4）: 264-267
22. Horvath A, Boikos S, Giatzakis C, et al. A genome-wide scan identifies mutations in the gene encoding phosphodiesterase 11A4 (PDE11A) in individuals with adrenocortical hyperplasia[J]. Nat Genet. 2006, 38（7）: 794-800
23. Kamilaris CDC, Faucz FR, Voutetakis A, et al. Carney Complex[J]. Exp Clin Endocrinol Diabetes, 2019, 127（2-03）: 156-164
24. 张学斌, 李汉忠, 黄厚锋, 等. 原发性色素沉着性结节性肾上腺皮质病的临床诊治（附15例报告）[J]. 临床泌尿外科杂志, 2010, 25（5）: 371-374
25. Stratakis CA, Kirschner LS, Carney JA. Clinical and molecular features of the Carney complex: diagnostic criteria and recommendations for patient evaluation[J]. J Clin Endocrinol Metab, 2001, 86（9）: 4041-4046
26. Carney JAYW. Primary pigmented nodular adrenocortical disease and its associated conditions[J]. Endocrinologist, 1992, 2（1）: 6-21
27. Else T, Kim AC, Sabolch A, et al. Adrenocortical carcinoma[J]. Endocr Rev, 2014, 35（2）: 282-326
28. Assié G, Letouzé E, Fassnacht M, et al. Integrated genomic characterization of adrenocortical carcinoma[J]. Nat Genet, 2014, 46: 607-612
29. Zheng S, Cherniack AD, Dewal N, et al. Comprehensive Pan-Genomic Characterization of Adrenocortical Carcinoma[J]. Cancer Cell, 2016, 29（5）: 723-736
30. Giordano TJ, Chrousos GP, de Kriiger RR, et al. Adrenal cortical Carcinoma (Chapter 4). In Lloyd RV, Osamura RY, Kloppel G, et al. WHO classification of tumours of endocrine organs, 4th edition. Lyon: IARC Press, 2017, 163-168
31. Brierley JD, Gospodarowicz MK, Wittekind C. TNM Classification of Malignant Tumors. 8th ed. New Jersey: John Wiley & Sons, 2016
32. Libé R, Borget I, Ronchi CL, et al. Prognostic factors in stage III-IV adrenocortical carcinomas (ACC): an European Network for the Study of Adrenal Tumor (ENSAT) study[J]. Ann Oncol, 2015, 26（10）: 2119-2125
33. Crucitti F, Bellantone R, Ferrante A, et al. The Italian Registry for Adrenal Cortical Carcinoma: analysis of a multi-instituitional series of 129 patients[J]. The ACC Italian Registry Study Group. Surgery. 1996, 119（2）: 161-170
34. Erdogan I, Deutschbein T, Jurowich C, et al. The Role of Surgery in the Management of Recurrent Adrenocortical Carcinoma[J]. Journal of Clinical Endocrinology and Metabolism, 2013, 98（1）: 181-191
35. Zheng GY, Li HZ, Deng JH, et al. Open adrenalectomy versus laparoscopic adrenalectomy for adrenocortical carcinoma: a retrospective comparative study on short-term oncologic prognosis[J]. Onco Targets Ther, 2018, 11: 1625-1632
36. Terzolo M, Angeli A, Fassnacht M, et al. Adjuvant mitotane treatment for adrenocortical carcinoma[J]. N Engl J Med, 2007, 356: 2372-2380
37. Fassnacht M, Terzolo M, Allolio B, et al. Combination chemotherapy in advanced adrenocortical carcinoma[J]. N Engl J Med, 2012, 366（23）: 2189-2197
38. Fassnach M, Dekkers OM, Else T, et al. European Society of Endocrinology Clinical Practice Guidelines on the management of adrenocortical carcinoma in adults, in collaboration with the European Network for the Study of Adrenal Tumors[J]. European Journal of Endocrinology, 2018, 179（4）: G1-G46

第三章　原发性醛固酮增多症

原发性醛固酮增多症（简称原醛症，primary aldosteronism）是由于不依赖肾素-血管紧张素系统的醛固酮自主性分泌而导致的综合征，临床表现高血压、低血钾、肌无力、多尿、碱血症、醛固酮升高及肾素降低。

一、流行病学

过去几十年，原醛症一直被认为是少见病，在高血压人群中的患病率不到1%。然而，近年来随着诊断技术的提高，人们对原醛症有了新的认识和了解。Lorena Mosso 等[1]对609例高血压患者进行筛查，发现在1、2、3级高血压患者中原醛症的患病率分别为1.99%、8.02%和13.2%；PAPY研究[2]指出新诊断的高血压患者中原醛症患病率为11.2%；难治性高血压患者中，原醛症患病率更高，为17%～23%。2013年瑞金医院牵头的全国流调发现中国人难治性高血压中原醛症患病率为7.1%[3]。

二、病理生理

醛固酮为潴钠排钾激素，主要生理作用是促进肾脏远曲小管钠离子重吸收及钾离子排泄。原醛症患者大量分泌醛固酮使远曲小管钠离子重吸收增加，尿钠排出减少，体内钠潴留，但是当体内钠潴留到一定程度后，可以见到尿钠排出增加，肾小管摆脱醛固酮影响，不再继续潴留钠的现象叫做"醛固酮逃逸"现象。当原醛症患者钠潴留及血容量增加至一定程度时，刺激心房内压力感受器，使心钠素分泌增多，抑制肾脏近曲小管钠重吸收增加，使到达远曲小管的钠增加，超过醛固酮作用下远曲小管重吸收钠的能力，因此产生了"逃逸"现象。当远曲小管腔内钠离子被重吸收后，肾小管腔内的电离子呈负性状态，此时小管细胞内的阳离子钾离子和氢离子即随着电化学梯度被分泌至小管腔内液中而随尿排出。

生理条件下，肾素-血管紧张素系统是调节醛固酮分泌的最主要因素。肾素-血管紧张素系统活性增高可刺激醛固酮分泌。肾素分泌受体液容量和钠离子浓度影响，当细胞外液容量减少，肾动脉压下降或肾小管腔内钠离子浓度降低时，肾小球旁器分泌肾素增加，继而肾素-血管紧张素系统兴奋醛固酮分泌。在正常的肾上腺皮质细胞上，钠钾泵保钠排钾保持细胞膜极性，当血管紧张素Ⅱ作用于细胞膜后钾通道关闭，使细胞膜去极化并开放钙离子通道，使钙离子内流，合成醛固酮[4]。

2011年，国际上首次报道原醛腺瘤存在 KCNJ5 基因的体系突变[5]，此后的研究陆续发现，除 KCNJ5 外，ATP1A1、ATP2B3 和 CACNA1D 基因的体系突变均与原醛腺瘤的发病有关。在 KCNJ5 突变患者中，钾通道失活，钠离子内流，细胞膜去极化，造成钙离子持续内流，醛固酮大量合成，引发原醛症。在 ATP1A1 突变患者中，钠钾泵失活，细胞膜去极化，导致钙内流，大量合成醛固酮。在 ATP2B3 突变患者中，由于钙离子通道突变，钙清除受损，大量钙离子聚集细胞内，合成大量醛固酮，引发原醛症。在钙通道 CACNA1D 突变患者肾上腺皮质细胞膜上钙离子通道持续开放，细胞内钙离子聚集，醛固酮大量合成，引起原醛症的发生[6]。

三、临床表现

原醛症患者好发年龄在30～60岁，主要临床表现为高血压和低血钾，严重的低血钾会导致肌无力、四肢抽搐、心悸、多饮多尿，夜尿增多，甚至软瘫。多尿及夜尿增多是由于肾小管浓缩功能障碍，容易与中老年男性前列腺增生所混淆。原醛症无特异性体征，由于"盐皮质激素逃逸"现象存在，水肿并不常见。原醛症患者大多为中度至重度高血压或难治性高血压，醛固酮瘤患者血压水平一般较特醛症患者高[7]（表6-3-1）。

表6-3-1 原发性醛固酮增多症临床表现

常见临床表现
- 高血压
- 低血钾
- 高容量（无水肿）
- 代谢性碱中毒

相关临床表现
- 高血压
  头疼
  视网膜病变
- 低血钾
  神经肌肉症状（痛性痉挛、感觉异常、肌无力）
  肾性尿崩
  心律失常
  糖耐量异常
- 醛固酮增多对心血管系统的直接损害
  心肌肥厚／纤维化
  血管平滑肌增生

四、病理及分型

原醛症主要分为6型，即醛固酮腺瘤（aldosterone producing adenoma，APA）、特发性醛固酮增多症（简称特醛症，idiopathic hyperaldosteronism，IHA）、原发性肾上腺皮质增生（又称单侧肾上腺增生，unilateral adrenal hyperplasia，UAH）、家族性醛固酮增多症、分泌醛固酮的肾上腺皮质癌和异位醛固酮腺瘤或腺癌[7]（表6-3-2）。

表6-3-2 原醛症的分型

- 醛固酮瘤（APA）——35%
- 特发性醛固酮增多症（IHA）——60%
- 原发性肾上腺皮质增生（PAH或UAH）——2%
- 分泌醛固酮肾上腺皮质癌——<1%
- 家族性醛固酮增多症
  糖皮质激素可抑制性醛固酮增多症（FHⅠ）——<1%
  家族性醛固酮增多症Ⅱ型（FHⅡ）——？
  家族性醛固酮增多症Ⅲ型（FHⅢ）——？
  家族性醛固酮增多症Ⅳ型（FHⅣ）——？
- 异位醛固酮腺瘤或腺癌——<0.1%

1. 醛固酮瘤 醛固酮瘤（aldosterone producing adenoma，APA）的大小多在直径1～2cm（图6-3-1）。但小的肿瘤尤其是直径小于0.5cm的，由于周围的肾上腺球状带细胞无明显萎缩，在病理上难与结节性增生相鉴别。直径超过3cm的，肾上腺醛固酮腺癌的可能性增大，但临床上，还是可以发现直径超过5cm的APA。

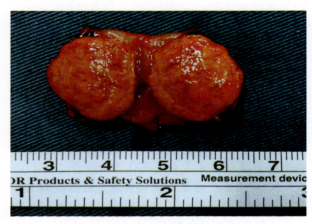

图6-3-1 肾上腺醛固酮腺瘤，切面金黄

2. 特发性醛固酮增多症 特发性醛固酮增多症（IHA）临床症状常较APA轻，不少符合原醛诊断标准的IHA患者，临床表现与原发性高血压类似，甚至可以是APA、原发性肾上腺皮质增生等的早期表现，因此对这种类型的原醛患者作诊断时，一定要仔细地控制相关因素的变化，排除可能的干扰因素，作出准确的IHA诊断。IHA病理上常表现为双侧肾上腺皮质球状带弥漫性增生或结节样增生。

3. 原发性肾上腺皮质增生 原发性肾上腺皮质增生（UAH）症状的严重程度介于APA和IHA之间，可能是APA的早期或IHA发展到一定时期的变型。随着AVS技术的开展，很多患者在手术前就被诊断，因此使此种亚型在原醛中的比例大大上升，但多家中心的比例数字只是在1%～2%。病理上表现为单侧肾上腺皮质球状带弥漫性增生或结节样增生，患侧肾上腺切除能使症状缓解。

4. 家族性遗传性原发性醛固酮增多症 目前分为四型，Ⅰ型即糖皮质激素可抑制的醛固酮增多症，患者的肾上腺皮质细胞内基因结构异常，表现为11β-羟化酶基因结构发生嵌合改变，皮质醇合成酶的5′端调节区与醛固酮合成酶的编码融合，产生两种酶的混合体，醛固酮合成酶不仅在球状带表达，还在束状带表达，因此醛固酮的分泌受促肾上腺皮质激素的调节，体内醛固酮整体分泌量明显增加。受促肾上腺皮质激素作用，肾上腺组织可以表现为轻度弥漫性增生到严重的结节性增生。除已经发现11β-羟化酶基因结构发生嵌合改变外,还有一些家系的遗传基因,已知与多个染色体位点异常改变如 7p22 有关,主要为家族性醛固酮增多症Ⅱ型。目前也有报道家族性醛固酮增多症Ⅲ型,儿童时期有严重高血压,伴有醛固酮显著升高、低钾血症和显著靶器官损害,安体舒通等治疗效果不佳,需行双侧肾上腺切除,其致病基因为 KCNJ5 突变(T158A),因此,对于发病年龄很轻原醛症患者,建议行 KCNJ5 基因检测排除家族性醛固酮增多症Ⅲ型。2015 年报道了家族性醛固酮增多症Ⅳ型,致病基因为 CACNA1H,患者起病年龄早,有严重的高血压和低血钾,但也有部分突变携带者并无高血压表现[8]。

5. 肾上腺产醛固酮腺癌性原发性醛固酮增多症 肾上腺醛固酮癌发病率较低,肿瘤体积多较大,最大径常超过 5 厘米,形态不规则。临床上,除少数临床检查发现的意外瘤外,以高血压和低血钾就诊的醛固酮癌患者,肾上腺肿块已经较大,病情发展较快,对手术、药物和放射治疗疗效均不理想。

6. 异位分泌醛固酮的肿瘤 多指畸胎瘤内异常的肾上腺球状带细胞自主分泌过多的醛固酮,也可以由其他类型的生殖细胞瘤分泌,临床表现多不典型,非常罕见。

五、诊断

原醛症的诊断过程分为筛查、确诊、分型三个阶段。

1. 筛查试验 原醛症筛查的对象包括:①JNC 高血压分级 2 级(BP>160~179/100~109mmHg)、3 级(BP>180/110mmHg)或难治性高血压(联合使用 3 种或 3 种以上降压药物治疗,血压仍大于 140/90mmHg);②高血压合并自发性或利尿剂所致的低钾血症;③高血压合并肾上腺意外瘤;④早发性高血压家族史或早发(小于 40 岁)脑血管意外家族史的高血压患者;⑤原醛症患者中存在高血压的一级亲属。筛查的方法使用醛固酮与血浆肾素活性比值(aldosterone to renin ratio,ARR),但 ARR 受到饮食、体位、药物等影响因素较大,因此 ARR 检查前要注意以下事项:①尽量将血钾纠正至正常范围;②无需限制钠盐摄入;③停用对 ARR 影响较大的药物至少 4 周:包括安体舒通、依普利酮、阿米洛利、氨苯蝶啶、排钾利尿剂及甘草提炼物;④如服用非干扰性药物血压控制良好,可考虑停用以下药物至少 2 周:包括 β 受体阻滞剂、中枢 α2 受体阻滞剂(可乐定或甲基多巴)、非甾体类抗炎药、ACEI、ARBs 及二氢吡啶类 CCB;⑤口服避孕药及人工激素替代治疗可能会降低直接肾素浓度(DRC),一般无需停服避孕药物,除非有更好更安全的避孕措施[7,9,10]。

ARR 的采血条件也是有要求的,要在清晨起床后保持非卧位状态(可以坐位,站立或者行走)至少 2 小时,静坐 5~15 分钟后采血,采血需小心,尽量避免溶血。如果是直接肾素浓度测定,采血后送血过程需保持室温(不要将采血管置于冰上,这样会使无活性肾素转换为活性肾素),离心后即刻将血浆冷冻保存。如果是测定血浆肾素活性,采血后送血过程需保持冰浴。

影响 ARR 因素包括有采血时间、最近饮食情况、体位等,年龄>65 岁,肾素水平比醛固酮水平降低明显,药物因素(表 6-3-3)也会影响 ARR 测定,肾功能不全时肌酐水平升高会导致 ARR 假阳性(表 6-3-4)。在筛查及确诊试验中可以使用控制血压且对 RASS 系统影响较小的药物[7,9]。

目前常用免疫测定技术来检测血浆肾素活性(PRA)或直接肾素浓度(DRC),前者是通过测定血管紧张素Ⅰ产生的速率来反映血浆肾素活性,

表 6-3-3 对 ARR 影响较小的药物

药物名称	分类	常用剂量	注意事项
维拉帕米缓释片	非二氢吡啶类 CCB	90~120mg 每日两次	可以单用或与此表中其他药物联合使用
肼屈嗪	血管扩张剂	10~12.5mg 每日两次,根据需要逐渐加量	小剂量开始减少头痛、面红、心悸等副作用
哌唑嗪	α 受体阻滞剂	0.5~1mg 每日两次或每日三次,根据需要逐渐加量	注意体位性低血压
多沙唑嗪	α 受体阻滞剂	1~2mg 每日一次,根据需要逐渐加量	注意体位性低血压
特拉唑嗪	α 受体阻滞剂	1~2mg 每日一次,根据需要逐渐加量	注意体位性低血压

表 6-3-4　导致 ARR 假阳性或假阴性原因

因素	对醛固酮影响	对肾素影响	对 ARR 影响
● 药物因素			
β 受体阻滞剂	↓	↓↓	↑（假阳性）
中枢 α2 受体阻滞剂（可乐定等）	↓	↓↓	↑（假阳性）
非甾体类抗炎药	↓	↓↓	↑（假阳性）
排钾利尿剂	→↑	↑↑	↓（假阴性）
潴钾利尿剂	↑	↑↑	↓（假阴性）
ACEI	↓	↑↑	↓（假阴性）
ARBs	↓	↑↑	↓（假阴性）
二氢吡啶 CCB	→↓	↑	↓（假阴性）
● 血钾状态			
低血钾	↓	→↑	↓（假阴性）
高血钾	↑	→↓	↑（假阳性）
● 钠盐摄入			
低钠饮食	↑	↑↑	↓（假阴性）
高钠饮食	↓	↓↓	↑（假阳性）
● 年龄增长	↓	↓↓	↑（假阳性）
● 其他因素			
肾功能不全	→	↓	↑（假阳性）
假性醛固酮减少	→	↓	↑（假阳性）
妊娠	↑	↑↑	↓（假阴性）
肾血管性高血压	↑	↑↑	↓（假阴性）
恶性高血压	↑	↑↑	↓（假阴性）

而后者则直接测定血浆肾素浓度。醛固酮（ALD）常用单位为 ng/dl（1ng/dl = 27.7pmol/L，1ng/dl = 10pg/ml），PRA 常用单位为 ng·ml⁻¹·h⁻¹（1ng·ml⁻¹·h⁻¹ = 12.8pmol·L⁻¹·min⁻¹），而 DRC 常用单位为 mU/L（1ng·ml⁻¹·h⁻¹ = 8.2mU/L）。

2008 年《原发性醛固酮增多症的临床诊疗指南》指出不同中心所定切点差异较大，当醛固酮单位为 ng/dl，最常用切点是 30ng/dl；当醛固酮单位为 pmol/L，最常用切点是 750pmol/L。也有中心强调 ARR 阳性同时满足血醛固酮水平升高（ALD > 15ng/dl），以提高筛查试验的敏感性和特异性[10]。

2. 确诊试验　ARR 比值超过常用切点，且醛固酮正常或升高可选择一种或几种确诊试验来确诊原醛症。目前主要有四种确诊试验，各有其优缺点，可根据患者基本情况进行选择[7,9,10]。在行确诊试验时应避免应用干扰试验准确性的抗高血压药物，并且需在补钾后血钾正常的条件下进行。

（1）口服高钠负荷试验：3 天内将每日钠盐摄入量提高至大于 200mmol，同时口服氯化钾缓释片使血钾维持在正常范围，收集第 3 天至第 4 天 24 小时尿标本测定尿醛固酮含量。尿醛固酮小于 10μg/24h 可排除原醛，大于 12μg/24h（梅奥医学中心）或 14μg/24h（克里夫兰医学中心）原醛症诊断明确。但是该实验不宜在严重高血压、肾功能不全、心功能不全、心律失常或严重低钾血症患者中开展。

（2）氟氢可的松抑制试验：每隔 6 小时服用氟氢可的松 0.1mg，连续服用 4 天，同时补充氯化钾缓释片（血钾达到 4mmol/L）、高钠饮食（每日三餐分别补充 30mmol，每天尿钠排出至少 3mmol/kg）。第 4 天上午 10 点采血检测血醛固酮、血浆肾素活性，上午 7 点及上午 10 点采血检测血皮质醇。第 4 天上午 10 点血醛固酮大于 6ng/dl 原醛症诊断成立。氟氢可的松抑制试验是确诊原醛症最敏感的试验，为排除 ACTH 水平干扰，上午 10 点血皮质醇浓度必须小于上午 7 点所测值，上午 10 点血浆肾素活性小于 1ng/(ml·h)。

（3）生理盐水试验：患者在进行生理盐水试验前必须卧床休息 1 小时，4 小时静滴 2L 0.9% 生理盐水，试验在早上 8 点至 9 点之间开始，整个过程需监测血压和心率变化，全程保持卧位，在输注前及输注后分别采血检测血浆肾素活性、血醛固酮、皮质醇及血钾。生理盐水试验后血醛固酮大于 10ng/dl 原醛症诊断明确，小于 5ng/dl 排除原醛症。生理盐水试验是目前国内比较常用的原醛症确诊试验，但试验中要注意由于血容量的急剧增加，会诱发高血压危象及心功能衰竭。

（4）卡托普利抑制试验：患者坐位或站位 1 小时后口服 50mg 卡托普利，服用前及服用后 1 小时或 2 小时测定血浆肾素活性、血醛固酮、皮质醇，试验期间患者需始终保持坐位。正常人卡托普利抑制试验后血醛固酮浓度下降大于 30%，而原醛症患者血醛固酮不受抑制。但此试验可能存在假阴性，部分特发性醛固酮增生症患者中，血醛固酮水平可能被抑制。卡托普利试验安全性更好，试验过程中不会造成血压突然上升或下降，可以在心功能不全、严重低钾血症及难以控制的高血压患者中进行此项检查。

3. 分型诊断　原醛症的分型诊断一直是原醛症临床上的难点，因为分型诊断决定了患者治疗方案。

(1) 肾上腺CT：肾上腺增强CT特异性高，在诊断醛固酮瘤有重要价值，在患者感受、安全性、费用等方面有优势，一般认为是首选检查，建议所有确诊原醛症患者行肾上腺CT扫描以排除肾上腺巨大肿瘤。① APA：CT上表现为单侧肾上腺小腺瘤（直径<2cm），呈圆形或椭圆形，边界清楚，位于内肢或外肢或内外肢连接处，多环状增强，而中央往往仍为低密度，腺瘤同侧及对侧肾上腺无萎缩性改变（图6-3-2）；② IHA：CT上可有不同表现：a. 双侧肾上腺形态和大小表现正常，或仅仅是密度变得稍致密；b. 双侧或单侧肾上腺弥漫性增大，边缘饱满，肢体较粗，密度不均，或呈颗粒状；c. 单侧肾上腺孤立性结节，密度类似正常肾上腺或稍低；d. 双侧肾上腺多个小结节；③ 分泌醛固酮的肾上腺皮质癌直径常大于4cm。但是肾上腺CT在诊断上也存在一定的局限性，小部分CT表现为双侧结节的APA可被误诊为IHA；而CT表现为肾上腺小腺瘤的IHA也可被误认为APA而行单侧肾上腺切除。此外，单侧肾上腺无功能腺瘤并不少见，尤其在40岁以上的患者中。因此影像科医生的经验和双侧肾上腺仔细阅片对原醛症的正确分型显得十分重要，若影像学检查未能发现明显占位，或病灶较小不能区分肾上腺腺瘤和增生，可选择双侧肾上腺静脉采血进行原醛症的分型诊断，进一步明确病变的侧别、数目和性质。MRI在原醛症分型诊断上并不优于肾上腺CT，MRI价格稍贵，空间分辨率低于肾上腺CT。

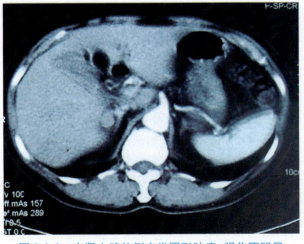

图6-3-2 右肾上腺外侧支类圆形肿瘤，强化不明显

(2) 双侧肾上腺静脉采血（AVS）：双侧肾上腺静脉采血可以鉴别醛固酮过度分泌是来源于单侧还是双侧，对原醛症的分型诊断、治疗方式选择和疾病转归及预后非常重要。因此对有手术意愿的患者，同时肾上腺CT提示有单侧或双侧肾上腺形态异常（包括增生或腺瘤），可以行AVS检查。AVS的敏感性和特异性分别为95%和100%，要明显优于肾上腺CT（78%和75%），因此AVS被公认为原醛症分型诊断的"金标准"。

整个过程在DSA引导下进行，患者保持卧位，将导管自股静脉插入，推注非离子型造影剂以确定导管位置，左侧导管应置于左膈下静脉与左肾上腺静脉交汇处，而右侧肾上腺静脉较短，呈锐角汇入下腔静脉，以致插管较困难，所以常用两侧各自醛固酮与皮质醇比值来校正误差。将导管插入左右肾上腺静脉后，推注少量造影剂证实，先弃导管内残余液体，然后采样送检，检测血皮质醇及醛固酮。

AVS采血方法主要有3种：① $ACTH_{1-24}$持续静脉输注下，非同步双侧肾上腺静脉采血，插管开始前30min注入$ACTH_{1-24}$，注速为50μg/h，持续整个操作过程。肾上腺静脉皮质醇外周静脉皮质醇>3，提示插管成功；优势侧醛固酮皮质醇比值与非优势侧醛固酮皮质醇比值之比>4:1提示有优势分泌；<3:1提示无优势分泌。② 负荷剂量$ACTH_{1-24}$注入后，非同步或同步双侧肾上腺静脉采血，在插管开始前，静脉推注250μg $ACTH_{1-24}$后进行双侧肾上腺静脉采血，但是由于此方法其不能增加AVS诊断率，目前较少使用。③ 非同步或同步双侧肾上腺静脉采血，患者在插管前卧床休息8小时以上，插管在清晨8点至9点开始。肾上腺静脉皮质醇外周静脉皮质醇>2提示插管成功；优势侧醛固酮皮质醇比值与非优势侧醛固酮皮质醇比值之比>2:1提示有优势分泌[7]。

(3) 碘化胆固醇扫描（NP-59）：碘化胆固醇显像是核医学功能影像技术，根据^{131}I标记的胆固醇在肾上腺转化为皮质激素的原理，应用SPECT显示腺瘤及增生组织摄取^{131}I的程度。碘化胆固醇显像的敏感性主要取决于肿瘤的大小以及肿瘤或组织的功能状态，对直径小于1.5cm的肿瘤敏感性较低，所以一般不作为区分APA或IHA的常用检查方法。

(4) 18羟皮质酮：18羟皮质酮是皮质酮的羟化产物。APA患者清晨8点血浆18羟皮质酮水平>100ng/dl，而IHA患者往往<100ng/dl，但该试验缺乏特异性和敏感性，一般不作为区分APA及IHA的常用检查方法。

（5）超声：原醛症的肾上腺肿瘤一般体积小，超声容易漏诊，一般不作为原醛症影像诊断方法。肾上腺皮质增生常为双侧弥漫性，少数为结节性增生。超声图像表现为肾上腺皮质低回声带增厚，但这一表现敏感性较低，部分病例无明显改变。皮质结节状增生结节可达1cm左右。醛固酮腺瘤超声表现为肾上腺内1~2cm大小的低回声肿块，呈圆形或类圆形，边界明亮清晰，肿瘤内一般没有明显的血流信号。肾上腺皮质腺癌的超声表现为体积较大的肾上腺肿块，呈圆形、椭圆形或分叶状，血供较丰富。

六、治疗

1. 治疗目标　原发性醛固酮增多症的治疗目标主要包括以下两个方面：①缓解高血压至正常或接近正常水平，防治心血管相关并发症发生；②使血钾浓度恢复至正常人群范围水平，防治低血钾相关并发症。

高血压是原醛症患者最常见的症状，并且也是衡量治疗效果最重要的指标之一。单侧肾上腺切除能够治疗或缓解单侧肾上腺病变引起的原醛症，而剩下的患者通常能够用药物治疗达到缓解效果。醛固酮增多能够影响心血管系统，其病理基础最早在动物模型上得到证实，之后又在原醛症患者身上得到进一步验证。这些研究显示原醛症使左心室体积增大、肌纤维增厚、血管内皮功能减退，使得罹患心血管及肾脏相关疾病的风险大幅增加，包括心梗、心律失常、卒中、慢性肾功能不全等。因此，治疗原醛症的关键在于控制血压及血钾水平，减少相关并发症的发生风险。

2. 治疗方法　肾上腺切除和盐皮质激素受体拮抗剂（MR拮抗剂）均能有效控制高血压、低血钾，并降低醛固酮增多引起的心血管相关并发症死亡率，但多数研究者认为手术治疗为单侧原醛症首选。有研究显示单侧肾上腺切除能够有效降低醛固酮增多导致的血管硬化程度，但单纯药物治疗一年后血管硬化程度未见明显改善。手术治疗对于减少左心室负荷也明显优于螺内酯。近期一项日本全国性研究显示单侧肾上腺切除治疗单侧/双侧原醛在降低血钾及控制血压两方面均优于螺内酯。因此总体而言，对于原醛症并单侧肾上腺病变，手术治疗优于单纯药物治疗，为首选方案，其安全性及疗效均被广泛认可。对于双侧肾上腺病变患者，目前仍有争议，多数观点认为手术疗效存在不确定性，推荐以螺内酯为主的药物治疗。

（1）手术治疗：腹腔镜单侧肾上腺切除是目前外科治疗单侧肾上腺病变导致的原醛症（APA或UAH）的金标准。接近100%的单侧原醛症患者在接受单侧肾上腺切除后，血压和血钾有不同程度的缓解。约50%（35%~80%）患者在术后无需服用降压药物，血压水平能达到治愈效果（血压低于140/90mmHg）。平均70%（56%~77%）的患者术后血压达到改善效果（血压较前下降且低于160/95mmHg）。术后1个月是观察血压是否能恢复正常的关键时间段，超过80%的患者血压在术后1个月恢复正常或达到稳定状态，其余的也不超过半年。此外，肾上腺切除被证明能够显著降低左心室肌重指数（LV mass index），减小左心室体积与负荷；延缓主要血管内膜增厚进程，降低相应心血管并发症发生[11]。

与开放手术相比，腹腔镜肾上腺切除术具有创伤小，住院时间短，并发症少等优势，且治疗效果相当，目前已取代开放手术成为外科治疗金标准。由于AVS只能判断哪一侧腺体优势分泌醛固酮激素，而无法确认具体部位，因此肾上腺部分切除术（切除肾上腺腺瘤而保留残余肾上腺组织）可能导致术后高血压不缓解而不被推荐。统计显示超过10%的原醛腺瘤为多发性结节，而27%的术后标本提示多发结节病变[12]。

（2）药物治疗：目前治疗原醛症的主要药物，是在盐皮质激素受体水平进行拮抗，阻断其信号传导路径；钙离子通道阻断剂和血管紧张素转换酶抑制剂等药物，在临床也取得了一定疗效。

治疗指征：①药物治疗主要针对双侧肾上腺增生（IHA），其手术效果往往不佳，单侧，甚至双侧切除并不能最终解决高血压和低血钾的问题；②不能耐受手术或者不愿进行手术的APA患者；③糖皮质激素可抑制性醛固酮增多症。

药物选择：

● 安体舒通（螺内酯）（推荐）

与醛固酮竞争性地结合盐皮质激素受体，拮抗醛固酮的作用，阻断了病理生理通路的最后环节，使疾病导致的过量醛固酮无法发挥作用，达到病情的缓解。安体舒通已被应用于治疗高血压及原发性醛固酮增多症超过50年，其疗效被广泛认可。研究证实，高血压患者在使用其他抗高血压药物的基础上联合使用螺内酯可以使患者收缩压在原有基础平均降低22mmHg，舒张压降低10mmHg；近半数血压控制良好的患者中，低剂量（平均30mg/dl）的螺内酯可以有效减少其他抗高血压药物的用量。又因螺内酯结构与醛固酮相似，可竞争性抑制醛固酮受体，目前已成为IHA一线用药。螺内酯在IHA治疗中有效性明确，研究统计报道螺内酯初始剂量35mg/d，平均最终剂量为41mg/d，高剂量（>100mg/d）螺内酯对疾病改善并无益处。Fischer等[13]随访37例IHA患者5.8年，发现2例患者（5.4%）出现自发性缓解，其中1例在随访过程中反复测定肾素、盐水试验、血钾、血压均处于正常范围；另1例出现部分缓解。因此该项研究认为长时间应用螺内酯或许可以治愈IHA。另一方面，通过对比观察141例醛固酮增多症患者分别使用螺内酯和依普利酮治疗，发现螺内酯在高血压缓解率（<140/90mmHg）及血浆肾素活性和血醛固酮改善方面明显优于依普利酮[14]。因此螺内酯比其他药物在醛固酮增多症中具有更佳的降压效果。虽然螺内酯控制血压能力出色，但其可通过激活黄体酮受体和雄激素受体产生相关不良反应。多项研究统计发现男性乳房发育发病率与药物使用剂量呈正相关，螺内酯用量150mg/d，52%男性患者出现乳房发育；当剂量降低至20～50mg/d时，仅5.2%的患者出现乳房发育，所以低剂量螺内酯不能完全避免男性乳房发育[15]。女性中最常见的不良反应为胸部疼痛。口服螺内酯的女性，约21.1%的患者出现胸部疼痛。同时，文献描述1%～10.3%的螺内酯使用患者中会出现高血钾症，因此，当GFR<60（ml·min）/1.73m^{2}时螺内酯应慎用。肾脏衰竭时应避免使用，用药期间应常规监测血压、血钾以及血肌酐。虽然螺内酯不良反应发生率高，但多数IHA症状和实验室指标在用药后得到有效控制，因此，螺内酯目前依然是IHA首选用药。

● 依普利酮

一种更新的，选择性的盐皮质激素受体拮抗剂。结构特点在于以甲酯基取代安体舒通的17α-硫代乙酰基，并增加了9α，11α-环氧桥键，前者是增加该药盐皮质激素受体亲和性的主要部分。基团改变后，依普利酮和雄激素受体的亲和力为安体舒通的0.1%，与孕酮受体的亲和力不到安体舒通的1%，有助于降低其性相关副作用的发生率，男性乳房女性化的发生率（0.5%）较安体舒通导致的该症发生率（10%）大大下降。由于依普利酮在体内半衰期仅4～6小时，且代谢产物活性较低，因此临床多采用每天2次口服。研究证实，当依普利酮用量达到200mg/d时，多数患者服药后血压改善明显并表现出良好的耐受性；而采用小剂量（<50mg/d）则无法控制血压。一项研究选取70例高血压合并低血钾的成年醛固酮增多症患者（未区分IHA和单侧醛固酮腺瘤）给予依普利酮（100～300mg/d），随访16周后，3例受试者因血压控制不良退出研究，剩余受试者收缩压和舒张压用药后平均降低9.9mmHg、5.6mmHg[14]。同时对比服用螺内酯受试者，发现依普利酮与螺内酯降压能力相似，但依普利酮改善受试者血浆肾素活性以及血浆醛固酮的能力明显差于螺内酯。依普利酮与螺内酯在IHA中对比数据较少。一项小样本的前瞻性、随机性、单盲研究评估了34例IHA患者，82.4%（19例）的受试者在使用依普利酮后血压降至140/90mmHg以下，与螺内酯组（15例）结果无统计学差异；两组受试者高血钾发生率也无区别。但有2例患者在服用螺内酯后出现乳房发育，依普利酮组未出现乳房发育[16]。因此，IHA患者长期使用依普利酮可在有效控制血压的同时尽可能避免诸如男性乳房发育等醛固酮受体拮抗剂相关不良反应。值得注意的是，有研究报道即便使用大剂量（100～300mg/d）依普利酮，男性乳房发育发生率依然较低（4.5%），实验证实仅9%男性用药后出现LH异常上升；同时女性受试者用药后出现乳房疼痛或胸部不适少见。但头痛、上呼吸道感染这类不良反应发生率相对螺内酯使用时较高，分别占17.1%和5.7%。高钾血症发生率为1.5%。虽然受试者对依普利酮普遍耐受性良好，但对比螺内酯，依普利酮疗效较差。因此目前依普利酮仅可以作为无法耐受螺内酯不良反应患者的首选用药。

● 醛固酮合酶抑制剂

醛固酮合酶抑制剂是一种特异性阻断醛固酮合酶的芳香化酶抑制剂。该类药物可通过干扰醛固酮合酶，直接减少醛固酮生成，从而降低高醛固酮血症对机体造成的影响。但并非所有芳香化酶抑制剂可特异性抑制醛固酮合酶，研究证实多数芳香化酶抑制剂对肾上腺皮质激素合成均具抑制作用。目前通过人体肾上腺肿瘤细胞体外实验已证实常见药物如FAD286、法倔唑等能有效抑制醛固酮分泌，抑制率最高可达72.9%；但与此同时，药物对皮质醇和雄烯二酮分泌抑制率同样也分别高达 57.8% 和 45%。因此，大部分芳香化酶抑制剂特异性较差，仅 LCl699 被证明可用于治疗醛固酮增多症。LCl699 结构与 FAD286 类似，其通过拮抗 CYP11B2 表达，抑制醛固酮合酶，直接降低血浆中醛固酮浓度。Amar 等[17] 给予 14 例醛固酮增多症使用 LCl699，发现所有受试者在服药 4 周后血钾均恢复正常；13 例收缩压平均下降 10mmHg；同时该研究证实血浆醛固酮和肾素改变与药物剂量呈正比。在 2 周小剂量干预研究（1mg/d）中，68% 受试者卧位血浆醛固酮由服药前 540pmol/L 降低至 171pmol/L；当药物剂量增加至 2mg/d 时，75% 受试者血浆醛固酮可进一步降低至 133pmol/L。但不同于其他芳香化酶抑制剂，该实验中受试者服药前后基础皮质醇均无明显差异，仅当受试者采用大剂量阻断醛固酮合酶的芳香化酶抑制剂时，血浆 11-去氧皮质醇浓度最高可大于基础值 14 倍；提示 LCl699 可能对皮质醇前体及 ACTH 依赖性合酶造成影响，长时间应用可能抑制皮质醇生成。在另一研究中，Calhoun 等随访了 363 例接受 LCl699 治疗的醛固酮增多症患者，发现所有受试者在药物干预 8 周后均未出现明显皮质功能减退。因此目前看来，LCl699 可改善 IHA 临床症状与实验室指标，皮质功能减退等不良反应发生率低，但长期使用疗效和不良反应不确切。醛固酮合酶抑制剂或许将在今后 IHA 治疗中发挥巨大作用。

- 阿米洛利

适用于不能耐受盐皮质激素受体拮抗剂的患者。其能阻滞远曲小管和集合管的钠通道，从而促进钠的排出，并抑制钾的分泌，起到排钠、排尿、保钾的作用。但是，阿米洛利不能拮抗醛固酮的有害效应，而且与安体舒通相比较，其针对原醛症的降压效果也逊于后者。

- 钙离子通道阻断剂（CCB）

不仅抑制醛固酮分泌，而且抑制血管平滑肌收缩，减小血管阻力，从而降低血压。但是，钙离子通道阻断剂治疗后的血浆醛固酮浓度，不同的药物研究结果差别较大，其中，氨氯地平、尼卡地平、硝苯地平等可以抑制醛固酮的分泌。

- 血管紧张素转换酶抑制剂（ACEI）和血管紧张素受体阻断剂（ARB）

通过对血管紧张素转换酶的抑制，可以减少 IHA 中醛固酮的产生。作用机制相似的血管紧张素受体阻滞剂，在理论上也存在治疗原醛的效果，并有报道显示，使用氯沙坦后，原醛患者的血压降低，但是肾素、醛固酮水平未见明显改变。

- 糖皮质激素

可抑制性醛固酮增多症的治疗多选用地塞米松，多推荐为 0.5mg 地塞米松，每天 4 次，血压和血钾控制后，一般在 2 周左右，逐步减量到最小能维持体内促肾上腺皮质激素正常水平的剂量，通常小于生理替代剂量。地塞米松为长效糖皮质激素，服用时间变化对疗效影响不大，也有推荐晚上服用的。临床上治疗的目标是血压和血钾正常，醛固酮水平并不是疗效考核指标。

七、手术方法、手术指征及术前准备

1. 手术方式 腹腔镜下经腹腔/经后腹腔单侧肾上腺切除术：腹腔镜手术相对传统开放手术，其具有创伤小、住院时间短、围手术期并发症少的优势，目前已取代开放手术成为单侧 APA 治疗金标准。腹腔镜肾上腺切除术又分为经腹腔与经腹膜后两种路径，各有优劣。目前国内采用较多的为经后腹腔路径，其主要优势为术后肠道相关并发症（如粘连性肠梗阻等）发生概率较小、术后出血易形成血肿包裹等；主要限制为：①肥胖患者，尤其是肾周脂肪较多者，影响手术视野，增加手术难度；②如不慎损伤腹膜，造成操作空间不足，手术难度将大幅增加。经腹腔路径，其主要优势为操作空间较大，尤其适用于较大体积肾上腺肿瘤手术；主要限制为损伤腹腔内脏器风险及肠道相关并发证发生。

机器人辅助腹腔镜下单侧肾上腺切除术与传统腹腔镜手术相比，具有视野更清晰、操作更精准、暴露更彻底等优势，对于复杂的、大体积的肾上腺手术具有一定优势。总体围手术期并发症发生率及术后患者获益情况与腹腔镜手术相比无显著差异。机器人辅助腹腔镜手术同样可经由腹腔及腹膜后两种路径。在国内，其高昂的手术费用为主要限制。

传统开放性肾上腺切除术对于复杂的肾上腺肿瘤手术仍是重要的治疗方式之一。APA 通常体积较少超过 3cm，考虑到开放手术患者术后恢复较慢，现已较少采用该种手术方式。

目前对于单侧原发性醛固酮增多症的手术方式通常有两种：单侧肾上腺全切除术和肾上腺部分切除术。大部分研究报道，肾上腺全切术和肾上腺部分切除术均能改善术后血钾及血压，并且两者相比，出现术后并发症及不良事件方面并无明显差异，特别是在术后皮质醇不足需长期激素替代治疗方面无显著差异。两种手术方式在手术时间上相差不大，虽然肾上腺全切术中失血量要明显多于肾上腺肿瘤切除术，但对于经验丰富、手术熟练的专科医生而言，两种术式在术中出血量方面也相差不大。据报道10%~25%的原醛患者肾上腺周围有许多结节样增生，对于结节样增生术前影像学检查无法全部明确诊断，并且这些结节可能参与醛固酮的分泌，相比肾上腺全切术，肾上腺肿瘤切除术容易残留有分泌功能的隐匿性腺瘤，并存在术后原醛复发的风险。因此，对于单侧肾上腺腺瘤、单侧肾上腺增生所导致的原发性醛固酮增多症，我们推荐行单侧肾上腺全切术。

2. 手术指征

（1）单侧醛固酮腺瘤：单侧醛固酮腺瘤（APA）患者有典型原发性醛固酮增多症状，符合低血钾、高血压表现，口服/静脉盐水负荷试验阳性，肾上腺CT提示单侧肾上腺类圆形低密度结节影。AVS可进一步明确APA是否优势分泌醛固酮。对于明确定性诊断的单侧醛固酮腺瘤，可术前不行AVS检查。一项来自荷兰的前瞻性研究，纳入约200例醛固酮腺瘤患者，随机分成两组，术前分别予以AVS定位或CT影像定位，观察患者术后血压及血钾恢复情况，结果显示，两组患者预后并无显著差异[18]。

（2）单侧肾上腺增生性原发性醛固酮增多症：单侧肾上腺增生性原发性醛固酮增多症（UAH）患者具有典型的临床症状，多表现为单侧或一侧肾上腺结节性增生为主，单侧肾上腺全切除后，患者的高血压和低血钾可以得到长期缓解（多指超过5年）。由于UAH患者仅靠影像学诊断存在一定误差，通常患者术前需行AVS明确定位。在目前报道的文献中，几乎所有的UAH患者术后醛固酮与血钾均能恢复正常，大部分血压也有明显改善。

（3）患者无法耐受药物治疗的特发性醛固酮增多症：特发性醛固酮增多症（IHA）表现为双侧肾上腺增生，药物治疗为首选，手术效果常不理想。手术方式可选择单侧肾上腺全切除术或联合对侧肾上腺部分切除术。虽然IHA首要治疗手段为内科药物治疗，但近期相关手术治疗文献陆续提示，在一定情况下，患者执行单侧或双侧肾上腺切除术存在一定的意义。数据显示，通过AVS确诊IHA并执行单侧肾上腺切除的患者中，仅20%患者血压获得改善，15%的患者术后血压达到正常范围；研究发现对于联合使用多种抗高血压药物仍难以控制血压并造成严重并发症的患者（如脑出血），切除单侧肾上腺则具有显著意义。这类患者术后1年内，多数人血压获得改善，相关并发症发生概率显著下降。但总体而言手术治疗并不适合多数IHA患者，仅可改善出现严重并发症患者的生存质量。IHA和UAH患者的主要区别在于，UAH患者行单侧肾上腺切除术后能取得良好的治疗效果，而IHA患者即使行双侧肾上腺切除往往也难以控制症状。

3. 术前准备及术后监护 有研究表明，未规律行术前准备的原醛患者在腹腔镜肾上腺切除术中收缩压比正常值平均增加20~30mmHg以上，其中45%的病例术中需要降压治疗。术前未规律口服醛固酮受体拮抗剂及未行补钾治疗的患者，术中血钾水平较正常值平均降低0.5~1mmol/L，因此术前应尽量将血钾纠正在正常范围内。肾功能正常的患者，推荐安体舒通剂量较大，多为100mg，每天四次。如果低血钾严重，服用安体舒通准备同时，还可以口服或静脉补钾。一般手术前准备需要1~2周的时间，在此期间，注意监控患者血压和血钾的变化。同时注意肾功能的监测。对于血压控制不理想的患者，可以给予其他降压药物。

术后应该规律监测血压和血钾，术后降压治疗应在术后血压仍高于正常的情况下恢复使用。皮质醇激素应该在出现术后皮质醇分泌不足、甚至出现肾上腺危象的情况下应用，并动态抽血监测皮质醇。对于术后持续性高血压或低钾血症，监测激素分析（血浆醛固酮、血浆醛固酮/肾素活性比值）、电解质、血压，这对进一步的治疗有一定的指导作用。

八、术后并发症及处理

1. 术后并发症 肾上腺手术治疗已经取得了长足的进步，目前最主要采用腹腔镜手术方式。腹腔镜肾上腺切除术的主要并发症包括出血、感染、肾上腺周围脏器损伤（肝、脾、胰、胃肠道）、胸膜损伤、肾上腺皮质功能不全、电解质紊乱、高血压等，应注意预防和处理。术前应向患者及家属告知手术风险和可能发生的并发症。

2. 术后并发症的处理

（1）术后出血：如手术创面较大、术野渗血建议留置引流。术后少量出血多于腹膜后形成血肿包裹，通常首选抗感染保守治疗。如出血量较大，出现活动性出血，患者表现心率加快、尿量减少、血压下降等休克或休克早期症状，应采取积极的方式，必要时再次手术探查，明确出血灶，确切止血。

（2）术后感染：创面感染多因脂肪液化或血肿形成引起，通常建议抗感染保守治疗。应注意观察患者体温、腹部体征、血压、尿量及心率变化，谨防感染性休克发生。

（3）肾上腺皮质功能不全：少数患者行单侧肾上腺切除后，出现发热、乏力、纳差、疲劳感、直立性低血压等皮质功能不足症状。患者清晨（6～8am）血皮质醇浓度低于3μg/dl，ACTH反馈性升高。对这类患者，需予以糖皮质激素补充，可给与25～75mg/d醋酸可的松口服，早晨与傍晚比例为2:1，根据患者症状改善情况及血清指标变化及时调整，逐渐减量直至撤药。

九、术后随访

随访的主要目的是了解治疗后血压和血钾的情况。主管医师可结合当地医疗条件、患者病情等参考以下内容进行。

第一次随访可在术后4～6周进行，主要评估血电解质和失血后的恢复状况以及有无手术并发症。

常规随访内容包括：①病史询问；②体格检查：血压的评估；③血常规和血生化检查：电解质、肝和肾功能（尤其是服用螺内酯类药物的患者）；④内分泌检查：血、尿醛固酮，血浆肾素活性水平；⑤腹部CT扫描检查。行肾上腺全切除的患者了解对侧肾上腺的情况，药物治疗的患者需与治疗前的肾上腺进行对比评估，可每6个月1次，连续2年，以后视具体情况而定。

十、预后

1. 高血压 国际上报道手术后约40%的患者高血压被治愈，而高血压没有治愈的患者中大多数病例术后监测血压提示血压较术前明显改善（收缩压较术前降低20～40mmHg），并且较术前口服降压药的种类减少1～2种。0%～25%的患者术后血压无明显改善。对于术后血压未得到明显改善的患者，目前原因尚未完全明确。有研究发现可能存在多种相关影响因素，其中发现对术后血压预后影响较大的因素包括：性别、年龄、原发性高血压家族史、高血压持续时间、术前需口服多种药物控制血压、体重指数增高、低钾血症、尿醛固酮及血浆肾素水平增高和靶器官功能的损害（心、脑、肾等）。然而以上因素与手术方式的选择并无明显关联。

2. 高醛固酮和低钾血症 高醛固酮血症及低钾血症为原醛患者的特征性症状，可通过手术治疗来改善甚至治愈。单侧肾上腺切除术是指切除患侧肾上腺及其周围脂肪组织，理论上所有行该手术的单侧原醛患者的高醛固酮血症应全部被治愈。而事实上有5%～10%的患者可能并非单纯的单侧肾上腺原醛，术后病检提示存在多发腺瘤、结节样增生或者存在对侧肾上腺病变，部分患者术前无法通过影像学检查明确诊断，而此类腺瘤及结节样增生常能引起醛固酮分泌增加，术中未能及时发现、切除，导致术后仍然持续存在高醛固酮血症。尽管术前行肾上腺静脉采血检查激素水平，但仍有误诊之可能。据统计，有超过95%的患者术后低钾血症被治愈，其余患者术后低钾血症均可改善。

3. 靶器官（心血管、肾脏）损害 研究发现病程较短的原醛患者左心室肥大、左室重构在肾上腺切除术后大部分可逆转。原醛患者保守治疗的长期随访结果提示坚持口服醛固酮受体拮抗剂（以螺内酯为代表性药物）可得到手术相同的疗效，但是所需疗程更长。手术治疗能改善原醛患者心血管损害、心率和颈动脉内膜、中膜结构的改变。但长期口服螺内酯，可能出现多种副作用，特别是男性患者可致乳腺增生、阳痿、性欲减退等不良反应，为患者带来较大的困扰。一项长期随访的前瞻性研究[19]比较了54例原醛患者手术（单侧原醛）或药物治疗（单侧或双侧原醛）和323例原发性高血压患者。平均随访时间为7.4年，将手术或螺内酯治疗的原醛患者分别与原发性高血压患者比较，发现心肌梗死、心血管系统结构重建、脑卒中或持续性心律失常的发病率并没有明显差异。类似的研究还有：外科手术治疗或药物治疗的270例原醛患者分别与810例原发性高血压患者对比研究，采用的随访指标：急性冠脉事件、心律失常或住院治疗期间发生心力衰竭；平均访时间为12年，发现急性冠脉事件、持续性心律失常发生率并无明显差异[20]。原醛患者对于肾脏的损害主要表现为肾小球滤过率的改变和尿微量白蛋白，有研究显示在手术或口服螺内酯治疗后，肾脏的损害是可逆的。短期研究表明，关于肾小球滤过率和蛋白尿，手术治疗优于药物保守治疗。但是长期随访（>5年）手术治疗和药物治疗的原醛患者，显示药物治疗和手术治疗对于改善肾脏的损害无明显差异。

（王卫庆　孙福康　宁　光）

参 考 文 献

1. Mosso L, Carvajal C, González A, et al. Primary aldosteronism and hypertensive disease[J]. Hypertension, 2003, 42（2）: 161-165. Epub 2003 Jun 9
2. Rossi GP, Bernini G, Caliumi C, et al. A prospective study of the prevalence of primary aldosteronism in 1,125 hypertensive patients[J]. J Am Coll Cardiol, 2006, 48: 2293-2300
3. Sang X, Jiang Y, Wang W, et al. Prevalence of and risk factors for primary aldosteronism among patients with resistant hypertension in China[J]. J Hypertens, 2013, 31（7）: 1465-1471
4. 宁光. 临床内分泌学. 上海: 上海科学技术出版社, 2011
5. Choi M, Scholl UI, Yue P, et al. K^+ channel mutations in adrenal aldosterone -producing adenomas and hereditary hypertension[J]. Science, 2011, 331（6018）: 768-772
6. Zennaro MC, Boulkroun S, Fernandes-Rosa F. An update on novel mechanisms of primary aldosteronism[J]. J Endocrinol, 2015, 224（2）: R63-77
7. 中华医学会内分泌学分会肾上腺学组. 原发性醛固酮增多症诊断治疗的专家共识[J]. 中华内分泌代谢杂志, 2016, 32（3）: 188-195
8. Korah HE, Scholl UI. An Update on Familial Hyperaldosteronism[J]. HormMetab Res, 2015, 47（13）: 941-946
9. Funder JW. The Management of Primary Aldosteronism: Case Detection, Diagnosis, and Treatment: An Endocrine Society Clinical Practice Guideline[J]. J Clin Endocrinol Metab, 2016, 101（5）: 1889-1916
10. Funder JW. Case detection, diagnosis, and treatment of patients with primary aldosteronism: an endocrine society clinical practice guideline[J]. J Clin Endocrinol Metab, 2008, 93（9）: 3266-3281
11. Bernini G, Bacca A, Carli V, et al. Cardiovascular changes in patients with primary aldosteronism after surgical or medical treatment[J]. J Endocrinol Invest, 2012, 35（3）: 274-280
12. Ishidoya S, Ito A, Sakai K, et al. Laparoscopic partial versus total adrenalectomy for aldosterone producing adenoma[J]. J Urol, 2005, 174: 40-43
13. Ischer E, Beuschlein F, Degenhart C, et al. Spontaneous remission of idiopathic aldosteronism after long-term treatment with spironolactone: results from the German Conn's Registry[J]. ClinEndocrinol (Oxf), 2012, 76（4）: 473-477
14. Bloch MJ, Basile JN. Spironolactone is more effective than eplerenone at lowering blood pressure in patients with primary aldosteronism[J]. J ClinHypertens (Greenwich), 2011, 13（8）: 629-631
15. Jeunemaitre X, Chatellier G, Kreft-JaisC, et al. Efficacy and tolerance of spironolactone in essential hypertension[J]. Am J Cardiol, 1987, 60（10）: 820-825
16. Karagiannis A, Tziomalos K, Papageorgiou A, et al. Spironolactone versus eplerenone for the treatment of idiopathic hyperaldosteronism[J]. Expert OpinPharmacother, 2008, 9（4）: 509-515
17. Amar L, Azizi M, Menard J, et al. Sequential comparison of aldosterone synthase inhibition and mineralocorticoid blockade in patients with primary aldosteronism[J]. J Hypertens, 2013, 31（3）: 624-629
18. Dekkers T, Prejbisz A, Kool LJS, et al. Adrenal vein sampling versus CT scan to determine treatment in primary aldosteronism: an outcome-based randomised diagnostic trial[J]. Lancet Diabetes Endocrinol, 2016, 4（9）: 739-746
19. Catena C, Colussi G, Nadalini E, et al. Cardiovascular outcomes in patients with primary aldosteronism after treatment[J]. Arch Intern Med, 2008, 168（1）: 80-85
20. Mulatero P, Monticone S, Bertello C, et al. Long-term cardio- and cerebrovascular events in patients with primary aldosteronism[J]. J ClinEndocrinolMetab, 2013, 98（12）: 4826-4833

第四章 嗜铬细胞瘤和副神经节瘤

嗜铬细胞瘤和副神经节瘤（pheochromocytoma and paraganglioma，PPGL）是起源于肾上腺髓质或肾上腺外交感神经链和副交感神经节的肿瘤，分泌一种或多种儿茶酚胺类物质如去甲肾上腺素（norepinephrine，NE）、肾上腺素（epinephrine，E）及多巴胺（dopamine，DA）以及其他激素，而导致血压升高及代谢紊乱症候群。患者可因长期高血压致严重的心、脑、肾损害或因突发严重高血压而导致危象，甚至会危及生命。如能早期正确诊断，手术切除肿瘤，则大多数患者的血压会恢复正常。少部分肿瘤分泌功能弱或无功能，患者临床表现隐匿。

2017年WHO（世界卫生组织）对PPGL的组织分类如下[1]：

1. 嗜铬细胞瘤（pheochromocytoma，PCC） 起源于肾上腺髓质，占PPGL的80%～85%。

2. 副神经节瘤（paraganglioma，PGL） 起源于肾上腺外副神经节，占PPGL的15%～20%。遗传基因筛查可以识别大约40%的嗜铬细胞瘤和副神经节瘤[2]，PGL又进一步分为：

（1）副交感性PGL：起源于沿副交感神经分布的肾上腺外副神经节，主要位于头颈部，较少位于胸腔和盆腔。部分PGL根据其解剖部位命名，如颈动脉体瘤、颈静脉球瘤等。头颈PGL占PGL的20%，这些PGL无儿茶酚胺分泌功能，少于5%的病例出现转移。

（2）交感性PGL：起源于沿脊柱前和脊柱旁交感神经链分布的肾上腺外副神经节以及支配腹膜后、胸腔和盆腔的交感神经纤维。交感性PGL常见于胸腹盆脊椎旁，如腹膜后肾上腺和肾周围、嗜铬体（Zuckerkandl器）等。这些PGL能分泌儿茶酚胺，其中85%位于横膈以下。

2017年WHO的神经内分泌肿瘤分类废除了2004年WHO分类中的"良性PPGL"和"恶性PPGL"的名词，统一称为PPGL。用"转移性PPGL"取代"恶性PPGL"，转移性PPGL定义：在没有嗜铬组织的区域出现转移灶，如骨、肝、肺、淋巴结、脑或其他软组织等[1]。不能通过组织病理学预测肿瘤转移的恶性生物学行为，所有PPGL均有恶性潜能。

一、流行病学资料

PPGL是一种少见的神经内分泌肿瘤，国内尚缺乏流行病学资料。国外报道PPGL在高血压患者中患病率为0.2%～0.6%，在儿童高血压中占1.7%，在肾上腺意外瘤中约占5%[2,3]。美国统计的PPGL年发病率2～8/1 000 000，每年新增加500～1 600例患者[4]。约50%～75%的PPGL被漏诊或误诊，生前未诊断而在尸检中的发现率为0.05%～0.1%。PPGL在各年龄段均可发病，发病高峰为30～50岁，男女发病率基本相同。

PGL占全部PPGL的15%～20%，可发生于自颅底至盆腔的任何部位，最常见位于腹膜后，包括肾门及肾上腺周围、腹主动脉旁、嗜铬体（Zuckerkandl器），也可见位于肝门、肝及下腔静脉之间、近胰头处，肿瘤还可位于盆腔（如骶尾区、膀胱）、胸腔（如纵隔、心脏）、头颈部（如颈动脉体和颈静脉球）等部位，比较罕见位于肝、胰腺、马尾、女性卵巢、子宫阔韧带、阴道壁、男性精索、前列腺、后尿道等部位。PGL可为单发或多发，病灶可同时累及肾上腺和肾上腺外，约20%为多发病灶，PGL转移发生率较PCC大[2,5]。

遗传性PPGL占全部PPGL的35%～40%，由基因的胚系突变致病，呈常染色体显性遗传模式，肿瘤外显率高，患者常有PPGL家族史。与散发性患者相比，遗传性肿瘤患者发病年龄早，常见于儿童，表现为多发病灶，PCC常双侧肾上腺受累[2]。因此，对有家族史、起病年龄早、存在双侧PCC或多发肿瘤的患者应该高度怀疑家族遗传性PPGL。

儿童起病的 PPGL 占 10%～20%，可发生在儿童的任何年龄阶段，高发年龄 11～13 岁，男孩更多见，男：女比例约为 2∶1[6]，儿童患者中遗传性 PPGL 发生率高，<18 岁的散发性 PCC 患者中 56% 为遗传性，<10 岁的患者中遗传性高达 70%[7]。

转移性 PPGL 占 10%～17%，与 PCC 相比，PGL 更容易出现转移，PCC 中 5%～20% 发生转移，交感性 PGL 中 15%～35% 转移。转移性 PPGL 的发病与编码琥珀酸脱氢酶 B 亚单位（SDHB）的基因突变有关，43%～71% 的成人和 70%～82% 的儿童转移性 PPGL 患者存在 SDHB 基因突变[3,4,8]。主动脉旁的转移灶常常与原发灶容易混淆，不易鉴别，在诊断时需要注意。

二、病因及病理生理

（一）病因

近年来，随着分子遗传学和分子生物学技术的发展和应用，PPGL 发病机制逐渐被揭示。目前认为，PPGL 的发生与致病基因突变有关，包括胚系突变和肿瘤细胞的体系突变，前者需检测患者的外周血 DNA，后者检测肿瘤组织 DNA。有 35%～40% 的 PPGL 存在致病基因的胚系突变，转移患者中突变率高达 50%。患者表现为家族遗传性 PPGL，可作为某些遗传性综合征的临床表现之一，这些综合征包括：多内分泌腺瘤病 2A 型和 2B 型、von Hippel-Lindau 病、神经纤维瘤病 1 型、家族性副神经节瘤综合征 1～5 型等[2]。

迄今明确的遗传性致病基因有 27 个，根据基因突变涉及的细胞内信号传导通路将基因分为两类[9,10]，第一类（Cluster 1）涉及假性缺氧通路，通过激活缺氧诱导因子，促进与缺氧有关的生长因子，如 VEGF、PDGF 等的表达，刺激肿瘤生长，第一类基因包括 VHL、SDHx（SDHA、SDHB、SDHC、SDHD、SDHAF2））、HIF2A、FH、PHD1、PHD2、MDH2 和 KIF1Bβ 等基因；第二类（Cluster 2）为激酶通路，通过激活 MAPK 和（或）AKT-mTOR 信号传导通路来促进肿瘤生长，第二类基因包括 NF1、RET、HRAS、MAX 和 TMEM127 等基因。胚系突变的频率依次为 SDHB（10.3%）、SDHD（8.9%）、VHL（7.3%）、RET（6.3%）及 NF1（3.3%）；其他基因如 SDHC、SDHA、MAX 及 TMEM127 的突变频率<2%。其中，SDHB 突变与肿瘤转移明显相关，约 40% 的 SDHB 突变患者出现转移[2,3,9,10]。

散发性 PPGL 的肿瘤组织存在体系突变，根据癌症基因组图谱（the cancer genome atlas，TCGA）数据库的统计，约 39% 的散发性 PPGL 有基因体系突变，包括 NF1、VHL、HIF2A、HRAS、RET、CSDE1、SETD2、FGFR1、TP53、BRAF、ATRX、ARNT 及 IDH1 等，7% 的肿瘤存在融合基因改变（TCF4 和 MAML3 形成融合基因、UBTF 和 MAML3 形成融合基因等），89% 的肿瘤有拷贝数变异，此外，部分肿瘤中存在表观遗传学的改变，如高甲基化和 miRNA 改变[3,9]。但是，迄今仍有部分散发性 PPGL 的发病机制并不清楚。

PPGL 转移的机制目前尚未阐明，携带 SDHB 突变是患者出现转移的最大危险因素。肿瘤组织中 DNA 高甲基化、c-Erb2 高表达、或存在 ATRX 突变或 STED2 突变均可能与肿瘤转移相关[9]。

（二）病理生理

1. 儿茶酚胺合成和代谢　儿茶酚胺是由酪氨酸经一系列羟化和脱羧反应合成而来。儿茶酚胺合成途径包括以下四步：①酪氨酸在酪氨酸羟化酶（TH）催化下转变为多巴，这是合成儿茶酚胺的限速步骤，目前已将 TH 抑制剂用于临床治疗嗜铬细胞瘤，以减少肿瘤合成和分泌儿茶酚胺；②多巴在多巴脱羧酶催化下转变为 DA；③ DA 在多巴胺 β- 羟化酶（DBH）催化下转变为 NE；④ NE 再在苯乙醇胺 N- 甲基转移酶（PNMT）的催化下，由 S- 腺苷蛋氨酸提供甲基，使 NE 甲基化而成为 E[5,11]。大多数 PPGL 主要分泌 NE，其次为 E 和少量 DA。是否分泌 E 主要由肿瘤中 PNMT 表达水平决定，不分泌 E 的肿瘤中 PNMT 的表达水平很低。

儿茶酚胺合成后储存在囊泡内（嗜铬颗粒），儿茶酚胺由胞浆摄取进入囊泡的过程是通过囊泡单胺转运体（VMATs）进行的主动转运，需要消耗 ATP 供能。电镜下嗜铬颗粒电子致密，囊泡有膜包裹，囊泡内除儿茶酚胺外，还有嗜铬颗粒蛋白、脑啡肽、神经肽 Y、P 物质等可溶性蛋白。受到刺激后，囊泡与细胞膜接触，释放囊泡内容物进入血循环。儿茶酚胺进入血液循环后立即与效应细胞膜上的肾上腺素能受体结合而产生生理效应。拟交感药物和饮食中酪胺会刺激嗜铬颗粒的释放，在 PPGL 患者中应该避免使用。

体内儿茶酚胺代谢清除快速，循环半衰期非常短，10～100sec。约有 1/2 的循环儿茶酚胺和清蛋白松散结合，因此，血浆儿茶酚胺浓度波动较大。儿茶酚胺可被交感神经末梢重吸收而清除，或通过两个酶促反应途径代谢，或与硫酸盐结合，最终儿茶酚胺以原形、中间及终末代谢产物随尿液排出体外。大部分代谢过程发生于正常肾上腺髓质和PPGL细胞内，两种途径的酶促反应如下：①儿茶酚-氧-甲基转移酶（COMT）催化E为3-甲氧基肾上腺素（MN），催化NE为3-甲氧基去甲肾上腺素（NMN），主要反应为3-OH的甲基化。MN和NMN被单胺氧化酶（MAO）催化发生氧化脱氨变为香草扁桃酸（VMA）；②E和NE还可以先被MAO催化变为二羟基扁桃酸，后者再被COMT催化变为VMA。多巴胺的代谢同样由MAO和COMT催化，终产物为高香草酸（HVA）[5,11]。临床上使用的MAO抑制剂会减少儿茶酚胺代谢，使儿茶酚胺增加，加重PPGL患者病情，因此，禁用于这类患者。

PPGL除产生儿茶酚胺外，还可合成分泌肾上腺髓质素、尾加压素、血清素、心钠素、生长抑素、促肾上腺皮质激素（ACTH）、促肾上腺皮质激素释放激素（CRH）、生长激素释放激素（GHRH）、降钙素基因相关肽（CGRP）、甲状旁腺素相关肽（PTHrP）、血管活性肠肽等多种肽类激素而引起不同的病理生理和临床表现。

2. 儿茶酚胺病理生理作用 儿茶酚胺的作用非常广泛，影响体内很多组织和器官，它通过与细胞膜上肾上腺素能受体结合发挥调节心血管和代谢等生理作用。共有3种特异性的肾上腺素能受体（α、β和DA受体）及其亚型（α_1、α_2、β_1、β_2、β_3、DA_1、DA_2）介导儿茶酚胺的作用。α_1亚型是突触后受体，刺激血管平滑肌的α_1受体，可使血管收缩、血压升高；刺激胃肠道的α_1受体可使胃肠运动减弱，PPGL患者可能出现呕吐、便秘甚至肠梗阻。α_1受体兴奋还可使汗腺分泌增多、瞳孔扩大。α_2受体位于突触前膜，受刺激时可抑制胰岛素分泌，患者血糖升高；使肠液分泌减少，加重患者便秘。β_1受体受刺激后，对心脏产生正性肌力和正性变时作用，患者心率增快、心搏有力、心肌耗氧增加，容易心律失常；增加肾脏分泌肾素；增加脂肪细胞的脂肪分解。β_2受体介导支气管、血管和子宫平滑肌的舒张，刺激后导致支气管舒张、骨骼肌血管舒张、肝糖分解。β_3受体兴奋后增加能量消耗，使白色脂肪棕色化，患者脂肪分解增加、体重下降。DA_1受体位于脑、肾脏、肠系膜以及冠状动脉，刺激后导致这些血管舒张。DA_2受体位于交感神经末端的突触前膜，刺激后抑制NE从突触前膜释放。临床上使用的氯丙嗪、氟哌啶醇、多潘立酮和胃复安等是特异的DA_2受体阻断剂，会刺激PPGL者的NE释放，使患者血压升高，诱发高血压危象[5,11]。

E兴奋β受体（尤其是β_2受体）的作用大于α受体的作用，E分泌增加导致总的结果是患者心率加快、心排出量增加、收缩压升高而舒张压不上升。NE则相反，对α受体作用远大于β受体的作用（但对β_1受体的作用与E几乎相等），使全身血管收缩、外周阻力增高、心肌收缩力增强、收缩压和舒张压均增高[5,11]。

三、临床表现

PPGL分泌儿茶酚胺波动性较大，可呈持续性或阵发性释放大量儿茶酚胺，由于E和NE释放的量及比例不同，患者的临床表现多种多样，又由于肾上腺素能受体广泛分布于全身多种组织和器官，故患者除高血压外，还有其他的特征性临床表现，出现多个系统的症状。

（一）高血压

PPGL的主要临床表现为高儿茶酚胺分泌所致的高血压，由于肿瘤持续性或阵发性分泌释放不同比例的E和NE，故患者的血压变化各不相同。可表现为阵发性高血压（占25%~40%）和持续性高血压（占50%~60%，包括在持续性高血压的基础上阵发性加重），另有10%~20%的患者血压正常[2]。

阵发性血压升高是PPGL患者最具特征性的血压改变，患者平时血压正常，发作时血压骤升。发作持续时间长短不一，短则数秒钟，长则持续1天到数天不等，常持续数分钟到数小时；开始时发作次数少，以后发作频率逐渐增加，由数月发作1次逐渐缩短为每日发作数次；发作时血压明显升高，收缩压可达170~300mmHg，舒张压可达120~180mmHg。高血压发作时常伴剧烈头痛、心悸、心慌（心率常超过100次/分）、多汗、胸闷、憋气，因皮肤血管收缩，患者同时面色苍白、肢端发凉，患者常伴紧张、焦虑、甚至有濒死感。严重高血压发作可出现眼底视网膜出血、渗出、视乳头水肿，甚至高血压脑病、心绞痛、心肌梗死、心律失常等严重的心血管并发症从而危及生命。头痛、心悸、大汗是PPGL高血压发作时最常见的三联征，对PPGL诊断特异性及灵敏性均在90%以上[12]。发作时，一般降压药治疗效果较差，而用 α-肾上腺素能受体阻断剂控制血压效果显著。大多数患者发作无明显诱因，约 20%~30% 的患者在体位改变、压迫腹部、运动、情绪变化或排大、小便后出现发作。

持续性高血压患者中大部分患者为中重度高血压，血压波动较大。也可表现为轻度血压升高。约 70% 的持续性高血压患者合并体位性低血压，体位性低血压的原因可能与长期儿茶酚胺水平增高使血管收缩从而导致血容量减少、肾上腺素能受体降调节、反射性外周血管收缩障碍等多种因素有关。体位性低血压反射性兴奋交感神经，使心率增快，因此患者在体位变换（由卧位变为立位）时会感心悸，心率较卧位时增加 20 次/分以上。术前患者接受 α 受体阻断剂治疗能有效改善血管收缩、使血容量扩充，患者的体位性低血压明显减轻。

PPGL 高血压危象发生率约为 10%，临床表现凶险，死亡率高，表现为严重高血压或高、低血压反复交替发作；并出现心、脑、肾等多器官功能障碍，如心肌梗死、心律失常、心功能不全；肺水肿、急性呼吸窘迫综合征；脑血管意外、脑病；麻痹性肠梗阻、肠缺血；以及肝衰竭、肾衰竭；最终致呼吸、循环衰竭而死亡。危象发生常由于大量儿茶酚胺突然释放，诱发因素包括手术前或术中挤压、触碰肿瘤、使用糖皮质激素、β-受体阻滞剂、胃复安和拟交感类等药物、以及手术、创伤和其他应激等[2]。

（二）其他系统症状

除高血压外，高儿茶酚胺作用于全身各组织器官，引起一系列临床表现如心悸（62%~74%）、多汗（61%~72%）、头痛（61%~69%）、头痛/心悸/多汗（40%~48%）、面色苍白/面红（35%~70%）、体重下降、头晕、腹痛/胸痛、恶心/呕吐、疲乏、紧张焦虑、肢端发凉、胸闷、震颤、便秘、发热、视物模糊等[2, 12, 13]。

1. 心血管系统 长期高儿茶酚胺水平引起心脏损害称为儿茶酚胺心肌病（catecholamine cardiomyopathy）。除了因长期严重高血压造成的心室肥厚外，高儿茶酚胺本身可导致心肌损伤，导致心肌细胞肿胀、出现灶性坏死、变性，随后心肌纤维化；高儿茶酚胺使心率加快、心肌耗氧增加、冠状动脉强烈收缩，患者会出现心肌缺血甚至梗死。患者临床上表现为心律失常、心力衰竭、心肌肥厚及心肌缺血等。60%~70% 的患者主诉心悸，20% 的患者出现心律失常，最常见为窦性心动过速，房性早搏、室性早搏、房性心动过速、心房扑动和心房颤动等也较常见，心律失常通常在高血压发作时出现，常持续至血压恢复正常后消失；部分患者出现胸痛、心绞痛甚至急性心肌梗死。冠脉造影显示大多数患者并无冠状动脉粥样硬化。在重度高血压及高血压危象发生时，除了会出现心律失常、心绞痛或急性心肌梗死外，部分患者还出现充血性心力衰竭及肺水肿。

2. 消化系统 高血压发作时患者常出现恶心、呕吐等胃肠道症状，不发作时缓解；高儿茶酚胺血症使胃肠蠕动减慢，患者出现便秘，甚至麻痹性肠梗阻；此外，还可发生肠缺血或梗死、溃疡出血、穿孔等，患者可表现为剧烈腹痛。

3. 泌尿系统 长期严重的高血压导致患者出现蛋白尿、肾功能不全；如果肿瘤瘤体较大并与肾脏紧邻时，可推压肾脏，使之移位，或肿瘤包绕肾动脉致肾动脉狭窄；如肿瘤位于膀胱壁，患者可有血尿及排尿诱发的高血压发作。

4. 神经系统 患者在高血压发作时常有精神紧张、烦躁、焦虑、恐惧，甚至有濒死感；发生高血压脑病的患者会有剧烈头痛、喷射性呕吐；存在体位性低血压的患者在直立体位时会出现头晕、晕厥。

5. 代谢 儿茶酚胺促进糖原分解及糖异生，抑制胰岛素分泌并对抗胰岛素的降血糖作用，使血糖升高。患者可出现糖耐量减退或糖尿病，甚至发生糖尿病酮症酸中毒；儿茶酚胺促进脂肪分解，使血游离脂肪酸浓度升高；儿茶酚胺能使患者的基础代谢率增加，患者有怕热、多汗、体重减轻等高代谢表现；部分患者出现低热。

6. 皮肤 儿茶酚胺引起皮肤血管收缩，患者出现皮肤苍白、肢端皮温低，严重时引起皮肤缺血性溃疡。

7. 腹部症状 部分患者可触及腹部肿块，按压腹部肿块会使儿茶酚胺释放增加，血压明显升高。肿瘤内少量出血坏死较常见，患者无明显临床症状，但如果瘤体内出血较多较快时，患者出现相应部位的疼痛，并可伴有血压的波动，同时可通过影像学检查观察到肿瘤体积变大，随着出血吸收机化后，肿瘤体积又会有所缩小。瘤体破裂较罕见但非常凶险，患者出现突发剧烈腹痛，常为严重的、持续的一侧腰腹部疼痛，伴有恶心或呕吐。肿瘤破坏会导致大量儿茶酚胺释放，患者出现血压骤升、高血压危象，并伴心悸、出汗、面色苍白、四肢肢端厥冷等，也有部分患者因肿瘤组织坏死，导致儿茶酚胺释放显著减少，同时患者本身存在循环血容量不足，患者出现低血压甚至休克[14]。

(三) 基因型和临床表型的关系

PPGL 患者临床表现多种多样，包括血压类型、儿茶酚胺分泌类型、肿瘤生长部位、是否容易转移等，不同患者间差异较大。随着分子遗传学的研究深入，发现不同基因突变的患者上述临床特点明显不同（中华医学会内分泌学分会 2016 年嗜铬细胞瘤和副神经节瘤诊断治疗的专家共识）[2,15]。*SDHx* 基因突变的患者多发生头颈 PGL 及交感性 PGL，也可为 PCC，部分患者还可合并肾癌、胃肠道间质瘤和垂体瘤；*VHL*、*RET*、*NF1*、*TMEM127* 或 *MAX* 基因突变患者常表现为 PCC，多累及双侧肾上腺；*SDHB* 和 *FH* 基因突变的患者容易肿瘤转移。在分泌功能上，*RET* 和 *NF1* 基因突变的 PCC 以分泌 E 为主，而 *VHL*、*SDHx* 突变的肿瘤则以分泌 NE 为主[2]。

(四) 遗传性综合征

1. von Hippel-Lindau 病 von Hippel-Lindau 病（VHL 病）发病率为 1:36 000。VHL 病是一种常染色体显性遗传病，由 *VHL* 基因突变或缺失所致，表现为家族性多发性良恶性肿瘤和囊肿，65 岁时疾病外显率为 80%~90%。典型的临床表现包括视网膜、小脑及脊髓的血管母细胞瘤、胰腺肿瘤或囊肿、肾透明细胞癌及 PPGL，患者还可以出现附睾、阔韧带等的腺瘤及囊肿。VHL 病临床分 2 型：1 型，具有除 PPGL 以外的上述其他肿瘤；2 型，2 型又分为 3 个亚型，2A 和 2B 型为 PPGL 伴其他上述肿瘤（2A 型和 2B 型的区别在于前者不伴肾透明细胞癌，后者伴肾透明细胞癌），2C 型则以 PPGL 为唯一表现。一组包括 236 例 VHL 相关 PPGL 的报道显示，90% 的患者为 PCC，44% 为双侧 PCC，肿瘤转移率仅 3%，患者平均诊断年龄 29 岁，肿瘤仅分泌 NE，不分泌 E。VHL 病的诊断标准：①有视网膜或中枢神经系统的血管母细胞瘤的遗传家族史，只要存在一种血管母细胞瘤或内脏病变（肾肿瘤、胰腺多发囊肿或肿瘤、PPGL）中任何一个即可诊断；②无明确家族史患者，若患有两种或两种以上血管母细胞瘤或一个血管母细胞瘤和一个实质性脏器病变亦可诊断。VHL 基因检测有利于该病的早期诊断[15,16]。

2. 多内分泌腺瘤病 2 型 多内分泌腺瘤病 2 型（multiple endocrine neoplasia type 2，MEN2）是由多种内分泌组织发生肿瘤或增生而产生的一种临床综合征，常有 2 个或 2 个以上的内分泌腺体同时或先后受累，为常染色体显性遗传疾病。MEN2 是由 *RET* 原癌基因突变所致，分为 2 种亚型：MEN2A 和 MEN2B。这两型患者临床上有甲状腺髓样癌和 PPGL，MEN2A 还可出现原发性甲状旁腺功能亢进症，而 MEN2B 患者不出现原发性甲状旁腺功能亢进症，但可有多发性黏膜神经瘤和类马凡体型等表现。MEN2 中 PPGL 的发生率约 50%，常为肾上腺 PCC，PGL 极其少见（<1%）。一项对 514 例 MEN2-PCC 患者（479 例 MEN2A 和 35 例 MEN2B）的研究显示：患者平均年龄 36 岁，63% 的患者为双侧 PCC，转移率 3%[15]。肿瘤常同时分泌 NE 和 E。MEN2 的诊断标准：有 MEN2 家族史，患者存在上述一种肿瘤就能诊断；若患有两种或两种以上上述肿瘤，也能诊断；如果患有上述 1 种肿瘤，但基因检测存在 RET 基因突变，也可诊断。

3. 神经纤维瘤病 1 型 神经纤维瘤病 1 型（neurofibromatosis type 1，NF1）又称 von Recklinghausen 病，NF1 是常染色体显性遗传病，由 *NF1* 基因突变或缺失所致，临床表现包括多发性神经纤维瘤、皮肤牛奶咖啡斑、腋窝与腹股沟雀斑、虹膜错构瘤（Lisch 结节）、视神经胶质瘤、骨发育不良及 PPGL 等，PPGL 不是 NF1 常见的临床表现，发生率 0.1%~5.7%（尸检为 3.3%~13.0%）。总结已报道的 216 例 NF1 患者，95% 为 PCC、6% 为交感性 PGL，40% 表现为双侧 PCC，9% 有恶性倾向，患者平均年龄 42 岁，肿瘤分泌 NE 为主[8]。美国国立卫生研究院（NIH）的诊断标准：具备下述特征中的 2 条即可诊断 NF1：① 6 个或 6 个以上咖啡斑（青春期前直径>0.5cm 青春期后>1.5cm）；② 2 个以上任何类型的神经纤维瘤（青春期）或 1 个丛状神经纤维瘤（出生后）；③腹股沟或腋窝的雀斑样色素沉着（儿童期）；④骨性病变（蝶骨、胫骨发育不良，脊柱侧弯等）（儿童期）；⑤ 2 个以上的 Lisch 结节（儿童期）；⑥视神经胶质瘤（儿童期）；⑦一级亲属患 NF1。

4. 家族性副神经节瘤 1~5 型 家族性副神经节瘤 1~5 型（familial paraganglioma type 1-5，PGL1~5）是由 *SDHx* 基因突变导致的常染色体显性遗传疾病。患者除了表现为头颈 PGL、交感性 PGL 和 PCC 外，还可出现胃肠道间质肿瘤（GIST）、垂体瘤和肾透明细胞癌。PGL1~5 各型间 PPGL 外显率及临床表现有所差异。根据发现的时间顺序分别称为 PGL1~5，目前缺乏临床诊断标准，主要通过基因诊断。Carney 三联征（表现为 GIST、PGL 和肺软骨瘤）和 Carney-Stratakis 综合征（表现为 GIST 和 PGL）这两个临床综合征中有部分患者存在 SDHx 突变[8,15]。

PGL1：*SDHD* 突变导致的常染色体显性遗传并父系遗传。最重要特征性表现为出现头颈 PGL 且几乎完全外显，常在 30 岁以后发病。也可出现 PCC 和交感性 PGL，外显率分别为 50% 和 30%。文献总结 289 例 SDHD 相关 PPGL，92% 为 PGL，副交感和交感性 PGL 分别为 84% 和 22%，56% 有多发 PGL，转移性 4%，平均年龄 35 岁。也见于儿童患者，平均诊断年龄为 14 岁，有报道 5 岁起病的患者。儿童中分别有 60% 和 25% 的患者出现第二个和第三个 PPGL（平均随访 13 年）[15]。

PGL2：*SDHAF2* 突变致病，仅在少数欧洲家系中报道，表现为头颈 PGL，大多数为多灶性，几乎完全外显，患者平均年龄 32 岁。至今无转移的病例报道。

PGL3：*SDHC* 突变致病，非常罕见，文献总结 42 例 PGL3，其中 93% 为副交感 PGL，7% 为交感性 PGL，17% 的患者有多发肿瘤，患者平均年龄为 43 岁，无转移患者，PGL3 不完全外显，只有 20%~25% 的患者有 PGL 家族史[15]。

PGL4：*SDHB* 突变致病，发病率在各型中最高，外显率为 25%~50%。平均年龄 33 岁，也有很早发病，如 3 岁发病的报道，<18 岁的患者中，分别有 50% 和 25% 出现第二个和第三个 PPGL（平均随访 10 年）。78% 以多发交感性 PGL 为主，25% 为 PCC。44% 的患者出现肿瘤转移，在诊断 PPGL 时有部分患者即已有转移，或在诊断平均 8 年（0~25 年）发生转移。

PGL5：*SDHA* 突变致病，可发生 PCC、交感性和头颈 PGL，13% 为转移性，PPGL 外显率低，患者很少发生多发肿瘤。

四、病理诊断

（一）大体

肾上腺嗜铬细胞瘤呈圆形或卵圆形，通常边界清楚，与周围肾上腺组织之间无明显包膜，肿瘤较大时可挤压周围的肾上腺皮质；肿瘤大小不一，直径从 1cm 到 25cm 不等，平均肿瘤直径 5cm，重量多 20~100g，肿瘤大者可达数千克。肾上腺外副节瘤多呈边界清楚的结节，直径 2~6cm。肿瘤呈实性，切面多呈灰粉色或棕褐色。肿瘤体积较大时常见局灶或大片出血、坏死及囊性变，出血较多时肿瘤呈红褐色（图 6-4-1）。

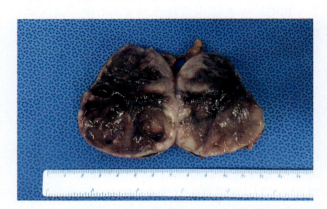

图 6-4-1 嗜铬细胞瘤切面红褐色，伴大小不等的液化囊腔

（二）光镜

同一肿瘤内的结构和细胞也可差异很大，最常见的排列方式是腺泡状排列，多角形细胞被毛细血管网分割呈巢状，也可呈梁状或实性生长（图 6-4-2）。大多数肿瘤细胞体积较大、形态多样、呈多角形，少部分为圆形、椭圆形或梭形。细胞胞浆丰富，胞浆颗粒状、丝状或空泡状。经福尔马林固定的组织瘤细胞胞浆嗜碱性；重铬酸盐固定的组织胞浆则嗜酸性，其内可见黄褐色颗粒，为嗜铬反应阳性。细胞核位于中央或周边，体积较大，呈圆形或卵圆形，染色质呈粗颗粒状，有时为空泡状核，核仁明显，核异型性多见，可为双核、多核、巨核，但很少见核分裂相。肿瘤内富含血管或薄壁血窦，可见出血、含铁血黄素沉积、及硬化。偶尔有些肿瘤中可见分散的神经节细胞、神经鞘细胞或神经母细胞。

免疫组化染色：肿瘤细胞嗜铬粒蛋白 A（CgA）、突触素（Syn）和神经元特异烯醇化酶（NSE）呈阳性表达，瘤细胞巢周边的支持细胞 S-100 染色阳性。CK、EMA、α-inhibin、AE1/AE3 染色阴性。

（三）电镜

肿瘤细胞呈多形性，核圆或不规则，核仁肥大，胞浆丰富。线粒体椭圆形，体积大，嵴丰富且清晰；粗面内质网丰富，部分扩张呈池状；高尔基复合体发达。胞浆含有大量颗粒，颗粒为多形性、圆形、椭圆形或短棒状，外有膜包绕，内含致密核

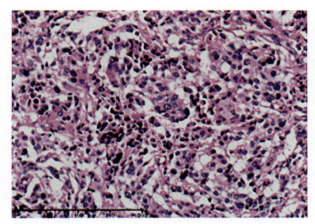

图 6-4-2 嗜铬细胞瘤显微镜下细胞体积大,胞浆嗜碱性,核大,细胞巢状排列

心。肾上腺素颗粒较大,直径 200~250nm 左右,电子密度中等,核心位于中央,胞膜与致密核心之间有一条窄细的空晕。去甲肾上腺素颗粒较小,直径 100~180nm 左右,电子密度高,核心偏心位,紧靠一侧有较大的空晕。此两种颗粒在不同病例的细胞内分布数量不等,可储存在不同的瘤细胞内,也可存于同一瘤细胞内。

临床上根据上述光镜下肿瘤细胞特点并结合免疫组化染色进行 PPGL 的病理诊断。仅根据组织病理结果很难判断或预测肿瘤是否会出现转移,奇特核、核分裂相、细胞异型性、肿瘤侵犯周围组织、血管内浸润性生长等均不能可靠预测肿瘤转移及患者预后。Ki-67 指数可用于评价 PPGL 肿瘤细胞的增殖活性,但由于 PPGL 中 Ki-67 指数常常很低,因此不能单用这个指标判断预后。肿瘤大小和生长部位对预测肿瘤转移有一定提示意义,肿瘤较大者(大于 5cm)容易发生转移,肿瘤体积大可能是由于肿瘤生长速度快,或由于肿瘤分化不好、分泌功能弱,患者临床症状不重,不容易得到早期识别和诊断。PGL 比 PCC 容易转移,即使在小于 5cm 的 PGL 中仍有 20% 出现转移[4,17]。

五、定性诊断

(一)筛查对象

推荐在以下人群进行 PPGL 的筛查[2,3,12]。

1. 有 PPGL 的临床症状和体征的患者。如阵发性或持续性高血压患者,伴头痛、心悸、多汗、面色苍白、肢端发凉、胸腹部疼痛、紧张、焦虑及高代谢症状的患者,尤其是阵发性高血压发作的患者应高度怀疑 PPGL。

2. 出现原因不明的休克,高、低血压反复交替发作,阵发性心律失常的患者。体位改变,按压腹部或排大、小便时诱发血压明显增高,手术、麻醉过程中出现血压骤升或休克或心律失常,甚至心跳骤停者。

3. 服用常规抗高血压药物血压下降不满意的患者,或用 β- 肾上腺素能阻滞剂治疗反而使病情加重者。

4. 使用 DA_2 受体拮抗剂、拟交感神经类、阿片类、NE 或 5- 羟色胺再摄取抑制剂、单胺氧化酶抑制剂等药物诱发 PPGL 症状发作的患者。

5. 肾上腺意外瘤。

6. 有 PPGL 的家族史或 PPGL 相关的遗传综合征家族史的患者。

7. 既往有 PPGL 史的患者。

对有上述临床特点的患者需要怀疑 PPGL 的可能,应该进行必要的定性和定位检查以明确 PPGL 的诊断。

(二)定性检查

定性检查包括测定儿茶酚胺(NE、E、DA)及其代谢产物,代谢产物包括 E 的中间代谢产物甲氧基肾上腺素(metanephrine,MN)、NE 的中间代谢产物甲氧基去甲肾上腺素(normetanephrine,NMN)以及 NE 和 E 的终末代谢产物香草扁桃酸(vanilmandelic acid,VMA)。MN 及 NMN(合称 MNs)主要在肾上腺髓质和 PPGL 瘤体内代谢生成并且以高浓度水平持续存在,是 PPGL 的特异性标记物。因肿瘤分泌释放儿茶酚胺可为阵发性,在释放间期,测定患者的血或尿儿茶酚胺可能正常;另外,有些肿瘤生成的儿茶酚胺在瘤体内代谢较完全,测定这些患者的血或尿儿茶酚胺也可能正常。在这些情况下,测定 MNs 水平可升高,故检测 MNs 能明显提高 PPGL 的诊断敏感性及降低假阴性率[2,3]。因此,诊断 PPGL 的首选定性检查为测定血浆游离或尿 MNs 浓度,其次可检测血或尿 NE、E、DA 浓度及 VMA。

1. **MNs** 使用液相色谱串联质谱分析(LC-MS/MS)方法测定。测定血浆游离 MNs:患者空腹、休息 30min 后于仰卧位或坐位时抽血,其正常参考值范围也应为相同体位。24h 尿 MNs:患者留取 24h 尿液并保持尿液酸化状态再检测 MNs 水平。

MNs 诊断 PPGL 的工作特征(ROC)曲线下面积为 0.965~1、敏感性 95%~100%、特异性 69%~

98%。正常参考值上限为：血浆游离 NMN 浓度 0.6～0.9nmol/L、MN 浓度 0.3～0.6nmol/L；24 小时尿 NMN 为 3.0～3.8μmol/L，24 小时尿 MN 水平 1.2～1.9μmol/L[2,3]。

2. 儿茶酚胺 用高效液相电化学检测法（HPLC）或 LC-MS/MS 测定。血儿茶酚胺水平受应激的影响大，准确性不如 24 小时尿儿茶酚胺。儿茶酚胺诊断 PPGL 的敏感性 69%～92%，特异性 72%～96%[2,3]。

3. 尿 VMA 尿 VMA 对诊断 PPGL 的敏感性较低，为 46%～77%，特异性为 86%～99%，由于敏感性低，容易漏诊，需要同时结合其他检查帮助诊断[2]。

4. 其他检测指标 嗜铬粒蛋白 A（chromogranin, CgA）和神经元特异性烯醇化酶（neuronspecific enolase, NSE）储存在嗜铬颗粒中，随儿茶酚胺一起释放出细胞，在 PPGL 患者中可升高。但它们对 PPGL 的诊断并非特异性，在其他神经内分泌肿瘤中也可升高。PPGL 中 NSE 升高常提示转移。血浆或尿液中的肾上腺素/去甲肾上腺素正常的患者中测定嗜铬素蛋白 A（chromogranin, CgA）水平。CgA 的血浆浓度可作为 PPGL 和术前 MN 和 3-甲氧酪胺（3MT）水平正常患者功能活性的替代标志物。在产生 MN 或 3MT 的肿瘤患者中，手术恢复后 2～6 周出现 MN 或 3MT 水平升高（即高于参考范围的上限）可能提示存在肿瘤切除不完全、多发、异位病灶或复发。出现这些情况应进行影像学和核素检查以确认残留的儿茶酚胺分泌组织的存在和定位[1,3,6]。3MT 的测定提高了诊断恶性 PPGL 的准确性[3]，但尚未广泛应用。

5. 注意事项 ①生理性刺激和病理状态会使儿茶酚胺及其代谢产物释放增加，如应激、焦虑、食用咖啡因类食物、严重疾病等；②药物影响儿茶酚胺合成、代谢和释放，如 DA_2 受体拮抗剂、拟交感神经类、阿片类、NE 或 5-羟色胺再摄取抑制剂、单胺氧化酶抑制剂等，导致结果假阳性；③药物干扰检测，如外源性拟交感药物及甲基多巴、左旋多巴也可导致假阳性结果；④MNs 对 PPGL 诊断的敏感性高，假阳性率也高达 19%～21%。以 NMN 或 MN 单项升高 3 倍以上或两者均升高做判断标准可降低假阳性率；而血浆或尿儿茶酚胺水平较正常参考值上限增高 2 倍以上有诊断意义。对儿茶酚胺或 MNs 轻度升高的患者应排除影响因素后重复测定；⑤患者年龄和抽血体位影响 MNs 结果。坐位 NMN 的参考值上限是仰卧位的 2 倍，且 NMN 水平随年龄增加，因此，应按不同年龄和体位的参考值来判断结果[2,3]；⑥药物激发及抑制试验对诊断的敏感性和特异性差，有潜在风险，现在临床基本不再使用。

六、定位诊断

确定 PPGL 的定性诊断后再进行肿瘤的影像学定位检查。80%～85% 的肿瘤位于肾上腺，95% 位于腹部。交感性 PGL 的最常见部位是腹主动脉旁，占 75%，膀胱占 10%，盆腔其他部位占 2%，胸腔占 10%，头颈部占 3%[11]。

（一）超声检查

PPGL 肿瘤平均直径 5～6cm，也有直径 10cm 的肿瘤，多呈圆形或椭圆形，边界清楚，球体感明显。肿块内部多呈中等回声或低回声，当肿瘤出血或囊性变时，内部可出现无回声区，CDFI 有时可在肿瘤内发现点状血流信号。

（二）CT、MRI 检查

对 PPGL 首选增强 CT 检查，CT 对胸、腹和盆腔组织有很好的空间分辨率，可发现肺部转移病灶。肿瘤呈圆形和不规则肿块影，CT 平扫时肿瘤密度不均，瘤内有局灶性、小片或大片低密度坏死囊变区，偶见钙化，增强后肿瘤实性部分在动脉期强化明显（图 6-4-3、图 6-4-4），造影剂洗脱快，门脉期和延迟期 CT 值较动脉期低，瘤体内出血坏死区无明显强化。肿瘤表面可见较多供血动脉。三维血管重建（CTA）能够直观显示肿瘤血供以及与周围重要组织及血管的关系，对于诊断及

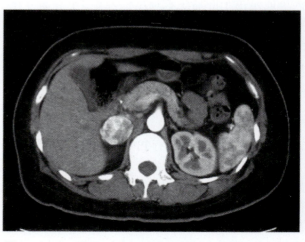

图 6-4-3 CT 增强，右肾上腺嗜铬细胞瘤，明显不均匀强化

第四章 嗜铬细胞瘤和副神经节瘤 | 421

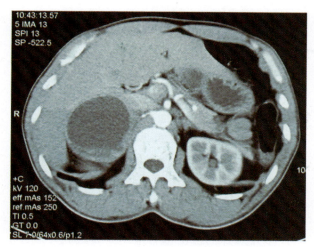

图 6-4-4 CT 增强，右肾上腺嗜铬细胞瘤，囊性坏死，周边强化

手术有帮助（图 6-4-5）。MRI 对颅底和颈部 PGL 原发灶及脑和肝的转移灶的显示较 CT 更有优势；对 CT 造影剂过敏以及儿童、孕妇等需要减少放射性暴露者可用 MRI 进行定位检查[3]。PPGL 在 T1WI 上信号强度类似肝实质，T2WI 呈高信号，肿瘤实性部分多明显强化，易发生坏死、囊变。

（三）功能影像学检查

常用功能影像学检查包括间碘苄胍（metaiodobenzylguanidine，MIBG）显像、生长抑素受体显像和 ^{18} 氟-脱氧葡萄糖正电子发射断层显像（^{18}F-FDG-PET/CT）等，各显像方法各有优势，应根据患者的临床进行选择检查。CT 和 MRI 对于检出 PPGL 高度敏感，与功能影像学检查相比特异性较低，功能影像学诊断技术的优势在于提供高特异性代谢信息和全身显像。

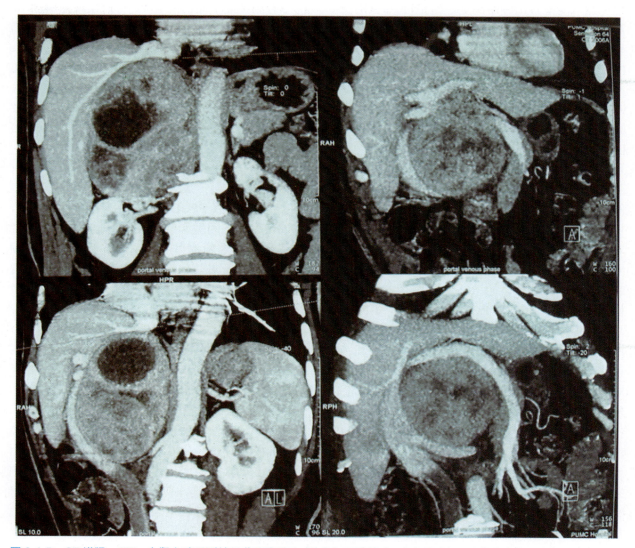

图 6-4-5 CT 增强+CTA，右肾上腺区副神经节瘤囊性变，肿瘤与下腔静脉、腹主动脉、肠系膜上动脉及门静脉关系密切

1. MIBG显像 由于PPGL特异性摄取MIBG，其诊断特异性高达99%。国外常用^{123}I标记的MIBG，国内目前使用^{131}I标记的MIBG进行显像，前者的敏感性高于后者，^{123}I-MIBG诊断PCC和PGL的敏感性分别为85%~88%和56%~75%。北京协和医院分析2015—2017年1 529例临床疑诊PCC或PGL病例，^{131}I-MIBG显像诊断PPGL的敏感性、特异度和准确率分别为79.1%、100%和87.9%；对于术后再分期的敏感性、特异度和准确率分别为66.7%、100%和74.1%。对转移性、复发性PPGL、位于颅底和颈部、胸腔、膀胱PGL、与SDHx（尤其是SDHB）基因相关PPGL的检出敏感性较低。转移性病灶不能手术时，如^{131}I-MIBG显像阳性，可用^{131}I-MIBG治疗[3]。

2. 生长抑素受体显像 PPGL肿瘤细胞表面有SSTR表达，应用放射性核素标记的生长抑素受体显像能检查出肿瘤病灶。但是，除PPGL外，其他神经内分泌肿瘤细胞也有SSTR表达，也可呈阳性显像。因此，生长抑素受体显像对诊断PPGL的特异性较MIBG显像低。与MIBG显像不同，生长抑素受体显像对PGL敏感性（80%~96%）高于PCC（50%~60%），对头颈PGL敏感性高达89%~100%，明显优于MIBG（18%~50%）。因此，生长抑素受体显像对筛查肾上腺外，尤其是头颈部病灶及转移灶具有优势[3]。北京协和医院分析2015—2017年1 529例临床疑诊PPGL病例，^{99m}Tc-HYNIC-TOC显像诊断PPGL的敏感性、特异度和准确率分别为73.4%、97.9%和92.9%；对于PPGL术后再分期的敏感性、特异度和准确率分别为95.7%、100%和97.4%。^{99m}Tc-HYNIC-TOC显像诊断PCC的敏感性不如^{131}I-MIBG显像，但其对于PGL、PPGL转移灶较^{131}I-MIBG显像敏感性更高，可有效帮助诊断和鉴别诊断PPGL局部复发灶，探查远处转移灶，指导分期，可作为与^{131}I-MIBG显像互补的功能影像技术，对PPGL的病灶进行准确而全面的评价。北京协和医院分析20例PPGL患者的63个病灶，包括19个原发灶和44个转移灶，^{68}Ga-DOTATATE PET/CT、^{99m}Tc-HYNIC-TOC显像、^{131}I-MIBG显像、^{18}F-FDG PET/CT以及CT对病灶的检出率分别为92.1%、36.5%、21.3%、59.1%以及66.7%，^{68}Ga-DOTATATE PET/CT显像检出的病灶数目明显多于其他所有的功能影像诊断技术和CT，特别是对于淋巴结和骨转移灶检出优势更明显。^{68}Ga-DOTATATE PET/CT显像有望在未来成为诊断PPGL的常规功能影像诊断方法，其临床应用价值尚需进一步研究。转移性病灶不能手术时，如^{131}I-MIBG显像阴性，生长抑素受体显像阳性，可用^{177}Lu-DOTATATE治疗。

3. ^{18}F-FDG-PET/CT ^{18}F-氟脱氧葡萄糖正电子发射断层扫描/计算机体层成像（fluorodeoxyglucose positron emission tomography/computed tomography，^{18}F-FDG-PET/CT）主要应用于检出多发及转移性病变，特别是在SDHB基因突变携带者中更有优势。同时，^{18}F-FDG-PET/CT对肾上腺外及多发病灶的检出也有帮助。有研究发现，当不能提供^{68}Ga-SSA PET/CT显像时，对于SDHx、FH和SLC25A11基因突变携带者，可选择应用^{18}F-FDG-PET/CT显像。可用于以下3种情况，建议术前行^{18}F-FDG-PET/CT筛查转移性PPGL：①患有副神经节瘤的患者；②有血浆或尿中3-甲氧基酪胺升高的嗜铬细胞瘤患者；③携带琥珀酸脱氢酶基因亚单位B（succinate dehydrogenase gene subunit B，SDHB）胚系突变的患者。PPGL肿瘤病灶标准摄取值较高，中间可有液化坏死区，需与肾上腺皮质癌和肾上腺淋巴瘤鉴别。后二者标准摄取值可更高，并可根据临床症状和内分泌检查特点作鉴别，必要时穿刺活检。

七、基因诊断

由于遗传性PPGL的发生率高达35%~40%，且该肿瘤的基因型和临床表型明显相关，对患者进行致病基因检测非常重要，有利于对患者预后的预测以及对其他相关肿瘤进行筛查，为制定诊治和随访计划提供帮助。检测需要抽取患者外周血，提取DNA，检测方法主要有以下两种：①Sanger测序法，该方法主要对某一个或某几个基因的外显子进行PCR扩增后Sanger测序。例如：对有明确遗传综合征表现的患者进行靶基因检测；对转移性PPGL患者检测SDHB基因；②二代测序法，即靶向捕获PPGL所有已知致病基因并进行高通量测序的方法。该方法可以一次性检测所有PPGL致病基因，快速便捷、准确性高。由于PPGL的致病基因较多，用Sanger测序法检测突变基因很耗时且花费较多[10]，因此，对于无遗传综合征的患者建议用二代测序法检测。如果患者基因筛查阳性，还需要对其血缘亲属进行该基因的检测，以便发现基因突变的携带者。对这些携带者应早期并定期筛查PPGL，以利于早诊断和早治疗。

八、鉴别诊断

PPGL患者的临床表现多种多样，需要与以下疾病进行鉴别。

（一）肾上腺疾病

如库欣综合征和原发性醛固酮增多症。这些患者表现为持续性高血压，可同时存在肾上腺肿瘤，需要与PPGL鉴别。库欣综合征患者除高血压外，还会有向心性肥胖、满月脸、水牛背、皮肤紫纹及痤疮等表现，检测患者血、尿皮质醇均增加，并不被小剂量地塞米松抑制。原发性醛固酮增多症患者表现为持续性高血压，部分患者伴有低血钾、高尿钾排泄、代谢性碱中毒等，检测患者血浆醛固酮水平增高，肾素活性或直接肾素水平降低。库欣综合征和原发性醛固酮增多症患者的血和尿儿茶酚胺及其代谢产物水平检测均正常，CT显示肿瘤大小和强化特点与PPGL明显不同，典型的分泌皮质醇的肾上腺腺瘤常2~3cm，中度强化，原醛腺瘤常1~2cm，轻度强化或无明显强化，而PPGL瘤体较大，平均5cm，呈明显强化，并常有坏死囊变而呈现低密度且无强化区。肾上腺意外瘤中4%~5%为PPGL，文献报道这些PPGL患者中，仅43%有高血压，86%的患者尿儿茶酚胺水平增加。对肾上腺意外瘤的患者，不论有无高血压，均应筛查PPGL。

（二）原发性和其他继发性高血压

某些原发性高血压患者血压波动较大，血压升高时伴头痛、心悸等症状，容易与PPGL混淆，检测这些患者儿茶酚胺及其代谢产物水平正常，影像学检查不能发现肿瘤，可据此除外PPGL。其他继发性高血压如肾性高血压一般有蛋白尿、血尿、浮肿以及肾功能障碍等肾脏损害的依据，肾血管性高血压在患者腹部可闻及血管杂音，动脉多普勒检查和肾动脉造影可发现狭窄的肾动脉。这二者一般无明显的交感兴奋表现，血尿儿茶酚胺及其代谢产物正常。

（三）其他阵发性高血压

精神性疾病如焦虑、惊恐发作的患者可表现为阵发性血压升高，同时可伴头痛、心悸、多汗、焦虑，甚至濒死感，易与嗜铬细胞瘤混淆，但患者常有精神诱因，发作时多伴胸闷、憋气、过度换气，检测儿茶酚胺及其代谢产物正常，影像学检查不能发现肿瘤。更年期妇女常有心悸、多汗、发热、焦虑、血压波动等类似嗜铬细胞瘤的症状，仔细询问病史有利于鉴别。冠心病患者心绞痛发作时，血压可以突然急剧上升，且可伴有心悸、心动过速，大汗淋漓等交感兴奋的症状；PPGL患者高血压发作时也可出现心绞痛，ECG可表现为心肌缺血、心律失常，因此两者不易鉴别。做心脏彩超、冠脉造影、血及尿儿茶酚胺检测有利于两者鉴别。

（四）腹膜后占位

PGL主要位于腹膜后，需要与其他腹膜后占位进行鉴别。腹膜后占位病因很多，如Castleman、肿瘤腹膜后淋巴结转移、神经纤维瘤、神经鞘瘤、淋巴瘤等，这些患者常无高血压，儿茶酚胺及其代谢产物检测正常，MIBG显像检查显示这些病灶不摄取，以及影像学特点与PGL不同，这些均有利于与PPGL鉴别。

其他可能与嗜铬细胞瘤混淆的引起"发作"的原因包括：甲状腺功能亢进、特发性潮热病（如，不明原因的潮热发作）、碳水化合物不耐受、高肾上腺素能发作、不稳定性原发性高血压（以前称为"特发性"高血压）、肾血管病、低血糖、体位性心动过速综合征（postural orthostatic tachycardia syndrome，POTS）、肥大细胞病和类癌综合征。尤其是内分泌方面的原因（例如：类癌综合征），应当基于患者的疾病表现。例如：如果患者存在潮热、腹泻，而非苍白和嗜铬细胞瘤样症状，应当检查24小时尿5-羟基吲哚乙酸（hydroxyindoleacetic acid，HIAA）的排泄。

九、治疗

（一）术前药物准备

PPGL产生的高儿茶酚胺血症对患者血压的影响最大，严重心脑血管意外事件并不鲜见；其次是儿茶酚胺心肌病对心脏功能和结构的损害；第三是巨大肿瘤的占位效应对周围器官造成挤压；少数PPGL有恶性侵袭转移的可能。手术切除肿瘤是最有效的治疗方法之一，但风险大，需要充分的术前药物准备。未常规予α-受体阻滞剂以前PHEO手术死亡率达24%~50%[19]，充分的药物准备可使手术死亡率低于3%[20]。术前药物准备的目标[21]在于阻断过量分泌的儿茶酚胺的作用，维持正常血压、心率/心律，改善心脏和其他脏器的功能，纠正有效血容量不足，防止手术、麻醉诱发儿茶酚胺的大量释放所致的血压剧烈波动，减少急性心衰、肺水肿及严重低血压等并发症的发生[19]。通过α受体阻滞剂的服用，可改善患者以下一些情况：①症状：头痛、多汗、心悸、震颤、恶心、呕吐、腹痛和胸痛、体重下降、呼吸困难、怕热、便秘、肢体感觉异常、抽搐等好转；②体征：高血压（持续性和/或发作性）、体位性低血压、心动过速或过缓、排尿后晕厥、面色苍白、发热等减退；③并发症：左心室功能不全、肺水肿、循环性休克、脑血管意外、麻痹性肠梗阻等风险降低。有些肿瘤看似不分泌激素处于"静止状态"，但在麻醉和其他器官的手术等应激状态下可诱发高血压危象或休克状态，应引起足够重视。α受体阻滞剂可使血压下降，血管床扩张，血容量逐渐增加。

一般通过药物准备2~4周后，患者血压控制正常，血容量恢复，体重增加，肢端皮肤温暖，微循环改善，高代谢症群及糖代谢异常得到改善后，可考虑手术。高浓度儿茶酚胺对心肌损害所造成的儿茶酚胺心肌病，可在使用α受体阻滞剂及保护心脏治疗后通常可以缓解，心律失常、心衰并肺水肿、心梗及广泛或局灶性室壁运动异常可能得到改善。此类患者术前至少应准备3~6个月以上，等心肌损害恢复至较好状态后，再接受手术治疗。儿茶酚胺分泌水平很高的PPGL在儿茶酚胺心肌病发病时、介入治疗过程中、手术麻醉诱导中、术后容量不足循环不稳等情况下，发生危及生命的病例屡见不鲜，需要慎重对待。

除了药物准备，术前需要建立MDT讨论机制，包括泌尿外科、内分泌科、麻醉科、ICU、放射科、病理科等在内的多学科协作团队，通过缜密的术前讨论，反复推演复杂PPGL术中术后可能出现的各种可能情况，才能够成功处理和救治许多疑难、高危的PPGL患者。

1. 控制高血压 最常用的是长效非选择性α-受体阻滞剂，即酚苄明，根据高血压的有无及其程度，从5mg q8h或10mg q12h口服开始，根据血压情况，逐渐加量，每3~6天调整一次。发作性症状控制、血压正常或略低、体位性低血压或鼻塞出现等提示药物剂量恰当[22,23]。也可选用α₁-受体阻滞剂如哌唑嗪、特拉唑嗪、多沙唑嗪等[24]。压宁定（乌拉地尔）具有中枢和外周双重作用，每日30~90mg，分次口服[25]。服药期间饮食中增加含盐液体的摄入，以减少体位性低血压的发生，并有助扩容[24]。

单用α-受体阻滞剂血压控制不满意或者α-受体阻滞剂严重副作用患者不能耐受或者血压正常者，也可使用钙离子通道阻滞剂联合α-受体阻滞剂。因为钙拮抗剂能够阻断去甲肾上腺素介导的钙离子内流入血管平滑肌细胞内，达到控制血压和心率失常的目的，它还能防止儿茶酚胺相关的冠状动脉痉挛，有利于改善心功能[26]。

嗜铬细胞瘤危象可表现为血压剧烈骤然升高，以收缩压升高为主，大于200mmHg，甚至可高达250mmHg。也可出现高血压和低血压交替。患者全身大汗、四肢厥冷、肢体抽搐、神志障碍及意识丧失。治疗方面：患者半卧位，建立静脉通道，给氧，心电监护。可予以压宁定、酚妥拉明等静脉泵入。心率加快者泵入艾司洛尔，并注意补充血容量。

2. 控制心律失常 对于过多儿茶酚胺或α-受体阻滞剂介导的心动过速或室上性心律失常等需加用β-受体阻滞剂，使心率控制在<90次/分。但β-受体阻滞剂必须在α-受体阻滞剂使用2~3日后，因单用前者可阻断肾上腺素兴奋β₂受体扩张血管的作用而可能诱发高血压危象、心肌梗死、肺水肿等致命的并发症。可选用β₁-受体阻滞剂如阿替洛尔、美托洛尔等[25]。

药物准备至少10~14天，发作频繁者，瘤体大、预计失血量多、形态不规则的副节瘤、复发的肿瘤、年老及体质较弱的患者，需4~6周[28]。

（二）手术治疗

手术切除是PPGL最有效的治疗方法。气管插管全身麻醉，实时监测动脉血压和中心静脉压。积极扩容的同时要注意防治因液体输入过量导致心力衰竭。目前对于体积不大周围解剖清晰的PPGL患者，国内已成熟开展腹腔镜PPGL切除术，3D腹腔镜手术和机器人辅助腹腔镜PPGL切除术也在逐步开展。一些新技术如图像重建技术、3D模型打印技术的应用，减少了肿瘤挤压、减少对大血管和重要脏器的副损伤，增加了手术的成功率，需要推广。当然在大力倡导微创手术的时代，也要有扎实的开放手术功底，一些巨大肿瘤与周围下腔静脉、腹主动脉、胰腺、十二指肠等相互嵌入，需要开放手术，或者腹腔镜手术中转开放手术，均要依赖术者娴熟的技巧来完成。复杂疑难病例涉及儿茶酚胺心肌病的识别和心脏功能改善、血压管理、血糖调控、电解质紊乱调整、麻醉配合、血管活性药物使用等诸多方面，在围手术期的管理上，需要百密而无一疏。

妊娠期PPGL较为特殊，母亲和胎儿死亡率均较高，已发表的文献大多为病例报告，其最佳治疗方案尚在探索之中。应当以α-受体阻滞剂开始内科治疗，如有必要，之后再给予β-肾上腺素受体阻滞剂，一般认为酚苄明对胎儿是安全的。有关手术干预的时机存在更多争议。一些研究者推荐，如果胎儿尚不能在子宫外存活（小于24孕周）则行终止妊娠及手术治疗。胎龄更大则行药物治疗，可在胎儿近足月时同时行剖宫产和肿瘤切除术。应避免自然临产和分娩，因为剖宫产比阴道分娩的产妇死亡风险更低。

PPGL的特点为血供丰富，且大多位于肾血管、主动脉及腔静脉旁，解剖关系复杂，手术难度和围手术期死亡率高。根据病情、肿瘤的大小、部位及与周围血管的关系和术者的经验合理选择开放性手术或腹腔镜手术。与开放手术相比，腹腔镜具有术中儿茶酚胺释放少、血压波动幅度小、创伤小、术后恢复快、住院时间短等优点，是肾上腺嗜铬细胞瘤推荐首选的手术方式[29]。肿瘤大小没有明确限制，多数学者推荐肿瘤 < 8cm[30]。手术入路经腹和经腹膜后途径没有显著差异，但后者术后恢复快。对双侧、多发病灶和位置深在的肿瘤有明显的优势，但要选择合适的病例。3D腹腔镜对血管辨识、缝合有优势，增加了手术安全性[12]。腔镜对患者的心血管的影响较开放手术为少，几乎对腰腹部肌肉神经没有损伤。可缩短术后住院时间。

对于肿瘤巨大、疑恶性、肾上腺外PGL与血管及周围关系复杂者应考虑开放手术。腹主动脉主干及肠系膜上动脉区有丰富的副神经节嗜铬体，为肿瘤的好发部位，对来自胸腔、纵隔或膀胱的PGL，应根据肿瘤位置，选择相应手术入路。肿瘤分离有困难者可行包膜内剜除。膀胱PGL有恶性倾向，推荐根据肿瘤部位和大小行膀胱部分或全膀胱切除术。对定性诊断不明确的肿物，手术探查需在α-受体阻滞剂充分准备后进行。

关于肾上腺保留与否的问题，对于双侧、家族性或具有遗传背景者如MEN和von Hippel Lindau等遗传性疾病建议保留正常肾上腺组织[31]，以避免Addison危象及糖皮质激素终生替代，并且家族性PHEO恶性罕见（2%）。双侧PHEO患者应考虑腹腔镜双侧部分肾上腺切除术[32]。残留肾上腺有肿瘤复发的风险，VHL患者术后10年复发率约10%~15%。MEN-Ⅱ术后5~10年单侧和对侧复发率为38.5%。肿瘤复发后再次手术困难，往往需要开放手术。

术后重症监护室监护24~48小时，持续的心电图、动脉压、中心静脉压等监测，及时发现并处理可能的心血管和代谢相关并发症。应常规适量扩容和5%葡萄糖液补充，维持正平衡。

（三）转移性PPGL的治疗

2017年《WHO神经内分泌肿瘤分类》（第四版）认为所有PPGL都具有转移潜能，不再使用恶性PPGL的概念。而以"非转移性"和"转移性"取代良恶性概念。即使2004年版的恶性定义即在非嗜铬组织出现嗜铬细胞，实质上也是转移。手术切除原发灶及转移病灶仍是主要治疗手段。手术减瘤能延长生存，且有助控制血压等相关症状，并可能有利于术后放化疗或核素治疗。

核素治疗用于无法手术或多发转移、间碘苄胍（MIBG）或生长抑素受体显像阳性者。最常用的药物是 ^{131}I-MIBG，MIBG可被PPGL组织选择性吸收，发出β射线，作用于肿瘤细胞而达到治疗作用。大剂量 ^{131}I-MIBG治疗能延长生存，缓解症状；短期内效果良好，症状有效率75%，激素有效率45%，肿瘤体积部分缓解率30%，完全缓解率5%[32]。但长期疗效欠佳，2年内几乎均有复发或转移。主要副作用是甲状腺功能的影响及骨髓抑制。放射性核素标记的生长抑素类似物可用于 ^{131}I-MIBG显像阴性者，疗效尚需大规模研究。

外放射治疗用于无法手术切除的肿瘤和缓解骨转移所致疼痛，但可能加重高血压[33]。化疗推荐CVD方案（环磷酰胺、长春新碱、达卡巴嗪），有效率约50%，但多于2年内复发[34]。联合MIBG可能提高疗效。抗血管生成靶向药物治疗可能有效[35]。

与SDHB基因遗传性突变相关的PGL恶性率最高，该类肿瘤通常在腹部且有分泌性，被定义为副神经节瘤综合征4型（paraganglioma syndrome type 4, PGL4），术前评估还需额外筛查远处转移。转移性PPGL患者中，报道的5年生存率为34%~60%，平均约为50%[40]。甚至有报道称10年生存率为25%[38]。然而，也有研究报道，无论其功能性如何，转移性PCC的结局比转移性PGL更差。这项研究中，PCC更常表现为远处转移和更大的肿瘤；5年总体生存率为58%，而PGL则为80%。

预后取决于肿瘤负荷、转移部位和进展速度；脑、肝和肺转移的患者往往比有孤立性骨病灶患者的预后更差。

分泌儿茶酚胺的 ^{131}I-MIBG 显像阳性的 PPGL，^{131}I-MIBG 治疗的客观缓解率约 30%，另外 40% 的肿瘤仍保持稳定；不足 5% 的肿瘤完全缓解。激素反应（即，儿茶酚胺分泌减少）报道于 45%～67% 的病例中。一般来说，局限性疾病患者和有软组织转移而不是骨转移的患者可获得更好的客观缓解。在手术切除后使用疗效如何，尚无数据证实转移灶切除后 ^{131}I-MIBG"辅助"治疗的生存获益或无复发生存获益。在接受序贯 ^{131}I-MIBG 和外放射治疗的广泛全身性转移合并症状性巨大肿瘤病灶的 5 例患者中，所有接受照射的区域均显示持久的客观缓解；所有患者最终均出现需要其他治疗的照射野外的全身性进展[32,38]。对于有快速进展的肿瘤或肿瘤主要局限于骨骼的患者，即使 ^{123}碘 - 间位碘代苄胍（^{123}I-MIBG）闪烁成像为阳性，也优选化疗。虽然没有确定最优方案，建议采用环磷酰胺、长春新碱和达卡巴嗪进行联合化疗（Grade 2C）。对于不能进行手术切除或非外科消融治疗的多发肝转移患者，个案报告显示，经动脉化疗栓塞（transarterial chemoembolization，TACE）有益，即可减小肿瘤体积、改善症状。与其他局部治疗一样，TACE 可能诱发大量儿茶酚胺分泌和高血压危象；术前需要进行药物准备。

有回顾性病例系列研究包括了 17 例接受舒尼替尼单药治疗的进展性转移性 PPGL 患者[32]。4 例患者有局限于骨骼的转移性疾病，该组的反应评估仅包括 FDG-PET/CT。在 14 例可评估的患者中，3 例部分缓解（21%），5 例病情稳定（36%）。中位无进展生存期为 4.1 个月。在伴有继发于儿茶酚胺过度分泌高血压的 14 例患者中，6 例患者症状缓解，表现为降压药的剂量和 / 数量减少；然而，5 例患者在开始舒尼替尼治疗后的 3 个月内的血压开始恶化。除高血压外，最常见的副作用是腹泻、手足综合征、口疮和乏力。整组的总体中位生存期是 27 个月。另有报道 3 例舒尼替尼治疗的转移性 PGL 患者，一日 50mg，用 4 周，停 2 周，其中 1 例患者获得了近乎完全的缓解，而其他 2 例患者部分缓解；2 例患者在 40 周后仍持续从药物中获益[35]。帕唑帕尼是 VEGRs 1、2 和 3 以及 KIT 和 PDGFR 的另一种抑制剂，用于恶性 PPGL 的研究也正进行中（NCT01340794）。另一种分子靶向治疗依维莫司的研究也正在进行中，该药抑制哺乳类动物雷帕霉素靶蛋白（mammalian target of rapamycin，mTOR）通路，一项早期研究中，7 例 PPGL 患者中有 5 例病情稳定，但没有观察到有客观缓解。

十、预后和随访

PPGL 的预后与年龄、转移与否、有无家族史及治疗早晚等有关。良性者 5 年生存率 > 95%，但约 50% 患者仍持续高血压，或因年龄较大，有原发性高血压基础，或者存在其他高血压的病因，如肾动脉狭窄等。复发率为 6.5%～17%，转移性 PPGL 不可治愈，5 年生存率约 50%，肝、肺转移较骨转移者预后差[32]，其中约 50% 生存期 1～3 年[28]。

手术切除 PPGL 并不总是意味着 PPGL 或高血压被长期治愈，甚至在良性肿瘤患者中也是如此。一项纳入 176 例患者的病例系列研究显示，29 例（16%）患者的 PPGL 复发，且其中有 15 例复发为恶性。家族性 PPGL、右侧肾上腺肿瘤及肾上腺外肿瘤患者更有可能出现复发。因此，所有患者都需接受长期监测，甚至包括初期认为被治愈的患者。大多数患者每年都应接受生化筛查[35]。

建议对所有 PPGL 患者尽可能进行基因检测；每年检测血浆或尿液儿茶酚胺以筛查局部或转移性复发，以及新发肿瘤；对高危患者（年轻和遗传性疾病，大肿瘤体积者）应每 6 月一次的随访。所有接受 PPGL 治疗的患者应至少随访 10 年[36,38]。术后随访中，对双侧 PCC，除监测血压外，还要注意肾上腺皮质激素的检测，必要时主动补充糖皮质激素的生理需要量；对于形态不规则、体积巨大、SDHx 基因突变阳性、免疫组化提示增殖活跃的患者要定期行 MIBG 显像，警惕复发和恶性转移问题[37,39,40]。

（李汉忠　童安莉　邓建华）

参 考 文 献

1. Lam AK. Update on adrenal tumours in 2017 World Health Organization（WHO）of endocrine tumours[J]. Endocr Pathol, 2017, 28（3）: 213-227
2. 中华医学会内分泌学分会肾上腺学组 . 嗜铬细胞瘤和副神经节瘤诊断治疗的专家共识 [J]. 中华内分泌代谢杂志, 2016, 32（03）: 181-187
3. Lenders JW, Duh QY, Eisenhofer G, et al. Pheochromo-

cytoma and paraganglioma: an endocrine society clinical practice guideline[J]. J Clin Endocrinol Metab, 2014, 99(6): 1915-1942

4. Hamidi O, Young WF Jr, Iñiguez-Ariza NM, et al. Malignant Pheochromocytoma and Paraganglioma: 272 Patients Over 55 Years[J]. J Clin Endocrinol Metab, 2017, 102(9): 3296-3305

5. 曾正陪. 肾上腺髓质激素的生化生理 // 陈家伦. 临床内分泌学. 上海: 上海科学技术出版社, 2012: 630-633

6. Bholah R, Bunchman TE. Review of Pediatric Pheochromocytoma and Paraganglioma[J]. Front Pediatr, 2017, 5: 155

7. Waguespack SG, Rich T, Grubbs E, et al. A current review of the etiology, diagnosis, and treatment of pediatric pheochromocytoma and paraganglioma[J]. J Clin Endocrinol Metab, 2010, 95(5): 2023-2037

8. Crona J, Taïeb D, Pacak K. New Perspectives on Pheochromocytoma and Paraganglioma: Toward a Molecular Classification[J]. Endocr Rev, 2017, 38(6): 489-515

9. Fishbein L, Leshchiner I, Walter V, et al. Comprehensive Molecular Characterization of Pheochromocytoma and Paraganglioma[J]. Cancer Cell, 2017, 31(2): 181-193

10. 邓建华, 李汉忠, 张玉石, 等. SDHB、EPAS1 和 MIB-1 在 Zuckerkandl 体副神经节瘤中的表达 [J]. 中华医学杂志, 2012, (92)44: 3125-3127

11. Melmed S, Polonsky KS, Larsen PR. Williams Textbook of Endocrinology. 12th ed. Philadelphia: Elsevier Saunders, 2011

12. 曾正陪. 嗜铬细胞瘤 // 陈家伦. 临床内分泌学. 上海: 上海科学技术出版社, 2012: 637-644

13. 那彦群, 孙光. 中国泌尿外科疾病诊断治疗指南（2009 版）. 北京: 人民卫生出版社, 2009: 304

14. 杨庆, 夏溟, 李汉忠. 急性腹痛 - 高血压危象和 / 或休克 - 嗜铬细胞瘤自发性破裂出血 [J]. 中华医学杂志, 2005, 85(32): 2291-2293

15. 邓建华, 李汉忠. 嗜铬细胞瘤 / 副神经节瘤基因突变相关遗传综合征 [J]. 协和医学杂志, 2015, 6(3): 161-165

16. Tong AL, Zeng ZP, Zhou YR. Bilateral pheochromocytoma as first presentation of von Hippel-Lindau disease in a Chinese family[J]. Chin Med Sci J. 2009, 24(4): 197-201

17. Nicolas M, Dahia P. Predictors of outcome in phaeochromocytomas and paragangliomas[J]. Flooo Research, 2017, 6: 2160

18. Duh QY. Evolving surgical management for patients with pheochromocytoma[J]. J Clin Endocrinol Metab, 2001, 86(4): 1477-1479

19. Pullerits J, Ein S, Balfe JW. Anaesthesia for phaeochromocytoma[J]. Can J Anaesth, 1988, 35(5): 526-534

20. Plouin PF, Duclos JM, Soppelsa F, et al. Factors associated with perioperative morbidity and mortality in patients with pheochromocytoma: analysis of 165 operations at a single center[J]. J Clin Endocrinol Metab, 2001, 86(4): 1480-1486

21. Kinney MA, Warner ME, vanHeerden JA, et al. Perianesthetic risks and outcomes of pheochromocytoma and paraganglioma resection[J]. Anesth Analg, 2000, 91(5): 1118-1123

22. Kinney MA, Narr BJ, Warner MA. Perioperative management of pheochromocytoma[J]. J Cardiothorac Vasc Anesth, 2002, 16(3): 359-369

23. Mittendorf EA, Evans DB, Lee JE, et al. Pheochromocytoma: advances in genetics, diagnosis, localization, and treatment[J]. Hematol Oncol Clin North Am, 2007, 21(3): 509-525

24. Prys Roberts C, Farndon JR. Efficacy and safety of doxazosin for perioperative management of patients with pheochromocytoma[J]. World J Surg, 2002, 26(8): 1037-1042

25. 夏溟, 李汉忠, 刘广华, 等. 嗜铬细胞瘤术前准备的临床体会（附 286 例报告）[J]. 中华泌尿外科杂志, 2004, (12): 24-26

26. Proye C, Thevenin D, Cecat P, et al. Exclusive use of calcium channel blockers in preoperative and intraoperative control of pheochromocytomas: hemodynamics and free catecholamine assays in ten consecutive patients[J]. Surgery, 1989, 106(6): 1149-1154

27. Malchoff CD, Shichman S. Pheochromocytoma treatment. In: Mansoor GA. Secondary hypertension. Totowa, NJ: Humana Press, 2004: 235-249

28. 范欣荣, 李汉忠, 夏溟, 等. 甲襞微循环监测在嗜铬细胞瘤术前准备中的应用 [J]. 临床泌尿外科杂志, 2006, (07): 519-521+524

29. Gumbs AA, Gagner M. Laparoscopic adrenalectomy[J]. Best Pract Res Clin Endocrinol Metab, 2006, 20(3): 483-499

30. Walz MK, Alesina PF, Wenger FA, et al. Laparoscopic and retroperitoneoscopic treatment of pheochromocytomas and retroperitoneal paragangliomas: results of 161 tumors in 126 patients[J]. World J Surg, 2006, 30(5): 899-908

31. Iihara M, Suzuki R, Kawamata A, et al. Adrenal-preserving laparoscopic surgery in selected patients with bilateral adrenal tumors[J]. Surgery, 2003, 134(6): 1066-72; discussion 1072-1073

32. Biteman BR, Randall JA, Brody F. Laparoscopic bilateral cortical-sparing adrenalectomy for pheochromocytoma[J]. Surg Endosc, 2016, 30(12): 5622-5623

33. Teno S, Tanabe A, Nomura K, et al. Acutely exacerbated hypertension and increased inflammatory signs due to radiation treatment for metastatic pheochromocytoma[J].

Endocr J, 1996, 43 (5): 511-516
34. Scholz T, Eisenhofer G, Pacak K, et al. Clinical review: Current treatment of malignant pheochromocytoma[J]. J Clin Endocrinol Metab, 2007, 92 (4): 1217-25
35. Joshua AM, Ezzat S, Asa SL, et al. Rationale and evidence for sunitinib in the treatment of malignant paraganglioma/pheochromocytoma[J]. J Clin Endocrinol Metab, 2009, 94 (1): 5-9
36. Plouin PF, Chatellier G, Fofol I, et al. Tumor recurrence and hypertension persistence after successful pheochromocytoma operation[J]. Hypertension, 1997, 29 (5): 1133-1139
37. Mannelli M. Management and treatment of pheochromocytomas and paragangliomas[J]. Ann N Y Acad Sci, 2006, 1073: 405-416
38. Chrisoulidou A, Kaltsas G, Ilias I, et al. The diagnosis and management of malignant phaeochromocytoma and paraganglioma[J]. Endocr Relat Cancer, 2007, 14 (3): 569-585
39. Gieldon L, William D, Hackmann K, et al. Optimizing Genetic Workup in Pheochromocytoma and Paraganglioma by Integrating Diagnostic and Research Approaches[J]. Cancers (Basel), 2019, 11 (6): 809
40. Donato S, Simões H, Pinto AT, et al. SDHx-related pheochromocytoma paraganglioma genetic, clinical, and treatment outcomes in a series of 30 patients from a single center[J]. Endocrine, 2019, 65 (2): 408-415

第五章 其他肾上腺疾病

第一节 肾上腺皮质其他疾病

一、肾上腺性索-间质来源肿瘤

肾上腺性索间质肿瘤的组织起源不明确。从胚胎起源的角度，卵巢与肾上腺关系密切，起源于生殖嵴的卵巢下降过程中，常将肾上腺组织带入其中，形成异位肾上腺组织，但肾上腺内少见卵巢组织。肾上腺性索-间质来源肿瘤包括颗粒细胞肿瘤和间质细胞（Leydig 细胞）肿瘤。颗粒细胞肿瘤可导致雌激素分泌过多，故可引起与卵巢颗粒细胞瘤类似症状。间质细胞肿瘤则分泌过量雄激素，导致女性男性化。该病临床罕见，已有的病例报道均发生于绝经后妇女。可单侧或双侧发病[1]。

1. 临床表现 肾上腺颗粒细胞瘤患者可能出现不规则子宫出血和（或）腹部肿块。也有报道仅以难治性高血压为唯一临床表现而无雌激素分泌过多的典型症状者。肾上腺间质细胞瘤患者通常具有女性男性化表现，血清睾酮升高，尿17-酮正常或轻度升高。可以通过激素测定明确肿瘤内分泌功能，检测患者血中雌激素、孕激素、睾酮、促性腺激素及尿中雌激素水平有助于临床分析及诊断，但并非所有患者的上述激素都有改变。

2. 病理诊断 大体标本：肿瘤直径可达1.9～9cm，肿瘤界限清楚，黄白色或棕色，常为实性，但颗粒细胞瘤偶呈囊性，可伴局灶性出血。

组织病理学：肾上腺性索-间质肿瘤组织学分为颗粒细胞肿瘤和间质细胞肿瘤，与卵巢颗粒细胞肿瘤和间质细胞肿瘤的组织学相同，尚无生殖细胞肿瘤的报道。颗粒细胞瘤可呈微滤泡结构，伴有 Call-Exner 小体、大滤泡、囊状、实性和肉瘤样结构。Leydig 细胞瘤通常由紧密排列的细胞巢组成，其间有突出的毛细血管网，可呈实性肿瘤表现。免疫组织化学染色表现与卵巢肿瘤相似，抑制素、钙调蛋白、SF1、黑色素-A（也称为 MARTI）、CD56 和 CD99 表达阳性，EMA 和其他角蛋白标记物表达阴性[1]。

3. 影像诊断 目前已有的报道对影像学检查并未做详细探讨，也不能据此确定诊断。CT 检查提示肾上腺实性肿物、边界清楚、密度均匀、可伴有点状钙化。

4. 治疗 肾上腺颗粒细胞瘤病例就诊多为早期，单纯肾上腺及肿瘤切除手术治疗效果良好，无病生存率可达90%。对于晚期病例则需化疗。虽然肾上腺性索-间质肿瘤手术治疗效果良好，也应定期复查，长期随访。

二、肾上腺腺瘤样瘤

肾上腺腺瘤样瘤是发生于肾上腺的间皮来源的良性肿瘤。而肾上腺无间皮组织，因此肿瘤可能起源于残留的间皮细胞，即性腺苗勒管发育过程中发生的原始间皮回缩至肾上腺内形成间皮残余，或者由多能间充质干细胞诱导而来，临床罕见。男性多于女性，男女比例为10:1。患病年龄为22～73岁，但以30～50岁居多。双侧肾上腺均可发生，左右两侧病变的发病率无明显差异。关于肾上腺腺瘤样瘤的分子遗传学报道极少，可能与琥珀酸脱氢酶复合物亚基D（*SDHD*）突变有关[2,3,5]。

1. 临床表现 多无特异性临床表现，大多数病例为影像学检查、手术或者尸检时偶然发现。部分患者可以产生肾上腺激素相关的症状，少数患者可伴有高血压。有报道患者24小时尿香草扁桃酸（VMA）增高至正常值的2倍。

2. 病理诊断 大体标本：肿瘤为孤立性肿块，多数肿瘤位于肾上腺内，但肾上腺周围也可发生。肾上腺腺瘤样瘤直径0.5～19cm 不等，肿瘤界限清楚或欠清楚，包膜完整或无包膜，切面为质地坚韧的实性或囊实性肿块。可见出血、钙化等继发性改变。肉眼所见难以与肾上腺嗜铬细胞瘤及各种恶性肿瘤等相鉴别。

组织病理学：组织学、免疫组化和超微结构类似泌尿生殖道腺瘤样瘤。镜下肿瘤形态多样，常由腺样、微囊、囊性区域组成，形成裂隙状、互相吻合的腔隙，乳头状结构可见，并常有浸润性表现，可侵入周围肾上腺组织或外周脂肪组织。高倍镜下见管状结构和腔隙及乳头结构的细胞类似，呈单层扁平或立方状，部分细胞胞质空泡明显，使细胞有"印戒"样表现，但缺乏细胞内黏液；核无明显异型性，无或罕见核分裂象，亦无肿瘤性坏死。间质可见淋巴细胞浸润甚至淋巴滤泡形成，有些区域发生透明变性并伴有灶性营养不良性钙化。免疫组织化学染色：瘤细胞可表达间皮标志物如Calretinin、Mesothelin（5b2）、WT1、AE1/AE3、CAM5.2、CK7、Podoplanin（D2-40）和CK5/6。不表达SF1、α-inhibin、Melan-A、CD15、CD31、CD34、CK20、EMA和CEA[4, 5]。超微结构检查显示肿瘤细胞具有间皮细胞特征的长纤细微绒毛。

3. 影像诊断　肾上腺腺瘤样瘤缺乏特异性影像诊断。超声以肾上腺区低回声为主的混杂回声团块为特征。CT仅表现为肾上腺实性病变，不均匀强化，其内可见囊变坏死。MRI可见肾上腺腺瘤样瘤多为伴有囊性变的实性强信号肿块，但无特异性改变。

4. 治疗　肾上腺腺瘤样瘤均采取手术治疗，行肾上腺及肿瘤切除术，手术方式可以采用开放或腹腔镜手术。手术切除治疗效果满意，术后预后良好。

三、肾上腺间叶细胞和间质肿瘤

（一）肾上腺髓样脂肪瘤

肾上腺髓样脂肪瘤是发生于肾上腺皮质或髓质的无功能良性肿瘤，因肿瘤内含骨髓样成分和脂肪成分而命名为髓样脂肪瘤。

1. 流行病学　肾上腺髓样脂肪瘤发生率约为0.08%~0.2%，占同期肾上腺原发性肿瘤的2.8%~5.8%。发病年龄16个月至84岁，最常见于50~60岁，女性略多于男性，但无显著差异。多数单侧发病，左右侧无差异，双侧发病者极少见。

根据病变组成成分和生长部位髓样脂肪瘤分为4个类型：①单纯性肾上腺髓样脂肪瘤；②肾上腺髓样脂肪瘤合并出血；③肾上腺外髓样脂肪瘤；④与其他性质的肾上腺病灶并存的髓样脂肪瘤，其成分以脂肪组织为主。临床最常见类型为单纯性肾上腺髓样脂肪瘤[6]。

2. 病理生理　肾上腺髓样脂肪瘤的发生可能是由于坏死、感染、烧伤、肿瘤、贫血或压迫等多种刺激因素，使肾上腺毛细血管网状内皮细胞化生引起的。主要有以下3种观点：①肾上腺内残留的胚胎活性骨髓组织；②造血干细胞的栓塞停留；③网状细胞的间变。近来有研究表明，在肾上腺髓样脂肪瘤中存在染色体畸变现象，表现为3q25转位至21p11、21号或17号染色体短臂部分缺失。在先天性肾上腺皮质增生症患者中有巨大双侧肾上腺髓样脂肪瘤的报道，二者是否具有相关性尚不明确[6]。

3. 临床表现　肾上腺髓样脂肪瘤临床少见，是否出现临床症状与肿瘤大小、是否合并出血或坏死有关。单纯性肾上腺髓样脂肪瘤为无功能肿瘤，多为体检偶然发现。当肿瘤增大，尤其是大于10cm时可出现腹部疼痛或腰背部疼痛，症状随肿瘤的增大而加重，还可表现为腹部肿块、血尿等，多为肿瘤增大压迫邻近组织造成。需要格外关注的是较大的肿瘤可出现自发破裂出血而引起突发腹痛等症状，大量出血可导致休克。有病例报道可伴有激素分泌增加相关症状，可能为肾上腺皮质腺瘤伴有髓性脂肪瘤成分[6, 8]。

4. 病理诊断　大体标本：肾上腺髓样脂肪瘤是一种界限清楚的皮质肿瘤，但常无包膜，根据脂肪和造血成分的比例不同而呈现从黄色到红色不同颜色改变。平均肿瘤大小为4~6cm，报道的最大直径为38cm。肿瘤内罕见钙化、坏死和出血。

组织病理学：髓样脂肪瘤由成熟脂肪细胞和造血组织组成。偶见钙化或骨化生。

5. 定性诊断　大多数病例无内分泌功能，内分泌激素检查多为正常范围内。部分患者可合并肾上腺皮质肿瘤，可以产生肾上腺激素水平改变，因此肾上腺髓样脂肪瘤常规应行肾上腺相关激素检测。

6. 影像诊断　影像学是主要的诊断方法。

超声检查：超声像图可表现为两种形式，一种是肾上腺部位出现三角形高回声区，内部回声均匀细密，内部回声呈网格状；另一种是在肾上腺部位出现较大的高回声光团，肿瘤与肾周脂肪组织间常有完整包膜。超声中的高回声区与脂肪组织有关,若出现低回声则与骨髓组织有关,这两种成分的比例和分布的不同决定了声像图表现的差异。如瘤体内合并出血、坏死或钙化,则表现为混合回声。

CT 检查:敏感性高,定位准确,是最有意义的检查方法,可独立做出诊断,因此作为确诊的首选方法。CT 平扫多表现为肾上腺区类圆形肿块,肿瘤边界清晰,具有包膜。肿物以脂肪成分为主,CT 值一般低于 -30HU,常可低于 -100HU,是该肿瘤的 CT 特征之一。由于肿块内含有骨髓组织,其内部还可见多少不等的条索状或分隔状的略高密度软组织成分,CT 值 13~36HU。增强扫描可见肿瘤内部脂肪部分不强化,其余软组织部分可呈轻、中度强化。但有研究认为对于肾上腺髓样脂肪瘤,CT 增强会影响脂肪成分的显示,平扫 CT 即可明确诊断(图 6-5-1)。髓样脂肪瘤的脂肪成分和髓样成分比例并不恒定,也有以髓样成分为主,脂肪成分少的髓样脂肪瘤(图 6-5-2),因此仔细寻找肿瘤内部脂肪密度的区域对于肾上腺肿瘤的定性非常重要[7]。

MRI 检查:T1 加权表现为高信号伴少量条索状、团块状低信号,T2 加权上表现为低于或等于肝脏密度的信号强度。肿瘤中的髓样组织在 T1 加权像上为低信号,而在 T2 加权像上为中等信号。高脂肪信号特征及增强后无强化是诊断的关键。脂肪抑制 MRI 扫描可见脂肪区域的信号丢失,有助于确诊肾上腺髓样脂肪瘤[7]。当脂肪很少或病变并发出血、梗死或钙化时,可表现为斑点状低信号区,易误诊为肾上腺其他疾病,影像诊断困难。

7. 治疗 肾上腺髓样脂肪瘤大多数没有症状,并且很少发生出血的并发症,通常可选择保守治疗。对于有症状髓样脂肪瘤,应该行外科手术切除肿瘤,而对于无症状髓样脂肪瘤选择手术切除还是随诊观察取决于肿瘤的大小,部分学者认为肿瘤直径小于 4cm 的肿瘤可定期随访,大于 4cm 的建议行外科手术。部分学者将此标准定为 10cm,如果肿瘤直径小于 10cm 可以每 1~2 年复查腹部超声或者腹部 CT。对于肿瘤直径大于 10cm 者建议行外科手术,这主要是因为巨大髓样脂肪瘤可能会发生肿瘤出血而导致突发的腹痛、甚至休克[6]。

除肿瘤大小方面的考虑,如有以下表现,也应行手术治疗:①肿物较大,脂肪成分较少;②肿物伴有腹痛腹胀等症状;③肿物自发破裂出血;④肿物有恶性可能。

8. 随访 肾上腺髓样脂肪瘤预后良好,无恶变报道,亦无术后复发报道,故术后无需定期复查。如患者选择保守治疗,应每年复查超声或 CT 一次。在随访期间需复查肿瘤大小变化,如进行性增大则应考虑手术治疗。此外,随访期间如突发腹痛、休克等症状,需考虑肿瘤破裂出血可能,应急诊就诊、手术治疗。

(二)肾上腺神经鞘瘤

肾上腺神经鞘瘤是腹膜后神经鞘瘤的一种,具有神经鞘分化的特点。该肿瘤非常少见,多为良性,恶性神经鞘瘤极为罕见,但恶性程度高。肾上腺神经鞘瘤平均发病年龄 50 岁。女性发病率略高,男女发病率比为 1:1.8。左右侧发病率没有差别。肾上腺神经鞘瘤可能来源于肾上腺髓质的交感神经纤维,为无功能性肿瘤;也可能起自

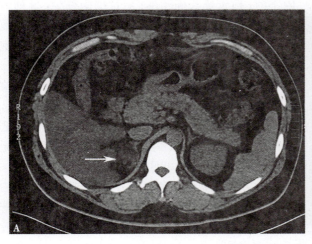
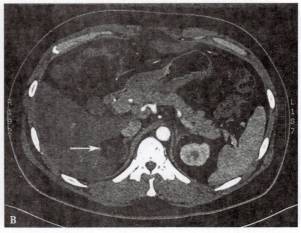

图 6-5-1　右肾上腺髓样脂肪瘤
A. 平扫可见类圆形肿块,其内可见脂肪密度和略高密度软组织成分;B. 增强后可见软组织部分轻度强化

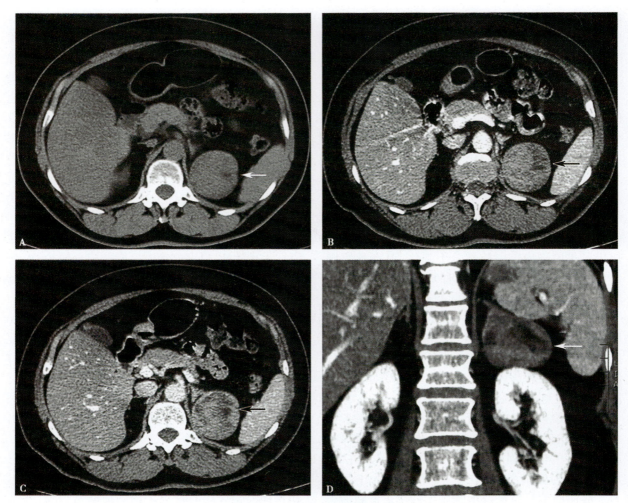

图 6-5-2　左肾上腺髓样脂肪瘤

A. CT 平扫见左肾上腺类圆形包块，密度不均，可见低密度区，CT 值 33HU，其内少许脂肪密度影，CT 值 -80HU；B. 增强后动脉期不规则强化 CT 值 48HU；C. 增强后实质期 CT 值 62HU；D. 冠状位肿物所见

腹膜后神经组织的肾上腺髓质支配神经，与肾上腺组织并无关联，称之为肾上腺旁神经鞘瘤[7,8]。

1. 临床表现　大多数患者无症状，少数患者可能有轻微腹部疼痛或不适。肾上腺神经鞘瘤多无内分泌功能，相关激素检测无异常。但也有报道儿茶酚胺水平升高者，故应常规行肾上腺激素功能检测。

2. 病理诊断　大体标本：肾上腺神经鞘瘤表现为一个界限清楚，包膜完整的圆形或分叶状实性肿块，剖面浅黄色到灰白色。有些肿瘤伴有囊性变。肿瘤大小 0.6～25cm。

组织病理学：肾上腺神经鞘瘤是起源于神经鞘膜的良性肿瘤。镜下观察细胞增生，肿瘤细胞呈长梭形，富含细胞的 Antoni A 区和细胞疏松、排列无序的 Antoni B 区交替相间，两种区域的比例变化不定。肿瘤若以致密区为主则称为 Antoni A 型，相反则称为 Antoni B 型。前者由密集的梭形细胞排列呈栅栏状或不完全的旋涡状，细胞界限不清，核长呈长椭圆形；后者细胞稀少，排列为稀疏的网格状结构或少数成行排列，易伴发黏液性变。肿瘤内后壁血管明显，可见轻度淋巴细胞浸润，亦可见退行性改变，如出血、血色素沉积、钙化、纤维化、囊性改变和透明化。免疫组化检查 S100 蛋白或 SOX10 蛋白弥漫性阳性表达[7,8]。

3. 影像诊断　超声：肾上腺区可见类圆形低回声包块，边界清楚，内部回声欠均匀，可伴有无回声区，彩色多普勒可见血流信号。

CT：肾上腺神经鞘瘤具有完整包膜，CT 平扫表现为肾上腺区圆形或类圆形肿物，呈均匀低密度，CT 值 20～30HU，可见斑点状钙化和囊性变，无浸润表现。增强 CT 可见肿物实性部分轻度至中等程度均匀强化，亦可出现延迟强化，呈缓慢渐进、轻中度强化模式，CT值增加20HU左右（图6-5-3）。肿瘤与周围组织界限清楚，较大时对周边脏器呈推移改变。

神经鞘瘤易于黏液变、囊变、坏死、出血，有研究认为囊变是腹膜后神经鞘瘤的特征性表现，对于神经鞘瘤的诊断有重要意义。有报导认为肿瘤内钙化是腹膜后神经鞘瘤的重要征象，一般表现为点状、斑驳、曲线样。纤维包膜是神经鞘瘤的一个重要影像特征，有无纤维包膜可以作为鉴别神经鞘瘤与腹膜后恶性肿瘤的重要征象。

MRI：平扫T1加权表现为均匀低信号，T2加权表现为不均匀高信号，常合并有囊变、坏死。T2加权不均匀高信号是由于肿瘤细胞分布区域的不同所引起，即A区肿瘤细胞密集，T2加权上呈高信号，B区由于肿瘤细胞稀疏，肿瘤内黏液丰富，T2加权上较A区信号更高。增强后病灶实性成分强化显著者较具特征，为病理上的Antoni A型。病灶强化不明显但未见囊变者为病理上的Antoni B型[7,8]。

4. 治疗　手术切除是最有效的治疗方法。手术方式可采用开放或腹腔镜肿瘤切除或肾上腺及肿瘤切除术。肾上腺神经鞘瘤虽然预后较好，但切除后仍有局部复发的可能，因此有必要进行长期的随访。恶性神经鞘瘤恶性程度高，即使行根治性切除，术后亦有较高的复发风险，必须进行长期随访。

四、肾上腺血液淋巴肿瘤

（一）原发性肾上腺淋巴瘤

肾上腺原发血液系统淋巴肿瘤仅限于淋巴瘤和浆细胞瘤。原发性肾上腺淋巴瘤（primary adrenal lymphoma，PAL）为一种代谢极度活跃、高度侵袭性的恶性肿瘤，其特点为肿瘤局限于肾上腺而无其他部位病灶，外周血或骨髓无同型细胞的白血病表现。

由于肾上腺内源性类固醇的分泌对淋巴细胞增殖有抑制作用，肾上腺原发性淋巴细胞疾病很罕见。肾上腺内并无淋巴组织，故该病的病因现仍不明，可能与机体免疫系统功能紊乱，EB病毒感染，p53和c-kit基因的缺失等情况有关。EB病毒明确与B细胞淋巴瘤和T细胞淋巴瘤相关。

1. 流行病学　原发性肾上腺淋巴瘤较为少见，仅占非霍奇金淋巴瘤的1%。自1961年Hayes等首次报道以来，英文文献报道不到200例，国内报道100余例。目前研究表明PAL多为老年患者，患病中位年龄为68岁。男性患者多见，男：女=2：1。单侧和双侧均可发生，双侧更为多见，约占75%。临床上单侧肾上腺受累的原发性肾上腺淋巴瘤患者，尸检发现对侧肾上腺亦有镜下侵犯。在某些情况下可以看到邻近的主动脉旁淋巴结受累，但明显小于原发性肾上腺肿块。

2. 临床表现　大多数病例表现为双侧或单侧的单发肿块。由于生长缓慢，症状隐匿，故发病时往往肿块体积较大。许多患者有B细胞淋巴瘤症状。患者可出现无诱因的较长病程的发热、盗汗、腰背部局部疼痛、疲劳、体重下降等。较为常见的体征包括皮肤黏膜过度色素沉着、肝脾肿大、浅表淋巴结肿大等。大约2/3的患者，尤其是双侧肿瘤患者，由于PAL破坏的肾上腺皮质超过90%而常伴有肾上腺功能不全的症状（Addison病），尤其是

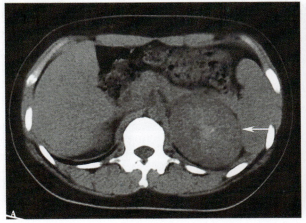 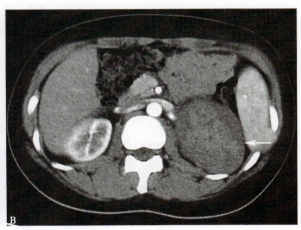

图6-5-3　左肾上腺神经鞘瘤

A. CT平扫示左肾上腺类圆形肿物，呈稍低密度，可见点状钙化；B. 增强后肿物轻度强化

T细胞型原发性肾上腺淋巴瘤。肿瘤的大小与是否出现肾上腺皮质功能不全无明显相关性。88%的患者血浆乳酸脱氢酶增高,双侧原发性肾上腺淋巴瘤患者乳酸脱氢酶增高的程度显著高于单侧原发性肾上腺淋巴瘤,有研究认为血浆乳酸脱氢酶可以作为原发性肾上腺淋巴瘤的标记物。肾上腺淋巴瘤多无内分泌功能,相关激素检测无异常。

3. 病理诊断 肿瘤大体表现为圆形、类圆形实性肿物,肿物较大时形态不规则,多无确切包膜,与肾上腺和周围组织界限不清。肿物剖面呈灰白或暗红色,切面呈鱼肉样,质软易碎;少见纤维间隔及钙化。

镜下可见B细胞或者T细胞淋巴瘤,但B细胞淋巴瘤为主。弥漫性大B细胞淋巴瘤是最常见的非霍奇金淋巴瘤,瘤细胞弥漫密集,大小较一致,核大,染色质呈颗粒状,肿瘤组织中间质成分相对较少,常见BCL6基因重排。浆细胞性淋巴瘤、Burkitt淋巴瘤以及低级别B细胞淋巴瘤偶见报道。T细胞淋巴瘤包括外周T细胞淋巴瘤和结外鼻型NK/T细胞淋巴瘤等。

4. 影像诊断

超声:大多数PAL在超声上表现为肾上腺区实性均质低或等回声团块。

CT:原发性肾上腺淋巴瘤以单一细胞为主,故在CT平扫时多呈不规则软组织密度肿块、密度均匀、边缘清晰,囊变、出血及钙化都非常少见。因瘤体间质成分相对较少,肿瘤细胞排列紧致,因而在CT平扫时常表现为等密度或稍低密度(低于同层面肌肉),高于一般的肾上腺皮质腺瘤,CT值30~40HU。CT增强扫描时可见肿物动脉期强化不明显,CT值40~50HU,静脉期轻到中度强化,延迟期持续强化,CT值60~80HU(图6-5-4),与肿瘤间质成分少、血供少有关。可伴有腹膜后淋巴结肿大。

有研究认为较大肿瘤可浸润生长,粘连或包绕区域血管、肾脏、肝脏、胰腺、脾脏等器官而不

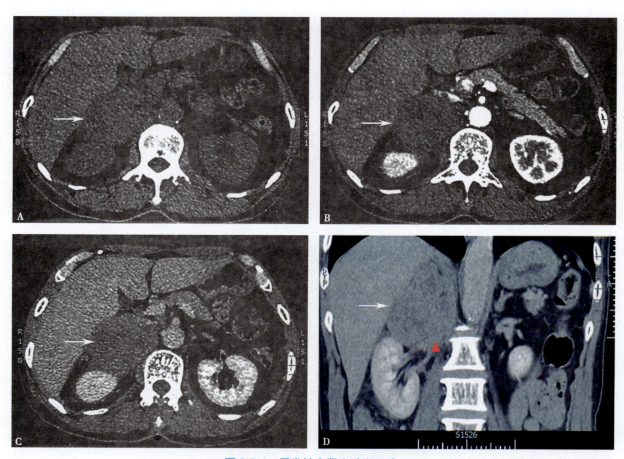

图6-5-4 原发性右肾上腺淋巴瘤

A. 右肾上腺略不规则软组织密度肿块、密度均匀,界限较清晰;B. 动脉期均匀轻度强化;C. 实质期进一步强化,轻中度强化;D. 髓质期肿物进一步强化,红色箭头显示与右肾动脉关系密切

造成其形态改变,比较有特征性,与肾上腺其他多数肿瘤明显占位征象及推移邻近脏器不同,可以作为 PAL 的一个影像学鉴别点。

MRI:T1 加权上呈稍低信号,低于大多数肾上腺皮质腺瘤,T2 加权上表现为稍高不均匀信号,内可见线条状略高信号,DWI 为明显高信号。MRI 增强检查提示轻到中度强化。

^{18}F-FDG PET/CT:^{18}F-FDG PET/CT 对于 PAL 的累及情况进行更精确的评估,对于 PAL 分期、监督和评价治疗反应必不可少。

5. 治疗 对于原发性肾上腺淋巴瘤的治疗现无指南可循,目前采用的治疗方案包括手术治疗、联合化疗、手术后化疗或者放疗、自体骨髓移植等。病理检查和免疫组化对原发性肾上腺淋巴瘤诊断及分类具有决定性意义,因此对于疑诊原发性肾上腺淋巴瘤者,应考虑行超声或 CT 引导下细针穿刺活检,可为早期诊断以及制定治疗方案提供可靠依据。

单纯手术常难以完全切除或达到根治,因此手术多为探查性质,可明确病理,同时也可以起到减轻肿瘤负荷的作用。有研究认为对于肿瘤较大的患者,手术切除肿瘤后再进行化疗,可能效果更好。常用化疗方案为 CHOP 方案,一般为 6 个周期。单克隆抗体立妥昔(美罗华)联合 CHOP(R-CHOP 方案)对老年弥漫大 B 细胞瘤患者,疗效优于 CHOP 方案。在化疗过程中需密切关注是否出现肾上腺皮质功能不全表现,尤其是术前存在肾上腺皮质功能不全者,应及时补充皮质激素,以避免发生不良后果。单纯放疗对原发性肾上腺淋巴瘤的疗效不确切,且容易造成肾脏功能损伤。

CHOP 化疗方案是治疗非霍奇金淋巴瘤的经典方案,C 指的是环磷酰胺,750mg/m²,静注,第一天;H 指的是阿霉素,50mg/m²,静注,第一天;O 指的是长春新碱,1.4mg/m²,静注,第一天;P 指的是泼尼松,100mg/m²,每日口服,第一至五天。每 21 天为一周期。

6. 随访 预后取决于血液淋巴肿瘤的恶性程度。部分报道原发性肾上腺淋巴瘤患者的预后较差,文献报道该病最短生存期为术后 3 周,一般于诊断后 10 个月内死亡,也有行姑息切除术后辅助放疗生存期达 8 年的报道。

(二)肾上腺浆细胞瘤

髓外浆细胞瘤是一种罕见的恶性浆细胞肿瘤,约占所有浆细胞恶性肿瘤的 3%。80% 的髓外浆细胞瘤位于头颈部,尤其是上呼吸道,其次为消化道,其他部位包括膀胱、中枢神经系统、甲状腺、乳腺等。肾上腺浆细胞瘤极其罕见,文献报道仅 9 例,均为个案报道。发病年龄 26~77 岁,以 50~60 岁常见,男女性别比 =3∶1,双侧发病占 1/3。肾上腺浆细胞瘤病因不清,可能与反复创伤诱发的浆细胞增殖乃至克隆浸润有关[11,12]。

1. 临床表现 肾上腺浆细胞瘤临床症状缺乏特异性,可表现为无症状,或间歇性或持续性腹痛、背痛等,多可耐受。血浆免疫球蛋白水平升高,IgM 及 IgA 正常,尿本周蛋白阴性。

2. 病理诊断 肿瘤大小 3.5~10cm 不等,表面粗糙呈黑黄色,可侵及周围脂肪,剖面无出血及坏死。镜下可见典型的浆细胞,胞核呈轮辐状,核仁呈偏心性,可见血管浸润。高倍镜下偶见双核仁或多个核仁以及 1~2 个核分裂象。免疫组织化学染色 CD45 阳性,表达 κ 光带。

3. 影像诊断 影像学检查无特异性表现,因而无法通过影像学检查确诊。超声提示肾上腺区低回声肿物,圆形或卵圆形,界限清楚。CT 可见肾上腺区圆形或卵圆形软组织密度影,增强后无明显强化。MRI 可见肾上腺区均匀或不均匀 T1、T2 加权信号,增强后呈不均匀强化。细针穿刺活检可术前确诊。最终确诊需手术切除肿瘤标本进行病理分析。

4. 治疗 尚无统一治疗方案,单纯手术治疗、手术治疗联合化疗或放疗以及化疗联合骨髓干移植等均有报道。病变局限者可完整切除,因而手术治疗可能更合适。手术可采用腹腔镜肾上腺及肿瘤切除术。单侧肾上腺浆细胞瘤者术后可辅助放疗。双侧者可仅选择双侧肾上腺及肿瘤切除。当出现术后局部复发时再行局部放疗。化疗不如手术及放疗有效,但可以作为二线治疗手段。目前报道最长随访时间 6 年仍健在[11,12]。

当肾上腺浆细胞瘤病理明确后,还应该进行全身检查如血清电泳、尿本周氏蛋白检测、骨髓穿刺活检以及骨骼检查等以除外多发骨髓瘤。

五、肾上腺继发性肿瘤(转移癌和直接侵犯)

肾上腺继发性肿瘤为来源于肾上腺外的肿瘤转移或直接浸润、播散至肾上腺的肿瘤。肾上腺是继肺、肝和骨之后的第四个最常发生肿瘤播散的部位。原发癌引发肾上腺转移癌的机理尚不清楚，其途径主要为血行播散，也可经淋巴转移或直接蔓延。肿瘤转移至肾上腺者多为单侧，左右侧无明显差异，但在肾癌转移至肾上腺者，左侧多于右侧，可能与癌栓由左肾静脉逆向进入左肾上腺静脉有关。

1. 流行病学 肾上腺转移癌占肾上腺肿瘤的2.6%，其发生频率随年龄的增长而增加，最常见的诊断年龄在60～80岁。肾上腺的继发性肿瘤较原发性肿瘤更常见。在尸检资料中，因癌死亡的患者中27%发生肾上腺转移，最常见的原发部位为乳腺、肺、肾、胃、胰腺、卵巢和结肠。25%的肺癌和黑色素瘤患者发生肾上腺转移。甲状腺髓样癌、前列腺癌、宫颈癌、基底细胞癌、胆管癌、尿路上皮癌、鳞状细胞癌、精原细胞瘤、胸腺瘤、慢性髓性白血病和其他恶性肿瘤均可发生肾上腺转移。既往患有恶性肿瘤病史患者，约50%新发肾上腺肿瘤为转移灶。转移灶的平均直径为2cm。双侧转移者约占50%。霍奇金或非霍奇金淋巴瘤双侧累及者占10%～12%。其他转移至肾上腺的恶性病变包括肉瘤如血管肉瘤和Kaposi肉瘤，常发生于获得性免疫缺陷综合征的基础上。罕见的平滑肌肉瘤和恶性外周神经鞘肿瘤也可转移至肾上腺[13,14]。

2. 临床表现 大多数肾上腺转移癌并无症状，多为体检时偶然发现或影像学评价恶性肿瘤是否扩散以及术后随访中发现。因此，在发现无功能性肾上腺占位尤其是双侧肾上腺占位时，应积极了解有无其他部位肿瘤存在，以排除肾上腺转移癌的可能。肾上腺转移癌者除少数因双侧转移导致肾上腺功能低下外，大部分无特异性临床症状，内分泌检查无异常。

肾上腺组织破坏者可表现出肾上腺皮质功能不全，但是非常罕见。一些报告提示，在肿物较大（>4cm）的双侧疾病需要检测是否伴有肾上腺功能不全。晚期恶性肿瘤患者在缺乏肾上腺功能不全的生化证据的情况下，可能表现出Addison病的症状（恶心、呕吐、疲劳、体重减轻等）。最常引起肾上腺皮质不足的肿瘤为转移性肺癌和乳腺癌。肾细胞癌、胃、结肠、胰腺和移行细胞癌很少引起上述变化。产生ACTH的神经内分泌癌转移可导致邻近肾上腺皮质增生和皮质醇过度生成的表现。

3. 病理诊断 大体标本：与原发性肾上腺皮质肿瘤呈细腻黄色或黄褐色组织不同，转移瘤的大体外观取决于原发病变的肿瘤类型。通常伴有灰白色的坏死区，尤为较大的转移灶。假若病变为深棕色至黑色，应考虑恶性黑色素瘤或出血。但个别的肿瘤如肾细胞癌可见典型原发性肾上腺皮质腺瘤的黄色。来自淋巴瘤、白血病和间叶性肿瘤如平滑肌肉瘤和血管肉瘤的继发病灶可能出现与原发性肿瘤相关的特征性表现。

组织病理学：HE切片需与肾上腺皮质肿瘤鉴别。然而，有些肿瘤如肾细胞癌、肺大细胞内分泌类型癌和肝细胞癌甚至恶性黑色素瘤的转移灶在肾上腺穿刺活检时难于鉴别。免疫组化染色非常有助于区别肾上腺皮质肿瘤和转移癌。肾上腺皮质肿瘤通常类固醇转录因子Ad4BP/SF1、抑制素α、钙网膜蛋白、黑色素A阳性，而CK阳性率不等。SF1可能是本病诊断中最有价值的标志物。肾上腺皮质肿瘤通常细胞角蛋白阴性。肾上腺皮质肿瘤和转移性神经内分泌肿瘤或嗜铬细胞瘤很难区别。在肾上腺皮质肿瘤中Syn-突触素为阳性，而嗜铬粒蛋白A或CD56通常是阴性的。其他对鉴别诊断有帮助的免疫标记有：TTF-1、CK7、肺癌表面蛋白、HEPPAR-1、多克隆CEA、AFP和肝癌白蛋白、CD10和肾细胞癌的NCL-RCC。黑色素瘤应用S-100蛋白、酪氨酸酶、HMB-45、vimentin和Melan-A容易诊断[13~15]。

4. 影像诊断 超声：肾上腺区低回声肿物，其内回声可不均匀，可见血流显示。

首选的影像学检查方法为CT，显示受累腺体常为圆形至卵圆形肿块，可为光滑和分叶状，界限清楚、密度较均匀，并且通常不伴有大的坏死区域。转移性疾病缺乏大量的脂质，可以与典型的肾上腺皮质腺瘤相区分。转移性病变在CT平扫中CT值多大于10HU，并且在肾上腺增强CT中出现强化效应，中心可见钙化、出血和坏死（图6-5-5）。但需注意肾细胞癌和肝细胞癌转移灶的增强CT表现可以类似肾上腺皮质腺瘤。CT是鉴别良性病变（腺瘤）和癌患者转移灶的首要选择，如果CT检查不能明确诊断，也可应用MRI和核素成像检查。

MRI中，肾上腺转移瘤T2加权（有时为T1加权）常有异质性信号。如果肿瘤内有出血，T1和T2加权图像常有高信号。某些原发性病变和特殊的转移性病变的影像学可很难诊断。

若影像学检查不能确诊，可进行肾上腺活检，但是可发生如出血或感染的并发症。有报道^{18}F-FDG PET/CT具有较高的诊断价值。^{18}F-FDG

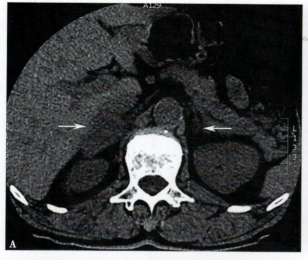
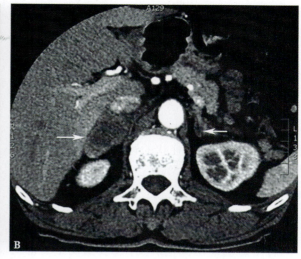
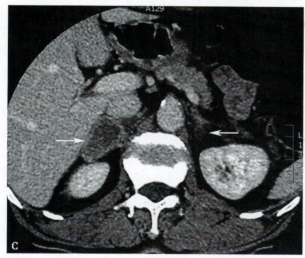

图 6-5-5 双侧肾上腺转移癌（原发癌为肺癌）
A．CT 平扫示右肾上腺卵圆形、欠规则肿物，界限尚清，左肾上腺内侧支椭圆形肿物，密度均匀，边界清楚；B．动脉期右侧肾上腺肿物可见周边强化效应，中心弱强化，左侧肾上腺肿物轻度强化；C．髓质期右侧肿物周边持续强化，中心弱强化，左侧轻度强化

PET/CT 对非小细胞肺癌肾上腺转移具有较高的敏感性和特异性。超声内镜检查结合细针穿刺有助于诊断。

5. 治疗 原发性肿瘤患者出现肾上腺转移性病变即标志肿瘤进入晚期。原发病灶对于肾上腺转移癌的治疗具有决定性影响。肾癌肾上腺转移通常可早期发生，并可能通过影像学检查发现，因此有治愈性切除的可能。肾癌双侧或单侧肾上腺转移患者建议手术切除。但是应当注意，在一些小系列报告中，有功能的肾上腺肿瘤在有和无肾上腺外恶性肿瘤史的患者中发生率没有差异。并且有色素沉着的嗜铬细胞瘤被误诊为转移性黑色素瘤的报道。因此对一些患者的手术应该慎重。抗血管靶向药物的应用可能改变肾上腺转移灶切除的作用。对于肾上腺转移灶的切除缺乏前瞻性研究。手术适应证为患者一般状况好，能耐受手术、原发癌得到控制、肾上腺单一部位转移。

手术方式多采用单纯肾上腺及肿瘤切除。肿瘤体积较大时宜作经腹部切口，以避免重要脏器的损伤，对体积小的肿瘤可采用腰部切口或腹腔镜手术。受累肾上腺的区域淋巴结清除手术病死率高，除非肾上腺转移灶向外生长累及周围组织脏器，一般不采用此术式。

基于原发肿瘤类型的全身治疗一直是治疗的首选。非泌尿系统肿瘤肾上腺转移灶的治疗需要多学科联合治疗。在非小细胞肺癌患者中，肾上腺转移最常见于全身转移，罕见孤立的肾上腺转移。

6. 预后 肾上腺转移癌的预后与原发肿瘤的类型、转移的范围和时间等有关。原发灶切除后间隔较久时间出现肾上腺转移灶患者的预后好于和原发灶同时被发现的患者，但是最新的荟萃分析发现两组的 5 年生存率是一样的。在转移性黑色素瘤的患者中，肾上腺切除被认为与原发肿瘤的长期存活甚至罕见的肿瘤消退有关。然而，这类数据仅限于描述高度选择的患者群体的回顾性报告。尽管肾上腺转移时其原发肿瘤分期会上调至更高的级别，但患者可因切除肾上腺转移灶而改善长期预后。肾上腺转移癌切除后 5 年生存率为 25%～40%。肺癌、肾细胞癌和恶性黑色素瘤的肾上腺转移灶切除后 5 年或超过 5 年的存活比较常见。然而，大多数最近的资料显示，切除后平均存活 8 个月，有症状的肾上腺转移性病变的患者 5 年存活率仅为 5%。

第二节　肾上腺髓质其他病变

肾上腺髓质的其他病变，主要指发生于肾上腺髓质的成神经细胞肿瘤。成神经细胞肿瘤是神经嵴来源的所有类型的周围成神经细胞肿瘤的总称。好发于肾上腺髓质及腹膜后交感神经节，少见于纵隔、脊髓、肺及胃肠道等部位，小儿多见，成人罕见。国际成神经细胞肿瘤病理学分类（the international neuroblastoma pathology classification, INPC）将周围成神经细胞肿瘤分为四类：成神经细胞瘤（neuroblastoma, NB，施万少基质型），混合性节细胞神经母细胞瘤（施万基质丰富型）（Ganglioneuroblastoma, intermixed, GNBi），结节性节细胞神经母细胞瘤（施万少基质型和基质丰富型混合存在）（ganglioneuroblastoma, nodular, GNBg），神经节细胞瘤（施万基质占优势的）（ganglioneuroma, GN）[16]。

神经节细胞瘤为良性肿瘤。成神经细胞瘤为高度恶性肿瘤。在成神经细胞瘤分化中出现有节细胞分化者称为节细胞神经母细胞瘤，介于两者之间，属于低度恶性肿瘤。成神经细胞瘤、节细胞神经母细胞瘤和神经节细胞瘤之间组织病理学具有明显区别。

大约有 1%～2% 的患者有家族性成神经细胞瘤，这种情况具有常染色体显性遗传模式。具有遗传因素的成神经细胞瘤的患者（平均 9 个月）与散发病例患者相比诊断年龄更早（平均 17.3 个月），其中至少有 20% 的患者出现双侧肾上腺或者单侧多灶性原发病灶。

一、成神经细胞瘤

肾上腺成神经细胞瘤（adrenal neuroblastoma, ANB），亦称肾上腺神经母细胞瘤，常见于儿童，成人极其罕见。ANB 源自肾上腺髓质，多为散发病例，极少为家族性或与遗传性综合征相关。多为单侧发病，双侧发生者不论同时发生还是相继发生都极其罕见。成人 ANB 的生物学行为迥异于婴儿和儿童，具有特殊的临床特征。成人 ANB 就诊时多为进展期，侵袭性或惰性，但预后差，最终生存率不足 5%。ANB 转移途径为血行转移，常见转移部位为骨、骨髓、肺、胸膜、脑、乳腺和肝脏，也可发生淋巴结转移。

1. **临床表现**　ANB 患者临床表现缺乏特异性，由原发性肿瘤引起的临床症状可表现为腹部肿块，伴腹痛腹胀或腹部不适，由纵隔肿块引起的呼吸困难以及由椎旁肿瘤延伸到椎管内引起的神经症状。转移可引起淋巴结肿大，肝肿大，骨痛和浣熊眼（与眼睛周围淤伤和肿胀相关的眼球突出症），罕见转移至肺和脑。当中枢神经系统受累时，通常表现出沿着脑神经的弥漫性扩散。肿瘤转移压迫还可引起相应症状全身骨关节痛、四肢痛以及发现转移性痛性包块，以上症状可单独出现或与其他症状伴随出现。全身性症状表现为消瘦、食欲缺乏、乏力、面色苍白等。因肿瘤分泌儿茶酚胺可出现高血压、多汗、潮红以及心动过速等。骨髓转移可误认为白血病。若肿瘤分泌血管肠肽则可诱发慢性腹泻。

ANB 还有副肿瘤综合征报道，主要包括：①由肿瘤分泌血管活性肠肽引起的水样腹泻，低钾血症，胃酸缺乏症（WDHA 综合征，也称为 Verner-Morrison 综合征）；② Horner 综合征（瞳孔缩小，眼睑下垂以及与颈部和胸部肿瘤相关的无汗症）；③眼阵挛 - 肌阵挛 - 共济失调综合征（可能通过自身免疫机制引起跳舞的眼睛和急性小脑共济失调）；④由于肿瘤分泌儿茶酚胺或者压迫肾动脉引起的高血压。有关 PHOX2B 组成型突变的罕见病例也被报道，患有此类病例的患者存在先天性中枢肺换气不足和先天性巨结肠疾病。

与同样源自肾上腺髓质的嗜铬细胞瘤相比，ANB 细胞的储存颗粒少，组织内的儿茶酚胺水平低。仅有 40%～57% 成人 ANB 患者尿液中的儿茶酚胺水平升高，而儿童出现升高的比例高达 95%。疑诊 ANB 者有必要检测血、尿儿茶酚胺及其代谢产物（包括中间代谢产物甲氧基肾上腺素和甲氧基去甲肾上腺素，终末代谢产物香草扁桃酸和高香草酸）。

2. **病理诊断**

（1）大体表现：ANB 通常较大，质较软，呈灰色，界限相对清楚，出血、坏死和钙化常见，出血多时类似血肿，不足10%的病例出现多灶性改变。病理学特点为结节状，切面呈灰白色髓样组织，有假包膜覆盖。

成神经细胞瘤（施万少基质型）是由成神经细胞构成的肿瘤，薄的纤维血管基质隔膜将成神经细胞划分为组或巢，隔膜不限制施万细胞的扩散。ANB的细胞形态学特点为细胞小而规则、核圆形、深染、略大于淋巴细胞、胞质少、胞质边界不清，1/3的病例可见Homer Wright菊团样结构形成，其特点为肿瘤细胞聚积在充满纤维性物质的中央区周围，没有血管[17,18]。

成神经细胞瘤可分为三种亚型：未分化的、低分化、分化的。

（2）免疫表型：肿瘤细胞对于神经元标记物呈现是否阳性的判定比较困难，如突触素、嗜铬粒蛋白、PGP9.5、CD56和NFP。肿瘤细胞对神经嵴标志物如酪氨酸羟化酶，PHOX2B以及成神经细胞瘤标志物NB84也是阳性的。在大多数MYCN扩增的肿瘤中，成神经细胞表达MYCN蛋白。成熟的施万细胞在混合性节细胞神经母细胞瘤亚型和神经节细胞瘤中是S100阳性的。在一些成神经细胞瘤中，S100可能染色纤维血管间隔中假的施万细胞（施万幼稚细胞）。

（3）基因改变

• DNA含量：肿瘤表现为全染色体拷贝数增加而没有结构异常（超二倍体肿瘤）者通常预后良好。超二倍体可能是由于有丝分裂期间染色体分离失败造成的。与此相反，位于二倍体范围内的肿瘤与不良临床结果有关。

• 节段性染色体丢失/增多和突变：具有节段性染色体拷贝数变化（缺失或增加）和体细胞突变的肿瘤与没有这些改变的肿瘤相比，具有更高的复发风险[17,18]。①染色体缺失：据报道，在25%～35%的病例中，染色体1p的杂合性缺失（LOH）。35%～45%的病例中存在染色体11q的LOH。11q23是最常见的缺失位点；②染色体增加：17q三体综合征可能是成神经细胞瘤中最常见的遗传异常，并且已在大约60%的病例中检测到。虽然染色体增加可以独立发生，但它经常作为染色体1和17之间不平衡易位的一部分发生；③MYCN扩增：MYCN癌基因位于染色体2p24.3，被认为是成神经细胞瘤中一种主要的致癌驱动因子。最近有报道称，MYCN的增强增加了LIN28B的表达，从而有助于成神经细胞瘤的发生。在所有成神经细胞瘤病例中，MYCN扩增约占20%～25%；④ALK突变和扩增：大约6%～10%的散发性成神经细胞瘤携带体细胞ALK激活突变，另外3%～4%有ALK扩增；⑤ATRX突变：18个月12岁患有4期疾病的患者中，17%的患者发生ATRX突变，年龄＞12岁的患者中，44%的患者发生ATRX突变，ATRX突变的患者预后很差。

3. 影像诊断

超声：超声可见肾上腺区实质性肿物，直径可达8～10cm，多分叶状，内部可伴有钙化、出血及坏死，导致回声不均匀。肿瘤周边和内部血流信号丰富，肿物可推挤、浸润周围脏器，如肾脏上极等，可使下腔静脉或主动脉等移位、管腔变窄。

CT：CT平扫可见肾上腺区分叶状、不规则低密度肿物，直径通常较大，界限不清，肿瘤内部密度不均，肿物可侵犯肾脏、肾门；增强后动脉期病灶轻度强化，静脉期病灶明显强化，肿瘤内部密度不均更加明显。肿瘤不规则、界限不清楚、低密度合并钙化、渐进性强化为其特征。可见跨中线的淋巴结增大。

MRI：平扫信号不均匀，T1加权为低信号，与肝实质信号相近，T2为明显高信号，类似嗜铬细胞瘤，可伴有囊性变和坏死而表现为混杂信号，合并钙化则表现为T2高信号内混杂粗大线条状低信号影。MRI的特征是T2高信号的肿瘤中可见到低信号的网格状影，有研究认为是由神经纤维和神经节细胞构成。肿瘤内神经纤维含量的多少对肿瘤T2加权信号有一定影响，含神经纤维较多的肿瘤T2加权信号略低，网格较多也较粗大。增强扫描后病变明显不均匀强化。肿块常包绕腹主动脉、下腔静脉或肾静脉。可见跨越中线的淋巴结增大[19,20]。

功能显像：[123]碘-MIBG能够检测对儿茶酚胺的摄取，是诊断ANB功能状态的首选检查，敏感性为83%～100%，特异性为95%～100%。[131]碘-MIBG可作为二线替代检查方法，敏感性为61%～90%，特异性为95%～100%。由于90%的ANB能够摄取MIBG，故对于疑诊ANB者应常规进行上述两种检查。

[99]锝-MDP骨显像是非特异性检查，但可用于评估ANB是否合并骨转移。

4. 治疗 虽然成人ANB一般呈惰性过程，但其恶性程度高，最终预后差，因此成人ANB患者需采用综合治疗，包括术前化疗、手术治疗、术后免疫治疗、术后化疗、术后放疗等。国际成神经细胞瘤危险度分级协作组共识推荐在肿瘤分期（预后与随访）、诊断时年龄、病理以及基因表达异常的基础上评估预后和制定治疗方案。

手术治疗的原则是尽可能切除可见病灶，避免肿瘤细胞播散，同时还应进行淋巴结清扫。对于体积较小的 ANB，可采用腹腔镜手术切除肾上腺及肿瘤，有报道采用该术式治疗 ANB，术后随访 2.5 年未见复发。但对于体积较大的肿瘤仍建议开放手术切除。

术前常规应行腹部增强 CT、血常规、24 小时尿儿茶酚胺及其代谢产物测定、血 LDH 等检查以作定位、定性诊断，评估患者的营养状态和手术耐力，行全身骨扫描、胸片或肺 CT 了解有无远处转移，必要时行骨穿等，以便进行准确的分期、判断预后，并初步制定治疗方案。目前，国际上对成人 NB 的分期主要参照儿童 NB 的分期标准[国际成神经细胞瘤分期（INSS）]。最终确诊仍需靠肿瘤切除标本或远处转移的活组织（如骨髓、淋巴结等）的病理检查。

术中完整切除肿瘤联合术后化疗可能对提高生存期有所帮助。化疗是成人 NB 综合治疗的重要手段，NB 患者的化疗方案药物主要有环磷酰胺、多柔比星、鬼臼毒素以及顺铂、卡铂等铂类药物，最常用的化疗方案为 CAV 方案。高危 ANB 接受骨髓移植也是有效的治疗方法。

成人 NB 术后放疗疗效的报道罕见，但多项关于儿童和青少年 NB 患者的研究表明术后辅以放疗有助于改善预后，预防高危 ANB 术后局部复发。有报道 ANB 患者行肾上腺及肿瘤切除术后给与总剂量为 5 600cGy 放疗，术后 9 个月肿瘤控制良好，但仍需观察长期效果。有报道对 1 例成人 ANB 患者在术后采用白介素-2、干扰素 α 免疫治疗及化疗等综合治疗，随访 1 年未见复发。

5. 预后与随访　目前主要的预后评价指标包括临床分期、发病年龄、病理学分类、生物化学指标、DNA 指数、MYCN 状态、MYC 家族蛋白的增强表达和染色体缺失与获得等。多项研究表明 MYCN、染色体 1p、CD44、Trk-A、NSE、LDH、ferritin 及 MDR 等指标具有潜在的预后判断价值，有可能作为 NB 的肿瘤标志物用于该肿瘤的筛查、诊断、预后判断和临床随访，特别是染色体 1p 异质体的缺失等被认为与总体生存率及无病生存率相关。ANB 的 MYCN 原癌基因扩增率下降，与预后不良相关。此外，Ki-67 的表达也对预后具有统计学意义，还有学者发现 NSE 表达升高见于进展期病变，预后较差。联合应用上述预后评价指标可能对预测患者转归具有指导意义。但是由 ANB 发病率低，目前缺乏大规模前瞻性的临床研究，目前还不能明确何种肿瘤标记物对预后判断最有价值，也无法应用于临床以判断早期复发，定期复诊并行影像学检查是随访的主要手段。

二、肾上腺神经节成神经细胞瘤

神经节成神经细胞瘤（GNB）罕见于成人，是成神经细胞肿瘤的一个亚型，最常见的发病部位为肾上腺（35%），也可见于腹膜后（30%～35%）、后纵隔（20%）、以及头颈部（1%～5%）和盆腔（2%～3%）。文献报道成人肾上腺 GNB 仅 15 例，一项包括 1 111 例肾上腺偶发瘤患者中，GNB 仅占 1 例。大多数为男性，平均发病年龄 39 岁（21～67 岁）。大多数为散发病例，少数具有家族史。左侧多于右侧，亦可双侧发病。GNB 生长隐匿，故发病时大多体积较大，平均在 10.4cm。肾上腺 GNB 是一种恶性肿瘤，但恶性程度低于成神经细胞瘤[21]。

1. 临床表现　肾上腺神经节成神经细胞瘤缺乏特异性临床症状，由于肿瘤增大或转移可产生压迫症状如腹痛腹胀等。少部分患者可检测出儿茶酚胺水平升高。

2. 病理诊断　肾上腺神经节成神经细胞瘤灰白色，分叶状，不规则，可取代整个肾上腺，可伴有出血、坏死。

神经节成神经细胞瘤可以分为混合性神经节成神经细胞瘤（施万基质丰富型）和节性神经节成神经细胞瘤（施万少基质型和基质丰富型混合存在）两种类型。混合性神经节成神经细胞瘤（施万基质丰富型）是在神经纤维网的背景中，由成神经细胞微小巢组成的肿瘤，神经纤维网在神经节细胞瘤组织中混合或者随机分布。这些肿瘤细胞巢是由处于不同分化阶段的成神经细胞混合而成，分化的成神经细胞占主要部分。混合性神经节成神经细胞瘤即指超过 50% 的肿瘤组织显示出神经节细胞瘤的外观，神经节细胞嵌入丰富的施万基质中[22]。

神经节成神经细胞瘤（施万少基质型和基质丰富型混合存在）的特征是存在一个或者多个明

显的出血和(或)坏死成神经细胞结节(匮乏基质)与混合性节细胞神经母细胞瘤亚型(富含基质)或者神经节细胞瘤(基质占主要部分)共存。

3. 影像诊断

超声：肾上腺区实性或囊实性肿物，直径可达10cm以上，回声均匀或不均。

CT：肾上腺GNB的CT表现差异较大，可以为密度均匀或不均实性肿物，也可表现为囊性肿物伴细的条带，与神经节细胞的数量、分化程度及与未成熟成分之间的构成有关。肿瘤体积巨大，CT值20~40HU，可见中心钙化，可见浸润性生长。增强后可见肿物随时间进行性强化，至静脉期时达到中等强化。肿物可包绕肾脏、肾门、主动脉或腔静脉等大血管[23]。

MRI：T1加权信号不均，相对低信号；T2加权信号不均，相对高信号。部分病例病灶中心可呈液性信号。T加权还可显示转移征象，表现为高信号区域。肾上腺GNB的信号强度与NB类似，动态MRI扫描可见明显的早期强化，而肾上腺神经节细胞瘤则出现较迟，可以作为鉴别点[23]。

4. 治疗

肾上腺GNB可视为恶性肿瘤，其治疗可参考肾上腺NB。对于风险非常低的GNB患者可仅行根治性手术治疗，术后定期复查。对于局部进展、手术风险较大者，应给与术前新辅助化疗以便缩小肿瘤，有利于肿瘤的完整切除，避免术中损伤其他腹腔脏器，减少术中并发症的发生风险。约半数肾上腺GNB患者可出现淋巴结、肝脏和骨髓转移，但转移与肿瘤大小和组织学亚型并无相关性。有报道大多数肾上腺GNB在单纯手术切除肿瘤后，在长达20.9个月的随访中并未发生复发。有研究认为在根治性手术明确病理组织学后，完善全身CT和MIBG扫描以除外转移。对于病理明确为GNB者术后仍应进一步行辅助化疗或放疗。目前还缺少更长期的随访数据，也无明确随访策略。积极的随访策略包括术后每3个月复查胸腹部CT[22~24]。

三、肾上腺神经节细胞瘤

肾上腺神经节细胞瘤(adrenal ganglioneuroma, AGN)是一种临床较少见的无功能性良性肿瘤，起源于肾上腺髓质，占后腹膜GN的20%~30%。AGN可发生在儿童至成人的任何年龄，多见于60岁以前，男女无性别差异。文献报道右侧发病多于左侧。

1. 临床表现

肾上腺神经节细胞瘤生长缓慢，多无明显临床症状。若肿瘤巨大可产生相应压迫症状，如腹部不适等。肾上腺神经节细胞瘤多为无功能肿瘤，一般不分泌肾上腺激素，无皮质醇增多症及醛固酮分泌过多导致电解质紊乱等症状。部分肿瘤神经节细胞或存在神经内分泌功能，可分泌少量儿茶酚胺、血管活性肠肽等激素。少数患者偶尔存在腹泻、多汗、高血压等症状，但多不典型。

2. 病理诊断

肿瘤具有完整的纤维包膜，表面光滑，呈圆形或类圆形，较大病灶可呈分叶状，切面呈灰黄半透明状或胶冻状，或灰白鱼肉样，质地均匀，质韧，可见出血及囊性变。

肾上腺神经节细胞瘤由成熟的神经节细胞、施万细胞和神经纤维细胞构成，神经节细胞多数分化良好，细胞呈多角形，神经纤维增生成束，呈编织状或波浪状。包括正在成熟和已成熟的两种亚型。正在成熟的神经节细胞瘤亚型同时具有正在成熟和已成熟的神经节细胞。然而，已成熟的神经节细胞瘤亚型在施万基质中仅具有成熟的神经节细胞。镜下表现为成束的施万细胞，纵行或横行排列，施万细胞之间可见点状、簇状形式散在分布的相对成熟的节神经细胞。神经节细胞质丰富，核仁明显，无核分裂；神经节细胞内有时可见色素沉着，可能是儿茶酚胺自身氧化形成类似黑色素样产物神经黑色素。肿瘤细胞排列疏松，间质见大量黏液基质及散在节细胞和施万细胞，瘤内可见毛细血管，部分肿瘤内见散在钙化。免疫组化vimentin、S100表达阳性、Bcl-2、CD9散在阳性，Ki-67表达呈低增殖指数[25,26]。

3. 影像诊断

超声：多为定位作用，提示肾上腺低回声或中等回声肿块，回声均匀，合并钙化可有斑点状强回声伴声影，彩色多普勒显示肿瘤内无彩色血流信号。

CT：表现为患侧肾上腺圆形或类圆形肿物，亦可呈分叶改变，边界清楚，有或无包膜，密度均匀，平扫CT值25HU左右，低于肌肉组织，较大的肿瘤可显示出一定非均质性，可有钙化，肿瘤常与周围组织粘连。增强后肿瘤呈轻度到中度均匀或不均匀强化，CT值常小于40HU，且CT值增加幅度一般小于20HU。部分肿瘤可呈轻、中度不均匀延迟渐进强化(图6-5-6)。

神经节细胞瘤强化程度弱，峰值出现时间很

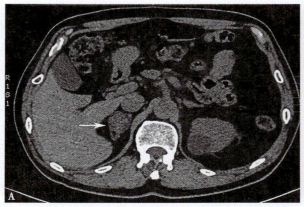 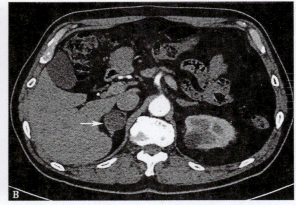

图 6-5-6 右肾上腺节细胞瘤
A. CT 平扫示右肾上腺类圆形肿物，均匀低密度；B. 增强后轻度强化

晚，常规动态增强动脉期和静脉期图像中肿瘤强化难以辨认；除了钙化，神经节细胞瘤即使体积很大时也罕见囊变、坏死和出血。肾上腺神经节细胞瘤钙化可位于病灶中心和周边，肿瘤出现钙化率约 10%~25%，亦有报道高达 42%~60%，钙化形态与肿瘤的良恶性有关，散在点状、沙粒状或针尖样为良性特征，而粗大条状或不定形倾向恶性。

神经节细胞瘤肿瘤中血管细小、存在大量黏液样基质，因此增强扫描导致对比剂吸收延迟，可导致对比剂蓄积现象。有研究认为动态增强扫描病灶呈轻度至中度渐进式延迟强化，动脉期强化较低类似囊性肿瘤，表现出"假囊性征"，可作为该肿瘤的重要影像特征。由于肿瘤质软，肿瘤生长方式沿血管间隙钻孔样、嵌入式生长，因此 CT 可表现出"伪足征"，也可作为 GN 的特征性表现。当肿瘤较大，可包绕、推移周围血管及脏器，但血管形态基本正常，无管腔狭窄，无血管及邻近器官受侵征象，也是重要影像特征之一[25, 26]。

神经节细胞瘤和成神经细胞瘤均发生于交感神经链，所不同的是成神经细胞瘤肿块大而密度不均，多有不规则钙化或跨中线淋巴结转移。

MRI：肾上腺神经节细胞瘤 MRI 平扫 T1 加权呈均匀或欠均匀低信号，T2 加权表现随肿瘤内部成分不同而有较大差异，以细胞和纤维成分为主者表现为中高信号，以黏液成分为主者呈明显高信号。大多数肿瘤表现为 T1 加权均匀低信号，加权不均匀高信号的类圆形，边缘清晰锐利，类似于腺瘤信号，周围有包膜。增强后强化程度不一，可为轻、中度甚至明显强化，同 CT 增强模式类似，造影剂填充较慢，部分呈延迟强化。MRI 扫描可见旋涡状征象，可视为神经节细胞瘤的特征性表现，与肿瘤内交错的施万细胞与胶原纤维束所形成的结构有关。MRI 可反映出肾上腺肿瘤的病理组织学改变，清晰显示病变与周围组织器官尤其是与腔静脉或腹主动脉等大血管的关系、有无邻近及远处转移等，对肾上腺肿瘤的诊断及鉴别诊断和临床制定手术方案提供更多参考依据。MR 动态增强扫描通过观察时间 - 信号曲线可以进一步判断肉眼分辨强化不明显的病灶是否强化[25, 26]。

4. 治疗　肾上腺神经节细胞瘤细胞分化成熟，预后较好，手术切除是本病的唯一治疗方法。肿瘤完整切除可以治愈或减少肿瘤局部复发机会。一般认为肿瘤直径 <4cm 无症状者可考虑暂行观察，但有恶变报道，故需密切随访和定期复查；而 >4cm 者有症状或内分泌检查异常则需要手术治疗。对于影像学表现出有恶性倾向时无论大小均应手术治疗。如患者术前以阵发性高血压，肾上腺髓质激素明显增高，应按嗜铬细胞瘤常规进行围手术期准备。手术常取经腰切口，若肿瘤较大，与周围组织粘连，也可采用经腹切口。虽然目前普遍认为肾上腺肿瘤行腹腔镜切除术已经成为新的手术金标准，具有手术入路微小、暴露清晰、层次分明、出血少、术后恢复快及并发症少等特点，但直径 >6cm 的肿瘤表面血管丰富，并有包绕血管倾向，常与周围组织粘连，造成手术操作困难。由于较大的神经节细胞瘤常常引起下腔静脉、腹主动脉移位或异位，术前行 CTA 检查可指导手术操作，减少术中损伤大血管的危险。

第三节 其他少见肾上腺病变

一、异位肾上腺皮质肿瘤

异位肾上腺皮质肿瘤罕见。大多数异位肿瘤位于生殖管道的胚胎迁移途径上，如后腹膜邻近肾上腺的脂肪组织内、腹腔干、阔韧带、睾丸附件以及精索等。此外还有报道肾上腺皮质肿瘤异位于肺、颅内、脊髓和胃壁等[27, 28]。

肾上腺皮质和髓质在迁移融合过程中，部分肾上腺组织与主体分离形成副肾上腺。随着机体成熟，绝大多数副肾上腺萎缩，因此婴幼儿常见而成人少见。保留的副肾上腺多位于肾上腺附近，也有紧邻性器官和其他部位者，即为异位肾上腺。异位肾上腺仅见皮质组织，未有髓质疾病报告，因此肿瘤也以肾上腺皮质肿瘤为主。

1. 临床表现　异位肾上腺皮质肿瘤按照功能状态可分为功能性腺瘤和无功能腺瘤。功能性腺瘤可表现为皮质醇增多症，也有表现为原发性醛固酮增多症的报道。无功能腺瘤并不代表不导致临床症状，与其异位的部位及其大小等有关。异位于神经系统者可引起相应的神经症状，如头痛、四肢乏力等。较大的肿瘤也可引起占位效应，如局部不适、隐痛等。

异位肾上腺皮质腺瘤可出现功能性改变，因此，临床疑诊者应进行肾上腺相关激素功能检测。由于异位肾上腺皮质肿瘤常与所在器官的肿瘤产生混淆，且多具有强化效应，故应与恶性肿瘤相鉴别[29, 30]。

2. 病理诊断　大体标本为圆形实性肿物，边界清楚，剖面呈黄褐色，质地中等。无坏死及出血。

镜下可见肿瘤界限清楚，肿瘤细胞呈小泡状或腺泡状瘤巢，周边为开放的血管窦样毛细血管网。肿瘤细胞具有丰富的嗜酸性胞质。胞核内可见嗜酸性假包涵体以及脂褐质沉着。

免疫组织化学染色：肿瘤细胞波形蛋白、α-抑制素、Melan-A、突触素、NSE 和 CD56 弥散性强阳性表达，PAX8、S100HE、嗜铬粒蛋白阴性。

3. 影像诊断　超声：超声可见相应组织器官内低密度团块影，界限清楚，回声均匀。

CT 的定位诊断取决于异位肾上腺皮质肿瘤所在部位。平扫 CT 提示边界清楚的圆形或卵圆形软组织密度影，平扫 CT 值 30~35HU，增强 CT 可见肿瘤明显强化。

4. 治疗　治疗方式取决于肿瘤的功能、异位位置和临床症状。有功能的肿瘤、异位于重要脏器、导致显著临床症状以及不能除外恶性肿瘤者均应手术治疗。反之，无功能者、居于腹膜后等部位不产生临床症状者可密切随诊。

虽然异位肾上腺皮质肿瘤大多数为良性，手术治疗效果良好，但文献报道无论是否为功能性肿瘤，术后均可复发，因此即使病理为良性者也应定期复查。对于复发者可再次手术治疗。

二、肾上腺淋巴管瘤

肾上腺淋巴管瘤属于肾上腺内皮性囊肿的一个亚型，是一种极为罕见的肾上腺良性病变，也有人认为是肿瘤和畸形之间的一种交界性病变，发生率约 0.06%，占肾上腺囊肿的 16%。其发生原因不明，发病机制包括：①原始淋巴管的良性增生形成的先天性发育畸形，即肾上腺淋巴管瘤是由扩张的淋巴管形成的病灶；②炎症反应后淋巴组织增生；③外伤。所有年龄均可发病，发病高峰年龄 30~60 岁，多为单侧发病，左右侧别无差异，男性：女性 = 1:2[31, 32]。

肾上腺淋巴管瘤分为毛细淋巴管瘤、海绵状淋巴管瘤和囊性淋巴管瘤，具有特征性的内皮细胞覆盖囊壁内层。

1. 临床表现　肾上腺淋巴管瘤无任何特异性临床表现，通常为体检时偶然发现，部分患者可因囊肿体积增大压迫周围组织或脏器而引起疼痛、消化道症状或包块，如囊肿合并出血、破裂或感染时可表现为急腹症。本病与高血压的关系尚不能确定。肾上腺淋巴管瘤无内分泌功能，肾上腺激素功能检测为阴性。

2. 病理诊断　大体标本表现为单房或多房的薄壁囊肿，囊液为淡黄色浆液性或白色乳糜样。显微镜下表现为被覆单层内皮细胞的纤维囊壁组织组成，管腔形状常不规则，部分病例的囊壁可有含铁血黄素沉积，并可见肾上腺皮质透明细胞。免疫组织化学染色Ⅷ因子相关抗原、CD31 和 CD34 表达阳性。由于肾上腺囊性病变病因学众多而临床表现类似，故病理诊断时需要充分的取材并细致观察，以排除共存其他恶性肿瘤的可能[31, 32]。

3. 影像诊断

超声：肾上腺区大小不等的无回声区，回声均匀，界限清楚，壁薄，无血流显示。

CT：可见肾上腺区界限清晰，均匀一致的大小不等水样密度团块，CT值约20~25HU，高于单纯性囊肿，增强CT提示无强化效应，部分病例可有分隔。囊壁菲薄，可伴有钙化，囊壁钙化被认为是其典型表现。

MRI：表现为均匀的T1WI短信号，T2WI长信号，能显示肿物的内部结构及病理变化，并可进行矢状位和冠状位扫描，有助于了解肿物与周围脏器的关系，增强后无强化效应。目前认为从影像学上仅能证实肾上腺淋巴管瘤源自肾上腺，但无法与其他肾上腺囊肿区分。

核医学功能影像诊断技术淋巴显像对于这类疾病的定性有优势。

4. 治疗 体积较小的肾上腺淋巴管瘤可随诊观察。对于肿物较大、进行性增大、或有明显压迫症状者可行手术治疗，手术可采用开放或腹腔镜等方式行肾上腺淋巴管瘤切除术。对于未手术者，需定期复查，观察肾上腺淋巴管瘤大小、囊液性质及囊壁变化。手术切除效果极好，没有复发报告。

三、肾上腺血管瘤

肾上腺血管瘤是罕见的无功能良性肾上腺肿瘤，多为个案报告。肾上腺血管瘤发病机制尚不清楚，可能与胚胎时期先天性血管发育不良、雌激素和创伤等有关。男女比例约为1:2，发病高峰50~70岁，多为单侧发病。就诊时肿瘤直径平均为11cm，最大可达42cm。

肾上腺血管瘤由成血管细胞组成，组织学上可以分为4个类型：海绵状血管瘤、静脉性血管瘤、毛细血管血管瘤和混合性血管瘤，以海绵状血管瘤和毛细血管血管瘤为主，前者更常见[33,34]。

1. 临床表现 大多数肾上腺血管瘤为体检时偶然发现，并无特异性临床症状。有报道肾上腺血管瘤可因肿瘤破裂出血而出现血压下降、心率增加等休克症状和腹痛症状。肾上腺血管瘤绝大多数为无功能肿瘤，但也有报道具有内分泌功能者。由于肾上腺血管瘤术前很难确诊，故应对所有疑诊肾上腺血管瘤者术前常规行肾上腺内分泌功能检测，以明确肿瘤的性质及有无相关内分泌功能。

2. 病理诊断 由于肿瘤常常有梗塞、出血、坏死、钙化，因此在大体标本上常为多彩状。肾上腺血管瘤由成血管细胞组成。海绵状血管瘤光镜下可见密集、扩张的血管排列紊乱，部分血管扩张充血呈海绵状，管壁薄，常为单层内皮细胞组成形状、大小不一的血窦，有时管壁可有玻璃样变，部分合并钙化、纤维囊壁形成、坏死、出血、血栓等，特别是>3cm的肿瘤。而毛细血管型血管瘤镜下表现为放射状分布的环形或小叶形簇状黏膜下毛细血管；蔓状血管瘤镜下表现为肾上腺组织被扩张的动脉与静脉替代[33,34]。

3. 影像诊断 因血管瘤由各种血管构成，血运丰富，相应地肿瘤破裂出血的风险较大，因此治疗前应进一步检查明确病变性质。

超声：可见肾上腺区无回声或低回声团块，边界清晰，形态不规则，回声均匀或不均匀。

CT：平扫可见肿瘤呈边界清楚的低密度均质肿块。肿瘤较大时可表现为囊性或囊实性肿物，密度不均。增强CT的动脉期囊性者可无强化（图6-5-7），实性或囊实性者可见肿瘤边缘呈结节状强化，内部强化不明显，在静脉期和延迟期进行性向中心强化，表现为向心性强化特征（图6-5-8）。某些肾上腺血管瘤呈低密度，与囊肿鉴别困难。肿瘤可见钙化，静脉石样钙化是血管瘤的特征性改变。

血管瘤的MRI表现为T1加权低信号，T2加权为高信号，边缘亦见结节及条状高信号影。血管造影表现为肿瘤周围小的血管链呈环状或弧状，周边伴有不规则排列成串浓稠混浊状"血管湖"并持续到静脉晚期，为其典型表现特征。

核医学功能影像诊断技术血池显像能够特异性诊断和定位血管瘤。

4. 治疗 肾上腺血管瘤的治疗主要取决于肿瘤大小及是否具有内分泌功能。目前研究以直径3.5cm作为界值，>3.5cm者发生自发性破裂出血危险性增大，应积极采取手术治疗；≤3.5cm者可密切观察，若肿瘤进行性增大，则可手术治疗。不能排除功能性肿瘤或恶性肿瘤者也应采用手术治疗。

手术方式可以采用开放手术或腹腔镜手术。

术前准备：对于诊断明确的肾上腺血管瘤，常规行术前准备即可。术前应完善影像学检查，尤其是CT/MRI等，判断肿瘤的空间关系，是否浸润包绕大血管等，必要时需完善分肾功能（ECT）。肾上腺血管瘤血运丰富，术中需注意避免肿瘤破裂导致大量出血。

肾上腺海绵状血管瘤手术治疗预后良好，无恶性变、复发或转移病例。

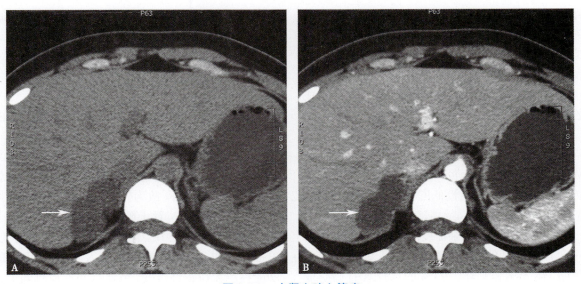

图 6-5-7　右肾上腺血管瘤
A. CT 平扫示右肾上腺分叶状囊性肿物，密度均匀，CT 值 6HU；B. 增强 CT 示肿物无强化

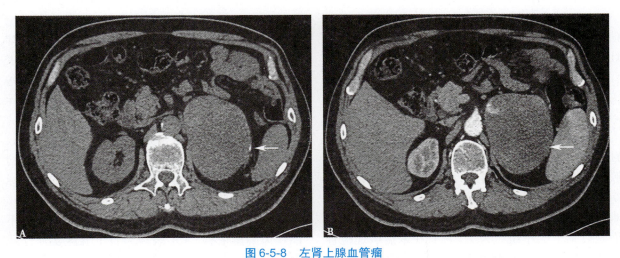

图 6-5-8　左肾上腺血管瘤
A. CT 平扫示左肾上腺团块状软组织密度影，CT 值 24HU，可见点状钙化及少许脂肪密度影；B. 增强后不均匀强化，周围小条带强化，CT 值 70HU

四、肾上腺畸胎瘤

畸胎瘤是一种生殖细胞肿瘤，常见部位包括女性卵巢和男性睾丸，性腺外畸胎瘤仅占 15%，发生于肾上腺的畸胎瘤临床极罕见，国内报道占肾上腺肿瘤的 0.13%，占所有原发畸胎瘤的 4%。在大多数情况下肾上腺成熟的畸胎瘤是良性的，但也具有潜在恶性可能或交界性。成年人的恶变风险高于儿童。国内外多为个案报告。肾上腺畸胎瘤常见于青少年，多见于女性，男性少见，右侧多于左侧。

1. 临床表现　大多数肾上腺畸胎瘤为体检时偶然发现，并无特异性临床症状，如果肿瘤体积增大压迫周围器官、或者继发感染，可以出现腰背痛及腹胀、腹痛甚至出现肠梗阻等症状。

2. 病理诊断　成熟畸胎瘤又称囊性成熟性畸胎瘤，其内含有具有内胚层、中胚层和外胚层 3 个胚层的异常分化组织，可以包括所有 3 个胚层的成分，也可以以某一个胚层成分为主。典型的肾上腺成熟性畸胎瘤多为囊性，表面可见光滑而完整的被膜，多数体积较大，平均直径达 6.0~9.0cm，切面为多房性，其内可见毛发、骨骼、脂肪、牙齿、软骨肌肉、神经组织和奶酪样物质。部分囊壁可见钙化，囊壁包含软骨样成分和肾上腺组织。显微镜下可见囊壁内衬复层鳞状上皮，头节内可见毛发、脂肪细胞、胃肠道及呼吸道上皮等多种成分。未成熟的畸胎瘤多数为实性，包含各种不成熟的神经及软骨等成分[35]。

3. 影像诊断 典型的成熟囊性畸胎瘤通常具有特征性的影像学改变。

超声：表现为混合回声肿块，其中包括富含脂肪成分的高回声和囊性低回声区域，边界清楚，形态规则。

CT：平扫表现为混杂密度的界限清楚的肿块，其内含有低密度的囊性和脂肪成分，以及高密度的骨骼，伴分隔和钙化。93%的病灶含有脂肪成分，56%出现钙化。肿物内出现蛋壳状钙化是畸胎瘤的特征性CT表现。增强后软组织成分和囊壁可有轻度强化效应。

MRI：T1加权和T2加权MRI均表现为混杂信号，其内脂肪成分则为高信号，可见结节状病灶，界限清晰。

由于肾上腺畸胎瘤可能与周围脏器及大血管关系密切，术前应行CT/MRI检查以评估手术风险，为决定手术方式提供依据。

肾上腺畸胎瘤需要与其他脂肪性肿瘤相鉴别，如肾上腺髓样脂肪瘤、血管平滑肌脂肪瘤、腹膜后脂肪瘤以及脂肪肉瘤等。与包含大量坏死组织的嗜铬细胞瘤和肾上腺皮质癌等鉴别也很困难。部分病例并不含有典型的多胚层来源组织，而是以某一类型组织为主，只有在术后病理检查时才能发现其他组织成分，故在术前常难以明确诊断。肾上腺相关内分泌检测和核医学检查通常并无异常[35]。

4. 治疗 肾上腺畸胎瘤主要采用手术治疗，行肾上腺及畸胎瘤切除术。手术方式可以采用开放手术或腹腔镜手术。

术前准备：对于诊断明确的肾上腺畸胎瘤，常规行术前准备即可。术前应完善影像学检查，尤其是CT/MRI等，判断肿瘤的空间关系，是否浸润包绕大血管等，必要时需完善分肾功能（ECT）。

5. 术后随访 有报道1.46%的成熟畸胎瘤可出现恶变，但成熟的囊性肾上腺畸胎瘤经过4～80个月的术后随访未见复发，因此有研究认为只要术中完整切除肿瘤，成熟肾上腺畸胎瘤的预后良好。未成熟的畸胎瘤则应在完整切除的基础上辅以化疗，但目前尚无标准的化疗方案。无论成熟或未成熟畸胎瘤，术后都应该终身定期随诊，以便早期发现肿瘤复发或转移并及时治疗。

五、肾上腺原始神经外胚层肿瘤

发生于肾上腺的原始神经外胚层肿瘤（PNET）临床罕见，是一种具有原始神经外胚层分化特征的高度恶性小细胞肿瘤，多见于青少年。PNET可分中枢性和外周性2大类。肾上腺PNET因起源于中枢神经系统以外，故为外周性PNET（pPNET）。

1. 临床表现 肾上腺PNET临床表现为短时间内显著增大的肿块，伴有疼痛及肿块引起的压迫症状。血常规及生化检测以及肾上腺相关激素功能检测无特征性改变，需通过病理检查确诊。

2. 病理诊断 病理及免疫组织化学检查是唯一能够确诊肾上腺PNET的方法。肿块呈实性或囊实性、无包膜、侵袭性生长、可见出血及坏死。光镜下PNET为大量形态一致的、弥漫分布或呈分叶状结构的原始小圆细胞，胞质少，核深染，部分肿瘤可见小灶状或片状坏死，光镜下的典型表现为肿瘤细胞呈的Homer-Wright菊形团。CD99抗原是免疫组织化学检查最主要的标记物，特异性和敏感性高，PNET肿瘤中阳性率可达到100%。其他神经分化标记物NSE、S-100、神经丝、syn、CgA、波形蛋白表达阳性。肾上腺PNET确诊的病理学证据是菊形团形成以及2项以上的神经标记物阳性[36,37]。

3. 影像诊断 肾上腺PNET影像学检查并不能作为确诊依据。CT表现为肾上腺区实质性或囊实性肿块，形态欠规则，边界欠清楚，与邻近结构分界不清，呈浸润性生长，可伴液化坏死或出血而呈囊实性改变，增强后不均匀轻度强化。

4. 治疗 肾上腺原始神经外胚层肿瘤临床罕见，目前尚缺乏标准的、有效的治疗方案。大多数PNET患者就诊时已发生转移，手术难以彻底切除，肿瘤易复发或转移，而放、化疗疗效也非常有限，死亡率高。肾上腺PNET化疗方案多参考尤文肉瘤，即CAV方案[环磷酰胺（CTX）、阿霉素（ADM）及长春新碱（VCR）]和IE方案[（异环磷酰胺（IFO）和足叶乙苷（ET0）]交替进行，初期能够控制肿瘤生长，但远期效果不理想。

因肿瘤多为浸润性生长，与周围脏器粘连，术前需完善3D-CT等检查，明确肿瘤的空间解剖，与周围脏器的关系，应行充分的肠道准备，大量备血。如合并下腔静脉癌栓，还应该进行血管相关检查，如 CTAV 等[36, 37]。

肾上腺 PNET 术中易发生周围脏器如肝脏、脾脏以及肠管损伤，大血管损伤，导致出血性休克等。手术多为探查性质，如粘连严重，可进行姑息性切除，必要时需将受累脏器部分或全部切除。肾上腺 PNET 具有广泛播散及转移的生物学特性，手术切除不易彻底，肿瘤易复发和转移，死亡率高，预后不良。术后应辅助放化疗，密切复查。

六、肾上腺囊肿

肾上腺囊肿约占肾上腺偶发瘤的 1%～22%，发病率 0.064%～0.18%。多见于女性，男性：女性 = 1:3，任何年龄段均可发病，发病高峰在 30～60 岁。肾上腺囊肿大小从数毫米到 20cm 均有报道，可表现为单发或多发囊肿。大多数肾上腺囊肿为单侧发病，双侧者占 8%～10%。肾上腺囊肿与多发囊性肾病、Klippel-Trenaunay-Weber 综合征等具有相关性。绝大多数肾上腺囊肿为良性病变，但需注意约 7% 为恶性[38, 39]。

1. 临床表现 大多数肾上腺囊肿为体检时偶然发现，并无特异性临床症状，仅有少部分可因囊肿体积增大出现占位效应、压迫周围器官而出现腰腹部不适、腹部包块，或因具备内分泌功能，导致相应的临床表现如高血压等。

2. 病理诊断 肾上腺囊肿从组织学上可以分为四类：内皮性囊肿（单纯性）、假性囊肿、上皮性囊肿、寄生虫性囊肿，以内皮性囊肿最为常见（约占 45%），假性囊肿次之（约占 39%）。内皮性囊肿缺乏增殖性上皮，可以分为淋巴管内皮源性（约占 42%）和血管内皮源性（约占 3%）两个亚型；肾上腺假性囊肿并无上皮或内皮覆盖，囊壁由纤维组织构成，大多数由既往肾上腺内出血或梗死继发而来。上皮性囊肿（约占 9%）内壁为真性上皮细胞，可以进一步分为腺状囊肿、胚胎性囊肿和囊性腺瘤；寄生虫性囊肿（约占 7%），主要是棘球绦虫囊肿，多为全身性寄生虫感染累及肾上腺[38, 39]。

3. 定性诊断 大多数肾上腺囊肿都是良性和无功能的，其定性诊断一是与恶性肿瘤来源的囊性肾上腺病变相鉴别，二是明确是否具有内分泌功能。

常规内分泌功能评价主要用于排除功能性肿瘤。虽然具备内分泌功能的囊肿可能性很小，但可导致严重的远期并发症，如高血压、糖尿病等内分泌异常所导致的心脑血管意外等。具备内分泌功能的肾上腺囊肿多为假性囊肿，其常见的类型是嗜铬细胞瘤。然而，研究发现高达 50% 的囊性嗜铬细胞瘤术前内分泌检查为阴性，术中依然能够导致血流动力学的异常，增加手术的危险性。囊性嗜铬细胞瘤最主要的临床特点是增强 CT 上囊壁可见明显强化。

4. 影像诊断

超声：肾上腺区界限清楚，边缘光滑的圆形无回声区，回声均匀，无血流显示。

CT：肾上腺囊肿的影像诊断主要依靠增强 CT，其诊断标准为肾上腺区界限清楚，边缘光滑的圆形液性密度病灶，CT 值 < 20HU，增强后无强化效应。囊壁薄，可有分隔，厚度 <3mm，可有强化效应。因肾上腺囊肿内出血感染，肾上腺囊肿表现为高密度囊肿，平扫 CT 值大于 20HU，增强 CT 扫描囊肿无强化效应。15%～70% 的肾上腺囊肿可以出现囊肿周边钙化，钙化多为弧形，偶有结节状（图 6-5-9a）。

MRI：对于 CT 诊断困难的病例可以辅助 MRI，能够进一步明确囊肿与周围脏器的解剖关系肾上腺囊肿的 MRI 表现为均匀的 T1 加权低信号，T2 加权高信号，增强后无强化（图 6-5-9b）。

肾上腺囊肿需要与其他脏器的囊肿相鉴别，如肾囊肿、胰腺囊肿、脾囊肿以及肝囊肿等。3D-CT 具有空间优势，有助于肾上腺囊肿的定位诊断。

肾上腺囊肿与恶性肿瘤来源的囊性肾上腺病变鉴别非常困难，尤其当肾上腺肿瘤合并出血或囊性变时，影像学表现类似于肾上腺假性囊肿。一项综述纳入 515 例肾上腺囊肿，结果发现 7% 的病变为恶性来源的假性囊肿。与良性肾上腺囊肿相比，囊性肾上腺肿瘤更大（>7cm），囊壁更厚。有报道含实性成分的肾上腺囊肿中，小于 6cm 的恶性比率为 6%，而小于 4cm 的恶性比率为 2%。

5. 治疗 肾上腺囊肿治疗方式的决定因素包括患者身体状态、恶性几率以及囊肿相关症状。囊肿较小、无症状、囊壁菲薄、囊液均匀呈水样密度的病变可以密切观察而无需手术，但需定期复查。虽然肾上腺囊性病变中恶性肿瘤的风险很小，也应该慎重采用主动监测。对于囊肿内部不均质、直径大于 5cm、囊壁厚以及有症状者，应进一步评估或手术切除。考虑到囊肿有恶性可能，不建议单纯开窗减压。在对侧肾上腺正常的情况下，手术切除是标准的治疗方法。具体术式根据

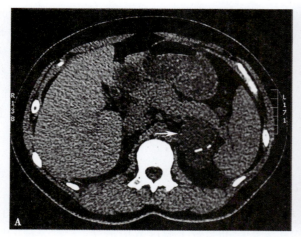 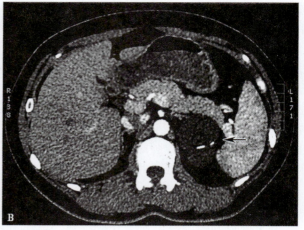

图 6-5-9a　左肾上腺囊肿
A. CT 平扫示左肾上腺区界限清楚，边缘光滑的圆形水样密度病灶，可见条形钙化；B. 增强后无强化

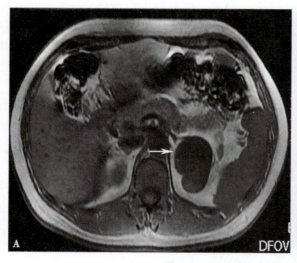 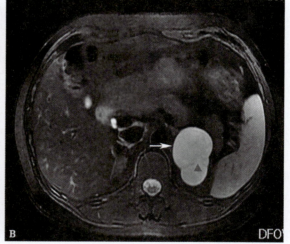

图 6-5-9b　左肾上腺囊肿（与 6-5-9a 系同一病例）
A. T1 加权提示左肾上腺区低信号肿物，信号均匀，边界清楚；B. T2 加权示左肾上腺区高信号，可见纤细分隔（红色箭头）

囊肿与肾上腺的关系而定，如肾上腺大部分形态正常，仅部分腺体与囊肿相连者可行部分肾上腺及囊肿切除术；如肾上腺正常形态消失，与囊肿接触面较大，建议行肾上腺及囊肿切除术。如病理证实为肾上腺囊肿，通常无需定期复查。

手术路径可以采用开放手术或腹腔镜手术。对于无功能良性肾上腺囊肿，常规行术前准备即可。对于考虑囊性肾上腺嗜铬细胞瘤者，则应该进行相应的术前药物准备及扩容等。

七、肾上腺 Castleman 病

Castleman 病又称巨大淋巴结增生，其特点是多克隆淋巴组织增生，是一种介于良、恶性之间的不典型淋巴结增生症。肾上腺 Castleman 病非常罕见，仅占 Castleman 病的 2%，病例报告很少。肾上腺 Castleman 病的发病机制尚不清楚。大多数研究认为 IL-6、人疱疹病毒 8 型感染以及滤泡树突状细胞（FDC）的功能异常与 Castleman 病的发生和发展有关[40~42]。

1. 临床表现　肾上腺无明显症状和体征，可伴有发热、高血压、副肿瘤性天疱疮、血常规异常（白细胞降低）等。肾上腺激素功能测定基本正常。

2. 病理诊断　病理是诊断肾上腺 Castleman 病的金标准。大体可见肿物包膜完整，切面灰红灰黄，质地中等。根据其病理可分为三种类型：透明血管型、浆细胞型和混合型。透明血管型表

现为增生的淋巴结内有大小相近的滤泡,滤泡分布均匀一致,其生发中心出现退行性改变,穿入的小血管透明变性,可见泡状核的滤泡树突状细胞。可见特征性的"洋葱皮"样结构,系由滤泡周围套区淋巴细胞增生呈同心圆状排列而形成。滤泡间毛细血管增生,可伴玻璃样变和纤维化,可见淋巴细胞、浆细胞、嗜酸性粒细胞等浸润,淋巴窦大部分或全部消失;浆细胞型表现为滤泡间区弥漫性浆细胞增生,有时伴有 Russell 小体,淋巴结内滤泡增生不明显,缺少明显的玻璃样血管改变,代之以滤泡中心无定型性的嗜酸性物质沉积,淋巴窦可无明显改变,亦可缺如;混合型为介于透明血管型和浆细胞型之间的过渡类型。免疫组化结果提示肾上腺 Castleman 病组织标本淋巴细胞 IL-6 阳性,T 淋巴细胞 CD45 和 CD3 阳性,B 淋巴细胞 CD20、Pax-5 和 CD23 阳性,滤泡中心增生的滤泡树突状细胞呈 CD21 和 CD35 阳性,血管内皮细胞 CD34 阳性,浆细胞 CD38 阳性,浆细胞型还需明确是否存在 κ 轻链和 λ 轻链阳性[40~42]。

3. 影像诊断

CT:平扫可见肾上腺肿物密度均匀或不均匀,形态不规则,增强后明显强化,静脉期持续强化(图 6-5-10)。

MRI:典型 MRI 表现为 T1 加权肿瘤低信号(低于肝脏);T2 加权呈现均匀的高信号。质地均匀,坏死少见,增强特征与 CT 相似。

4. 治疗 手术切除病灶是治疗的首选。对只能部分切除的患者,加用放射治疗也能使症状消失。此外,也可用干扰素等药物,有助于控制病情,阻止其向恶性病变发展。切除肿大淋巴结能够消除局部压迫症状,亦可能消除全身症状。

局限性 Castleman 病的生物学行为通常呈现良性进程,术后恢复良好,如能完整切除肿物可达到治愈效果,极少复发,能够长期存活。多中心性 Castleman 病则存在潜在恶性可能,需要综合治疗,目前的治疗方案包括化疗、激素治疗、靶向治疗和生物疗法。预后差,术后需定期复查。

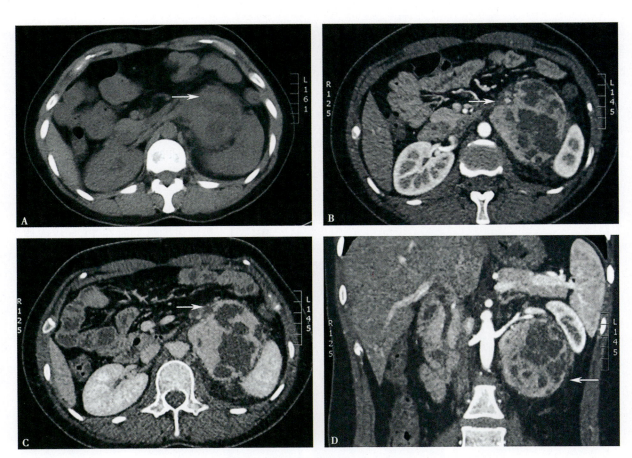

图 6-5-10 左肾上腺 Castleman 病

A. CT 平扫示左肾上腺肿物,密度不均;B. 动脉期明显强化;C. 静脉期持续强化;D. 冠状位 CT 示肿物与左肾动脉关系密切

八、肾上腺损伤和血肿

肾上腺损伤通常为创伤性，临床非常少见，大约占钝性腹部损伤的 0.15%～4%，其中 75%～90% 为单侧发病，且右侧多见。存在肾上腺损伤的患者病死率较不存在者高（10% vs. 4%），故肾上腺损伤可用于临床评估创伤严重程度并指导治疗。

1. 病理生理 目前认为肾上腺损伤和血肿的发病机制包括：①由于腹部遭受剧烈冲击导致下腔静脉压力急剧增高并传至肾上腺静脉引起的肾上腺损伤，右侧肾上腺静脉短粗且直接注入下腔静脉主干，压力传导迅速容易导致血管破裂；②腹腔内急剧压力增高致使肾上腺被肝脏或脾脏等实质性器官挤压在脊柱椎体上造成暴力性损伤，故肾上腺损伤常合并肝脏或脾脏损伤；③坠落伤时突然减速产生剪切力致使肾上腺内小血管破裂出血。应激后升高的血儿茶酚胺会导致肾上腺的静脉强烈收缩致皮髓质结合部的毛细血管破裂出血也是可能的机制之一。肾上腺损伤按照严重程度可分为挫伤和裂伤（血肿）。由于肾上腺血肿主要发生于髓质及髓质旁，镜下可见多发小动脉、血窦及小静脉破裂，与肾上腺静脉压急剧增高而导致血管破裂有关[43, 44]。

2. 临床表现 肾上腺损伤常见于严重的外伤患者，缺乏特异的临床症状和体征。由于肾上腺损伤多合并严重的其他脏器损伤，病情容易被掩盖和忽视，临床诊断困难。而在胸腹部损伤等严重创伤患者行 CT 等影像学检查时应进行肾上腺的影像学评估。肾上腺损伤出血可以诱发感染，双侧肾上腺损伤可以导致肾上腺功能低下，危及生命。

3. 影像诊断

超声：对肾上腺损伤和出血的诊断准确率不如 CT 和 MRI，可表现为肾上腺体积增大，或肾上腺形态失常，可为等回声或无回声的类圆形或不规则形团块所取代。血肿可表现为伴有细小点状回声或非均质性的低回声区或均匀的略高回声伴后方回声增强，血肿内部无血流信号。随诊复查可以发现血肿体积逐渐缩小，内部形成不规则液性无回声区，部分肾上腺可恢复正常回声及形态，因此超声更适于肾上腺血肿的随诊观察。

CT：肾上腺挫伤 CT 表现为肾上腺局限性或弥漫性肿大，增粗，密度不均，可见高密度灶性出血，增强扫描时损伤区域肾上腺强化程度低于正常肾上腺实质（图 6-5-11）。肾上腺周围脂肪间隙模糊并出现斑片状、条索状高密度影，同时可伴有同侧膈肌脚增厚，外缘显示不清[43, 44]。

肾上腺血肿 CT 根据病程进展可将血肿分为急性期（<1 周）、亚急性期（1 周至 1 个月）和慢性期（>1 个月）。急性期表现为肾上腺区圆形、卵圆形高密度影，边界较清，血肿大小不等，CT 值 45～65HU。增强扫描肾上腺血肿的典型特征为血肿不强化（图 6-5-12）。亚急性期平扫时血肿呈等密度或稍低密度，以血肿中心位置的密度降低最为显著，病变范围缩小，CT 增强扫描后血肿边缘可有轻度强化。慢性期血肿密度明显降低，甚至可呈水样密度。需要注意的是，肾上腺区血肿的影像学表现会随时间进展而变化，可在伤后数周或数月内消失，或表现为小的钙化灶。如果血肿吸收不完全则会形成肾上腺假性囊肿，其中心为低密度，伴有或不伴有周围钙化灶[43, 44]。

MRI：肾上腺血肿急性期时在 T1 加权成像上

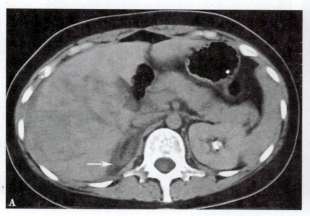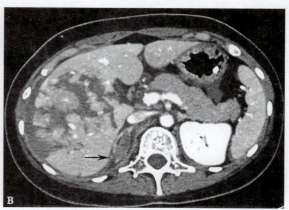

图 6-5-11 右肾上腺挫伤

A. CT 平扫示右肾上腺内侧支增厚，略低密度；B. 增强 CT 示右肾上腺内侧支强化低于正常肾上腺组织

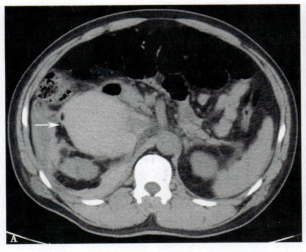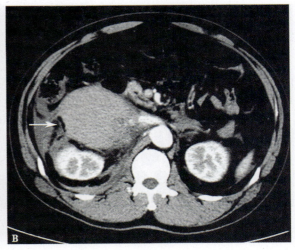

图 6-5-12　右肾上腺血肿
A. CT 平扫示右肾上腺区卵圆形高密度影,边界较清,密度较高；B. 增强后无明显强化

表现为等信号或略高信号,T2 加权成像多表现为低信号;血肿在 T1 加权成像、T2 加权成像上均表现为不均匀的高信号,并且可以在 T2 加权成像上观察到血肿周围逐渐形成的低信号含铁血黄素环,以冠状位 T2 加权成像脂肪抑制成像显示最为清晰。慢性期血肿内可出现液化,表现为 T1 加权成像低信号、T2 加权成像高信号,并随着时间推移大多数肾上腺损伤最终恢复正常形态及信号强度。

4. 治疗　根据肾上腺损伤的程度,可采用保守治疗和手术治疗。肾上腺损伤的手术治疗包括手术结扎肾上腺血管或对腺体进行切除以及通过介入进行肾上腺血管的栓塞治疗。仅 2.5%~3.1% 的患者需要手术切除肾上腺。国内报道 17 例肾上腺损伤患者采用保守治疗而无死亡发生,也无需激素替代治疗。

肾上腺挫伤多可自行吸收好转。因肾上腺血肿可合并感染,故需定期复查。

九、肾上腺结核

肾上腺结核临床少见,多继发或伴发于肾上腺外结核如肺结核,肠道结核,骨结核等。发展中国家发病率高于发达国家,90% 以上累及双侧肾上腺。

1. 病理生理　当肾上腺结核导致肾上腺组织损伤超过 90% 时,即可出现肾上腺皮质功能减退,即 Addison 病。早期肾上腺结核的病理学基础为结节样肉芽肿和干酪样坏死。由于纤维化、瘢痕和钙化形成,增大的肾上腺体积缩小。

2. 临床表现　肾上腺结核当出现 Addison 病时,临床表现为乏力、虚弱、易累、恶心、呕吐、畏食、体重下降、皮肤、黏膜色素沉着和低血压等。

3. 定性诊断　当肾上腺结核导致肾上腺皮质功能减退时,实验室检查提示皮质醇降低,ACTH 刺激试验阳性,但直到目前仍缺少一致的皮质功能减退的定义以及统一的皮质醇、ACTH 测量方法。目前的指南采用清晨 8 点血浆皮质醇小于 5μg/dl,同时 ACTH 升高 > 正常值上限 2 倍时提示原发性肾上腺皮质功能减退。最好进行 ACTH 刺激试验,即静脉注射 250μg ACTH 后,血皮质醇峰值 <18μg/dl 则诊断肾上腺皮质功能减退[45]。

4. 影像诊断　早、中期肾上腺结核的典型 CT 表现为双侧肾上腺增大伴周边强化及中央区坏死,伴或不伴有钙化(图 6-5-13)。肾上腺萎缩及钙化是结核晚期的表现,CT 检查可见 50%~59% 的肾上腺结核表现有钙化,其发生率高于肾上腺肿瘤。肾上腺结核的 MRI 影像为 T1 加权像为低信号或等信号,T2 加权像为高信号。

5. 治疗　肾上腺皮质功能减退由肾上腺结核导致者使用糖皮质激素尚存争议,因激素可导致结核灶活动甚至播散,临床应用时应慎重。但研究显示在积极抗结核的情况下适当使用糖皮质激素以补充生理需要量,常能改善病情,遇到感染、应激等状况加大用量能有效避免肾上腺危象发生,减少因此所导致的死亡。肾上腺结核所导致肾上腺皮质功能减退时,抗结核治疗不能恢复肾上腺的功能[45]。

即便抗结核和激素治疗后影像学有好转的患

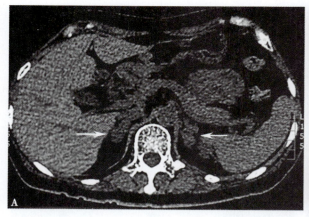
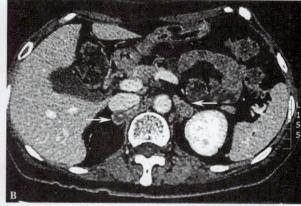
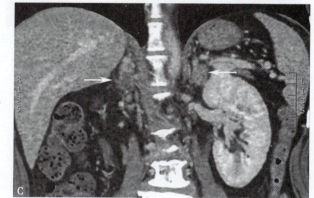

图 6-5-13　双侧肾上腺结核
A. CT 平扫示双侧肾上腺增大增厚；B. 增强后周边强化及中央区坏死；C. 冠状位 CT 所见

者，肾上腺肿物可缩小，但肾上腺功能不能恢复，在停用激素后患者的临床症状可出现反复，因此建议长期口服糖皮质激素治疗，每 6 个月复查相关指标。

（孔垂泽　满晓军）

参 考 文 献

1. Cheng JY, Gill AJ, Kumar SK. Granulosa cell tumour of the adrenal[J]. Pathology, 2015, 47(5): 487-489
2. Białas M, Szczepański W, Szpor J, Adenomatoid tumour of the adrenal gland: a case report and literature review[J]. Pol J Pathol, 2010, 61(2): 97-102
3. Li S, Wang X, Zhang S. Adenomatoid tumor of adrenal gland: a rare case report[J]. Indian J Pathol Microbiol, 2013, 56(3): 319-321
4. 张采欣，韩增磊，高涵. 肾上腺腺瘤样瘤 1 例并文献复习[J]. 临床与实验病理学杂志, 2015, 31(8): 937-940
5. Wojewoda C M, Wasman J K, MacLennan G T. Adenomatoid tumor of the adrenal gland[J]. J Urol, 2008, 180(3): 1123
6. Decmann Á, Perge P, Tóth M. Adrenal myelolipoma: a comprehensive review[J]. Endocrine, 2018, 59(1): 7-15
7. Campbell MJ, Obasi M, Wu B. The radiographically diagnosed adrenal myelolipoma: what do we really know?[J]. Endocrine, 2017, 58(2): 289-294
8. 荣石，石冰冰，纪志刚. 肾上腺髓性脂肪瘤的诊断和治疗[J]. 基础医学与临床, 2007, 27(2): 210-212
9. 曹开明，王葳，朱晓丽. 肾上腺神经鞘瘤的诊断及临床特点并文献复习（附 8 例报告）[J]. 中国癌症杂志, 2016, 26(5): 441-446
10. Zhou J, Zhang D, Wang G, et al. Primary adrenal microcystic/reticular schwannoma: clinicopathological and immunohistochemical studies of an extremely rare case[J]. Int J Clin Exp Pathol, 2015, 8(5): 5808-5811
11. Townend PJ, Kraus G, Coyle L, et al. Bilateral extramedullary adrenal plasmacytoma: case report and review of the literature[J]. Int J Endocr Oncol, 2017, 4(2): 67-73
12. Cao D, Li L, Liu L, et al. Solitary extramedullary plasmacytoma of the adrenal gland: a rare case report with review of the literature[J]. Int J Clin Exp Pathol, 2014, 7(12): 9072-9075
13. 冯超，李汉忠. 肾上腺转移癌 22 例[J]. 中华外科杂志, 2004, 42(8): 506-507
14. Yoo JY, McCoy KL, Carty SE, et al. Adrenal Imaging Features Predict Malignancy Better than Tumor Size[J]. Ann Surg Oncol, 2015, 22 Suppl 3: S721-727
15. Elsayes KM, Emad-Eldin S, Morani AC, et al. Practical

Approach to Adrenal Imaging[J]. Radiol Clin North Am, 2017, 55(2): 279-301

16. Fung MM, Viveros OH, O'Connor DT. Diseases of the adrenal medulla[J]. Acta Physiol(Oxf), 2008, 192(2): 325-335

17. Cohn SL, Pearson AD, London WB, et al. The International Neuroblastoma Risk Group (INRG) classification system: an INRG Task Force report[J]. J Clin Oncol, 2009, 27(2): 289-297

18. Monclair T, Brodeur GM, Ambros PF, et al. The International Neuroblastoma Risk Group (INRG) staging system: an INRG Task Force report[J]. J Clin Oncol, 2009, 27(2): 298-303

19. Maciel CA, Tang YZ, Coniglio G, et al. Imaging of rare medullary adrenal tumours in adults[J]. Clin Radiol, 2016, 71(5): 484-494

20. Ilias I, Pacak K. Diagnosis and Management of Tumors of the Adrenal Medulla[J]. Horm Metab Res, 2005, 37(12): 717-721

21. Benedini S, Grassi G, Aresta C, et al. Adrenal Ganglioneuroblastoma in Adults: A Case Report and Review of the Literature[J]. Case Rep Endocrinol, 2017, 2017: 5796236

22. Bolzacchini E, Martinelli B, Pinotti G. Adult onset of ganglioneuroblastoma of the adrenal gland: case report and review of the literature[J]. Surg Case Rep, 2015, 1: 79

23. He WG, Yan Y, Tang W, et al. Clinical and biological features of neuroblastic tumors: A comparison of neuroblastoma and ganglioneuroblastoma[J]. Oncotarget, 2017, 8(23): 37730-37739

24. 袁雁雯, 祁永爱. 腹膜后神经源性肿瘤的MRI诊断[J]. 实用医学影像杂志, 2007, 8(6): 367-369

25. Otal P, Mezghani S, Hassissene S, et al. Imaging of retroperitoneal ganglioneuroma[J]. Eur Radiol, 2001, 11(3): 940-945

26. 吴青霞, 刘玉, 丁蓓, 等. 神经节细胞瘤的CT和MRI诊断[J]. 放射学实践, 2010, 25(4): 414-416

27. Giner J, Esteban I, Carceller F, et al. Spinal adrenal cortical adenoma associated with Beckwith-Wiedemann syndrome: case report and review of the literature[J]. Childs Nerv Syst, 2017, 33(6): 1009-1013

28. Ren PT, Fu H, He XW. Ectopic adrenal cortical adenoma in the gastric wall: case report[J]. World J Gastroenterol, 2013, 19(5): 778-780

29. Tong A, Jia A, Yan S, et al. Ectopic cortisol-producing adrenocortical adenoma in the renal hilum: histopathological features and steroidogenic enzyme profile[J]. Int J Clin Exp Pathol, 2014, 7(7): 4415-4421

30. Liu Y, Jiang YF, Wang YL, et al. Ectopic adrenocortical adenoma in the renal hilum: a case report and literature review[J]. Diagn Pathol, 2016; 11: 40

31. 陈志刚, 纪志刚, 李汉忠, 等. 右肾上腺囊性淋巴管瘤1例并文献复习[J]. 现代泌尿生殖肿瘤杂志, 2014, 6(6): 366-367

32. Liu B, Li Y, Wang S. Adrenal lymphangioma removed by a retroperitoneoscopic procedure[J]. Oncol Lett, 2013, 5(2): 539-540

33. Kieger AJ, Nikolaidis P, Casalino DD. Adrenal gland hemangioma[J]. J Urol, 2011, 186(6): 2415-2316

34. 付伟金, 吴潇芸, 谢智彬, 等. 肾上腺海绵状血管瘤临床病理特征(附5例报告并文献复习)[J]. 重庆医学, 2017, 46(34): 4822-4824

35. Shuqiang Li, Hanzhong Li, Zhigang Ji, et al. Primary adrenal teratoma: Clinical characteristics and retroperitoneal laparoscopic resection in five adults[J]. Oncology Letters, 2015, 10: 2865-2870

36. 张玉石, 李汉忠, 刘广华, 等. 肾上腺原始神经外胚层肿瘤临床及病理分析[J]. 中华泌尿外科杂志, 2010, 31(5): 293-295

37. 吕长磊, 陈小龙, 张艳, 等. 肾上腺原始神经外胚层肿瘤的CT表现[J]. 实用放射学杂志, 2018, 34(5): 736-739

38. 王栋, 李汉忠, 石冰冰. 肾上腺囊肿155例临床分析[J]. 基础医学与临床, 2012, 32(1): 7-11

39. Andreoni C, Krebs RK, Bruna PC, et al. Cystic phaeochromocytoma is a distinctive subgroup with special clinical, imaging and histological features that might mislead the diagnosis[J]. BJU Int, 2008, 101: 345-350

40. 王凯, 陈瑛, 赵红燕, 等. 肾上腺Castleman病一例临床分析并文献复习[J]. 中华内分泌代谢杂志, 2015, 31(8): 672-677

41. Otto M, Wieprzowski L, Dzwonkowski J, et al. Castleman's disease an unusual indication for laparoscopic adrenalectomy[J]. Wideochir Inne Tech Malo Inwazyjne, 2012, 7(1): 50-54

42. Müssig K, Horger M, Wehrmann M. Adrenal Castleman's disease[J]. Ann Hematol, 2007, 86(1): 63-65

43. 王建伟, 满立波, 黄广林, 等. 创伤性肾上腺损伤的临床特点分析[J]. 中华医学杂志, 2014, 94(22): 1733-1735

44. 付莉伟, 吕哲昊, 张宪贺, 等. 创伤性肾上腺损伤的影像诊断及临床应用[J]. 医学综述, 2018, 24(9): 1807-1810

45. 张道新, 王文营, 张路加, 等. 肾上腺结核的诊断和治疗[J]. 国际外科学杂志, 2016, 43(6): 405-407

第六章 肾上腺疾病的手术治疗

第一节 腹腔镜肾上腺手术

肾上腺位于腹膜后腔，肾脏上方，解剖位置较深，传统开放手术要求切口在12肋或11肋间，创伤大、手术操作困难，属于较高难度手术。腹腔镜手术在这方面显示了极大的优势[1]。1993年2月至1994年6月，北京协和医院泌尿外科在国内应用经腹腔的腹腔镜技术对6例原发性醛固酮增多症、2例皮质醇增多症患者的肿瘤进行了腹腔镜手术切除。相关文章发表于1994年第6期《中华外科杂志》[2]。属国际上较早开展腹腔镜手术的治疗中心之一。目前腹腔镜已经成为肾上腺手术治疗的金标准[3]。

与经腹腹腔镜不同，经腹膜后腔的手术具有对腹腔脏器干扰小、创伤相对较轻、术后肠道功能恢复快等优点，具有明显的临床治疗优势[4]。但是，由于腹膜后解剖空间狭小，操作时无天然空腔，所以腹膜后腹腔镜的学习曲线相对较长[5]。

腹膜后间隙是指后腹膜壁层与腹后壁腹横筋膜之间的一个三维间隙，范围上至膈肌，下至盆部腹膜外间隙，两侧为腹膜外脂肪。由于这是一潜在腔隙，且位于其内的脏器和组织表面没有完整的浆膜覆盖，腹腔镜操作较为困难，因此早期腹腔镜技术在该领域的应用发展缓慢，多局限在简单的探查性手术[6]。直到1992年Ganger发明了简洁实用的球囊扩张法，通过这一方法建立腹膜后手术空间，成功地切除了3例肾上腺肿瘤[7]。从此以后，阻碍该技术的发展的难题得以解决，后腹腔镜技术在泌尿外科领域得到了飞速的发展。由于手术熟练程度的提高，目前球囊扩张已经不再临床当中使用，在"开口打眼"过程中通过简单的手指扩张，再采用超声刀等手术器械即可建立很好的手术空间。该项技术已经广泛的使用在泌尿外科手术当中，除了肾上腺手术以外，各种肾脏手术，腹膜后肿瘤手术，上段输尿管手术等，均可采用此项手术技术[8]。

一、腹膜后腹腔镜主要手术操作步骤

1. 手术体位 经腹膜后腔一般采用侧卧位、抬高腰桥的手术体位（图6-6-1、图6-6-2），这种体位可以充分显露肋腰间隙，更好的暴露腹膜后腔，利于手术操作。摆体位要点：术侧朝上的完全侧卧位，脐部正对腰桥，约束带妥善固定，头低脚低抬高腰桥体位，保障髂嵴上和12肋下区域平坦无塌陷。

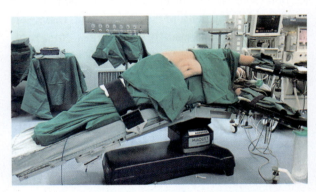

图6-6-1 腹膜后腹腔镜手术体位正面观

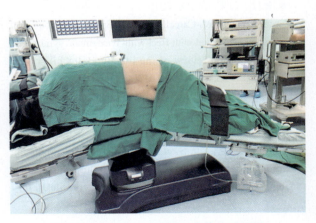

图6-6-2 腹膜后腹腔镜手术体位后面观

2. 腹腔镜手术孔道建立 目前建立第1孔道后（图6-6-3，A孔道），一般不采用水囊扩张，直接以手指推开腹膜并尽量分离腹膜后的间隙，以手指为引导分别于肋缘下腋后线和腋前线置入10mm和5mm手术套管，然后进行腹膜后腔隙的腹腔镜手术操作，这样可以简化手术步骤，节约部分手术时间。一般打孔的位置如图6-6-3所示：A孔为观察孔，位置大约在腋中线髂脊上3cm，为第一个建立的孔道，使用10mm手术套管。B孔为主操作孔，位置大约在腋后线12肋下，一般使用10mm套管，C辅助孔位于腋前线12肋下，D辅助孔位于C孔外缘，根据具体需要决定是否使用。辅助孔一般情况使用5mm手术套管（图6-6-4）。

3. 清理腹膜后脂肪，显露腹膜后解剖间隙 打孔完毕后，进入腹腔镜观察，一般仅是一个狭小的腔隙，周围为腹膜外脂肪（图6-6-5），手术第一步要清理腹膜及肾周筋膜处的脂肪，目的首先是显露腹膜后解剖标记，主要是要分清腹膜和肾周筋膜，一般可以看到腹膜反折（图6-6-6），反折线以下是肾周筋膜。其次清理脂肪的目的是避免脂肪悬挂影响腹腔镜视线，利于进一步深入的手术操作。

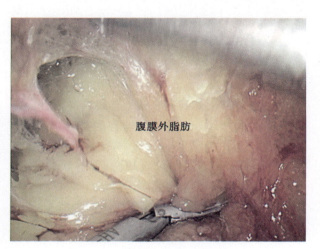

图6-6-5 腹膜后脂肪清理前

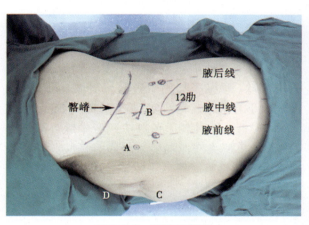

图6-6-3 打孔位置图

A. 观察孔，腋中线髂脊上3cm；B. 主操作孔，腋后线12肋下；C. 辅助孔，腋前线12肋下；D. 辅助孔位于C孔外缘（根据术中情况决定位置及是否使用）

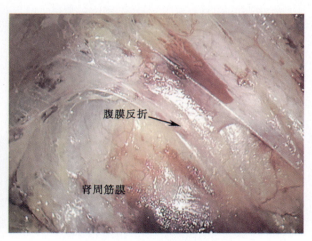

图6-6-6 腹膜后脂肪清理后

4. 打开肾周筋膜 在腹膜反折下方打开肾周筋膜，进入肾筋膜内。一般超声刀在肾周筋膜上打一个孔以后，可以采用钝性分离方式撕开肾周筋膜，这样既简便快速又不至于因为能量装置的使用导致周围组织的损伤。肾周筋膜打开的范围建议上至肋膈角下至肾脏下极（图6-6-7）。

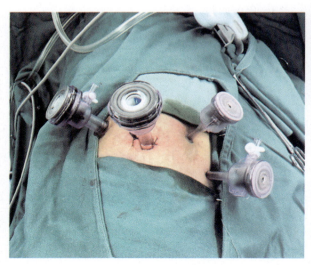

图6-6-4 手术套管布置

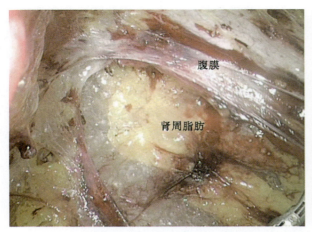

图 6-6-7　打开肾周筋膜

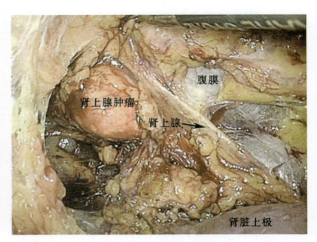

图 6-6-9　显露肾上腺

5. 沿肾脏表面解剖分离　腹膜后腔不是一个自然存在的空腔，而是一个潜在的腔隙，所以一定要以肾脏作为重要解剖定位标志进行解剖操作。一般操作是要先分开肾周脂肪，寻找到肾脏，沿着肾脏表面的外侧和腹侧向肾脏上方解剖分离（图 6-6-8），这样不至于造成周围组织的副损伤。

二、腹膜后腹腔镜的适用范围

随着后腹腔镜手术的广泛开展和经验的积累，患者对微创手术的要求要求增高，其治疗应用范围逐渐扩大。可以做肾上腺全切除、肾上腺部分切除，肿瘤类型由单纯腺瘤到嗜铬细胞瘤，肿瘤大小界限也逐渐放宽，最大直径可切除 10cm 肿瘤，位置由单纯肾上腺肿瘤到肾上腺外副神经节瘤、由单侧到双侧均能采用腹膜后腹腔镜进行手术治疗。目前腹膜后腹腔镜已成为肾上腺肿瘤手术治疗的金标准。

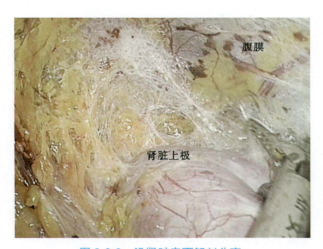

图 6-6-8　沿肾脏表面解剖分离

6. 显露肾上腺　沿腹侧面到达肾脏上极，将肾脏上极完整游离下压，在脂肪囊和腹膜间隙之间即可暴露肾上腺。一般肾上腺的腹侧面为无血管区，极易分离，所以一般建议先解剖分离背侧及肾上腺的下极，肾上腺的腹侧及上极保留做自然牵拉，易于接下来的手术操作（图 6-6-9）。

第二节　腹膜后腹腔镜肾上腺相关手术

一、右肾上腺全切术

1. 临床资料

性别：男性；

年龄：55 岁；

术前诊断：右肾上腺肿瘤，原发性醛固酮增多症；

CT 检查：右肾上腺直径 3cm 占位病变，增强扫描可见强化 [图 6-6-10（1）]，右肾上腺肿瘤局部放大 CT 照片 [图 6-6-10（2）]；

手术方式：腹膜后腹腔镜右肾上腺切除术；

标本照片：大体标本可见右肾上腺及右肾上腺肿瘤 [图 6-6-10（3）]，肿瘤剖面可见黄褐相间的右肾上腺肿瘤 [图 6-6-10（4）]。

2. 手术录像

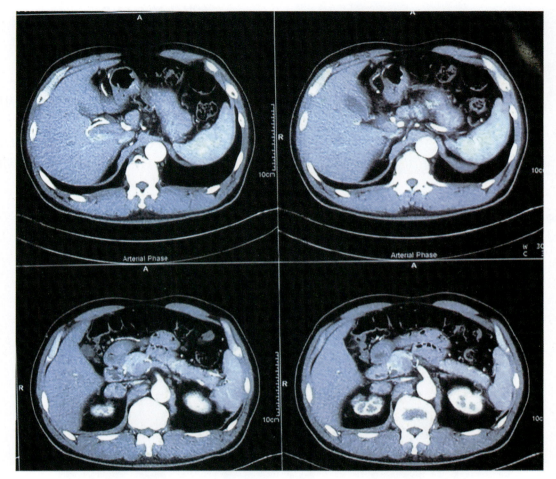

图 6-6-10（1）

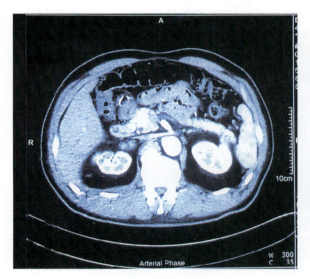

图 6-6-10（2）

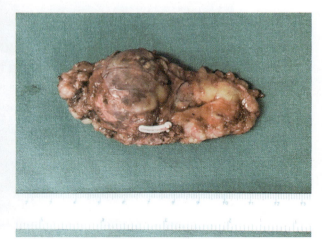

图 6-6-10（3） 右肾上腺及右肾上腺肿瘤

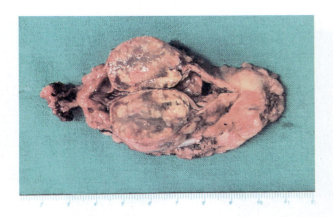

图 6-6-10(4) 右肾上腺及右肾上腺肿瘤(剖面)

二、左肾上腺全切术

1. 临床资料

性别：女性；

年龄：53 岁；

术前诊断：左肾上腺肿瘤，原发性醛固酮增多症；

CT 检查：平扫 CT 提示左肾上腺直径 1cm 左右两个肿瘤[图 6-6-11(1)]；增强扫描动脉期两个肿瘤强化不明显[图 6-6-11(2)]；

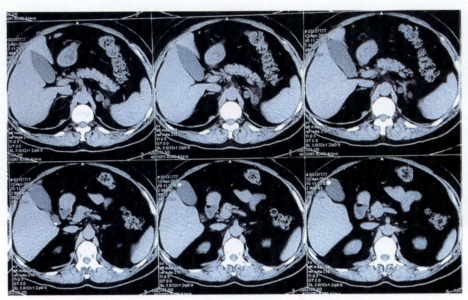

图 6-6-11(1)

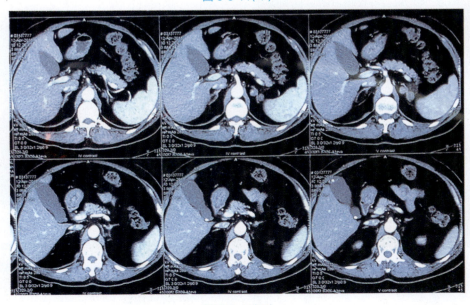

图 6-6-11(2)

手术方式：腹膜后腹腔镜左肾上腺切除术；

标本照片：大体标本可见左肾上腺及左肾上腺肿瘤[图6-6-11(3)]；肿瘤剖面可见2个金黄色肾上腺肿瘤[图6-6-11(4)]。

2. 手术录像

三、右肾上腺部分切除术

1. 临床资料

性别：女性；

年龄：46岁；

术前诊断：右肾上腺肿瘤，原发性醛固酮增多症；

CT检查：平扫CT提示右肾上腺直径1cm肿瘤[图6-6-12(1)]，增强扫描动脉期肿瘤强化不明显[图6-6-12(2)]；

手术方式：腹膜后腹腔镜右肾上腺部分切除术；

标本照片：大体标本可见右部分肾上腺及右肾上腺肿瘤[图6-6-12(3)]，肿瘤剖面可见金黄色肾上腺肿瘤[图6-6-12(4)]。

2. 手术录像

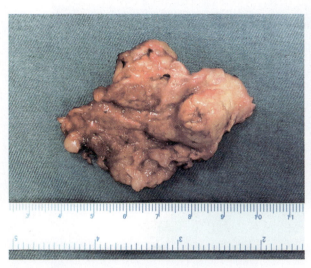

图6-6-11(3) 左肾上腺及左肾上腺肿瘤

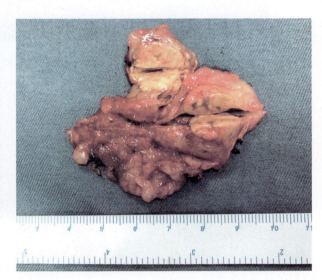

图6-6-11(4) 左肾上腺及左肾上腺肿瘤（剖面）

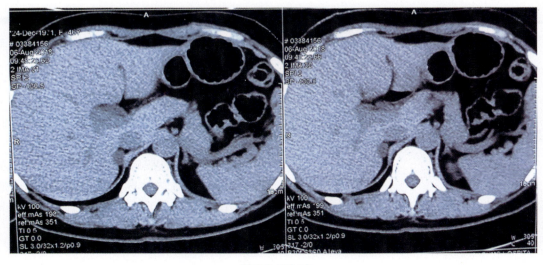

图6-6-12(1)

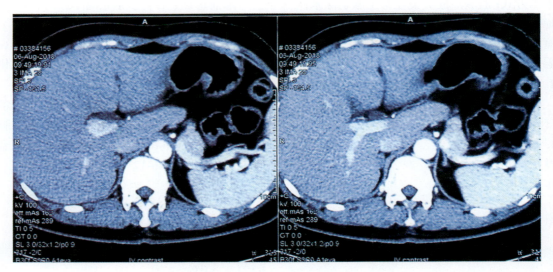

图 6-6-12（2）

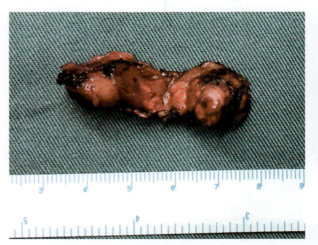

图 6-6-12（3） 右部分肾上腺及右肾上腺肿瘤

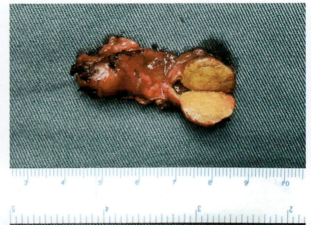

图 6-6-12（4） 右部分肾上腺及右肾上腺肿瘤（剖面）

四、左肾上腺部分切除术

1. 临床资料

性别：女性；

年龄：18岁；

术前诊断：左肾上腺嗜铬细胞瘤；

CT检查：增强扫描提示左肾上腺直径3cm肿瘤，动脉期强化不均匀[图6-6-13（1）]，肿瘤上极与脾血管关系密切[图6-6-13（2）]；

手术方式：腹膜后腹腔镜左肾上腺部分切除术；

标本照片：大体标本可见左肾上腺肿瘤及小部分左肾上腺[图6-6-13（3）]，肿瘤剖面可见黄褐色肾上腺嗜铬细胞瘤[图6-6-13（4）]。

2. 手术录像

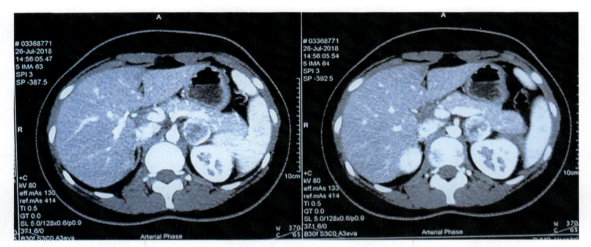

图 6-6-13(1)

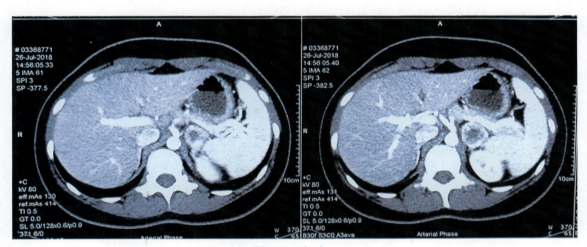

图 6-6-13(2)

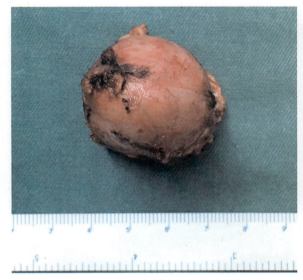

图 6-6-13(3) 左肾上腺肿瘤及小部分左肾上腺

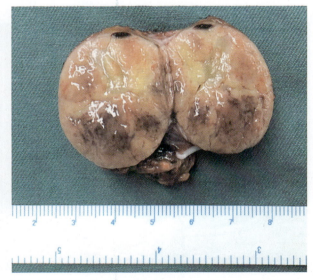

图 6-6-13(4) 左肾上腺肿瘤及小部分左肾上腺(剖面)

五、巨大嗜铬细胞瘤切除术

1. 临床资料

性别：女性；

年龄：56岁；

术前诊断：左肾上腺肿瘤，嗜铬细胞瘤；

CT检查：CT提示左肾上腺直径7cm肿瘤，多个层面可以显示［图6-6-14（1）］；增强扫描局部放大提示肿瘤强化明显，血供异常丰富［图6-6-14（2）］；

手术方式：腹膜后腹腔镜左肾上腺巨大嗜铬细胞瘤切除术；

标本照片：大体标本可见左肾上腺肿瘤［图6-6-14（3）］；肿瘤剖面可见肾上腺肿瘤，内容物类似鱼肉样改变［图6-6-14（4）］。

2. 手术录像

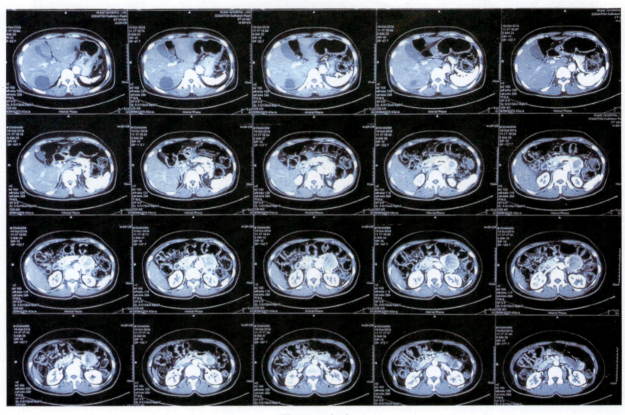

图6-6-14（1）

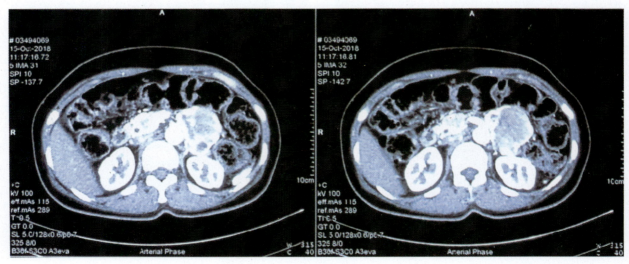

图6-6-14（2）

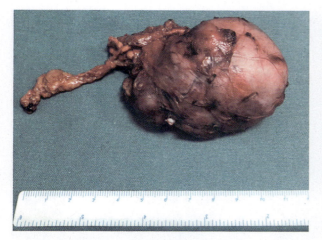

图 6-6-14(3)　左肾上腺肿瘤

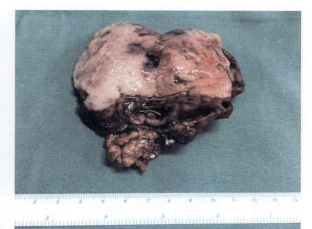

图 6-6-14(4)　左肾上腺肿瘤(剖面)

六、右腹膜后副神经节瘤切除术

1. 临床资料

性别：女性；

年龄：56 岁；

术前诊断：右腹膜后肿瘤，副神经节瘤；

CT 检查：平扫 CT 提示右腹膜后肾动脉下方肿瘤，紧邻下腔静脉、十二指肠，肿瘤内部有坏死液化区，肿瘤大小约 4cm×6cm[图 6-6-15(1)]，增强扫描可见肿瘤强化明显[图 6-6-15(2)]；

手术方式：腹膜后腹腔镜右副神经节瘤切除术；

标本照片：大体标本可见右腹膜后肿瘤，直径约 6cm[图 6-6-15(3)]，肿瘤剖面可见鱼肉样内容物[图 6-6-15(4)]。

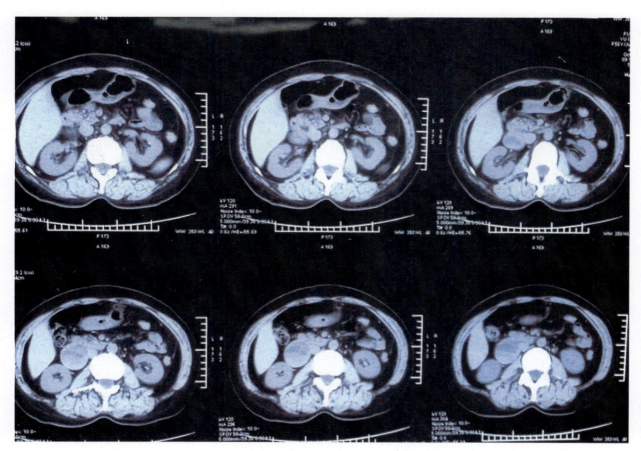

图 6-6-15(1)

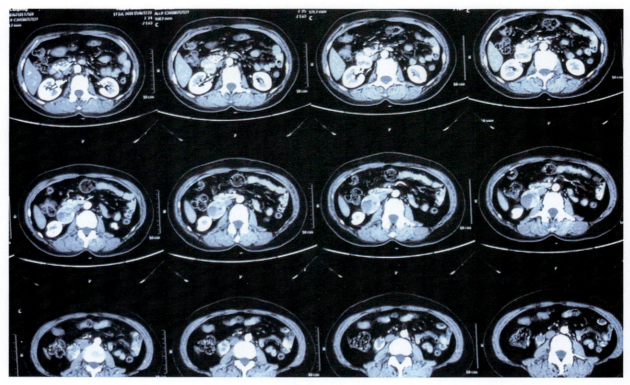

图 6-6-15(2)

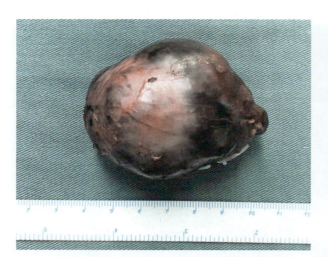

图 6-6-15(3) 右腹膜后肿瘤

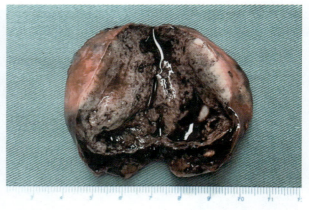

图 6-6-15(4) 右腹膜后肿瘤(剖面)

2. 手术录像

七、右肾上腺大结节增生手术

1. 临床资料

性别：男性；

年龄：65 岁；

术前诊断：库欣综合征，双肾上腺大结节样增生；

CT 检查：增强扫描提示双肾上腺多发结节样改变，强化不明显[图 6-6-16(1)]，不同层面扫描双侧肾上腺均可见大结节[图 6-6-16(2)]；

手术方式：腹膜后腹腔镜右肾上腺切除术；

标本照片：大体标本可见右侧肾上腺大结节增生[图 6-6-16(3)]；肿瘤剖面可见多个金黄色增生肾上腺结节[图 6-6-16(4)]。

2. 手术录像

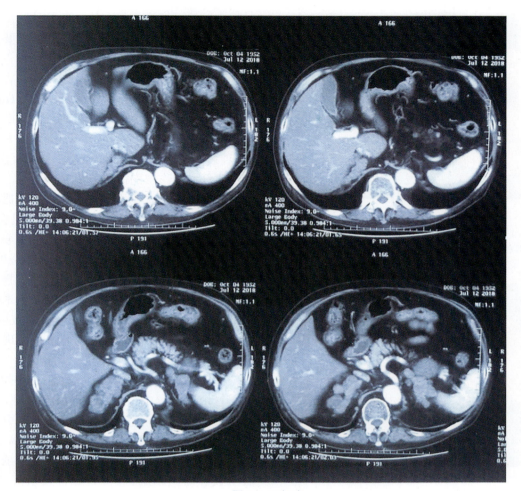

图 6-6-16(1)

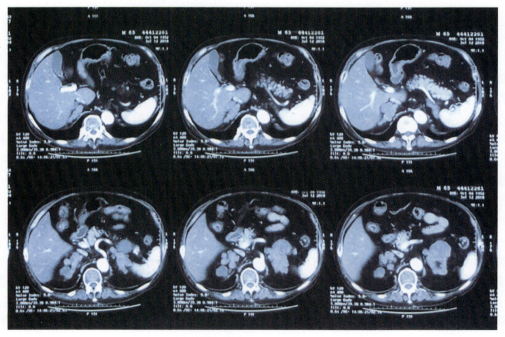

图 6-6-16(2)

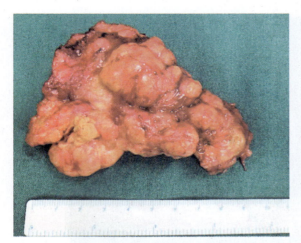

图 6-6-16(3) 右侧肾上腺大结节增生

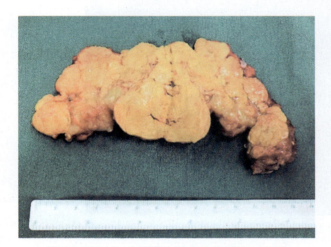

图 6-6-16(4) 右侧肾上腺大结节增生(剖面)

第三节 肾上腺手术的并发症

1. 腹膜损伤 腹膜后腹腔镜的腹膜损伤多发生于初学者,大多数发生在打开肾周筋膜时解剖间隙寻找不确切,一般腹膜反折是很好的解剖标志,注意寻找辨别会避免伤及腹膜。腹膜打开后,气体会进入腹腔影响腹膜后腔的手术操作。术中一旦发生腹膜损伤,建议首先观察损伤部位及范围,是否造成腹腔内脏器损伤,尽量采用 Hemolock 夹闭损伤的腹膜或者缝合腹膜缺口,避免进一步扩大损伤并且利于下一步的腹腔镜操作。

2. 出血 出血多数发生在肿瘤或正常血管解剖操作不细致,导致血管破损引发出血。一般静脉出血由于有气腹压存在,出血较易控制,即使较大血管损伤如肾静脉、下腔静脉等发生时亦可采用加大气腹压、仔细寻找出血位置,有充足的时间在腔镜下缝合损伤血管。但是动脉出血压力大、出血速度快,若腹腔镜下处理困难,要及时转为开放手术,控制出血。

肾上腺血管的处理主要是中央静脉。左侧中央静脉较长,较易解剖分离后处理,建议 Hemolock 夹闭离断,虽然超声刀可以处理,但不推荐。右肾上腺中央静脉直接回流至下腔静脉,大多数短而粗,解剖不精确时易撕扯损伤,导致大出血,一定注意仔细操作解剖,必须确切离断。

3. 肠管损伤 腹膜后腹腔镜由于在腹膜外腔进行手术操作,所以肠管损伤发生的机会较少。但是仍有个别损伤的情况发生。左侧主要是降结肠的损伤,右侧主要是十二指肠和升结肠的损伤,多数是能量器械使用不当导致肠管的破损。一般建议术中操作时注意周围解剖关系,手术结束时注意仔细检查,术后注意引流管引流液的性状,注意患者腹部体征,无论在哪一阶段发现肠管损伤都建议及时积极处理。

4. 肾脏损伤 由于肾上腺位于肾脏内上方,显露肾上腺过程中一定要分离解剖肾脏,肾脏组织相对较为脆弱,尤其肾包膜撕脱时,更容易造成进一步的损伤。所以操作时要避免暴力挤压,注意保护肾包膜。另外肾上腺肿瘤较大或者肾上腺下极肿瘤,往往会和肾蒂血管关系密切,一旦损伤会引起大出血或者肾脏丢失,所以术前一定要完善影像学资料检查,了解肿瘤与血管的具体关系,术中建议最好把肾血管解剖分离清楚后再切除肿瘤,确实肿瘤侵犯肾血管要做好肾脏切除准备。

5. 胰腺损伤 胰腺损伤较少发生,多数为左侧肾上腺肿瘤手术时损伤。主要是能量器械损伤胰腺或者错误的把胰腺组织当做肾上腺切除损伤。胰腺损伤时若术中发现要及时处理,必要时请胰腺专科大夫协助。术后发现胰瘘要根据具体情况确定具体处理措施,较小损伤可以保守处理,主要注意引流和限制胰酶分泌。较难愈合的胰腺损伤需积极手术处理。

6. 胸膜损伤 胸膜损伤发生概率较低,一般都在肋膈角处解剖操作不当时发生,发生后多半都能在术中发现,较小的损伤可以让麻醉师协助鼓肺后缝合修补,较大损伤修补后可考虑做胸腔闭式引流。

7. 淋巴管损伤、淋巴漏 淋巴管损伤一般术中较难发现,多数情况在术后发现引流增多,引流液乳糜试验阳性后确定。一般不做特殊处理，保持引流通畅，大约2周左右可以愈合。

8. 输尿管损伤 肾上腺肿瘤手术损伤输尿管的机会不多，多数情况为副神经节瘤手术。位于肾蒂下方的腹膜后副神经节瘤有时和输尿管关系十分密切，术前影像资料要仔细分析解剖关系，必要时手术前输尿管内留置D-J管。术中发现输尿管损伤要及时修补，术后发现可做相应影像学检查，了解损伤部位、大小、范围，考虑D-J管置入或手术修补。

9. 皮下气肿 较常见，一般不做特殊处理。打孔缝合时主要注意肌肉各层的关闭，避免气体进入皮下。

（张玉石　李汉忠）

参 考 文 献

1. Bonjer HJ, van der Harst E, Steyerberg EW, et al. Retroperitoneal adrenalectomy: open or endoscopic?[J]. World J Surg, 1998, 22(12): 1246-1249
2. 李汉忠, 臧美孚, 徐大华等. 腹腔镜肾上腺肿瘤切除[J]. 中华外科杂志, 1994, 6(32): 345-347
3. Szydełko T, Lewandowski J, Panek W, et al. Laparoscopic adrenalectomy - ten-year experience[J]. Cent European J Urol, 2012, 65(2): 71-74
4. Berber E, Tellioglu G, Harvey A, et al. Comparison of laparoscopic transabdominal lateral versus posterior retroperitoneal adrenalectomy[J]. Surgery, 2009, 46(4): 621-625
5. Chiu AW. Laparoscopic retroperitoneal adrenalectomy: clinical experience with 120 consecutive cases[J]. Asian J Surg, 2003, 26(3): 139-144
6. Shonkwiler RJ, Lee JA. Laparoscopic retroperitoneal adrenalectomy[J]. Surg Laparosc Endosc Percutan Tech, 2011, 21(4): 243-247
7. Gagner M, Lacroix A, Bolté E. Laparoscopic adrenalectomy in Cushing's syndrome and pheochromocytoma[J]. N Engl J Med, 1992, 327(14): 1033
8. Hu D, Wang X, Liu T. Comparison of Modified Retroperitoneal AdrenalectomyWith the Gold Standard for Benign Adrenal Tumors. Surg Laparosc Endosc Percutan Tech, 2016, 26(1): 86-89

第七篇

多发性内分泌腺瘤病

第一章 总 论

多发性内分泌腺瘤病（multiple endocrine neoplasia，MEN）是一种累及多个内分泌器官的伴有常染色体显性遗传的遗传性肿瘤综合征，可有两个或两个以上的内分泌腺体同时或先后发生功能性肿瘤，引起相应激素过多的临床表现。肿瘤可分为良性或恶性，是一种罕见的外显率较高的遗传性疾病。

一、发展历史和技术进展

20世纪初MEN被发现并报道[1]，主要分为两种类型，多发性内分泌腺瘤病1型（multiple endocrine neoplasia type 1，MEN1）和多发性内分泌腺瘤病2型（multiple endocrine neoplasia type 2，MEN2）。在1950年之前，相关文献中仅有少数关于这类疾病的病例报道，但对于MEN的具体特征及遗传特点并不明确。

20世纪50年代之后，随着激素检测水平和激素结合蛋白实验室技术的发展、影像学和组织病理学技术的提高，以及对基因疾病重要性的认识，推动了对MEN的深入研究。人们发现MEN有家族聚集倾向，肿瘤可以发生在多个内分泌腺体，且可以异常分泌各种不同的激素，不同的肿瘤具有各自特殊的临床表现。由于MEN的异质性，研究者们提出可以通过激素水平检测明确MEN的肿瘤组成，有助于早期的诊断和治疗。有明确相关性的激素和内分泌肿瘤包括：催乳素和垂体腺瘤，胃泌素和胃肠胰腺肿瘤，儿茶酚胺及其代谢产物与肾上腺髓质肿瘤，降钙素与甲状腺髓样癌。放射性免疫测定法的发展为这类疾病的早期明确诊断提供了帮助，对于早期发现的肿瘤可以采取手术切除的治疗方法。

在同一时期，人们发现了至少6种多发性内分泌肿瘤综合征，除MEN1和MEN2以外，还包括与MEN不同的其他类型：von Hippel-Lindau（VHL）病，神经纤维瘤病1型（neurofibromatosis type 1，NF1），Carney复合征（Carney complex，CNC）和McCune-Albright综合征（McCune-Albright syndrome，MAS）[2~4]，其中MEN1、MEN2、VHL病、NF1和CNC呈常染色体显性遗传，MAS则是由于胚胎早期体细胞突变而导致多种细胞类型肿瘤的发生。这些综合征都符合多发性内分泌肿瘤的定义，即多种内分泌腺体产生多种激素。此外这些综合征也可导致非内分泌肿瘤，并且在某些情况下，非内分泌系统的症状作为疾病的主要临床表现。近年来，国内外学者一直致力于这些综合征的致病基因描绘和克隆，且不断有新的突变位点被发现和报道。上海瑞金医院在8个MEN1家系，31例患者中发现了国外尚未报道的4种不同的基因突变，分别是373_374ins18，822delT，259delT和1092delC[5]。

目前国际上MEN主要分为三大类：MEN1，MEN2（包括MEN2A和MEN2B）和MEN4。也有学者把VHL病，NF1，CNC和MAS称为混合性内分泌肿瘤。

1. MEN1 是由编码肿瘤抑制因子menin蛋白的*MEN1*基因的失活突变所致。患病率为1/50 000～1/30 000，外显率较高。原发性甲状旁腺功能亢进症为MEN1出现最早、发生率最高（大约90%）的临床表现。胃肠胰腺神经内分泌肿瘤是MEN1第二常见的内分泌肿瘤，其发生率大约为60%，分为胰岛素瘤、胃泌素瘤及胰高糖素瘤等功能性及无功能性肿瘤。垂体腺瘤发生在大约1/3的MEN1患者中，包括分泌催乳素、生长激素和促肾上腺皮质激素的功能性和无功能性腺瘤。除了最常累及的甲状旁腺、胰腺和垂体外，还有脂肪瘤、胸腺类癌、嗜铬细胞瘤、肾上腺腺瘤、卵巢肿瘤等20余种内分泌和非内分泌肿瘤的组合[6]。在某些临床表现与MEN1非常相似的患者（5%～10%）中，并没有发现*MEN1*基因的突变，研究者发现编码p27的*CDKN1B*基因的杂合失活突变即可引起类 MEN1 表现，目前也被称为 MEN4[7]。

2. MEN2 是由编码酪氨酸激酶受体超家族 RET 蛋白的 *RET* 原癌基因的激活突变所致。患病率在 1/30 000 左右，分为 MEN2A 和 MEN2B。MEN2A 主要临床特征包括甲状腺髓样癌、嗜铬细胞瘤和甲状旁腺增生或腺瘤，还可以伴有先天性巨结肠或皮肤苔藓淀粉样变。MEN2B（曾被称为 MEN3）包括甲状腺髓样癌和嗜铬细胞瘤，可伴有多发性黏膜神经瘤和类马凡体型等表现，但无甲状旁腺病变[1]。MEN2 的临床表现取决于受累的器官，其中甲状腺髓样癌的外显率接近 100%，通常出现最早，常为双侧和多中心病变，绝大部分患者在诊断时已有转移，血清降钙素为甲状腺髓样癌的肿瘤标记物。约有 50% MEN2 患者可发生嗜铬细胞瘤，比散发型嗜铬细胞瘤发病年龄更早，更常见多个病灶和双侧肾上腺受累，但很少发生恶性嗜铬细胞瘤。10%～35% 的 MEN2A 患者出现原发性甲状旁腺功能亢进症。

3. von Hippel-Lindau 病 又称希佩尔-林道综合征，发病率为 1/36 000，是 *VHL* 等位基因或基因拷贝的功能缺失或钝化突变所致，其编码产物 pVHL 是一种肿瘤抑制蛋白，在有氧状态下裂解缺氧诱导因子起到抑制肿瘤生长的作用。VHL 病主要表现为家族性多发性中枢神经系统和内脏器官的良、恶性肿瘤和囊肿，包括脑（小脑）和脊髓血管母细胞瘤（60%～80%），视网膜血管母细胞瘤（49%～62%），肾脏透明细胞癌（30%～70%），肾上腺嗜铬细胞瘤（10%～20%），胰腺囊肿和神经内分泌肿瘤（35%～70%），中耳内淋巴囊肿瘤（6%～15%），附睾和阔韧带乳头状囊腺瘤（25%～60%）等。最常见的死亡原因是小脑血管母细胞瘤的中枢神经并发症和转移性肾癌[8]。VHL 病诊断标准如下：①有视网膜或中枢神经系统的血管母细胞瘤的家族史，只要具有一种血管母细胞瘤或内脏病变（如肾脏肿瘤、胰腺囊肿或肿瘤、嗜铬细胞瘤、附睾乳头状囊腺瘤等）中任何一个即可诊断；②如果没有明确家族史的患者，若患有两种或两种以上血管母细胞瘤或一种血管母细胞瘤和一个实质性脏器病变亦可诊断。VHL 基因检测有利于该病的早期诊断，如果肿瘤定位明确，手术仍是主要的治疗措施。

4. 神经纤维瘤病 1 型 NF1 致病基因最常见的编码产物是由 58 个外显子的转录本所编码的、含有 2818 个氨基酸的神经纤维瘤蛋白（neurofibromin），属于 GTP 酶激活蛋白 GAPs 家族成员，激活体内的 GTP 酶，促进 Ras-GTP 水解为 Ras-GDP，使 Ras 信号传导通路失活。*NF1* 基因突变或等位基因的缺失导致 neurofibromin 的 GTP 酶活化功能丧失，继而 p21 Ras 不被水解而处于持续激活状态，促使细胞增生以及肿瘤形成。NF1 的发病率为 1/3 000～1/2 500，没有性别和种族差异，NF1 患者容易发生多部位的肿瘤，包括视神经胶质瘤、胶质母细胞瘤、恶性周围神经鞘瘤、胃肠间质肿瘤、乳腺癌、白血病、嗜铬细胞瘤、十二指肠类癌和横纹肌肉瘤[9]。1987 年，美国国立卫生研究院制定的诊断标准是若具备下列两条或两条以上，即可诊断为 NF1：①6 个或 6 个以上咖啡斑，青春期之前直径≥5mm，青春期之后直径≥15mm；②2 个或 2 个以上任何类型的神经纤维瘤或 1 个丛状神经纤维瘤；③腋窝或腹股沟皮褶雀斑（Crown 征）；④视神经胶质瘤；⑤2 个或以上 Lisch 结节（虹膜错构瘤）；⑥骨性病变，如长骨发育不良累及蝶骨翼或长骨骨皮质变薄，伴或不伴有假关节存在；⑦1 个一级亲属（父母、兄弟姐妹或子女）按上述标准诊断 NF1。

5. Carney 复合征 CNC 是以内分泌、心脏、皮肤、神经系统肿瘤以及皮肤黏膜色素沉着为主要特征的一种多发肿瘤综合征。大约 2/3 的 CNC 患者是由编码蛋白激酶 A 调节亚基 1α（protein kinase A regulatory subunit 1-alpha，*PRKAR1A*）基因的杂合性突变所致，定位于 17q22-24，最新研究发现 CNC 表型可能还与 PRKA 催化亚基基因缺陷有关。此外，基因连锁分析发现，部分 CNC 家系致病基因定位于 2p16，并与 CNC 肿瘤拷贝数变化有关[10]。CNC 诊断标准是符合主要标准的任意两项或符合一项主要标准加一项补充标准即可临床诊断 CNC，主要标准包括：①典型分布的皮肤斑点样色素沉着（唇、结膜、内外眦、阴道及阴茎黏膜）；②黏液瘤（皮肤和黏膜）；③心脏黏液瘤；④乳房黏液瘤或压脂 MRI 证实存在该病变；⑤PPNAD 或 Liddle 试验服用地塞米松后尿皮质激素反常性升高；⑥垂体生长激素腺瘤所致的肢端肥大症；⑦睾丸大细胞钙化型 Sertoli 细胞肿瘤或超声证实睾丸有典型钙化灶；⑧甲状腺癌，或青春期前儿童甲状腺超声提示多发低回声结节；⑨砂粒体黑色素性神经鞘瘤；⑩蓝痣，上皮样蓝痣；⑪乳腺导管腺瘤；⑫骨软骨黏液瘤。补充标准是证实携带 *PRKAR1A* 基因失活性突变或有一级亲属确诊为CNC。CNC最常见的死因与心脏黏液瘤并发症、转移性砂粒体黑色素性神经鞘瘤和其他恶性肿瘤相关。CNC不同系统的病变应采取相应的治疗措施，优先处理危及生命及影响预后的病变。CNC患者应该进行基因分析，如果明确存在 PRKAR1A 基因突变，其一级亲属应该接受突变基因检测。

6. McCune-Albright 综合征 MAS是由于胚胎早期体细胞发生 GNAS 基因的激活突变所致。GNAS 基因位于20号染色体长臂，编码G蛋白偶联受体的关键性信号分子Gs蛋白α亚单位。体细胞 GNAS 基因突变促使受体的自主活化，细胞内cAMP增加，进而激活其下游信号通路。MAS的发生率为 1/1 000 000～1/100 000，主要临床表现包括皮肤牛奶咖啡斑、多骨型骨纤维异样增殖症和内分泌功能亢进。MAS典型的内分泌功能异常包括周围性性早熟、甲状腺功能亢进症、库欣综合征、肢端肥大症、巨人症、高催乳素血症和甲状旁腺功能亢进症[11]。

二、诊断

对于临床上呈现MEN综合征任何一个亚型中任何一种临床表现时，都要注意相关内分泌腺体情况，并做有关的功能及形态学检查。对于发生消化道激素紊乱综合征（如胃泌素瘤或者类癌）的患者，更要仔细查找有无其他内分泌腺体瘤变的迹象，以防止漏诊。

由于MEN为常染色体显性遗传病，其一级亲属患MEN的危险性为50%，因此MEN患者的诊断对家族中其他成员具有重要意义。对于MEN的检查应包括找寻肿瘤和确定基因表达状态。前者包括临床表现、生化指标和影像学检查。对于MEN高危人群应每年至少进行1次相关的生化指标筛查。此外应进行垂体、腹部、甲状腺及甲状旁腺的影像学检查，并且需要每5～6年复查1次，而且定期筛查应当从儿童期即开始进行，并持续终生。对于后者，人们对MEN与基因基础的阐述日趋完善，目前除了MEN1和CNC有待于找寻不同基因位点的第二个基因之外，MEN2和VHL的致病基因突变会产生特定的临床表现，说明基因信息确定临床表型，基因表达状态的确定对于MEN的诊断和疾病预后的判断具有重要意义[1]。

三、治疗和展望

由于MEN的病变多为腺瘤或增生，因此手术仍是首选的治疗方案。但是由于MEN患者具有多个内分泌腺体病变的特点，当患者有多个腺体受累时，应当依据每种病变的严重程度、病情的轻重缓急和治疗效果制定个体化的治疗策略，改善患者预后。由于目前尚无有效方法阻止MEN患者发生内分泌病变，因此最佳治疗方法是早期诊断并给予合理有效的治疗，同时对患者和其家族成员进行定期随访也是至关重要的。

对于基因突变所致的此类遗传性疾病，靶向治疗在MEN中也展现出巨大的潜力，例如MEN2明确是由 RET 基因激活突变所致，使用酪氨酸激酶受体抑制剂可以阻碍信号传导异常，临床实验结果显示这一药物可以抑制肿瘤生长，尽管目前还不确定这些制剂是否具有长期的效果以及能否被批准治疗，但前期结果令人鼓舞，也为RET失活可能对疾病具有疗效提供了证据。

近年来，关于基因治疗的研究进展很快，但是仍存在大量重要且未被解决的问题：①首先从技术上来看，基因治疗技术本身还不够完美仍有较大提升空间；②其次基因治疗项目目前只局限于病因单一和疾病病理相对清楚的单基因遗传病，MEN疾病自身的复杂性和多样性会给基因治疗方案的选择带来巨大挑战；③最后在精准医疗时代，个体化治疗是疾病诊疗过程的一个关键环节，基因治疗要充分考虑患者的个体性。所以，作为目前最耀眼的"明星"疗法之一，基因治疗有望在MEN的治疗中发挥巨大的作用且任重而道远。

（赵家军 侯 旭）

参 考 文 献

1. Melmed S, Polonsky KS, Larsen PR, et al. Williams Textbook of Endocrinology. 13th ed. Philadelphia: Elsevier Saunders, 2016: 1724-1725
2. Underdahl LO, Woolner LB, Black BM. Multiple endocrine adenomas: report of 8 cases in which the parathyroids, pituitary and pancreatic islets were involved[J]. J Clin Endocrinol Metab, 1953, 13: 20-47
3. Wermer P. Genetic aspects of adenomatosis of endocrine glands[J]. Am J Med Sci, 1954, 16(3): 363-371
4. Sipple J. The association of pheochromocytoma with carcinoma of the thyroid gland[J]. Am J Med, 1961, 31: 163-166

5. Jiang XH, Lu JL, Cui B, et al. MEN1 mutation analysis in Chinese patients with multiple endocrine neoplasia type 1[J]. Endocr Relat Cancer, 2007, 14(4): 1073-1079
6. Thakker RV, Newey PJ, Walls GV, et al. Clinical practice guidelines for multiple endocrine neoplasia type 1 (MEN 1)[J]. J Clin Endocrinol Metab, 2012, 97(9): 2990-3011
7. Khatami F, Tavangar SM. Multiple Endocrine Neoplasia Syndromes from Genetic and Epigenetic Perspectives[J]. Biomark Insights, 2018, 2(13): 1177271918785129
8. Varshney N, Kebede AA, Owusu-Dapaah H, et al. A Review of Von Hippel-Lindau Syndrome[J]. J Kidney Cancer VHL, 2017, 4(3): 20-29
9. Gutmann DH, Ferner RE, Listernick RH, et al. Neurofibromatosis type 1[J]. Nat Rev Dis Primers, 2017, 23(3): 17004
10. Correa R, Salpea P, Stratakis CA. Carney complex: an update[J]. Eur J Endocrinol, 2015, 173(4): M85-97
11. Robinson C, Collins MT, Boyce AM. Fibrous dysplasia/McCune-Albright Syndrome: Clinical and Translational Perspectives[J]. Curr Osteoporos Rep, 2016, 14(5): 178-186

第二章 多发性内分泌腺瘤病1型

1903年由Erdheim报道了一例肢端肥大症患者尸检时同时发现有垂体腺瘤和增大的甲状旁腺，这是较早期的MEN1病例报告。1953年，Underdahl等人报道了8例患者同时患有多个内分泌腺瘤（包括垂体腺瘤、胰岛细胞瘤和甲状旁腺瘤）。Wermer于1954年描述了垂体腺瘤、甲状旁腺瘤和胰岛细胞瘤同时存在的一个家系，并且发现这一综合征的发病遵循常染色体显性遗传方式，因而又被称为Wermer综合征[1]。

一、流行病学

MEN1（OMIM#131100）是一种常染色体显性遗传性肿瘤综合征，在随机选择的尸检研究中发现MEN1发生率是0.22%～0.25%，外显率高，男、女患病率无明显差异。在原发性甲状旁腺功能亢进症患者中发现MEN1的患病率为1%～18%，而在胃泌素瘤和垂体腺瘤患者中的患病率分别为16%～38%和不足3%。文献报道的发病年龄为5～81岁，但是在50岁时有80%患者出现相应临床表现，而超过98%患者已有生化指标异常[2]。8%～14% MEN1患者为散发病例，没有阳性家族史，基因检测结果证实10% MEN1患者为MEN1基因的新发突变。在MEN1患者相关死亡率的研究中发现，30%～70%患者是直接死于MEN1，其主要死因是恶性胰岛细胞瘤、胃泌素瘤和类癌。国外研究发现，MEN1患者的平均死亡年龄是55岁，寿命较普通人群缩短20年。一项来自法国和比利时的80个临床中心的研究结果表明，MEN1相关的恶性胰岛细胞瘤和胸腺类癌可以使患者的死亡风险明显增加（危险比>3，$P<0.005$）[3]。

二、发病机制

1997年，MEN1的致病基因MEN1被成功克隆[4]，之后在绝大部分MEN1家系患者中都发现了该基因的突变，从而确定了MEN1基因和MEN1之间的因果关系。

MEN1基因位于染色体11q13，全长9kb，包含10个外显子，编码610个氨基酸。MEN1是一种抑癌基因，其编码的menin蛋白通过与其他蛋白相互作用，在转录调控、细胞凋亡、基因组稳定性、细胞周期调控和表观遗传等方面均发挥有重要的作用。在MEN1基因被发现的前10年里，即报道了1133种胚系突变和203种体细胞突变，迄今报道的胚系突变已超过1200种，这些突变遍布MEN1基因的全部1830碱基的编码区和剪接位点[5]。国外学者总结分析了MEN1基因胚系突变类型，大约69%突变产生menin截断蛋白，包括移码突变（42%）、无义突变（14%）、剪切突变导致外显子缺失（10.5%）和大片段缺失（2.5%），此外还有错义突变（25.5%）、框内缺失或插入突变（5.5%），后两种突变类型对menin蛋白功能的影响还有待进一步的研究[6]。目前超过10% MEN1胚系突变为新发突变，但是尚未发现热点突变，也未发现基因突变类型和临床表型之间的相关性。

MEN1的发病符合Knudson提出的抑癌基因导致肿瘤发生的两次突变假说（即"two-hit"假说）[7]。首次突变是胚系基因的杂合突变，即家族性MEN1患者出生时就携带有这种突变，此时两条同源染色体上的MEN1等位基因虽然有一个已经发生突变失活，但由于另一个野生型具有正常活性，故并不发病。第二次突变是体细胞突变，发生在易感细胞中（主要是内分泌细胞），在经历两次突变后，易感细胞中的MEN1抑癌基因的两个等位基因均已失活，进而导致肿瘤的发生。此外，有些MEN1相关散发型肿瘤的两次突变均发生在体细胞中。

menin在进化过程中高度保守，从胚胎发育早期开始一直表达，不仅在内分泌组织中表达，在成人的各种组织均可见广泛表达，如消化道上皮、子宫内膜等，亚细胞定位研究显示menin主要定位于细胞核内，仅极少量蛋白表达于细胞膜和细胞质。通过对氨基酸序列分析发现，menin 蛋白含有两个主要的核定位信号（nuclear localization signals，NLS），NLS1（氨基酸残基 479～497）和 NLS2（氨基酸残基 588～608），和一个辅助 NLS（氨基酸残基 546～572）。由于大多数 MEN1 基因突变表达出截断蛋白，导致 menin 蛋白的一个或两个主要 NLS 缺失，进而使 menin 定位异常和功能失活。采用对哺乳动物细胞系进行突变基因转染和蛋白功能分析发现，错义突变表达的蛋白可以通过激活蛋白酶体途径进行降解，继而阻止其发挥功能活性。研究者们利用蛋白-蛋白相互作用方法，已经发现超过 50 种不同蛋白可以与 menin 结合，说明 menin 是一种多功能蛋白，参与细胞的转录调节、DNA 损伤修复、细胞信号传导、细胞骨架结构、细胞分化、细胞粘附和细胞能动性调节[8]。

目前文献报道大约有 5%～25% 的 MEN1 患者未检测到 MEN1 基因突变，可能与以下原因相关：①常规 PCR 无法检测大片段缺失突变，国外指南推荐常规应用多重连接依赖式探针扩增（multiplex ligation-dependent probe amplification，MLPA）提高 MEN1 患者突变检出率；②拟表型是指环境因素的作用引起的表型变化类似于某一基因突变而引起的表型，如一些无家族史的散发性 MEN1 患者，这些患者的突变检出率低于 5%；③其他未知致病基因有待发现[2]。

MEN1 基因突变在部分家系仅表现为单一内分泌疾病，如家族性孤立性甲状旁腺功能亢进症（familial isolated hyperparathyroidism，FIHP），对 42 个 FIHP 家系成员的分析发现，38% 患者发生错义突变，不到 31% 患者发生无义或移码突变，进而导致产生截断蛋白和功能失活[9]。这与 MEN1 患者中所观察到的基因突变类型不同，MEN1 患者中超过 65% 胚系突变产生截断蛋白，仅 23% 为错义突变，这些结果表明 MEN1 基因胚系错义突变可能与临床表现较轻的 FIHP 有关，但是也有导致 MEN1 发病的基因突变使患者仅表现为 FIHP，因此导致这些突变发生表型改变的具体机制仍有待进一步阐明。

三、临床表现

MEN1 具有外显率高和临床表现多样化的特点，包括 20 多种内分泌肿瘤和非内分泌肿瘤的不同组合，除常见的甲状旁腺增生或腺瘤、垂体腺瘤和胰腺神经内分泌肿瘤外，还有肾上腺皮质肿瘤、嗜铬细胞瘤、胃肠道、肺及胸腺神经内分泌肿瘤、血管纤维瘤、皮肤胶原瘤、脂肪瘤、黑色素瘤、脑膜瘤、室管膜瘤、神经鞘瘤和平滑肌瘤[10]。近年来有学者提出，乳腺癌也是 MEN1 的表现之一，荷兰的一项研究显示 MEN1 女性患者发生乳腺癌的风险是普通人群的 2.83 倍，MEN1 相关乳腺癌的平均诊断年龄为 48 岁，较普通人群诊断年龄更早，因此建议 MEN1 女性患者应该从 40 岁开始进行乳腺癌的筛查[11]。

MEN1 患者不同腺体受累的外显率不同：①甲状旁腺病变的外显率最高，文献报道为 90%～95%；②肠胰神经内分泌肿瘤外显率为 30%～70%，其中胃泌素瘤为 40%，胰岛素瘤为 10%，无功能瘤或胰多肽瘤为 20%～55%，胰高糖素瘤和血管活性肠肽瘤均不足 1%；③垂体腺瘤的外显率为 30%～40%，其中催乳素腺瘤为 20%，生长激素腺瘤为 10%，促肾上腺皮质激素腺瘤和无功能腺瘤都不足 5%；④其他肿瘤如肾上腺皮质肿瘤外显率为 20%～40%，胃神经内分泌肿瘤为 10%～30%，胸腺、肺和支气管神经内分泌肿瘤为 2%～5%，嗜铬细胞瘤不到 1%[12, 13]。病变腺体的数目、种类及各自的病理特征（如甲状旁腺增生、单个或多个腺瘤）在同一家系的不同成员之间，甚至是同卵双生之间也存在差异。

（一）原发性甲状旁腺功能亢进症

原发性甲状旁腺功能亢进症（primary hyperparathyroidism，PHPT）是由于甲状旁腺分泌过多的甲状旁腺激素（parathyroid hormone，PTH）引起的以高钙血症、泌尿系统结石、骨骼病变等为主要表现的全身代谢性疾病，其病理类型分为增生、腺瘤和腺癌。PHPT 是 MEN1 最常见的内分泌异常，超过 85% 的 MEN1 患者以 PHPT 为首发表现，以甲状旁腺主细胞增生或腺瘤为主，临床表现相对较轻，常为多腺体受累，病理多为增生，也有腺瘤，腺癌罕见。

MEN1 相关的 PHPT（multiple endocrine neoplasia type 1-related primary hyperparathyroidism，MEN1-HPT）患者血清总钙、游离钙及 PTH 水平升高出现较早，但是通常仅轻度或中度升高，其他系统的表现和散发性病例的表现相似，患者可出现乏力、易疲劳、泌尿系统症状（多饮、多尿、多发泌尿系结石引起肾绞痛、肉眼血尿）、胃肠道症状(食欲缺乏、恶心、呕吐、腹胀腹痛、便秘)、骨骼病变(骨骼关节疼痛、骨骼畸形、身高变矮、病理性骨折)和神经肌肉系统症状(肌力下降、肌肉疼痛、淡漠、记忆力减退、抑郁)。约84%的MEN1-HPT患者表现为无症状性甲状旁腺功能亢进症,且严重并发症及高钙危象少见。文献报道,与散发性甲状旁腺功能亢进症(sporadic hyperparathyroidism,SHPT)患者相比,MEN1-HPT患者发病年龄更早(20~25岁 vs. 55岁),骨密度下降更明显,而男/女比例相当(1:1 vs. 1:3)[14]。另有研究报道,menin蛋白在调节成骨细胞活性,促进骨骼发育和重塑方面发挥着重要的作用,因此MEN1-HPT患者骨骼病变较SHPT患者更严重[15]。

PHPT特征性实验室检查是高钙血症、低磷血症、高钙尿症和高PTH血症,血游离钙测定结果较血总钙测定对诊断高钙血症更为敏感,且不受白蛋白水平的影响,有助于多次检查血总钙值正常而临床上疑诊PHPT患者高钙血症的判断。X线摄片是评价PHPT骨骼病变的常规影像学检查,骨密度测量有助于评估患者的骨量状况及其治疗后变化。约40%以上PHPT患者X线片可见骨骼异常改变,主要有骨质疏松、骨质软化、骨质硬化、骨膜下吸收及骨骼囊性变等。PHPT术前定位的检查主要有颈部超声、放射性核素检查、颈胸部增强CT扫描、MRI等,获得准确的术前定位诊断,是手术成功的重要保证[16]。由于MEN-HPT常累及多个腺体,而影像检查很难定位出全部功能亢进的腺体,国外指南建议初次手术患者应该做双侧颈部探查,因此有学者认为术前定位诊断可能对初次手术的指导价值有限,但是对于接受再次手术的患者却是至关重要[2,10]。

北京协和医院总结了2002—2013年收治的686例PHPT患者,其中55例为MEN1-HPT,占同期PHPT患者8%。通过对其中40例临床资料和随诊记录完整并且接受基因检测的MEN1-HPT患者临床特征分析发现,与SHPT患者相比,MEN1-HPT患者发生PHPT相关的典型骨骼X线改变比率较低(26.3% vs. 55.7%,$P=0.001$),但是发生尿路结石/肾钙化比率较高(60.0% vs. 40.2%,$P=0.024$)。此外,MEN1-HPT患者血磷水平相对SPHT患者较高(0.84mmol/L vs. 0.73mmol/L,$P<0.05$),而ALP(103.0 U/L vs. 174.0U/L,$P<0.001$)和PTH(4.0倍 vs. 9.8倍参考上限,$P<0.001$)水平则低于SPHT患者,腰椎和髋部骨密度值在两组中没有显著性差异。40例MEN1-HPT患者中,有27例患者发现MEN1基因突变,其中包括9种新发突变,具体为c.783+116_c.913-296del774,c.457G>T,c.839_840 insT,c.1061delG,c.1117C>G,c.313delC,c.1049+1 G>T,c.912+2 T>C 和 c.848 T>C[17]。

SHPT病理类型以甲状旁腺腺瘤多见,占78%~92%,大多为单个腺体受累,少数累及2个或2个以上腺体,增生占8%~18%,一般4个腺体均增生肥大,腺癌占0.5%~5%。而MEN1-HPT以增生多见,也有多发性甲状旁腺腺瘤,有的可成腺瘤样增生。2004年北京协和医院总结的病例显示MEN1-HPT患者中增生占62.5%,多腺体受累占43.8%,与以往文献报道相符[18]。目前在MEN1-HPT患者中仅有10余例甲状旁腺癌报道,其中梅奥诊所总结348例MEN1-HPT患者中仅1例为腺癌(0.28%)。

(二)胰腺神经内分泌肿瘤

胰腺神经内分泌肿瘤(pancreatic neuroendocrine tumors,pNETs)是MEN1第二常见的内分泌异常,主要包括胃泌素瘤、胰岛素瘤、胰高糖素瘤、血管活性肠肽瘤等功能性肿瘤及无功能肿瘤。MEN1患者发生pNETs的比例为30%~70%,由于MEN1相关的pNETs常常是多发的,并且生物学行为差异较大,文献报道大约40%的MEN1患者死于恶性pNETs[19],因此如何准确诊断及合理治疗面临着很大挑战。与非MEN1患者相比,MEN1患者发病年龄更早,MEN1相关pNETs最早的发病年龄为5~12岁,20岁之前的外显率高达42%,国外指南建议MEN1患者及MEN1突变基因携带者应在10岁以后定期进行相关激素及影像学随访[2]。

pNETs的诊断需要依据临床表现、肿瘤标志物和影像学检查。功能性pNETs通过检测空腹胰岛素、胃泌素和胰高血糖素等血清特异性激素水平协助诊断,虽然无功能性pNETs可以分泌嗜铬粒蛋白、胰多肽、神经元特异性烯醇化酶等肽类激素,但是文献报道嗜铬粒蛋白A和胰多肽的诊断敏感性均低于50%[20],因此需要借助影像学检查。临床上采用的影像学诊断方法包括超声、CT、MRI、超声内镜、生长抑素受体显像和PET-CT。美国梅奥诊所报道的研究结果显示,52例MEN1相关的pNETs中位年龄43岁(19~74岁),术前采用腹部CT、MRI、生长抑素受体显像和超声内镜等方法进行定位诊断，其中超声内镜敏感性最高（100%），最小可以发现 0.3cm 的肿瘤，但属于侵袭性操作，并且对胰腺尾侧的病灶敏感性较差，其他影像检查的敏感性从高到低依次为 MRI（88%）、生长抑素受体显像（84%）和 CT（81%）[21]。近年来已有多个研究中心报道了不同影像检查方法在 MEN1 相关 pNETs 定位诊断中的价值，CT 的敏感性和特异性分别是 69%～94% 和 80%～89%，MRI 分别是 74%～94% 和 78%～100%，超声内镜分别是 88%～100% 和 40%～95%，生长抑素受体显像分别是 52%～96% 和大于 95%[22]。因为 CT 与 PET-CT 均存在累积放射剂量的问题，有些研究中心推荐采用胰腺 MRI 和超声内镜进行 MEN1 患者的定期随访。目前有新的示踪剂标记的 PET-CT，如 ^{68}Ga-DOTATATE PET-CT 已用于 pNETs 的定位检查。一项纳入 26 例 MEN1 患者的前瞻性研究结果显示，^{68}Ga-DOTATATE PET-CT 发现的病灶数为 107 个（包括 pNETs 原发灶、肝脏转移灶和腹腔淋巴结转移灶），而生长抑素受体显像和 CT 检出的病灶数分别为 33 个和 48 个，这一结果最终改变了 8 例（31%）患者的治疗策略[23]。此外，^{68}Ga-NOTA-Exendin4 PET-CT 已开展用于胰岛素瘤的定位诊断，来自北京协和医院的数据表明，其敏感性（97.7%）要远远高于其他传统方法[24]，但用于 MEN1 相关胰岛素瘤的资料有限，因此这一方法在 MEN1 相关胰岛素瘤中的诊断价值需要更多的数据支持。

1. 胃泌素瘤 是 MEN1 最常见的功能性 pNETs，常伴有胃酸分泌明显增多及反复发作的多发消化性溃疡，临床上称为佐林格-埃利森综合征（Zollinger-Ellison syndrome，ZES），患者常有胃-食管反流、腹泻和体重下降，严重时甚至引起出血和穿孔。胃泌素瘤常常体积很小（直径 <5mm），并且是位于黏膜深处多发结节样病变。胃泌素瘤虽然生长缓慢，但容易转移至胰腺周围的淋巴结，偶尔发生肝脏转移。胃泌素瘤较少发生在胰腺，但一旦发生则与无功能性 pNETs 很难区分，选择性动脉内促胰液素注射试验有助于胃泌素瘤的定位诊断。胃泌素瘤诊断主要依据空腹血清胃泌素水平升高同时合并基础胃酸分泌增多（胃内 pH 值 <2），有时需要进行促胰液素激发试验或钙输注试验来鉴别 ZES 与其他引起高胃泌素血症的疾病，如胃窦 G 细胞增生等。MEN1 相关 ZES 较散发患者发病年龄提前 10 年，病灶体积通常较小且为多发。MEN1 相关 ZES 通常是伴随 PHPT 发生，且有研究报道高胃泌素血症与高钙血症有关，因此有些 MEN1 患者诊断 ZES 比较困难。此外，成功治疗 PHPT 使血钙恢复正常，能够使 20% MEN1 相关 ZES 患者的临床症状和生化指标异常获得明显改善。CT、MRI、超声内镜、选择性腹部血管造影或者生长抑素受体显像有助于肿瘤定位。

2. 胰岛素瘤 是 MEN1 第二常见的功能性 pNETs，在 MEN1 患者中的外显率是 10%，而胰岛素瘤患者中有 5%～10% 是 MEN1，接近 10% MEN1 患者以胰岛素瘤起病。大多数胰岛素瘤是单发，直径 1～2cm，发生在胰头、体和尾部的各占 1/3。胰岛素瘤在 40 岁以下的 MEN1 患者中常见，并且多数患者发病年龄是在 20 岁以下，而在非 MEN1 患者中，胰岛素瘤发病常在 40 岁以后。胰岛素瘤患者会在空腹及劳累后出现低血糖症状，进食碳水化合物后症状缓解。最可靠的定性诊断方法是 72h 饥饿试验，在出现低血糖的同时伴有胰岛素、C 肽及胰岛素原水平升高。术前通过 CT、MRI、超声内镜、生长抑素受体显像或者 ^{68}Ga-NOTA-exendin-4 PET/CT 进行定位检查，以及术中直接行胰腺超声可能会提高手术成功率。

3. 胰高糖素瘤 在 MEN1 患者中的外显率不到 3%，肿瘤体积较大，通常在诊断时即发现转移，最常见转移部位是肝脏和淋巴结。典型临床表现有高血糖、游走性坏死性红斑、体重下降、贫血、舌炎和深静脉血栓等，无症状患者可通过影像学检查、糖耐量异常及胰高血糖素水平升高而发现肿瘤的存在。

4. 血管活性肠肽瘤 只见于少数 MEN1 患者，肿瘤通常为恶性、体积较大，在诊断时即发现转移。临床表现为水样泻、低钾血症及胃酸缺乏，这种临床综合征又被称为 WDHA（watery diarrhea-hypokalemia-achlorhydria syndrome，WDHA）综合征。排除使用泻药和利尿剂，空腹状态下粪便量每天超过 0.5～1.0L，并且血浆中血管活性肠肽浓度显著升高即可确定诊断。

5. 无功能性 pNETs 常无明显的临床症状，可能会分泌某些肽类激素（如嗜铬粒蛋白、胰多肽、神经元特异性烯醇化酶等），但这些激素无明显功能，不会引起激素分泌过多的相关症候群。无功能性 pNETs 往往很难早期做出诊断，随着影像学筛查方法敏感性的不断增加，无功能性 pNETs 检出率也随之增加。一项采用超声内镜作为检测方法的研究显示,大约55%的MEN1患者存在无功能性pNETs,还有研究报道这种无功能pNETs可发生于15岁以下的无症状患者。无功能性pNETs虽然没有激素分泌过多相应的临床表现,但是确定其诊断至关重要,原因包括:①恶性pNETs是目前MEN1患者最常见的死亡原因;②随着对无功能pNETs的研究进展,发现无功能pNETs是MEN1患者最常见的pNETs,与胃泌素瘤和胰岛素瘤相比,无功能pNETs患者的预后更差;③由于缺乏相应的临床表现和有效的生化检测指标,在未进行影像学筛查前往往漏诊,最终导致诊断延迟,因此建议MEN1患者从10岁开始应该定期接受pNETs的影像学筛查,但是最佳的筛查方法和间隔时间仍有待进一步探讨。有研究表明,超声内镜对于发现体积小的pNETs有着较高的敏感性,而生长抑素受体显像是发现肿瘤转移较为可靠的方法之一,然而定期进行超声内镜筛查的可行性取决于当地的医疗资源。此外,对于肿瘤体积较小（<1cm）的无症状pNETs患者,其临床意义还有待进一步评估[2]。

（三）垂体腺瘤

不同文献报道,垂体腺瘤在MEN1患者中的外显率为15%～50%,外显率的差异主要与MEN1诊断方法及垂体腺瘤筛查手段不同有关。MEN1相关垂体腺瘤的平均发病年龄（38.0±15.3）岁,好发于女性,大腺瘤比率更高,与非MEN1患者相比,大腺瘤的比率为85%,而非MEN1患者垂体大腺瘤的比率为42%（$P<0.001$）。此外,大约1/3垂体腺瘤表现为侵袭性生长,组织病理发现肿瘤细胞侵入垂体旁正常组织,但是目前尚无特异性组织学指标可以鉴别出MEN1相关的垂体腺瘤。尽管MEN1相关垂体腺瘤的体积更大,易发生侵袭性生长,对治疗反应更差,但是垂体腺瘤的发生率并未增加。国外文献报道,在MEN1相关的垂体腺瘤中,大约60%分泌催乳素,不足25%分泌生长激素,5%分泌促肾上腺皮质激素,其余为无功能腺瘤或分泌糖蛋白亚单位,而与非MEN1患者相比,多激素分泌垂体腺瘤更多见于MEN1患者。依据垂体腺瘤分泌的激素水平,临床上可表现为高催乳素血症（闭经、溢乳、性功能减退或不孕、不育）,肢端肥大症或库欣综合征,由于肿瘤体积较大压迫周围组织还可以引起视觉障碍或者腺垂体功能减退[2]。

北京协和医院回顾性分析了1985—2014年收住院治疗的92例MEN1患者,纳入合并垂体腺瘤的患者,分析其临床特点发现MEN1患者发生垂体腺瘤比率为70.7%（65/92）,性别上无统计学差异（$P=0.275$）。65例垂体腺瘤患者中,39例（60%）是功能性垂体腺瘤,起病年龄为8～58岁,平均（34.3±11.3）岁,其中10例（25.6%）起病于25岁前,29例（74.4%）起病于45岁前,其中18例以垂体腺瘤为MEN1的首发临床表现,10例与其他内分泌腺体异常同时诊断,11例出现于PHPT或pNETs诊断之后。催乳素腺瘤是MEN1中最常见的功能性垂体腺瘤,共有19例,生长激素腺瘤4例,促肾上腺皮质激素腺瘤6例,混合腺瘤10例,无功能腺瘤23例[25]。

（四）类癌

超过3% MEN1患者发生类癌,肿瘤多定位于胃、支气管或胸腺。MEN1患者中,类癌的平均诊断年龄45岁,晚于MEN1其他肿瘤的诊断年龄,这可能与MEN1相关类癌缺乏激素分泌过多引起相应临床表现以及占位压迫症状有关。MEN1相关的胸腺类癌的生物学行为呈侵袭性,一项纳入758例MEN1患者的法国注册研究结果显示,胸腺类癌会显著增加MEN1患者的死亡风险（风险比是4.64,95%CI:1.73～12.41）[3]。MEN1相关胸腺类癌发生的危险因素目前尚不明确,来自欧美多家医学中心的数据显示90%以上为男性患者（男:女是20:1）,吸烟是发病的危险因素[2]。日本的一项国家注册研究发现胸腺类癌的性别差异较小,男女之比是1.6:1,目前欧美和亚洲患病人群性别分布差异的原因尚不清楚,可能与种族差异有关,提示不同人种所需的筛查方式可能有所不同[26]。

文献报道胸腺类癌从诊断到死亡的平均时间为9.5年,10年生存率是25%。绝大多数患者在疾病诊断时并没有相关临床表现,也不伴有生化指标异常,因此胸腺或支气管类癌的筛查主要依靠影像学检查,虽然目前没有公认的最优的筛查方法,但是CT和MRI在胸腺和支气管类癌的筛查方面具有较高的敏感性,生长抑素受体显像也有一定的帮助,因此国外指南建议MEN1患者每1～2年应该做CT或MRI进行胸腺或支气管类癌的早期筛查[2]。MEN1相关胸腺类癌具有明显的家族聚集现象,来自法国的一项注册研究总共纳入265个MEN1家系的797例患者,中位随访时间46年（30～59年）,通过家系图数据计算家系相关系数，结果发现肾上腺腺瘤、垂体腺瘤和胸腺类癌具有明显的家系内联系，肾上腺腺瘤和垂体腺瘤的家系相关系数分别为65%和64%（$P<0.001$），而胸腺类癌的家系相关系数可高达97%（$P=0.006$）。因此，对于诊断为MEN1的患者，尤其是有胸腺类癌家族史的患者，应终身筛查是否合并胸腺类癌[27]。

（五）肾上腺皮质肿瘤

MEN1患者发生肾上腺皮质肿瘤的比率是20%～73%，发生率的差异主要取决于所采用的影像学检测方法不同。由于大部分肿瘤是无功能的，包括皮质腺瘤、增生、多发腺瘤、结节样增生、囊肿和皮质癌，多数患者没有临床症状，不到10%的肾上腺皮质肿瘤可以分泌醛固酮或皮质醇，临床表现为原发性醛固酮增多症或非ACTH依赖性库欣综合征，MEN1患者罕有发生嗜铬细胞瘤。MEN1患者如果出现肾上腺功能性肿瘤的症状或体征，或者肾上腺肿瘤的直径大于1cm，应该常规筛查血浆肾素、醛固酮、皮质醇、小剂量地塞米松抑制试验和尿儿茶酚胺。肾上腺皮质癌在MEN1患者中的发生率约1%，但是当肾上腺肿瘤体积超过1cm以上时其发生率可增加至13%，因此有肾上腺肿瘤的MEN1患者应该每年接受影像学检查，如果出现不典型影像学特征，或者呈现快速增长，或者肿瘤直径超过4cm时应采取手术切除[2]。

北京协和医院总结了1986年1月至2009年12月在内分泌科住院的32例MEN1患者的腹部CT检查结果及临床特点，32例患者诊断MEN1平均年龄43.3岁，结果发现16例（50%）MEN1患者存在肾上腺形态异常，男性7例，女性9例。5例患者（31.3%）为双侧病变，其中1例为双侧腺瘤，2例为双侧增生，2例为一侧腺瘤一侧增生。11例患者（68.7%）为单侧病变，其中腺瘤7例（63.6%），腺瘤的平均直径为2.2cm（0.8～4.0cm），4例（36.4%）患者表现为单侧增粗。32例患者中有1例肾上腺皮质腺瘤导致的库欣综合征、1例原发性醛固酮增多症腺瘤，其余患者的肾上腺均为无功能病变，这一结果与国外报道的发生率相似。将合并肾上腺病变与无肾上腺病变的两组MEN1患者进行比较，发现两组患者诊断MEN1时的年龄相似，同时两组合并PHPT、pNETs和垂体腺瘤的比例无统计学差异[28]。

（六）MEN1患者的皮肤表现

超过33%的MEN1患者有皮下脂肪瘤，常为多发，脂肪瘤也可发生于内脏、胸膜或腹膜后。MEN1患者多发性面部血管纤维瘤的发生率为22%～88%，胶原瘤的发生率接近70%，这些皮肤表现在MEN1患者中比较常见，可以为MEN1患者亲属的症状前诊断提供线索[2]。

四、诊断

MEN1目前有三种诊断标准[2]：①临床诊断，患者出现两种或两种以上MEN1相关的内分泌腺肿瘤（即PHPT、pNETs和垂体腺瘤）；②家系诊断，具有一种MEN1相关肿瘤，同时有一级亲属明确诊断MEN1的患者；③基因诊断，即确定MEN1基因发生胚系突变，可以没有任何临床表现和生化及影像学异常，即MEN1突变基因携带者。

MEN1多腺体受累可同时或先后发生，而发生于MEN1的神经内分泌肿瘤，如胰腺、胃肠道及支气管、肺部的肿瘤则具有潜在恶性或本身即为恶性，是造成MEN1相关死亡的主要原因。在部分MEN1患者中，PHPT可早于其他内分泌疾病至少10年发生。因此对任何PHPT的患者，尤其是怀疑或确定为甲状旁腺增生导致PHPT的患者，应考虑MEN1可能。需对其他相关腺体进行检查，同时定期随访，观察有无其他腺体受累的表现，早期诊断并及时治疗，可改善疾病预后，延长患者的生存期。

MEN1基因突变分析不仅可以协助先证者的临床诊断，还有利于早期诊治突变基因携带者以及避免对未携带突变的家系成员进行不必要的随访。因此，国外指南推荐在以下人群中尽早行MEN1基因检测[2]，即临床诊断为MEN1的患者、已知MEN1突变基因携带者的一级亲属和MEN1临床表现不典型但强烈怀疑该诊断者，后者包括：①甲状旁腺腺瘤的起病年龄小于30岁；②任何年龄诊断的多腺体受累的甲状旁腺疾病、胃泌素瘤或多发pNETs；③具有两个或以上MEN1相关的非典型性肿瘤（比如甲状旁腺腺瘤合并肾上腺肿瘤）。荷兰的一项队列研究结果表明，通过基因检测，MEN1先证者和家系成员的平均诊断年龄分别为42岁和34岁，进一步的分析发现从MEN1先证者诊断至家系成员接受筛查的平均延迟时间是3.5年，最长延迟时间为30年，而在家系成员被诊断为MEN1的患者中，发生肿瘤转移的患者相比没有转移的患者被延迟诊断的时间更长，其中有10例非先证者的家系成员在获得诊断前即死于 MEN1 相关疾病。虽然目前指南中并未对 MEN1 患者的亲属接受基因检测的时间有明确推荐，但是有学者建议 MEN1 患者一旦明确基因突变应尽早对其亲属进行基因筛查，以缩短延迟诊断时间，改善患者预后[29]。

约 5%～25% 的 MEN1 患者没有发现 *MEN1* 基因的突变，这种发生率的差异可能部分是由于基因检测方法的缺陷，例如：大多数研究没有系统地检测大片段缺失，而这种大片段缺失还可能发生在非编码区。此外，有些患有 MEN1 的相关肿瘤但无 *MEN1* 基因突变的患者，可能是由于拟表型或是其他基因突变所致。拟表型在 MEN1 家系中的发生率为 5%～10%，通常在以下两种情况下发生：①在 MEN1 家系中，某个患者表现出一种 MEN1 相关肿瘤，如催乳素腺瘤，但没有携带家族性突变基因；②临床表现为 MEN1，即有两个 MEN1 相关肿瘤，但并没有 *MEN1* 基因突变，且被证明是其他基因突变所致。这些基因包括：① *CDC73*，编码 parafibromin 蛋白，这一基因突变可导致甲状旁腺功能亢进症 - 颌骨肿瘤综合征（hyperparathyroidism-jaw tumors syndrome，HPT-JT）；②钙敏感受体（calcium sensing receptor，*CaSR*）基因突变可以导致家族性低尿钙性高钙血症（familial hypocalciuric hypercalcemia，FHH）；③芳香烃受体相互作用蛋白（aryl hydrocarbon receptor-interacting protein，*AIP*），其编码基因是位于 11q13 的抑癌基因，该基因突变与家族性孤立性垂体腺瘤（familial isolated pituitary adenomas，FIPA）发生有关；④细胞周期蛋白依赖性激酶抑制剂（cyclin-dependent kinase inhibitor，*CDKN1B*），编码蛋白 p27，研究发现 *CDKN1B* 基因突变与 MEN4 发病有关。如果在具有两个或两个以上的内分泌肿瘤的先证者中未发现 *MEN1* 基因突变，则应考虑做其他疾病的临床和遗传检测，如 HPT-JT、FHH、FIPA 或 MEN4[5, 30]。

五、治疗

MEN1 相关的每一种内分泌肿瘤的治疗原则与非 MEN1 患者相仿，但是治疗效果却不如非 MEN1 患者，原因如下：① MEN1 相关肿瘤通常是多发，因此很难做到手术治愈。文献报道 MEN1 患者的胃泌素瘤常位于十二指肠黏膜下多个部位，术后短期缓解率仅为 15%，而非 MEN1 相关的胃泌素瘤术后缓解率是 45%，两者术后 5 年的缓解率进一步降低，分别为 5% 和 40%。MEN1 患者也常常发生多发甲状旁腺病变，甲状旁腺次全切除后，MEN1 患者 10 年内持续或复发高钙血症的比例为 20%～60%，而非 MEN1 患者仅约 4%；② MEN1 患者发生 NET 时更容易出现隐匿性肿瘤转移，例如：MEN1 相关的胰岛素瘤患者有接近 50% 发生转移，而非 MEN1 相关胰岛素瘤发生转移的比率不到 10%；③ MEN1 相关的肿瘤可能体积更大，侵袭性更强，对治疗的反应较差，例如：大约 85% MEN1 相关的垂体腺瘤在诊断时即为大腺瘤，接近 30% 垂体腺瘤侵犯周围组织（Hardy 分级为 Ⅲ 级和 Ⅳ 级），文献报道 MEN1 相关的垂体腺瘤患者即使接受了合理的手术、药物和放射治疗，仍有超过 45% 功能性垂体腺瘤患者的激素水平未获得有效控制，而这种情况在非 MEN1 相关垂体腺瘤患者中的比例为 10%～40%[2]。

（一）原发性甲状旁腺功能亢进症

MEN1 相关的 PHPT 患者首选手术治疗，但是由于此类患者具有多腺体受累及术后易复发等特点，国外指南推荐的首选术式为双侧颈部探查联合甲状旁腺次全切除术（sub-total parathyroidectomy，SPTX），即切除至少 3.5 个腺体，鉴于 15% 的患者甲状旁腺异位于胸腺以及 MEN1 患者可合并胸腺类癌，因此国外指南还建议行预防性胸腺切除术[2]。SPTX 术后 10～12 年内，持续或复发高钙血症的发生率为 40%～60%，因低钙血症需长期服用维生素 D 制剂的患者比例为 10%～30%，与之相比，非 MEN1 患者行甲状旁腺次全切除术后复发高钙血症的几率为 4%～16%，而低钙血症发生率为 1%～8%。对于甲状旁腺病变广泛的患者也可考虑行甲状旁腺全切术（total parathyroidectomy，TPTX）加自体甲状旁腺移植，术中快速检测 PTH 水平，以判断是否成功切除了功能亢进的甲状旁腺组织，并帮助决策是否进行前臂甲状旁腺组织移植，有功能的自体甲状旁腺组织移植可导致 50% 以上的 MEN1 患者复发高钙血症，而手术切除移植的甲状旁腺组织并不一定有效。为了提高甲状旁腺自体移植的效果，有研究报道使用更少的甲状旁腺组织（例如：大约 10 个 1mm³ 的甲状旁腺组织）来减少高钙血症的复发及甲状旁腺功能减退症的发生率。前臂甲状旁腺组织自体移植对甲状旁腺次全切除术是有益的，因为可以避免维生素 D 替代治疗，如复发高钙血症，可以在局麻下切除移植的甲状旁腺组织，并避免了全麻下颈部再次手术[31]。局限性甲状旁腺肿瘤切除术后甲状旁腺功能减退症的发生率较低，但该术式术后的复发率是 SPTX 或 TPTX 的 3.11 倍（95%CI：2.00～4.84，$P=0.000$），因此应慎重选择局限性甲状旁腺肿瘤切除术。对于 MEN1 相关的无症状 PHPT 患者的手术时机选择目前仍存在争议，早期手术可能会面临腺体仅轻度增大导致手术难度增加、术后复发和较早年龄需要接受再次手术的风险，因此是否手术治疗需要结合外科医生手术经验、患者是否可以接受长期随访和其个人意愿综合决定。当有手术禁忌时，可选择拟钙剂西那卡塞抑制 PTH 分泌和甲状旁腺细胞增殖，通过降低 PTH 水平进而降低血钙，但是尚缺乏 MEN1 患者长期使用西那卡塞治疗的疗效和安全性数据。

（二）胰腺神经内分泌肿瘤

MEN1 相关 pNETs 具有多灶性及激素分泌多样性的特征，而且肿瘤的生物学行为较难预测，使得手术治疗的时机与术式的选择至关重要。手术治疗的主要目标包括：①改善激素过多分泌与肿瘤负荷引起的症状；②完整切除病灶；③保留胰腺功能，尽可能减少糖尿病与消化不良等手术后遗症。目前治疗的争议主要集中在胃泌素瘤及无功能 pNETs 的手术方案上[2]。

MEN1 相关胃泌素瘤患者的预后与肿瘤体积和是否发生肝脏转移密切相关，文献报道 pNETs 直径超过 4cm，肝脏转移发生率为 25%～40%，因此 MEN1 相关胃泌素瘤患者的手术治疗目标是降低远处转移风险并且提高生存率。文献报道直径小于 2.5cm 的胃泌素瘤患者的 15 年生存率为 100%，但是一旦发生远处转移，其 5 年生存率降至 52%，因此没有发生转移的胰腺胃泌素瘤的合理治疗方案是手术切除肿瘤病灶，特别是肿瘤直径超过 2cm 的患者可以从手术治疗中获益。然而，超过 80% 的胃泌素瘤同时位于胰腺与十二指肠，如果想彻底切除肿瘤则不可避免地会造成术后并发症，因此手术治疗需要权衡获益和风险。尽管有学者认为胰十二指肠切除可以使手术缓解率提高到 65% 以上，但同时也伴随较高比例的手术相关并发症，如体重下降、糖尿病和吸收不良。日本一项纳入 16 例 MEN1 相关胃泌素瘤患者的短期随访数据显示，部分胰十二指肠切除术和保留胰腺的全十二指肠切除术可以使超过 70% 患者的胃泌素水平恢复正常[32]。质子泵抑制剂可以显著降低胃肠道穿孔和出血的风险，10 年存活率超过 85%，因此很多医学中心均推荐非手术方式治疗 MEN1 相关胃泌素瘤，仅对超过 2cm 的非转移性胃泌素瘤建议手术治疗。已经发生远处转移的胃泌素瘤患者治疗较为困难，可以联合化疗、生长抑素类似物、肝动脉栓塞和白细胞介素进行治疗。MEN1 相关胃泌素瘤的治疗需要结合肿瘤定位、是否有转移和患者个人意愿制订个体化策略。

MEN1 相关胰岛素瘤的治疗首选手术，包括单个肿瘤摘除、胰腺远端切除、部分胰腺切除或切除所有可见的胰腺肿瘤并摘除剩余胰腺内结节，术中监测胰岛素/血糖比值有利于判断手术疗效。法国一项多中心回顾性研究纳入 73 例 MEN1 相关胰岛素瘤患者，平均年龄 28 岁，分别采用远端胰腺切除术（46 例）、全胰切除术/胰头十二指肠切除术（9 例）和肿瘤摘除术（18 例），术后平均随访 9 年（2.5～16.5 年），82.2%（60/73）患者低血糖症状缓解，三种术式中，胰腺远端切除的缓解率（91.3%）最高，但是术后糖尿病的发生率达 90%[33]。

胰腺尾部是胰高血糖素瘤的高发部位，手术切除是治疗首选，然而约 50%～80% 患者在诊断时已经发生转移，因此手术治疗较为困难。对于无法手术或者已经发生远处转移的患者，可以选择化疗、生长抑素类似物和肝动脉栓塞等治疗方法[2]。

无功能 pNETs 的治疗目标是降低转移发生率和死亡率，同时尽可能保留胰腺功能，避免手术相关并发症。有研究报道，肿瘤体积越大，转移发生率越高，无功能 pNETs 直径＜1cm，2～3cm 和直径＞3cm 的转移发生率分别为 4%，18% 和 43%。学者们建议，无功能 pNETs 直径超过 2cm 需要手术切除，或者 3～6 个月内肿瘤体积增长超过 2 倍或直径增加 1cm，也应接受手术治疗，鉴于手术有潜在并发症风险，因此需要兼顾患者个人意愿[2, 34]。

对于非 MEN1 晚期 pNETs 的治疗方案超过 10 种，其中局部治疗包括肿瘤细胞缩减术、射频消融、肝动脉栓塞术等，系统治疗包括生长抑素类似物及分子靶向药物等。对于 MEN1 相关 pNETs，目前报道的临床资料比较有限，来自意大利的一项回顾性分析纳入 20 例肿瘤直径超过 2cm 的 MEN1 相关 pNETs 患者，在接受 12～75 个月的长效生长抑素类似物治疗之后，客观缓解率、疾病稳定率和疾病进展率分别为 10%，80% 和 10%[35]。

（三）垂体腺瘤

MEN1相关垂体腺瘤的治疗与非MEN1患者相仿，通常采用经蝶垂体腺瘤切除术，如果术后肿瘤残余，可以选择放射治疗。药物治疗包括采用溴隐亭或卡麦角林抑制催乳素分泌，生长抑素类似物用于生长激素腺瘤。然而，由于MEN1相关的垂体腺瘤多数为大腺瘤，呈侵袭性生长，术后缓解率较低，对药物治疗反应较差。文献报道MEN1相关的垂体腺瘤生化缓解率为42%，而非MEN1患者的生化缓解率为90%（$P<0.001$）[36]。一项对85例MEN1相关催乳素瘤患者的药物治疗观察发现，仅37例（44%）达到生化缓解，因此对于MEN1相关的垂体腺瘤患者接受手术干预的比例较大[2]。

北京协和医院回顾性分析了2003—2017年收治的54例MEN1相关垂体腺瘤患者，垂体腺瘤的平均诊断年龄（53.9±17.8）岁，无功能垂体腺瘤（26例）、催乳素腺瘤（15例）、生长激素腺瘤（5例）、激素混合腺瘤（5例）和促肾上腺皮质激素腺瘤（3例）的比率分别为48.1%、27.8%、9.3%、9.3%和5.6%。溴隐亭治疗催乳素腺瘤的缓解率是46.2%（6/13），生长激素腺瘤和促肾上腺皮质激素腺瘤接受经蝶垂体腺瘤切除术的缓解率分别是87.5%（7/8）和100%（3/3）。19例无症状的无功能垂体腺瘤患者在随访过程中（平均35个月）病情未见进展。这项研究结果提示MEN1相关垂体腺瘤患者，生长激素腺瘤和促肾上腺皮质激素腺瘤需要积极手术治疗，而无功能垂体腺瘤也可以选择密切随诊观察[37]。

（四）类癌

类癌病变如果可以切除，患者应该接受手术治疗。胸腺类癌完整切除后仍具有较高的复发风险，术中化疗或者术后接受放疗可以控制局部复发，但对生存时间的影响尚不明确[38]。对于肿瘤体积较大或侵犯周围脏器而不能完整切除的患者，可选择姑息性手术以缓解局部压迫症状。如果病变无法手术切除或者已经发生远处转移的患者，放疗或化疗也有一定效果，生长抑素类似物可以缓解部分类癌患者的临床症状并且延缓肿瘤进展。鉴于肿瘤的侵袭性生长，有学者建议在行甲状旁腺手术的同时预防性切除胸腺。荷兰的一项队列研究结果显示，97例接受胸腺预防性切除的患者平均随访8年（0～40年），没有1例在随访结束时发生胸腺类癌。然而，目前也有采用预防性胸腺切除的患者发生胸腺类癌的病例报道，因此这些患者术后仍需要接受定期的影像学监测[39]。

（五）肾上腺皮质肿瘤

由于MEN1相关的无功能肾上腺肿瘤大多数是良性的，因此对其治疗尚未达成共识，然而当肿瘤直径超过4cm，其恶性风险增加，因此国外学者建议以下情况需要考虑手术：①肿瘤直径超过4cm；②肿瘤直径1～4cm，影像学不典型或者有可疑恶性特征；③肿瘤在半年内明显生长。MEN1相关的功能性肾上腺肿瘤的处理与非MEN1患者相仿[39,40]。

六、筛查和随访

目前已有MEN1相关肿瘤在10岁以前发病的报道，MEN1相关的垂体腺瘤最早发病年龄为5岁，而甲状旁腺瘤和胰岛素瘤最早发病年龄均为8岁，因此 *MEN1* 基因突变患者家系成员的基因检测应该在10岁之前进行，如果明确是突变基因携带者，即使没有任何临床症状，也应当接受更早更频繁的生化检测和影像学筛查。同样，那些没有 *MEN1* 基因突变的亲属，其发生MEN1相关内分泌肿瘤的风险与普通人群一样，因而无需进行临床检测[2]。对已知 *MEN1* 突变家系中有症状的家庭成员（即已有MEN1临床表现的患者）进行 *MEN1* 基因突变分析曾被质疑，认为对这些患者没有必要进行基因分析即可诊断，但有研究报告5%～10%的MEN1家族成员出现拟表型，这可能会混淆诊断，因此患有一种MEN1相关肿瘤的MEN1家族成员也应做 *MEN1* 基因突变检测。

MEN1 基因突变外显率很高，20岁时外显率超过50%，40岁时超过95%。MEN1肿瘤的筛查比较困难，因为同一家系中不同家族成员的临床表现和生化改变不尽相同，对无症状的MEN1患者亲属进行肿瘤筛查，在很大程度上依赖于生化指标（包括血清钙离子、胃泌素、催乳素和胰岛素样生长因子1等），以及腹部和垂体影像学检查。PHPT所致的高钙血症常常是疾病的首发表现，已成为一项简便实用的生化筛查指标。此外，高催乳素血症（可能是无症状）是约15%患者的首发表现，也已作为常规生化筛查指标。空腹血浆胃泌素、胰多肽、胰高血糖素和嗜铬粒蛋白A的测定以及腹部影像学检查，可以发现无症状患者是否有胰腺受累。MEN1高危患者（即突变基因携带者）至少每年接受一次生化筛查，同

表 7-2-1 MEN1 高风险人群筛查 [2, 22]

受累腺体	筛查开始年龄（岁）	生化指标（时间间隔）	影像检查（时间间隔）
甲状旁腺	8	血钙，PTH（每年）	无
胃泌素瘤	20	空腹胃泌素（胃 pH 值）（每年）	如果出现 ZES，应接受胃镜及活检检查
胰岛素瘤	5	空腹血糖、胰岛素（每年）	无
其他 pNETs	<10	嗜铬粒蛋白 A、胰多肽、胰高血糖素、血管活性肠肽	MRI、CT 或超声内镜（每年）
垂体腺瘤	5	催乳素，胰岛素样生长因子 1，如果出现相应症状应筛查其他激素	MRI（每 3 年）
肾上腺肿瘤	<10	除非出现功能性肿瘤相关的症状或体征，和/或影像检查发现肿瘤直径 >1cm 应筛查相关激素水平	MRI 或 CT（每年和胰腺影像学检查同时做）
胸腺和支气管类癌	15	无	CT 或 MRI（每 1~2 年）

时进行垂体和腹部影像学检查（如 MRI 或 CT），之后每隔 1~3 年复查一次（表 7-2-1）[2, 22]。文献报道 MEN1 的最早发病年龄是 5 岁，因此开始筛查时间应尽可能在儿童早期进行，此外有些患者直到 80 岁才发病，因此应该终身接受随诊复查。病史和体格检查应重点针对高钙血症、肾结石、消化性溃疡、低血糖症、垂体功能减退症、女性闭经和溢乳、肢端肥大症、库欣病、视野缺损以及皮下脂肪瘤、血管纤维瘤及胶原瘤引起的症状和体征。建议所有人均应接受生化检查，包括血清钙、PTH、胃肠激素（如胃泌素、空腹胰岛素、胰高血糖素、血管活性肠肽和胰多肽）、嗜铬粒蛋白 A、催乳素及胰岛素样生长因子 1，对表现出某种临床综合征的症状或体征的患者，则应针对性的进行相应内分泌功能评估。影像学检查应包括胰腺、肾上腺和垂体的 MRI（或 CT 扫描），初始检查作为基线，之后每 1~3 年复查，每 1~2 年也应行胸腺和支气管类癌的 CT 或 MRI 影像学检查[2]。

一项来自德国的回顾性研究报道了 166 例 MEN1 患者长期随访的结果，其中 20 例（12%）患者发病年龄小于 19 岁，8 例（4.8%）患者在 16 岁以前出现至少一种腺体受累的证据，5 例（3%）患者在 16 岁以前出现相应临床表现（4 例有症状的胰岛素瘤和 1 例支气管类癌）。因此有学者提出，由于 MEN1 患者在 16 岁以前很少发生有症状或严重的腺体受累的表现，考虑到患者的心理负担和成本效益，推荐无症状的 MEN1 患者的筛查可以延迟到 16 岁。目前对于 MEN1 高风险人群开始筛查的年龄、检测项目和筛查间隔仍存有争议，应该结合患者的实际情况制定个体化的策略[41]。

由于 MEN1 临床表现多样，且诊断、筛查和治疗较为复杂，MEN1 患者及其家系成员应当在具有 MEN1 诊治经验的临床中心进行管理和终身随访，治疗策略需要与患者共同商议后决定，并且需要给患者提供遗传咨询服务。

（邢小平 段 炼）

参 考 文 献

1. Wermer P. Genetic aspects of adenomatosis of endocrine glands[J]. Am J Med, 1954, 16(3): 363-371
2. Thakker RV, Newey PJ, Walls GV, et al. Clinical practice guidelines for multiple endocrine neoplasia type 1 (MEN 1)[J]. J Clin Endocrinol Metab, 2012, 97(9): 2990-3011
3. Goudet, P, Murat, A, Binquet, C, et al. Risk factors and causes of death in MEN1 disease. A GTE (Groupe d'Etude des Tumeurs Endocrines) cohort study among 758 patients[J]. World J Surg, 2010, 34(2): 249-255
4. Chandrasekharappa SC, Guru SC, Manickam P, et al. Positional cloning of the gene for multiple endocrine neoplasia-type 1[J]. Science, 1997, 276(5311): 404-407
5. Agarwal SK. The future: genetics advances in MEN1 therapeutic approaches and management strategies[J]. Endocr Relat Cancer, 2017, 24(10): T119-T134
6. Concolino P, Costella A, Capoluongo E. Multiple endocrine neoplasia type 1 (MEN1): An update of 208 new germline variants reported in the last nine years[J]. Cancer Genet, 2016, 209(1-2): 36-41
7. Knudson AG. Hereditary cancer: two hits revisited[J]. J Cancer Res Clin Oncol, 1996, 122(3): 135-140
8. Matkar S, Thiel A, Hua X. Menin: a scaffold protein that controls gene expression and cell signaling[J]. Trends in Biochem Sci, 2013, 38(8): 394-402

9. Hannan FM, Nesbit MA, Christie PT, et al. Familial isolated primary hyperparathyroidism caused by mutations of the MEN1 gene[J]. Nat Clin Pract Endocrinol Metab, 2008, 4(1): 53-58

10. Norton JA, Krampitz G, Jensen RT. Multiple Endocrine Neoplasia: Genetics & Clinical Management[J]. Surg Oncol Clin N Am, 2015, 24(4): 795-832

11. Van Leeuwaarde RS, Dreijerink KM, Ausems MG, et al. MEN1-Dependent Breast Cancer: Indication for Early Screening? Results From the Dutch MEN1 Study Group[J]. J Clin Endocrinol Metab, 2017, 102(6): 2083-2090

12. Thakker RV. Multiple endocrine neoplasia type 1 (MEN1) and type 4 (MEN4)[J]. Mol Cell Endocrinol, 2014, 386(1-2): 2-15

13. Al-Salameh A, Baudry C, Cohen R. Update on multiple endocrine neoplasia type 1 and 2[J]. Presse Med, 2018, 47(9): 722-731

14. Eller-Vainicher C, Chiodini I, Battista C, et al. Sporadic and MEN1-related primary hyperparathyroidism: differences in clinical expression and severity[J]. J Bone Miner Res, 2009, 24(8): 1404-1410

15. Kanazawa I, Canaff L, Abi Rafeh J, et al. Osteoblast menin regulates bone mass in vivo[J]. J Biol Chem, 2015, 290(3): 3910-3924

16. 中华医学会骨质疏松和骨矿盐疾病分会，中华医学会内分泌分会代谢性骨病学组．原发性甲状旁腺功能亢进症诊疗指南 [J]．中华骨质疏松和骨矿盐疾病杂志，2014，7(3)：187-198

17. Kong J, Wang O, Nie M, et al. Clinical and Genetic Analysis of Mutiple Endocrine Neoplasia Type 1 Related Primary Hyperparathyroidism in Chinese[J]. PLoS One, 2016, 11(11): e0166634

18. 王鸥，邢小平，孟迅吾，等．MEN 患者甲状旁腺功能亢进症的临床表现 [J]．中华内分泌代谢杂志，2004，20(4)：296-299

19. Ito T, Igarashi H, Uehara H, et al. Causes of death and prognostic factors in multiple endocrine neoplasia type 1: a prospective study: comparison of 106 MEN1 / Zollinger-Ellison syndrome patients with 1613 literature MEN1 patients with or without pancreatic endocrine tumors[J]. Medicine(Baltimore), 2013, 92(3): 135-181

20. de Laat JM, Pieterman CR, Weijmans M, et al. Low accuracy of tumor markers for diagnosing pancreatic neuroendocrine tumors in multiple endocrine neoplasia type 1 patients[J]. J Clin Endocrinol Metab, 2013, 98(10): 4143-4151

21. Lewis MA, Thompson GB, Young WF. Preoperative assessment of the pancreas in multiple endocrine neoplasia type 1[J]. World J Surg, 2012, 36(6): 1375-1381

22. Manoharan J, Albers MB, Bartsch DK. The future: diagnostic and imaging advances in MEN1 therapeutic approaches and managements strategies[J]. Endocr Relat Cancer, 2017, 24(10): T209-T225

23. Sadowski SM, Millo C, Cottle-Delisle C, et al. Results of(68)Gallium-DOTATATE PET/CT scanning in patients with multiple endocrine neoplasia type 1[J]. J Am Coll Surg, 2015, 221(2): 509-517

24. Luo Y, Pan Q, Shao Y, et al. Glucagon-like Peptide-1 Receptor PET / CT with 68Ga-NOTA-exendin-4 for Detecting Localized Insulinoma: a Prospective Cohort Study[J]. J Nucl Med, 2016, 5(7): 715-720

25. 王林杰，王鸥，潘慧，等．多发性内分泌腺瘤病 1 型合并垂体腺瘤的临床特点 [J]．中华神经外科杂志，2016，32(3)：266-269

26. Sakurai A, Imai T, Kikumori T, et al. Thymic neuroendocrine tumour in multiple endocrine neoplasia type 1: female patients are not rare exceptions[J]. Clin Endocrinol(Oxf), 2013, 78(2): 248-254

27. Thevenon J, Bourredjem A, Faivre L, et al. Unraveling the intrafamilial correlations and heritability of tumor types in MEN1: a Groupe d'étude des Tumeurs Endocrines study[J]. Eur J Endocrinol, 2015, 173(6): 819-826

28. 朱燕，张化冰，卢琳，等．多发性内分泌腺瘤病 1 型患者的肾上腺表现 [J]．中华医学杂志，2010，90(38)：2689-2692

29. Van Leeuwaarde RS, Van Nesselrooij BP, Hermus AR, et al. Impact of Delay in Diagnosis in Outcomes in MEN1: Results From the Dutch MEN1 Study Group[J]. J Clin Endocrinol Metab, 2016, 101(3): 1159-1165

30. Turner, JJ, Christie, PT, Pearce, SH. et al. Diagnostic challenges due to phenocopies: lessons from Multiple Endocrine Neoplasia type 1(MEN1)[J]. Hum Mutat, 2010, 31(1): E1089-E1101

31. Tonelli F, Marcucci T, Fratini G, et al. Is total parathyroidectomy the treatment of choice for hyperparathyroidism in multiple endocrine neoplasia type 1?[J]. Ann Surg, 2007, 246(6): 1075-1082

32. Imamura M, Komoto I, Ota S, et al. Biochemically curative surgery for gastrinoma in multiple endocrine neoplasia type 1 patients[J]. World J Gastroenterol, 2011, 17(10): 1343-1353

33. Vezzosi D, Cardot-Bauters C, Bouscaren N, et al. Long-term results of the surgical management of insulinoma patients with MEN1: a Groupe d'etude des Tumeurs Endocrines(GTE)retrospective study[J]. Eur J Endocrinol, 2015, 172(3): 309-319

34. Sadowski SM, Cadiot G, Dansin E, Goudet P, Triponez F. The future: surgical advances in MEN1 therapeutic

35. Ramundo V, Del PM, Marotta V, et al. Impact of long-acting octreotide in patients with early-stage MEN1-related duodeno-pancreatic neuroendocrine tumours[J]. Clin Endocrinol(Oxf), 2014, 80(6): 850-855
36. Verges B, Boureille F, Goudet P, et al. Pituitary disease in MEN type 1(MEN1): data from the France-Belgium MEN1 multicenter study[J]. J Clin Endocrinol Metab, 2002, 87(2): 457-465
37. Wu Y, Gao L, Guo X, et al. Pituitary adenomas in patients with multiple endocrine neoplasia type 1: a single-center experience in China[J]. Pituitary, 2019, 22(2): 113-123
38. Filosso PL, Yao X, Ahmad U, et al. Outcome of primary neuroendocrine tumors of the thymus: a joint analysis of the International Thymic Malignancy Interest Group and the European Society of Thoracic Surgeons databases[J]. J Thorac Cardiovasc Surg, 2015, 149(1): 103-109
39. Van Leeuwaarde RS, De Laat JM, Pieterman CRC, et al. The future: medical advances in MEN1 therapeutic approaches and management strategies[J]. Endocr Relat Cancer, 2017, 24(10): T179-T193
40. Gatta Cherifi B, Chabre O, Murat A, et al. Adrenal involvement in MEN1. Analysis of 715 cases from the Groupe d'etude des Tumeurs Endocrines database[J]. Eur J Endocrinol, 2012, 166: 269-279
41. Manoharan J, Raue F, Lopez CL, et al. Is Routine Screening of Young Asymptomatic MEN1 Patients Necessary?[J]. World J Surg, 2017, 41(8): 2026-2032

approaches and management strategiesr[J]. Endocr Relat Cance, 2017, 24(10): T243-T260

第三章　多发性内分泌腺瘤病2型

多发性内分泌腺瘤病 2 型（multiple endocrine neoplasia type 2，MEN2）是一种由 RET 原癌基因突变导致的常染色体显性遗传性肿瘤综合征。根据临床特点不同，MEN2 可分为 2 种类型：2A 型（MEN2A）和 2B 型（MEN2B）。MEN2A 占 MEN2 的 90%～95%，临床特征包括甲状腺髓样癌（medullary thyroid carcinoma，MTC）、嗜铬细胞瘤（pheochromocytoma，PHEO）及甲状旁腺增生或腺瘤导致的原发性甲状旁腺功能亢进症（primary hyperparathyroidism，PHPT）。MEN2A 又分 4 种亚型，包括经典型 MEN2A、伴皮肤苔藓淀粉样变（cutaneous lichen amyloidosis，CLA）的 MEN2A、伴先天性巨结肠（hirschsprung disease，HD）的 MEN2A、家族性甲状腺髓样癌（familial medullary thyroid carcinoma，FMTC）。MEN2B 占 MEN2 的 5%～10%，其特征是 MTC 和 PHEO，可伴多发性黏膜神经瘤和类马凡体型等表现，但无 PHPT（表 7-3-1）[1]。

表 7-3-1　多发性内分泌腺瘤病 2 型

多发性内分泌腺瘤病 2A 型（MEN2A）
甲状腺髓样癌（发生率 100%，双侧甲状腺受累且呈多灶性）
嗜铬细胞瘤（发生率 50%，常双侧肾上腺受累）
甲状旁腺腺瘤或增生（发生率 10%～35%，多个甲状旁腺受累）
MEN2A 的变异类型
MEN2A 合并皮肤苔藓淀粉样变（MEN2A-CLA）
MEN2A 或家族性甲状腺髓样癌合并先天性巨结肠（MEN2A-HD、FMTC-HD）
家族性甲状腺髓样癌（FMTC）
多发性内分泌腺瘤病 2B 型（MEN2B）
甲状腺髓样癌（发生率 100%，双侧甲状腺受累且呈多灶性）
嗜铬细胞瘤（发生率 50%，常双侧肾上腺受累）
无甲状旁腺疾病
马凡体型（>95%）
肠神经节瘤病和黏膜神经瘤（>98%）

一、流行病学

目前国内尚缺乏 MEN2 的流行病学数据。丹麦和挪威在 2015 年进行的全国性流行病学调查的数据显示，MEN2A 的患病率分别为 24/1 000 000 和 13/1 000 000[2]。2012 年进行的对 MEN2B 的患病率调查显示，丹麦 MEN2B 的患病率为 0.9/1 000 000，北爱尔兰为 1.65/1 000 000[3]。

二、发病机制

MEN2A 和 MEN2B 由原癌基因 RET 突变导致，呈常染色体显性模式遗传，具有非常高的临床外显率。

（一）RET 原癌基因的结构和功能

RET 基因定位于 10q11.2，全长 60kb，含 21 个外显子，编码 1 100 个氨基酸的酪氨酸激酶受体蛋白。RET 受体是一次跨膜蛋白，由 3 个功能结构域组成，包括胞外配体结合结构域、跨膜结构域和胞质酪氨酸激酶结构域。胞外区包括：4 个类似钙粘蛋白的重复序列和靠近细胞膜的富含半胱氨酸的区域。高度保守的半胱氨酸富集区对于二硫键的形成非常重要，而二硫键的形成是维持蛋白三级结构并允许受体二聚化的必要条件。胞内区包括 2 个酪氨酸激酶的结构域（TK1 和 TK2），酪氨酸残基在受体与配体结合后能自动磷酸化，激活下游信号途径。

正常情况下，RET 受体能被配体和共受体激活。胶质细胞源性神经营养因子（glial cell line-derived neurotrophic factor，GDNF）家族 a 受体（GFR-a）1～4 是 RET 受体的辅助性共受体。RET 受体的配体包括 4 个 GDNF 家族（GFLs）成员：GDNF、neurturin、artemin 和 persephin；这些 GFLs 首先与共受体 GFR-a 形成复合物，即 GFL-GFRα 复合物。随后该复合物募集 RET 受体形成同源和非同源二聚体。RET-GFL-GFRα复合物为2:2:2结构，即一个GDNF二聚体与2个GFR-a共受体结合，同时募集2个RET受体分子。RET受体与配体及共受体结合后，激酶区域激活，胞内区的酪氨酸残基自身磷酸化，磷酸化的酪氨酸通过结合胞内带有SH2结构域的下游信号蛋白，将信号传递下去，最终起到调控基因表达和发挥生物学效应的作用[4]。

（二）RET基因突变的致病机制

与其他遗传性肿瘤综合征不同（基因突变引起抑癌基因功能失活而导致肿瘤发生），MEN2中的RET基因突变为功能获得性突变，即激活性突变，即使是一个等位基因的杂合性突变，也能增强RET酪氨酸激酶的信号传导功能，诱导肿瘤转化。在RET基因中，只有少数位点的突变能使功能激活，因此，对该病的分子诊断相对比较容易。MEN2中RET基因突变主要累及受体蛋白的胞外富含半胱氨酸的二聚体结构域（8～11号外显子）和胞内酪氨酸激酶催化位点（13～16号外显子）。8～11号外显子突变导致受体自发二聚化，13～16号外显子突变导致酶催化位点与底物异常结合，底物异常磷酸化，从而激活胞内信号通路。上述突变使RET受体在不与配体结合的条件下即可激活，并激活下游信号级联反应，包括MAPK、磷脂酰肌醇-3激酶、蛋白激酶B、STAT3、Src1等，最终因MAPK和磷脂酰肌醇-3激酶通路不受调控的激活，导致细胞不受控制的生长、去分化和细胞转化，引起肿瘤发生[5]。

RET在体内广泛表达，在甲状腺C细胞、肾上腺髓质、副交感神经节、交感神经节和肠神经节等起源于神经嵴的组织中均有表达，也表达于来源于鳃弓的甲状旁腺细胞。RET基因的遗传性突变会导致相应的组织细胞过度增殖及细胞转化，肿瘤形成。

（三）MEN2中RET基因突变谱及与临床的关系

1. MEN2中不同亚型的基因突变谱 几乎所有的MEN2患者都存在RET基因突变，通过分子检测，可以在98%～100%的病例中检测出RET突变。在MEN2A患者中，已经发现了100多个RET位点突变、重复、插入、缺失和融合，而在MEN2B患者中仅发现了几个RET突变。最常见的突变类型为错义突变[6]。MEN2患者临床首要表现为MTC，与PHEO和PHPT相比，MTC发病年龄早且外显率高，这提示甲状腺C细胞与肾上腺髓质细胞或甲状旁腺细胞相比，更容易被（致癌的）RET激活。疾病表型与RET特异密码子突变密切相关。

经典的MEN2A和FMTC突变主要影响细胞外富含半胱氨酸的区域，较少与激酶区域的突变相关。98%的MEN2A的突变集中于胞外富含半胱氨酸的结构域，常见突变为外显子10（密码子609、611、618、620）和外显子11（密码子634）中5个半胱氨酸密码子之一的单碱基替换。其中，密码子634位点的突变C634R（半胱氨酸突变成精氨酸）是MEN2A中最主要的突变（占85%），但在FMTC中从未发现C634R突变。而在FMTC中，突变更均匀地分布在各种密码子中。在MEN2A和FMTC病例中，10%～15%的患者存在密码子609、611、618或620突变。约5%的患者并不存在上述常见位点（密码子609、611、618、620和634）的突变，而是携带罕见位点突变：位于胞外的密码子321、533、600、603、606、630、649和666突变，或位于胞内的密码子768、777、778、781、790、791、804、852、891和912突变。一些突变（R321G、G533C、R600Q、K603E、Y606C、S649L、N777S、V778I、Q781R、I852M和R912P）只在一个家系中报道与（F）MTC有关。此外，在MEN2A和FMTC中还报道存在双位点RET突变（C618S与E623K、C634Y与D631E、C634W与R635G、C634R与R640G、C634S与A641S、C634R和V648I以及V804M与R844L）、小插入（密码子532、635和637）、缺失（密码子616）和小插入缺失突变（密码子631、633、635/636、666和882）。一些胚系RET突变只有在纯合子状态时才与MTC（或其他内分泌肿瘤）相关，说明这些突变转化能力较弱。例如，密码子804的突变患者具有不同的临床特点，可表现为疾病外显率低、发病年龄较晚、疾病进展较慢的临床特征，但也有患者表现为疾病进展较快。这种低转化活性的突变的杂合个体可能需要在RET、下游信号基因或抑癌基因中出现第二个胚系或体系突变，才能导致MEN2的临床表现。第二种突变的发生及其转化能力可解释为什么携带低转化活性胚系突变的患者在临床表现上可变性较大[7,8]。

MEN2B通常由酪氨酸激酶2结构域（TK2）的突变致病，突变主要位于外显子16。超过95%的病例出现第16号外显子M918T突变（蛋氨酸突变为苏氨酸），另约 2%～3% 的 MEN2B 患者存在第 15 号外显子的 A883F 突变（丙氨酸突变为苯丙氨酸）。也有报道，MEN2B 患者可出现 p.V804M（缬氨酸突变为蛋氨酸）与密码子 805、806 和 904 的突变一起形成顺式结构的串联 RET 突变[9, 10]。

MEN2B 和 FMTC 中存在位于细胞内酪氨酸激酶结构域的突变，这些突变改变了三磷酸腺苷结合（密码子 768、790、791、804 和 891）或催化中心的底物识别区域（密码子 918），导致 RET 受体蛋白对底物的特异性发生改变，引起底物异常磷酸化，激活 RET 的下游信号途径，诱导细胞转化[9, 10]。

RET 基因突变导致 2 个疾病：MEN2（OMIM 171400 和 162300）是常染色体显性遗传性疾病，由于 RET 激活性突变所致；HD（OMIM 142623）由 RET 基因的功能失活性突变致病。由于不同的突变引起不同的分子机制，HD 和 MEN2 通常出现在不同的病例中，但是也发现位于第 10 号外显子中的密码子 618、620、611 和 609 突变的患者同时出现 HD 和 MEN2（FMTC 和 MEN2A），说明这些突变能同时引起功能激活和功能失活，但目前还不能解释相同的突变如何导致不同的临床表型[7]。

已在 MEN2A/CLA 家族中发现几种不同的 RET 基因 634 密码子突变，该突变可导致皮肤和非皮肤症状。不伴 CLA 经典的 MEN2A 家族中，发现也存在相同的 RET 突变，这提示在 CLA 表型的表达中，可能有其他因素与 RET 突变共同起作用。除密码子 634 突变外，近来又发现 RET 基因 V804M 和 S891A 突变患者出现 CLA/MEN2A。

2. 基因型和临床表型的关系 RET 基因型和患者临床表型之间有明显的相关性，不同的 RET 突变产生不同表型，包括 MTC 发病年龄及侵袭性、PHEO 和 PHPT 发生频率及患者的预期寿命。几乎所有的 MEN2 均发生 MTC，MTC 的发病时间及侵袭性是决定患者生存期的关键因素，与 MEN2A 患者相比，MEN2B 患者的 MTC 起病年龄更早，死亡率更高。

（1）MTC 的风险分层：对 MTC 进行风险分层有利于指导临床决策。国际上第一个分类标准是在 2001 年第七届国际 MEN 研讨会后提出的，为基因检测和预防性甲状腺切除术的年龄提供了指导。2009 年，美国甲状腺协会（American Thyroid Association，ATA）基于循证医学证据对指南进行了修订，根据基因型 - 表型相关性，针对预防性甲状腺切除术的诊断性检查时间以及手术范围将风险分为 4 个级别，根据早期发生侵袭性 MTC 的风险从 A 到 D 不断升高进行分类，并根据患者风险分层提出诊断和治疗建议[6, 11]。2015 年 ATA 修订了上述分类方法，用中危、高危和最高危取代了 A～D 的分类系统[12]。最高危（RET M918T 突变，原来级别为 D）患者临床表现为 MEN2B，MTC 侵袭性强、容易转移、临床预后差。在 MEN2A 中，密码子 634 突变归为高危（以前是 C 级），与中危突变（以前是 A 和 B 级）相比，更具侵袭性的疾病特点，如 MTC 发病年龄较早，更容易出现肿瘤转移。

美国国家综合癌症网络（National Comprehensive Cancer Network，NCCN）和 2010 年北美神经内分泌肿瘤协会（North American Neuroendocrine Tumor Society，NANETS）共识指南也都提出了基于 MTC 侵袭性或风险水平进行分类的标准，NANETS 将 MTC 分为如下 3 级[13]：

1 级 RET 基因突变（密码子 609、768、790、791、804 和 891 突变）的 MTC 的风险最低，起病较晚，患者很少在 10 岁之前发生肿瘤，且进展较慢。但由于具有这些基因突变的家族成员的肿瘤发生具有多变性，早期进行甲状腺切除术可以治愈 MTC，因此许多专家提倡在 5 岁之前进行预防性手术。

2 级 RET 突变（密码子 611、618、620 和 634 突变）是侵袭性 MTC 的高危基因，患者应在 5 岁前进行甲状腺切除术。

3 级 RET 突变（密码子 883、918 和 922）的 MTC 最具侵袭性，患者 1 岁内就可能出现 MTC 转移。因此，建议在出生 6 个月内，最好是在第 1 个月内进行甲状腺切除术。

综上，尽管国际上对 MTC 风险性的分类方法不同，但基本上均是根据 RET 基因突变及 MTC 侵袭性进行的风险分层。对患者进行风险分类有利于指导对患者的诊断、治疗及随访的临床决策。

（2）PHEO 和 PHPT 患病风险：MEN2 中最常见的 PHEO 相关突变是 634 突变，此外还有 918、883、630 和 666 突变，这些 RET 突变患者患 PHEO 风险高。外显子 10 中的其他突变，如密码子 609、611、618 和 620 突变的患者 PHEO 外显率较低。918 突变（导致 MEN2B 的表型）的患者中 50% 发生 PHEO，但不出现 PHPT。634 突变（与 MEN2A 相关）患者较早出现侵袭性 MTC，且 PHEO 和

PHPT 患病风险高，约 50% 的患者患 PHEO。ATA 中危患者 PHEO 外显率较低。高危、最高危和中危儿童发生 PHEO 的最小年龄分别为 8 岁、12 岁和 19 岁。因此，ATA 推荐对高危和最高危组在 11 岁开始筛查 PHEO，中危组在 16 岁开始筛查 PHEO[12, 14]。

PHPT 主要发生在 *RET* 基因第 11 外显子（几乎全在密码子 634）突变的患者中，较少发生在第 10 外显子突变的患者中。

三、临床表现

MEN2 分为 MEN2A 和 MEN2B 两型。MEN2A 患者临床表现包括 MTC、PHEO 及 PHPT；MEN2A 分 4 种亚型：经典型 MEN2A、伴 CLA 的 MEN2A、伴 HD 的 MEN2A、家族性 MTC。MEN2B 主要临床特征是 MTC 和 PHEO，可伴多发性黏膜神经瘤和类马凡体型等表现，但无 PHPT。MEN2 的临床表现取决于受累的器官，MEN2 中，MTC 的外显率接近 100%，但 MEN2 的其他临床表现存在很大的家族内或家族间差异。

（一）甲状腺髓样癌

MTC 是起源于甲状腺滤泡旁细胞（又称 C 细胞）的神经内分泌肿瘤。约 75% 的 MTC 病例是散发性（其中 75% 的患者存在体细胞 RET 突变），25% 为家族遗传性，几乎所有 MEN2 患者均可出现 MTC，MEN2-MTC 是由 C 细胞增生发展而来，病灶呈多中心，常双侧甲状腺均受累。

MEN2-MTC 临床表现与散发性 MTC 相似，不同之处在于散发性 MTC 通常在患者 50～60 岁时出现，MEN2-MTC 常在年轻时发生，发病高峰年龄 20～30 岁，MEN2B 患者起病年龄更早。FMTC 是 MEN2A 的亚型，占 MEN2A 的 35%～40%。FMTC 中 MTC 的外显率及临床表现较经典的 MEN2A 及 MEN2B 中 MTC 轻，患者发病年龄较晚，预后相对较好[12, 14]。

MEN2-MTC 最常见的表现是单发或多发性甲状腺结节，或伴颈部淋巴结肿大。绝大部分患者在诊断时已有转移，约 70% 的患者可检出颈部淋巴结受累，15% 的患者存在上呼吸道及消化道压迫或侵袭症状（例如：吞咽困难或声音嘶哑），5%～10% 的患者出现远处转移，包括肝、肺、骨和脑转移。通过降钙素筛查识别出更"微小" MTC，能减少 MTC 转移患者的比例。晚期转移性 MCT 患者还可出现全身性症状，肿瘤分泌的降钙素、降钙素基因相关肽或其他物质可以引起腹泻或面部潮红。此外，少数肿瘤分泌促肾上腺皮质激素（adrenocorticotropic hormone，ACTH），导致患者发生异位库欣综合征。

与 MEN2A 相比，MEN2B 患者 MTC 发生更早且多数在发现时已经转移，手术常无法治愈。一项大型研究发现，50% 的 MEN2B 患者死于 MTC，而在 MEN2A 患者中，该比例为 9.7%。因此，早期诊断和治疗至关重要[12, 14]。

（二）嗜铬细胞瘤

MEN2-PHEO 由肾上腺髓质增生发展而来。约 40% 的 MEN2 患者发生 PHEO，外显率与 RET 突变相关，918、634 和 630 突变患者 PHEO 的外显率较高。外显率随患者年龄而增加，例如 *RET* 634 密码子突变的患者，30 岁时 PHEO 的外显率为 25%，50 岁为 52%，77 岁为 88%。

MTC 通常是 MEN2 首发肿瘤，只有 6%～25% 的 PHEO 在 MTC 之前确诊。与 MTC 一样，MEN2 中的 PHEO 比散发型出现得更早。虽然早在患者 8～12 岁时即可能发生 PHEO，但平均发病年龄为 25～32 岁。在接受常规筛查的患者中，PHEO 出现临床表现的时间通常比 MTC 或 C 细胞增生晚 10 年左右。MEN2 中的 PHEO 通常是在已知或疑似 MEN2 后通过筛查时发现的。

MEN2 中 PHEO 通常在肾上腺，副神经节瘤极其少见（<1%），且出现副神经节瘤的患者常同时存在肾上腺 PHEO。MEN2-PHEO 比散发型更常见多个病灶和双侧肾上腺受累。一项对 85 例 MEN2-PHEO 患者（70 例 MEN2A 和 15 例 MEN2B）的研究中，PHEO 诊断中位年龄 32 岁，60% 的患者首先出现 MTC，34% 患者同时出现 MTC 和 PHEO，6% 患者出现单独 PHEO。70% 患者为双侧 PHEO，其中 82% 是同时发现的双侧肿瘤。MTC 与 PHEO 相隔中位时间 5.4 年，非同时发生的 2 个 PHEO 相隔中位时间 9.4 年（范围 1.8～20.7 年）[15, 16]。

临床表现同散发性 PHEO，表现为持续性或阵发性高血压、并发作性头痛、心悸、大汗、焦虑、紧张等，也有患者无典型发作史而仅有高血压，少数患者无明显症状，血压正常。儿茶酚胺分泌以肾上腺素为主，可同时分泌少量去甲肾上腺素，这与 VHL 和 SDHXs 相关 PHEO 明显不同，这些遗传性 PHEO 以分泌去甲肾上腺素为主。因为肾上腺素分泌增多，患者临床上更多见心悸和发作性高血压[14, 17]。

散发性 PHEO 中约 10%～17% 发生转移，MEN2A 中 PHEO 仅有约 2% 患者发生转移。PHEO 不是 MEN2 的主要死因，很少的患者死于 PHEO，与麻醉或静脉注射造影剂引起的高血压危象有关[18, 19]。

（三）原发性甲状旁腺功能亢进症

20%～30% 的 MEN2A 伴有 PHPT，而 MEN2B 不伴 PHPT。PHPT 很少是 MEN2A 的首发表现，常在诊断 MTC 多年之后被诊断。文献报道 PHPT 的平均诊断年龄 33～38 岁（范围 12～70 岁）[12, 14, 20]。

MEN2A-PHPT 临床特征同散发性 PHPT，包括骨吸收增加为特征的骨骼病变、肾脏钙化或泌尿系结石、高钙血症和低磷血症等，但症状较轻，常无症状或仅有轻微症状，无症状占 25%～84%。一项研究比较了 16 例 MEN2A-PHPT 和 467 例散发性 PHPT，结果显示：① MEN2A-PHPT 中男女比例相等，而散发性 PHPT 女性更多见（占 76%）；② MEN2A-PHPT 发病年龄较散发性 PHPT 小（平均诊断年龄 39 vs. 63 岁）；③游离钙及 PTH 的平均水平较散发性 PHPT 低（5.4 vs. 6.8mg/dl, 89 vs. 219pg/ml）；④ 75% 的患者有临床症状，包括乏力（25%）、肾结石（19%）、骨质疏松（25%）、神经精神症状（6%），而散发性 PHPT 中 100% 患者有临床症状；⑤ 81% 的 MEN2A-PHPT 患者经术前检查和 / 或术中探查仅发现 1 个甲状旁腺增大，切除这一个甲状旁腺能使绝大多数患者达到生化缓解，而仅单一甲状旁腺受累的比例在散发性和 MEN1-PHPT 中分别占 91% 和 33%[20]。

（四）MEN2A 其他相关疾病

1. 皮肤苔藓淀粉样变 CLA 又称扁平苔藓淀粉样变，是一种罕见的皮肤病，可呈散发性，也可呈家族性。该病呈常染色体显性模式遗传，在一些家系中已证实 CLA 与 MEN2A 相关。

MEN2A 中 CLA 发生率为 9%，男女比例 1∶3.6，CLA 多在儿童和青少年起病，但平均诊断年龄为 29.5 岁（5～60 岁），CLA 可伴 MTC、PHEO 和 PHPT，比例分别为 96%、49% 和 14%[21, 22]。

MEN2A-CLA 临床表现为伴瘙痒的成簇成片分布的褐色丘疹，几乎所有报道病例的皮损都位于肩胛间区的上背部及颈项部。组织学特征是表皮苔藓淀粉样变性（表皮和真皮交界处淀粉样蛋白的沉积）。淀粉样蛋白沉积继发于反复皮肤摩擦引起的炎症反应，这导致表皮增生、色素沉着和角质细胞破坏，然后引起细胞凋亡；细胞损伤的碎片沉积在真皮上部作为淀粉样蛋白。所以，皮疹发生在反复摩擦的皮肤区域，如肩胛间区的上背部。CLA 是 MEN2A 标志性特征[1, 21, 22]。

2. 先天性巨结肠 HD 是因为远端结肠副交感神经丛缺乏自主神经节细胞，导致慢性梗阻和巨结肠，临床上主要表现为便秘、腹胀、呕吐和新生儿胎便排出延迟。可呈家族性和散发性两种模式。约 50% 的家族性 HD 和 15%～35% 的散发性 HD 患者存在 *RET* 基因突变。对出现 HD 的婴儿进行 *RET* 原癌基因检测，可能发现新的 MEN2A 家族成员[1]。

（五）MEN2B 其他相关疾病

MEN2B 常伴黏膜神经瘤和类马凡体型，两者是 MEN2B 的特征性改变。黏膜神经瘤可出现于舌部远侧、唇部、眼睑结膜和整个胃肠道黏膜。在裂隙灯下检查可发现增粗的角膜神经。胃肠道黏膜神经瘤可引起慢性便秘、肠梗阻、结肠扩张等。MEN2B 患者存在发育异常，出现类马凡体型，包括四肢细长、蜘蛛指（趾）、上 / 下身比例减小、骨骼变形（脊柱后侧凸或脊柱前凸）及关节松弛等[1]。

四、病理诊断

MEN2 累及甲状腺、肾上腺髓质和甲状旁腺，病变呈多灶性，甲状腺和肾上腺可双侧受累，甲状旁腺病变累及 4 个甲状旁腺。MEN2 肿瘤的镜下病理学特点与散发性肿瘤相似。

（一）C 细胞增生和甲状腺髓样癌

最早的病理改变是 C 细胞增生，随后进展成显微镜下 MTC，再进展成明显的 MTC 肿瘤，这种由 C 细胞增生开始的进展过程是 MEN2-MTC 的特征性改变，与散发性 MTC 不同。这些病理改变为多灶性，常累及双侧甲状腺，可以多种病理表现同时存在。肿瘤直径小于 1cm，被称为微小 MTC，部分患者可出现明显散在分布的微小 MTC。当 MTC 直径 >1cm 时通常合并淋巴结转移，而仅 C 细胞增生不会出现淋巴结转移[23]。

1. C 细胞增生 C 细胞增生可为弥漫性或结节状，弥漫性增生是 C 细胞增加并弥漫分布于整个甲状腺，结节性增生为 C 细胞呈簇状生长。

C 细胞增生定义：C 细胞数量增加，结节型在两叶甲状腺的几个成簇病灶中观察到每个病灶中 C 细胞 >6～8 个；弥漫型在两叶甲状腺中，每个低倍镜视野 C 细胞 >50 个。进展成肿瘤的最早特征是C细胞突破滤泡基底膜到周围间隙、滤泡结构丧失，肿瘤细胞周围基质纤维增生[23]。

2. 甲状腺髓样癌 大体：正常情况下MTC通常位于C细胞集中的甲状腺上部和中部。质地较硬，呈灰白色、黄色或棕褐色，部分界限清楚但无完整包膜。肿瘤大小不等，从小于0.1cm到占据整个甲状腺。散发性MTC常累及单侧甲状腺，而MEN2A-MTC则为多发、双侧受累。对进行预防性甲状腺切除手术的患者组织，需要仔细检查整个甲状腺，由于肿瘤小，肉眼可能看不到。

光镜：遗传性与散发性MTC镜下表现相似。肿瘤细胞形态和排列方式多样，肿瘤细胞呈实性弥漫性生长或呈小叶状、小梁状或巢状排列，间质或细胞间可见淀粉样物质、砂粒体样的钙盐沉积。肿瘤细胞大小不一，呈圆形、多角形、浆样细胞或梭形，常见几种形态细胞混合存在。细胞核呈圆形，有大块成簇分布的染色质，核仁小，核内假包涵体偶见。细胞核轻至中度多形性，部分肿瘤细胞有散在的明显多形性核，核分裂象少见。细胞质从嗜酸性到嗜碱性变化较大，可见细小颗粒[23]。

免疫组化染色：降钙素和降钙素基因相关肽染色阳性，大多数肿瘤中癌胚抗原（carcinoembryonic antigen，CEA）阳性，一些肿瘤表达其他肽类激素，如ACTH、生长抑素、胃泌素释放肽或神经加压素，这些激素染色呈阳性。神经内分泌肿瘤指标如嗜铬粒蛋白A、突触素呈阳性染色。大多数肿瘤中TTF1阳性，PAX8弱阳性。肿瘤细胞中甲状腺球蛋白染色阴性，但在瘤周甲状腺滤泡中为阳性。

电镜：细胞内有两种分泌颗粒，直径分别为280nm和130nm，这两种分泌颗粒中均含有降钙素，可见粘蛋白阳性的空泡和砂粒体。90%的肿瘤中存在基质淀粉样蛋白沉积，其主要成分是降钙素[23]。

(二) 肾上腺髓质增生和嗜铬细胞瘤

由肾上腺髓质增生进展到PHEO的过程是MEN2-PHEO的特征性改变。

1. 肾上腺髓质增生 正常肾上腺髓质位于肾上腺的头部和体部，厚度不到肾上腺的1/3，肾上腺髓质增生的病理学诊断标准：髓质超过腺体厚度的1/3和/或在肾上腺尾部有髓质[23]。

大体：肾上腺髓质增厚，髓质超过腺体厚度的1/3和/或在肾上腺尾部有髓质。

光镜：髓质细胞呈弥漫性或结节性增生；无包膜；细胞形态正常，多边形，排列成条索状或团块状；核圆形、细胞质呈嗜碱性，间质血窦丰富。

2. 嗜铬细胞瘤 MEN2-PHEO常累及双侧肾上腺，极少发生肾上腺外副神经节瘤，并且常为多发肿瘤。MEN2-PHEO多在早期就被筛查出，因此肿瘤大小相对于散发性PHEO更小，平均2.6～3.8cm[15,19]，除此之外，与散发性PHEO在组织病理学上无明显区别。详见嗜铬细胞瘤章节。

(三) 甲状旁腺增生

单一甲状旁腺腺体直径>6～8mm及重量>40～60mg视为甲状旁腺增大。一个增大的甲状旁腺并周边界限清楚，且切除后达到生化完全缓解被认为是腺瘤；而多发的增大的甲状旁腺被认为是增生[23]。MEN2A-PHPT在病理上主要为甲状旁腺增生，一般4个腺体均受累，偶尔可见部分腺体增大，部分正常[24]。

光镜：实质细胞排列成束状、巢状、腺样或实性片块，间质脂肪、细胞内基质增多，与正常甲状旁腺组织移行。细胞以主细胞为主，胞浆弱嗜酸性，细胞核居中，核仁不明显，偶见核异型[24]。

五、定性及定位检查

(一) 甲状腺髓样癌

1. 定性检查

(1) 基础血清降钙素：降钙素由正常的C细胞和起源于C细胞的MTC产生并迅速释放入血，是诊断MTC的最重要的临床指标。几乎所有MTC患者的降钙素水平升高，非分泌型MTC仅占0.83%。血清基础降钙素水平通常与肿瘤体积和肿瘤分化程度有关，在肿瘤可触及的患者中降钙素通常会升高。手术切除肿瘤后如患者降钙素水平仍高则表明肿瘤残留或复发，基础降钙素的倍增时间能有效地预测MTC复发和死亡。血清降钙素水平的参考范围有性别和年龄差异。正常降钙素浓度男性<9.6pg/ml，女性<6.4pg/ml，儿童相对成人来说更高[25]。

约56%～88%的无甲状腺疾病者的降钙素水平低于目前检测方法的可检测下限，3%～10%的患者降钙素水平大于10pg/ml。降钙素在某些病理情况下会呈假阳性升高，如良性C细胞增生、良性结节、分化型甲状腺癌和桥本甲状腺炎等，某些非甲状腺疾病中也会导致血清降钙素增加，如神经内分泌肿瘤、败血症、老年、全身炎症和体育锻炼等。因此，在分析降钙素结果时需要警惕假阳性的可能。

（2）五肽胃泌素或钙刺激后降钙素：五肽胃泌素或钙刺激试验能提高诊断的准确性，主要用于：①区分 MTC 和 C 细胞增生，以避免不必要的甲状腺切除术。刺激试验后降钙素水平 30～100pg/ml 提示患者存在 C 细胞增生或 MTC，但如 >100pg/ml 则强烈提示 MTC；②对基础降钙素正常或轻度升高而临床怀疑 MTC 的患者进行鉴别。MTC 患者刺激后降钙素水平明显升高，而非 MTC 患者即使基础降钙素水平轻度升高，但刺激后降钙素升高不显著；③在 RET 突变亲属中筛查 MTC。因为很难购买到五肽胃泌素，而钙刺激的副作用大，因此，基础降钙素是目前最重要的诊断指标[26]。

（3）癌胚抗原：多数 MTC 同时分泌 CEA，CEA 和降钙素一样可作为 MTC 的肿瘤标志物。MTC 患者甲状腺功能检查结果正常。

2. 定位检查

（1）超声：对 MTC 原发灶的定位检查首选超声，超声显示 MEN2A-MTC 常为双侧甲状腺多结节。因为 MTC 发病率低，相关研究较少，尤其是对 MEN2-MTC 罕有报道[27]。MTC 典型的超声特征为结节呈实性、低回声，形态不规则，近椭圆形，纵横比 >1 的病例较少，边界欠清，结节周围无光晕，内部回声不均，较常见微钙化和大钙化，部分病例可伴有囊性成分。CDFI：髓样癌丰富的血流信号是其超声主要特点。并非所有 MTC 具备上述超声特点，有时与良性甲状腺结节及甲状腺乳头状癌不能区分，因此对超声判断为可疑的结节还要结合血清降钙素的测定进行诊断[27]。

MTC 通过局部浸润以及颈部淋巴结转移或远处转移而扩散，应对所有患者常规做颈部超声以明确是否存在颈部淋巴结转移，若超声显示局部淋巴结转移或基础血清降钙素 >500pg/ml（高度提示局部或远处转移），则需进行其他影像学检查来评估全身转移情况。

（2）CT 或 MRI：CT 或 MRI 可用于对原发病灶的评估外，目前主要用于转移灶的检查。MTC 最常见的转移部位为颈部和纵隔淋巴结、肺、肝和骨，影像学检查可选择颈胸部增强 CT、肝脏增强 CT 或 MRI；对于疑似骨转移的患者，MRI 可能优于其他影像学检查。

（3）核素显像：18-氟-2-脱氧葡萄糖正电子发射断层扫描（18-fluoro-2-deoxyglucose positron emission tomography, FDG-PET）或生长抑素受体显像不推荐作为 MTC 的初筛，但由于两种方法在部分患者中能显示复发和转移病灶，因此，推荐在降钙素水平提示复发或转移，而常规影像学不能发现病灶时使用。FDG-PET 对复发性 MTC 的检出率随患者降钙素水平升高而增加（基础降钙素水平 >1 000pg/ml 和 <1 000pg/ml 时，敏感性分别为 78% 和 20%）。一项纳入 538 例患者的 Meta 分析显示，FDG-PET（或 PET/CT）对复发性 MTC 患者的总体检出率为 59%（95% 置信区间：54%～63%），当患者降钙素 ≥1 000pg/ml、CEA ≥5ng/ml、降钙素倍增时间 <12 个月或 CEA 倍增时间 <24 个月时，检出率明显升高，分别为 75%、69%、76% 和 91%[28]。另一项 Meta 分析（纳入 152 例患者）显示生长抑素受体 PET（或 PET/CT），对复发性 MTC 患者的检出率为 64%（95% 置信区间：49%～77%），当降钙素水平较高时（>500pg/L）检出率更高（83%）[29]。

3. 细针穿刺活检 对孤立性甲状腺结节，或多结节甲状腺肿中的主要结节进行细针穿刺活检（fine needle aspiration，FNA）。FNA 的诊断敏感性为 50%～80%，联合穿刺组织的降钙素免疫组化染色，或同时检测 FNA 活检穿刺针冲洗液中的降钙素，可提高诊断敏感性。

4. 鉴别诊断 患者因颈部肿块而就诊时的病因很多，需要鉴别诊断。大部分甲状腺肿块都是良性甲状腺结节和囊肿。非甲状腺来源的颈部肿块可能是炎性疾病（淋巴结肿大）或其他肿瘤性疾病（原发性或转移性疾病）。

除 MTC 外，高钙血症、高胃泌素血症、神经内分泌肿瘤、肾功能不全、乳头状和滤泡状甲状腺癌、甲状腺肿和慢性自身免疫性甲状腺炎都可引起降钙素升高。此外，长期使用奥美拉唑（超过 2～4 个月）、β 受体阻滞剂和糖皮质激素等药物也会引起血清降钙素水平升高。另外，降钙素异嗜性抗体可以假性升高血清降钙素水平。存在异嗜性抗体、胃肠道炎性疾病、消化系统恶性肿瘤的患者也出现 CEA 水平升高。

（二）嗜铬细胞瘤

1. 定性检查 定性检查主要为测定儿茶酚胺（去甲肾上腺素、肾上腺素和多巴胺）及其代谢产物，代谢产物包括肾上腺素中间代谢产物甲氧基肾上腺素（metanephrine，MN）、去甲肾上腺素中间代谢产物甲氧基去甲肾上腺素（normetanephrine，NMN）和终末代谢产物香草扁桃酸（VMA）。

（1）MN 及 NMN（合称 MNs）：对 PHEO 诊断的敏感性较儿茶酚胺高，达 95%～100%，特异性 69%～98%，为首选的定性诊断指标。可以测定血游离或尿 MNs 浓度，需要注意在不同体位抽血检测血 MNs 的结果的正常参考范围不同，推荐空腹卧位 30min 抽血[30]。

（2）儿茶酚胺：24 小时尿儿茶酚胺与血儿茶酚胺相比，由于受应激的干扰少，更推荐使用。诊断 PPGL 的敏感性 69%～92%，特异性 72%～96%。

（3）VMA：尿 VMA 对诊断 PPGL 的敏感性较低，为 46%～77%，特异性为 86%～99%[30]。

MEN2-PHEO 中表达苯乙醇胺 N- 甲基转移酶，该酶将去甲肾上腺素转换为肾上腺素，因此肿瘤以肾上腺素分泌为主，也能分泌少量去甲肾上腺素，测定患者血或尿肾上腺素和 MN 水平升高更明显。部分药物会导致儿茶酚胺假性升高，如三环类抗抑郁药、阿片类、单胺氧化酶抑制剂等，检测前应避免服用这些药物。另外，某些病理状态也能导致结果假阳性，如肾脏受损，以及心衰及低血糖等刺激交感兴奋[17, 30]。

2. 定位检查

（1）CT 或 MRI 检查：由于几乎所有 MEN2A-PHEO 发生于肾上腺，为单侧 PHEO 或双侧 PHEO，肾上腺外副神经节瘤极其少见，因此，定位诊断相对容易。首选腹部增强 CT，对 CT 造影剂过敏以及儿童、孕妇等需要减少放射性暴露者可用 MRI 进行定位检查。MEN2-PHEO 影像学特点同散发性 PHEO。

（2）核素检查：常用核素检查包括间碘苄胍（metaiodobenzylguanidine，MIBG）显像和生长抑素受体显像，MIBG 显像较生长抑素受体显像对肾上腺 PHEO 的敏感性高（85%～88% vs. 50%～60%），且特异性几乎达到 99%，常用于定性检查及 CT（或 MRI）均不能确诊 PHEO 时，如肾上腺占位用 MIBG 显像结果阳性则支持 PHEO 的诊断。由于 MEN2A-PHEO 极少发生转移，不常规用 ^{18}F- 脱氧葡萄糖正电子发射断层扫描（18F-FDG-PET/CT）[30]。

3. 鉴别诊断 肾上腺 PHEO 需要与其他肾上腺占位相鉴别，如肾上腺皮质腺瘤（常见包括分泌皮质醇或醛固酮的腺瘤、无功能腺瘤）。皮质醇瘤和醛固酮瘤患者不仅有特征性的临床表现，且检测血和尿皮质醇或醛固酮水平会升高，但儿茶酚胺和 MNs 水平正常，CT 显示肿瘤大小和强化特点与 PHEO 明显不同，且常为单侧肿瘤，极少双侧受累。对于双侧肾上腺 PHEO，还需要与肾上腺结核、转移瘤、淋巴瘤、出血等相鉴别，可以通过典型的临床症状、检测儿茶酚胺及 MNs 水平升高、CT 影像学特点以及 MIBG 显像阳性来诊断 PHEO。

（三）原发性甲状旁腺功能亢进症

1. 定性检查 测定患者血清总钙、游离钙水平升高，血磷水平降低，尿钙和尿磷排出增多，并血甲状旁腺激素（parathyroid hormone，PTH）及碱性磷酸酶水平升高，提示 PHPT。（具体参见原发性甲状旁腺功能亢进症章节）

2. 定位检查

（1）超声：首选超声检查，但由于增生的甲状旁腺较小，超声诊断敏感性较甲状旁腺腺瘤低。4 个甲状旁腺增生，超声常仅能发现最大的 1～2 个甲状旁腺。

（2）核素检查：^{99m}Tc-MIBI（^{99m}Tc 甲氧基异丁基异腈）甲状旁腺扫描可检出直径 1cm 以上病变，对甲状旁腺增生有定性和定位的作用，并有利于发现异位病灶。

（3）CT：主要用于位于纵隔的异位甲状旁腺病灶的定位，通常在 ^{99m}Tc-MIBI 提示纵隔病灶时进行增强 CT 检查。

由于增生的甲状旁腺体积常较小，仍有上述检查不能发现的病灶，可手术中进行双侧甲状旁腺探查[12, 20]。

3. 鉴别诊断 MEN2A-PHPT 需要与继发性甲状旁腺功能亢进症鉴别，后者通常是由于肾功能不全、维生素 D 缺乏等病因引起血钙降低，刺激甲状旁腺增生并分泌 PTH 增多，生化检查为血钙正常或降低，PTH 水平升高。此外，三发性甲状旁腺功能亢进症是在继发性甲旁亢的基础上，由于腺体受到持久和强烈的刺激，自主分泌过多 PTH，见于慢性肾功能不全、肾脏移植后等，生化特点与 PHPT 相似，均为高钙血症伴高 PTH 血症，主要通过病史鉴别。另外，由于 MEN2A-PHPT 患者无症状比例高，临床不易识别，需要仔细检查是否存在 PHPT 的其他表现，如高尿钙、肾结石和骨质疏松等。

六、基因检测

对于疑似 MEN2A 的患者，首先对最常出现密码子突变的外显子 10 和 11 进行测序，如果结果阴性,接下来按次序对外显子 8、13、14、15、16 进行测序。如果仍为阴性结果,则需要对 RET 的所有外显子进行测序。

对所有 MTC 患者(包括散发性 MTC 患者)进行 RET 基因突变筛查(方法同 MEN2A),有报道,在 1%~7% 的明显散发性 MTC 患者中能检测出 RET 突变,其中包括大约 2%~9% 的新突变。

对于怀疑 MEN2B 的患者,首先对外显子 16 的 M918T 进行检测,如果结果阴性,再对外显子 15 的 A883F 突变进行检测,如果仍未发现突变,应对 RET 的所有外显子进行测序。

对具有 MEN2 典型临床表现并有相关家族史的患者可以临床诊断 MEN2,并需要进行 RET 基因检测,以利于明确具体突变及进行家系筛查。少数家族具有 MEN2A 的临床特征,但未检出 RET 突变。

在先证者中发现 RET 胚系突变,其一级和二级家族成员也应进行 RET 突变检测。

七、诊断

临床高度怀疑 MEN2 包括:①患至少 2 个 MEN2 典型肿瘤(MTC、PHEO 和 PHPT);②患 1 个典型肿瘤伴一级亲属患有 MEN2 相关肿瘤或明确诊断 MEN2;③MTC 伴 MEN2B 的临床特征(PHEO、黏膜神经瘤、马方样体型、小肠神经节细胞瘤、角膜神经瘤等)。上述患者经基因检测明确 RET 突变则能确诊 MEN2[23]。

如患者携带 RET 基因遗传性突变,当出现 MTC、PHEO 和 PHPT 中任一肿瘤也可诊断 MEN2。

FMTC 型 MEN2A 的特点是:在无 PHEO 和 PHPT 的 MTC 家族中或单个 MTC 患者中存在 RET 种系突变。在较小的家系中,可能很难区分 FMTC 型 MEN2A 和经典型 MEN2A,为避免漏诊 PHEO,确诊 FMTC 应满足:家族中有 4 个以上家族成员仅患有 MTC,且患者年龄范围较大。

八、治疗及预后

对 MEN2 相关的肿瘤,均应手术切除。MTC 容易发生转移,是导致 MEN2 患者预后差及死亡的最主要疾病。如果患者同时有多种肿瘤,由于 PHEO 临床表现凶险、会引起严重的心血管并发症,尤其在甲状腺手术中患者会出现血压剧烈波动,因此,应该首先手术切除 PHEO,然后再行 MTC 和 PHPT 手术。如果同时患有 MTC 和 PHPT,可同期手术。术后可能出现肿瘤复发,需要对所有 MEN2 患者进行长期随访[12]。

(一)甲状腺髓样癌

1. 手术时机 手术是 MTC 主要治疗方法,遗传性 MTC 常为多灶性和双侧甲状腺受累,因此必须行甲状腺全切除术。但对 MEN2 来说,手术时机至关重要。推荐进行预防性甲状腺切除或早期甲状腺切除术,也就是在 MTC 发生前或至少在 MTC 局限于甲状腺而尚未扩散到腺体外时进行手术。

MTC 病理学改变随时间而进展,开始为 C 细胞增生,随后进展成淋巴结阴性 MTC,再后进展成伴淋巴结转移的 MTC。不同 ATA 风险分层(最高危、高危和中危)的 MTC 上述进展速度差异很大。中危 MTC 患者最小年龄分别为 9 岁(891 突变)和 5 岁(618 突变);高危患者最小年龄为 16 个月(634 突变),最高危患者最小年龄为 9 周(918 突变)。出现淋巴结转移最小年龄为 16 岁(中危,620 突变)、11 岁(高危,634 突变)和 2 岁(最高危,918 突变)。为了获得最好的预后,应尽早明确患者是否携带 RET 突变,推荐最高危患者(918 突变)出生后尽早检测,高危(634 突变)和中危(外显子 10、13、14、15 突变)患者分别在 3 岁和 5 岁开始检测[25]。

中危患者 MTC 起病年龄较晚,外显率较低,且随年龄增加,如密码子 611 突变患者 70 岁时 MTC 外显率 89%,20 岁时只有 10%。即使在外显子 10 中,不同密码子突变患者的 MTC 与年龄相关的外显率和侵袭性都存在差异;即使有相同密码子突变,在不同家族之间不仅在发病年龄、MTC 的侵袭性,而且在疾病谱的临床表现方面也可能存在很大的差异,例如:在 C609S 突变的各个家族中,C 细胞增生或 MTC 的发病年龄在 9 岁至 48 岁不等,平均 20 岁;部分家族中无 PHEO 表现,而另一些家族中有 PHEO,而且在一个家族中,PHEO 是其最主要的临床表现,没有人患 MTC。由于中危患者存在很大的临床变异性,应该从 5 岁开始每年体检、颈部超声检查和血清降钙素水平的检测[25]。

ATA2015 推荐手术时机如下:①最高危儿童(M918T)应该在出生后 1 年内,甚至 1 月内进行甲状腺切除术。如果没有可疑的淋巴结转移,在保证甲状旁腺不被误切的情况下可以进行中央组淋巴结清扫。血清降钙素水平在出生 1 个月就会很高，不能根据降钙素决定甲状腺切除手术时间；②高危儿童应在 5 岁或更早时根据检测血清降钙素水平升高进行甲状腺切除术。对于血清降钙素水平超过 40pg/ml 或影像学或体检发现淋巴结转移者，应进行中央组淋巴结清扫；③中危儿童的手术时机应以检测血清降钙素水平升高为依据，应从 5 岁开始进行体格检查、颈部超声检查和血清降钙素水平检测，每 6~12 个月重复一次。当降钙素水平超过正常范围上限（>10pg/ml）时，就会发生恶性转化，应进行甲状腺切除术；降钙素水平≤30pg/ml 的患者或 MTC 原发灶≤10mm 一般不会出现淋巴结转移。对这些基础降钙素水平≤30pg/ml 的患者，无论风险分层如何，均可以达到手术治愈。在临床中对具体患者的治疗决策需要医生和孩子父母进行充分沟通，以最终决定甲状腺切除术的时间[12]。

确定甲状腺手术时机可依照以下程序：①早期检测 RET 基因突变；②根据 RET 突变对风险进行分层以确定年龄相关性的 MTC 外显率；③测定血清降钙素。

2. 外科手术 在尚未出现淋巴结转移时进行早期甲状腺全切手术可以避免淋巴结清扫，改善患者预后。如果出现淋巴结转移则需要进行颈部淋巴结清扫，即便如此，患者术后生化治愈（降钙素水平正常）率明显下降：1~10 个淋巴结转移的患者治愈率 31%~57%，>10 个淋巴结转移者治愈率仅为 0%~4%。此外，中央淋巴结清扫会增加短暂性和永久性甲状旁腺功能减退和短暂性喉返神经麻痹的概率[25]。

3. 术后随访和风险分层 MTC 术后患者风险分层使用 TNM 分级，用降钙素和 CEA 术后最低点以及影像学检查来评价有无局部复发或远处转移。患者术后分三类：治愈、生化未完全缓解、肿瘤残留。

早期行甲状腺切除能达到临床治愈，患者血清降钙素水平降低到可测值以下。在一项研究中，50 例患者在预防性甲状腺切除 5 年后有 44 例患者的降钙素仍不能检测到，也没有复发的证据，另 6 例患者降钙素升高，这些患者手术时年龄较大，超过风险分层建议的手术年龄。在一项针对遗传性 MTC 的多中心研究（包括 170 名年龄小于 21 岁的患者）中，MTC 手术后无病生存的唯一的独立影响因素是 TNM 分期：肿瘤直径小于 10mm，淋巴结等级为 N_0。TNM 分期比基因型更可靠地提示预后。所有术后未缓解的患者在术前降钙素水平均 >30pg/ml。当患者术前降钙素水平 >30pg/ml 或伴淋巴结转移时，预后较差；在仅 C 细胞增生而未出现 MTC 之前接受手术的患者均预后良好。

MTC 需要终生随访，如术后患者降钙素水平低于可测值，开始每 3 个月检测 1 次，如 1 年内无复发，随访间隔延长至每 6 个月检测 1 次，持续 1 年，之后每年测量 1 次，MTC 术后复发可发生在数年之后。可用血清降钙素和 CEA 倍增时间评价疾病进展，降钙素和 / 或 CEA 倍增时间 <6~12 个月与肿瘤快速进展、生存期和无进展生存期下降有关；相反，倍增时间 >2 年预示疾病稳定、预后良好。降钙素水平与肿瘤负荷具有一定相关性。多数情况下，肿瘤标志物增长缓慢，通过 10 年随访常能发现小的、生长缓慢的局部复发病灶或相对稳定的远处转移病灶[25]。

4. 转移性 MTC 的治疗 对局部转移病灶可以再次手术，但再次手术后降钙素水平降至正常或无法测出的比例较低，仅占 5%~15%。如果转移灶局限于单个器官可考虑手术切除或进行射频消融术、放疗等，放疗对局部病灶的控制有一定疗效，但对患者生存期的获益并未被证实。MTC 对化疗不敏感。一些分子靶向治疗已被用于局部进展或转移性 MTC 患者的临床试验。其中，酪氨酸激酶抑制剂凡德他尼和卡博替尼被证明是迄今为止最有效的药物，FDA 分别在 2011 年和 2012 年批准用于晚期 MTC 患者。一项 3 期临床研究显示，在 331 例进展的 MTC 患者中，用凡德他尼治疗组比安慰剂组无进展生存期延长（30 个月 vs. 19 个月）、客观有效率（45% vs. 13%）和生化改善率增加（39% vs. 3%），但几乎所有患者都经历过至少一次不良事件，55% 的患者经历过 3 级或以上的不良事件。其他的靶向药物及一些组合治疗方案目前正在研究中[31]。

（二）嗜铬细胞瘤

PHEO 确诊后应该尽早手术切除。MEN2 患者在 MTC 手术前以及计划怀孕或正在怀孕时，必须排除 PHEO。如果妊娠期诊断 PHEO，应在分娩前切除。

1. 术前准备 所有患者要用 α- 受体阻滞剂进行术前准备，具体方法同散发性 PHEO（具体见嗜铬细胞瘤章节）。

2. 手术 单侧 PHEO 患者行单侧肾上腺切除术；对于双侧 PHEO，在切除 PHEO 时是否同时切除双侧肾上腺,目前尚存在争议。由于双侧肾上腺全切会导致患者肾上腺皮质功能减退,术后需要长期糖皮质激素和盐皮质激素替代治疗,并有发生肾上腺危象的风险,结合 MEN2-PHEO 双侧病变发生率高,转移率低,肾上腺手术后 PHEO 复发几率低,进行保留肾上腺的手术或肾上腺次全切除术是可选择方案,有利于保留肾上腺皮质功能。因此,较多学者推荐对已切除了一侧肾上腺准备做另一侧 PHEO 手术,或双侧 PHEO 准备手术,手术时至少保留一侧肾上腺的 1/3,以避免手术后肾上腺皮质功能减退[19]。对双侧 PHEO,推荐对较大肿瘤侧进行肾上腺全切,较小肿瘤侧行保留肾上腺的肿瘤切除。

3. 术后随访 双侧 PHEO 手术后应评价肾上腺皮质功能,如有不足应给予替代治疗,保留 10%～15% 的肾上腺则能使超过 80% 的患者术后无需补充糖皮质激素。术后应长期随访,警惕肿瘤复发。单侧肾上腺切除术,约 50% 的患者在 8～10 年对侧肾上腺发展为 PHEO。一项回顾性研究纳入全球 30 个中心在 1968—2013 年手术的 552 例 MEN2-PHEO,其中 79% 的患者行肾上腺切除术,21% 行保留肾上腺手术;保留肾上腺手术后 6～13 年肿瘤复发率仅有 3%;对双侧 PHEO 行保留肾上腺的手术后有 57% 的患者不用皮质激素替代治疗[19]。

(三) 甲状旁腺功能亢进症

1. 药物治疗 药物治疗包括对高钙血症的治疗以及对不能或不愿接受手术患者的长期治疗,与散发性 PHPT 相同。(具体见原发性甲状旁腺功能亢进症章节)

2. 手术 MEN2A-PHPT 治疗仍以手术为主,既往对 MEN2A-PHPT 患者的手术方案有 3 种:①甲状旁腺次全切除,保留一个腺体或一个腺体的一部分;②甲状旁腺全切联合自体甲状旁腺组织移植;③仅切除肿大的甲状旁腺,术中监测 PTH,以保证切除高分泌功能的甲状旁腺组织。随着手术治疗的发展,目前推荐首选方案③。对于 MTC 术后诊断的 PHPT,由于术后颈部局部解剖结构的改变,第二次术前对增生的甲状旁腺定位常较困难,术中探查寻找增大的腺体也很困难[14]。

2015 年 ATA 发布的 MTC 指南中对 MEN2A-PHPT 的手术方式提出建议:①术中如果发现 1 个增大的甲状旁腺,则切除该增大的腺体,并监测 PTH,如 PTH 水平正常,则结束手术;②如 PTH 仍高,还要继续探查其他甲状旁腺;③如果 4 个腺体都增大,手术选择包括切除 3 个半,保留半个甲状旁腺,或甲状旁腺全切后异位自体移植;④如果以前已经切除了 3 个腺体,第 4 个甲状旁腺增大,切除部分腺体,或全切后部分组织异位移植[12]。

3. 术后随访 患者术后评价甲状旁腺功能,对出现甲状旁腺功能减退的患者需要补充钙剂和维生素 D,使血钙水平达到正常范围的低限。对术后血钙和 PTH 正常的患者,也应该长期随访,评估是否出现 PHPT 复发。

(连小兰 童安莉)

参 考 文 献

1. Melmed S, Polonsky KS, Larsen PR, et al. Williams Textbook of Endocrinology. 12th ed. Philadelphia: Elsevier Saunders, 2011: 1743-1756
2. Mathiesen JS, Kroustrup JP, Vestergaard P, et al. Incidence and prevalence of multiple endocrine neoplasia 2A in Denmark 1901-2014: a nationwide study[J]. Clin Epidemiol, 2018, 12(10): 1479-1487
3. Mathiesen JS, Kroustrup JP, Vestergaard P, et al. Incidence and prevalence of multiple endocrine neoplasia 2B in Denmark: a nationwide study[J]. Endocr Relat Cancer, 2017, 24(7): L39-L42
4. Plaza-Menacho I. Structure and function of RET in multiple endocrine neoplasia type 2[J]. Endocr Relat Cancer, 2018, 25(2): T79-T90
5. Martucciello G, Lerone M, Bricco L, et al. Multiple endocrine neoplasias type 2B and RET proto-oncogene[J]. Ital J Pediatr, 2012(38): 9
6. Hedayati M, Zarif Yeganeh M, Sheikholeslami S, et al. Diversity of mutations in the RET proto-oncogene and its oncogenic mechanism in medullary thyroid cancer[J]. Crit Rev Clin Lab Sci, 2016, 53(4): 217-227
7. de Groot JW, Links TP, Plukker JT, et al. RET as a diagnostic and therapeutic target in sporadic and hereditary endocrine tumors[J]. Endocr Rev, 2006, 27(5): 535-560
8. Wagner SM, Zhu S, Nicolescu AC, et al. Molecular mechanisms of RET receptor-mediated oncogenesis in multiple endocrine neoplasia 2[J]. Clinics(Sao Paulo), 2012, 67(Suppl 1): 77-84
9. Gujral TS, Singh VK, Jia Z, et al. Molecular mechanisms of RET receptor-mediated oncogenesis in multiple endocrine neoplasia 2B[J]. Cancer Res, 2006, 66(22): 10741-10749
10. Mathiesen JS, Habra MA, Bassett JHD, et al. Risk Profile of the RET A883F Germline Mutation: An International

Collaborative Study[J]. J Clin Endocrinol Metab, 2017, 102(6): 2069-2074

11. Kloos RT, Eng C, Evans DB, et al. Medullary thyroid cancer: management guidelines of the American Thyroid Association[J]. Thyroid, 2009, 19(6): 565-612

12. Wells SA, Asa SL, Dralle H, et al. Revised American Thyroid Association Guidelines for the Management of Medullary Thyroid Carcinoma[J]. Thyroid, 2015, 25(6): 567-610

13. Chen H, Sippel RS, O'Dorisio MS, et al. The North American Neuroendocrine Tumor Society consensus guideline for the diagnosis and management of neuroendocrine tumors: pheochromocytoma, paraganglioma, and medullary thyroid cancer[J]. Pancreas, 2010, 39(6): 775-783

14. F. Raue. Medullary Thyroid Carcinoma. Switzerland: Springer International Publishing, 2015: 157-186

15. Mucha L, Leidig-Bruckner G, Frank-Raue K, et al. Phaeochromocytoma in multiple endocrine neoplasia type 2: RET codon-specific penetrance and changes in management during the last four decades[J]. Clin Endocrinol (Oxf), 2017, 87(4): 320-326

16. Thosani S, Ayala-Ramirez M, Palmer L, et al. The characterization of pheochromocytoma and its impact on overall survival in multiple endocrine neoplasia type 2[J]. J Clin Endocrinol Metab, 2013, 98(11): E1813-1819

17. Butz JJ, Yan Q, McKenzie TJ, et al. Perioperative outcomes of syndromic paraganglioma and pheochromocytoma resection in patients with von Hippel-Lindau disease, multiple endocrine neoplasia type 2, or neurofibromatosis type 1[J]. Surgery, 2017, 162(6): 1259-1269

18. Lenders JW, Duh QY, Eisenhofer G, et al. Pheochromocytoma and paraganglioma: an endocrine society clinical practice guideline[J]. J Clin Endocrinol Metab, 2014, 99(6): 1915-1942

19. Castinetti F, Qi XP, Walz MK, et al. Outcomes of adrenal-sparing surgery or total adrenalectomy in phaeochromocytoma associated with multiple endocrine neoplasia type 2: an international retrospective population-based study[J]. Lancet Oncol, 2014, 15(6): 648-655

20. Twigt BA, Scholten A, Valk GD, et al. Differences between sporadic and MEN related primary hyperparathyroidism: clinical expression, preoperative workup, operative strategy and follow-up[J]. Orphanet J Rare Dis, 2013(8): 50

21. Qi XP, Zhao JQ, Cao ZL, et al. The Clinical Spectrum of Multiple Endocrine Neoplasia Type 2A with Cutaneous Lichen Amyloidosis in Ethnic Han Chinese[J]. Cancer Invest, 2018, 36(2): 141-151

22. Scapineli JO, Ceolin L, Puñales MK, et al. MEN 2A-related cutaneous lichen amyloidosis: report of three kindred and systematic literature review of clinical, biochemical and molecular characteristics[J]. Fam Cancer, 2016, 15(4): 625-633

23. Lloyd RV, Osamura RY, Kloppel G, et al. WHO Classification of tumours of endocrine organs. 4th ed. Lyon: International Agency for Research on Cancer, 2017: 248-252

24. 江昌新, 谭郁彬. 内分泌器官肿瘤病理学和遗传学. 北京: 人民卫生出版社, 2006: 239-247

25. Raue F, Frank-Raue K. Update on Multiple Endocrine Neoplasia Type 2: Focus on Medullary Thyroid Carcinoma[J]. J Endocr Soc, 2018, 2(8): 933-943

26. Allelein S, Ehlers M, Morneau C, et al. Measurement of Basal Serum Calcitonin for the Diagnosis of Medullary Thyroid Cancer[J]. Horm Metab Res, 2018, 50(1): 23-28

27. Woliński K, Rewaj-Łosyk M, Ruchała M. Sonographic features of medullary thyroid carcinomas—a systematic review and meta-analysis[J]. Endokrynol Pol, 2014, 65(4): 314-318

28. Treglia G, Cocciolillo F, Di Nardo F, et al. Detection rate of recurrent medullary thyroid carcinoma using fluorine-18 dihydroxyphenylalanine positron emission tomography: a meta-analysis[J]. Acad Radiol, 2012, 19(10): 1290-1299

29. Treglia G, Tamburello A, Giovanella L. Detection rate of somatostatin receptor PET in patients with recurrent medullary thyroid carcinoma: a systematic review and a meta-analysis[J]. Hormones (Athens), 2017, 16(4): 362-372

30. 中华医学会内分泌学分会肾上腺学组. 嗜铬细胞瘤和副神经节瘤诊断治疗的专家共识[J]. 中华内分泌代谢杂志, 2016, 32(3): 181-187

31. Krampitz GW, Norton JA. RET gene mutations (genotype and phenotype) of multiple endocrine neoplasia type 2 and familial medullary thyroid carcinoma[J]. Cancer, 2014, 120(13): 1920-1931

第四章 多发性内分泌腺瘤病4型

MEN4是新发现的一类多发性内分泌腺瘤病，是由于细胞周期蛋白依赖性激酶抑制剂（cyclin-dependent kinase inhibitor，CDKN1B）基因功能失活性突变引起的与MEN1表型相似的新亚型。

一、流行病学

2000年，Franklin发现细胞周期依赖性激酶抑制蛋白（cyclin-dependent kinase inhibitor，CDKI）在大鼠模型中发挥抑癌基因功能，敲除Cdkn1b基因可以引起大鼠发生多种神经内分泌肿瘤，累及垂体、肾上腺、甲状腺、甲状旁腺、胰腺和胃十二指肠等多个器官。2002年，学者们在发生MEN样综合征的大鼠中未检测到MEN1或RET基因突变，因此将其命名为MENX[1]。2006年，Pellegata在一个具有MEN1表型特征的家系中进行基因检测，没有检测出MEN1基因突变，但检测到CDKN1B基因胚系无义突变（c.692G>A，p.W76X）[2]。随后，研究者们在MEN1样综合征患者中进行了基因筛查的临床研究，CDKN1B新发突变被相继报道。2008年，MENX被正式命名为MEN4（OMIM#610755）[3]。截至2017年，仅有19例CDKN1B胚系突变导致MEN4的临床病例报道，国外学者推测在具有MEN1相关表型且MEN1基因突变阴性的患者中，CDKN1B突变引起的MEN4的发生率为1.5%～3.7%[4]。

二、发病机制

CDKN1B基因是非经典类型的抑癌基因，定位于染色体12p13，包含2个编码外显子和1个非编码外显子，编码含有196个氨基酸的核蛋白，即细胞周期依赖性激酶抑制蛋白p27（也称为KIP1）。

p27是CDKI家族成员之一，主要通过抑制细胞周期由G1期进入S期从而调控细胞周期进程，参与到多个细胞生命过程，如增殖、分化、凋亡和细胞黏附。p27结合并抑制cyclinE/CDK2和cyclinA/CDK2复合物。在有丝分裂信号作用下，p27从cyclinE/CDK2复合物中解离出来，CDK2活化并使其作用靶点，即视网膜母细胞瘤（pRb）家族成员磷酸化，进而释放转录因子E2F，促进下游的基因转录，细胞进入S期。细胞内p27蛋白表达量受到复杂的调控，包括转录、翻译和翻译后修饰等不同水平，如通过泛素化介导的蛋白酶体降解途径调节蛋白表达量。研究表明，p27的抑癌作用为剂量依赖性（单倍剂量不足），p27蛋白在多种癌症中表达水平下调或缺失，如结肠癌、乳腺癌、前列腺癌和胃癌，这与疾病预后不良相关。除了蛋白表达量减少以外，p27在细胞内的定位改变也影响其功能。野生型p27主要定位于细胞核，可以结合抑制cyclin/CDK复合物，有研究发现乳腺癌中蛋白激酶AKT使p27的Thr157磷酸化，导致p27错误定位于细胞质，提示疾病预后不良[5]。

学者们针对已发现的多种MEN4相关CDKN1B基因突变在体外进行了相关功能研究：①ATG-7（g>c）改变Kozac共有序列，影响mRNA翻译起始；②G9R模拟p27蛋白Ser10的磷酸化，影响蛋白定位和蛋白稳定性；③P69L影响p27与CDK2蛋白的相互作用；④W76X编码截短蛋白，失去了核定位结构域，使p27错误转运至细胞质；⑤P95S影响p27与Grb2适配体蛋白的结合，使Ras信号通路激活受阻；⑥终止密码子突变使合成延长的p27蛋白，影响蛋白稳定性；⑦P133T的分子致病机制尚未阐明。CDKN1B基因5′UTR的调控元件突变（GAGA四碱基缺失）也可以导致p27的表达下调。综上，CDKN1B基因功能失活性杂合突变通过影响p27蛋白细胞内定位、蛋白结构及稳定性、与伴侣蛋白CDK2/Grb2的结合、mRNA翻译而导致MEN4的发生。MEN1基因编码的menin蛋白可以通过表观遗传机制调控p27表达，menin失活导致p27表达减少，故CDKN1B基因可以单独或联合MEN1基因突变使p27表达下调，导致肿瘤的发生[6]。此外，研究表明，*CDKN1B* 基因多态性（rs2066827）也可以影响肿瘤发生的易感性。

三、临床表现

由于 MEN 综合征的临床表型之间存在重叠，迄今文献报道的 MEN4 病例数较少，因此很难确定 MEN4 和其他 MEN 综合征临床表型之间的差异。来自荷兰的一项纳入 323 例符合 MEN1 临床表型患者的队列研究，其中 *MEN1* 基因突变阳性患者 293 例，突变阴性患者 30 例（可能包含 MEN4 患者），与 *MEN1* 基因突变阳性患者相比，突变阴性患者的起病年龄更晚（46 岁 vs. 33 岁，$P=0.007$），预期寿命更长（87 岁 vs. 73 岁，$P=0.001$）[7]。对于临床诊断 MEN1 但未检测到 *MEN1* 基因突变的患者，需要考虑可能是 MEN4，但是只有明确检测到 *CDKN1B* 基因突变才能诊断 MEN4[4]。

1. 原发性甲状旁腺功能亢进症（primary hyperparathyroidism, PHPT） PHPT 是 MEN4 患者最常见的内分泌功能异常，在已报道的 MEN4 病例中接近 80%（15/19）患者表现出 PHPT。MEN4 患者发生 PHPT 的平均年龄为 56 岁，比 MEN1 患者（平均年龄 25 岁）发病年龄更晚，且多为女性。目前尚无 MEN4 患者在接受 PHPT 手术后复发的病例报道，提示 MEN4 患者的 PHPT 病情严重程度较 MEN1 患者相对要轻。

2. 垂体腺瘤 是 MEN4 第二常见的内分泌异常，在已报道的病例中接近 37%（7/19）的患者发现有垂体腺瘤。MEN4 患者的垂体腺瘤类型多样，包括无功能垂体腺瘤、生长激素腺瘤、催乳素腺瘤和促肾上腺皮质激素腺瘤。MEN4 相关垂体腺瘤诊断年龄差别较大，年龄最小 30 岁，最大 79 岁。与 MEN1 患者相比，MEN4 相关垂体腺瘤体积较小，侵袭性较低，而疾病严重程度与激素功能状态、肿瘤大小、侵袭性生长、核有丝分裂指数相关。在已报道的 MEN4 相关垂体腺瘤患者中，有表现为巨人症、肢端肥大症、库欣病、高催乳素血症的病例。MEN1 相关垂体腺瘤较散发性垂体腺瘤侵袭性更高，目前尚未确定 MEN4 相关垂体腺瘤的侵袭性。有病例报道，*CDKN1B* 基因 W76X 突变相关的生长激素腺瘤表现为鞍区和海绵窦受累，组织病理分析结果显示肿瘤细胞具有更加明显的不典型增生和增殖活性，提示肿瘤的侵袭性增加[8]。研究发现，在散发性垂体生长激素腺瘤、儿童垂体腺瘤、散发性 pNETs 患者中很少有 *CDKN1B* 基因突变。

3. 十二指肠胰腺神经内分泌肿瘤（neuroendocrine tumors, NETs） 与 MEN1 患者相比，MEN4 患者的胰腺 NETs 的发生率较低，在已报道的病例中接近 37%（7/19）的 MEN4 患者发生十二指肠、胃或胰腺 NETs，包括无功能或功能性 NETs。在 MEN4 患者中，已有胃泌素瘤相关报道，目前暂无胰岛素瘤、血管活性肠肽瘤、胰高糖素瘤、异位 ACTH 综合征或恶性胰腺 NETs 的病例报道。

4. 肾上腺肿瘤 是 MEN1 患者常见的内分泌异常，包括肾上腺皮质腺瘤、增生、多发腺瘤、结节样增生和皮质癌，但是这些在 MEN4 患者中均未见有相关报道。虽然在 MENX 大鼠中发现肾上腺肿瘤，但是在已报道的 MEN4 病例中仅有 1 例患者发现双侧无功能肾上腺结节。

5. 其他 已有个例报道 MEN4 患者发生宫颈神经内分泌癌，但这是否为 MEN4 的临床特征表现仍有待进一步证实。MEN1 常见的皮肤表现（如血管纤维瘤、胶原瘤）在 MEN4 患者中暂未见相关报道。

四、诊断

MEN4 的诊断需要结合临床表现、生化检测及影像学检查、家族史和基因诊断的结果综合判断。在临床上，对于年轻的 PHPT 患者（<30 岁）、有多个甲状旁腺病变、非典型甲状旁腺腺瘤或有 MEN 疾病家族史，首先应筛查 *MEN1*、*RET* 基因，对于具有 MEN1 样表型但 *MEN1* 基因突变阴性的患者应该进一步检测 *CDKN1B* 基因，若明确有 *CDKN1B* 基因胚系突变的患者可以诊断 MEN4。截至 2017 年，已报道的 19 例 MEN4 患者均检测到不同类型的 *CDKN1B* 基因突变，家系分析结果显示，部分携带相同 *CDKN1B* 突变基因的家系成员可以没有任何 MEN4 相关表现或体征，提示 *CDKN1B* 基因突变可能具有不完全显性。除了 MEN4 患者，在家族性孤立性垂体腺瘤、散发性 NET 和散发性 PHPT 患者中，均可检测到 *CDKN1B* 基因胚系突变[9]。对于 *CDKN1B* 胚系基因突变者应该进行 MEN4 的临床、生化、影像学评估，并且应对其一级亲属进行基因筛查和遗传咨询[4]。

五、治疗

目前没有 MEN4 相关的临床指南和共识，MEN4

的治疗和随访可以参照 MEN1 的治疗，定期评估患者病情变化，给予相应的处理[4]。MEN4 相关 PHPT 的治疗指征同 MEN1 一致，可以选择双侧颈部探查联合甲状旁腺次全切除术，但建议遵循个体化治疗原则，并且术后需要长期随访评价有无病情复发。由于 MEN4 相关垂体腺瘤体积相对较小，侵袭性较低，建议定期监测评估病情进展情况，具体治疗方案与 MEN1 相关垂体腺瘤和散发性垂体腺瘤一致。在 MEN4 患者中，有无功能性 NETs 和胃泌素瘤相关报道，治疗方案参照 MEN1 相关 NETs。

（邢小平　段　炼）

参 考 文 献

1. Fritz A, Walch A, Piotrowska K, et al. Recessive transmission of a multiple endocrine neoplasia syndrome in the rat[J]. Cancer Res, 2002, 62(11): 3048-3051
2. Pellegata NS, Quintanilla-Martinez L, Siggelkow H, et al. Germ-line mutations in p27Kip1 cause a multiple endocrine neoplasia syndrome in rats and humans[J]. Proc Natl Acad Sci USA, 2006, 103(42): 15558-15563
3. Alevizaki M, Stratakis CA. Multiple endocrine neoplasias: advances and challenges for the future[J]. J Intern Med, 2009, 266(1): 1-4
4. Alrezk Rami, Hannah-Shmouni Fady, Stratakis Constantine A. MEN4 and mutations: the latest of the MEN syndromes[J]. Endocr Relat Cancer, 2017, 24(10): T195-T208
5. Pellegata NS. MENX and MEN4[J]. Clinics (Sao Paulo), 2012, 67(Suppl 1): 13-18
6. Borsari S, Pardi E, Pellegata NS, et al. Loss of p27 expression is associated with MEN1 gene mutations in sporadic parathyroid adenomas[J]. Endocrine, 2017, 55(2): 386-397
7. de Laat JM, van der Luijt RB, Pieterman CR, et al. MEN1 redefined, a clinical comparison of mutation-positive and mutation-negative patients[J]. BMC Med, 2016(14): 182
8. Lee Misu, Pellegata Natalia S. Multiple endocrine neoplasia type 4[J]. Front Horm Res, 2013(41): 63-78
9. Thakker Rajesh V. Multiple endocrine neoplasia type 1 (MEN1) and type 4 (MEN4)[J]. Mol Cell Endocrinol, 2014, 386(1-2): 2-15

第八篇 代谢外科

第一章 肥胖症

一、概述

肥胖症是一种由遗传和环境等因素共同导致，以体内脂肪细胞数量和体积增加导致体内脂肪总量过多或在局部异常堆积的慢性代谢性疾病。随着生活方式的改变，高热量饮食和体力活动减少导致全球肥胖症的患病率不断上升，与其密切相关的如高血压、2型糖尿病、冠状动脉粥样硬化性心脏病（冠心病）、阻塞性睡眠呼吸暂停等疾病严重影响人类的健康和寿命。

二、肥胖症的流行病学

早在1948年，肥胖就被国际疾病分类体系确认为是一种疾病，因其患病率激增且流行区域广泛，1997年世界卫生组织（WHO）宣布肥胖是全球重要的公共健康问题之一。2014年发表在Lancet的系统研究结果显示，全球超重和肥胖人口总数由1980年的8.57亿迅速增长至2013年的21.0亿，体重指数（body mass index，BMI）超过30kg/m^{2}的人口数目达6.71亿[1]。我国统计数据分析示1989年中国超重（WGOC标准）人口为1.67亿，至2009年增长到5.29亿，年均增长率为10.8%；而同期肥胖（WGOC标准）人口为1487万，2009年增长到1.28亿，年均增长率为38.1%[2,3]。肥胖症的流行近年还呈现低龄化趋势，儿童肥胖症的患病率逐年升高[4]。美国2011—2014年，儿童青少年肥胖患病率达17%[5]。而2015—2016年，青少年肥胖患病率已达到18.5%。2014年我国7~18岁青少年超重及肥胖检出率为19.4%（41 608/214 354）；其中城市青少年超重及肥胖检出率为22.3%（23 911/107 239），乡村为16.5%（17 697/107 115）[6,7]。快速增长的超重和肥胖患病率，特别是儿童、青少年人群的患病率增加，显著增加了肥胖相关代谢疾病的发生风险和疾病负担。

三、肥胖症的病理生理机制

（一）能量调节失衡

肥胖症是由遗传和环境等多种因素共同作用的结果。在能量代谢的角度，肥胖是一种能量调节失衡的表现。正常机体通过下丘脑核团、胃肠、胰腺以及脂肪等组织器官的精细调节，使能量代谢处于动态平衡，维持正常的生理功能。当能量的摄取大于消耗，多余的能量会以甘油三酯的形式储存在体内脂肪组织中，造成脂肪占体重的比例异常增多。

（二）下丘脑能量调节中枢

下丘脑是人体能量调节的中枢，下丘脑核团之间通过分泌神经肽以及神经元间的投射通路，构成复杂的调控网络，在机体摄食活动和能量平衡调节活动中发挥重要作用。参与机体能量调节的核团和区域有弓状核、腹内侧核、背内侧核、室旁核和下丘脑外侧区域等。下丘脑分泌的神经肽主要有神经肽Y（neuropeptide Y，NPY）、Agouti相关蛋白（agouti related protein，AGRP）、阿片促黑素细胞皮质素原（proopiomelanocortin，POMC）、可卡因-安非他明调节转录肽（cocaine and amphetamine regulated transcript，CART）等。NPY/AGRP神经元的激活促进了进食，而POMC/CART神经元则有抑制食欲的作用。

（三）脂肪因子

脂肪组织在储存能量的同时，也是机体最大的内分泌器官，能够分泌多种因子或激素，通过循环内分泌、旁分泌等途径发挥能量调节和相关代谢调节的作用；也参与了肥胖症相关并发症的发生发展。

1. 脂联素（adiponectin） 脂联素是目前研究最多的一种脂肪细胞因子。脂联素主要在脂肪组织中合成，成骨细胞、肝实质细胞、肌细胞、上皮细胞及胎盘组织也可合成少量的脂联素。脂联素的分泌无昼夜节律的变化，与进食无关，亦与年龄变化无关，但存在明显的性别差异，女性高于男性。脂联素在血清以低分子量六聚体和高分子量复合体形式存在。其中高分子量复合体是脂联素代谢作用的主要活性形式。脂联素是目前为止发现的唯一与肥胖呈负相关的细胞因子，有降低甘油三酯和血糖水平，改善胰岛素抵抗，保护心血管内皮功能、抑制动脉粥样硬化形成等多种作用。临床研究发现肥胖患者，尤其是腹内型肥胖患者，伴有明显的低脂联素血症；血清脂联素水平在糖耐量低减患者即开始下降，2型糖尿病患者血清脂联素水平更低，空腹与餐后血糖水平均与血清脂联素呈负相关，提示脂联素在调节葡萄糖和胰岛素敏感性方面具有重要作用[8]。

2. 瘦素（leptin） 瘦素是瘦素基因（ob）编码产物，除在脂肪组织高表达外，骨骼肌、胃上皮、胎盘、卵巢、乳腺、胎儿心脏和成骨组织等也可合成少量的瘦素。瘦素可以通过血脑屏障，与下丘脑的瘦素受体结合，通过双向激活激酶J酪氨酸蛋白激酶（JAK）和活化信号转录激活蛋白（STAT），抑制NPY/AGRP神经元，激活POMC神经元，抑制食欲及增加能量消耗，促进脂肪分解，抑制脂肪合成。此外，瘦素还可以通过多种机制抑制胰岛β细胞合成和分泌胰岛素。大多数肥胖患者的血清瘦素水平升高，且与体脂含量直接相关，即瘦素抵抗，因此外源性瘦素治疗效果不佳。但对于先天性或获得性瘦素缺乏患者（如脂肪萎缩患者）使用瘦素替代治疗可有效逆转与瘦素缺乏有关的代谢异常。

四、肥胖症的诊断与鉴别诊断

（一）肥胖症诊断标准及分级

体重指数（body mass index，BMI）即体重除以身高的平方（kg/m^2），是目前诊断和评估肥胖严重程度最重要的指标。WHO将BMI在$25 \sim 29.9kg/m^2$定义为超重，BMI大于等于$30kg/m^2$定义为肥胖。根据肥胖严重程度与并发症的相关性，又将肥胖分为三级：BMI $30 \sim 34.9kg/m^2$为Ⅰ度肥胖，并发症发生风险为中度，BMI $35 \sim 39.9kg/m^2$为Ⅱ度肥胖，并发症发生风险为重度，BMI $\geq 40kg/m^2$为Ⅲ度肥胖，并发症发生风险为非常严重。中国肥胖问题工作组通过分析中国$20 \sim 70$岁成人约24万人，分析高血压、糖尿病、血脂异常的患病率，在2003年由卫生部疾控司发布的《中国成人超重和肥胖症预防控制指南》中提出BMI $24 \sim 27.9kg/m^2$为超重，BMI大于$28kg/m^2$为中国成人肥胖症的诊断标准。

大量的临床和基础研究证实内脏脂肪增多是肥胖症患者发生相关并发症的主要原因，而腰围与内脏脂肪呈显著正相关，因此腰围作为间接反映腹内型肥胖的重要身体测量学参数[9]。根据美国2016 AACE/ACE肥胖指南，男性腰围$\geq 102cm$，女性腰围$\geq 88cm$的患者发生肥胖并发症的风险显著增高。国际糖尿病联盟（IDF）强调腰围的界值具有地区和民族差异性：欧洲标准为男性腰围$\geq 94cm$，女性腰围$\geq 80cm$，亚太地区标准为男性腰围$\geq 90cm$，女性腰围$\geq 80cm$[10,11]。2011年《中国成人肥胖症防治专家共识》建议将男性腰围$>90cm$，女性腰围$>80cm$作为亚太地区腹内型肥胖的诊断标准。我国研究者临床研究证实男性腰围$\geq 85cm$，女性腰围$\geq 80cm$可能是更适合中国人的诊断腹内型肥胖的界值[12,13]。

（二）鉴别诊断

肥胖症临床分为单纯性肥胖、继发性肥胖及单基因缺陷相关肥胖三种类型，单纯性肥胖症需在排除其他明确病因引起的继发性肥胖及遗传性疾病后方可诊断。引起继发性肥胖主要见于以下疾病：

1. 库欣综合征 各种原因导致的库欣综合征患者由于机体高皮质醇血症的作用，通常表现为满月脸、水牛背、多血质面容、皮肤紫纹，向心型肥胖，躯干部肥胖而四肢相对纤细。但部分库欣综合征患者，如儿童库欣综合征或亚临床库欣综合征患者可能无典型上述临床表现，库欣综合征的患者更易出现高血压、高血糖、骨质疏松等并发症，需要与肥胖相关的代谢异常进行鉴别诊断。通过血及尿皮质醇水平、血皮质醇昼夜节律、过夜及经典小剂量地塞米松抑制试验协助鉴别诊断。

2. 原发性甲状腺功能减退症 部分原发性甲状腺功能减退患者可有显著的体重增加，但临床上常有怕冷、水肿、脱发、便秘、记忆力下降和反应迟钝等甲状腺功能减退的临床表现。实验室检测甲状腺功能可见TSH升高，FT_3或FT_4下降。

3. 下丘脑性肥胖 能量调节中枢位于下丘脑区，无论是肿瘤、炎症、创伤等原因破坏下丘脑功能都易发生肥胖，患者常缺乏饱腹感，摄食增加，同时伴有下丘脑其他功能异常的表现如体温调节、出汗、嗜睡，部分患者病变累及垂体，还可有腺垂体功能减退表现。患者具有相关病史，下丘脑垂体功能的检测及影像学检查能够帮助诊断。

4. 多囊卵巢综合征（polycystic ovary syndrome，PCOS） PCOS 是育龄期女性最常见的内分泌代谢紊乱综合征，主要以排卵障碍和高雄激素水平为特点，临床表现为肥胖、月经稀发或闭经、多毛症、痤疮等高雄激素表现，同时常伴有胰岛素抵抗、糖脂代谢异常等。

5. 其他可引起肥胖的疾病 胰岛素瘤、泌乳素瘤等患者亦可表现出体重异常增加，但通常亦会伴有典型的原发疾病相关临床表现及相应辅助检查异常。

6. 药物 抗惊厥药物（丙戊酸钠、加巴喷丁）、抗抑郁药物（西酞普兰）、抗精神病药物（氯丙嗪、利哌酮）、糖皮质激素、胰岛素、磺脲等药物可以引起不同程度的体重增加[14]。

7. 可引起肥胖的遗传综合征 ①Prader-Willi综合征：Prader-Willi 综合征是常见的导致肥胖的遗传缺陷疾病。国际报道的发病率约为 1/22 000～1/10 000。在婴儿和幼儿期的显著临床特征为肌张力过低和喂养困难，儿童青少年期常见的临床特征为食欲旺盛、多食、肥胖、矮小、智力发育迟滞和低促性腺激素型性腺功能低减。Prader-Willi综合征由于父源 15 号染色体（q11-13）长臂基因缺失引起，研究发现其中 70%～75% 为父源缺失型，20%～25% 为母源单亲二倍体型，2%～5% 为印记中心突变或微缺失型，1% 为平衡易位或异常型。基因检查是确诊 Prader-Willi 综合征的金标准；②黑皮质素 4 受体（MC4R）基因突变：是导致肥胖症的常见单基因疾病，在早发型肥胖患者中，有 4%～6% 的患者存在 MC4R 致病性突变。1998 年，Yeo 和 Vaisse 等首次先后报道了 2 例 MC4R 基因不同部位移码突变引起的重度早发性肥胖病例。迄今在 MC4R 基因共报道了 376 个单核苷酸变异和 189 个拷贝数变异，其中包括 182 个错义突变，10 个无义突变，12 个移码突变。在这些单核苷酸变异中，69 种被预测为致病性或可能致病。MC4R 基因突变的临床特征为肥胖多起于幼年，多食，成年后身材高大。MC4R 基因突变常不伴发其他的内分泌代谢异常，甲状腺、肾上腺和生殖腺功能正常[15]。

五、肥胖症的并发症

肥胖状态下，尤其是腹内型肥胖的患者机体内脏脂肪大量堆积，脂肪细胞过度增殖、增大导致脂肪组织缺血、缺氧，进而引起炎性细胞浸润、脂肪组织功能障碍，产生大量促炎性细胞因子如白细胞介素 -6（interleukin-6，IL-6）、IL-1β、IL-8、肿瘤坏死因子 α（tumor necrosis factor α，TNFα）、单核细胞趋化蛋白 1（monocyte chemoattractant protein 1，MCP1）、转化生长因子 β（transforming growth factor β，TGF β）等。其中 IL-6 能促进肝细胞产生大量 C 反应蛋白（C-reactive protein，CRP），造成肥胖时的全身性炎症状态。同时，IL-6、TNFα等促炎性细胞因子能抑制脂联素的分泌，造成肥胖时脂联素的减少。上述炎性细胞因子和脂肪因子的变化，能激活 c-jun N 端激酶（c-jun N-terminal kinase，JNK）、K 激酶抑制因子（inhibitor of k kinase，IKK）、蛋白激酶 R（protein kinase R，PKR）和 Toll 样受体，引起内皮和微血管功能障碍、增加肝脏纤维蛋白原的产生、增加机体氧化应激水平，进而导致胰岛素抵抗、糖脂代谢异常、动脉粥样硬化、高血压、代谢综合征等肥胖相关并发症的发生[16~18]。2014 年美国临床内分泌医师学会（AACE）联合美国内分泌学会（ACE）提出了肥胖管理的新框架，凸显了肥胖相关并发症的重要性。"以肥胖相关并发症为中心"的诊断诊疗模式也是全球肥胖治疗的新趋势。

（一）胰岛素抵抗和 2 型糖尿病

肥胖患者的胰岛素抵抗主要见于参与糖调节稳态的组织如肝脏、肌肉、脂肪，其细胞和分子机制为多因素参与，与胰岛素受体功能下降以及受体后缺陷相关。肥胖患者游离脂肪酸（FFA）增加，可以抑制肌肉中胰岛素介导的葡萄糖利用，促进肝糖输出，抑制肝脏对胰岛素的清除，刺激 β 细胞进一步分泌胰岛素导致高胰岛素血症。严重的胰岛素抵抗和高胰岛素血症形成的恶性循环，最终引起 β 细胞功能下降，出现 2 型糖尿病。中国人群研究发现，与体重正常的人群相比男性和女性肥胖患者发生糖尿病的风险分别为 2.55 和 2.61[19]。

（二）血脂代谢异常

与体重正常的人群相比，男性和女性肥胖患者出现高甘油三酯血症的风险分别为 1.65 和 1.44[19]。肥胖是血脂紊乱的独立危险因素。可引起血胆固醇水平、低密度脂蛋白水平增加，由于脂解作用增加，甘油三酯水平亦有明显升高。此外肥胖患者过多的脂肪可异位储积在肝脏、肌肉、脾脏、胰腺等内脏器官，加重胰岛素抵抗。

(三)高血压及心脏改变

肥胖患者发生高血压几率明显增加,其具体机制尚不明确,可能与肥胖引起血容量增加,外周血管阻力增高相关。此外肥胖患者血液循环中去甲肾上腺素水平明显高于正常人,导致血管收缩,引起血压升高。与体重正常的人群相比,男性和女性肥胖患者发生高血压的风险分别为3.17和2.61[19]。由于血压升高、血容量增加,引起心脏排血量增加,心肌负荷增加,长此以往导致心肌肥大,室壁增厚,失代偿后可引起心功能不全。此外,肥胖患者长期血脂代谢异常可引起冠状动脉粥样硬化,导致心肌缺血,甚至心肌梗死[20]。

(四)非酒精性脂肪肝

非酒精性脂肪肝的发生主要由胰岛素抵抗,脂肪在肝脏的异位储积引起。此外,肥胖患者氧化代谢产物增多,导致脂质过氧化伴细胞因子、线粒体解偶联蛋白的活化,进而引起肝细胞发生炎症、坏死,导致脂肪性肝炎。持续存在的脂肪性肝炎又可诱发细胞外基质的生成,形成脂肪性肝纤维化和肝硬化。病理检查可见早期肝细胞发生脂肪变性,进而出现气球样变,甚至不同程度的坏死。后期可出现肝假小叶形成,广泛的纤维化。轻度的脂肪肝转氨酶可以正常,仅有影像学改变,引起脂肪性肝炎后,可出现以谷丙转氨酶为主的转氨酶升高。超声、CT及MRI在脂肪肝的诊断上有重要价值,其中超声敏感性较高,亦最经济方便。荟萃分析显示,与体重正常者相比,肥胖患者发生非酒精性脂肪肝的风险增加3.53倍,且BMI每增加1个单位,非酒精性脂肪肝的风险增加1.20倍。

(五)高尿酸血症与痛风

肥胖患者由于饮食结构及饮酒等生活习惯可引起尿酸产生增多,而内脏脂肪的蓄积、胰岛素抵抗可加重高尿酸血症。随着BMI增加,高尿酸血症的发生率也逐渐增加,BMI高者($>27kg/m^2$)发生高尿酸血症的风险是BMI低者($<22kg/m^2$)的9.75倍。

(六)肥胖低通气综合征

肥胖低通气综合征(obesity hypoventilation syndrome, OHS)指肥胖患者日间出现低氧血症和高碳酸血症及睡眠呼吸障碍,并除外神经肌肉、感染等其他疾病引起。其发生机制可能为重度肥胖者皮下脂肪沉积,呼吸频率增高,导致胸壁顺应性下降,呼吸肌功能受损。肺功能检查可见残气量及补吸气量低。动脉血气提示氧分压下降,二氧化碳分压升高[21]。研究发现正常体重成人中OHS的患病率为0.15%~0.3%,而肥胖患者中OHS的患病率高达10%~20%。

(七)阻塞性睡眠性呼吸困难

在肥胖患者中较为常见,指患者在睡眠期间出现发作性呼吸暂停、呼吸困难及通气不足,可由于中枢性呼吸暂停或由于呼吸道梗阻引起。呼吸睡眠监测可协助诊断。长期的阻塞性睡眠呼吸困难及低通气,可引起肺动脉高压、红细胞增多症、肺源性心脏病等严重情况。在中年男性和女性中,阻塞性睡眠性呼吸困难男性和女性患者的患病率分别为4%~5%和2%~3%。而肥胖患者阻塞性睡眠性呼吸困难的患病率高达30%以上,重度肥胖患者甚至可达50%~98%。

(八)性腺功能减退

重度肥胖的男性患者血睾酮水平下降,性激素结合蛋白水平降低,雌二醇和雌酮水平增高。雌激素水平的升高主要是由于腺体外的雄激素前体转变为雌激素。临床可表现为男性乳房发育、阳痿。减重治疗后,异常性激素水平能够好转。肥胖女性患者可有睾酮水平增高,性激素结合蛋白下降,总雌二醇亦可升高。临床表现为月经不调、闭经,部分患者可有多毛、痤疮等高雄激素血症表现。队列研究发现,肥胖患者(BMI≥$30kg/m^2$)出现性腺功能减退的风险比体重正常人群高3倍。

(九)骨关节病

肥胖患者由于体重较大,双膝关节负重明显增加,可引起关节损伤。荟萃分析表明,与体重正常的人群相比,男性和女性肥胖患者发生骨关节炎的风险分别为4.20和1.96。

(十)肿瘤

肥胖患者肿瘤发病率高于健康人群(如:结肠癌、前列腺癌、乳腺癌、胰腺癌、肾癌等),目前机制尚不清楚,可能与肥胖状态下前炎症性细胞因子、胰岛素、性激素水平的变化相关[21]。荟萃分析表明,与体重正常者相比,肥胖男性患者发生结直肠癌、食管癌、肾癌、胰腺癌和前列腺癌的风险分别为1.95、1.21、1.82、2.29和1.05;肥胖女性患者发生结直肠癌、子宫内膜癌、食管癌、肾癌、卵巢癌和胰腺癌的风险分别为1.66、3.22、1.20、2.64、1.28和1.60。其他并发症:如压力性尿失禁、胃-食管反流、胰腺炎、胆石症、白内障和抑郁等。

六、肥胖症的非手术治疗

肥胖症的治疗包括饮食、运动治疗，药物治疗及手术治疗，通过治疗达到体重下降的目的，同时也可使肥胖相关并发症得到改善。2016年美国AACE/ACE肥胖指南以循证医学为基础更加详细和准确地为每一个肥胖相关并发症制订了相应的减重目标，并预估了临床的获益，当体重减去原体重的5%~10%时，肥胖症患者的各种并发症都可以达到不同程度的改善。因此肥胖症患者在确诊肥胖，评估并发症，确定减重目标后，首先应进行饮食、运动治疗，在此基础上根据患者的并发症及减重效果再决定下一步治疗。

（一）肥胖的生活及行为方式治疗

1. 饮食方式改善 减少能量的摄入是减重治疗中最主要的部分，建议根据个人情况，制订每日饮食方案及热量的摄取[可在原热量摄取基础上每日减少2 092~3 138kJ（500~750kcal）]。常量营养素的摄入原则和比例是：脂肪20%~30%；其中饱和脂肪酸8%~10%，单不饱和脂肪酸15%，多不饱和脂肪酸10%，胆固醇<300mg/d；蛋白质15%~20%；碳水化合物55%~65%。减少甜食、油炸食物、巧克力等食物的摄入，适当增加蔬菜量可以增加饱腹感。合理的膳食结构可以提高患者依从性，改善饮食习惯，减轻代谢性疾病的危险因素，得到临床获益。根据饮食热量可分为低卡路里饮食和极低卡路里饮食。低卡路里饮食指供给热卡5 020kJ/d（1 200kcal/d），或根据年龄、性别及体重计算每日所需热卡基础上减少2 092kJ/d（500kcal/d）。极低卡路里饮食指每日供应热卡为3 348kJ/d（800kcal/d），但建议在医生指导下进行，对于有严重器质性疾病患者不适用。尽管大部分患者通过调整饮食可以使体重下降，代谢指标改善，但部分患者可在治疗1~2年后出现体重反弹，主要与依从性不佳，无法长期坚持相关。故饮食治疗使体重减轻后，仍需要长期坚持以达到稳定的体重。

2. 体育活动 运动是减重治疗中不可或缺的一部分，可以通过减少脂肪成分，增加肌肉含量使机体保持更健康的状态。肥胖患者不建议突然进行剧烈运动或运动量过大，刚开始体育运动的患者，运动量和强度应当逐步递增，最终目标应在每周运动150分钟以上，每周运动3~5日。针对主要肌群的单一重复训练可有效减少脂肪成分，建议每周2~3次，同时需减少静坐。运动类型的选择建议以低中强度的有氧运动为主如游泳、骑车、走路等。根据患者体能情况制订个体化的体育活动方案，可以提高疗效。

3. 行为方式 行为方式干预主要旨在通过各种方式，增加患者肥胖症治疗的依从性，要进行自我管理、情绪管理、改变不正确的认识和生活方式。设立正确合理的减重目标，充分认识减重治疗的意义，一味追求快速的体重下降，不仅可能引起其他代谢紊乱，还容易出现体重反弹。持之以恒的维持健康合理的饮食、运动、生活方式才是减重治疗的关键。此外肥胖患者发生抑郁的几率相对高，需注意减轻压力，定期进行心理评估、咨询和治疗。

（二）肥胖的药物治疗

药物治疗联合生活方式的改善相比仅仅改善生活方式可以更有效的减轻体重并且有助于维持长期的体重下降。药物治疗是长期的过程，如短期使用体重下降后停药，可能出现体重反弹。目前，美国食品药品监督管理局（Food and Drug Administration，FDA）批准的治疗肥胖药物主要为5种：环丙甲羟二羟吗啡酮（纳曲酮）/安非他酮、氯卡色林、芬特明/托吡酯、奥利司他、利拉鲁肽。但目前在我国，获得肥胖治疗适应证批准的药物有奥利司他。

1. 奥利司他 奥利司他可与消化道的脂肪酶结合，以阻断食物中脂肪的消化，从而减少对长链脂肪酸、胆固醇和某些脂溶性维生素的吸收。脂肪吸收不良的程度与服用奥利司他的剂量直接相关。奥利司他绝大部分不会被肠道吸收入血，因此不会对循环系统中脂酶产生影响。两项荟萃分析统计了347 348例肥胖患者，服用奥利司他的受试者比随机服用安慰剂的受试者体重减轻了3%，较起始体重下降了5%~10%[22,23]。此外，奥利司他治疗可以使低密度脂蛋白水平明显下降，且这种下降是独立于体重下降之外的[24]，可能与奥利司他抑制食物中胆固醇吸收有关[25]。奥利司他最常见的副作用是消化道反应。接受药物治疗的患者70%~80%可能出现胃肠道反应，主要表现为脂肪泻、大便次数增多。此外，奥利司他也会影响脂溶性维生素和亲脂药物的吸收。因此，建议接受奥利司他治疗的患者注意同时补充亲脂维生素，且避免在服用奥利司他之前或之后两小时食用。

2. 用于 2 型糖尿病治疗，同时有减重效果的药物　二甲双胍作为传统的降糖药物，可以降低食物的吸收及糖原异生，促进组织摄取葡萄糖，增加组织对胰岛素的敏感性，不同于磺脲类和噻唑烷二酮类药物，二甲双胍治疗不会增加糖尿病患者的体重。但对于非糖尿病的肥胖患者减重疗效尚不明确，但能够明显改善肥胖患者的胰岛素抵抗。其不良反应主要有恶心、腹部不适、腹泻及乳酸酸中毒等。

GLP-1 受体激动剂可以通过中枢及外周机制减轻体重。一方面可抑制食欲，减少摄食，显著增加下丘脑弓状核饱食信号的水平，抑制弓状核饥饿信号的增加，从而增加饱食感，减少热量摄入；另一方面可通过促进内脏白色脂肪向棕色脂肪转化，并促进棕色脂肪产热。此外还可以作用于胃肠道，延缓胃排空和胃肠蠕动，减少五肽胃泌素刺激的胃酸分泌。GLP-1 受体激动剂引起的体重下降是有剂量依赖性的，有研究发现在给予 1.2、1.8、2.4、3.0mg/d 的利拉鲁肽，与安慰剂比较体重可多减轻 2~4kg[26]。

3. 食欲抑制剂　食欲抑制剂主要包括影响 5-羟色胺的食欲抑制剂和影响儿茶酚胺的食欲抑制剂。5-羟色胺的食欲抑制剂通过促进神经末梢释放 5-羟色胺及阻止其再吸收，从而兴奋下丘脑饱食中枢，达到抑制食欲的目的，此类药物有芬氟拉明和氟西汀，其不良反应主要有恶心、腹泻、嗜睡、头痛、头晕、精神压抑、失眠等。影响儿茶酚胺的食欲抑制剂可增加中枢系统突触间隙儿茶酚胺类递质的含量进而抑制食欲。此类药物主要有安非拉酮和芬特明。不良反应有血压升高、失眠、神经质等。

七、肥胖症的外科治疗

（一）肥胖手术治疗适应证

根据 2018 年中华医学会肠外肠内营养学分会营养与代谢协作组发表的减重手术的营养与多学科管理专家共识，目前我国肥胖手术治疗指征主要依从以下方案：①体重指数≥37kg/m²，无合并症或无严重相关风险的患者，可行减重手术；②体重指数≥32kg/m²，至少合并 1 个严重的肥胖相关并发症，包括 2 型糖尿病、高血压、高脂血症、阻塞性睡眠呼吸暂停、肥胖低通气综合征、非酒精性脂肪性肝病或非酒精性脂肪性肝炎、胃-食管反流病（gastroesophageal reflux disease，GERD）、支气管哮喘、严重尿失禁、严重关节炎或严重影响生活质量的情况，可考虑行减重手术治疗；③体重指数 28~32kg/m²，合并 2 型糖尿病或代谢综合征的患者，亦可接受减重手术，但目前该方面的证据有限；④不考虑体重指数而仅为控制血糖、血脂或减少心血管系统疾病危险因素而行减重手术的证据不足。

（二）手术治疗的历史沿革

减重外科手术最早起源于 20 世纪 50 年代，1954 年 Kremen 和 Linner 介绍了针对肥胖的 1 例空回肠旁路手术，将上部小肠吻合到下部小肠，使大部分的小肠旷置，从而影响营养物质的吸收。从此开启了减重外科手术的纪元。根据减重手术的历史进展可将其分为三个阶段：

1. 起始阶段（1950—1970）——以小肠旁路手术为主　空回肠旁路手术（jejunoileal bypass，JIB）是这一阶段的代表性手术，将近端空肠（约 35cm）与远端回肠（10cm）吻合，旷置了大量具有营养吸收功能的肠段。这类手术可以起到较好的减重效果，脂代谢改善明显，但术后患者常合并有难以控制的腹泻、电解质紊乱、贫血、骨质疏松、骨软化、肾草酸盐结晶、肝纤维化等。由于严重的术后并发症，这类手术最终在 70 年代被废弃。

2. 中间阶段（1970—1990）——以胃成型手术为主　20 世纪 60 年代，Mason 等人发现胃溃疡患者在接受胃大部切除术后，体重有明显下降，由此设计了通过限制胃容积来进行减重的手术。20 世纪 70 年代进化为 Roux-en-Y 胃旁路术（Roux-en-Y gastric bypass，RYGB），通过部分切除或闭合器分隔保留 50ml 或更小的胃与肠吻合，并使用 Roux-en-Y 技术防止胆汁反流。这种术式并发症比 JIB 轻得多，主要有吻合口漏、急性胃扩张、Roux-Y 肠袢梗阻，后期可有胃狭窄、贫血等。在此后的 40 年，通过外科医师不断的改进，RYGB 凭借其明显的减重效果，目前仍然是应用于临床的有效的减重手术。1982 年 Mason 提出了垂直胃绑带手术（vertical gastric banding，VBG）成为 20 世纪 80 年代减重手术的主流。1986 年 Kuzmak 在此基础上将其改进为可调节胃束带术（adjustable gastric banding，AGB），用含膨胀性气囊管的带捆扎胃，囊管与置于皮下的小囊相连，通过这个装置，带内的气囊管可被扩张，从而控制捆扎口的大小。主要的手术并发症有捆扎带滑动异位、持续呕吐、反酸。AGB 虽然并发症相对少，安全性高，但减重效果不如 RYBG，部分患者在术后一段时间可出现体重反弹。

3. 当前阶段（1990至今）——腹腔镜手术为主　随着腹腔镜技术的出现，减重外科在20世纪90年代进入了腹腔镜手术时代。由于腹腔镜手术侵袭性小，安全性高，使得减重手术用于治疗肥胖症的比例大幅提高。在美国1990年外科减重手术约3万例，到2008年达到22万例。全球首例腹腔镜可调节胃束带术（laparoscopic adjustable gastric banding，LAGB）是在1994年由Belachew等完成，同年Wittgrove等也报道了第一例腹腔镜胃旁路术（laparoscopic Roux-en-Y gastric bypass，LRYGB）。根据美国代谢和肥胖症外科协会（The American Society for Metabolic and Bariatric Surgery，ASMBS）及《中国肥胖和2型糖尿病外科治疗指南（2014版）》，现今普遍被官方认可的减重代谢手术为：LRYGB、LAGB、腹腔镜胃袖状切除术（laparoscopic sleeve gastrectomy，LSG）、胆胰分流并十二指肠转位术（biliopancreatic diversion with duodenal switch，BPD-DS）。LSG最早是作为BPD-DS手术中的一部分进行，在严重肥胖患者先进行LSG，待适当减重后再进行BPD-DS，但临床观察发现，一大部分患者在接受了LSG后体重可以保持长期稳定，故其逐步发展成一项独立的减重手术。LSG引起减重的机制一方面是通过限制胃容积，减少饮食摄入；此外由于切除了大部分分泌 ghrelin 的胃底细胞，从而起到抑制食欲的作用。由于LSG手术相对简单，且并发症较RYBG及BPD-DS少，目前在临床应用非常广泛，也是近些年我国使用最多的减重手术之一。除了上述主流减重手术，也出现了新兴的手术方式，如胰胆转流十二指肠-空肠旷置联合迷走神经干切断术、十二指肠空肠旁路术、胃大弯折叠术等。

（朱惠娟　刘金钢）

参 考 文 献

1. Ng M, Fleming T, Robinson M, et al. Global, regional, and national prevalence of overweight and obesity in children and adults during 1980-2013: a systematic analysis for the Global Burden of Disease Study 2013[J]. The lancet, 2014, 384(9945): 766-781
2. 倪国华，张琛等. 中国肥胖流行的现状与趋势[J]. 中国食物与营养，2013，19(10): 70-74
3. 李建新，樊森，李莹，等. 我国35~74岁成人肥胖发病率及其可控危险因素的前瞻性队列随访研究[J]. 中华流行病学杂志，2014，35(004): 349-353
4. 李伟，首都儿科研究所，九市儿童体格发育调查协作组. 2016年中国九城市七岁以下儿童单纯性肥胖流行病学调查[J]. 中华儿科杂志，56(10): 745-752
5. Ogden C L, Carroll M D, Lawman H G, et al. Trends in obesity prevalence among children and adolescents in the United States, 1988-1994 through 2013-2014[J]. JAMA, 2016, 315(21): 2292-2299
6. 王烁，董彦会，王政和，等. 2014年中国7~18岁学生超重与肥胖流行趋势[J]. 中华预防医学杂志，2017，51(4): 300-305
7. 陈贻珊，张一民，孔振兴，等. 我国儿童青少年超重，肥胖流行现状调查[J]. 中华疾病控制杂志，2017(09): 866-869, 878
8. Achari A, Jain S. Adiponectin, a therapeutic target for obesity, diabetes, and endothelial dysfunction[J]. International journal of molecular sciences, 2017, 18(6): 1321
9. 中国肥胖问题工作组数据汇总分析协作组. 我国成人体重指数和腰围对相关疾病危险因素异常的预测价值，适宜体重指数和腰围切点的研究[J]. 中华流行病学杂志，2002，23(1): 5-10
10. Alberti K G M M, Zimmet P, Shaw J. Metabolic syndrome—a new world-wide definition. A consensus statement from the international diabetes federation[J]. Diabetic medicine, 2006, 23(5): 469-480
11. Kassi E, Pervanidou P, Kaltsas G, et al. Metabolic syndrome: definitions and controversies[J]. BMC medicine, 2011, 9(1): 48
12. 中华医学会内分泌学分会肥胖学组. 中国成人肥胖症防治专家共识[J]. 中华内分泌代谢杂志，2011，27(9): 711-717
13. Predictive Values of Body Mass Index and Waist Circumference for Rish Factors of Certain Related Diseases in Chinese Adults—Study on Optimal Cut-off Points of Body Mass Index and Waist Circumference[J]. 生物医学与环境科学：英文版，2002，15(1): 83-96
14. 廖二元. 内分泌代谢病学. 3版. 北京：人民卫生出版社，2012: 1444-1460
15. Fairbrother U, Kidd E, Malagamuwa T, et al. Genetics of severe obesity[J]. Current diabetes reports, 2018, 18(10): 85
16. Ellulu M S, Patimah I, Khaza'ai H, et al. Obesity and inflammation: the linking mechanism and the complications[J]. Archives of medical science: AMS, 2017, 13(4): 851-863
17. Jung U, Choi M S. Obesity and its metabolic complications: the role of adipokines and the relationship between obesity, inflammation, insulin resistance, dyslipidemia and nonalcoholic fatty liver disease[J]. International jour-

nal of molecular sciences, 2014, 15(4): 6184-6223
18. Balistreri C R, Caruso C, Candore G. The role of adipose tissue and adipokines in obesity-related inflammatory diseases[J]. Mediators of Inflammation, 2010, doi: 10.1155/2010/802078
19. Chen C M. Overview of obesity in Mainland China[J]. Obesity reviews, 2008, 9: 14-21
20. 陈家伦等. 临床内分泌学. 上海：上海科学技术出版社, 2012: 1230-1245
21. Melmed S. Williams Textbook of Endocrinology[J]. JAMA, 1991, 248(9): 816
22. Padwal R, Li SK, Lau DCW. Long-term pharmacotherapy for overweight and obesity: a systematic review and meta-analysis of randomized controlled trials[J]. International Journal of Obesity, 2003, 27(12): 1437-1466
23. Li Z, Maglione M, Tu W, et al. Meta-analysis: pharmacologic treatment of obesity[J]. Annals of Internal Medicine, 2005, 142(7): 532-546
24. Davidson MH, Hauptman J, DiGirolamo M, et al. Weight control and risk factor reduction in obese subjects treated for 2 years with orlistat: a randomized controlled trial[J]. JAMA, 1999, 281(3): 235-242
25. Mittendorfer B, Ostlund RE Jr, Patterson BW, et al. Orlistat inhibits dietary cholesterol absorption[J]. Obesity Research, 2001, 9(10): 599-604
26. Astrup A, Rössner S, Van Gaal L, et al. Effects of liraglutide in the treatment of obesity: a randomised, double-blind, placebo-controlled study[J]. The Lancet, 2009, 374(9701): 1606-1616

第二章 糖 尿 病

糖尿病患病率在全球范围均逐年增加，2型糖尿病作为最常见的糖尿病类型，约占糖尿病的90%。随着生活方式的改变及肥胖人数的增多，2型糖尿病的患病率急剧增加，2013年我国2型糖尿病患病率已达10.4%，因此2型糖尿病的形势严峻，合理防治势在必行。2型糖尿病的治疗方式主要包括生活方式干预及药物治疗，减重对改善血糖控制、降低糖尿病死亡率及心血管风险均有积极作用，在经积极内科治疗仍效果不佳的情况下，代谢手术是一种新的治疗选择。

一、流行病学

WHO的最新数据显示，糖尿病的患病率由1980年的4.7%升至2014年的8.5%，至2014年全球已有4.22亿糖尿病患者。2013年中国慢性病与其危险因素监测报告显示[1]，我国成人糖尿病（diabetes mellitus, DM）总体患病率为10.4%，其中男性11.1%，女性9.6%，我国DM患病总人数位居世界第一。此外，DM前期的患病率高达35.7%。在所有类型DM中，2型糖尿病（type 2 diabetes mellitus, T2DM）患者约占90%。超重/肥胖是DM重要的风险因素之一，最新的全国肥胖和代谢综合征调查结果显示，我国超重（体重指数（body mass index, BMI）为25.0～27.4）与肥胖症（BMI≥27.5）人群的DM患病率分别为12.8%和18.5%。肥胖人群糖尿病患病率是整体人群的2倍。

糖尿病可诱发心脑血管疾病、肾脏疾病、神经系统疾病等多种严重的并发症，使患者的生活质量下降、寿命缩短。2012年全球由糖尿病导致的死亡人数约150万人，继发于高血糖的心脑血管疾病引起的死亡人数达到220万。作为一种慢性病，糖尿病患者及社会还需要负担高昂的治疗费用，美国每年用于该病诊治的直接费用高达8270亿美元，加之其带来的间接成本，是一笔庞大的卫生经济支出。随着饮食、生活方式的改变以及人口老龄化的加剧，糖尿病的患病率仍处于上升趋势，糖尿病及相关并发症将会给我国社会带来极大的经济负担。

二、诊断和分型

目前国际通用的糖尿病诊断标准是WHO（1999年）标准（表8-2-1）。

表8-2-1 糖尿病的诊断标准

诊断标准	静脉血浆葡萄糖（mmol/L）
典型糖尿病症状（烦渴多饮、多尿、多食、不明原因的体重下降）加上	
（1）随机血糖，或加上	≥11.1
（2）空腹血糖，或加上	≥7.0
（3）葡萄糖负荷后2h血糖	≥11.1
无典型糖尿病症状者，需改日复查确认	

注：空腹状态指至少8h没有进食热量；随机血糖指不考虑上次用餐时间，一天中任意时间的血糖，不能用来诊断空腹血糖异常或糖耐量异常。急性感染、创伤或其他应激情况下可出现暂时性血糖增高，若没有明确的糖尿病病史，就临床诊断而言不能以此时的血糖值诊断糖尿病，须在应激消除后复查，再确定糖代谢状态

目前国际通用的分型标准是WHO（1999年）标准（表8-2-2），主要分为：1型糖尿病、2型糖尿病、特殊类型糖尿病和妊娠期糖尿病。

其中，2型糖尿病是临床最常见的糖尿病类型，占糖尿病患者90%，曾被称为"非胰岛素依赖型糖尿病""成人型糖尿病"，患者存在胰岛素相对缺乏和外周胰岛素抵抗。2型糖尿病的病因和发病机制目前亦不明确，其显著的病理生理学特征为胰岛素调控葡萄糖代谢能力的下降（胰岛素抵抗）伴随胰岛β细胞功能缺陷所导致的胰岛素分泌减少（或相对减少）。

表 8-2-2　糖尿病病因学分型（WHO1999 的分型体系）

分型	
1 型糖尿病	1. 免疫介导性 2. 特发性
2 型糖尿病	
特殊类型糖尿病	1. 胰岛 β 细胞功能遗传性缺陷：第 12 号染色体，肝细胞核因子 -1α（HNF-1α）基因突变（MODY3）；第 7 号染色体，葡萄糖激酶（GCK）基因突变（MODY2）；第 20 号染色体，肝细胞核因子 -4α（HNF-4α）基因突变（MODY1）；线粒体 DNA 突变；其他 2. 胰岛素作用遗传性缺陷：A 型胰岛素抵抗；矮妖精貌综合征（leprechaunism）；Rabson-Mendenhall 综合征；脂肪萎缩性糖尿病；其他 3. 胰腺外分泌疾病：胰腺炎、创伤/胰腺切除术后、胰腺肿瘤、胰腺囊性纤维化、血色病、纤维钙化性胰腺病及其他 4. 内分泌疾病：肢端肥大症、库欣综合征、胰高糖素瘤、嗜铬细胞瘤、甲状腺功能亢进症、生长抑素瘤、醛固酮瘤及其他 5. 药物或化学品所致的糖尿病：Vacor（N-3 吡啶甲基 N-P 硝基苯尿素）、喷他脒、烟酸、糖皮质激素、甲状腺激素、二氮嗪、β- 肾上腺素能激动剂、噻嗪类利尿剂、苯妥英钠、γ- 干扰素及其他 6. 感染：先天性风疹、巨细胞病毒感染及其他 7. 不常见的免疫介导性糖尿病：僵人（stiff-man）综合征、胰岛素自身免疫综合征、胰岛素受体抗体及其他 8. 其他与糖尿病相关的遗传综合征：Down 综合征、Klinefelter 综合征、Turner 综合征、Wolfram 综合征、Friedreich 共济失调、Huntington 舞蹈病、Laurence-Moon-Beide 综合征、强直性肌营养不良、卟啉病、Prader-Willi 综合征及其他
妊娠期糖尿病	

注：MODY：青少年的成人起病型糖尿病

三、2 型糖尿病的病理生理

胰岛是胰腺的内分泌部分。胰岛中有两类功能相对作用对立的细胞——α 和 β 细胞，β 细胞分泌胰岛素，其生理功能是当血糖升高时促进血糖向糖原和脂肪转化，从而降低血糖；α 细胞分泌胰高血糖素，其生理功能是血糖水平下降时动员身体内的糖原分解成葡萄糖，进入循环系统，促进血糖上升。在两个激素的共同作用下，人体的血糖浓度维持在动态稳定的状态。

人体内多个组织协同通过调节内源性葡萄糖产生（糖异生和/或糖原分解）及从循环中的消耗水平去除（氧化或非氧化葡萄糖分解），将血糖水平维持在一个相对狭窄范围。在吸收后期，肝脏和肾脏产生葡萄糖，葡萄糖被分泌出来进入血液循环供输送到其他器官。

糖尿病的发病机制是由于胰岛素分泌缺陷或其生物作用受损，或两者兼有引起。T2DM 的发病机制复杂，目前尚未完全明确，是遗传因素与环境因素共同作用的结果。目前已证实某些环境因素在 T2DM 发病机制中发挥了重要作用，尤其是超重/肥胖。目前认为 T2DM 主要的病理生理机制如下：①外周组织（尤其是骨骼肌和肝脏）产生胰岛素抵抗，影响胰岛素发挥作用；②胰岛素分泌减少，尤以葡萄糖刺激后的胰岛素分泌受损突出；③由于胰岛素介导的对肝脏葡萄糖生产抑制作用的受损、胰腺 α 细胞胰高血糖素分泌的增加，肝脏葡萄糖生成增加；④其他：脂肪细胞内的脂肪分解增加、肠促胰素缺乏或抵抗、肾小管葡萄糖重吸收增加、中枢神经系统的代谢调节紊乱等。

肥胖与 T2DM 密切相关[2]。随着体重的增加，糖尿病的发生风险随之增加。肥胖可使机体对胰岛素的敏感性受损，胰岛 β 细胞为维持血糖水平在正常范围代偿性分泌胰岛素，导致高胰岛素血症，当胰岛素抵抗的严重程度超过胰岛 β 细胞的代偿能力，则出现血糖升高。同时肥胖造成的全身慢性炎症状态，可影响胰岛 β 细胞的胰岛素分泌功能，与胰岛素抵抗共同促成糖尿病的发生及进展。

T2DM 的肠促胰岛素效应明显受损。1967 年，Perley 等人发现与静脉注射葡萄糖相比，口服葡萄糖可促进更多的胰岛素分泌，并将之命名为肠促胰素效应,能发挥肠促胰素效应的激素被称为肠促胰岛素。葡萄糖依赖性促胰岛素多肽(GIP)和胰高血糖素样多肽-1(GLP-1)是目前发现的两种肠促胰岛素。生理状态下,GIP 的肠促胰素作用占总的肠促胰素效应的 80%,而 GLP-1 的肠促胰素效应相较于 GIP 则比较微弱,但 GLP-1 有抑制胰高血糖素分泌,减缓胃排空,增加饱腹感,抑制食欲的作用。目前的研究显示 T2DM 患者肠促胰岛素的分泌无明显受损,但肠促胰素效应明显受损[3],削弱了葡萄糖刺激后的胰岛素分泌能力,加剧高血糖。

近年来,越来越多证据表明肠道菌群与肥胖及 T2DM 相关[4]。肠道菌群可使宿主获取更多能量,调节宿主的糖脂代谢,其数量和结构改变可导致宿主肠壁通透性改变,循环内毒素增加,诱发慢性轻度炎症,促进肥胖及胰岛素抵抗的发生,最终导致糖尿病。肠道菌群参与 T2DM 发病的可能机制[5]:①影响宿主炎症反应:肥胖及糖尿病被认为是慢性低度炎症性疾病。肠道菌群产生的内毒素可引起一系列非特异性炎症反应。菌体死亡后释放出的脂多糖与其他细菌碎片能够移位到靶组织如血液、肝脏、脂肪细胞、血管壁,从而干扰免疫系统,通过诱导系统性慢性低度炎症,引起肥胖、胰岛素抵抗,最终可导致糖尿病发生;②影响肠道屏障功能:肠壁通透性增加可导致肠道细菌移位,使得进入血液的内毒素增加,引发慢性炎症反应,进而产生肥胖、胰岛素抵抗等代谢失调;③影响宿主能量代谢:目前认为其主要机制包括以下几种:发酵宿主自身不能消化分解的食物成分,将其转换为短链脂肪酸,促进脂肪合成和存储;下调肠上皮细胞产生的禁食诱导脂肪细胞因子的表达,促进脂蛋白酯酶表达,从而促进脂肪细胞中甘油三酯的合成;降低肝脏和肌肉的 AMP 活化蛋白激酶(AMPK)活性,该酶是控制细胞能量代谢的关键酶,从而抑制依赖 AMPK 的脂肪酸氧化作用;上调肝脏碳水化合物反应元件结合蛋白(ChREBP)和固醇调节元件结合蛋白-1(SREBP-1)mRNA 的表达,从而促进甘油三酯在肝脏脂肪细胞中积聚;肠道菌群的产物短链脂肪酸作为重要的信号分子,可减慢肠道蠕动,促进营养充分吸收。

四、临床表现

高血糖所导致的典型的临床表现为口干、多尿、多饮、多食、体重下降。T1DM 的症状较显著,部分患者未及时诊断及治疗可出现酮症酸中毒,因此酮症酸中毒可为部分患者的首发症状。2 型糖尿病的临床表现有明显的异质性,发病年龄、血糖升高的严重程度及肥胖的程度均存在较显著的个体差异。多数 T2DM 起病隐匿、缓慢,可无明确症状,可起病较长一段时间均未发现,可以糖尿病视网膜病变、糖尿病肾病等慢性并发症相关的症状为首发表现。多数患者存在体型超重/肥胖,胰岛素抵抗严重的患者可有黑棘皮征。如前所述,肥胖是 T2DM 发病最重要的危险因素之一,T2DM 及心血管病变的风险随体重增加而升高。减重可使肥胖引起的胰岛素抵抗得到改善甚至逆转,从而改善血糖水平,同时可降低糖尿病相关死亡率及心血管风险。

五、2 型糖尿病的治疗

T2DM 的降糖治疗包括控制饮食、合理运动、血糖监测、糖尿病教育和应用降糖药物等综合性治疗措施[6]。生活方式干预是 2 型糖尿病治疗的基石,贯穿于整个糖尿病治疗过程,主要包括控制饮食及合理运动,两者均对减重有明显效果,部分患者可通过单纯生活方式干预使血糖控制在正常范围。在积极的生活方式干预后血糖控制仍不达标时应及时加用药物治疗。目前 T2DM 的药物种类包括胰岛素、二甲双胍、胰岛素促泌剂、α-糖苷酶抑制剂、GLP-1 受体激动剂、二肽基肽酶Ⅳ(DPP-4)抑制剂、噻唑烷二酮类、钠-葡萄糖协同转运蛋白 2 抑制剂(SGLT2 抑制剂),其中有减重效果的药物包括二甲双胍、α-糖苷酶抑制剂、GLP-1 受体激动剂、SGLT2 抑制剂[7]。二甲双胍的主要药理作用是通过减少肝脏葡萄糖的输出和改善外周胰岛素抵抗而降低血糖,同时可有良好的减重效果[8]。许多国家(包括我国)和国际组织制定的糖尿病诊治指南中均推荐二甲双胍作为 2 型糖尿病患者控制高血糖的一线用药和药物联合中的基本用药。其主要不良反应为胃肠道反应。从小剂量开始并逐渐加量可减少其不良反应。α-糖苷酶抑制剂的作用机制为抑制碳水化合物在小肠上部的吸收从而降低餐后血糖,也可发挥减重作用,但其减重作用相对较弱[9],其常见不良反应为胃肠道反应如腹胀、排气等。从小剂量起始,逐渐加量可减少不良反应。GLP-1 受体激动剂有降低体重[10]和改善甘油三酯、血压的作用。其常见不良反应为胃肠道症状（如恶心、呕吐等），主要见于初始治疗时，不良反应可随治疗时间延长逐渐减轻。SGLT2抑制剂通过抑制肾小管中负责从尿液中重吸收葡萄糖的SGLT2，降低肾糖阈，促进尿葡萄糖排泄，从而达到降低血液循环中葡萄糖水平的作用，同时有减重作用[11]。其常见不良反应为生殖泌尿道感染。二甲双胍、阿卡波糖、GLP-1受体激动剂、SGLT2抑制剂单独使用均不增加低血糖发生风险。

尽管肥胖伴2型糖尿病的非手术减重疗法如控制饮食、运动、药物治疗能在短期内改善血糖和其他代谢指标，但在有些患者中，这些措施对长期减重及维持血糖良好控制的效果并不理想。减重手术治疗可明显改善肥胖伴2型糖尿病患者的血糖控制，甚至可使一些糖尿病患者的糖尿病"缓解"。代谢手术为积极内科治疗效果不佳的2型糖尿病患者提供了新的治疗选择。代谢手术的适应证如下[6]：年龄在18~60岁，一般状况较好，手术风险较低，经生活方式干预和各种药物治疗难以控制的2型糖尿病（HbA1c＞7.0%）或伴发疾病并符合以下条件的2型糖尿病患者，可考虑代谢手术治疗。①可选适应证：BMI≥32.5kg/m^2，有或无合并症的2型糖尿病，可行代谢手术；②慎选适应证：27.5kg/m^2≤BMI＜32.5kg/m^{2}且有2型糖尿病，尤其存在其他心血管风险因素时，可慎重选择代谢手术；③暂不推荐：25.0kg/m^2≤BMI＜27.5kg/m^2，如果合并2型糖尿病，并有中心型肥胖（腰围男性≥90cm，女性≥85cm），且至少有额外的下述2条代谢综合征组分：高TG、低HDL-C、高血压。手术应在患者知情同意情况下，严格按研究方案进行。这些手术的性质应被视为纯粹的临床研究，且事先应有医学伦理委员会批准；目前证据不足，暂不推荐为临床常规治疗方法。

（李玉秀　吴文铭）

参 考 文 献

1. Wang L, Gao P, Zhang M, et al. Prevalence and Ethnic Pattern of Diabetes and Prediabetes in China in 2013[J]. JAMA, 2017, 317(24): 2515-2523
2. Nolan CJ, Damm P, Prentki M. Type 2 diabetes across generations: from pathophysiology to prevention and management[J]. Lancet, 2011, 378(9786): 169-181
3. Nauck MA, Meier JJ. Incretin hormones: Their role in health and disease[J]. Diabetes, Obesity & Metabolism. 2018, 20 Suppl 1: 5-21
4. Bouter KE, van Raalte DH, Groen AK, et al. Role of the Gut Microbiome in the Pathogenesis of Obesity and Obesity-Related Metabolic Dysfunction[J]. Gastroenterology, 2017, 152(7): 1671-1678
5. 纪立农. 肠道菌群与肥胖及2型糖尿病关系的研究进展[J]. 中华内分泌代谢杂志, 2015, 7: 641-645
6. 中华医学会糖尿病学分会. 中国2型糖尿病防治指南（2017年版）[J]. 中华糖尿病杂志, 2018, 10(1): 4-67
7. Apovian CM, Okemah J, O'Neil PM. Body Weight Considerations in the Management of Type 2 Diabetes[J]. Advances in therapy, 2019, 36(1): 44-58
8. Bolen S, Feldman L, Vassy J, et al. Systematic review: comparative effectiveness and safety of oral medications for type 2 diabetes mellitus[J]. Annals of Internal Medicine, 2007, 147(6): 386-399
9. Phung OJ, Scholle JM, Talwar M, et al. Effect of noninsulin antidiabetic drugs added to metformin therapy on glycemic control, weight gain, and hypoglycemia in type 2 diabetes[J]. JAMA, 2010, 303(14): 1410-1418
10. Davies M, Pieber TR, Hartoft-Nielsen ML, et al. Effect of Oral Semaglutide Compared With Placebo and Subcutaneous Semaglutide on Glycemic Control in Patients With Type 2 Diabetes: A Randomized Clinical Trial[J]. JAMA, 2017, 318(15): 1460-1470
11. Lozano-Ortega G, Goring S, Bennett HA, et al. Network meta-analysis of treatments for type 2 diabetes mellitus following failure with metformin plus sulfonylurea[J]. Current Medical Research and Opinion, 2016, 32(5): 807-816

第三章　肥胖、糖尿病的外科治疗

传统的针对肥胖、2型糖尿病的治疗主要包括生活方式干预、药物控制，然而结果并不尽如人意，尤其是肥胖、T2DM的并发症往往会带来较高的致残率和致死率。外科手术为肥胖、T2DM提供了新的治疗选择，本章将对代谢手术的发展、分类做一个简要介绍。

一、外科手术治疗肥胖症、2型糖尿病的发展历程简述

外科减重手术首先应用于肥胖症的治疗，1954年Kreman等完成了第一例空回肠旁路术开创了手术减重的历史，1980年，Pories等行胃旁路手术治疗病态肥胖症时发现，合并T2DM的患者术后血糖迅速恢复正常，甚至部分患者可不再服用降糖药物，把外科手术引入2型糖尿病领域。2004年，Ferchak等通过前瞻性对照研究发现，合并T2DM的肥胖患者在接受胃旁路手术后，不需要药物降糖并能长期保持血糖正常的病例数明显高于非手术组，且糖尿病相关并发症的发生率和病死率明显降低。Arterburn等还发现患者术后出现了收缩压降低、血脂异常改善、心血管疾病风险降低等有益变化。因此，出现了一个新的学科——代谢病外科（metabolic surgery）。2009年美国糖尿病协会（ADA）在2型糖尿病治疗指南中首次推荐减重手术是治疗肥胖伴2型糖尿病的重要措施。2011年，国际糖尿病联盟（International Diabetes Federation，IDF）正式推荐代谢病外科手术可作为肥胖症合并T2DM的治疗方法。2012年NEJM报道了瑞典的一项名为SOS（Swedish Obese Subjects）的临床研究结果，这项前瞻性研究共纳入1658名肥胖患者接受代谢手术，同时纳入1771名肥胖患者作为对照，随访15年，证实代谢手术能够有效降低肥胖患者糖尿病的发病率（手术组的糖尿病年发病率为6.8/1000，对照组的发病率为28.4/1000，手术组的校正危险比为0.17）。2014年NEJM又报道了美国一项名为STAMPEDE（Surgical Treatment and Medications Potentially Eradicate Diabetes Efficiently）的临床研究结果，这项前瞻性随机对照研究共纳入150名糖尿病患者，随访3年，证实代谢手术较药物治疗能达到更好的血糖控制率，其中胃肠旁路术后有35%的患者在药物干预的情况下糖化血红蛋白低于6%，即得到治愈。2016年5月，ADA、IDF、英国糖尿病学会（DUK）、中华医学会糖尿病学分会（CDS）和印度糖尿病学会（DI）等45个国际组织共同制订了全球首部代谢手术治疗2型糖尿病的指南。

在我国，外科手术治疗肥胖症起步略晚，但近年来基本已与国际接轨。20世纪80年代我国有少量手术治疗肥胖症的报道，但是由于开腹手术损伤大、风险高，难以广泛开展。随着腹腔镜手术技术的应用，郑成竹教授在2000年4月完成了腹腔镜垂直绑带式胃减容术，其后多种减重手术方式逐步开展，经验不断积累。到2007年中华医学会外科学多个学组共同出台了《中国肥胖病外科治疗指南（2007年）》，为国内相关工作开展指明了方向，我国的外科减重手术工作也朝着制度化规范化的方向发展。此后在郑成竹等减重及代谢病外科专家组织下，陆续出台了《手术治疗糖尿病专家共识》《手术治疗糖尿病适应证及禁忌证专家共识（2013版）（讨论稿）》《中国肥胖和2型糖尿病外科治疗指南（2014）》，随着指南的推广，外科手术方式治疗肥胖、T2DM等代谢性疾病不断得以规范，术后患者相关代谢伴随症状的缓解成为手术的主要目的，减重手术也已被普遍称为代谢手术。

二、代谢手术的适应证

代谢手术最初用于肥胖的治疗，随着临床实践及研究的进展，对肥胖的相关并发症的疗效和

预防作用得到了更多的重视,目前通过代谢手术预防或治疗肥胖相关的并发症是代谢手术公认的的适应证。

(一)肥胖症的胃肠外科手术适应证

针对肥胖症的患者,目前临床可供参考的适应证如下:①确认出现与单纯脂肪过剩相关的代谢紊乱综合征,如 2 型糖尿病、心血管疾病、脂肪肝、脂代谢紊乱、睡眠呼吸暂停综合征等,且预测减重可以有效治疗;②腰围:男≥90cm,女≥80cm。血脂紊乱:甘油三酯≥1.70mmol/L;和/或空腹血高密度脂蛋白胆固醇:男性＜0.9mmol/L,女性＜1.0mmol/L;③连续 5 年以上稳定或稳定增加的体重,BMI≥32kg/m²(应指患者正常情况下有确认记录的体重及当时的身高所计算的系数,而如怀孕后 2 年内等特殊情况不应作为挑选依据);④年龄 16~65 岁。65 岁以上者,由于肥胖相关的并发症顽固且复杂,应根据术前各项检查权衡手术利弊,再决定手术与否。16 岁以下青少年患者要综合考虑肥胖程度、对学习和生活的影响,以及是否有家族遗传性肥胖病史、本人意愿;⑤经非手术治疗疗效不佳或不能耐受者;⑥无酒精或药物依赖性,无严重的精神障碍、智力障碍;⑦患者了解减肥手术术式,理解和接受手术潜在的并发症风险;理解术后生活方式、饮食习惯改变对术后恢复的重要性并有承受能力,能积极配合术后随访。

(二)糖尿病的胃肠外科手术适应证

现在普遍的观点认为,胃肠外科手术只针对 2 型糖尿病的治疗,即在胰岛素抵抗的基础上进行性的胰岛素缺乏所致的糖尿病。虽然有零星的报道显示一些 1 型糖尿病的患者在接受手术后也得到了一定的改善,但是缺乏理论依据及大规模的临床检验,因此对于 1 型糖尿病不做推荐。

2016 年 5 月,45 个国际组织共同制定了全球首部代谢手术治疗 2 型糖尿病的指南[1],指南中对糖尿病的外科治疗进行流程化的筛选,对于Ⅲ度肥胖合并糖尿病的患者或者Ⅱ度肥胖血糖控制欠佳的患者推荐手术;对于Ⅱ度肥胖血糖控制尚可或者Ⅰ度肥胖血糖控制欠佳的患者可以考虑手术;对于Ⅰ度肥胖血糖控制好或者不合并肥胖的糖尿病患者仍建议采用非手术治疗(图 8-3-1)。

此外,按照《中国肥胖和 2 型糖尿病外科治疗指南(2014)》的规定,我国对糖尿病外科治疗的手术适应证也强调 BMI 的重要性,同时也关注患者的胰岛素分泌功能,通常认为对考虑手术的患者应满足:T2DM 病程≤15 年,且胰岛仍存有一定的胰岛素分泌功能,空腹血清 C 肽水平≥正常值下限的 1/2,否则应该慎重考虑手术。

同时,对考虑手术的患者还应无严重的精神障碍、智力障碍;充分了解治疗糖尿病的手术方式,理解及愿意承担手术的潜在并发症风险,理

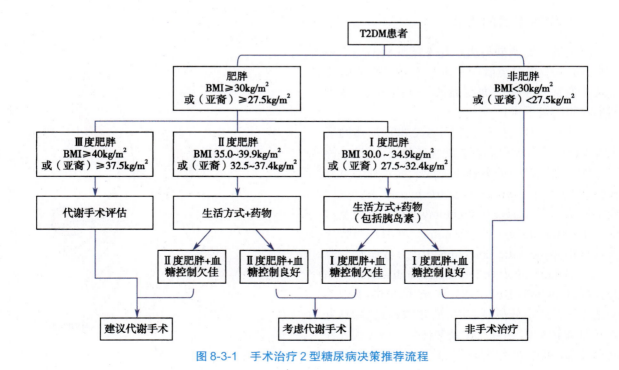

图 8-3-1　手术治疗 2 型糖尿病决策推荐流程

解术后饮食、生活习惯的改变的重要性并愿意承受；能积极配合术后随访等方面亦是糖尿病手术选择的考虑因素。

（三）手术禁忌证

根据《中国肥胖和 2 型糖尿病外科治疗指南（2014）》，对以下情况应考虑为手术禁忌。①明确诊断为非肥胖型 1 型糖尿病；②胰岛 β 细胞功能已基本丧失，血清 C 肽水平低或糖负荷下 C 肽释放曲线低平；③ $BMI < 25.0 kg/m^2$ 者目前不推荐手术；④妊娠糖尿病及某些特殊类型糖尿病；⑤滥用药物或酒精成瘾或患有难以控制的精神疾病；⑥智力障碍或智力不成熟，行为不能自控者；⑦对手术预期不符合实际者；⑧不愿承担手术潜在并发症风险；⑨不能配合术后饮食及生活习惯的改变，依从性差者；⑩全身状况差，难以耐受全身麻醉或手术者。

最后医生在考虑对患者进行手术选择决策时须综合考虑以下因素：手术的首要目的（单纯减重还是治疗代谢性疾病）；当地医疗资源（外科医生技术和设备条件）；患者个人意愿和倾向及对手术效果的期望；患者风险分层，综合考虑患者年龄、T2DM 病程、心肺功能状态、对术后营养治疗的认知度和配合度、随访的依从性及经济状况等。对于有条件的中心，术前多学科诊疗评估手术适应证、禁忌证对于提高手术安全性、疗效极为重要。

三、代谢手术的术式

肥胖及代谢病外科历经几十年发展出现了多种术式，由于腹腔镜微创手术在术后早期的病死率及并发症发生率方面明显低于开腹手术，故强烈推荐腹腔镜手术。

目前有 4 种治疗病态肥胖或 2 型糖尿病的手术方式已经得到安全而有效的临床验证，且这 4 种方法均可在腹腔镜的条件下完成。这 4 种手术方式是：胃旁路术（roux-en-y gastric bypass，RYGB）、袖状胃切除术（sleeve gastrectomy，SG）、可调节胃绑带术（adjustable gastric banding，AGB）、胆胰分流术（biliopancreatic diversion，BPD）或胆胰分流术 - 十二指肠转位术（biliopancreatic diversion with duodenal switch，BPD-DS）[2]。整体来讲，RYGB 是肥胖与代谢病外科最常用、有效的术式，除具有良好的减重效果，对糖代谢及其他代谢指标改善程度也较高，可作为代谢病外科首选术式。SG 是以限制胃容积为主的手术类型，保持原胃肠道解剖关系，可改变部分胃肠道激素水平；对 T2DM 患者的糖代谢及其他代谢指标改善程度较好，可作为独立手术应用，也可作为重度肥胖（$BMI > 50 kg/m^2$）患者第一阶段的减重手术，近年来由于手术安全性及疗效均较高得到了广泛的应用。AGB 为单纯限制胃容积、减少摄食量而达到减重目的的手术方式，缺少中长期疗效数据，暂不推荐应用于以治疗 2 型糖尿病为目的的患者；近年来由于其相关并发症应用迅速减少。BPD-DS 为以减少营养物质在肠道吸收为主的术式，在减重和代谢指标控制方面均优于其他 3 种术式，可以纠正胰岛素抵抗，但操作难度较大、随着共同肠道长度缩短，随之带来的营养缺乏风险相应增加，术后营养相关并发症多，并发症发生及死亡率均高于其他术式，在我国应用较少。

（一）胃旁路术

胃旁路术（roux-en-y gastric bypass，RYGB），是一种限制摄入和吸收不良双重作用的手术，是手术治疗肥胖与代谢病的最早术式之一，经过半个世纪的临床实践，现已被认为是手术治疗肥胖及代谢病的"金标准术式"（图 8-3-2）。根据西方国家大样本荟萃分析报道，RYGB 术后 1 年，多余体重减少百分比（excess weight loss，EWL）为 65%~70%，T2DM 缓解率为 80%~85%。其吻合口溃疡、胃食管反流等术后并发症的发生率约为 5%，手术相关病死率约为 0.5%。

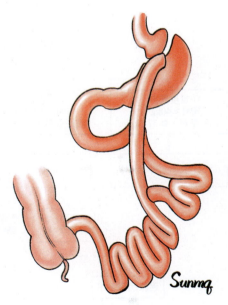

图 8-3-2　胃旁路术示意图

1. 手术步骤

（1）建立穿刺孔：采用五孔或六孔法操作，用 Veress 针经脐部安全建立气腹，脐上约 3cm 处置入 10mm 加长 trocar 作为观察孔。右侧锁骨中线肋缘下下移 2cm 处置 5mm trocar 作为辅助操作孔。右侧锁骨中线辅助操作孔下方 5cm 置 10mm trocar 为主操作孔。左侧锁骨中线置 1 个或 2 个 5mm trocar 为辅助操作孔。剑突下置 10mm trocar 用于置入腹腔镜肝脏牵开器。

（2）建立气腹后，助手置入五爪拉勾将肝脏向上方牵引暴露胃贲门部；用超声刀在胃左动脉第二三分支之间分离肝胃韧带切开一个小口，显露该部胃小弯及前后胃壁。分离后用 60mm 线型切割器横行切割胃体，然后用切割闭合器垂直于第一次切割线顶端向 His 三角方向横断胃建立一约 30ml 的胃小囊，操作中应注意线型切割器的方向，不要误伤脾脏。通常来讲胃囊越小，术后效果越好。

（3）提起大网膜和横结肠找到 Treitz 韧带，距 Treitz 韧带 100cm 处，用线型切割器切断空肠后，在断端近端钛夹标记，超声刀向肠系膜根部切断部分系膜。将空肠远端经横结肠上提与胃小囊以线型切割闭合器吻合，吻合口直径约 1.5mm，再用可吸收缝线关闭残端。必要时可经胃管向胃小囊内注气/液检查吻合口有无渗漏。

（4）用超声刀在距离胃肠吻合口 100cm 处（患者 BMI≥50kg/m² 时可延长至 120cm）与近端空肠拟吻合处各切一小口，用线型切割闭合器行空肠、空肠侧侧吻合，可吸收缝线镜下缝合共同开口。缝合关闭系膜裂孔。术中胃镜检查吻合口确认无狭窄、出血。彻底止血。在胃肠吻合口周围放置引流管，关闭穿刺孔切口，手术结束。食物袢与胆胰袢长度之和应＞200cm，可根据患者 BMI、T2DM 发病程度及具体情况调整（临床经验表明，旁路肠袢越长，术后效果越好）；尽量关闭系膜裂孔，防止术后内疝。

2. 手术并发症 手术围术期死亡率约为 0.5%，手术并发症如吻合口瘘、出血、切口感染等的发生率约为 5%。

（1）胃、肠瘘：可发生在胃肠吻合口、肠肠吻合口、切割闭合的残端等部位，术后需警惕胃肠漏的发生并予及时处理。

（2）急性旁路胃扩张：多继发于空肠-空肠吻合口梗阻，与迷走神经功能丧失有一定关系。表现为打嗝、腹胀、心动过速等症状。腹部平片可见大胃泡或气液平面。治疗上可采取细针穿刺旁路胃减压或胃造口术。

（3）胃肠吻合口狭窄：症状包括吞咽困难、恶心呕吐等。胃镜检查可明确。治疗上可采用球囊扩张，但需要多次使用。

（4）吻合口溃疡：通常胃镜检查可以明确诊断。一般采取口服质子泵抑制剂等保守治疗即可解决问题。

（5）维生素/矿物质缺乏吸收不良：长期的维生素/矿物质缺乏，特别是维生素 B_{12}、铁、钙和叶酸的缺乏，需要坚持饮食建议，终身维生素/矿物质补充。

（6）内疝：建议术中关闭系膜裂孔，防止术后内疝发生。

（7）其他：如倾倒综合征、胆石症等。

3. RYGB 的相关术式 迷你胃旁路术（mini gastric bypass, MGB），是 Rutledget 在 2001 年首先报道的，是 RYGB 的简化术式，手术较 RYGB 简单，但效果却与其相当。在不具备行 RYGB 的单位，该术式可优先考虑。MGB 通过减少胃的容积及旷置十二指肠和部分空肠，减少食物的吸收。MGB 较 RYGB 减少了一个小肠吻合口，简化了手术操作流程，缩短了手术时间，同时保留了更多的胃小囊的体积，使小胃囊血供良好，术后吻合口瘘发生率更低（图 8-3-3）。平均术后 1 年可减去超重体重的 65% 左右，T2DM 的治疗有效率可达 75%～85%。

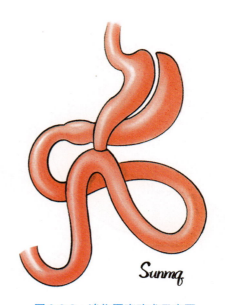

图 8-3-3 迷你胃旁路术示意图

(二)腹腔镜袖状胃切除术

腹腔镜袖状胃切除术(sleeve gastrectomy, SG),最初起源于 BPD-DS。1993 年,Marceau 等在原来 BPD 的基础上设计了一种改良术式胆胰转流术和十二指肠转位术(BPD-DS),而 LSG 是该手术过程中的一部分。过去认为,对于 BMI>60kg/m² 的极度肥胖患者或者患有高风险并发症的患者,施行 RYGB 或者 BPD-DS 可能获得最好的疗效,但是增加的围术期并发症风险往往导致他们难以耐受手术。为此,需要寻求折中的手术方式以期达到较好疗效和降低术后并发症风险的目的,这就产生了一系列限制性手术方式,LSG 就是其中比较理想的一种选择,被当做是这些高危患者的第一阶段手术步骤,在取得一定疗效、肥胖程度和并发症改善之后再进一步完成 RYGB 或者 BPD 加 BPD-DS 等第二阶段手术。而临床实践发现 LSG 对于肥胖症及 2 型糖尿病也具有较好的减重及降糖效果,因而逐步成为了治疗肥胖症及 2 型糖尿病的独立术式。SG 是一种限制摄入性减肥手术,通过切除大约 80% 的胃来完成的,剩下的胃是一个类似于香蕉的管状袋,术中如发现食道裂孔疝应同期处理(图 8-3-4)。这个手术由几个机制来实现,首先,新的胃袋比正常胃容积小得多,并且有助于显著减少可消耗的食物量(以及卡路里);然而,更大的影响似乎是手术对肠激素的影响,肠激素影响许多因素,包括饥饿、饱足感和血糖控制均出现有利的变化。短期研究表明,SG 在减肥和改善或缓解糖尿病方面与 RYGB 一样有效。SG 术后 1 年 %EWL 为 30%~60%,T2DM 缓解率约为 65%。术后消化道瘘、胃食管反流等并发症的发生率约为 3.3%,手术相关病死率 <0.5%。由于其手术操作相对简单,且不改变胃肠道的生理结构,逐渐成为应用最为广泛的减重手术方式。尤其特别适用于高危与合并极重度肥胖的患者。

1. 手术步骤

(1)建立气腹:可采用腹腔镜直视下穿刺套管逐层穿入的方法穿刺进腹。也可采用气腹针穿刺法建立气腹。使用 Veress 针经脐孔垂直刺入腹内,然后将盛有生理盐水的无芯注射器与气腹针相连,如盐水自然顺畅流入腹内则表示顺利进入腹膜腔。低流量充入 CO_2 气体,压力设定为 15mmHg,待腹部膨隆后于脐上处横行切开皮肤约 1cm,在腹腔镜可视辅助下置入 10mm 加长套管。

(2)操作孔定位:采用五孔法或六孔法操作,10mm 主操作孔在右侧侧腹处,主操作孔上方可增加一个 5mm 穿刺孔用于帮助暴露。10mm 辅助操作孔在左侧锁骨中线肋缘下下移 4cm 处,剑突下 10mm 穿刺孔用于置入腹腔镜肝脏牵开器,网膜脂肪肥厚、His 角显露困难时可于辅助操作孔上方增加一 5mm 穿刺孔用于帮助暴露。

(3)游离网膜组织:助手置入五爪拉勾牵开肝脏。主刀医师左手牵拉胃壁,在胃的大弯侧中部紧靠胃大弯侧的大网膜上用结扎术或者超声刀切开一个小口,之后用超声刀等器械含夹网膜组织紧靠胃壁持续离断大网膜直至 His 角,特别需要注意胃短血管的切除,避免用力牵拉脾脏,脾胃韧带的上段可能很短,脾脏挨得很近,避免脾脏包膜撕裂出血以及损伤脾动脉的分支。切除胃后壁和胰腺的粘连组织以及胃后壁的血管,彻底游离胃后壁和左侧膈肌脚,游离出食管裂孔左侧缘,至此,食管左侧缘和胃得到彻底游离。可以为之后完整切除胃底做好准备。完全的游离出胃底是很重要的,任何胃底的残留都有可能导致术后胃底的扩张和体重的反弹。之后用超声刀游离从胃的中部水平的紧靠胃大弯侧向右侧游离直至幽门 4~6cm;并游离胃的后壁的粘连。至此,需要游离的部分结束。

(4)胃组织的切除:胃的游离结束后,经口置入支撑胃管通常选用 36F)。紧贴支撑管放置腹腔镜切割闭合器,从幽门上 4~6cm 紧贴支撑胃管持续切割,直至 His 角左侧约 1.5cm 处,完整切除

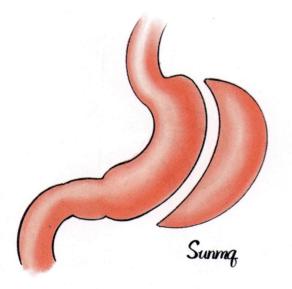

图 8-3-4　袖状胃切除术示意图

大弯侧的胃壁组织及胃底，剩余的小胃囊呈"香蕉状"。扩大右侧腹穿刺孔处将标本通过标本袋取出体外，切除的标本送病理检查。切割线出血处可以电凝或者缝合加固止血，也可以沿吻合线用可吸收缝线加固缝合。

（5）切除后检查：可以通过术中胃镜检查有无出血和吻合口瘘。也可以采用无损伤腹腔镜抓钳夹闭幽门处，通过胃管注入亚甲蓝检查每一吻合口处可能的吻合口瘘或者出血，或者采取胃管内注入气体，吻合口置于水下，检查是否有气泡溢出。如果发现吻合口瘘及时加固缝合，彻底止血；术后留置引流管，关闭穿刺孔切口，手术结束。

2. 手术并发症 腹腔镜袖状胃切除术的主要手术并发症包括：吻合口瘘、出血、胃腔狭窄、减重失败、复胖等。

（1）术后吻合口瘘分为：急性漏、早期漏、晚期漏、慢性漏。急性漏指术后 7 天内发生的漏。早期漏指术后 1~6 周内发生的漏。晚期漏指术后 6 周以后发生的漏。慢性漏指术后 12 周以后发生的漏。针对不同类型漏选用相应治疗方案：保守治疗、支架置入术、修补术、改变术式的二次手术等。而 roux-en-y 重建术是近端慢性漏的首选方式。

（2）出血：多在术后早期发生，可保守治疗，给予止血、输血等。必要时二次手术止血。

（3）胃腔狭窄：预防措施：切割闭合时两侧对称牵拉。治疗措施：内镜下扩张治疗、二次手术等。术后经常出现胃酸反流症状，一般情况下口服质子泵抑制剂即可缓解。

（4）维生素缺乏：由于袖状胃切除术切除了大部分的胃，必须要补充维生素 B_{12}，以免术后贫血等。

3. SG 的相关术式 胃折叠术（gastric plication, GP），早在 1976 年即由学者 Tretbar 首次提出，手术通过浆肌层折叠缝合胃壁从而缩小胃腔，可形成与 SG 同样的胃腔（图 8-3-5）。但是该术式保留了胃底组织影响了部分疗效，不过最大优势是不进行任何的胃切除、不产生手术切缘、手术过程可逆、腹腔无异物植入，能够满足部分患者的期望。同时近年来随着内镜技术的发展，尤其是美国 FDA 批准了几项相关的器械后，通过内镜行 GP 手术数量也逐渐增加，也开辟了经自然腔道行代谢手术的新路径。然而该术式尚缺乏大规模的研究数据，应严格筛选患者。

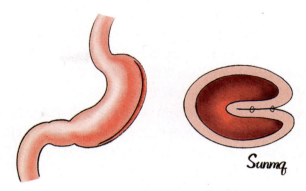

图 8-3-5　胃折叠术示意图

（三）可调节胃绑带术（adjustable gastric banding, AGB）

AGB 是由美国的 Kuzmak 医生于 1983 年首次提出，具有操作简便、创伤小、安全性高等优点，手术早期并发症很少，几乎无死亡病例。AGB 通常涉及一个充气或水的绑带，放置在胃的上部，创造一个小胃袋以上的带，其余的胃低于绑带；由于绑带制造的小胃袋的作用，只吃少量的食物就能减轻饥饿感并促进饱足感，有助于患者减少卡路里的消耗量；研究表明饱胀的感觉取决于胃袋和胃带形成的胃的其余部分之间的开口的大小，胃开口的大小可以通过将无菌生理盐水注入袋中来调节，无菌生理盐水通过置于皮肤下的端口注入，患者术后可在门诊接受胃绑带的调整（图 8-3-6）。该手术不破坏胃肠道的完整性，不进行消化道重建，具有完全可逆性；曾经是全世界部分地区手

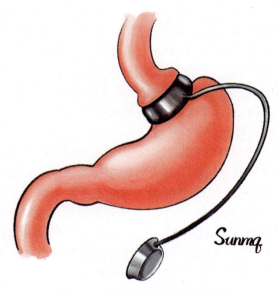

图 8-3-6　可调节胃绑带术示意图

术量最多的减肥术式。术后1年超重体重可减少30%～40%,部分报道T2DM缓解率可达55%～65%。然而该术式的远期并发症较高,包括绑带移位或绑带侵蚀引起胃瘘及胃壁坏死等,且该术式对肥胖及代谢病的效果相对欠佳,远期修正手术比例超过50%,故近年来该手术的手术量呈现大幅下降趋势,仅在特殊需求时应用。由于其对糖尿病的治疗效果完全依赖于减重效果的好坏,故一般不用来单独治疗糖尿病。

1. 手术步骤

（1）穿刺孔建立：用Veress针经脐部安全建立气腹,然后于脐上4～8cm处切开皮肤约1cm,置入10mm加长trocar作为观察孔,气腹压力维持在15mmHg。15mm的主操作孔选择在左锁骨中线肋缘下3cm处,5mm辅助操作孔在右锁骨中线肋缘下内移2cm处,剑突下10mm穿刺孔用于置入腹腔镜肝脏牵开器。网膜脂肪肥厚、His角显露困难时可于辅助操作孔下方增加1个5mm穿刺孔以帮助暴露。

（2）分离His角：拨开肝左外叶,以无损伤抓钳将胃底向下方牵开,显露贲门左缘,切开左侧膈肌脚外缘His角处浅面浆膜。

（3）建立"胃后隧道"：切开肝胃韧带透明膜部无血管区,注意不要损伤到迷走神经肝支,于右侧膈肌脚浅面切开约1cm,显露胃后壁。抬起胃壁,确认在胃后壁后方向贲门切迹方向稍作分离。以"金手指"自胃小弯后壁导入,向贲门、胃底方向轻柔推进,从His角浆膜松解处穿出,建立"胃后隧道"。

（4）绑带的放置：检查确认可调节胃绑带无破损或渗漏后抽空其内的空气,于负压状态下在导管末端打结,经15mm主操作孔置入腹腔。将可调节胃绑带末端的牵引线套入"金手指"尖端的凹槽内,沿原"胃后隧道"的反方向后退"金手指",将绑带拖出,并将绑带两端对接并上扣锁定。注意硅胶内囊面要朝向胃壁。

（5）绑带的固定：以腹腔镜自动缝合器将绑带下方胃壁浆肌层与其上方膈肌脚及胃壁浆肌层间断缝合2～3针,使绑带包埋固定于胃前壁。

（6）埋放皮下注水泵：将可调节胃绑带的导管经左上腹15mm trocar孔拖出腹外。将该孔切口扩大至3～4cm,切开皮下脂肪,显露白色腹直肌前鞘。将可调节胃绑带导管与注水泵小心连接妥当后,以7号不可吸收丝线缝合4针,将注水泵固定于腹直肌前鞘,注意避免导管打结或扭曲成角。妥善缝合各切口后结束手术。

2. 手术并发症 该手术短期并发症相对较少,长期并发症发生率约为5%,多需要二次手术处理,这也是目前此类手术迅速减少的重要原因。

（1）绑带滑脱移位：是腹腔镜可调节胃绑带术后较为常见的并发症,术后近期及远期均可发生。绑带滑脱移位的直接后果就是胃小囊容积过大导致减重失败。术后早期发生的绑带滑脱移位一般于腹腔镜下重新放置并固定绑带即可。远期发生脱位时,大多需要及时的手术处理,根据具体情况选择重新放置绑带或移除绑带后施行一期或二期胃短路术等其他减重手术。

（2）绑带胃内侵蚀：绑带胃内侵蚀指部分或整个绑带侵蚀胃壁全层并进入胃腔,也称胃内移位。多发生于手术后1～2年,其确切原因尚不清楚,可能与置入物对胃壁的持续摩擦、注水泵注水过多,局部胃壁压迫缺血损伤、绑带周围感染等情况相关。胃镜检查可以确诊。一般确诊后均应行绑带移除术并根据实际情况考虑其他减重手术。

（3）胃小囊扩张：主要表现为胃食管反流症状,胸骨后疼痛、烧灼感等。与患者长期过量过快摄食或术中胃小囊设定容积过大有关。

（4）注水泵相关并发症：术后发生注水泵的旋转、移位等,需行局麻下皮下注水泵重置术。有极少数患者由于排异反应,皮下注水泵处反复发生无菌性炎症并进展为不愈性溃疡,一般均需行皮下注水泵移除术。

（5）其他并发症：腹腔镜可调节胃绑带术后尚可发生胃无动力、绑带破漏、注水泵与绑带之间的硅胶管断裂等少见并发症。

（四）胆胰分流并十二指肠转位术

胆胰分流术（biliopancreatic diversion, BPD）,是意大利热那亚大学的Scopinaro于1979年提出,主要用于治疗肥胖症的手术方法,通过胆汁和胰液转流来降低他们参与消化的作用,手术最初为水平切除远端胃（剩余约150ml）并封闭十二指肠残端,小肠中点横断并将远端小肠与残胃吻合（食物袢）,而近端小肠在距离回盲瓣50cm处与远端小肠做端侧吻合（共同袢）。后来演变改进为消化袢长度取距离回盲瓣100～300cm,共同袢取距回盲瓣50～100cm。旷置了十二指肠和大部分小肠,使得食物从胃部快速进入结肠,并限制了胆汁与脂肪的接触,形成人为的吸收不良状态。

胆胰分流并十二指肠转位术（biliopancreatic diversion with duodenal switch，BPD-DS），是由 Hess 和 Marceau 于 1998 年提出的针对 BPD 的进一步改良，相对 BPD，BPD-DS 采用的袖状胃切除的办法更为简便、更符合生理机制，创造了一个小且功能正常的胃，并且容易产生饱腹感，幽门的保留使得 BPD-DS 避免了倾倒综合征及吻合口溃疡的发生（图 8-3-7）。

BPD-DS 作为以减少营养物质在肠道吸收为主的术式，在减重和代谢指标控制方面均优于其他术式，可以纠正胰岛素抵抗，但操作难度较大。随着共同肠道长度缩短，随之带来的营养缺乏风险相应增加，术后营养相关并发症多，并发症发生及死亡率均高于其他术式，建议谨慎采用。术后 1 年 %EWL 为 70%，T2DM 缓解率达到 95%～100%。术后并发症的发生率约为 5.0%，手术相关病死率为 1.0%。BPD/DS 被认为是治疗糖尿病的最有效的手术。当然与 AGB、LSG 和 RYGB 相比，并发症发生率高，死亡率高，需要更长的住院时间；许多维生素和矿物质缺乏的可能性更大。

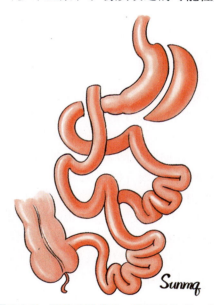

图 8-3-7　胆胰分流并十二指肠转位术示意图

手术步骤

（1）建立穿刺孔，用 Veress 针经脐部安全建立气腹，脐上约 3cm 处置入 10mm 加长 trocar 作为观察孔。右侧锁骨中线肋缘下下移 2cm 处置 5mm trocar 作为辅助操作孔。右侧锁骨中线辅助操作孔下方 5cm 置 10mm trocar 为主操作孔。左侧锁骨中线置 2 个 5mm trocar 为辅助操作孔。剑突下置 10mm trocar 用于置入腹腔镜肝脏牵开器。

（2）建立气腹后，首先行袖状胃切除术（见前述）。

（3）离断十二指肠及小肠。在幽门远端 4cm 处离断，保留幽门和极短的一段十二指肠，十二指肠远端用闭合器闭合；上翻大网膜和横结肠，距离回盲瓣 250cm 处切断回肠及部分小肠系膜。

（4）近端十二指肠-远端回肠端侧吻合，形成消化袢。用电钩在十二指肠近端及远端回肠拟吻合处的对系膜侧做切口，用闭合起做端侧吻合，关闭共同开口。

（5）近端回肠-远端回肠端侧吻合，形成共同袢。用电钩在近端回肠及距离回盲部长约 75～100cm 的远端回肠拟吻合处对系膜缘做切口，用直线切割闭合起行侧侧吻合，关闭共同切口，形成 75～100cm 的共同通道。关闭系膜裂孔。

四、代谢手术的围术期管理

（一）术前评估

术前评估应由多学科团队（MDT）进行，MDT 一般应以减重外科医师、内分泌医师、精神心理医师和营养师为核心成员，同时根据患者具体情况邀请麻醉科、呼吸内科、心内科、消化科等专科医师联合会诊，目的在于明确是否符合手术指征、有无手术禁忌证、手术风险评估以及如何降低手术风险。

术前准备方面包括：①胃肠手术术前常规准备；②术前合理控制血糖和体重，以降低手术难度和风险；③对于合并低氧的患者术前应行无创呼吸机辅助治疗减少肺部并发症；④并控制其他合并疾病，以减少手术风险，提高手术治疗效果。

（二）术后并发症

不同术式的常见并发症已在前述，此部分主要介绍共同的并发症。

（1）肺栓塞：肺栓塞是肥胖患者手术后的急性并发症之一，卧床将增加其发生率。以预防为主，建议术后早期离床活动，高危患者围术期可适当给予抗凝药物。

（2）深静脉血栓（DVT）：DVT 应以预防为主，对于高危因素患者推荐应用持续压迫装置，术后 24 小时皮下注射肝素或低分子肝素，建议早期下床活动。

（3）呼吸系统并发症：对于有临床症状者，应给予吸氧，有报道术后早期持续气道正压通气（CPAP）可降低术后发生肺不张和肺炎风险。

(4) 胆囊炎和胆石形成：如体重下降过快，可考虑给予熊去氧胆酸，以预防胆囊炎和胆石形成。

(三) 围术期饮食指导

围术期及术后膳食按照如下步骤进行：①术前24小时给予无糖、无咖啡因、低热量或无热量清流食；②手术日禁食；③术后次日可开始酌量给予无糖、无咖啡因、低热量或无热量清流食，每15min进清流食1次；④术后2天至3周给予低糖、低脂、无咖啡因清流食，每15分钟进水1次，每小时给予含热量清流食1次；⑤术后3周至3个月给予低糖、低脂、无咖啡因半流质和软质食物；⑥术后3个月以上逐步添加固体食物，直至恢复正常进食。

术后饮食的总体原则是定时、定量、定餐，低糖低脂高蛋白饮食，注意食谱多样化，补充足量水分及必需维生素、微量元素；患者每餐需要吃20分钟或者更久，避免大口进食，食物应该咀嚼充分后少量咽下。一般来讲，每日应摄入足够水分，建议≥2 000ml，同时补充足量的多种维生素与微量元素，在术后3个月内，全部以口服咀嚼或液体形式给予，并额外补充适量的铁、枸橼酸钙、维生素D及维生素B_{12}；如行BPD-DS的患者术后还应补充脂溶性维生素，包括维生素A、D、E及K。应尽量减少碳水化合物与脂肪的摄入，减肥手术只是为患者减轻体重提供了一个机会，更重要的是术后改变饮食习惯，如术后照样吃零食，用餐同时进食液体或在两餐之间喝高能量饮料，则往往达不到预期减肥目标，应将术后饮食指导详细交代给患者及家属，术后饮食正确与否对手术的成功极其的重要，尤其在最初的6~12个月。

(四) 围术期血糖管理

对于合并T2DM的肥胖症患者，应监测空腹、餐前、餐后2h、睡前指尖血糖，给予口服药物或胰岛素，术前控制血糖<10mmol/L。术后应停止使用胰岛素促泌剂（磺酰脲类和氯茴苯酸类），并调整胰岛素剂量以降低发生低血糖的风险。术后未达到血糖目标的门诊患者可使用改善胰岛素敏感性的抗糖尿病药物（二甲双胍）及肠促胰岛素药物治疗。如术后T2DM缓解，应停止应用抗糖尿病药物；术后血糖控制不良的高血糖患者应由内分泌医生进行指导。

(五) 运动指导

术后的体育锻炼对于术后减重的效果及维持也非常重要。体育锻炼应在术后1个月循序渐进，开始的时候每天较短时间即可，以避免疲劳、肌肉痛、肌肉过劳或其他严重的医学后果。患者应根据自己的情况选择运动类型，任何形式的运动都值得鼓励，最好是持续的、运动强度较低的有氧运动，比如：蹬山地车、游泳、慢跑等，锻炼应每日坚持，建议患者分次进行适度的有氧运动，每周最少150分钟，目标为每周300分钟。

(六) 育龄妇女术后怀孕指导

术后怀孕时间建议在18个月以上，这时体重相对稳定，可以避免低体重婴儿的出生。怀孕期间应继续服用多种维生素、铁剂及微量元素。此外，应适当补充钙以保证胎儿骨骼正常发育，补充叶酸，以避免神经管发育异常，补充适当量的维生素B_{12}和维生素A。为了要生下一个健康的胎儿，应该允许孕妇增加正常的怀孕重量。怀孕期间应与外科医师和产科医师之间加强沟通，了解体重及营养状况，并适当地给予调整。育龄女性术后1年内应避免妊娠，应给予适当的避孕措施。术后无论何时妊娠，均须严密监测母体维生素和微量元素水平，包括血清铁、叶酸、维生素B_{12}、维生素K_1、血清钙、脂溶性维生素等，以保证胎儿健康。

五、术后随访

肥胖及2型糖尿病是一种需要持续治疗的慢性疾病，手术只是治疗的一部分，术后饮食及生活指导至关重要，无论施行哪种术式，术后都需要多学科的长期密切随访，应由外科医师、营养医师、心理医师和内分泌科医师等一起进行术后随访指导，术后长期按计划对患者进行随访和监测是保证术后疗效的关键。随访时间应根据手术方式、患者的减重情况和发生并发症的情况来制订。一般来说，在血糖控制良好的情况下，第1年随访4次：术后1个月、术后3个月、术后6个月、术后12个月，第2年随访2次：术后1年半、术后2年，第3年以后每年随访一次，术后随访应该持续终身。特殊患者需要特殊的随访时间表。随访内容可包括：①患者全身正、侧位照片；②日常血压、血糖水平，若有应用降压药物、降脂药物、降糖药物或胰岛素，则记录药物种类和剂量；③血常规，肝功，肾功电解质，微量元素水平，凝血指标，糖化血红蛋白，空腹血糖、胰岛素及C肽，餐后2小时血糖、胰岛素及C肽；④女性患者术前若有激素异常，复查时也一并检测；⑤术后6个月和 12 个月行超声检查以排除胆石症；⑥术后第 1 年行两次胃镜检查（术后 6 个月、术后 12 个月），以后可每年复查一次胃镜。每位患者应建立固定的个人档案，将每次检验、检查结果、体重及术后营养状态、并发症和生活质量归入档案中，有条件的单位可建立网络随访系统。术后随访应该由专人来负责，外科医师应能监督、收集、汇总患者术后随访资料及多学科专家会诊的过程。

六、治疗机制

肥胖和代谢病的外科治疗最早始于 20 世纪 50 年代，经过半个多世纪的发展，尤其是吻合器的发明及腹腔镜的应用，代谢手术发生了革命性的变化，对其作用机制的探索也不断深入。最初根据减重原理将代谢手术可分为三类：限制摄入型、吸收不良型、两者兼有型。AGB、SG、GP 是典型的限制摄入型，BPD、BPD-DS 属于吸收不良型，RYGB、MGB 属于两者兼有型。可见早期认为代谢手术的主要减重机制就是吸收不良、胃容量限制，其降糖机制就是吸收不良、胃容量限制所带来的热量限制、体重下降，然而如果热量限制、体重下降在调节术后糖代谢中真的起主要作用，所有类型的代谢手术都可望获得治疗 2 型糖尿病的良好效果；然而临床实践结果却并非如此：① RYGB 后数天即可发现 T2DM 缓解，而 AGB 术后 T2DM 的缓解需要数月甚至数年的时间；②代谢手术后患者的体重达到一定程度减轻后，其血糖的控制好于通过节食、运动获得同样体重减轻所达到的效果；③术后患者体重的减轻与所得到的血糖的控制、还有心血管事件、中风、癌症患病及死亡等硬终点的获益并不相当；④很多模拟了 RYGB 生理作用的实验性手术尽管没有或者仅很少的减轻了体重却获得了很好的血糖控制率；⑤很少数的病例报道，在代谢手术后患者表现出高胰岛素的低血糖现象，部分甚至需要行胰腺切除。以上这些均表明代谢手术除了通过吸收不良、限制入量、能量限制、体重下降等机制有利于血糖控制外，还具有其他的抗糖尿病机制[3]。

（一）后肠假说

后肠假说是指远段肠管在手术后调节体重及有益代谢作用中起主要作用。食物在术后胃肠路径改变的状况下，未经完全消化的营养物质进入远端肠道增多，刺激肠道 L 细胞，促其释放胃肠道激素如 GLP-1 和 PYY，这两种激素均能降低食欲，促进术后摄入的减少进而减低体重有益血糖。此外，这两种激素还起着葡萄糖调解肽的作用，GLP-1 在营养摄入时刺激胰岛素释放，增强胰岛素生物合成，抑制胰高血糖素的分泌；此外大鼠的研究表明 GLP-1 对胰腺 beta 细胞有刺激的作用，PYY 也能增强胰岛素诱导的葡萄糖代谢。支持后肠假说的证据在于增加营养物质到达远端肠道的手术方法，如 BPD、JIB、RYGB 均可以在术后使 T2DM 快速缓解。其中最有利支持后肠假说的证据来自回肠间置研究，该方法将具有完整血供和神经支配的回肠襻间置于近端空肠，以使食物早期接触远端肠道；做了这种手术的啮齿动物表现出明显的营养刺激的 PYY、GLP-1，继而食物摄入减少、体重下降、胰岛素敏感性增加、血糖下降，表明远端肠管在调节体重和抗糖尿病的机制中有重要作用。

（二）前肠旷置假说

1998 年，Hickey 提出胃旁路术后前肠旷置是糖尿病迅速改善的机制。Rubino 做了系列动物实验，研究旷置前肠在调节 T2DM 改善中的作用：起初他们用非肥胖 T2DM 模型 GK 大鼠做 DJB，这是一种充分旷置前肠的手术方式，食物绕过十二指肠及近段空肠，结果表明食物摄入、体重下降与假手术组无显著差别，然而，DJB 组大鼠血糖却有显著改善，提示前肠旷置的降糖效果是独立于体重下降的。Rubino 继续用 Zucker 大鼠研究 DJB 的作用，Zucker 大鼠是由于瘦素受体突变而形成的肥胖与糖尿病模型，DJB 术后这些大鼠食物摄入减少，继而出现体重下降，故难以评估前肠旷置所起的纯抗糖尿病的作用。继之，他们用 GK 大鼠对比了 DJB 和胃空肠吻合的作用，发现 DJB 后 T2DM 得到改善，而 GJ 难以改善血糖；继续给这些大鼠行二次手术，DJB 组恢复十二指肠通路后则糖耐量受损，GJ 组若旷置了十二指肠则改善了糖代谢。Rubino 认为前肠会产生具有抗肠降血糖素的因子，这种因子在糖尿病状态有高度活性，前肠旷置则这种因子的释放受到了抑制，从而血糖稳定。另外也有研究者在十二指肠、空肠置入柔软的塑料套，隔绝食物对肠道的刺激，血糖也得到了改善。Kindel 的一项研究也是前肠旷置产生抗糖尿病作用的有力证据，他研究了 GK 大鼠回肠间置（IT）和十二指肠-空肠旷置（DJE）后对血糖的影响，发现两组大鼠都出现体重下降、糖耐量改善、GLP-1 显著升高，此外作者发现给予 GLP-1 受体阻断剂 exendin9-39 可以阻断 DJE 改善糖耐量的作用。

（三）术后有利的肠激素的分泌改变

代谢手术后肠激素的分泌发生了改变，GLP-1 的分泌增加导致胰岛素的分泌增加（还包括 PYY 的分泌增加，胃泌酸调节素（oxyntomodulin）的分泌增加）；饥饿素的分泌减少。在这些研究中均发现胰高血糖素样肽-1（glucagon-like peptide 1，GLP-1）可能起了关键性的桥梁作用，并形成了后肠学说，即代谢术后未充分消化的食物过快过早地到达回肠末端，导致回肠末端肠上皮 L 细胞分泌的 GLP-1 增多，GLP-1 继而作用于外周及中枢神经组织 GLP-1 受体，引起了众多的生理变化，调节机体代谢稳态[4]。肠道激素 GLP-1 是由远端小肠 L 细胞合成、由食物刺激释放的肽类激素，其主要生理作用是刺激葡萄糖依赖的胰岛素释放，此外 GLP-1 还抑制食欲，并参与体重调节。大量研究发现 RYGB 术后基础和食物刺激的 GLP-1 水平升高，推测可能原因是前肠营养物质吸收减少，加上营养物质进入后肠速度加快，增加了对 L 细胞的刺激，从而引起 RYGB 术后 GLP-1 浓度增高；为除外体重减轻对 GLP-1 的影响，研究者发现节食减肥不能改变循环中 GLP-1 的水平。有研究表明 SG 术后 GLP-1 水平升高，尽管 SG 不属于吸收不良性体重减轻，但 SG 术后胃排空加速可能是增加后肠 L 细胞刺激，继而 GLP-1 释放增加的原因。AGB 术后 GLP-1 浓度水平无明显变化。

PYY 是远端消化道 L 细胞合成、由食物刺激而释放的肽类激素，具有抑制食欲、控制体重、稳定血糖水平的作用。鉴于 GLP-1 和 PYY 都是远端小肠 L 细胞分泌，所以术后这两种激素必然平行升高。很多研究发现 JIB 后大鼠体重下降、循环中 PYY 升高，用 PYY 抗血清阻滞其作用后可以使食物摄入增多，表明 PYY 在术后具有减少食物摄入的作用，多项研究表明 RYGB 术后空腹和食物刺激的 PYY 水平升高。相比之下 AGB 术后却有不同结果的报告。SG 术后 PYY 可出现显著升高，这与前述的 GLP-1 的升高有共同的解释。

Ghrelin 是独特的由胃底分泌产生的刺激食欲的激素，Ghrelin 的其他作用包括调节体重、能量与葡萄糖平衡。其活性态是酰基 Ghrelin。RYGB 术后 ghrelin 的浓度变化存在争议。SG 术后第一天开始空腹餐后 ghrelin 浓度就出现显著而持久的降低，这与切除 ghrelin 产生的主要部位胃底有关。与 RYGB、SG 相比，AGB 术后似乎具有较高水平的 ghrelin。总之，从 ghrelin 的生理作用来看，可以认为减重手术后 ghrelin 水平降低可能在调节体重、产生有益代谢作用中起重要作用。

（四）胆汁酸信号通路的改变

胆汁酸来源于胆固醇，经过侧链缩短和羟基化形成胆酸和鹅去氧胆酸。在肝细胞内，它们进一步结合并在胆汁中排泄。结合的 BA 和较少比例的未结合的 BA 通过肠肝系统循环被再吸收入循环系统，摄取发生在远端回肠，由核法尼醇 X 受体（farnesoid X receptor，FXR）介导。FXR 还定位于小鼠的胰腺 β 细胞，能够促进葡萄糖诱导的胰岛素分泌；功能丧失能够导致胰岛素抵抗。也有证据支持 FXR 能够介导减少肝糖异生和增加糖原合成。FXR 刺激导致 FGF19 分泌增加，继而抑制肝细胞 BA 合成，但也可能具有胰岛素增敏的效果[5]。

BA 对具有独立于减肥手术的血糖控制的作用已经通过 BA 螯合剂考来烯胺 holestyramine 和考来维仑 colesevalem 的降糖作用得到证实。关于手术诱导的体重减轻，最近的 SG 小鼠模型显示，FXR 基因敲除后 BA 的增加对血糖控制和抑制食欲的作用消失，支持 BA 介导的 FXR 信号在这些过程中的作用。吸收不良和限制性减肥手术，即 RYGB 和 SG，与总 BA 和初级 BA 循环水平的显著增加相关。BA 水平的升高与餐后 2 小时血糖水平降低、GLP-1 峰值升高及术后 1 个月体重减轻密切相关。然而，其他研究没有证明 GLP-1 峰值与总 BA 水平之间的关系。在这些研究中，接受 RYGB 治疗的 2 型糖尿病患者术后 2 年餐后结合/非结合血清 BA 比值增加。餐后 BA 水平与 PYY 的上升相关，但在术后即刻没有与肠促胰岛素平行上升。TGR5 是一种 G 蛋白非偶联受体，在白色和棕色脂肪组织、骨骼肌和肠内分泌 L 细胞中表达，是 BAs 的细胞靶点，其刺激可促进 GLP-1 的分泌。RYGB 与 ABG 的对比显示 RYGB 后患者餐后 GLP-1 分泌峰值增加，这也与骨骼肌中 TGR5 靶标表达的增加有关。然而，与 RYGB 组不同的是，AGB 后 BA 减少，且没有发现 GLP-1 和 TGR5 的变化。这些表明代谢手术后 BA 能够快速地到达回肠以及增加的再吸收有助于术后增加 BA 的水平。大多数证明 BA 介导的血糖控制机制的研究是在体外实验或动物模型中进行，因此需要在人类中进行进一步的研究以阐明 BA 与肠激素的关系。

(五)术后肠道菌群的改变

肥胖小鼠和瘦鼠模型之间远端肠道微生物群的差异能够引起能量收获的改变,导致粪便移植模型能够引起体重增加或减少。这种现象在人类中较为不同,但是细菌谱系的多样性降低以及特定细菌的相对丰度可能导致肥胖和 2 型糖尿病的发展。

减肥手术后的体重减轻与细菌的多样性和胰岛素敏感性的提高有关[6]。几种动物和人类研究已经表明,肠道微生物群的变化发生在 RYGB 以及 SG 术后,包括拟杆菌门、厚壁菌门、梭状菌门、肠菌门和疣微菌门丰度都会出现的相对和进展性的变化。RYGB 术后的小鼠模型表现为变形菌门、疣微菌门的丰度相对的增加,将这些移植到非手术小鼠,导致体重减轻和体脂的减少。有趣的是,嗜黏蛋白-艾克曼菌(akkermansiamuciniphilia)的丰度在肥胖小鼠中降低,且其丰度与葡萄糖耐量的改善和分泌 GLP-1 的 L 细胞的数量正相关,提示有特定的细菌可能影响血糖控制。罗斯氏菌在 2 型糖尿病减少;在 SG 小鼠模型中,其水平升高 12 倍,并且其丰度与体重减轻、葡萄糖耐量改善正相关。在同一项研究中,FXR 基因敲除后发现小鼠拟杆菌属的丰度在 SG 组或假手术组均没有明显的变化。拟杆菌属丰度的降低既往证明与体重和脂肪减少、葡萄糖耐受性的改善相关,进而支持肠道微生物组成、BA、葡萄糖稳态相互关联,并可能通过 FXR 信号通路发生作用[7]。

我们相信随着代谢手术实践及研究的进一步深入,其治疗机制必将进一步揭示,并有望带来新型药物的出现。

(吴文铭 周勇 徐强)

参 考 文 献

1. Schauer PR, Nor Hanipah Z, Rubino F. Metabolic surgery for treating type 2 diabetes mellitus[J]. Cleve Clin J Med, 2017, 84: 47-56
2. Nguyen NT, Varela JE. Bariatric surgery for obesity and metabolic disorders: state of the art[J]. Nature reviews Gastroenterology & Hepatology, 2017, 14(3): 160
3. Chondronikola M, Harris LLS, Klein S. Bariatric surgery and type 2 diabetes: are there weight loss-independent therapeutic effects of upper gastrointestinal bypass[J]. Journal of Internal Medicine, 2016, 280(5): 476-486
4. Salehi M, D'Alessio DA. Mechanisms of surgical control of type 2 diabetes: GLP-1 is the key factor—Maybe[J]. Surgery for Obesity and Related Diseases, 2016, 12(6): 1230-1235
5. Hutch CR, Sandoval DA. Physiological and molecular responses to bariatric surgery: markers or mechanisms underlying T2DM resolution?[J]. Annals of the New York Academy of Sciences, 2017, 1391(1): 5-19
6. Mingrone G, Cummings DE. Changes of insulin sensitivity and secretion after bariatric/metabolic surgery[J]. Surgery for Obesity and Related Diseases, 2016, 12(6): 1199-1205
7. Laurent Genser MD, Mariolo JRC, Rubino F. Obesity, Type 2 Diabetes, and the Metabolic Syndrome[J]. Metabolic and Bariatric Surgery, An Issue of Surgical Clinics of North America, E-Book, 2016, 96(4): 681

第九篇

胃肠及其他类型内分泌肿瘤

第一章 胃肠内分泌肿瘤

引言

胃肠道内分泌肿瘤主要包括胃神经内分泌肿瘤（neuroendocrine tumor，NET）及十二指肠 NET。胃 NET 可分为过度分泌促胃液素型（Ⅰ、Ⅱ型）和偶发型（Ⅲ型），根据细胞病理学特点，又可分为高分化和低分化。十二指肠 NET（又称十二指肠类癌）多表现为偶发的十二指肠黏膜下肿物，可分泌生长抑素、血管活性肠肽、促胃液素等激素而导致临床症状。当十二指肠 NET 分泌促胃液素时，又可称为"佐林格-埃利森综合征"（Zollinger-Ellison syndrome，ZES）。

空/回肠、阑尾及结直肠也偶发 NET，多为类癌。其中，发生于阑尾的类癌多见于女性，发生于结肠的类癌多见于男性。由于整体发病率较低，且无特殊临床表现及治疗方式，本章节将不做重点讨论。

一、流行病学

胃 NET 的发病趋势逐年增加，从占全部胃恶性肿瘤的 0.3% 增至 1.8%[1, 2]。年龄、性别等都可与之相关。同时，慢性萎缩性胃炎的高发，与质子泵抑制剂（proton pump inhibitor，PPI）使用的增加，甚至内镜检查使用的增加，都可能与胃 NET 的发生发展相关。胃 NET 的平均确诊年龄为 65 岁，其中 70%～80% 均为Ⅰ型，其中 64.5% 发生于女性；Ⅱ型胃 NET 约占胃 NET 总发生率的 5%～8%；Ⅲ型胃 NET 约占胃 NET 总发生率的 15%～20%。此外，还有不到 1% 的肿瘤会出现类癌综合征，多与Ⅲ型胃 NET 合并肝转移有关。相比于胃 NET，十二指肠 NET 非常罕见，发病率约为百万分之一[1, 2]。

二、病理生理

胃 NET 的发生发展与慢性萎缩性胃炎密切相关。慢性萎缩性胃炎可改变胃内 pH 值，使胃酸分泌增多，胃壁细胞肠化生。然而，这类患者中只有其中 2.4% 会在内镜检查中发现肿瘤，因此，单发的高胃酸症对于胃 NET 的发生发展并不是单一决定性因素。此外，长期的 PPI 使用及迷走神经切断术，也是胃 NET 发生发展的共同因素之一。

胃Ⅰ型 NET 为良性病变，预后好，极少出现转移；即使出现转移，5 年生存率也可达到 75%。胃Ⅱ型 NET 与多发性内分泌腺瘤致病因子 1（MEN1）及 ZES 相关，具有恶性潜能，第 11 号染色体上的抑癌基因突变与其密切相关，而高胃酸症、ZES、MEN1 的联合作用可促使 23% 的 MEN1 患者出现Ⅱ型胃 NET。胃Ⅲ型 NET 的侵袭程度最高，约有 50%～100% 发生转移，与胃酸分泌无关；胃Ⅲ型 NET 好发于胃窦，直径多超过 2cm，常产生五羟色胺酸而非五羟色胺[1~3]。

十二指肠 NET 可分为良性或恶性，尽管部分肿瘤为恶性，恶性程度往往较低，整体预后较好。十二指肠 NET 的发病机制尚不明确，基因突变可能是其中的重要因素。十二指肠生长抑素瘤患者往往合并 2 型糖尿病及脂肪泻；十二指肠血管活性肠肽瘤患者常出现严重腹泻、水电解质失衡等；十二指肠 ZES 患者可合并严重的消化道溃疡、腹泻及胃-食管反流症。如十二指肠 NET 与 MEN1 联合出现，则患者往往多发十二指肠肿瘤、胰腺 NET 及原发性甲状旁腺功能亢进症等[1, 3]。

三、临床表现

胃肠 NET 因其部位、病理等不同，可致不同的临床症状，具体取决于患者的原发肿瘤部位、有无转移灶等因素。患者的主诉可能包括全身症状以及肿瘤原发部位症状等[4, 5]。如果初始临床表现是由局部区域病变所致，那么主诉症状可能难与相同部位的其他肿瘤相鉴别。本书将针对全身症状以及好发部位症状分别讨论。

1. 全身症状

（1）类癌综合征：类癌综合征（carcinoid syndrome）指由消化道或肺部的 NET 产生的、由多种体液因子所介导的一系列症状。这类肿瘤合成、储存并释放一系列多肽、生物胺和前列腺素等。部分肿瘤产物导致了类癌综合征，目前机制及特异相关性并不完全明确。

胃肠 NET 所致的类癌综合征多见于中肠（空肠、回肠和盲肠）的肿瘤，位于其他部位的肿瘤相对少见。主要表现为皮肤潮红、静脉性毛细血管扩张、腹泻、支气管痉挛、心脏瓣膜病变等。

除上述外，类癌综合征还有糙皮病、肌萎缩、持续性水肿、肠系膜纤维化、输尿管梗阻及 Peyronie 病等[6]。另外，胃类癌患者可有不同于经典类癌综合征的变异性表现，可呈变异型潮红，表现为斑片状，边界清楚，呈匍行状，樱桃红色，极其瘙痒，而很少出现腹泻或心脏病变；

（2）乏力：患者可因胃肠源性临床表现（如便血、呕血、食欲缺乏、腹泻）等出现各种原因导致的乏力，如长期营养不良、贫血、脱水、电解质紊乱等；

（3）体重减轻：肿瘤消耗及疾病发展（尤其恶性时）会表现为恶病质，可因长期营养不良出现体重减轻；

2. 胃肠道症状 因肿瘤发生于胃肠道，可合并胃肠道相关症状，典型表现包括：

（1）腹痛：患者可出现腹部疼痛，可因胃肠 NET 的位置而致相应部位腹痛甚至放射痛，多见于胃、小肠等上消化道的 NET。疼痛的性质可为钝痛、灼痛、剧痛、胀痛等。疼痛可为一过性，也可表现为慢性、周期性发作，除严重发作外一般不表现为急性。

（2）恶心及呕吐：与肿瘤局部刺激相关，可伴迷走神经兴奋症状，如皮肤苍白、出汗等；

（3）出血、贫血：主要表现为消化道出血，严重者可致贫血。上消化道 NET 所致出血的患者可表现为呕血及黑便等；

（4）排便习惯、性状等改变：可因肿瘤不同位置，表现为便次数增多或减少、腹泻、便血等。

四、病理诊断

结合肿瘤增殖率、局部扩散范围等病理学特征，WHO 将胃肠胰（gastroenteropancreatic, GEP）系统 NEN 肿瘤分为两大类，同时美国病理学家学会（College of American Pathologists, CAP）也制定了相关标本检查方案。以下将根据组织学病理特征、分化分级、肿瘤分期等三个方面进行介绍。

1. 组织病理学特征

（1）高分化 NET：高分化 NET 呈典型的"器官样"排列，表现为实性、小梁状、脑回状或腺样结构，细胞核相当均匀，圆形至椭圆形，染色质呈粗糙点彩状（"椒盐样"，图 9-1-1），胞质呈细颗粒状。肉眼观，胃肠高分化 NET 为边界清晰圆形病变，至黏膜下层或侵入肌层，也可呈多结节性或浸润性。肿瘤切面可为红色或棕褐色，也可以因脂类含量高而呈黄色。肿瘤细胞产生的大量神经分泌颗粒，免疫组化表现为弥漫分布的高表达神经内分泌标志物。

（2）低分化神经内分泌癌（neuroendocrine carcinoma, NEC）：为高级别病变。低分化 NEC 呈片状或弥散状结构，缺乏器官样结构；细胞核不规则，胞质呈低颗粒度。神经内分泌标记物的免疫组化表达范围和强度表达（如 Ki-67）较高分化较为有限（图 9-1-2）。低分化 NEC 临床进展往往较快，预后较差，5 年总生存率约为 67%。

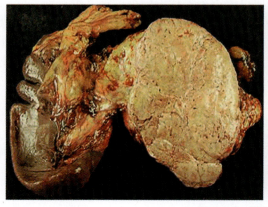
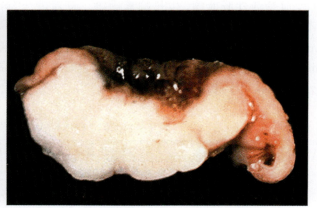

图 9-1-1 高分化 NET 大体病理标本

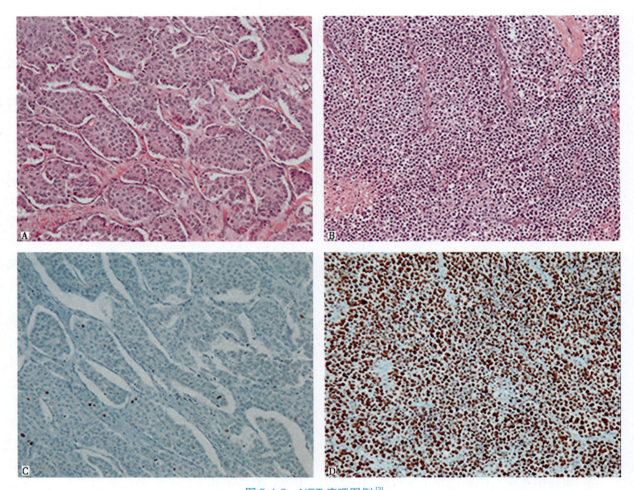

图 9-1-2　NET 病理图例 [3]

A、C. 高分化 NET（H&E 染色）及 Ki-67 标记；B、D. 低分化 NET（H&E 染色）及 Ki-67 标记

2. 分化及分级　WHO 制定的 GEP NET 分类方案完全依靠增殖率来区分低级别、中级别和高级别肿瘤，胃肠 NET 主要参见下表 [7]（表 9-1-1）：

3. 分期与命名　WHO 目前采用 TNM 分期系统进行分期命名 [8]，另外功能性 NET 可根据肿瘤分泌过量激素而产生的临床症状来定义，如胃泌素瘤、血管活性肠肽瘤、生长抑素瘤等。针对肿瘤不同位置（胃、十二指肠/Vater 壶腹部），AJCC（American Joint Committee on Cancer）、UICC（Union for International Cancer Control）也有不同的分期标准，可于相应官方网站查询。

五、定性诊断

胃肠 NET 的定性诊断主要包括消化系统相关临床表现、生化相关指标的检测以及组织活检的病理诊断等。对于胃肠道内分泌肿瘤，多数病理诊断的活检组织标本可通过内镜检查取得，也可通过手术治疗获得标本进行分析。

除上述病理诊断外，可结合相关临床表现包括上述腹痛、腹胀等，但因胃肠内分泌肿瘤相关临床表现与胃肠道其他疾病不具特异性，故常结合肿瘤标志物检测。

表 9-1-1　2010 ENETS/WHO 胃肠 NET 分化分级命名表

分化	分级	核分裂象计数	Ki-67 指数	ENETS，WHO 命名
高分化	低级别（G1）	<2/10HPF	<3%	NET，G1 型
	中级别（G2）	2~20/10HPF	3%~20%	NET，G2 型
低分化	高级别（G3）	>20 per 10HPF	>20%	神经内分泌癌，G3，小细胞型/大细胞型

肿瘤标志物：部分患者肿瘤标志物如患者血清 CgA 水平可较正常水平升高甚至显著升高。由于血清 CgA 在 GEP NEN G3 中的作用尚未明确，故在定性诊断中仅起辅助作用，并未在临床广泛使用于开展。而因具有分泌 5-羟色胺特性的肿瘤较少，检测尿 5-HIAA 也非常规开展。

六、定位诊断

随着现代医学影像学技术的发展，用于 NET 诊断的方法越来越多。在实际工作中，往往联合应用多种检查方法。胃肠 NET 超声图像往往表现为圆形或类圆形低回声，外围环绕相对较高的回声晕圈，边界通常较清晰。胃肠 NET 在 CT 图像上的特点为：①原发病灶表现为局部增厚、隆起的软组织块状影，体积大者常伴随内部坏死病灶；②部分病灶增强后可见明显强化，强化时间较长，坏死区多无强化。如果采用胃重建和小肠重建的方法，使用胃肠道阴性对比剂分别充盈胃和肠腔，通过二维或三维重建显示强化后的病灶更加清晰（图 9-1-3）。典型的胃肠 NET 在 MRI 图像上多表现为 T1WI 呈现低信号，T2WI 呈现高信号，磁共振弥散加权成像（DWI）呈现高信号。然而，各种影像学的检出率都无法达到 100%。与传统的影像学方法相比，应用 ^{99m}Tc 或 ^{68}Ga 标记的生长抑素类似物作为单光子发射断层显像（SPECT）或正电子发射断层显像（PET）的显像剂，在进行 NET 诊断时效果显著。目前，生长抑素受体 SPECT 显像已广泛用于评估肿瘤的生长抑素受体表达水平，^{68}Ga 标记的生长抑素类似物受体 PET 显像敏感度明显高于 SPECT 显像，成为 NET 主要的分子影像诊断工具。此外，借助消化内镜可获得直观的占位性病变的诊断依据，也可以在内镜下取活检进行病理检查。随着胃肠 NET 的病理诊断标准及共识的推动，活检确诊率逐步提高，且能提供完整的分类及分级，可以为后续诊疗提供重要依据。

七、治疗

治疗目标：消化系统的 NET 作为一组起源于神经内分泌细胞的异质性肿瘤，其生物学特征、

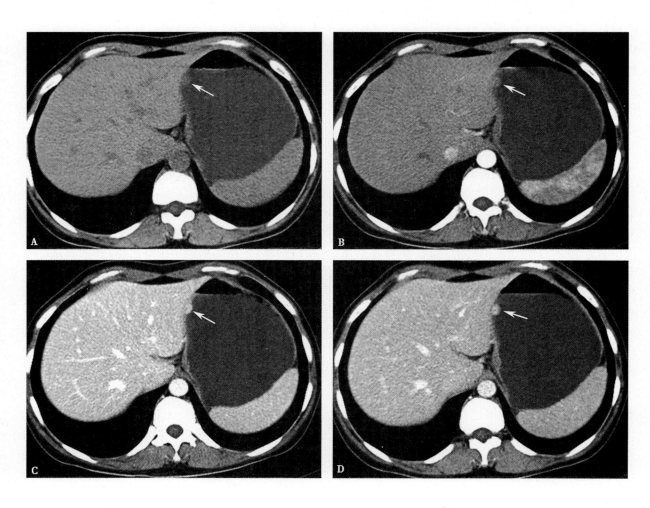

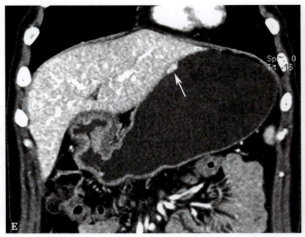
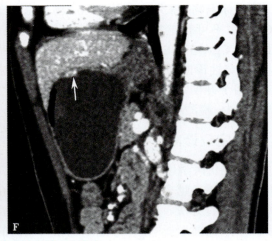

图 9-1-3　A～F 为 1 例胃类癌患者胃 CT 重建

CT 平扫（A）；增强后动脉期（B）；门静脉期（C）；静脉期（D）图像。提示胃底小类圆形软组织密度结节（箭号），最大径约 1cm，平扫 CT 值约 27Hu，增强后明显强化，门脉期 CT 值约 120HU。冠状（E）与矢状（F）MPR 有利于观察病变的位置、形态及与周围结构的关系

注：CT：计算机断层扫描；MPR：多平面重建

恶性程度及预后差异较大。但无论是胃泌素瘤、胰血管活性肠肽瘤（VIP瘤），还是其他类型 NET，治疗目标都是一致的。总体来说，胃肠 NET 的治疗目标是将肿瘤原发灶完整切除，对于有功能的胃肠 NET，使血清相应激素水平下降至与年龄和性别相匹配的正常范围内，防止其复发。

治疗方法：胃肠 NET 的治疗需要多学科综合治疗，治疗措施包括手术治疗、生物治疗、放疗、化疗及靶向治疗、核素治疗及免疫治疗。

手术治疗：外科手术是治疗胃肠 NET 的首选方法。完整切除肿瘤是胃肠 NET 的主要治疗手段，具体手术方式应根据肿瘤的位置、大小及与周围脏器的关系等综合决定。术前应做好围术期的处理，术前建议检查血清相应的激素水平，应尽可能控制激素过量分泌引起的症状，如胃泌素瘤引起的腹泻、VIP瘤引起的水电解质失衡等。对于局限性肿瘤，通常选择根治性手术；对于进展期肿瘤，可行姑息性减瘤手术，以降低患者的肿瘤负荷；对于有肝脏转移的患者，可选择针对肝脏转移灶的局部治疗；而对于多发的远处转移性 NET，可以应用化疗、放疗，或放射性核素治疗[9]。

胃肠 NET 的切除方法及方式取决于病变的数量、病变部位及区域淋巴结肿大程度。具体来讲，对于来源于胃肠 NET，若直径小于 2cm，经活检证实后可以随访观察；若肿瘤的直径大于 2cm，建议行超声内镜检查，根据浸润深度和淋巴结转移情况决定内镜下切除还是外科手术切除；而对于侵及肌层、肿瘤直径较大、或术前考虑为神经内分泌癌的患者，则应行根治性手术切除。对于怀疑为神经内分泌癌的胃部肿瘤，应当按照胃癌的外科处理原则进行手术及术后治疗。空肠或回肠近端的单一病变，可行节段性肠切除和区域淋巴结切除术，包括沿小肠的部分血管及引流区域的淋巴结。如果有多个病灶，必须仔细考虑切除小肠的长度，尽可能切除一个肠段并仅有一个吻合，而不是切除多个肠段并进行多个吻合。若需要行多次切除吻合术，务必要考虑血液供应是否足够。注重回盲瓣的保留，警惕短肠综合征的发生。对于怀疑为神经内分泌癌的十二指肠、空肠及回肠的肿瘤，建议将肿瘤的根治性切除＋淋巴结清扫术（包括肠系膜周围淋巴结）作为首选的治疗方式。

对于合并肝脏转移的胃肠 NET，可通过射频消融、动脉栓塞及选择性内放射治疗等局部治疗手段，控制肝转移灶，有效地减轻肿瘤负荷，减少激素分泌，改善患者的生活质量。肝动脉栓塞（transcatheter arterialembolization，TAE/TACE）常用于控制肝转移灶，有效率超过 50%，但是否能够延长患者的生存期尚无定论。对于肝转移灶无法切除、伴随的明显症状经生长抑素治疗也无法控制时，可以首选肝动脉化疗栓塞。射频消融技术（radiofrequency ablation，RFA）可用于直径小

于5cm的肝转移瘤的治疗,症状缓解率达70%~80%,缓解期可持续10~11月。应特别注意NET即使出现肝转移仍有获得长期生存的机会,故针对生物学行为良好的NET肝转移病例应评价有创治疗带给患者的风险与获益,做出最佳治疗决策。

生物治疗:胃肠NET的生物治疗主要包括干扰素和生长抑素类似物的治疗,其可以改善患者的症状和生化指标,亦可以使肿瘤缩小。①干扰素:干扰素受体可以在NET中表达,可刺激T细胞、诱导肿瘤细胞周期停滞和(或)抑制血管生成,促进其凋亡从而发挥抗癌作用。数项大型回顾性病例系列研究表明,小剂量IFNα可使40%~70%的胃肠NET患者的激素高分泌症状减轻,并在20%~40%的患者中表现为肿瘤稳定。与使用生长抑素类似物的情况一样,肿瘤消退不太常见。目前仅有少量的临床证据提示干扰素在神经内分泌症状方面具有一定的控制作用,但其不良反应发生率较高,应用和推广受到限制;②生长抑素类似物:生长抑素(SST)类似物是药物治疗中的首选,是最常用于控制NET症状的药物。SST类似物仅对有功能的SST受体阳性(占50%~60%)的GEP-NENs有较好疗效。合成的生长抑素可抑制生长激素、甲状腺刺激激素、胰岛素、促胃液素和胰高血糖素的分泌,并抑制胃酸的分泌。它还影响胃肠道的吸收、动力、内脏血流和营养功能,尤其是抑制促胃液素,胃酸以及胃蛋白酶的分泌,从而治疗上消化道出血。生长抑素还可以抑制胰高血糖素的分泌,从而有效地治疗糖尿病酮症酸中毒。由于NET多表达生长抑素受体,而生长抑素类似物能作用于生长抑素受体,从而抑制激素、生物活性胺类和多肽分泌过多。长效生长抑素奥曲肽是该类代表药物,可以使74%~89%类癌综合征患者控制重度腹泻、皮肤潮红等症状,有效率约50%。其不良反应主要为注射部位反应和胃肠道症状,小部分患者注射局部出现红斑、疼痛和瘙痒,长期使用SSA容易导致无症状胆囊结石,一般不容易发现,可定期行腹部超声检查;③放射治疗:放疗在胃肠NET中的应用多针对于有远处转移的患者,具有一定的疗效。即使能手术的患者,放疗也可作为选择的治疗方法。在争取获得生化指标的控制和缓解肿瘤压迫效应的同时,应该权衡每例患者的治疗风险和利益,须考虑的因素包括疾病的严重程度、肿瘤对周围结构的压迫效应及治疗带来的不良反应。对于部分有手术指征的患者,通过新辅助放疗可以缩小肿瘤体积以降低手术难度,为手术创造条件;④化疗及靶向治疗:化疗药物中,链佐星有明确疗效并获得批准上市,此外尿嘧啶、替莫唑胺、卡西他滨、顺铂联合依托泊苷等均有一定疗效,部分药物的有效率可达65%以上。还有研究应用替莫唑胺联合卡培他滨的化学治疗方案在治疗转移性高中分化的NET中取得较明显的疗效。近年来,靶向药物治疗也被较多的应用于NET。应用贝伐株单抗联合卡培他滨、贝伐株单抗联合链佐星、贝伐株单抗联合奥曲肽治疗胃肠NET均显示了明确的治疗效果并完成了Ⅱ期临床试验。然而,分子靶向治疗用于胃肠NET的疗效尚无定论。由于国内尚未大规模临床应用,缺乏相关循证医学证据,故所能提供经验有限;⑤核素治疗:应用放射性核素标记的生长抑素类似物进行生长抑素受体显像(somatostatin receptor imaging,SRI),能够获得NET的各种特征性的受体改变信息。应用不同种类放射性核素标记生长抑素类似物,可以达到靶向显像或治疗的目的。目前有多种放射性核素标记的肽类作为靶向治疗药物,但不同药物的疗效尚缺乏临床随机对照研究。生长抑素受体介导的放射性核素治疗(peptide receptor radionuclide therapy,PRRT)对于无法手术切除的胃肠NET的原发灶和转移灶均可应用。如果生长抑素受体阳性的胃肠NET患者经标准剂量长效生长抑素类似物治疗或生长抑素类似物加依维莫司治疗后疾病仍然进展,则可选用放射性标记生长抑素类似物进行PRRT,治疗时机可以是在生长抑素类似物治疗期间疾病进展时,也可以在依维莫司治疗期间疾病进展后。PRRT并非为推荐的一线治疗方法,主要用于常规方法治疗无效,GEP-NENs SRI显像阳性,生长抑素受体高表达,且患者的骨髓储备、肾功能良好。PRRT最常见的毒性反应是暂时性骨髓抑制和放射性肾炎;⑥免疫治疗:目前已经开始研究使用免疫检查点抑制剂治疗NET,但相关数据极为有限,临床试验正在进行中。

八、手术方式、手术指征及术前准备

常见的手术方式如下所述,根据肿瘤的类型及生长部位的不同,通常需要选择相应的手术方式。

胃NET:胃肿瘤局部切除术、胃部分切除术、远端胃大部切除术、近端胃切除术、全胃切除术、姑息性旁路手术等（图9-1-4、图9-1-5）。

十二指肠NET：十二指肠肿瘤局部切除术、十二指肠部分切除术、胰十二指肠切除术、姑息性旁路手术等。

胰十二指肠切除术（第五篇相关手术图谱）。

如存在肝脏转移灶：肝肿瘤切除术（图9-1-6）。

手术指征方面，胃NET：胃NET的手术方式与其分型密切相关，Ⅰ/Ⅱ型胃NET恶性程度较低，预后较好，Ⅲ型胃NET恶性程度较高，预后差。①Ⅰ/Ⅱ型胃NET：若肿瘤直径不超过2cm，可每年

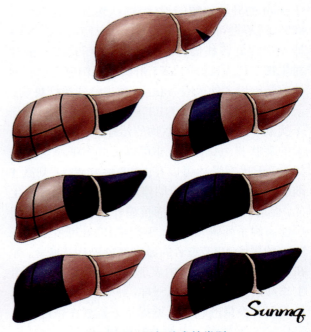

图9-1-6　肝切除术的类型

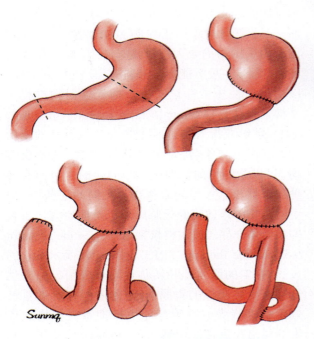

图9-1-4　胃部分切除术与消化道重建类型

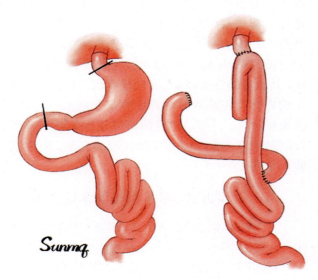

图9-1-5　全胃切除术

复查消化内镜，长期随访观察；若肿瘤直径大于2cm，可行EUS，若肿瘤仅侵及黏膜或黏膜下层，则可行内镜下切除术，若肿瘤浸润深度达到肌层，或内镜下切除后切缘阳性，则需进行手术治疗，根据肿瘤具体位置，可行肿瘤局部切除或胃部分切除术；②Ⅲ型胃NET：肿瘤恶性程度较高，手术指征与方式与胃癌相似，需常规行根治性手术联合淋巴结清扫，可根据肿瘤位置行远端胃大部切除术、近端胃切除术或全胃切除术，并根据术中具体情况选择合适的吻合方式，如肿瘤无法切除，可行姑息性旁路手术。

十二指肠NET：对于直径不超过1cm的非壶腹区域肿瘤，可行EUS评估肿瘤浸润深度并行内镜下切除术。若肿瘤浸润深度达到肌层、内镜下切除后切缘阳性或存在可疑淋巴结转移者，则需外科手术治疗，根据肿瘤具体位置，可行肿瘤局部切除、十二指肠部分切除术或胰十二指肠切除术。位于壶腹周围肿瘤的手术方式存在争议，较缺乏循证医学证据，一般认为无论肿瘤大小，均应行胰十二指肠切除术。若肿瘤不可切除，可行姑息性旁路手术。

胃十二指肠NET肝转移：若无肝脏弥漫性受累、肝功能严重受损或肝外转移，可行肝转移灶切除术，对于手术不可切除的肝转移灶，可通过射频消融、肝动脉栓塞、化疗栓塞、放疗栓塞等方

式治疗，此外根据患者意愿及治疗中心技术水平，肝移植也是可供选择的方案。

肠道准备方面：目前，行胃十二指肠手术术前机械性肠道准备并非必要，尚无明确临床证据支持术前机械性肠道准备可以降低术后吻合口瘘、肠道菌群失调及感染性并发症发病率。

预防性抗生素：胃十二指肠部位手术推荐使用 2 代头孢菌素类药物作为预防性抗生素，通常在切开皮肤前 0.5~2 小时经静脉给药，如手术时间超过 3 小时，则应追加使用抗生素。

肝脏储备状态评估：如患者为胃十二指肠 NET 肝转移，需行肝脏病灶切除术，术前应充分评估患者肝脏储备功能，是否进行主要取决于切除术后预期肝脏剩余体积（FLR）。通常 FLR 大于 40% 的 Child-Pugh B 级肝硬化患者与 Child-Pugh A 级患者可行肝切除术，对于 Child-Pugh B 级和 C 级肝硬化患者，FLR 小于 40% 视为肝切除术手术禁忌。预期 FLR 不足的患者，术前行门静脉栓塞增加 FLR 体积后可行肝切除术。

类癌危象的预防与治疗：胃十二指肠 NET 患者首先应警惕围术期类癌危象的发生，类癌危象主要由肿瘤释放大量生物活性物质引起，麻醉、床旁或术中肿瘤触诊、穿刺活检及肿瘤切除等操作均可能触发。通常认为类癌危象的发生与肿瘤负荷有正相关关系，尤其是存在肝内转移灶的患者，发生类癌危象的风险较大[10]。任何术前考虑诊断可疑为胃十二指肠 NET 的患者手术时均需准备奥曲肽。如患者既往合并类癌综合征病史，或存在肝内转移灶，考虑为高风险患者，术前应用奥曲肽（300~500μg 皮下或静脉注射）可降低类癌危象的发生率。与一般的急性术中低血压不同，术中发生类癌危象造成的低血压单靠液体复苏治疗往往难以改善症状，肾上腺素能类药物往往刺激肿瘤释放介质加重病情。术中发生类癌危象时，应立刻输注血浆维持血流动力学稳定，并持续静脉滴注奥曲肽[11]。

九、术后并发症及处理

胃 NET 切除术后综合征的性质和严重程度取决于胃切除的范围和胃重建的术式，术后早期并发症主要包括：术后出血、吻合口瘘、胃排空延迟、吻合口狭窄；远期并发症可包括：倾倒综合征、反流性胃炎、吻合口溃疡以及吸收不良导致的维生素或微量元素缺乏。

十二指肠 NET 局部切除术并发症较少，但如需行胰十二指肠切除术，则具有较高的并发症发病率及死亡率，需由经验丰富的外科医师进行。主要的并发症包括：术后出血、胰瘘、胆瘘、胃排空障碍等。

如行胃十二指肠 NET 肝转移灶切除，可能存在的并发症有胆瘘、肺部并发症和肝功能不全等。

术后出血：分为腹腔内出血与消化道出血，前者主要表现为术后腹腔引流管内持续流出鲜血，后者多表现为呕血及便血，两者均可伴有低血容量表现，腹部查体可见腹膜炎体征。腹腔内出血可根据引流液性状、诊断性腹腔穿刺或腹部血管造影明确诊断，消化道出血可通过消化内镜明确诊断，如找到明确出血点，可使用动脉介入栓塞、内镜下钳夹或喷洒止血粉等方式保守治疗。如出血无明显缓解，应立即行手术探查止血。

吻合口瘘/十二指肠残端瘘：通常发生在胃切除术后 7~10 天，表现为发热、腹痛等不适，查体可见急性腹膜炎体征，怀疑存在吻合口瘘时，需行上消化道造影或腹部 CT，如诊断明确，需立刻禁食禁水，肠外营养支持治疗，同时经验性使用广谱抗生素抗感染，可由经验丰富的放射科医师行介入穿刺引流。若保守治疗无效，需积极行手术治疗。

胃排空延迟：行胃十二指肠手术后，恢复经口进食后发生恶心、呕吐、早饱、腹胀感和（或）上腹痛等不适，复查上消化道造影可见胃蠕动波消失，造影剂无法下行。发生胃排空障碍时需重新置入胃管减压，给予患者肠内肠外营养支持。对于长期存在难治性症状的患者，胃电刺激治疗或许存在一定效果。

吻合口狭窄：较常见于 Billroth Ⅱ 式吻合术及 Roux-en-Y 吻合术，由胃空肠吻合口瘢痕形成导致，患者主要表现为长期间断呕吐，呕吐物不含胆汁。上消化道造影或消化内镜可明确诊断，如除外肿瘤复发，可行内镜下扩张治疗。

倾倒综合征：早期倾倒综合征出现在餐后 15~30 分钟，患者往往出现恶心呕吐、腹痛腹泻，以及心悸、出汗、潮红等血管收缩表现。晚期倾倒综合征出现在餐后，可能与食物刺激胰岛素分泌峰造成低血糖有关。绝大多数患者可通过调整饮食习惯，少食多餐，降低碳水化合物等方法治疗，症状严重无法缓解者可皮下注射生长抑素。

吻合口溃疡：通常提示迷走神经切断不完全，

佐林格-埃利森综合征、NSAID类药物滥用、幽门螺旋杆菌感染都会增加发病率。可使用抑酸、保护胃黏膜、抗幽门螺旋杆菌等一般治疗，如出现穿孔或出血等并发症，需及时手术干预。

碱性反流性胃炎：消化道重建后，胆汁及肠液反流至胃导致，主要表现为持续性胸骨后烧灼感、恶心呕吐等不适，可使用保护胃黏膜、增强胃动力药物控制症状。

术后营养不良：胃切除术后由于胃容量不足影响患者消化吸收功能，尤其包括维生素及微量元素，患者常出现消瘦、贫血等症状，需指导患者少食多餐，高蛋白饮食，补充维生素及微量元素，必要时需专业的营养科医师进行营养指导。

胆瘘：肝切除术或胆管空肠吻合术后，引流液中出现胆汁样外观提示存在胆瘘。国际肝脏外科研究学组（ISGLS）对胆瘘的定义[12]为：术后第3日起引流液胆红素浓度大于血清胆红素含量上限的3倍，或因胆汁聚集、胆汁性腹膜炎需要行介入治疗或手术干预。如果发生胆瘘，应保持引流通常至胆瘘停止。如合并出血或严重的腹腔感染，需积极进行介入治疗或手术干预。

胰瘘：根据国际胰瘘研究学组（ISGPF）的标准，术后第3日起腹腔引流液淀粉酶含量大于正常血清淀粉酶含量上限的3倍可诊断为术后胰瘘[13]。如果未能将胰液充分引流至体外，可导致脓毒症和出血，严重时会造成患者死亡。通常A级胰瘘属于生化漏，无需特殊处理，保持引流通常即可，如出现B、C级胰瘘，需禁食禁水、肠外营养支持，同时使用生长抑素抑制胰酶分泌，如胰瘘合并出血或严重的腹腔感染，需积极进行介入治疗甚至手术干预。

肝衰竭：肝切除术最严重的并发症为肝切除术后肝功能不全，其特征为术后第5日或之后出现国际标准化比值（INR）升高和高胆红素血症[14]。

十、术后随访

胃NET：直径不超过2cm的Ⅰ型和Ⅱ型胃NET，随访项目包括病史和体格检查，同时需联合行消化内镜检查，每6-12个月1次，持续3年，之后每年1次，仅在有必要时行影像学检查。直径大于2cm的Ⅰ型和Ⅱ型胃NET，随访项目包括病史和体格检查、血CgA、尿5-HIAA、腹盆CT或MRI，术后2年内每6个月随访1次，之后4年每年随访1次，之后每2年随访1次至术后10年。所有Ⅲ型胃NET均应按照胃癌标准进行复查。

十二指肠NET：随访项目包括血CgA、尿5-HIAA、腹部超声及CT（或MRI）。内镜下完整切除患者，应在术后6个月、1年、2年、3年时复查。行根治手术的患者，应在术后6个月、1年复查，此后每年复查1次，随访3年。不可切除、存在远处转移或暂不需治疗患者，每3~6月复查1次[15]。

（戴梦华）

参 考 文 献

1. Howe JR. Endocrine and Neuroendocrine Surgery. Berlin Heidelberg: Springer-Verlag, 2017: 211-222
2. Pertsemlidis D, Inabnet WB III, Gagner M. Endocrine Surgery. 2nd Ed. Boca Raton: CRC Press, 2016
3. 王建红，钱睿哲. 病理生理学. 3版. 北京：人民卫生出版社，2015：263-273
4. 万学红，卢雪峰. 诊断学. 8版. 北京：人民卫生出版社，2013：26-54
5. Halfdanarson TR, McWilliams RR, Donohue JH, Quevedo JF, A single-institution experience with 491 cases of small bowel adenocarcinoma[J]. Am J Surg, 2010, 199(6): 797
6. Rindi G, Arnold R, Bosman FT, et al. Nomenclature and classification of neuroendocrine neoplasms of the digestive system. In: Bosman TF, Carneiro F, Hruban RH, et al. WHO Classification of Tumours of the Digestive System. 4th ed. Lyon: International Agency for Research on cancer (IARC), 2010: 13
7. Amin MB, Edge S, Greene F, et al. AJCC Cancer Staging Manual Chicago, USA: the American Joint Committee on Cancer, 2017
8. Cavalcanti E, Armentano R, Valentini AM, et al. Role of PD-L1 expression as a biomarker for GEP neuroendocrine neoplasm grading[J/OL]. Cell Death Dis. 2017, 8(8): e3004. Epub 2017 Aug 24
9. Kulke MH. NANETS treatment guidelines: well-differentiated neuroendocrine tumors of the stomach and pancreas[J]. Pancreas, 2010, 39(6): 735-752
10. Warner RR, Mani S, Profeta J, et al. Octreotide treatment of carcinoid hypertensive crisis[J]. Mt Sinai J Med, 1994, 61: 349
11. 吴孟超，吴在德，黄家驷. 外科学. 北京：人民卫生出版社，2008
12. Koch M, Garden OJ, Padbury R, et al. Bile leakage after hepatobiliary and pancreatic surgery: a definition and grading of severity by the International Study Group of Liver Surgery (ISGLS)[J]. Surgery. 2011, 149: 680-688
13. Pulvirenti A, Ramera M, Bassi C, et al. Modifications in the International Study Group for Pancreatic Surgery

(ISGPS) definition of postoperative pancreatic fistula[J]. Transl Gastroenterol Hepatol, 2017, 12(2): 107
14. Rahbari NN, Garden OJ, Padbury R, et al. Posthepatectomy liver failure: a definition and grading by the International Study Group of Liver Surgery (ISGLS)[J]. Surgery, 2011, 149: 713
15. 徐建明等. 中国胃肠胰神经内分泌肿瘤专家共识(2016年版)[J]. 临床肿瘤学杂志, 2016, 10: 927-946

第二章　胸部神经内分泌肿瘤

前言

神经内分泌肿瘤（neuroendocrine tumors，NETs）为一种上皮性肿瘤，起源于能产生胺和肽的神经内分泌细胞，此类细胞从胚胎神经嵴迁移而来，可以发生于全身各个部位，最常见为膈下消化道如胃肠胰腺等（中肠起源为主），其次为胸部（前肠为主）（表9-2-1）。其特征性表现为存在分泌激素的能力而导致相应的症状，比如我们熟知的类癌综合征。大部分肿瘤为惰性生长，预后尚佳，但也不乏侵袭性生长恶性程度很高的病例。

NETs早先称为类癌（carcinoid），最早由德国籍犹太裔病理学家Siegfried Oberndorfer于1907年报告并命名，因似癌非癌难以界定从而叫做"类癌"。近年来，随着对NETs认识的加深和诊断技术尤其是影像学及病理学诊断技术的发展，NETs的年发病率不断攀升，2017年JAMA肿瘤杂志发表的美国国家癌症研究所自1973年开始的监测，流行病学及最终结果（surveillance，epidemiology，and end results，SEER）项目数据显示，NETs的年龄校正后年发病率从1973年的1.09/100 000，升至2012年的6.98/100 000，升高约6.4倍，相对而言，全身所有恶性病变的年发生率却未发生显著的变化[1]。另外从各器官的分布上来看，以往是小肠为首30.4%，肺部来源29.8%次之，而近来数据显示肺部有超越小肠成为NETs最主要来源部位的趋势[1]。正因如此，近年来胸部NETs也成为临床关注的重点之一。

NETs为一种特殊类型的肿瘤，其诊断及分型基于病理的多项指标，而胃肠胰（gastroenteropancreatic NETs，GEP-NETs）作为NETs中占比最多的部分，也是目前研究最多的部位，故其病理分型标准也成为其他部位NETs病理诊断的蓝本。1980年发布首个世界卫生组织（world health organization，WHO）NETs病理分型标准，但当时仍沿用类癌名词，也就是对良恶性并未准确界定，2000年才首次应用"神经内分泌肿瘤"和"神经内分泌癌"的相关术语，而几经修订，于2010年版的WHO分型标准才统一将NETs归为恶性肿瘤（副节瘤等除外），并根据核分裂象计数及Ki-67指数将NETs分为G1、G2、G3（表9-2-1），部分学者简单理解为（注：在不同部位的NETs中可能不同）分化好的、低级别NETs（G1）和中等级别NETs（G2），以及分化差的、高级别NETs（G3）。

表 9-2-1　胃肠胰NET肿瘤分级

2010 WHO 分型 （GEP-NETs）	核分裂象计数 （/10HPF）	Ki-67 指数 （%）
G1	<2	<3
G2	2～20	3～20
G3	>20	>20

HPF: high power field 高倍视野；GEP-NETs: gastroenteropancreatic neuroendocrine tumors

胸部NETs的病理分型借鉴于GEP-NETs但另有自己的特点，2004版WHO分型将胸部NETs分为分化好的NETs包括典型类癌（typical carcinoid，TC）和不典型类癌（atypical carcinoid，ATC）以及分化差的NETs包括小细胞肺癌（small cell lung cancer，SCLC）和大细胞神经内分泌癌（large cell neuroendocrine carcinoma，LCNEC），明确指出这些均为恶性肿瘤，另外还有混合型NETs以及提出了浸润前病变（类似于癌前病变）的弥漫性特发性肺神经内分泌细胞增生（diffuse idiopathic pulmonary neuroendocrine cell hyperplasia，DIPNECH）。2015年WHO新版bronchopulmonary neuroendocrine tumor（BPNET）分型未做大的改动，但提出有共同的形态学及免疫组化表现，并以坏死程度、核分裂象计数作为分型的主要依据（表9-2-2），Ki-67指数作为参考，但不作为分型的诊断标准，因此目前胸部NETs并没有明确的G1、G2、G3这样的分级[2]。

表 9-2-2 胸部 NET 病理 WHO 分型

	分化好的 NET		分化差的 NET	
	典型类癌	不典型类癌	小细胞神经内分泌癌	大细胞神经内分泌癌
肿瘤细胞分布	排列为巢状、段带状、小梁状、菊团样或腺管状分布排列，细胞形态较均一。周围血管丰富可见纤维间质围绕		弥漫分布或巢团状排列	器官状、菊形团样或弥漫分布
光镜下细胞形态	肿瘤细胞形态相对均一，多边形小或中等大小的多边形细胞，胞质中等量或丰富，核圆形或卵圆形，大小形态较规则，染色质略粗，核仁不明显		小，圆形或；卵圆形，胞质稀少、核深染、核仁不明显	细胞较大，胞质丰富，粗大染色质及明显核仁
坏死	无	有（灶状或粉刺样坏死）	常见，地图样、大片	片状或地图样
核分裂象（每10个高倍视野）	<2	2～10	>10（平均可达60～70）	
免疫组化标记	CgA、Syn、CD56、TTF-1 等			

CgA：嗜铬蛋白 A；Syn：突触体素；CD56 或 NCAM-1：神经细胞黏附分子 -1；TTF-1：甲状腺转录因子 -1

TC、ATC 因预后极佳，曾经在肺部肿瘤学中归为支气管腺瘤并一度被认为是良性病变，随着病理技术的发展，目前已统一归为恶性肿瘤并与 SCLC 及 LCNEC 这类恶性程度很高的预后极差的肺部恶性肿瘤并列为同一肿瘤谱即 NET，将这些生物学行为差异如此之大的肿瘤统归于同一类型下，也一度引起研究者们的巨大争议，而这些争议目前仍在持续。

第一节 支气管肺神经内分泌肿瘤

引言

支气管肺神经内分泌肿瘤（bronchopulmonary neuroendocrine tumor，BPNET）约占所有肺部恶性肿瘤的 20%～25% 左右，是起源于支气管肺部弥散神经内分泌系统的一组异质性肿瘤。世界卫生组织（World Health Organization，WHO）按照其生物学特性将其分为四个主要的病理类型：典型类癌（Typical Carcinoid，TC）、不典型类癌（atypical carcinoid，ATC）、大细胞神经内分泌癌（large-cell neuroendocrine carcinoma，LCNEC）以及小细胞肺癌（small-cell lung cancer，SCLC），另外还有浸润前病变即弥漫性特发性神经内分泌细胞增生（diffuse idiopathic pulmonary neuroendocrine cell hyperplasia，DIPNECH）。

目前认为 SCLC 以及罕见的 LCNEC 是以化疗及放疗为主要治疗手段的恶性程度很高的神经内分泌癌，不在此书中探讨。而 TC 及 ATC，属于分化较好的神经内分泌肿瘤（well-differentiated BPNET），则是以手术治疗为主要治疗手段。以下为描述方便，将 TC 及 ATC 统称为支气管肺类癌，讨论二者区别时会分别描述 TC 及 ATC。TC 和 ATC 由于病例数较少，对辅助放疗及化疗的疗效较差，而且缺乏靶向药物治疗，也使之成为近年来研究的重点。

一、流行病学

目前数据显示支气管肺类癌年发病率约在 1～2/100 000 左右，在所有类癌中占 20%～30%，发病率仅次于消化道类癌，但在肺部原发恶性肿瘤中仅占 1%～5%，也有说在所有手术切除肺部恶性肿瘤中占 0.2%～2%，其中 TC 发病率为 ATC 的 4 倍。近年来，随着对 NET 认识不断深入，辅助检查技术及病理诊断技术的不断提高，其发病率也不断提高。

二、起源及分子生物学

支气管肺类癌被认为起源于能产生胺和肽的神经内分泌细胞，此类细胞从胚胎神经嵴迁移而来。类癌可出现在全身很多部位，包括胸腺、肺、胃肠道和卵巢。胃肠道是最常受累的部位，肺是第二常见的受累部位。与已知的大量吸烟与鳞癌及 SCLC 发生发展相关情况不同，目前还没有其他已知的致癌物或环境因素的暴露被证明与支气管肺类癌的发生有关。随着肺腺癌基因突变的研究以及靶向药物成功应用的不断深入，也有很多学者研究支气管肺类癌的相关基因，但目前还尚未有明确的相关突变基因以及确定疗效的靶向药物的相关报道。如有研究报道，在部分转移性 ATC 中有 ALK 异常高表达（ALK，一种酪氨酸激酶受体，在 5% 的 NSCLC 中有异常高表达，ALK 高表达的肿瘤一般对化疗无反应，但可用克唑替尼进行治疗）。但 ALK 的高表达仅在部分小标本活检诊断的病例报告中出现，因此其准确性尚有待商榷。另有学者用肿瘤 DNA 测序方法，但未能发现第 18~21 外显子中 EGFR 相关基因突变，也未发现第 2 外显子中 KRAS 相关基因突变。因此目前认为 EGFR 与 KRAS 基因可能并不参与支气管肺类癌的发生发展，也不推荐相关靶向药物或单克隆抗体用于支气管肺类癌的治疗[3]。其他如 TP53 在 SCLC 及 LCNEC 中有较高的突变率而在类癌中罕见，而一项报道了对 25 例支气管肺类癌患者石蜡切片进行 NSCLC 常见基因突变检测中，发现仅 1 例患者出现 BRAF、SMAD4、PIK3CA 以及 KRAS 突变。由此可见，在以往研究中发现 NSCLC 相关的常见突变基因在支气管肺类癌中罕见有异常表达。基因变异在支气管肺类癌中的研究也将是未来的热点之一。

三、人口学特征

目前报道的支气管肺类癌女性稍多于男性，吸烟与支气管肺类癌的发生没有明确相关性，而且支气管肺类癌以周围型为主，这与我们熟知的 SCLC 相差很大，后者是男性吸烟者为主，且多为中心型病变。相对于肺部恶性肿瘤而言，支气管肺类癌发病的中位年龄较轻，中位年龄 45~55 岁上下，ATC 一般发病年龄较 TC 大 5~10 岁，支气管肺类癌也是儿童最常见的支气管肺原发恶性肿瘤。

北京协和医院近 15 年手术的支气管肺类癌患者共 57 例，占同期因肺癌行手术切除治疗患者的 1.23%。57 例患者中男性 35 例，女性 22 例（男女比例 1.6∶1），吸烟率 47.4%，中位年龄 49 岁，最小 12 岁，最大 85 岁。外周型 29 例，中央型 28 例。TC 及 ATC 患者在年龄、性别、吸烟率以及病变部位上均无显著差异（表 9-2-3）。北京协和医院报道的一组大细胞神经内分泌癌（large cell neuroendocrine carcinoma，LCNEC）患者，中位年龄 63 岁，男性占 82.8%，吸烟率高达 80%，足见其巨大差异。

表 9-2-3　北京协和医院支气管肺类癌患者一般资料及临床症状

	TC	ATC	合计
病例数	39	18	57
年龄			
中位数	46.0	56.5	49.0
范围	12~85	30~67	12~85
性别			57
男性	24	11	35
女性	15	7	22
吸烟状况			
吸烟	17	10	27
非吸烟	22	8	30
肿瘤部位			
外周	23	6	29
中央	16	12	28
症状			
咳嗽	5	8	13
痰中带血	8	4	12
EAS	11	1	12
胸闷胸痛	2	3	5
无症状	13	2	15

TC：典型类癌；ATC：不典型类癌；EAS：异位 ACTH 综合征；nd：未做

注：正态分布的计量资料采用 t 检验；非正态分布采用非参数检验。计数资料采用卡方检验

四、临床症状

支气管肺类癌和其他类型的肺部肿瘤类似，早期缺乏相应的特异性症状，由我们报道的病例也可以看出，无症状患者因检查发现可以占 26.3%（15/57）（表 9-2-3）。只有在肿瘤出现在近端气道出现支气管阻塞或因血供丰富而咯血时，出现相应的呼吸道症状[8]，而这些呼吸道症状和同样部位的其他类型的肺部肿瘤并无区别。患者可能表现为咳嗽、咳痰、咯血、甚至喘鸣等，伴有肺炎时可有发热、胸痛等症状。另外作为内分泌肿瘤而言，其特异性的症状通常是分泌相应的激素而引起副瘤综合征，但支气管肺类癌与胃肠胰 NETs 不同，支气管肺类癌中类癌综合征发生率极低，仅在巨大肿瘤或者血行转移的情况下有报道。支气管

肺类癌中副瘤综合征较多的是出现分泌促肾上腺皮质激素（adrenocorticotropic hormone，ACTH）导致异位 ACTH 综合征（ectopic ACTH syndrome，EAS）。文献报道为约 1%～2% 的支气管类癌可产生 EAS[4]，此类患者因伴随副瘤综合征，似乎在诊断上较无症状患者容易，但在实践经验中发现，因为 EAS 患者常常和垂体瘤引起的库欣综合征难以鉴别，反而是更容易出现漏诊误诊。

五、影像学检查

由于支气管肺类癌缺乏相应的特异性症状，因此影像学检查对于诊断而言至关重要。

胸部 CT（因支气管肺为含气类气管，MRI 目前还很少用于肺部结节的诊断）：中心型病变的表现与其他中心型肺癌的表现类似，常常伴有阻塞性肺不张或肺炎的表现，小的病灶不伴随肺不张或肺炎的情况下 CT 上有时难以辨识，需结合临床症状以及支气管镜检来判断。周围型病变中，TC 在 CT 下多表现为密度均一的类圆形结节，边界清楚，边缘光整（图 9-2-1A、C），有时容易被认为是良性病变；伴随 EAS 的病变常常可有明显均匀强化。ATC 在 CT 下则表现较为多变，可以有如 TC 一般的边界清楚的类圆形结节（图 9-2-1B、D），也可表现为梭形、分叶、不规则状等，可伴有点状或偏心钙化，但较少出现明显的毛刺及胸膜牵拉。

生长抑素受体显像（somatostatin receptor scintigraphy，SRS）：多数 NETs 可以表达生长抑素受体，这些生长抑素受体可用放射性核素标记的奥曲肽进行成像。常规 SRS SPECT 平面显像对于较小的病灶敏感性相对较差，而进行 SPECT/CT 断层融合显像有助于提高对于小病灶或隐匿部位病灶的诊断敏感性。另外因部分其他肿瘤、肉芽肿、炎症病灶及自身免疫性疾病中也有不同类型生长抑素受体的表达，可以通过 SRS 显像，因此其特异性有限，临床上不属于常规应用，更多用于对部分疑难病变的辅助诊断。

正电子发射计算机断层扫描（positron emission tomography-computed tomography，PET-CT）：

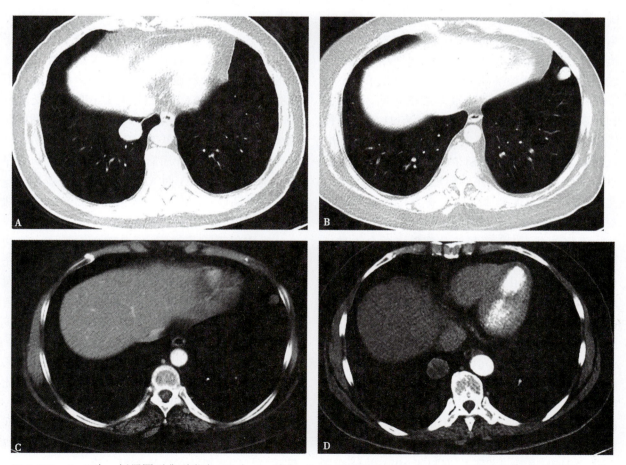

图 9-2-1　A、C 为一例周围型典型类癌 CT 片，A. 肺窗；C. 为纵隔窗动脉期；B、D 为一例周围型不典型类癌 CT 片，B. 肺窗；D. 纵隔窗动脉期。共同特点为类圆形实性结节，可见强化，边界较为光滑，未见明显分叶、毛刺、胸膜牵拉

PET-CT 对支气管肺类癌的诊断价值有限,由于支气管肺类癌代谢活性低,常常在 PET-CT 上会被误认为良性病变,因此对于其诊断和分期的准确性并不高[5]。进来也有报道用 ^{68}Ga 标记生长抑素类似物代替传统的 ^{18}F 标记脱氧葡萄糖进行 PET-CT 检查,提高 PET-CT 对肺类癌的敏感性,对支气管肺类癌的诊断和分期有较大的应用前景。

六、病理诊断

前面提到,NET 的诊断依赖病理。支气管肺类癌的诊断也是基于病理。神经内分泌肿瘤的诊断需要有显微镜下特殊的生长方式如巢状、段带状、小梁状、菊团样或腺管状分布排列外加一个以上的免疫组化标记呈阳性表达,目前常用的是 CD56、CgA、Syn 及 TTF-1 等,另外其分型还需要结合细胞大小、形态、核分裂数目以及有无坏死等因素综合判断[6~9](表 9-2-2),因此术前小标本活检的准确诊断存在较大难度,误诊率较高。北京协和医院总结的 15 年的病例中,手术前行纤维支气管镜检并取活检的 12 例中心型病变中仅 5 例(41.7%)准确诊断。另外由于 NET 血供相对较为丰富,因此在镜下活检的风险也相对较高,内镜医师在取活检时会有顾虑,钳夹时较病变表浅,这也可能导致活检准确率下降。不仅是术前小标本,术中快速冰冻病理也很难准确判断,北京协和医院报道 26 例术中冰冻中虽然有 21 例考虑神经内分泌癌,但 19 例都未分型,仅 1 例分型并准确判断,另一例误判为 SCLC 而石蜡病理证实为 TC。可见神经内分泌癌的病理诊断难度很大,因此,通常都是术后诊断,这也是为什么多数支气管肺类癌的相关报道都是回顾性研究。

不仅如此,在坏死和核分裂象这两个关键指标的判读上,不同的病理科医生还存在较大争议。也有研究者提出用 Ki-67 指数(Ki-67 表达水平作为增殖活性的判断,应用于包括肺癌在内的多种肿瘤)来协助分型,且 Ki-67 指数已经应用于胃肠胰 NET 中作为分型及预后的指标进行研究,虽然其临界点一直存在争议,但 2010 WHO 胃肠胰的分类标准已采纳了 Ki-67 指数作为区分高(大于 20%)、中(3%~20%)、低(小于等于 2%)级别 NET 的标准之一[10]。但由于胸部 NET 的特殊性,Ki-67 指数不能成功区分 TC 及 ATC,也不能区分 SCLC 及 LCNEC,故目前并不作为胸部 NET 的分型指标,但可以作为小标本病理(支气管镜下活检或 CT 引导下活检)区别分化好的 NET(包含 TC 和 ATC)和分化差的 NET(包含 SCLC 与 LCNEC)。

七、分期

目前支气管肺类癌的分期参考其他常见类型的肺癌分期标准,即美国癌症联合会(American Joint Committee On Cancer, AJCC)第 7 版肺癌分期标准。需要注意的是,虽然支气管肺类癌是分化好的神经内分泌肿瘤,多被认为是惰性生长的肿瘤,但也有较强的侵袭性,文献报道其在发现病变时 TC 有 10%~15% 出现淋巴结转移,3%~5% 出现远处转移;而 ATC 则有 40%~50% 出现淋巴结转移,20% 左右出现远处转移。

八、治疗及预后

治疗目标:去除或破坏全部肿瘤,并尽可能保留有功能的肺组织。

治疗方法

手术:与其他类型非小细胞肺癌(non-small cell lung cancer, NSCLC)一样,目前针对支气管肺类癌的治疗也是提倡多学科综合治疗,但由于放化疗效果的欠佳以及靶向药物缺乏,故对于局限的可切除的支气管肺类癌,手术是此类疾病首选的甚至可以说是唯一证实有效的治疗方案。手术指征和其他 NSCLC 都是 I-IIIa 期的病变以及少部分经详细评估并慎重选择的可切除的 IIIb 期病变。由于属于分化好的 NETs,手术后远期存活率较常见肺部恶性肿瘤好很多,TC 的 5~10 年存活率都在 90% 以上,而 ATC 的 5 年存活率 56%~87%。晚期以及存在无法耐受手术的异常情况则属于手术禁忌。

经支气管镜下治疗:部分较小的气道内肿物可能完全位于腔内并能通过支气管镜下应用激光或冷冻等方法进行治疗。最佳指征是:腔内息肉样肿瘤、支气管镜下清晰可见肿瘤远端边缘,高分辨率 CT 未见支气管壁受累且无疑似淋巴结转移证据。文献报道经患者在经支气管镜下切除后有约一半的患者可以达到肿瘤根除,但需要注意的是其余的患者几乎都需要后续手术治疗。由此可见在能够手术的患者仍然建议首选手术治疗,而对于高龄、心肺功能差、合并其他基础病等其他原因可能不能耐受胸外科大手术的患者,支气管镜下切除可以作为备选治疗方案。

辅助放化疗:由于为罕见疾病,还缺乏大样

本的临床数据以及前瞻性的临床试验，因此在以往的治疗策略中还是参考 NSCLC 的治疗，术后对于Ⅱ及Ⅲ期的患者，进行辅助性放化疗。

但近来有较多学者总结认为，手术根治性切除后的患者不能从术后辅助治疗中获益，反而会因化疗副作用影响生活质量甚至出现化疗相关性死亡，因此建议对于根治性切除患者包括Ⅰ～Ⅲ期的患者，术后均不建议使用辅助放化疗。对于术后残留或复发的病灶，可以考虑局部进行放疗，但是否能改善生存期并不明确[11]。

靶向药物治疗：对于晚期无法手术根治或者术后复发的患者，辅助治疗疗效也并不乐观。目前仅有一项前瞻、随机、对照的Ⅲ期临床试验即 RADIANT-4[12,13]，评估了依维莫司（一种哺乳动物类雷帕霉素靶蛋白抑制剂）这一药物，认为对于无法手术根治的非功能型支气管肺类癌，依维莫司可以显著延长无进展生存期（progression-free survival, PFS）。但是否适合应用于术后辅助治疗，目前还缺乏相应的临床试验。

九、手术方式及术前准备

术前准备：与一般 NSCLC 类似，需要完善全身转移评估、心肺功能评估以及呼吸道准备；①戒烟 2 周以上；长期吸烟患者术前呼吸道雾化治疗；②排查转移：对肝、脑、骨骼、肾上腺等常见部位进行排查；③心肺功能评估：肺通气功能、心脏超声等；④EAS 需要术前在内分泌科进行排查并行术前准备（胸部神经内分泌肿瘤所致异位 ACTH 综合征的手术治疗一节）。

入路：后外侧切口开胸手术或者电视胸腔镜辅助手术（video-assisted thoracic surgery, VATS）；

范围：与其他 NSCLC 类似，目前标准的切除范围还是肺叶切除及纵隔淋巴结清扫术。对于部分中心型病灶，有时可能需要采取复合肺叶甚至全肺切除，这种情况需要在术前详细评估患者心肺功能。另外，如果病灶适合支气管成形或袖状切除术，则尽量采用，可以最大程度保留肺功能而又不影响手术效果。对于周围型 TC 而言，由于其恶性程度很低而淋巴结转移可能性很小，因此手术范围存在一定争议，有主张认为应当缩小手术范围，行保留肺功能的亚肺叶切除术（即楔形切除或者肺段切除术），另外淋巴结是否进行清扫也存在争议。但由于术前活检包括术中冰冻并不能区分 TC 和 ATC，而且 TC 也有一定的淋巴结转移率，因此亚肺叶切除术的应用必须非常谨慎。

十、手术并发症的处理

支气管肺神经内分泌肿瘤术后并发症与一般肺癌的相关手术并发症基本相同。

术后大出血：根据闭式引流量及血压、心率、血色素等综合判断，经输血、改善凝血功能等治疗无效后，需要采取二次上台止血；

心律失常：肺癌术后最常见并发症之一，多表现为快速性心律失常，以心房纤颤最为常见。在纠正出入量及电解质平衡后，可以考虑应用强心药物以及抗心律失常药物进行治疗；

急性肺水肿：多为术中术后入量过多引起，严格控制入量，维持出入量平衡至关重要，对于高危患者最好在术后返重症监护室进行治疗；

肺栓塞：高龄、肿瘤、手术创伤、术后活动少都增加术后出现下肢深静脉血栓形成并进一步引起肺栓塞的风险，一旦发现需要抗凝治疗；

心肌梗死：围术期的血压、血氧改变可能引起既往存在冠心病或部分既往无冠心病的患者出现心肌缺血，最严重情况下可以出现心肌梗死，需要在充分供氧、维持血压的情况下进行扩冠、抗血小板治疗；

肺部感染：因进行肺部手术，支气管肺部分泌物增加，术中麻醉下吸痰和术后排痰至关重要，一旦发现肺部感染需要根据痰或血培养结果进行有针对性的抗生素治疗。

十一、随访

由于支气管肺类癌恶性程度较普通肺癌低，在严格把握手术适应证的情况下，术后患者长期预后较好，复发率低，出现复发的间隔时间可能较长，因此建议长期随访。术后 1 月时进行术后恢复期复查，普通血检如血常规和肝肾功能以及胸部正侧位片检查。此后术后 2 年内，每半年复查一次胸部增强 CT，观察肿瘤复发情况。2 年后一般建议每年进行一次复查。

第二节　胸腺神经内分泌肿瘤

引言

1972 年 Rosai 和 Higa 首次报道胸腺来源的内分泌肿瘤，并将其命名为"胸腺类癌"（thymic

carcinoid)。胸腺类癌也是起源于神经内分泌系统的肿瘤，与支气管肺 NET 同属于胚胎前肠来源。随着"类癌"名称逐渐由 NET 及神经内分泌癌（neuroendocrine carcinoma, NEC）替代。胸腺类癌也逐渐更名为胸腺神经内分泌癌（thymic neuroendocrine carcinoma, TNEC）。借鉴支气管肺 NET 的分型，2015 年世界卫生组织（World Health Organization, WHO）也分为四个主要的病理类型：典型类癌（typical carcinoid, TC）、不典型类癌（atypical carcinoid, ATC）、大细胞神经内分泌癌（large-cell neuroendocrine carcinoma, LCNEC）以及小细胞神经内分泌癌（small-cell neuroendocrine cancer, SCLC）。除外报道时间很短，TNEC 也极为罕见，仅占 NET 的 0.4%~2% 左右[1~3]，因此对其认识很有限，诊断和治疗的争议也非常多，也是近年来研究的热点。

一、流行病学

作为前上纵隔最为常见的肿瘤，胸腺上皮源性恶性肿瘤仅占全身所有恶性肿瘤的 0.2%~1.5%，在恶性肿瘤中实际为少见病。TNEC，在胸腺上皮源性恶性肿瘤中占 2%~5%，则属于极为罕见的疾病，美国报道的其年发病率仅为 0.02/100 000。由于以往对 TNEC 的认识不足，因此部分病例曾被诊断为胸腺瘤或胸腺癌，因此其实际发病率可能更高。

目前文献报道的大多数为成人患者，高发年龄段 50~60 岁，中位年龄 54 岁左右，男性患者占多数。其中约 25% 合并 1 型多发性内分泌腺瘤病（multiple endocrine neoplasia type 1, MEN-1），而在所有 MEN-1 患者中，约 3%~8% 左右可出现 TNEC；另有报道约 10%~30% 左右 TENC 可分泌促肾上腺皮质激素（adrenocorticotropic hormone, ATCH）导致异位 ACTH 综合征（ectopic ACTH syndrome, EAS）。

二、病理诊断及分型

组织病理学是所有 NET 诊断及分型的基础，以往分型分为胸腺典型类癌、不典型类癌及小细胞癌，对应于高分化、中分化及低分化胸腺类癌。2004 年 WHO 新的病理分型将 NET 分为分化好的神经内分泌癌（well-differentiated NEC）和分化差的神经内分泌癌（poorly-differentiated NEC）。进一步再将分化好的 NEC 分为典型类癌（typical carcinoid, TC）及不典型类癌（atypical carcinoid, ATC），而分化差的 NEC 进一步分为小细胞及大细胞神经内分泌癌，后又于 2015 年进行了部分修正，分型与支气管肺 NET 分型基本一致[2, 14]。可以看出，病理诊断及分型需要有经验的病理科医生在光镜下仔细判断并需要免疫组化方法辅助，因此存在较大难度。

小标本活检病理诊断比如细针穿刺，因标本量不足，以及取材过程中对细胞的挤压，可能导致不能满足对肿瘤细胞分布的观察、坏死程度的评估、核分裂象的计数或进行充分的免疫组化染色，故有时难以与胸腺瘤、胸腺癌、淋巴瘤等鉴别，也难以进行 TNEC 的准确分型，因此有研究者提出如需准确诊断并分型建议切割式粗针活检（tur-cut biopsy）甚至通过手术进行大块组织活检，以获取充足的标本量。

三、临床表现

除了合并 MEN-1 或者 EAS 时出现相应的特征症状外，TNEC 常常缺乏特异性临床表现，尤其与胸腺瘤或胸腺癌缺乏可鉴别临床症状。TNEC 侵袭性极强，常常侵及邻近结构如纵隔脂肪、心包、肺、大血管等，其常见转移途径为经淋巴及经血液，在发现时已有约 50% 出现淋巴结转移，约有 20%~40% 左右已出现远处转移如肺部、骨骼及肝脏等。

在目前报道 TNEC 患者中，约有 1/3 患者是无症状的，另有约 1/3~1/2 患者是合并副肿瘤相关症状如 MEN-1 或 EAS，其余患者症状多是由于肿瘤对周围组织压迫或侵犯造成症状如咳嗽、胸闷、胸痛、声嘶、上腔静脉阻塞综合征等。

副肿瘤症状为其特殊表现。类癌综合征常见于胃肠道而很少见于 TNEC。在 TNEC 中，最常见的要数 EAS，约有 10%~30% 左右 TNEC 可合并 EAS[15]。另外部分患者可以合并 MEN-1。其他的如肢端肥大、低钠血症（syndrome of inappropriate antidiuretic hormone, SIADH）等则极为罕见。另外可合并一些如骨关节病、肌病、周围神经病及 Lambert-Eaton 综合征等等。目前尚未有文献报道 TNEC 合并重症肌无力。

四、影像学检查

胸部增强 CT：是 NET 常用检查手段。是目前诊断 TNEC 和术前评估手术可行性的最常用检查方法。不仅能精确定位病变,评估病变形态学特征,而且能辨清病变与周围组织脏器的关系并评估纵隔淋巴结肿大情况。

少数 TNEC 如早期典型类癌可以为边界很清楚的均质性类圆形病变,可以均匀增强。而大多数 TNEC 在 CT 上表现为前上纵隔包块、分叶,常见外侵,增强时可不均一强化(图 9-2-2)。内部不均一密度提示可能存在出血或坏死。有时还可合并点状钙化。由于无特征性表现,因此与其他胸腺恶性病变或其他前上纵隔非胸腺恶性病变如生殖细胞肿瘤、淋巴瘤、转移性肿瘤等均很难从影像学上鉴别。虽然也有学者提 TNEC 在 CT 上的表现与其他纵隔肿瘤有一定区别,但目前临床应用价值还有待商榷。

生长抑素受体显像(somatostatin receptor scintigraphy,SRS):NET 中常常有高表达的生长抑素受体,应用放射性标记的奥曲肽进行显像可定位相关病变。但并不是所有的 NET 均表达生长抑素受体,而且 SRS 也不能像 CT 那样清晰显示肿瘤边界及外侵程度,因此 SRS 在 TNEC 中应用价值还有一定争议,目前并不作为常规检查项目。

磁共振成像(magnetic resonance imaging,MRI):以往因为肺部气体的干扰,MRI 较少应用于胸部,由于 MRI 对软组织影像学的优势,近年来越来越多的应用于纵隔尤其是胸腺病变的检查。不仅可以鉴别正常胸腺组织与胸腺增生、胸腺囊性病变与实性病变等,还可以评估病变外侵程度尤其是对心包、心脏以及大血管的侵犯,以初步评估手术可行性以及判断是否需要行大血管置换等。但目前单独针对 TNEC 的 MRI 影像学研究及其与 CT 的比较还相对缺乏。

PET-CT:目前还缺乏针对 TNEC 的 PET-CT 研究,临床上更多的是对于较大的外侵严重的病变术前评估是否有淋巴结或远处转移,如肺、胸膜、纵隔淋巴结、骨、肝脏等,脑转移较为罕见。需要注意的是,对于 TC 而言,由于是相对惰性生长的病变,其代谢值并不高,因此常规 FDG PET/CT 敏感性并不高,而对于 ATC 及更高级别的 TNEC 而言,FEG PET/CT 才能显示出其较好的敏感性及特异性。近年来新出现的 ^{68}Ga 标记生长抑素类似物 PET-CT 检查,对支气管肺类癌的诊断有较好的应用前景。

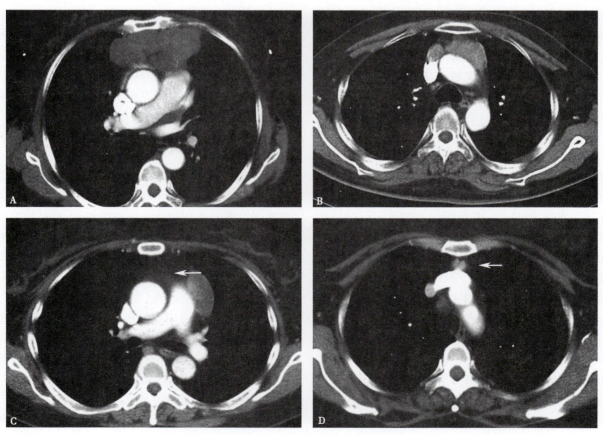

图 9-2-2　胸腺神经内分泌癌增强 CT 表现,箭号示病变

五、分期

目前还没有被广泛认可的针对 TNEC 的分期系统。对于胸腺瘤或胸腺癌而言，分期系统也存在争议，目前多中心联合数据认为常用的 TNM 分期[16]或者 Masaoka[17]分期虽各有优势但还不能对胸腺肿瘤的预后做出准确的预期指导。对于 TNEC 在临床分期时，目前较多的回顾性研究仍然还应用 Masaoka-Coga 分期系统[17]，部分学者应用局限期（local）、局部进展期（locally advanced）、远处转移期（metastatic）来分期，认为此种分期方法对指导预后可能存在一定价值，但还未得到广泛认可。

六、治疗及预后

治疗目标：去除或破坏全部肿瘤，并尽可能保留有功能的肺组织。已有多篇文献认为，完整切除是利于预后的独立的影响因素。Filosso 等[18]报道的多中心 205 例患者（应该是目前报道的病例数最多的队列研究）数据分析，无论从单因素模型还是多因素模型来分析，完整切除都是 TNEC 的有利预后因素，因此只要是有切除的可能性，手术治疗都是目前 TNEC 首选治疗方案。严重的外侵如侵犯至心脏、主动脉、气管等有可能导致病灶的残留。分期或者病理分型可能是 TNEC 的预后影响因素，但目前的文献还缺乏肯定的结果，分析原因可能是病例罕见，目前的分期系统不统一，病理的分型难度大等，因此还有待进一步研究。

治疗方法：

手术：对于可切除病灶而言，手术仍然是目前公认的最佳治疗手段；TNEC 以不典型类癌及更高级别的肿瘤为主，侵袭性强，诊断时即出现外侵的比例很高，多数报道都是大于 50%，能够达到 R0 手术切除的比例各个中心差异较大，30%~90% 不等，因而手术切除后也容易出现局部复发或者转移性复发，相对于同期别的其他部位 NET 尤其是肺部 NET 而言，其预后较差，由于为罕见病例，多数文献都是规模较小的病例总结，因此报道的生存期差异很大，5 年、10 年生存率分别为 30%~80% 左右及 0%~60% 左右。北京协和医院总结的 28 例患者 3 年、5 年的存活率分别为 71% 及 44.6%，中位生存期 51 个月。临床症状不典型、难以早期发现以及肿瘤自身侵袭性强可能是预后不佳的重要原因。

辅助放化疗：对于不适合手术治疗或者术后复发难以再次手术的患者，采用辅助放化疗为主。由于 TNEC 极为罕见，目前为止文献报道的 TNEC 仅为数百例，因此其辅助治疗更多的是参照同样是前肠来源的肺部 NET 的治疗方案。对于分化差的 NEC 如小细胞或者大细胞 TNEC，推荐进行放疗及铂类为基础的联合化疗方案（依托泊苷、伊立替康、替莫唑胺、紫杉醇药物等）做辅助治疗方案，因为过于罕见，目前仅有个案报告报道了其有效性。而分化好的 NEC 即 TC 与 ATC，尚未有文献提示辅助治疗可以明确改善患者生存期。目前有部分文献支持放疗可以降低术后局部复发率，但对延长生存期并无帮助。而还有报道认为，术后辅助放疗可能不利于远期生存。而化疗对于 TC 及 ATC 目前的认为是并不能改善远期预后。

靶向药物治疗：目前其他部位 NET 也在进行部分靶向药物如依维莫司、舒尼替尼等药物的临床试验，但很少涉及前肠来源即肺部和胸腺的 NET，仅有个别试验如依维莫司的随机对照试验包含了肺部的 NET[12,13]，认为可以改善肺部进展期 NET（TC、ATC）的疾病无进展生存期，但并没有专门针对 TNEC 的数据。病例数过少，无法开展前瞻性研究是此类病变的研究难点。只能期待多中心数据的积累来增加药物治疗的经验。目前对于 TC 及 ATC 中无法手术或者手术未切净的病例，以及手术切除但分期偏晚的如 MasoakaⅢ期以上者，仍建议进行多学科综合治疗。

七、手术方式及术前准备

术前准备：与普通胸外科其他手术类似，需要完善全身转移评估、心肺功能评估以及呼吸道准备；①戒烟 2 周以上；长期吸烟患者术前呼吸道雾化治疗；②排查转移：对肝、脑、骨骼、肾上腺等常见部位进行排查；③心肺功能评估：肺通气功能、心脏超声等；④ EAS 需要术前在内分泌科进行排查并行术前准备（参见本章第三节）。

手术切除范围应包括肿瘤以及完整的胸腺组织，若肿瘤外侵，需要一并切除受侵犯的组织如常见的肺、胸膜、心包、单侧膈神经，如果无名静脉或者上腔静脉受累，临床判断如果能达到根治性切除的情况下应予以切除并行人工血管重建[15,18,19]。目前还没有针对胸腺恶性肿瘤术中淋巴清扫区域有明确的规定，但一般建议对纵隔区域的淋巴脂肪组织进行切除，术前影像学发现以及术中探查发现的肿大淋巴结也需要进行切除。虽然2014年国际胸腺恶性肿瘤协作组（International Thymic Malignancies Interest Group，ITMIG）与国际肺癌联合会（International Association for the Study of Lung Cancer，IASLC）共同推出胸腺恶性肿瘤淋巴引流图谱[20]，力图阐述胸腺上皮肿瘤的淋巴引流途径，从而规范胸腺上皮肿瘤N分期及术中淋巴结清扫区域，但目前尚须大量前瞻数据来证实其临床应用价值。目前针对TNEC而言，传统的正中开胸仍是最标准的手术方式，但有时临床需要根据具体情况如肿瘤的具体部位、大小、外侵程度和侵犯范围来决定具体的手术方式，因此除正中开胸外，有时也会采用侧开胸、侧开胸联合正中开胸、河蚌切口、半河蚌切口等。

对于胸腺肿瘤尤其是早期胸腺瘤，胸腔镜手术（video-assisted thoracic surgery，VATS）的应用已经得到认可，但目前还未有VATS应用于早期TNEC治疗的总结报道。我们曾经报道过在TNEC导致EAS的早期患者中应用VATS进行手术治疗，是由于在病变很小的情况下就出现了EAS的临床表现，让我们得以早期发现病变并进行彻底切除，术后病变的病理分期也是Masoaka Ⅰ期，但还缺乏此类早期患者术后长时间随访的结果；另外由于多数TNEC都有外侵，因此目前并不推荐VATS作为常规的治疗手段。另外我们认为，对于晚期不适合治疗性手术的患者，在穿刺标本病理诊断不满意的情况下，可以考虑通过VATS进行活检，以获取更多的组织并得到更准确的诊断。

八、手术并发症的处理

支气管肺NET术后并发症与一般肺癌的相关手术并发症基本相同。

术后大出血：正中开胸以及VATS都有可能出现术后大出血，主要出血来源于进出胸腺的小血管止血不彻底以及手术入路相关的血管如肋间血管或胸廓内血管出血，术中仔细操作、彻底止血是预防术后大出血的关键；另外，个别病灶因侵犯无名或上腔静脉，术中进行人工血管搭桥后，术后需要抗凝治疗，增加出血风险，这种情况若出血需要先纠正凝血功能并进行药物治疗，若仍然无法止血需要开胸二次手术探查止血。

心律失常：较肺部手术明显少见，但部分肿瘤侵及心包，在手术切除部分心包后术后可出现心律失常表现，一般药物治疗可以控制。

膈神经损伤：胸腺组织靠近膈神经、胸腺肿瘤常常会侵犯膈神经，因此术中存在膈神经损伤的风险，术中尽量仔细操作，避免损伤。

肺部感染：术后排痰至关重要，一旦发现肺部感染需要根据痰或血培养结果进行有针对性的抗生素治疗。

九、随访

相对于支气管肺类癌，胸腺神经内分泌癌的恶性程度更高，复发率明显增加。术后需要严密随访，术后1月时进行术后恢复期复查，普通血检如血常规和肝肾功能以及胸部正侧位片检查。此后术后2年内每3月复查一次胸部增强CT，观察肿瘤复查情况。第3~4年建议每半年复查一次，第5年后一般建议每年进行一次复查。

第三节　胸部神经内分泌肿瘤相关异位促肾上腺皮质激素综合征

引言

垂体以外的肿瘤组织分泌过量有生物活性的促肾上腺皮质激素（adrenocorticotropic hormone，ACTH），使肾上腺皮质增生并分泌过量皮质醇，由此引起的库欣综合征（Cushing's syndrome，CS）为异位ACTH综合征（ectopic ACTH syndrome，EAS）[21]。

一、流行病学

库欣综合征的年发病率为0.2/100万~5/100万，患病率在不同的种族中为39/100万~79/100万，Brown于1928年报告第一例异位ACTH综合征，到1960年代以后此类病例报告增多，随着人们对本病认识的提高，本病的发现更多。目前可以看到的大宗库欣综合征病因分析中，异位ACTH综合征占10%~20%。很多作者认为，仍然有相当大量的异位ACTH综合征未被诊断，这个百分比仍然是个低估的数字。

二、病理生理

异位分泌ACTH的肿瘤可分为显性和隐性两种。显性肿瘤瘤体大，恶性程度高，发展快，肿瘤较易发现，但常常因为病程太短，典型的库欣综合征临床表现尚未显现，患者已死亡。隐性肿瘤瘤体小，恶性程度低，发展慢，在影像检查时不易发现，这类患者有足够的时间显现出典型的库欣综合征临床表现，临床上难以和垂体性库欣综合征鉴别。引起异位 ACTH 综合征的最常见原因为肺癌，尤其是支气管肺类癌（以往曾经认为是小细胞性肺癌），其次为胸腺瘤、胰岛肿瘤、支气管类癌，其他还有甲状腺髓样癌、嗜铬细胞瘤、神经节瘤、神经母细胞瘤、胃肠道肿瘤及性腺肿瘤等[22]。

异位 ACTH 分泌瘤的细胞类型主要是胺前体摄取和脱羧作用（amine precursor uptake and decarboxylation，APUD）细胞，来源于胚胎外胚层神经嵴，约占 80%。APUD 肿瘤可分泌一种或几种肽类激素，如 ACTH、胰岛素、降钙素、血管加压素、胃泌素、胰高糖素和胰泌素等；还可以合成一种或几种生物胺，如组织胺、血清素及儿茶酚胺等。其他肿瘤类型包括：5% 为过渡性细胞瘤，也来自外胚层神经嵴，如嗜铬细胞瘤、神经母细胞瘤、神经节旁瘤、神经节瘤等；15% 为非 APUD 细胞瘤，如腺癌、鳞癌及未分化的肿瘤等[1]。分子病理生理学方面，异位 ACTH 综合征的 NET 和胃肠胰 NET 异位分泌 ACTH 的分子缺陷尚不明确，MEN-1 或 MEN-4 中分泌 ACTH 的 NET 为胚系 MEN1 基因或其他体细胞突变。产生 ACTH 的嗜铬细胞瘤和甲状腺髓样癌可能是 MEN-2 综合征（致癌基因 RET 突变）的一部分，也常常为散发性。

三、临床表现

典型的库欣综合征的临床表现主要是由于皮质醇分泌的长期过多引起蛋白质、脂肪、糖、电解质代谢的严重紊乱及干扰了多种其他激素的分泌。异位 ACTH 综合征常常因为 ACTH 和皮质醇水平比库欣病更高，出现皮肤色素沉着［因为阿黑皮素原（proopimelanocortin，POMC）/α-促黑素（α-melanocyte-stimulating hormone，α-MSH）产生过多］和皮质醇介导的盐皮质激素作用包括高血压、低血钾和水肿。患者机会性感染风险和精神异常风险增加。

四、定性诊断和定位诊断

库欣综合征的诊断一般分两步：①确定是否为库欣综合征，即定性诊断；②明确库欣综合征的病因，即定位诊断。这两步可穿插进行。患者若有向心性肥胖、宽大紫纹、多血质、皮肤薄等典型临床表现，则可为库欣综合征的诊断提供重要线索。但应小心除外长期应用糖皮质激素（包括局部应用）或引用酒精饮料引起的类库欣综合征。

确定库欣综合征必须有高皮质血症的实验室依据：①午夜血/唾液皮质醇测定：由于皮质醇分泌是脉冲式的，而且血皮质醇水平极易受情绪、静脉穿刺是否顺利等影响，单次血皮质醇测定对本病诊断的价值不大。北京协和医院的资料说明，库欣综合征患者上午 8 点血皮质醇水平仅半数高于正常。人体皮质醇分泌呈现明显的昼夜节律，血皮质醇水平在午夜达最低值。血皮质醇昼夜节律消失比早上单次测定有意义；② 24 小时尿游离皮质醇测定（UFC）：可以避免血皮质醇的瞬时变化，也可以避免血中皮质醇结合球蛋白（CBG）浓度的影响，诊断库欣综合征的敏感性可达到 91%~96%，但至少测定 2 次；③小剂量地塞米松抑制试验是确定是否为库欣综合征的必须实验。不论是经典的 Liddle 法，还是简化的过夜法，其诊断符合率都在 90% 以上；④对于一些用上述方法难以确诊的病例，应进行胰岛素低血糖试验。库欣综合征患者，不论是何种病因，胰岛素诱发的低血糖（小于 2.22mmol/L）应激均不能引起血 ACTH 及皮质醇水平的显著上升[21,23]。

库欣综合征的病因诊断对于治疗方法的选择是必不可少的，而病因鉴别有时是极为困难的，常用的方法有：①血 ACTH 测定：清晨 8 点采血，如血 ACTH 小于 2.2pmol/L（10pg/ml），则考虑 ACTH 非依赖性库欣综合征，如 ACTH 大于 4.4pmol/L（20pg/ml），则考虑为 ACTH 依赖性库欣综合征。异位 ACTH 综合征为 ACTH 依赖性库欣综合征，EAS 患者中，显性肿瘤的 ACTH 分泌量大，血 ACTH 常高于 300pg/ml，明显高于库欣病患者，而隐性肿瘤患者的血 ACTH 水平与库欣重叠；②大剂量地塞米松抑制试验：垂体性的库欣病患者服药第二日 UFC 水平可以被抑制到对照日 50% 以下，符合率约为 80%。异位 ACTH 综合征患者大多不被抑制，但某些支气管类癌患者例外，可以大剂量地塞米松被抑制。过夜大剂量地塞米松抑制试验的结果与经典法相似，且有快速、简便的优点；③双侧岩下窦静脉取血（bilateral inferior petrosal sinus sampling，BIPSS）+ 去氨加压素（desmopressin，DDAVP）兴奋试验：ACTH 依赖性库欣综合征如临床、生化、影像学检查结果不一致或难以鉴别病因时,建议行 BIPSS 以鉴别 ACTH 来源。岩下窦与外周血浆 ACTH 比值在基础状态不低于 2 和(或)DDAVP 刺激后不低于 3 则提示库欣病;④CRH 兴奋试验:垂体性库欣病患者在静脉推注 CRH 后血 ACTH 及皮质醇水平均显著上升,而多数异位 ACTH 综合征患者无反应;⑤影像学检查:异位 ACTH 综合征患者应积极寻找异位分泌 ACTH 的肿瘤病灶,包括胸部、腹部、盆腔 CT、生长抑素受体显像、^{18}F-FDG PET/CT 检查等。

其中胸部 CT 是发现病变并评估手术可行性的重要检查。较多病例在诊断时未考虑 EAS 而未做胸部影像学检查,而部分病例可能考虑了 EAS 的可能性,但普通胸片并未发现异常。胸腺病变因纵隔组织及脊柱结构的遮挡胸片无法清晰显示,而肺部病变在较小时胸片上也很难辨清(图 9-2-3)。另外,由于胸腺神经内分泌癌的侵袭性很强,常可以累及无名血管等重要结构使得手术困难甚至无法手术,增强 CT 还可以评估此类较大的胸腺神经内分癌的手术可行性(本章第二节)。因此对于所有诊断考虑为 CS 的患者应该常规检查胸部 CT,可排查胸腔病变,提高 EAS 的早期诊断率。

五、治疗及预后

治疗目标:去除或破坏全部肿瘤,尽可能降低复发率。

手术治疗:明确定位诊断的病例,首选治疗是手术切除异位分泌 ACTH 的肿瘤,对于肺及胸腺来源的类癌而言,手术也是目前公认的最佳治疗手段。EAS 患者的预后主要取决于原发肿瘤的生物学行为,在所有 EAS 患者的治疗中,SCLC 所致的 EAS 预后最差,而支气管类癌所致 EAS 预后最佳,胸腺类癌预后介于中间[24,25]。文献报

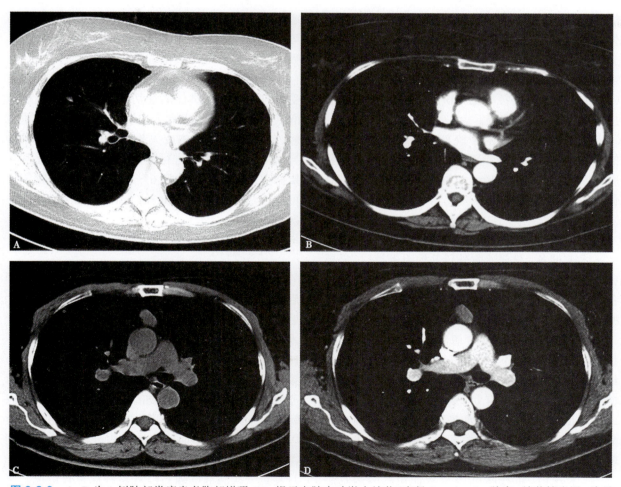

图 9-2-3　A、B 为 1 例肺部类癌患者胸部增强 CT,提示右肺中叶微小结节(直径 6mm)。A. 肺窗,结节较光滑,边界较清楚;B. 纵隔窗增强,仅能显示极微小的点状阴影;C、D 为一例胸腺不典型类癌增强 CT,病变 3×2cm 左右,边界尚清,可见强化

注:CT:计算机断层扫描

道经手术治疗后支气管肺类癌患者 5 年生存期可高达 90%，也有文献报道类癌患者预后与淋巴结转移相关，N0 期患者的 5 年生存率为 96%，N1 期为 88%，N2 期为 67%。而胸腺类癌治疗效果相对较差，报道的 5 年生存率差异较大，35%～79% 不等，与胸腺类癌侵袭性强有一定相关性[6,18]。主要死亡原因是肿瘤复发及转移以及未控制的高皮质醇血症导致的并发症，但由于病例数少，还缺乏较为准确的生存期数据及预后预测指标。

药物治疗：药物治疗对于异位 ACTH 综合征是二线治疗措施，但指南中推荐的药物目前国内缺乏，适应证为：不适合手术、手术前的准备、手术后疗效不满意、病情危急时，可以用药物治疗高皮质血症。①作用于肾上腺，抑制皮质醇合成的药物：包括酮康唑、甲吡酮、米托坦、依托咪酯；②糖皮质激素受体拮抗剂：如米非司酮，用于合并糖尿病或糖耐量异常而不能手术者；③异位 ACTH 综合征可考虑靶向治疗：因肿瘤表达生长抑素受体（SST_5 和 SST_2 亚型）和多巴胺受体（D_2 亚型），文献报道可单独或联合应用奥曲肽、帕瑞肽和卡麦角林治疗。此外，酪氨酸酶抑制剂凡德他尼（vandetanib）和索拉非尼（sorafenib）能快速降低皮质醇水平，也可选择。

靶腺器官切除：对于晚期无法切除责任病灶的患者，药物治疗控制不佳的情况下可以考虑靶腺即双侧肾上腺的切除，以减少高皮质血症对身体的影响。

六、手术方式及术前准备

术前准备：与普通胸外科其他手术类似，需要完善全身转移评估、心肺功能评估以及呼吸道准备（本章第一节及第二节内容），针对 EAS 还有一些特殊的术前准备：

排查感染：由于 EAS 患者长期处于高皮质醇状态，其免疫力低下，常常可以合并机会性感染如结核、真菌、特殊病毒等，术前详细排查，必要的情况下经验性用药，有助于降低术后感染发生率。

降低或控制皮质醇水平：对于部分术前皮质醇很高而且高皮质醇相关并发症较多，手术风险较大的患者，可以使用前述提到的如酮康唑、甲吡酮、米托坦、依托咪酯以及米非司酮等药物进行治疗，但目前经验上疗效并不理想，仅仅作为术前短期准备。

心理疏导：EAS 患者由于一般病史较长、而且外貌改变等因素，都可以引起心理异常，因此术前进行有效的心理评估及疏导有助于增加患者对治疗的信心及配合程度；

手术方式及范围：详见本章第一节及第二节内容。

七、手术并发症的处理

除外针对支气管肺类癌以及胸腺神经内分泌癌的手术并发症（本章第一节及第二节内容）外，EAS 患者术后会有部分特殊的并发症：

感染：由于 EAS 患者长期处于高皮质醇状态，其免疫力低下，术后可以出现严重的感染，甚至导致严重的深部感染死亡；术前控制皮质醇水平以及术后严密观察，仔细排查特殊类型感染，并有针对性进行治疗。

呼吸功能衰竭：各种因素引发的肺部通气或换气功能障碍，此类患者中术后出现肺部感染几率较高，包括细菌感染、病毒感染等，累及肺部后可以引发呼吸功能衰竭，有针对性的抗感染治疗，吸氧甚至有时需要气管插管机械通气支持治疗。

术后低皮质醇症状：因正常垂体-肾上腺轴受到抑制，EAS 责任病灶切除后，常常导致皮质醇低于正常水平，患者会出现畏食、恶心、体重减轻、倦息、乏力、肌肉或关节疼痛、皮肤脱屑、精神异常等症状。需要进行糖皮质激素替代：通常需要糖皮质激素替代治疗 6～12 月。推荐药物氢化可的松，剂量 $10～12mg·m^{-2}·d^{-1}$，分 2 次/天或 3 次/天给药。

八、随访

胸部 NET 相关的 EAS 中，支气管肺类癌预后较好，而胸腺神经内分泌癌的复发率较高。术后可以根据不同病理类型进行相应的随访。由于术后下丘脑-垂体-肾上腺轴的功能恢复需要 6～12 月的时间，因此通常在术后第一年都需要较为频繁的在胸外科及内分泌科进行随访以观察术后疗效并调节激素替代药物的用量。之后则是重点针对肿瘤进行相应的复查，支气管肺类癌患者可以 1 年复查一次，而胸腺神经内分泌癌的患者则需要相对严密的复查，通常是术后 2 年内每 3 个月复查一次胸部增强 CT，观察肿瘤复查情况。第 3～4 年建议每半年复查一次，第 5 年开始后一般建议每年进行一次复查。

（李单青　陈野野　袁　涛）

参 考 文 献

1. Dasari A, Shen C, Halperin D, et al. Trends in the Incidence, Prevalence, and Survival Outcomes in Patients With Neuroendocrine Tumors in the United States[J]. JAMA Oncol, 2017, 3(10): 1335-1342
2. Travis WD BE, Burke AP, Marx A, et al. WHO Classification of Tumours of the Lung, Pleura, Thymus and Heart. 4th ed. Lyon, France: International Agency for Research on Cancer, 2008, 26(18): 3063-3072
3. Rickman OB, Vohra PK, Sanyal B, et al. Analysis of ErbB receptors in pulmonary carcinoid tumors[J]. Clinical cancer research: an official journal of the American Association for Cancer Research, 2009, 15(10): 3315-3324
4. Scanagatta P, Montresor E, Pergher S, et al. Cushing's syndrome induced by bronchopulmonary carcinoid tumours: a review of 98 cases and our experience of two cases[J]. Chirurgia italiana, 2004, 56(1): 63-70
5. Daniels CE, Lowe VJ, Aubry MC, et al. The utility of fluorodeoxyglucose positron emission tomography in the evaluation of carcinoid tumors presenting as pulmonary nodules[J]. Chest, 2007, 131(1): 255-260
6. Wolin EM. Advances in the Diagnosis and Management of Well-Differentiated and Intermediate-Differentiated Neuroendocrine Tumors of the Lung[J]. Chest, 2016, 4(3): 30-103
7. Travis WD BE, Burke AP, Marx A, et al. WHO classification of tumours of the lung, pleura, thymus and heart. 4th ed. Geneva, Switzerland: WHO Press, 2015: 9-97
8. Travis WD. Pathology and diagnosis of neuroendocrine tumors: lung neuroendocrine[J]. Thoracic surgery clinics, 2014, 24(3): 257-266
9. Wolin EM. Challenges in the Diagnosis and Management of Well-Differentiated Neuroendocrine Tumors of the Lung (Typical and Atypical Carcinoid): Current Status and Future Considerations[J]. Oncologist, 2015, 20(10): 1123-1131
10. Bosman F CF, Hruban R. WHO classification of Tumours of the Digestive System[J]. Lyon, France: IARC Press, 2010
11. Mackley HB, Videtic GM. Primary carcinoid tumors of the lung: a role for radiotherapy[J]. Oncology (Williston Park) 2006, 20(12): 1537-1543, discussion 1544-1535, 1549
12. Yao JC, Fazio N, Singh S, et al. Everolimus for the treatment of advanced, non-functional neuroendocrine tumours of the lung or gastrointestinal tract (RADIANT-4): a randomised, placebo-controlled, phase 3 study[J]. Lancet, 2016, 387(10022): 968-977
13. Yao J, Fazio N, Buzzoni R, et al. Efficacy and Safety of Everolimus in Advanced, Progressive, Nonfunctional Neuroendocrine Tumors (NET) of the Lung: RADIANT-4 Subgroup Analysis: Topic: Medical Oncology[J]. Journal of thoracic oncology: official publication of the International Association for the Study of Lung Cancer, 2016, 11(11S): S253
14. Travis WD BE, Müller-Hermelink. Pathology and Genetics of Tumours of the Lung, Pleura, Thymus and Heart (WHO Classification of Tumours). Lyon, France: IARC Press, 2004: 145-247
15. Crona J, Bjorklund P, Welin S, et al. Treatment, prognostic markers and survival in thymic neuroendocrine tumours. a study from a single tertiary referral centre[J]. Lung Cancer, 2013, 79(3): 289-293
16. Detterbeck FC, Asamura H, Crowley J, et al. The IASLC/ITMIG thymic malignancies staging project: development of a stage classification for thymic malignancies[J]. Journal of thoracic oncology: official publication of the International Association for the Study of Lung Cancer, 2013, 8(12): 1467-1473
17. Detterbeck FC, Nicholson AG, Kondo K, et al. The Masaoka-Koga stage classification for thymic malignancies: clarification and definition of terms[J]. Journal of thoracic oncology: official publication of the International Association for the Study of Lung Cancer, 2011, 6(7 Suppl 3): S1710-1716
18. Filosso PL, Yao X, Ahmad U, et al. Outcome of primary neuroendocrine tumors of the thymus: a joint analysis of the International Thymic Malignancy Interest Group and the European Society of Thoracic Surgeons databases[J]. The Journal of thoracic and cardiovascular surgery, 2015, 149(1): 103-109 e102
19. Lausi PO, Refai M, Filosso PL, et al. Thymic neuroendocrine tumors. Thoracic surgery clinics, 2014, 24(3): 327-332
20. Bhora FY, Chen DJ, Detterbeck FC, et al. The ITMIG/IASLC Thymic Epithelial Tumors Staging Project: A Proposed Lymph Node Map for Thymic Epithelial Tumors in the Forthcoming, 8th Edition of the TNM Classification of Malignant Tumors[J]. Journal of thoracic oncology: official publication of the International Association for the Study of Lung Cancer, 2014, 9(9 Suppl 2): S88-96
21. 史轶蘩. 协和内分泌代谢学. 3版. 北京: 中国协和医科大学出版社, 2015: 1123-1134
22. Cieszynski L, Berendt-Obolonczyk M, Szulc M, et al. Cushing's syndrome due to ectopic ACTH secretion[J].

Endokrynol Pol, 2016, 67(4): 458-471
23. 中国垂体腺瘤协作组：中国库欣病诊治专家共识(2015)[J]. 中华医学杂志, 2016, 96(11): 835-840
24. Chen YY, Li SQ, Liu HS, et al. Ectopic adrenocorticotropic hormone syndrome caused by neuroendocrine tumors of the thymus: 30-year experience with 16 patients at a single institute in the People's Republic of China[J]. OncoTargets and therapy, 2016, 9: 2193-2201
25. Davi MV, Cosaro E, Piacentini S, et al. Prognostic factors in ectopic Cushing's syndrome due to neuroendocrine tumors: a multicenter study[J]. Eur J Endocrinol, 2017, 176(4): 451-459

第三章　性发育异常及有内分泌功能的卵巢肿瘤

第一节　性发育异常

引言

性发育异常（disorders of sex development，DSD）是指一类性染色体、性腺或解剖性别不典型的先天性异常，是由多种病因组成的一组疾病[1]。来自分泌雄激素或雌激素的肿瘤或外源药物引起的各种后天发育异常不属于性发育异常；身体发育正常、由于心理或生理的特殊变化或要求而发生性别转化亦不属于性发育异常。

一、流行病学

不同文献报告的性发育异常总的发生率有很大差异，平均为新生儿的 1/4 500～1/5 000[1]，每一种疾病的发病率又存在很大区别。由于对此类疾病认识不足，很多患者只是被当做"原发闭经"、"先天性无子宫"、"盆腔包块"，并没有意识到 DSD 的存在，其中一部分患者是在肿瘤出现后才检查性染色体发现有问题的；少部分患者也可能是由于症状不典型未就诊导致疾病的流行病学资料误差较大。

二、分类法

正常的性分化发育包括精卵结合后染色体核性别的确定、核性别决定性腺性别的确立（sex determination）、由性腺性别调控的内外生殖器分化（sex differentiation），以及青春期后的第二性征发育表型性别。性分化发育过程涉及许多位于性染色体和常染色体的基因、调控因子、性腺甾体、肽类激素和组织受体等，任何一步或多个环节出现异常，均可导致 DSD 发生。对于这类罕见病，其病因复杂，临床表现变化多样，同一种疾病可以有不同的表现、不同种疾病有类似的表现、类似的表现有程度的差异、表现可随年龄而发生改变等[2]。因此，提供一个清晰、简单、有指导意义的疾病分类，对指导临床诊断、治疗、预后、基础研究具有重大的意义。

我国妇科内分泌创始人北京协和医院葛秦生教授总结多年的临床经验与基础研究，提出选择性发育过程中三个最关键的环节，即性染色体、性腺与性激素，作为分类的基础，将性发育异常疾病按病因分入三大类（表 9-3-1）[3,4]。

表 9-3-1　性发育异常分类

（一）性染色体异常：包括性染色体数与结构异常
1. 特纳综合征
2. XO/XY 性腺发育不全
3. 超雌
4. 真两性畸形（嵌合型性染色体）
5. 46,XX/46,XY 性腺发育不全
6. 曲细精管发育不良（Klinefelter）综合征

（二）性腺发育异常
1. XX 单纯性腺发育不全
2. XY 单纯性腺发育不全
　部分型 XY 单纯性腺发育不全
3. 真两性畸形（46,XX 或 46,XY）
4. 睾丸退化

（三）性激素量与功能异常
1. 雄激素过多
　先天性肾上腺皮质增生
　　21-羟化酶缺乏
　　11-羟化酶缺乏
　早孕期外源性雄激素过多
2. 雄激素缺乏（合成酶缺乏）
　17α-羟化酶缺乏
　　部分型 17α-羟化酶缺乏
　5α-还原酶缺乏
3. 雄激素功能异常（雄激素不敏感综合征）
　完全型
　部分型

这样首次彻底抛弃了假两性畸形的混乱概念，并根据疾病病因进行分类，并可据此进行相关病因的靶向基础研究，避免了资源浪费，相比国外，这一观念提前了 10 多年。从 1975—2018 年间，北京协和医院妇科内分泌组共收集了临床所见各种性发育异常 13 大类共 900 多例，按此分类均可适当地进行分类，在实际应用中证明按此分类是可行的。此分类法条理清楚，简单明了，易于正确诊断和处理。本分类法是一开放的分类法，虽未包括所有罕见类型，但亦不外乎这三个层次。

国外建议将性发育异常分为性染色体 DSD（性染色体异常）、46, XY DSD（包括男性假两性畸形、XY 男性男性化不足）和 46, XX DSD（包括女性假两性畸形、XX 女性过度男性化），并且用卵巢睾丸 DSD 取代真两性畸形的名称[5]，同时包含了一些生殖道畸形，我们认为后者不属于 DSD 范畴，不应被纳入。北京协和医院的分类法更简单、实用、方便，不易混淆。

下面分别从病理生理、临床表现、诊断等方面，简述各种需要或可能需要手术治疗的 DSD 的特征。

三、性染色体异常

性染色体检查发现有数量异常或各种结构异常的 DSD，被归为此类。

（一）Turner 综合征（Turner syndrome）

又称为先天性卵巢发育不全，1938 年 Turner 首先描述了此类患者。发生率为新生婴儿的 10.7/100 000 或女婴的 22.2/100 000，仅 0.2% 的 45, X 胎儿达足月。

1. 病理生理 Turner 综合征的病因为缺一个 X 性染色体，也可有多种嵌合型，如 45, X/46, XX，45, X/47, XXX 或 45, X/46, XX/47, XXX 等。亦可由于 X 性染色体结构异常，如 X 染色体长臂等臂 Xi(Xq)、短臂等臂 Xi(Xp)、长臂或短臂缺失 XXq⁻、XXp⁻、形成环形 X, r(x) 或易位。主要原因是亲代配子形成过程中，性染色体发生不分离的结果；嵌合体是受精卵形成后有丝分裂过程中，性染色体发生不分离的结果。

性染色体的缺失或嵌合不仅影响性腺与生殖道的发育，也影响 Turner 综合征的躯体异常特征。若缺少一个 X，除性腺不发育外，尚有 Turner 综合征的多种躯体异常表现。身高与性腺的发育异常与长臂和短臂均有关系，正常身高长臂短臂都不可缺少，但短臂起决定作用。性腺亦如此，但长臂起主要作用。

Turner 综合征的寿命平均缩短 6～13 年（主要与可能存在的血管畸形破裂有关，否则不太影响寿命）。自身免疫性疾病的发生率增加，最多的是自身免疫性甲状腺炎和 Grave 病。糖耐量受损和轻度的胰岛素抵抗常见，Ⅱ 型糖尿病的危险增加 4 倍，而 Ⅰ 型增加 1 倍。

2. 临床表现 缺乏第二条性染色体（X 染色体单倍体和半缺乏）的典型表现为女性表型、身矮、生殖器与第二性征不发育和一组躯体的发育异常，如面部多痣、内眦赘皮、耳大而位低、颈短或有颈蹼、肘外翻、第 4, 5 掌或趾骨短等，但不是每个患者都有这些特征。性激素测定，LH 和 FSH 从 10～11 岁起显著升高，雌、孕激素显著下降。极少数 Turner 患者染色体反复检查是 45, X，但出现盆腔包块，查 Y 染色体上的性别决定基因（SRY）阳性，需切除双侧性腺。

3. 诊断 除临床特征外，结合染色体为 45, X、或各种嵌合、或一条 X 染色体结构异常，即可诊断。

（二）XO/XY 性腺发育不全

此类患者染色体为 45, X/46, XY。最初发现此类患者的性腺一侧为发育不全的睾丸，另一侧为条索状性腺，故又称为混合型性腺发育不全（mixed gonadal dysgenesis）。现发现此类患者性腺可多种多样，唯一的共同点是染色体为 45, X/46, XY，因而现称之为 XO/XY 性腺发育不全。

1. 病理生理与临床表现 因为存在 45, X/46, XY 两种细胞系，故有类似 Turner 综合征的表现，也可能有发育不全睾丸的表现。性腺不发育一侧，性腺呈条索状，有输卵管、子宫、阴道存在；发育不全的睾丸侧，有输精管、精囊存在。北京协和医院统计，此类患者 25% 表现为女性外阴，59% 表现为外生殖器模糊，16% 表现为正常男性外生殖器。

2. 诊断 性染色体检查为 45, X/46, XY，有时 Y 染色体不确切，检查发现 SRY 基因阳性也可诊断。合并有 Turner 综合征的表现，或存在外生殖器性别模糊，成年后性激素检查多为高促性腺激素性性腺功能低下，即可明确诊断。

四、性腺发育异常

此类性发育异常的性染色体检查正常，但由

于某些因素的影响，性腺在胚胎不同时期出现不同程度的发育不全或退化，或一个个体出现两种性腺，造成DSD。

（一）46，XY单纯性性腺发育不全（pure gonadal dysgenesis）

1. 病理生理 胚胎早期睾丸不发育，未分泌睾酮和抗苗勒管激素（anti-müllerian hormone，AMH），因此中肾管缺乏睾酮刺激，未能向男性发育，副中肾管未被AMH抑制而发育为输卵管、子宫与阴道上段，外生殖器未受雄激素影响而发育为女性外阴。患者的双侧性腺呈条索状，组织学上表现为纤维性结缔组织，有时类似于波状的卵巢间质，但无卵泡。目前认为46，XY单纯性性腺发育不全的主要病因是由于SRY基因的异常或SRY蛋白作用所必需的另一种基因（如SOX9等）的功能丧失。

2. 临床表现 患者的生长和智力正常，但部分患者体型类去睾者，上肢长，指距大于身高。原发闭经，青春期无女性第二性征的发育，阴、腋毛无或稀少，乳房不发育。内外生殖器发育幼稚，有输卵管、子宫与阴道。用人工周期可来月经。成年后的血清促性腺激素水平升高，雌激素水平低下，睾酮的水平也低，染色体为46，XY。个别46，XY患者可有阴蒂肥大，称为部分性性腺发育不全（partial gonadal dysgenesis）。

3. 诊断 不发育的女性，B超提示有小子宫、雌孕激素人工周期可来月经，结合高促性腺激素性性腺功能低下、染色体为46，XY，即可考虑此病的诊断。

（二）真两性畸形（true hermaphroditism）

真两性畸形，现又称为卵巢睾丸性DSD，是指一个个体具有卵巢与睾丸两种性腺组织，且均有相关功能与表现。性腺可以是单独的卵巢或睾丸，亦可以是卵巢与睾丸在同一侧性腺内，称为卵睾（ovotestis）。真两性畸形中性腺以卵睾为多见。

1. 病理生理 真两性畸形发生的根本原因尚在研究之中。睾丸的发育需要有Y染色体，但真两性畸形85%是46，XX，常常没有Y染色体而有睾丸。可能是由于：①发生了SRY基因的易位；②常染色体或X染色体基因发生突变可导致在缺乏SRY时，发生睾丸分化；③虽然在外周血白细胞中的SRY是阴性的，但在睾丸成分中检测到SRY基因的表达和蛋白。

此外RSPO1和WNT4与卵巢颗粒细胞的分化密切相关，在卵巢分化中起重要作用，因此，当这些基因出现功能缺失性的突变，或者是SOX9下游因子发生功能激活性的突变，都可以导致46，XX卵睾DSD的发生。FGF9、RSPO1、SOX3、SOX9、SOX10及WNT4基因突变，已被证实参与46，XX睾丸DSD及46，XX卵睾DSD的发生。

XY核型存在混合型卵巢与睾丸表型与DMRT1基因小片段缺失相关，DMRT1基因是许多脊椎物种存在的性别决定基因。

2. 临床表现 内生殖器的发育与同侧性腺有关。睾酮与AMH对生殖道的作用都是单侧的。一般均有子宫，发育的程度不一。外生殖器的形态很不一致，有时不易分辨男女。一部分患者有小阴茎，按男性生活，常有尿道下裂，青春期后出现乳房发育或按月尿血。另一部分因阴蒂增大不明显或阴囊发育不好而作为女性生活，青春期后阴蒂增大而来就诊。真两性畸形染色体绝大多数为46，XX，也可为46，XY（约占12%）或其他各种嵌合。

3. 诊断 外生殖器性别模糊、或有两性第二性征发育时应考虑真两性畸形的可能。确诊必须通过开腹探查或腹腔镜从外观辨认出卵巢与睾丸两种组织，并对性腺进行活检，送病理检查，明确两种性腺组织的存在。

（三）睾丸退化

1. 病理生理 男性胚胎从孕8~9周开始外生殖器分化，在孕12周时完成外生殖器的分化。若在妊娠8~10周之间睾丸功能丧失，则既有一定程度的雄激素作用、但又有雄激素作用不全的表现，可以形成附睾、有小阴茎或阴蒂增大、阴唇融合、无子宫形成等，造成生殖器性别模糊。

其病因尚不清楚，目前认为胚胎期睾丸血管的意外或睾丸扭转可能是主要的原因。

2. 临床表现 患者多按女性生活，临床特点为出生后有外生殖器性别模糊，多表现为阴唇不同程度融合和阴蒂的不同程度增大。染色体为46，XY，成年后的血清促性腺激素水平升高，雌激素、睾酮的水平低下。性腺病理多为发育不全的睾丸（比条索状性腺宽而短），甚至没有性腺（性腺不发育或消失）。

3. 诊断 出生后外生殖器性别模糊、阴唇融合、阴蒂稍增大、尿道口在阴蒂根部或头部、青春期后原发闭经、无女性第二性征发育、盆腔检查无子宫的患者,应考虑睾丸退化的诊断。结合染色体核型为 46,XY、促性腺激素水平升高、性腺激素水平低下、hCG 刺激试验睾酮无增加等结果,可诊断该疾病为睾丸退化,性腺病理检查可证实为发育不良或退化的睾丸。

五、性激素量与功能异常

该组患者性染色体和性腺无明显异常,而主要表现为性激素的合成与/或功能异常。性分化发育中主要是雄激素在起作用,雄激素的作用需要分泌雄激素的细胞、多种合成酶以及功能正常的雄激素受体。

(一)先天性肾上腺皮质增生(congenital adrenal hyperplasia,CAH)

1. 病理生理 糖皮质激素、盐皮质激素和性激素三类甾体激素均以胆固醇为合成原料。肾上腺类固醇合成见示意图(图 9-3-1)。

皮质醇对下丘脑与垂体起核心负反馈调节作用,调节促肾上腺皮质素释放激素(corticotropin-realeasing hormone,CRH)和促肾上腺皮质激素(adrenocorticotropic hormone,ACTH)的分泌。当某种酶缺乏而减少皮质醇的合成时,皮质醇水平的下降解除了对 ACTH 的抑制。ACTH 增加反过来又刺激肾上腺皮质增生,造成该酶缺乏之前的代谢物质的积累。21 或 11β 羟化酶缺乏时,雄激素合成分泌增多,造成女性男性化或男性性早熟。经典型 21-羟化酶缺乏患者在出生至 5 岁间发病,少数在青春期来月经后发生的,称为迟发性肾上腺皮质增生。此征属常染色体隐性遗传病。

基因检测:21-羟化酶基因位于第 6 号染色体短臂上(6p21)。11β-羟化酶基因位于第 8 号染色体长臂(8q22)。

2. 临床表现 CAH 以 21-羟化酶缺乏最为常见,约占 95% 以上。约占新生儿的 1/10 000。

21-羟化酶缺乏也可分为轻重两类,轻者亦称为单纯男性化型,重者除男性化外尚有失盐表现。单纯男性化型女性患者出生时外生殖器有不同程度的男性化表现,从阴蒂稍大到阴囊空虚的男性阴茎。生长突增早,曾经在同龄人中身高明显超出,但以后增长缓慢,最终的身高比正常同龄矮,与骨骺愈合早有关。女性患者出现男性化表现,如阴毛、腋毛重,出现胡须、喉结、音低等,肌肉发达乳房可有发育。皮肤色素沉着、肤色加深。

失盐型新生儿一般在出生后 2 个月内出现呕吐、脱水、不进食、体重下降、或伴有休克。血钾高,钠与氯低,尿素氮浓度增高。

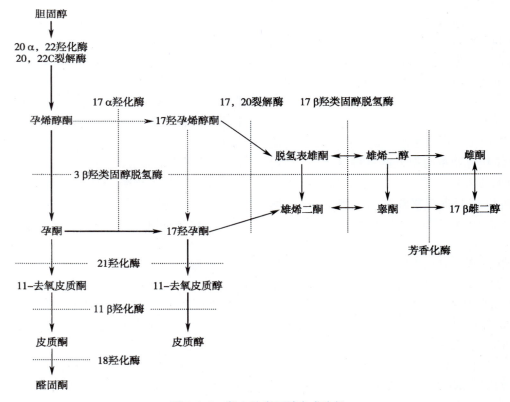

图 9-3-1 肾上腺类固醇合成途径

非经典型或迟发型 21-羟化酶缺乏的酶缺陷程度或临床表现均比经典型轻。女性患者出生时无外生殖器异常，通常在青春期后出现雄激素过高的表现，如多毛、痤疮等，多数有 Prader I 级的阴蒂增大。临床上需与 PCOS 等鉴别。

11β-羟化酶缺乏较为少见，11β-羟化酶缺乏时皮质醇与醛固酮的合成均减少，去氧皮质酮、去氧皮质醇与雄激素均增多。与 21-羟化酶缺乏相同的是雄激素增多，造成女性男性化及男性阴茎增大。与 21-羟化酶缺乏不同的是由于产生过多地去氧皮质酮造成过度保钠排钾而出现高血压、低血钾。

3. 诊断 若婴儿有外生殖器畸形、高血压或呕吐、脱水、失盐等表现，或成年女性原发或继发闭经而有男性化表现者，均应考虑 CAH 的可能性，应注意了解有无家族史。染色体为 46，XX，外生殖器阴蒂明显增大，或有更明显的男性化表现，孕酮、血 17α 羟孕酮水平显著升高，应考虑为先天性肾上腺皮质增生。

21-羟化酶缺乏时，血 17α 羟孕酮与睾酮水平水平显著升高，血 17-OHP 基础水平≥5ng/ml、ACTH 兴奋试验 60 分钟值≥10ng/ml 是诊断 21-羟化酶缺乏的最重要指标。在常规测定性激素六项时，对无法解释的持续孕酮水平升高（早卵泡期测定，孕酮达到排卵后水平，且持续不降），可以作为怀疑 CAH 存在、进一步检查、确诊的重要线索。

在 NC-CAH 中，通常会有肾上腺甾体 17 羟孕酮的轻度升高。在卵泡期清晨空腹测定 17-羟孕酮水平，如 17 羟孕酮＜2～3ng/ml（＜6nmol/L），可排除 NC-CAH。如 17 羟孕酮＞2～3ng/ml 而＜10ng/ml，可行 ACTH 刺激试验，一次静脉注射 250μg ACTH，30 分钟测定刺激值，如刺激值≥10ng/ml（≥30nmol/L）则可证实 NC-CAH。

（二）17α-羟化酶缺乏

雄激素合成不足亦可发生于多种酶的缺乏，如 20，22 碳链酶，3β 羟类固醇脱氢酶，17α 羟化酶，17，20 碳链酶与 17β 羟类固醇脱氢酶。前二者的缺乏在出生后均早期夭折，后三者除表现为雄激素缺乏外尚有相应的肾上腺激素分泌不足，其中以 17α-羟化酶缺乏较为多见。

1. 病理生理 17α-羟化酶又称为细胞色素 P450 17α 酶（简称 P450 17α），是肾上腺皮质、性腺甾体激素合成所必需的关键酶之一。它属于混合功能氧化酶类，兼有 17α 羟化酶和 17，20 裂解酶两种活性。前者催化孕烯醇酮和孕酮（progesterone，P）转变为 17α 羟孕烯醇酮和 17α 羟孕酮（17OHP），后者使 17，20 位碳链裂解，形成雌激素的前体-去氢表雄酮（dehydroepiandrosterone，DHEA）和雄烯二酮。

P450 17α 酶缺乏症（17 alpha-hydroxylase / 17,20-lyase deficiency，17OHD）是 CYP17 基因突变引起的一种常染色体隐性遗传性疾病。17α-羟化酶存在于肾上腺和性腺。此酶缺乏时 17α 羟化作用受阻，肾上腺合成皮质醇、睾酮和雌二醇及其他相应的代谢产物明显减少。性腺内缺乏 17α-羟化酶时性激素合成受阻，46，XY 男性患者睾酮、脱氢表雄酮和雄烯二酮合成受阻。46，XX 女性患者的雌激素合成缺乏，无女性第二性征。皮质醇低时 ACTH 增多，不需 17α-羟化酶参与生物合成的激素，如 11 去氧皮质酮、皮质酮和 18 羟皮质酮均明显升高，它们均有保钠排钾的作用。此酶基因现定位于 10 号染色体。

2. 临床表现 患者因缺乏性激素，外生殖器为女性幼稚型，多按女性生活。46，XY 患者性腺为发育不全的睾丸，性腺可位于盆腔、腹股沟或大阴唇内，因胚胎期 AMH 分泌正常，无子宫与输卵管，阴道呈盲端。46，XX 患者性腺为发育不全的卵巢或条索状性腺，女性患者雌激素合成受阻，外生殖器发育幼稚，第二性征不发育，有阴道，人工周期可来月经。多数有高血压和低血钾，变异程度较大，但患者多数无感觉。17α-羟化酶缺乏患者睾酮和雌二醇水平低下，对 hCG 刺激试验无反应。FSH 和 LH 增高。皮质醇水平低下，ACTH 刺激试验反应不良。17α-羟化酶缺乏，其前体物质孕酮和孕烯醇酮及代谢产物孕二醇均增多。醛固酮与肾素降低。

近年来，我们又遇到一些更罕见的不完全型 P450 17α 缺乏症，"不完全型"与"完全型"主要区别是"不完全型"患者具有一些雌激素或雄激素的功能。46，XX 患者乳房均有不同程度的自动发育、有稀少性毛、稀少月经或继发闭经，血压可以不高，血钾可以不低，17α 羟孕酮浓度正常或明显增高，容易出现反复发作的卵巢囊肿。46，XY 患者可有乳房发育、性毛稀少，外生殖器性别不清。

3. 诊断 临床遇到有高血压、低血钾及原发闭经、性激素低下、第二性征不发育的患者应考虑 17α-羟化酶缺乏的可能，并进一步证实。女性表型、外阴幼女型或性别不清、性毛稀少，伴不同程度乳房发育、出现反复发作的卵巢囊肿和性腺功能低下，合并高血压、低血钾，应考虑到46,XX 不完全型 17α- 羟化酶缺乏。仅 46,XY 的患者需要手术切除发育不全睾丸，46,XX 的患者不需要手术切除性腺。

（三）5α- 还原酶缺乏

1. 病理生理 男性外生殖器的分化与发育依赖于靶器官内的 5α- 还原酶将睾酮转化为双氢睾酮。5α- 还原酶有两个同工酶（5α- 还原酶Ⅰ和 5α- 还原酶Ⅱ），分别由 2 个不同的基因编码。5α- 还原酶缺乏是由于基因组中Ⅱ型酶基因缺损，导致Ⅱ型 5α- 还原酶的缺乏。

2. 临床表现 在胚胎发育过程中，尽管 46, XY 患者性腺是睾丸，睾酮分泌和作用正常，如缺乏 5α- 还原酶Ⅱ，但外生殖器仍不发育，出生时外生殖器多为女性表现，阴道为盲端，无子宫，中肾管分化良好，前列腺不发育。5α- 还原酶缺乏多为部分缺乏，青春期发育时睾酮分泌增多，转化为双氢睾酮亦增多，男性化改变明显。肌肉发达，音低，睾丸下降，阴茎发育能勃起，阴囊增大、着色、出现皱褶。相反的，前列腺仍不发育，面部无须，颞部发际不退缩，乳房不发育。当睾酮分泌减少，阴茎又萎缩。

3. 诊断 结合典型的临床病史与症状变化，配合睾酮水平显著升高，必要时行 hCG 刺激实验。hCG 刺激后，睾酮水平显著升高，而双氢睾酮升高不明显，提示 5α- 还原酶缺乏，5α- 还原酶基因检测也有助于确诊。

（四）雄激素不敏感综合征（androgen insensitivity syndrome, AIS）

AIS 临床较为常见，占原发闭经的 6%~10%，发病率为出生男孩的 1/64 000~1/20 000，在儿科有腹股沟疝而手术的"女孩"中，AIS 的发生率为 1.2%。

1. 病理生理 患者的染色体为 46,XY，其病因是雄激素靶器官上的雄激素受体出现障碍而导致对雄激素不反应或反应不足。AIS 是一种 X 连锁隐性遗传疾病。

雄激素受体基因位于 X 染色体长臂上，即着丝粒与 q13 之间（Xq11-12 区），是一单拷贝基因。在 46XY 个体，由于无同源染色体，其微小突变即可表现出明显的异常。

雄激素（睾酮和双氢睾酮）必须通过雄激素受体才能起作用。目前认为，雄激素受体的异常是导致 AIS 的主要原因，这些异常通常伴随受体结合活性的异常、缺乏雄激素在核内的定位和丧失对靶基因转录的激活能力。AIS 中的雄激素受体基因突变可表现为：缺失型、点突变型、碱基插入型、外显子 1 中 CAG 重复序列扩增或缩短。

2. 临床表现 临床根据患者有无男性化表现，可将 AIS 患者分为无男性化表现的完全型（complete AIS, CAIS）和不完全型（incomplete AIS, IAIS）。

完全型 AIS 患者自幼均按女性生活，在婴幼儿期个别患者可因大阴唇或腹股沟包块而就诊，行疝修补术时发现疝内容物为睾丸。成年后表现为原发闭经，女性体态，身高偏高。青春期乳房发育但乳头发育差；阴、腋毛无或稀少，女性外阴，阴蒂不大，大小阴唇发育较差，阴道呈盲端，无宫颈和子宫，人工周期无月经。性腺可位于大阴唇、腹股沟或腹腔内。不完全型 AIS 患者有不同程度的男性化，包括增大的阴蒂和阴唇的部分融合，青春期有阴腋毛发育、多毛、肌肉发达等。

成年患者的睾酮在男性水平，显著高于女性。LH 轻度升高，FSH 正常。HCG 刺激后，有血睾酮和双氢睾酮的正常增加。

3. 诊断 典型的临床表现、男性睾酮水平和 46,XY 染色体使 CAIS 诊断容易，但 IAIS 的确诊不易。雄激素受体与雄激素结合力的测定是确诊 AIS 的基本方法，雄激素受体基因的检测与分析亦是确诊的方法之一。

六、治疗

治疗目标：DSD 的诊治需要努力探索患者发病的病因与机制，明确 DSD 的病因诊断，阻断遗传性疾病的再次传播，协助家庭与患者选择合适的社会性别，必要时行外生殖器、生殖道整形手术或性腺切除手术，预防与治疗患者的肿瘤发生，改善患者的生存与生活质量，终生随诊关爱，提高患者与家庭的幸福感。

治疗方法：

1. 手术治疗 含有 Y 染色体或 SRY 阳性的患者，按女性生活的，需切除不发育性腺或睾丸成分。北京协和医院 2017 年总结的各种有 Y 染色体的性腺手术病理结果见表 9-3-2。表 9-3-3 是北京协和医院性发育异常患者各种性腺肿瘤的统计结果。肿瘤的类型以生殖细胞瘤（精原细胞瘤和无性细胞瘤）、及支持细胞瘤为主，其他恶性肿瘤如内胚窦瘤和绒癌等均少见[6]。如果存在性母

表 9-3-2 含 Y 染色体或 SRY 阳性的性腺肿瘤发生率

DSD 类型	病例数	比例	性母细胞瘤	支持细胞瘤	无性细胞瘤	精原细胞瘤	卵黄囊瘤	绒癌	肿瘤发生率	恶变率
雄激素不敏感综合征	113	38.70%（113/292）	4	7	—	4	—	—	13.27%（15/113）	26.67%（4/15）
完全型	79	27.05%（79/292）	2	6	—	4	—	—	15.19%（12/79）	30.0%（4/12）
部分型	34	11.65%（34/292）	2	1	—	—	—	—	8.82%（3/34）	0%（0/3）
单纯性腺发育不全	90	30.82%（90/292）	8	0	6	5	1	1	23.33%（21/90）	61.9%（13/21）
XO/XY 性腺发育不全	59	20.21%（59/292）	2	—	—	3	—	—	8.47%（5/59）	60.0%（3/5）
17 羟化酶缺乏	22	7.53%（22/292）	—	1	1	—	—	—	9.09%（2/22）	50.0%（1/2）
睾丸退化	5	1.71%（5/292）	—	—	—	—	—	—	—	—
Turner 综合征 SRY（+）	3	1.03%（3/292）	—	—	1	—	1	—	66.67%（2/3）	100%（2/2）
合计	292		14	8	8	12	2	1	15.41%（45/292）	51.11%（23/45）

表 9-3-3 性腺肿瘤类型

病理种类	数量	百分比（%）
性母细胞瘤	14	31.1
精原细胞瘤	12	26.7
支持细胞瘤	8	17.8
无性细胞瘤	8	17.8
卵黄囊瘤	2	4.4
绒癌	1	2.2
合计	45	100.0

细胞瘤，仅需切除性腺即可。但如有无性细胞瘤或其他恶性肿瘤时，且临床有转移时，需要更彻底的手术或辅助术后的放疗与化疗。

2. 药物治疗 根据 DSD 的病因选择不同的治疗方案。

性激素治疗：到达青春期后，对没有性激素分泌的 DSD 应给与性激素治疗，以促进女性第二性征的发育，并预防骨质疏松和心血管疾病的发生。对有子宫的 DSD 应给予周期性雌 - 孕激素替代治疗，并可通过供卵和体外胚胎移植（试管婴儿）使性腺发育不全患者成功妊娠。对没有子宫的 DSD，应提供性爱的帮助，包括人工阴道的建立。

皮质醇治疗：CAH 需补充足量肾上腺皮质激素以抑制 CRH-ACTH 的分泌，从而抑制肾上腺产生过多的雄激素，纠正电解质平衡紊乱并阻止骨骺过早愈合。21- 羟化酶缺乏治疗需补充糖皮质激素，预防和治疗肾上腺危象，降低雄性激素，抑制男性化，平抑生长速度，推迟骨骺闭合，提高终身高，促进生育（相关内容）。

其他治疗：控制高血压、维持电解质正常、增加身高等，根据 DSD 病因和临床特征，采用相关的治疗措施。

七、手术方式、手术指征与术前准备

1. 性腺切除术 手术指征：按女性生活的 DSD 患者，有 Y 染色体或 SRY 基因阳性的，有发育不良、位置异常的睾丸或有功能的睾丸（雄激素不敏感综合征、真两性畸形），需切除条索状性腺或睾丸，目的是减少肿瘤发生或向男性特征发育。Turner 患者通常不需要切除不发育的性腺，但极少数 Turner 患者在成年期出现盆腔包块，查 SRY 阳性，也需切除双侧性腺[7]。按男性生活的 DSD 患者，如真两性畸形，需切除卵巢与子宫；而按男性生活的 21- 羟化酶缺乏的患者，可以不治疗，不去降低雄激素，也不必非要切除卵巢与子宫，随诊即可。

真两性畸形：手术时应保留与社会性别相同的正常性腺。为了做到准确无误，手术时应行性腺活检，并送冰冻切片检查。如社会性别为男性，应切除卵巢，保留正常的睾丸组织。若睾丸部分位于腹腔或腹股沟，应将睾丸固定至阴囊内。若睾丸异常，应予切除。若为卵睾，在切除卵巢组织时，应包括少量睾丸组织，同时切除子宫、输卵管，无须切除全部阴道。若社会性别为女性，应切除全部睾丸组织，保留正常的卵巢组织，大部分患者有生育的可能。

手术的时机与 DSD 的病因与临床表现密切相关。原则上，按女性生活的，如可能出现男性化表现，如不完全型雄激素不敏感综合征、真两性畸形、CAH 等，诊断明确后应尽早手术，否则可能会加重男性化表现，对外观和心理产生不良的影响。而对于不会出现男性化表现、并且肿瘤发生率不高的，如完全型雄激素不敏感综合征则可等待至青春期发育后再行性腺切除，可减少服用雌激素时间，但必须有随诊条件，需要定期复查，不可放之不管。

可通过腹腔镜、开腹切除性腺；如睾丸可推至大阴唇内，也可经大阴唇皮肤黏膜交界处切口切除睾丸[8]。

2. 外阴整形术 手术指征：外生殖器的治疗对患者具有重要的生理和心理影响，应根据社会性别考虑适时矫形，以便患者有正常女性的外生殖器外观与阴道，并能完成性交或生育。

手术方式：按女性生活的 DSD，因阴蒂为性敏感器官，应予保留，我院从 1990 年起即开始将增大的阴茎海绵体部分切除并行增大的龟头整形，而保留其血管与神经（图 9-3-2）[9]。手术时缩小增大的阴蒂，扩大融合的会阴，如有阴道，暴露阴道口以便可以性交。如无阴道，择期行阴道成形术。单纯阴蒂整形可在儿童期进行，早手术对患者心

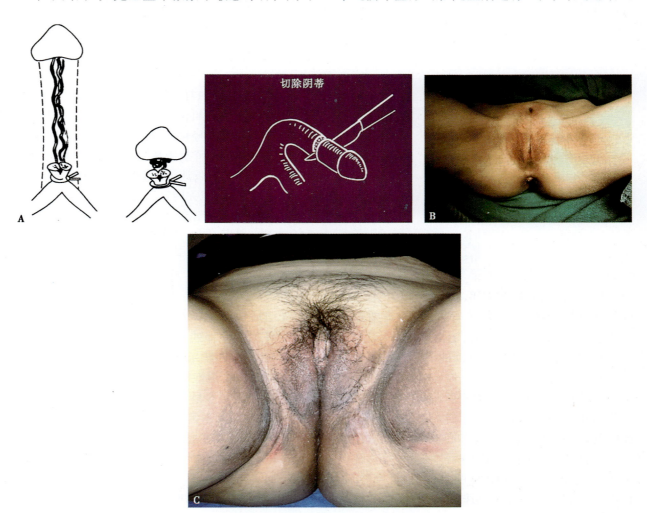

图 9-3-2 女性外生殖器畸形整形手术
A. 保留阴蒂手术示意图；B. 切除阴蒂术后外观；C. 保留阴蒂血管与神经术后 3 月外阴外观（术前Ⅲ型）

理创伤较少。阴道矫形手术应在发育后进行。

3. 术前准备 DSD 术前关键是明确病因诊断,结合术前化验与检查预测性腺性质、了解预后。除外手术禁忌证,择期安排手术。CAH 雄激素高的 DSD,需要在睾酮控制到正常范围后再行外阴整形手术。21 羟化酶缺乏等可能出现手术危象的 DSD,术前请相关科室会诊、调整用药方案。对复杂的、涉及多科参与的手术,要请相关科室术前会诊,做好充分准备。与家属或患者充分沟通,交待手术的必要性、目标、局限性,对手术有充分的认知和理解,对手术的结局、对未来生育的影响应有客观的认同与理解。

八、随访

手术后应定期随访,包括术后 2～4 周的随访,观察手术伤口愈合情况和外阴整形术后的外观效果和人工阴道的功能效果,避免会阴切开术后的再次粘连与人工阴道的萎缩。对性腺切除术后病理检查发现有肿瘤形成、尤其有恶性肿瘤形成的患者,应定期严密随诊或转至妇科肿瘤组专家,酌情进行放疗或化疗。

术后的长期随访,包括心理治疗和身体治疗,培养自信心,乐观对待生活;长期使用药物治疗,促进或维持合适的外观与第二性征、改善生活质量和骨健康,定期随诊,及时就患者出现的问题进行检查、治疗,预防或减少副反应的发生[10,11]。身高过矮的,给予生长激素或性激素治疗,促进身高增长;身高过高的,给予大剂量雌激素治疗,促使骨骺愈合,控制身高。有机会生育的,鼓励生育,必要时辅助生殖。没有机会生育的,维持正常性生活。

第二节 分泌性激素的卵巢肿瘤

引言

卵巢是女性重要的内分泌器官,伴随着卵泡及月经周期的变化,提供女性生理需要的雌激素、孕激素和雄激素。卵泡膜细胞和颗粒细胞是分泌生理性雌激素、孕激素及雄激素的主要来源,卵巢间质细胞和门细胞亦能分泌部分睾酮。卵巢肿瘤有时可引起激素水平异常,出现男性化或异常子宫出血等内分泌症状。

有内分泌活性的卵巢肿瘤可以是肿瘤细胞直接分泌性激素,也可以是肿瘤细胞本身不分泌性激素,但其间质成分分泌性激素,或者是肿瘤组织将血中的其他激素代谢变成性激素的不同形式。其临床表现可能因有卵巢外代谢,与卵巢肿瘤直接分泌的性激素并不一致,如肿瘤分泌雄烯二酮在卵巢外脂肪组织转化为雌酮,临床表现为雌激素过高而非雄激素过高。或者同一病理类型的卵巢肿瘤,如颗粒细胞瘤,可以表现为不同的性激素水平异常,大多数情况表现为雌激素水平过高的症状和体征,偶尔也可以有男性化的表现。

一、常见病理类型

(一)卵巢性索间质肿瘤[12~14]

性索间质肿瘤占分泌性激素卵巢肿瘤的绝大部分。这类肿瘤命名繁多,肿瘤细胞的形态和内分泌功能各有不同。由于体腔上皮和中肾上皮形成性索,性索又进一步分化成颗粒细胞及睾丸支持细胞,它们是上皮性的;而卵泡膜细胞和睾丸间质细胞则来自间质,是间质性的,因此这类肿瘤称为性索间质肿瘤。肿瘤可由单一细胞构成,如颗粒细胞瘤、泡膜细胞瘤、支持细胞瘤、间质细胞瘤;亦可由不同细胞组合形成,当含两种细胞成分时,可以形成颗粒-泡膜细胞瘤或支持-间质细胞瘤;而当肿瘤含有上述四种细胞成分时,此种性索间质肿瘤称为两性母细胞瘤。许多类型的性索间质肿瘤能分泌性激素,临床出现内分泌失调症状,但是肿瘤的诊断依据仍旧是肿瘤特有的病理形态,临床内分泌紊乱和激素水平异常仅能做提示与参考。病理分类参考表 9-3-4[12~15]。

1. 颗粒细胞瘤(granulosa cell tumor,GCT) 是最具代表性的单纯性性索肿瘤,根据发病年龄分为成人型(AGCT)和幼年型(JGCT)两大类,其中绝大多数为成年型。

(1)内分泌特点:有雌激素刺激症状,由于肿瘤细胞可以分泌雌激素,若肿瘤发生在青春期前,多数表现为性早熟。此类性早熟为肿瘤刺激引起,为假性性早熟(pseudo-precocious puberty)。临床可出现乳房增大、阴阜发育、阴毛腋毛生长、内外生殖器等异常发育,甚至出现无排卵性月经。另可出现身高、骨龄过度超前发育,而精神及思想发育不同步的不协调症状。

肿瘤发生于育龄期女性,由于肿瘤分泌的雌激素可引起子宫内膜增生性病理变化,随体内雌激素水平波动的子宫内膜可出现不规则的脱落,

表 9-3-4　根据 2014 年 WHO 卵巢肿瘤分类系统的性索间质肿瘤分类、良恶性质与预后[15]

性索间质肿瘤	分类	良恶性与预后
单纯性间质肿瘤	纤维瘤	大部分良性
	富于细胞性纤维瘤	有粘连、破裂的细胞纤维瘤则恶性潜能高，远期复发风险
	卵泡膜瘤	良性
	伴硬化性腹膜炎的黄素化卵泡膜瘤	有死于肠梗阻的报道
	硬化性间质瘤	良性
	印戒细胞间质瘤	罕见，良性
	微囊性间质瘤	无恶性报道
	Leydig 细胞瘤	良性
	类固醇细胞瘤	良性
	恶性类固醇细胞瘤	>7cm、坏死、>2/10HP 核分裂象、出血、明显核异型
单纯性性索肿瘤	成人型颗粒细胞瘤	Ⅰa 期 10%～15% 复发，全部期别 20%～30% 复发，高位因素 >15cm、双侧、破裂
	幼年型颗粒细胞瘤	高危因素：破裂、腹水阳性、卵巢外转移
	Sertoli 细胞瘤	大多良性，高危因素肿瘤直径 >5cm、核分裂象 >5/10hpf、核异型、坏死
	环状小管性索瘤	是 Peutz-Jegher 综合征者为良性，20% 不是 Peutz-Jeghers 综合征，为低度恶性
混合性性索-间质肿瘤	Sertoli-Leydig 细胞瘤	
	高分化型	100% 生存
	中分化型	10% 为恶性
	低分化型	两年复发率高，腹水阳性、卵巢外转移者预后差
	含有各种异源成分类型	
	网状	
	性索-间质瘤，未特指	

所以临床上有 2/3 左右的患者会出现月经过多、经期延长等异常子宫出血症状。少部分患者亦可出现持续闭经。颗粒细胞瘤患者的子宫内膜癌的风险是正常人的 10 倍。颗粒细胞瘤也容易合并子宫肌瘤，更加重了异常子宫出血症状。亦有约 6% 的患者可合并乳腺癌。

肿瘤发生于绝经后则绝经后出血是典型的临床症状，还会出现乳房胀、乳房增大，阴道脱落细胞涂片鳞状上皮成熟指数右移等表现。在此年龄组患者中，发生子宫内膜增生性病变、癌前病变及癌的几率较育龄组妇女更高。合并子宫内膜癌的患者，年龄多在 50 岁以上。

男性化征象：由于卵巢间质发生黄素化及卵泡膜细胞黄素化，少数颗粒细胞瘤患者可出现月经稀发、闭经、多毛、阴蒂长大、面部痤疮、声音低哑等男性化现象。这些症状常常发生在患有囊性颗粒细胞瘤的患者。

（2）发病率与发病年龄：国外文献报道颗粒细胞占卵巢肿瘤的 0.8%～9%，占卵巢恶性肿瘤的 5%～10%；我国石一复等报告，颗粒细胞瘤占全部卵巢肿瘤的 1.44%～1.5%，占卵巢恶性肿瘤的 4.3%～7.77%。任何年龄均可发病，但成人型颗粒细胞瘤与幼年型颗粒细胞瘤的发病年龄有明显不同。成人型约 5% 发生于初潮前，30% 左右发生于育龄妇女，其余大部分发生于绝经后妇女。幼年型根据 Young 等经典文献总结 125 例幼年型颗粒细胞瘤的情况，发病年龄 44% 发生在出生后至 10 岁以下，34% 发生在 10～19 岁，19% 发生在 20～29 岁。Fox 认为，97% 的幼年型颗粒细胞瘤发生在 30 岁以前。

（3）症状和体征：绝大部分患者临床均有症状，主要为内分泌紊乱及腹部包块引起的相关症状。卵巢颗粒细胞瘤平均直径 12cm 左右，表面光滑，可以活动。子宫直肠窝处多数无结节感。若伴有腹水，可有腹胀、饱满感、排尿困难等其他症状。当肿瘤生长快，包膜破裂或肿瘤发生扭转时，常出现有急剧的腹痛症状。绝经期妇女，因肿瘤激素刺激，阴道黏膜光滑、红润，子宫亦不萎缩。大约有3%左右的颗粒细胞瘤无明显症状，偶然被发现。

（4）诊断：卵巢颗粒细胞瘤是临床特征相对明显的肿瘤。发现附件实性或囊实性包块，且伴有明显的雌激素刺激引起的内分泌紊乱症状，诊断多不困难。对于临床症状不典型的患者，则要根据其年龄、肿瘤大小、质地，辅助检查等综合材料加以分析判断，最终的确诊还有赖于病理学。

MRI、CT、B超等检查方法一般可以明确判断盆腔包块的位置、来源、与子宫及周围脏器的关系、囊实性变化等，对良恶性亦可有初步判断，但是难以确定肿瘤的组织学类别。对伴有异常子宫出血等雌激素刺激症状的患者，术前先行诊断性刮宫确定或排除子宫内膜增生、癌前或癌变等，对制定全面系统的治疗方案，取得满意的预后效果有利。

病理学特点：多数为单侧，表面光滑或结节状，一般包膜完整。肿瘤大小较悬殊，切面囊实性或实性，灰黄色、质地软。多数可见出血、灶性坏死，囊性区呈多房或单房，内含浆液或陈旧性出血。

组织学病理中瘤细胞排列形态多样，同一肿瘤中可有多种结构，如微滤泡、巨滤泡、梁索状、岛状、缎带状或弥漫排列呈肉瘤样。少数病例可出现囊性变区域，甚至形成假乳头。瘤细胞大小较一致，细胞界限不清，卵圆形或多边形，细胞核轮廓不规则，可见核沟或核呈咖啡豆状，核分裂象一般1~3/10高倍视野。Call-Exner小体是AGCT的特征性改变，瘤细胞围绕中心腔无定向排列，中心腔内可为含核碎屑的嗜酸性分泌物或基底膜样粉染物。

网织纤维染色显示肿瘤细胞呈巢分布，周围包绕网织纤维。免疫组化呈α-inhibin、Calretinin和Vimentin阳性，还可表达CD99、FOXL2、WT-1、SF-1、CD56、S-100和SMA。CK灶性阳性，CK7、CK20和EMA阴性。

超过90%的AGCT存在FOXL2基因的点突变，而JGCT却极少表达，而常有12号染色体三倍体，可用于两者的鉴别。

（5）鉴别诊断：最常见与颗粒细胞瘤诊断混淆的性索间质肿瘤有环管状性腺肿瘤、支持细胞瘤、硬化性间质瘤、卵泡膜细胞瘤等，它们往往也具有内分泌功能，这对于病理医生来讲无疑是一种挑战。另外对这些少见肿瘤其特征性的形态结构不熟悉、不认识，是造成误诊的主要原因。另外，卵巢类癌、小细胞癌、未分化癌的瘤细胞分化差，细胞形态与颗粒细胞瘤细胞有时很相似，尤其在呈弥漫性或类似滤泡样排列时，经验不丰富的病理医师会做出错误的诊断，这也是造成诸家医院对颗粒细胞瘤恶性程度、预后判断相差甚远的重要原因。近10余年来，国内外学者对上述少见的肿瘤的诊断要点、形态特征、临床预后等进行了大量报道，对这些肿瘤的认识有了明显的提高，这些均有助于进行鉴别诊断。

（6）治疗：手术是颗粒细胞瘤最重要的治疗手段，根据临床期别的不同，手术范围亦不同。

临床Ⅰ期：应剖探对侧卵巢及病理检查均正常，子宫无病变，腹腔冲洗液细胞学检查均阴性者，手术范围见表9-3-5。临床Ⅱ期以上均应施行肿瘤细胞减灭术，切除全子宫、双附件、大网膜、腹主动脉旁、腹膜后淋巴结及肉眼所见的转移瘤。残留肿瘤应小于1~2cm。复发肿瘤的手术治疗：对复发患者应以积极的态度争取再次手术，手术可以提高生存率。

表9-3-5　GCT临床Ⅰ期手术范围

	肿瘤包膜无破裂	肿瘤包膜破裂
幼少女、未生育妇女	单侧附件切除随诊	单侧附件切除术后化疗
已生育过妇女	全子宫双附件切除	全子宫双附件切除术后化疗
绝经后妇女	全子宫双附件切除	全子宫双附件切除术后化疗

化学药物治疗适用于包膜破裂的Ⅰ期及Ⅱ期以上术后患者。目前多是采用与卵巢癌类似的以顺铂为主的多药联合化疗方案。必要时放疗亦是有益的综合治疗手段之一。

（7）预后：影响预后最根本、最重要的因素为临床期别和肿瘤细胞的分化程度。Ⅰ、Ⅱ和Ⅲ期的5年生存率分别为91.8%、75.9%和22.5%。肿瘤细胞有明显的异型性，核分裂活跃不低于5/10高倍视野，甚至可见不正常核分裂时，均提示肿瘤恶性程度高，预后不佳。

2. 卵泡膜细胞瘤（thecoma） 卵巢泡膜细胞瘤（ovarian theca cell tumors）是来自卵巢间质的特殊间胚叶组织，向卵泡膜细胞分化，形成肿瘤。瘤细胞可以分泌雌激素，当黄素化或囊性变时，少数可有男性化功能。基本上是良性肿瘤，仅有个案恶性泡膜细胞瘤的报道。

内分泌特点：①雌激素增高：由于肿瘤分泌雌激素，可以引起子宫内膜增生性病变或癌变。临床常见阴道不规则出血、月经过多、闭经、绝经后出血等症状；②男性化表现：约有 2% 的病例有男性化表现，血中睾酮可以升高。主要在泡膜细胞瘤出现黄素化、囊性变时发生。临床上患者出现多毛、痤疮、声音低哑、阴蒂增大、乳房萎缩、雌激素水平低落等一系列症状。肿瘤切除后，上述症状逐渐改善及消失。

发病率与发病年龄：发生率占所有卵巢肿瘤的 0.5%～1%，与颗粒细胞瘤的比例约为 1:3～1:4。平均发病年龄为 53 岁左右。65% 的患者为绝经后，几乎不发生在月经初潮之前。

症状和体征：除内分泌表现外，可因肿瘤导致腹部不适，腹胀等症状。偶有肿瘤扭转，可出现急性腹痛。因患泡膜细胞瘤的年轻患者少，故合并妊娠的报道甚少，但当合并妊娠时，肿瘤容易发生破裂。硬化性腹膜炎（sclerosing peritonitis）合并黄素化泡膜细胞瘤是罕见的一种类型，在 2014 年 WHO 的病理学分类中单列一类，因肠梗阻手术探查可见腹膜纤维性增厚 4～5mm，并可累及大网膜、小肠等处。显微镜下腹膜病变为被胶原纤维或纤维组织分割的增生的纤维母细胞、平滑肌母细胞所组成，有慢性炎细胞浸润。对有腹水、肠梗阻、内分泌紊乱症状出现的卵巢实性肿瘤患者，要警惕罕见的硬化性腹膜炎的存在。

诊断：卵泡膜细胞瘤是临床特点较鲜明的肿瘤。对于老年妇女，有阴道不规则出血症状，雌激素水平升高，附件有实性肿物，或有少数人以男性化改变为主时，均要分析考虑患卵泡膜细胞瘤的可能。但是由于卵巢颗粒细胞瘤亦有类似的临床症状，更有少数肿瘤既含有颗粒细胞成分，又含有泡膜细胞成分，往往需要经过病理检查才可确诊。

病理学特点：卵泡膜细胞瘤主要是由类似于内层卵泡膜细胞和纤维母细胞构成的卵巢间质肿瘤。一般为单侧发生，直径约 5～10cm。切面实性或囊实性，淡黄色或灰黄色，偶见出血、坏死。肿瘤细胞弥漫分布，瘤细胞呈胖梭形或卵圆形，细胞质淡染、空泡状，富含脂质。细胞核小，圆形或卵圆形，淡染居中，核分裂象罕见。肿瘤通常含有纤维瘤样成分，透明变性的胶原，偶见钙化。

冰冻切片中油红 O 染色可显示肿瘤细胞之内丰富的脂质；网状纤维染色显示单个瘤细胞周围有网状纤维包饶。免疫组化染色 Calretinin、α-inhibin、WT-1 和 Vimentin 均阳性。

卵泡膜细胞瘤存在 12 号染色体的三倍体或四倍体。

鉴别诊断：常需与纤维瘤、颗粒细胞瘤等鉴别。

治疗：卵泡膜细胞瘤患者子宫内膜因受雌激素的刺激，常出现不同程度的增生性病变，甚至子宫内膜癌，所以子宫病变的处理亦应在治疗中加以考虑。若无子宫病变时，对于青春期及未生育妇女一般行患侧附件切除。若子宫内膜有增生性病变甚至不典型增生，亦可仅行患侧附件切除，术后针对内膜病变行内分泌治疗并定期内膜组织学评估，争取在严密监护下解决生育问题。绝经后妇女应采用全子宫双附件切除术。若伴随有子宫内膜癌时，则应根据子宫内膜癌的临床分期，适当扩大手术范围。若已有转移者，应行卵巢癌细胞减灭术，术后加以化疗或放疗。

预后：良性卵泡膜细胞瘤预后良好，仅有个案报道有复发。

3. 支持间质细胞瘤（sertoli-Leydig cell tumor, SLCT） 支持间质细胞瘤[16,17]是最具代表性的混合性性索-间质肿瘤，以雄激素效应为主。也称睾丸母细胞瘤（androblastoma）或男性母细胞瘤（arrhenoblastoma）。由不同比例、不同分化程度的支持细胞、Leydig 细胞和非特异性的性索间质细胞构成。

内分泌特点：多数患者体内有雄激素水平升高的变化，表现为血清中睾酮及雄烯二酮浓度的明显升高。由于雄激素的影响，临床 25%～77% 的患者会出现一系列去女性化及男性化症状。性成熟期前发病，会出现异性性早熟。性成熟期后，首先表现月经稀少，然后闭经、乳房萎缩等去女性化表现，随后可逐渐出现多毛、声音低哑、痤疮、喉结、阴蒂肥大等一系列男性化症状。

高、中分化支持间质细胞瘤患者中，由于肿瘤细胞除含较高的睾酮外，亦含有一定量的雌二醇，少数有雌激素分泌现象，临床表现为子宫异常出血，子宫内膜病理检查中，子宫内膜出现息肉、囊性增生、高分化腺癌等病理变化的风险增加。

发病率与发病年龄：罕见，占卵巢性索间质肿瘤的 1% 左右。年龄范围 2～84 岁，平均年龄 25 岁。高分化组平均年龄 36 岁，中分化组平均年龄 25 岁，低分化组平均年龄 24 岁，网状亚型组平均年龄 17 岁，伴异源成分组平均年龄 23 岁。

症状和体征：高雄激素血症相关症状和体征最为突出。支持间质细胞瘤大小差别很大，平均直径10cm左右。腹部肿块的发生率远较支持细胞瘤高，达32%~46%左右。少数肿瘤可以发生扭转或破裂，出现腹痛症状。肿瘤直径小于5cm，临床一般无腹部症状，检查时亦容易被忽略，往往于偶然或剖腹探查时才被发现。

诊断：当肿瘤小，临床内分泌症状不明显时，难以确诊。若肿瘤直径超过5cm，患者有较明显的去女性化或男性化症状，血中睾酮明显升高时，诊断时应考虑此种肿瘤的存在。但是临床上很难与支持细胞或间质细胞瘤鉴别，准确的诊断仍要病理检查后确定。

病理学特点：肿瘤大小差异极大，直径多在6~17cm，平均10cm左右。绝大多数肿瘤为单侧，表面光滑，多为实性。伴有异源成分或网状结构，肿瘤多为囊性。切面灰白、黄或黄棕色，可有囊腔。肿瘤分化差可见出血坏死灶。

镜下根据肿瘤细胞的分化程度，分为高、中、低分化，大多数中、低分化的支持间质细胞瘤结构中含有多少不等的类似睾丸网的结构，当网状成分占整个瘤体90%以上时，诊断为网状型SLCT。伴异源成分的SLCT最多见的是分化良好的胃肠黏液上皮，其他异源性成分包括不成熟软骨岛、骨骼肌、平滑肌、骨、肝细胞等。约20%的中、低分化及网状型SLCT中可见异源性成分。

支持细胞的免疫表型与颗粒细胞基本一致，Leydig细胞表达Vimentin、inhibin及Melan-A，往往不表达或仅灶性表达CK、FOXL2、WT-1等。

60%的SLCT伴有DICER1基因的突变。

鉴别诊断：中、低分化SLCT需要与AGCT鉴别，两者临床的主导激素不同，细胞形态上亦有一定差别。网状型SLCT需要与浆液性乳头状囊腺癌鉴别，部分SLCT还需要与卵巢低分化子宫内膜样癌和具有梁状结构的卵巢类癌鉴别，往往需要借助免疫组化和神经内分泌标志物。

治疗：高分化支持间质细胞瘤：是良性肿瘤，治疗原则是行患侧附件切除即可。其他类型支持间质细胞瘤：对年青未育妇女，经术中仔细探查，临床分期为Ⅰ期，可行患侧附件切除，术后随诊。对中老年，无生育要求妇女，建议行全子宫双附件切除术。手术中发现有肿瘤播散、转移或复发的患者，应行肿瘤细胞减灭术，术后化疗或放疗。

预后：SLCT的分化程度和临床分期与预后密切相关，Ⅰ期患者5年的生存率约为90%。高分化者一般为良性，中低分化的5年生存率分别为85.7%和62.5%；出现网状结构和异源性成分者预后不良。肿瘤复发和转移多发生在6~12个月内，转移部位可有网膜、肝、肺、骨、肠、肾、纵隔和脑部，淋巴结转移罕见。

4. 环管状性腺肿瘤（sex cord tumor with annular tubules） 十分罕见，1970年由Scully首次报道命名，病理学上是由简单和复杂环形小管构成独特结构的单纯性性索肿瘤，属于低度恶性的肿瘤。除有内分泌紊乱外，部分患者伴有家族性黑斑息肉综合征（Peutz-Jeghers syndrome，PJS）。

内分泌特点：月经紊乱是临床最重要的症状，可以出现不同程度的不规则阴道出血、闭经、绝经后出血、少女性早熟等。对患者血清雌激素和孕酮检测，发现这两种激素均有明显上升。在有子宫内膜病理检查的病例中，不仅部分有雌激素刺激下，子宫内膜息肉、增生性病变的病理改变，亦有部分具有孕激素影响下的子宫内膜腺体萎缩，间质蜕膜样变的病理变化。这些均证实了环管状性腺肿瘤是一种既分泌雌激素，又分泌孕激素的功能性肿瘤。

发病年龄：患者发病年龄4~64岁，多发生于20~30岁育龄妇女，伴有PJS的患者年龄相对更轻。

症状和体征：因为肿瘤大小差异很大，小者仅显微镜下见到的微小肿瘤，大者直径可达20cm，所以盆腔包块仅在部分患者可以被触及、发现。包块大多数为实性，亦可有囊性，表面光滑，活动度好。当肿瘤有转移时，大多位于腹膜后、肾周，其形成的包块不活动、固定。若肿瘤有扭转发生，可以有急性腹痛的症状。

约1/3的患者可在面部、口唇、口腔黏膜、舌、指、趾端等处出现多发性色素斑，胃肠道（多在小肠）出现错构瘤性多发息肉。患者可因肠息肉引起出血、肠梗阻。个别患者息肉出现在鼻咽部、膀胱、气管黏膜。PJS是属于常染色体显性遗传性疾病。

约有5.4%的患者合并子宫颈恶性腺癌。患者有阴道不规则出血、接触出血等症状，宫颈外口可呈乳头状、结节状，但亦有外观无明显异常，宫颈细胞学检查，无恶性细胞检出的报告。肿瘤为黏液腺癌，腺体形态不规则分枝状，细胞异型性及核分裂少见。但其生长方式有高度恶性倾向，常常出现较广泛的浸润性生长。虽然环管状性腺肿瘤合并宫颈黏液腺癌症的比例不高，但是对患者宫颈仔细检查及必要的活检十分重要，因为宫颈恶性肿瘤的不良预后将会对患者有极大影响。

诊断和鉴别诊断：患者有典型的黏膜色素黑斑、消化道多发息肉、附件出现实性包块、月经紊乱、血清学检查雌孕激素均升高时临床诊断多不困难。大部分患者不伴有PJS，仅根据附件实性包块、月经失调，临床有时难以与同属卵巢性腺间质肿瘤类的多种肿瘤进行鉴别。此时患者血清激素测定可能有帮助。因肿瘤细胞分泌大量雌、孕激素是环管状性间质肿瘤突出的内分泌变化，而支持间质细胞瘤主要分泌雄激素，颗粒细胞瘤主要分泌雌激素。

病理学特点：伴有PJS的肿瘤体积大多较小，在显微镜下才可发现，一般直径<3cm，其中双侧约占2/3。实性，切面灰黄色，呈单个或多个结节状，可有囊性变，钙化明显。不伴有PJS的肿瘤体积大，最大20cm，平均直径>5cm。单侧，圆形、椭圆或结节形，多数具有包膜。切面灰黄或粉红，大部为实性，可有出血、坏死、囊性变，钙化少见。个别病例同侧或对侧卵巢可发现黏液性囊腺瘤或生殖细胞肿瘤存在。

镜下最具特征的是环状小管结构，分为简单型和复杂型（"大管套小管"），前者多见于伴PJS者，而后者多见于不伴PJS的患者。环形小管之间为纤维性卵巢间质，其中可见黄素化细胞或类似Leydig细胞的细胞。钙化斑、玻璃样变常见。

治疗及预后：合并PJS的为良性肿瘤，治疗可行单侧附件切除或全子宫双附件切除，但患者因为消化道多发息肉的存在，消化道出血、肠梗阻、甚至息肉恶变的问题亦要引起注意，应该请专科医师随诊、治疗。

不合并PJS的患者肿瘤体积通常偏大，约20%有转移、复发，但是与初治时间间隔较长，最短2年，长者达15年，平均6.3年。

对年轻未育者，手术中剖探对侧卵巢正常，盆腔探查后确为临床Ⅰ期，可行患侧附件切除，术后长期随诊。对临床Ⅱ期以上及复发患者，均应行卵巢肿瘤细胞减灭术。由于肿瘤扩散途径主要为腹膜后淋巴结，腹腔内种植少见，亦少累及子宫及对侧卵巢，因此手术切除腹主动脉旁及盆腔腹膜后淋巴结十分重要。复发瘤一般与周围组织易于分离，手术清除均不困难，所以，不应放弃再次手术的机会。肿瘤对放疗有一定敏感性，术后、远处转灶、残留灶等均可辅以放疗。无明确特异有效的化疗方案，在随诊中检测血清抑制素（Inhibin）及苗勒管抑制因子（MIC）是有价值的肿瘤标记物。

5. 类固醇细胞瘤（steroid cell tumor） 是完全由与类固醇激素分泌细胞相似的瘤细胞构成的肿瘤，细胞缺乏Reinke结晶。

该肿瘤罕见，发生率约占卵巢肿瘤的0.1%，约80%为非特殊类型的类固醇细胞瘤。年龄跨度大，平均43岁。患者常有雄激素增高症状，极少数伴有雌激素、孕激素升高和库欣综合征表现。

一般单侧发生，平均直径8cm，肿瘤界限清楚，实性，切面可呈黄、棕、红或黑色，可伴有出血、坏死。大多数为良性，约1/3为恶性，提示恶性的特征包括肿瘤直径>7cm，细胞核异型性明显，核分裂>2/10高倍视野。镜下肿瘤细胞弥漫片状排列，呈巢状、束状。瘤细胞呈多边形，胞质丰富，嗜酸性或透明空泡状，胞质内可见脂褐素。表达α-inhibin、Calretinin和SF-1。

6. 硬化性间质瘤（sclerosing stromal tumor） 是一种少见的单纯性间质肿瘤，约占卵巢间质细胞的2%~6%，1973年由Scully首次报告，是由纤维母细胞和圆形细胞构成的良性肿瘤，以富细胞的假小叶为特征，假小叶间为细胞成分稀少的胶原纤维组织或水肿区。好发于年轻妇女，平均年龄27岁。

由于肿瘤细胞能分泌雌激素、雄激素，临床上可出现性激素紊乱引起的月经失调、原发或继发不育、绝经后出血与男性化等症状。血浆中雌激素、睾酮、雄烯二酮、脱氢表雄酮均有升高。肿瘤切除后，症状改善，不育者亦有术后妊娠的报道。

因肿瘤少见，临床诊断有一定的困难。当年轻（30岁以下）患者，盆腔有实性光滑包块，伴不育或月经紊乱症状，诊断时应考虑卵巢硬化性间质瘤之可能。卵巢纤维瘤、泡膜细胞瘤与硬化性间质瘤均为实性肿瘤，但是它们的发病年龄不同，前两者多发生于绝经前后中老年妇女，而后者多发生在30岁以下育龄妇女，这点将对肿瘤的临床鉴别诊断有所帮助。颗粒细胞瘤虽大部分发生在绝经后，但尚有一部分发生在育龄妇女，加之临床内分泌紊乱症状相似，有时鉴别诊断有一定困难，最后需靠病理检查确诊。

（二）生殖细胞肿瘤

1. 无性细胞瘤（dysgerminoma） 大多数无性细胞瘤不具备内分泌功能，多为单侧发生，双侧占 10%～20%，包块特点为实性，质韧。瘤细胞呈片状，岛状或梁索状分布。间质由不等量的纤维结缔组织和淋巴细胞组成。镜下瘤细胞的特点是细胞大，圆形或多角形，核大而圆，核仁明显，嗜酸性。

无性细胞瘤中有一种少见的亚型是"含合体滋养层巨细胞的无性细胞瘤"（dysgerminoma with syncytiotrophoblast giant cells）约占无性细胞瘤的 3% 左右。与纯无性细胞瘤不同的是，肿瘤患者常伴有临床内分泌症状，出现月经紊乱、阴道不规则出血、妊娠试验阳性等，由于上述症状，偶有将盆腔包块误诊为宫外孕或葡萄胎。肿瘤大体检查与纯无性细胞瘤唯一不同的是瘤内具有很多出血灶。显微镜下检查，合体滋养层巨细胞呈弥漫状或簇状分布，有的沿血管分布，亦可以出现一些在纯无性细胞瘤中难以见到的结构，如假腺样、实性小管型等，有时需要与支持细胞瘤，内胚窦瘤等相鉴别。其预后与纯无性细胞瘤相似。

无性细胞瘤还可伴有高血钙，具有类似特点的卵巢恶性肿瘤还包括卵巢小细胞癌、透明细胞癌。临床、病理变化与不伴高血钙的无性细胞瘤没有区别。

无性细胞瘤内混有其他类型的恶性生殖细胞肿瘤，如未成熟畸胎瘤、内胚窦瘤、绒癌等为混合型无性细胞瘤，在 2014 版 WHO 病理分类中列为混合性生殖细胞肿瘤。大多数患者月经及生育功能正常；极少数有原发闭经，第二性征发育差甚至男性化体征，在这组患者中染色体为 46XY 的占一定比例，应行双侧性腺切除。

无性细胞瘤属于低度恶性肿瘤。但就诊时临床期别已晚，有广泛或远处转移时，预后亦不佳。对年轻、未生育、单侧肿瘤、临床早期患者，可行单侧附件切除。临床期别晚的患者，应行子宫及双侧附件切除，有增大的淋巴结亦应切除或行淋巴结清扫术。化疗及放疗对无性细胞瘤亦是有效的治疗方法。无性细胞瘤若得到充分、彻底治疗，文献报道存活率可达到 92%～100%。

2. 卵巢原发性绒毛膜癌（primary ovarian choriocarcinoma） 卵巢非妊娠性绒癌也称为原发性卵巢绒癌，是一种罕见的、恶性程度极高的卵巢肿瘤，单纯型较少见。若与其他恶性生殖细胞肿瘤同时存在绒癌成分时，为混合型的卵巢绒癌，占卵巢绒癌的大部分。

肿瘤多为单侧性，直径 8～30cm，实性，棕红色有广泛出血坏死。镜下可见肿瘤由细胞滋养细胞和合体滋养细胞混合构成，合体细胞可分泌 HCG，青春发育期前的幼女可出现性早熟。

由于肿瘤恶性程度高，早期血行转移可至全身器官，故虽可行手术、化疗等治疗，但预后极差。

3. 单胚层畸胎瘤 ①卵巢甲状腺肿（struma ovarii）：卵巢甲状腺肿是完全或主要由甲状腺组织构成的肿瘤，为卵巢最常见的单胚层畸胎瘤。5% 可有甲亢的临床表现，高达 1/3 的病例出现腹水，罕见伴有 Meigs 综合征。②卵巢类癌（carcinoid tumor）：卵巢类癌，是分化良好的神经内分泌肿瘤，多数亚型与胃肠道类癌相似。卵巢类癌较为罕见，发病年龄从 14～79 岁，平均年龄 53 岁，绝大多数偶然发现，肿瘤相关症状无特异性。多为单侧，肿瘤直径大小不等，通常表现为成熟性囊性畸胎瘤的囊内壁突起的结节，病理学上分为岛状型、小梁状型、甲状腺肿型和黏液型四类。其中前三类大多生长缓慢，预后良好，5 年生存率 95%，复发及死亡罕见，而黏液型具有侵袭性，可有卵巢外扩散和淋巴结转移，属于恶性肿瘤。类癌组织因含有肽类激素分泌细胞，产生 5-羟色胺，临床 1/3 的患者可有类癌综合征表现：面部潮红、血管功能失调、腹痛、腹泻、皮下水肿、支气管痉挛等。肿瘤为低度恶性。

4. 性腺母细胞瘤（gonadoblastoma） 性腺母细胞瘤是由生殖细胞与不成熟支持细胞、颗粒细胞相似的性索细胞混合构成的罕见的卵巢肿瘤，可以被认为是原位恶性的生殖细胞肿瘤，其显著的特点是肿瘤常发生在性腺发育异常的患者，90% 的患者含有 Y 染色体。

肿瘤 40%～50% 为双侧性，多数较小，数厘米大小，实性，有广泛钙化时则质硬或呈砂砾状。切面呈灰黄或棕色。约 30%～50% 间质内有黄素化细胞或间质细胞，但无 Reinke 结晶，有的肿瘤可出现砂粒体。

肿瘤中似卵巢颗粒细胞及睾丸支持细胞的瘤细胞分泌雌激素，似睾丸间质细胞及黄素化细胞的瘤细胞分泌雄激素。当肿瘤中混有绒癌成分时，合体滋养细胞分泌绒毛促性腺激素。

纯性腺母细胞瘤为良性。发生于性腺发育不全的患者时，应行双侧性腺切除。

性腺母细胞瘤 50% 合并无性细胞瘤，10% 合并恶性程度极高的内胚窦瘤、绒癌、胚胎癌，此时肿瘤体积大，生长迅速，伴有 αFP、HCG 值的升高。对此类肿瘤，应行肿瘤细胞减灭术，术后予以积极的化疗。因肿瘤恶性程度高，预后不佳。

（三）上皮性肿瘤

卵巢上皮性肿瘤虽然是最常见的卵巢肿瘤，但肿瘤细胞具有内分泌功能的极少，目前肯定因肿瘤引起临床内分泌症状的为卵巢透明细胞癌，10% 可伴有高钙血症。在卵巢上皮性肿瘤患者中偶尔出现阴道不规则出血，月经不调等症状，是因为肿瘤间质组织黄素化，产生激素而引起。

二、卵巢肿瘤的非甾体激素的内分泌功能

1. 高血钙 卵巢透明细胞癌的瘤细胞可以产生一种类似甲状旁腺（parathyroid）激素的物质，常引起高血钙。肿瘤切除后，血钙恢复正常，临床症状亦消失。

2. 甲状腺功能亢进 卵巢恶性畸胎瘤可产生促甲状腺激素。

3. 低血糖 卵巢纤维瘤及浆液性囊腺癌等因肿瘤释放胰岛素样物质，常合并低血糖。

4. 多血症 某些卵巢肿瘤可刺激血红蛋白合成，引起多血症。

5. 异位促性腺激素 卵巢畸胎瘤和绒癌可产生促性腺激素。

6. 异位催乳素 卵巢畸胎瘤和绒癌可产生催乳素。

三、伴有功能间质的卵巢肿瘤

1957 年，病理学家 Scully 和 Morris 提出这个名词，特指除性索间质肿瘤以外的卵巢肿瘤，不论良性还是恶性，原发或继发，瘤内或瘤周围的间质内有能合成类固醇激素的细胞，免疫组化显示为富有酶活性的细胞（enzymatically active stroma cell，EASC），电镜观察具有类固醇生成细胞的特征。患者在临床、生化及病理形态上有雌、孕或雄激素的效应，但瘤细胞本身并无内分泌活性。

本症的发生率随肿瘤类型而异，最常见的是黏液性瘤、子宫内膜样瘤及原发于胃肠道的转移癌。临床表现为雌激素效应的为多，无论良性还是恶性黏液性瘤，约 25% 合并绝经后子宫内膜增生，类似表现也可见于良性卵巢囊腺瘤（8%）、卵巢腺纤维瘤（69%）和 Brenner 瘤（10%~16%）。男性化的相对少，约半数发生在妊娠期（表 9-3-6）。

表 9-3-6　卵巢肿瘤伴功能性间质引起男性化报道的例数

肿瘤类型	非妊娠	妊娠	总计
转移癌	10	9	19
黏液性瘤	2	5	7
内胚窦瘤	3	1	4
浆液性瘤	2	1	3
成熟性囊性畸胎瘤	2	1	3
甲状腺肿、类癌	3		3
Brenner 瘤	1	2	3
子宫内膜样瘤	1		1
无性细胞瘤	1		1
总计	25	19	44

四、治疗原则

卵巢肿瘤的治疗原则[12~15]，包括手术范围和辅助治疗方案，取决于病理类型和病变范围，而与其有无内分泌功能不直接相关。当然，大多数有内分泌功能的卵巢性索间质肿瘤或生殖细胞瘤，恶性程度低于上皮性卵巢肿瘤，诊断时也多属于早期，通常手术范围不大，有生育要求的患者可以考虑保留生育功能。而如为恶性肿瘤，则分期性手术对于确定预后和指导术后治疗至关重要。

术前准备和评估：术前咨询和知情同意的内容中应包括出现良性、恶性或不确定性术中发现的可能性。应与患者商讨生育力保留的相关问题。该讨论应被记录在病历中。术前评估通常与其他疑似卵巢癌患者的术前评估相同，对合并异常子宫出血，内膜增厚或回声不均的部分女性应行子宫内膜取样。

分期系统和操作：分期系统与原发性卵巢上皮性恶性肿瘤相同。完全分期手术包括腹式全子宫切除术和双附件切除术（total abdominal hysterectomy and bilateral salpingo-oophorectomy，TAH-BSO）及大网膜、阑尾切除和盆腔淋巴结清扫术。性索间质肿瘤和其他卵巢肿瘤的一个显著区别为罕有淋巴结转移。盆腔和腹主动脉旁淋巴结切除清扫可能导致淋巴水肿，影响术后生存质量。因此，对大多数恶性性索间质肿瘤女性患者，不建议行盆腔及腹主动脉旁淋巴结切除清扫。可对淋巴结进行触诊，对于可触及的淋巴结肿大，应行淋巴结切除。

术中决策：由于术前或术中常无法作出明确诊断，外科医生需要根据不完整的组织学信息来决定采用哪一种手术方案。因为这些肿瘤常是罕见的肿瘤类型，即使是妇科病理学专家也可能无法依据术中冷冻切片检查来给出明确诊断。上皮性肿瘤（特别是子宫内膜样癌）可与性索间质肿瘤类似，如果诊断不确定，应告知手术者（和患者）这一情况。术中应根据患者的意愿及手术所见在TAH-BSO与保守手术之间作出选择。例如，对于有单侧卵巢肿块且希望保留生育力的年轻患者，如果术中冷冻切片的检查结果不确定，则采取保守手术是恰当的。另一方面，对于绝经后女性患者，即使是单侧良性肿块，也可以优选TAH-BSO。

生育力保留：对于希望保留生育能力的女性，应告知患者术中发现转移性病灶的可能性、关于不完全分期的问题，以及需要进一步手术的可能性。关于保守性手术（即保留未被病变累及的对侧卵巢或子宫）的推荐意见因肿瘤组织学和生育计划的不同而有所差异，参见各种特异类型肿瘤的相应部分的阐述。

五、术后治疗和监测

鉴于具有内分泌功能的卵巢肿瘤多为罕见病理类型，目前尚无前瞻性随机临床试验数据。关于进行辅助治疗的选择，应依据针对治疗目标和个体化讨论来作出决策。

治疗后监测：对于卵巢性索-间质肿瘤的治疗后监测，目前尚没有高质量的证据支持某一种策略优于另一种。目前主要参考美国妇科肿瘤医师协会（Society of Gynecologic Oncologists，SGO）和美国国家综合癌症网络（National Comprehensive Cancer Network，NCCN）已发布了针对治疗后监测的指南[15]：

1. 症状复查和体格检查 最初两年时每2～4个月1次；之后每6个月1次。
2. 血清肿瘤标志物检测 最初两年时每2～4个月1次；之后每6个月1次。
3. 不推荐常规进行影像学检查。
4. 如怀疑复发，应通过血清肿瘤标志物和CT检查对患者进行评估。

六、小结

具有内分泌功能的卵巢肿瘤的手术治疗原则：具有内分泌功能的卵巢肿瘤主要为性索间质肿瘤，绝大多数为实性或囊实性肿瘤，手术指征明确，但病理类型无论是术前还是术中都可能存在较大的不确定性，而其却是决定手术范围的重要因素，对于年轻有生育要求的患者可能需要择期二次手术。如为恶性，则全面分期手术或肿瘤细胞减灭术势在必行，术后辅助治疗的前瞻证据限于病例罕见往往不足，目前主要参照NCCN指南进行临床处理（表9-3-7，表9-3-8）。

表9-3-7 常见卵巢性索间质肿瘤分泌的类固醇激素特点[18~25]

肿瘤组织类型	E	P	T
颗粒细胞瘤	++	+	±
泡膜细胞瘤	++	+	
支持细胞	++		
间质细胞瘤			++
环管状细胞瘤	+	+	
间质硬化性瘤	+		+

表9-3-8 以高雄激素血症症状体征为主要表现的肿瘤占比[26]

病理类型	频率	有效百分比	2014 WHO卵巢肿瘤分类
支持间质细胞瘤	11	33.3	混合性索-间质肿瘤
leydig细胞瘤	7	21.2	单纯间质肿瘤
类固醇细胞瘤	7	21.2	单纯间质肿瘤
纤维瘤	1	3.0	单纯间质肿瘤
硬化性间质瘤	1	3.0	单纯间质肿瘤
成人型颗粒细胞瘤	2	6.1	单纯性索肿瘤
环状小管性索瘤	1	3.0	单纯性索肿瘤
浆液性囊腺纤维瘤	1	3.0	混合上皮-间质肿瘤
子宫内膜异位囊肿	2	6.1	非性索间质
总计	33	100.0	

（田秦杰 邓 姗）

参 考 文 献

1. Hughes IA. Consensus statement on management of intersex disorders[J]. Arch Dis Child, 2016, 91: 554-563
2. 田秦杰, 葛秦生. 实用女性生殖内分泌学. 2版. 北京: 人民卫生出版社, 2017
3. 葛秦生, 谷春霞, 叶丽珍, 等. 推荐一种性发育异常的分类[J]. 生殖医学杂志, 1994, 3(3): 131-134

4. 周远征,田秦杰,林姬,等. 215例性发育异常疾病的分类比较研究[J]. 生殖医学杂志, 2009, 18(4): 361-364
5. Hughes IA. Disorders of sex development: a new definition and classification[J]. Best Pract Res Clin Endocrinol Metab, 2008, 22(1): 119-34
6. He Huang, Chunqing Wang, Qinjie Tian. Gonadal tumour risk in 292 phenotypic female patients with disorders of sex development containing Y chromosome or Y-derived sequence[J]. Clin Endocrinol(Oxf), 2017, 86(4): 621-627
7. 黄禾,田秦杰. Turner综合征合并性腺生殖细胞恶性肿瘤临床特征分析-附2例病例分析[J]. 生殖医学杂志, 2016, 25(11): 957-961
8. 白枫,郭海燕,田秦杰,等. 雄激素不敏感综合征手术治疗及探查结果分析[J]. 生殖医学杂志, 2010, 19(5): 381-384
9. 谷春霞,葛秦生,张秀玉. 先天性肾上腺皮质增生所致女性生殖器男性化畸形的诊断与治疗[J]. 生殖医学杂志, 1992, 1(2): 95-98
10. Chunqing Wang, Qinjie Tian. The investigation of quality of life in 87 Chinese patients with disorders of sex development[J]. Biomed Res Int, 2015, 342: 420-425
11. Makoto Ono, Vincent R Harley. Disorders of sex development: new genes, new concepts[J]. Nature review, Endocrinology, 2013, 9: 79-91
12. 田秦杰,葛秦生. 实用女性生殖内分泌学. 2版. 北京: 人民卫生出版社, 2017: 487-515
13. 连利娟. 林巧稚妇科肿瘤学. 4版. 北京: 人民卫生出版社, 2006: 16-44, 647-698
14. 沈丹华. 妇产科病理学诊断刚要. 北京: 科学出版社, 2017: 164-238
15. National Comprehensive Cancer Network(NCCN). NCCN Clinical practice guidelines in oncology.(Accessed on July 22, 2018) http://www.nccn.org/professionals/physician_gls/f_guidelines.asp
16. GUI T, CAO D, SHEN K, et al. A clinicopathological analysis of 40 cases of ovarian Sertoli-Leydig cell tumors[J]. Gynecologic Oncology, 2012, 127(2): 384-389
17. 杨旎,曹冬焱,杨佳欣,等. 卵巢支持间质细胞肿瘤保留生育功能治疗的预后及相关因素[J]. 山东大学学报(医学版), 2018, 56(5): 30-34
18. Friedman CI, Schmidt GE, Kim MH, et al. Serum testosterone concentrations in the evaluation of androgen-producing tumors[J]. American Journal of Obstetrics & Gynecology, 1985, 153(1): 44-49
19. Azziz R, Sanchez LA, Knochenhauer ES, et al. Androgen excess in women: experience with over 1000 consecutive patients[J]. The Journal of clinical endocrinology and metabolism, 2004, 89(2): 453-62
20. Carmina E, Rosato F, Janni A, et al. Extensive clinical experience: relative prevalence of different androgen excess disorders in 950 women referred because of clinical hyperandrogenism[J]. The Journal of clinical endocrinology and metabolism, 2006, 91(1): 2-6
21. Fux-otta C, Szafryk De Mereshian P, Lopez De Corominas M, et al. Hyperandrogenism produced by ovarian tumors in women at different life stages[J]. Revista de la Facultad de Ciencias Medicas(Cordoba, Argentina), 2014, 71(2): 122-6
22. 龙燕,田秦杰,边旭明,等. 分泌雄激素卵巢肿瘤25例临床分析[J]. 生殖医学杂志, 2008, 17(1): 11-4
23. 夏燕卿,成宁海,黄惠芳. 特殊临床表现的卵巢成熟型畸胎瘤12例临床分析[J]. 生殖医学杂志, 2015, 24(5): 343-7
24. 孙爱军,刘春梅,何方方,等. 罕见成熟畸胎瘤合并高雄激素血症二例[J]. 中华全科医师杂志, 2005, 4(11): 699-700
25. 史宏晖,沈铿,吴鸣,等. 伴有睾酮分泌功能的卵巢透明细胞癌一例[J]. 中华妇产科杂志, 2001, 36(7): 444-445
26. Shu S, Deng S, Tian QJ, et al. the Clinimal features and reproductive prognosis of ovarian neoplasms with hyperandrogenemia: a retrospective analysis of 33 cases[J]. Gynecological Endocrinology, 2019, 35(9): 825-828

中英文对照索引

Agouti 相关蛋白	agouti related protein，AGRP	502
Beckwith-Wiedeman 综合征	Beckwith-Wiedeman syndrome	395
Carney 复合征	Carney complex，CNC	390
c-jun N 端激酶	c-jun N-terminal kinase，JNK	504
C 反应蛋白	C-reactive protein，CRP	504
Graves 病	Graves' disease，GD	181
Graves 眼病	Graves' ophthalmopathy，GO	150
K 激酶抑制因子	inhibitor of k kinase，IKK	504
Li-Fraumeni 综合征	Li-Fraumeni syndrome	380
Lynch 综合征	Lynch syndrome	396
McCune-Albright 综合征	McCune-Albright syndrome，MAS	470
mRNA 蜕变	nonsense mediated mRNA decay，NMD	390
PDS Ⅱ线	polydioxanone synthetic absorbable suture	361
Roux-en-Y 胃旁路术	Roux-en-Y gastric bypass，RYGB	507
Sanger 测序法	Sanger sequencing	53
T1 加权像	T1-weighted imaging，T1WI	34
T2 加权像	T2-weighted imaging，T2WI	34
Treitz 韧带	suspensory ligament of duodenum or ligament of Treitz	359
TSH 受体刺激性抗体	thyroid stimulating antibody，TSAb	150
Turner 综合征	Turner syndrome	554
VHL 综合征	von Hippel-Lindau syndrome，VHL	321
WDHA 综合征	watery diarrhea-hypokalemia-achlorhydria syndrome，WDHA	345
Whipple 三联症	Whipple triad	324
X- 染色体相关的肢端肥大性巨人症	X-linked acrogigantism，X-LAG	69
X 连锁显性遗传性低血磷性佝偻病	X-linked hypophostaemic rickets，XLH	284
Zuckerkandl 结节	Zuckerkandl tubercle	210
α- 促黑素	α-melanocyte-stimulating hormone，α-MSH	548
γ 刀	γ-knife	137

A

阿片促黑素细胞皮质素原	proopiomelanocortin，POMC	502
癌胚抗原	carcinoembryonic antigen，CEA	194
癌症基因组图谱	the cancer genome atlas，TCGA	414
矮妖精貌综合征	leprechaunism	511
胺前体摄取及脱羧	amine precursor uptake and decarboxylation，APUD	320
奥曲肽	octreotide	330

B

白细胞介素 -6	interleukin-6，IL-6	504
保留幽门的胰十二指肠切除术	pylorus-preserving pancreatoduodenectomy，PPPD	355

中文	英文	页码
北美神经内分泌肿瘤学会	North American Neuroendocrine Tumor Society，NANETS	337
贝伐单抗	bevacizumab	329
表观弥散系数	apparent diffusion coefficient，ADC	319
表皮生长因子受体	epidermal growth factor receptor，EGFR	79
哺乳动物雷帕霉素靶蛋白	mammalian target of rapamycin，mTOR	321
不典型类癌	atypical carcinoid，ATC	538
部分性性腺发育不全	partial gonadal dysgenesis	555

C

中文	英文	页码
肠降血糖素	incretin	316
肠系膜上动脉	superior mesenteric artery，SMA	357
肠系膜上静脉	superior mesenteric vein，SMV	357
肠-胰岛轴	entero-insular axis	317
肠抑胃肽	gastric inhibitory peptide，GIP	316
超声内镜	endoscopic ultrasonography，EUS	319
超声造影	contrast-enhanced ultrasound imaging，CEUS	27
巢甲状腺肿	struma ovarii	567
成纤维细胞生长因子23	fibroblast growth factor 23，FGF-23	300
成釉质型	adamantinomatous craniopharyngioma，ACP	104
垂体癌	pituitary carcinomas	139
垂体促性腺激素细胞腺瘤	gonadotroph adenoma，GA	88
垂体加压素	arginine vasopressin，AVP	377
磁共振	magnetic resonace imaging，MRI	29
雌激素的前体-去氢表雄酮	dehydroepiandrosterone，DHEA	557
粗针穿刺活检	core needle biopsy，CNB	167
促甲状腺激素	thyroid stimulating hormone，TSH	13
促甲状腺激素释放激素	thyrotropin-releasing hormone，TRH	62
促甲状腺素受体抗体	TSH receptor antibody，TRAb	182
促肾上腺皮质激素	adrenocorticotropic hormone，ACTH	39
促肾上腺皮质激素释放激素	corticotropin-releasing hormone，CRH	62
促生长激素分泌素	growth hormone secretagogue，GHS	64
促胃液素	gastrin	316
促胃液素原	progastrin	332
促性腺激素释放激素	gonadotrophin-releasing hormone，GnRH	23
催产素	oxytocin，OX	62
催乳素	prolactin，PRL	60
催乳素释放激素	prolactin releasing hormone，PRH	62
催乳素抑制激素	prolactin-inhibiting hormone，PIH	62

D

中文	英文	页码
大体肿瘤区	gross target volume，GTV	250
大细胞神经内分泌癌	large cell neuroendocrine carcinoma，LCNEC	538
代谢病外科	metabolic surgery	514
单核苷酸多态性芯片	single nucleotide polymorphism array，SNP array	50
单核细胞趋化蛋白1	monocyte chemoattractant protein 1，MCP1	504
胆囊收缩素	cholecystokinin，CCK	317
胆囊收缩素B型受体	cholecystokinin B receptor，CCKBR/CCK2R	332
胆胰分流并十二指肠转位术	biliopancreatic diversion with duodenal switch，BPD-DS	508
胆胰分流术	biliopancreatic diversion，BPD	516
蛋白激酶A	protein kinase A，PKA	317
蛋白激酶A的催化亚单位	catalytic subunit of protein kinase A，PRKACA	382

中文	英文	页码
蛋白激酶 A 调节亚单位 -1α	protein kinase A regulatory subunit 1-alpha, PRKAR1A	390
蛋白激酶 C	protein kinase C, PKC	317
蛋白激酶 R	protein kinase R, PKR	504
蛋白质印迹	Western blotting	52
等位基因特异性寡核苷酸	allele-specific oligonucleotide, ASO	57
低分化神经内分泌癌	neuroendocrine carcinoma, NEC	529
底物标记荧光物质免疫分析法	substrate labeling fluorescent immunoassay, SLFIA	11
地塞米松抑制试验	dexamethasone suppression test, DST	81
典型类癌	typical carcinoid, TC	538
碘甲亢	iodine-induced hyperthyroidism, IIH	151
碘难治性分化型甲状腺癌	radioactive iodine-refractory differentiated thyroid cancer, RAIR-DTC	249
电视胸腔镜辅助手术	video-assisted thoracic surgery, VATS	543
调磷因子	phosphatonin	300
调强放射治疗	intensity modulated radiation therapy, IMRT	136
动脉化疗栓塞	transarterial chemoembolization, TACE	426
动脉栓塞	transarterial embolization, TAE	40
多巴胺	dopamine, DA	378
多发性内分泌腺瘤病	multiple endocrine neoplasia, MEN	470
多发性内分泌腺瘤病 1 型	multiple endocrine neoplasia type 1, MEN1	320
多发性内分泌腺瘤病 2 型	multiple endocrine neoplasia type 2, MEN2	470
多发性内分泌腺瘤病 2A 型	multiple endocrine neoplasia type 2A, MEN2A	195
多发性内分泌腺瘤病 2B 型	multiple endocrine neoplasia type 2B, MEN2B	195
多发性内分泌腺瘤蛋白	menin	321
多囊卵巢综合征	polycystic ovary syndrome, PCOS	504
多学科诊疗	multiple disciplinary team, MDT	322
多肿瘤抑制基因	multiple tumor suppressor, MTS or P16	333
多重连接依赖式探针扩增	multiplex ligation-dependent probe amplification, MLPA	53

E

中文	英文	页码
儿茶酚胺心肌病	catecholamine cardiomyopathy	416
二代测序	next generation sequencing, NGS	53

F

中文	英文	页码
反求遗传学	reverse genetics	49
泛素特异性蛋白酶 8	ubiquitin specific peptidase 8, USP8	79
放射免疫分析法	radioimmunoassay, RIA	6
放射性核素肽受体介导治疗	peptide receptor radionuclide therapy, PRRT	329
放射治疗	radiotherapy	136
非生殖细胞瘤性生殖细胞肿瘤	non-germinomatous germ-cell tumours, NGGCT	105
非特异性结合率	non-specific binding percent, NSB%	14
非小细胞肺癌	non-small cell lung cancer, NSCLC	542
肥胖低通气综合征	obesity hypoventilation syndrome, OHS	505
分化型甲状腺癌	differentiated thyroid cancer, DTC	159
粪便弹性蛋白酶 -1	fecal elastase-1, FE-1	368
粪便脂肪含量	fecal fat excretion, FFE	368
弗纳 - 莫里森综合征	Verner-Morrison syndrome	319
辅基标记免疫分析法	prothetic group labeling immunoassay, PGLIA	11
辅助治疗	adjuvant therapy	246
复方碘溶液（卢戈液）	Lugol's solution	184
副神经节瘤	paraganglioma, PGL	372
富有酶活性的细胞	enzymatically active stroma cell, EASC	568

中文	英文	页码
腹腔镜可调节胃束带术	laparoscopic adjustable gastric banding, LAGB	508
腹腔镜胃旁路术	laparoscopic Roux-en-Y gastric bypass, LRYGB	508
腹腔镜胃袖状切除术	laparoscopic sleeve gastrectomy, LSG	508
腹腔镜胰腺手术	laparoscopic pancreatic surgery, LPS	356

G

中文	英文	页码
钙敏感受体	calcium sensing receptor, CaSR	283
甘油二酯	diacylglycerols, DAG	317
肝动脉栓塞	transcatheter arterialembolization, TAE/TACE	532
肝细胞生长因子	hepatocyte growth factor, HGF	333
肝总动脉	common hepatic artery, CHA	358
高强度聚焦超声	high intensity focused ultrasound, HIFU	30
睾酮	testosterone	377
睾丸母细胞瘤	androblastoma	564
根治性顺行模块化胰脾切除术	radical antegrade modular pancreatosplenectomy, RAMPS	362
骨密度	bone mineral density, BMD	263
国际成神经细胞肿瘤病理学分类	the international neuroblastoma pathology classification, INPC	438
国际胰腺外科研究组	International Study Group on Pancreatic Surgery, ISGPS	366
过夜地塞米松抑制试验	overnight dexamethasone suppression test, ODST	81

H

中文	英文	页码
含合体滋养层巨细胞的无性细胞瘤	dysgerminoma with syncytiotrophoblast giant cells	567
和肽素	copeptin	66
核法尼醇 X 受体	farnesoid X receptor, FXR	524
核型分析	karyotype analysis	50
黑色素细胞刺激激素释放激素	melanin stimulation hormone-releasing hormone, MSHRH	62
黑色素细胞刺激激素抑制激素	melanin stimulation hormone release inhibiting hormone, MSHRIH	62
坏死松解性游走性红斑	necrotic migratory erythema, NME	339
环管状性腺肿瘤	sex cord tumor with annular tubules	565
环腺苷一磷酸	cyclic adenosine monophosphate, cAMP	317
黄色瘤样垂体炎	xanthomatous hypophysitis, XH	112
黄体生成激素	luteinizing hormone, LH	20, 60
灰度	brightness	26
混合型性腺发育不全	mixed gonadal dysgenesis	554

J

中文	英文	页码
肌醇三磷酸	inositol triphosphate, IP3	317
畸胎瘤	teratoma	105
疾病进展	progression disease, PD	250
计划靶区	planning tumor volume, PTV	137
计算机体层摄影	computed tomography, CT	319
激素垂体腺瘤	plurihormonal adenomas	92
继发性甲状旁腺功能亢进症	secondary hyperparathyroidism, SHPT	282
家族性低尿钙性高钙血症	familial hypocalciuric hypercalcemia, FHH	480
家族性非髓样甲状腺癌	familial nonmedullary thyroid cancer, FNMTC	185
家族性副神经节瘤 1～5 型	familial paraganglioma type 1-5, PGL1～5	417
家族性孤立性垂体腺瘤	familial isolated pituitary adenomas, FIPA	480
家族性孤立性甲状旁腺功能亢进症	familial isolated hyperparathyroidism, FIHP	475
家族性黑斑息肉综合征	Peutz-Jeghers syndrome, PJS	565
家族性甲状腺髓样癌	familial medullary thyroid carcinoma, FMTC	486
甲氧基去甲肾上腺素	normetanephrine, NMN	378

甲氧基肾上腺素	metanephrine，MN	378
甲状旁腺次全切除术	subtotal parathyroidectomy，sPTX	286
甲状旁腺功能亢进症-颌骨肿瘤综合征	hyperparathyroidism-jaw tumors syndrome，HPT-JT	480
甲状旁腺激素	parathyroid hormone，PTH	254
甲状旁腺全切术	total parathyroidectomy，tPTX	286
甲状旁腺全切术+自体移植术	total parathyroidectomy with autotransplantation，tPTX+AT	286
甲状舌管囊肿	thyroglossal cyst	168
甲状腺超声检查的影像报告及数据系统	thyroid imaging reporting and data system，TI-RADS	26
甲状腺非髓样癌	nonmedullary thyroid cancer，NMTC	185
甲状腺功能亢进症	hyperthyroidism	181
甲状腺功能障碍视神经病变	dysthyroid optic neuropathy，DON	151
甲状腺结节	thyroid nodule	154
甲状腺滤泡上皮细胞	follicular epithelial cell	158
甲状腺球蛋白	thyroglobulin，Tg	159
甲状腺全切除术、甲状腺近全切除术	total or near total thyroidectomy	203
甲状腺素	thyroxine，T_4	11，157
甲状腺素结合球蛋白	thyroid binding globulin，TBG	8
甲状腺髓样癌	medullary thyroid carcinoma，MTC	159，486
甲状腺细胞	thyrocyte	158
假性甲状旁腺功能减退症	pseudohypoparathyroidism，PHP	284
假性性早熟	pseudo-precocious puberty	561
降钙素	calcitonin	332
介入超声	interventional ultrasound	28
浸润前病变即弥漫性特发性神经内分泌细胞增生	diffuse idiopathic pulmonary neuroendocrine cell hyperplasia，DIPNECH	539
经导管动脉栓塞化疗	transcatheter arterial chemoembolization，TACE	352
经典小剂量地塞米松抑制试验	low dose dexamethasone suppression test，LDDST	81
经动脉放疗栓塞	transarterial radioembolization，TARE	40
经动脉化疗栓塞	transarterial chemoembolization，TACE	40
经耳后切口入路甲状腺切除手术	retroauricular approach thyroidectomy	226
经皮经肝门静脉插管	percutaneous transhepatic portal vein catheterization，PTPC	327
精氨酸加压素	arginine vasopressin，AVP	62
绝对廓清率	absolute percentage washout，APW	31

K

卡博替尼	cabozantinib	330
卡培他滨	capecitabine	337
开放胰腺手术	open pancreatic surgery，OPS	356
抗利尿激素	antidiuretic hormone，ADH	62
抗苗勒管激素	anti-Müllerian hormone，AMH	555
颗粒细胞瘤	granulosa cell tumor，GCT	561
可调节胃束带术	adjustable gastric banding，AGB	507
可卡因-安非他明调节转录肽	cocaine and amphetamine regulated transcript，CART	502
克隆酶供体免疫分析	cloned enzyme donor immunoassay，CEDIA	11
客观缓解率	objective response rate，ORR	330
空腹血清促胃液素	fasting serum gastrin，FSG	333
空回肠旁路手术	jejunoileal bypass，JIB	507
库欣综合征	Cushing's syndrome，CS	39
眶上外侧入路	lateral superorbital approach，LSO	128
扩大内镜经鼻入路手术	extended endoscopic endonasal approach，EEEA	121
扩散加权成像	diffusion-weighted imaging，DWI	34

L

蓝痣	blue nevus	391
朗格汉斯细胞	Langerhans cell，LC	114
朗格汉斯细胞岛	islets of Langerhans cell	316
朗格汉斯组织细胞增多症	Langerhans histiocytosis，LCH	111
类癌	carcinoid	538
类癌综合征	carcinoid syndrome	529
类固醇细胞瘤	steroid cell tumor	566
冷结节	cold nodule	172
立体定向放射治疗	stereotactic radiotherapy，SRT	139
凉结节	cool nodule	172
疗效满意	excellent response，ER	248
临床靶区	clinical target volume，CTV	137
临床垂体无功能腺瘤	clinically non-functioning pituitary adenomas，CNFPAs	93
临床甲减	overt hypothyroidism，OH	152
临床甲亢	overt hyperthyroidism	150
淋巴细胞性垂体炎	lymphocytic hypophysitis，LYH	112
磷酸盐尿性间质肿瘤	phosphaturic mesenchymal tumours，PMT	300
滤泡旁细胞	parafollicular cell	158
卵巢泡膜细胞瘤	ovarian theca cell tumors	563
卵巢原发性绒毛膜癌	primary ovarian choriocarcinoma	567
卵泡膜细胞瘤	thecoma	563
螺旋断层调强放疗	tomotherapy	136

M

慢性肾病	chronic kidney disease，CKD	282
酶联免疫吸附分析法	enzyme linked immunosorbent assay，ELISA	12
酶免疫分析	enzyme immnunoassay，EIA	6
酶增强免疫分析技术	enzyme multiplied immunoassay technique，EMIT	11
美国癌症联合会	American Joint Committee on Cancer，AJCC	355
美国病理学家学会	College of American Pathologists，CAP	529
美国妇科肿瘤医师协会	Society of Gynecologic Oncologists，SGO	569
美国国家综合癌症网络	National Comprehensive Cancer Network，NCCN	29
美国国立卫生研究院	National Institution of Health，NIH	333
美国甲状腺协会	American Thyroid Association，ATA	153
门静脉	portal vein，PV	357
弥散加权成像	diffusion-weighted imaging，DWI	169
迷你胃旁路术	mini gastric bypass，MGB	517
免疫反应性胰岛素	immunoreactive insulin，IRI	16
免疫放射分析	immunoradiometric assay，IRMA	6
免疫化学发光法	immunochemiluminometric assay，ICMA	264
面部除皱手术切口甲状腺切除术	facelift approach thyroidectomy	226
面神经叩击征（Chvostek 征）	Chvostek sign	212

N

内分泌细胞增生	diffuse idiopathic pulmonary neuroendocrine cell hyperplasia，DIPNECH	538
内镜经鼻入路手术	endoscopic endonasal approach，EEA	121
内镜逆行胰胆管造影	endoscopic retrograde cholangiopancreatography，ERCP	340
内皮生长因子	epidermal growth factor，EGF	333
内外生殖器分化	sex differentiation	553

| 男性母细胞瘤 | arrhenoblastoma | 564 |
| 黏液性囊腺瘤 | mucinous cystic neoplasm, MCN | 351 |

O

欧洲神经内分泌肿瘤协会	European Neuroendocrine Tumor Society, ENETS	337
欧洲肾上腺肿瘤研究网络	European Network for the Study of Adrenal Tumors, ENSAT	396
欧洲肿瘤内科学会	European Society for Medical Oncology, ESMO	337

P

皮肤苔藓淀粉样变	cutaneous lichen amyloidosis, CLA	486
皮质醇	cortisol	376
皮质醇腺瘤	cortisol-producing adenoma, CPA	381
皮质醇增多症	hypercortisolism	380
苹果酸脱氢酶	malic dehydrogenase, MDH	11
葡萄糖转运体-2	glucose transporter 2, GLUT-2	317

Q

腔镜甲状腺切除术	endoscopic thyroidectomy, ET	216
清甲治疗	remnant ablation	246
球状带	zona glomerulosa	375
去甲肾上腺素	norepinephrine, NE	42
全基因组测序	whole genome sequencing, WGS	57
全腔镜甲状腺切除术	totally endoscopic thyroidectomy, TET	216
全乳晕入路腔镜甲状腺切除术	TET via breast approach: TET-BA	216
全外显子组测序	whole exome sequencing, WES	57
全子宫切除术和双附件切除术	total abdominal hysterectomy and bilateral salpingo- oophorectomy, TAH-BSO	568
醛固酮腺瘤	aldosterone producing adenoma, APA	403
醛固酮与血浆肾素活性比值	aldosterone to renin ratio, ARR	404

R

热结节	hot nodule	172
人类表皮生长因子受体2	human epidermal growth factor receptor 2, HER-2	333
人类基因突变数据库	The Human Gene Mutation Database, HGMD	56
人类基因组计划	human genome project, HGP	49
容积调强放疗	volumetric modulated arc therapy, VMAT	136
乳头型	papillary craniopharyngioma, PCP	104

S

三发性甲状旁腺功能亢进症	tertiary hyperparathyroidism, THPT	282
三维超声成像	three-dimensional ultrasound image	27
三维适形放疗	three dimensional conformal radiotherapy, 3DCRT	136
射频消融	radiofrequency ablation	29
神经嵴	neural crest	374
神经内分泌癌	neuroendocrine carcinoma, NEC	544
神经肽Y	neuropeptide Y, NPY	502
神经纤维瘤病1型	neurofibromatosis type 1, NF1	343,470
神经元特异性烯醇化酶	neuron-specific enolase, NSE	320
肾上腺	adrenal gland	372
肾上腺成神经细胞瘤	adrenal neuroblastoma, ANB	438
肾上腺静脉取血	adrenal vein sampling, AVS	39

肾上腺皮质癌	adrenocortical carcinoma, ACC	380
肾上腺皮质腺瘤	adrenocortical adenoma, ACA	380
肾上腺神经节细胞瘤	adrenal ganglioneuroma, AGN	441
肾上腺素	epinephrine, E	413
生长激素	growth hormone, GH	20
生长激素释放激素	growth hormone-releasing hormone, GHRH	62
生长激素释放抑制因子	somatostatin release inhibiting factor, SRIF	62
生长抑素	somatostatin, SS	316
生长抑素类似物	somatostatin analogs, SSTA	302
生长抑素瘤	somatostatinoma	342
生长抑素受体	somatostatin receptor, SSTR	41
生长抑素受体显像	somatostatin receptor scintigraphy, SRS	320
生活质量	quality of life, QoL	249
生殖细胞瘤	germinoma	105
世界卫生组织	World Health Organization, WHO	539
室旁核	paraventricular nucleus, PVN	66
嗜铬粒蛋白A	chromogranin A, CgA	320
嗜铬细胞瘤和副神经节瘤	pheochromocytoma and paraganglioma, PPGL	413
嗜黏蛋白-艾克曼菌	akkermansiamuciniphilia	525
嗜酸细胞癌（Hürthle细胞癌）	Hürthle cell carcinoma	185
瘦素	leptin	503
舒尼替尼	sunitinib	329
术中超声	intraoperative ultrasound, IOUS	29
术中喉返神经监测	intraoperative neuromonitoring, IONM	230
束臂征试验（Trousseau征）	Trousseau sign	212
束状带	zona fasciculata	375
数字减影血管造影	digital substraction angiography, DSA	327
双侧岩下窦静脉取血	bilateral inferior petrosal sinus sampling, BIPSS	83
双侧腋乳入路腔镜甲状腺切除术	bi-axillo breast approach、BABA	216
索拉非尼	sorafenib	550

T

糖类抗原19-9	carbohydrate antigen 19-9, CA19-9	350
糖尿病	diabetes mellitus, DM	510
糖异生	gluconeogenesis	318
糖原分解	glycogenolysis	318
体位性心动过速综合征	postural orthostatic tachycardia syndrome, POTS	423
体重指数	body mass index, BMI	503
替莫唑胺	temozolomide, TMZ	97
突触素	synapsin, Syn	320
图像引导放疗	image guide radiotherapy, IGRT	136
脱氢表雄酮	dehydroepiandrosterone, DHEA	142
脱氧核糖核酸	deoxyribo nucleic acid, DNA	49

W

网状带	zona reticularis	376
微创腔镜辅助甲状腺手术	minimally invasive video-assisted thyroidectomy, MIVAT	231
微小乳头状癌	papillary thyroid microcarcinoma, PTMC	185
微阵列芯片比较基因组杂交技术	array-based comparative genomic hybridization, aCGH	50
胃肠胰神经内分泌肿瘤	gastroenteropancreatic neuroendocrine neoplasms, GEP-NENs	321
胃泌素瘤	gastrinoma	319

胃泌素瘤三角	gastrinoma triangle	336
胃泌素释放肽	gastrin releasing peptide, GRP	342
胃泌酸调节素	oxyntomodulin	524
胃-食管反流病	gastroesophageal reflux disease, GERD	507
胃折叠术	gastric plication, GP	519
温结节	mild nodule	172
无进展生存期	progression free survival, PFS	358
无性细胞瘤	dysgerminoma	567

X

下丘脑-垂体-甲状腺轴	hypothalamic-pituitary-thyroid axis, HPT axis	159
下丘脑-垂体-肾上腺轴	hypothalamic-pituitary-adrenal, HPA	377
下丘脑视上核	supraoptic nucleus, SON	65
先天性肾上腺皮质增生	congenital adrenal hyperplasia, CAH	556
纤维囊性骨炎	osteitis fibrosa cystica	264
腺苷三磷酸	adenosine triphosadenine, ATP	317
腺苷酸环化酶	adenylate cyclase	317
相对廓清率	relative percentage washout, RPW	31
香草扁桃酸	vanilmandelic acid, VMA	419
小切口甲状旁腺切除术	minimally invasive parathyroidectomy, MIP	272
小细胞肺癌	small cell lung cancer, SCLC	538
小细胞神经内分泌癌	small-cell neuroendocrine cancer, SCNC	544
性发育异常	disorders of sex development, DSD	553
性激素结合球蛋白	sex hormone binding globulin, SHBG	8
性腺母细胞瘤	gonadoblastoma	567
性腺性别的确立	sex determination	553
胸腔镜手术	video-assisted thoracic surgery, VATS	547
胸腺类癌	thymic carcinoid	543
胸腺神经内分泌癌	thymic neuroendocrine carcinoma, TNEC	544
雄激素不敏感综合征	androgen insensitivity syndrome, AIS	558
虚拟器官计算机辅助分析	virtual organ computer-aided analysis, VOCAL	27
选择性雌激素受体调节剂	selective estrogen receptor modulator, SERM	276
选择性动脉内葡萄糖酸钙激惹试验	arterial calcium stimulation with hepatic venous sampling, ASVS	327
血管活性肠肽	vasoactive intestinal peptide, VIP	316
血管活性肠肽瘤	VIPoma	345
血硫酸脱氢表雄酮	dehydroepiandrosterone sulfate, DHEAS	397
血游离钙	ionized calcium, iCa	263
循环肿瘤细胞	circulating tumor cells, CTCs	320

Y

亚临床甲减	subclinical hypothyroidism, SCH	152
亚临床甲亢	subclinical hyperthyroidism	151
岩下窦静脉取血	inferior petrosal sinus sampling, IPSS	39
液相色谱-串联质谱技术	liquid chromatography-tandem mass spectrometry, LC-MS/MS	6
依维莫司	everolimus	329
胰岛素	insulin	316
胰岛素瘤	insulinoma	324
胰岛素样生长因子1	insulin like growth factor 1, IGF-1	20
胰岛素原	preproinsulin	316
胰多肽	pancreatic polypeptide, PP	316
胰高血糖素	glucagon	316

胰高血糖素瘤	glucagonoma	339
胰高血糖素样肽-1	glucagon-like peptide 1, GLP-1	317
胰酶替代治疗	pancreatic enzyme replacement therapy, PERT	368
胰十二指肠切除术	pancreaticoduodenectomy, PD	356
胰腺神经内分泌癌	pancreatic neuroendocrine carcinomas, pNECs	320
胰腺神经内分泌肿瘤	pancreatic neuroendocrine tumors, pNETs	31
胰腺实性假乳头状肿瘤	solid pseudopapillary tumor, SPT	350
胰腺外分泌功能不全	pancreatic exocrine insufficiency, PEI	368
胰抑肽	pancreastatin	349
移行性运动复合波	migrating motor complex, MMC	318
异嗜性抗原	heterophilic antigen	16
异位 ACTH 综合征	ectopic ACTH syndrome, EAS	541
异位甲状腺	ectopic thyroid gland	168
抑制基因	tumor suppressor gene	49
荧光免疫分析	fluoroimmunoassay, FIA	6
荧光原位杂交	fluorescence in situ hybridization, FISH	50
硬化性腹膜炎	sclerosing peritonitis	564
硬化性间质瘤	sclerosing stromal tumor	566
原发性甲状旁腺功能亢进症	primary hyperparathyroidism, PHPT	475
原发性色素沉着性结节性肾上腺皮质病	primary pigmented nodular adrenocortical disease, PPNAD	380
原发性肾上腺淋巴瘤	primary adrenal lymphoma, PAL	433
原发性肾上腺皮质结节性发育不良	primary adrenocortical nodular dysplasia	390
原发性双侧肾上腺大结节样增生	primary bilateral macronodular adrenal hyperplasia, PBMAH	384
原位肝移植	orthotopic liver transplantation, OLP	337
孕酮	progesterone, P	557

Z

杂合性缺失	loss-of-heterozygosity, LOH	321
真两性畸形	true hermaphroditism	555
诊断性全身显像	diagnostic whole body scintigraphy, DxWBS	173
支持间质细胞瘤	Sertoli-Leydig cell tumor, SLCT	564
支气管肺神经内分泌肿瘤	bronchopulmonary neuroendocrine tumor, BPNET	539
脂联素	adiponectin	502
治疗后全身显像	post-treatment whole body scintigraphy, RxWBS	173
质子泵抑制剂	proton pump inhibitors, PPIs	336
中央区淋巴结清扫	central compartment dissection, CCD	225
肿瘤坏死因子 α	tumor necrosis factor α, TNFα	504
肿瘤相关性骨软化症	tumor-induced osteomalacia, TIO	300
转化生长因子 β	transforming growth factor β, TGF β	504
自然腔道内镜外科手术	natural orifice transluminal endoscopic surgery, NOTES	222
自身免疫甲状腺炎	autoimmune thyroiditis, AIT	153
总生存期	overall survival, OS	356
组织剪切波速度	shear wave velocity, SWV	28
佐林格-埃利森综合征	Zollinger-Ellison syndrome, ZES	319